ÉTUDE DESCRIPTIVE

DES

MÉDICAMENTS NATURELS

D'ORIGINE VÉGÉTALE

PAR

A. HERLANT

Professeur à l'Université de Bruxelles

AVEC PLANCHES PHOTOGRAPHIQUES
ET CARTES EN CHROMOLITHOGRAPHIE

FASCICULE

PARIS

ANCIENNE MAISON DELAHAYE & LECROSNIER

LECROSNIER & BABÉ, LIBRAIRES-ÉDITEURS
Place de l'École-de-Médecine

1889

ÉTUDE DESCRIPTIVE

DES

MÉDICAMENTS NATURELS

D'ORIGINE VÉGÉTALE.

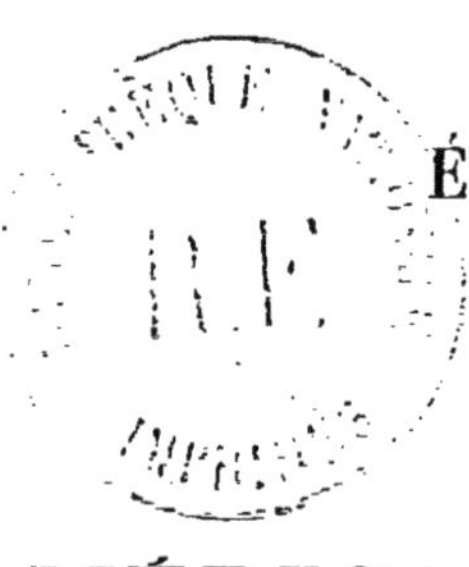

ÉTUDE DESCRIPTIVE

DES

MÉDICAMENTS NATURELS

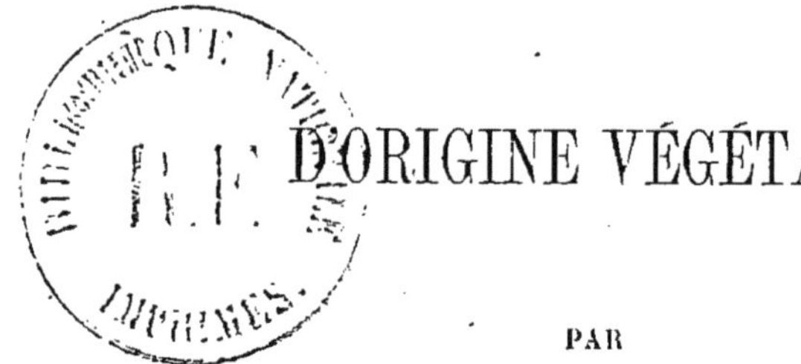

D'ORIGINE VÉGÉTALE

PAR

A. HERLANT

Professeur à l'Université de Bruxelles

AVEC PLANCHES PHOTOGRAPHIQUES
ET CARTES EN CHROMOLITHOGRAPHIE

BRUXELLES

H. LAMERTIN, LIBRAIRE-ÉDITEUR

20, rue du Marché au Bois

1892

BIBLIOTHÈQUE NATIONALE — R.F. — IMPRIMÉS.

ACQUISITION N° 139.688

Le but que nous avons cherché à atteindre en publiant les pages suivantes est de faciliter l'étude souvent ingrate des médicaments naturels, en montrant sur quelles bases scientifiques repose cette partie de la pharmacie.

Nous avons insisté surtout sur les applications aujourd'hui si nombreuses de la micrographie à la détermination des drogues simples.

Il nous a paru qu'avant de passer à l'étude spéciale des plantes et des animaux dont les organes ou les produits sont employés en pharmacie, étude qui formera la suite du présent travail, il était indispensable de fixer la valeur des termes employés dans leur description, et de montrer sur quels caractères repose leur détermination.

Pour les planches qui accompagnent cette étude, nous avons eu recours à la photographie qui a le grand avantage de reproduire les objets tels qu'ils sont. Nous avons voulu éviter ainsi aux élèves et aux praticiens le travail souvent difficile qui consiste à retrouver dans une préparation les caractères exagérés, des dessins presque toujours schématiques.

INTRODUCTION

A L'ÉTUDE DESCRIPTIVE

DES

MÉDICAMENTS NATURELS

D'ORIGINE VÉGÉTALE.

CHAPITRE PREMIER

Parmi les nombreuses substances employées comme médicaments, les unes nous sont fournies directement par la nature sous forme d'organismes, de principes immédiats, ou plus rarement de productions minérales ; les autres sont des produits de l'industrie chimique, et n'ont le plus souvent que des rapports très éloignés avec les matières premières dont elles dérivent. La première catégorie comprend les drogues simples, ou plus exactement les médicaments naturels.

L'étude descriptive des médicaments naturels est la partie des sciences médicales à laquelle on a successive-ment donné les noms de matière médicale, de pharma-cologie, de pharmacographie, et que, dans ces derniers temps, on a désignée par le terme allemand de *Pharma-cognosie*.

La pharmacologie comprend aujourd'hui l'étude complète des médicaments, naturels et chimiques, non seulement au point de vue descriptif, mais encore au point de vue de l'effet qu'ils exercent sur l'économie animale (Pharmacodynamie).

Quant au terme de pharmacognosie, emprunté à une langue étrangère, il ne peut se justifier que par une sorte de convention admise par quelques auteurs, mais qui ne repose pas sur des considérations étymologiques bien justifiées, rien dans le sens propre de ce mot n'autorisant son application à l'étude descriptive des drogues simples.

Cette étude porte surtout sur les cinq points suivants :

I. ORIGINE DES MÉDICAMENTS NATURELS.

II. DESCRIPTION DES ORGANES OU DES PRINCIPES USITÉS.

III. COMPOSITION CHIMIQUE.

IV. FORMES PHARMACEUTIQUES RATIONNELLES SOUS LESQUELLES ON LES EMPLOIE ET DOSES MAXIMA DES MÉDICAMENTS ACTIFS.

V. ALTÉRATIONS ET FALSIFICATIONS DES DROGUES SIMPLES ET PROCÉDÉS EMPLOYÉS POUR LES RECONNAÎTRE.

Origine. — La connaissance de l'origine d'un médicament comprend d'abord le nom scientifique et la description sommaire de la plante ou de l'animal qui le fournit; la place qu'occupe cette espèce dans la classification naturelle, enfin, s'il y a lieu, les notions relatives à sa culture, à sa récolte, à sa préparation et au commerce dont cette drogue est l'objet.

Les médicaments naturels peuvent être fournis, nous l'avons déjà vu, par les végétaux, les animaux et les minéraux. Les médicaments produits par ces derniers, sauf les eaux minérales, ne sont plus employés que comme base de préparations pharmaceutiques ou chimiques, et sortent par suite du cadre que nous nous sommes tracé. Quant aux drogues d'origine animale, leur nombre étant aujourd'hui très restreint, nous pouvons les laisser provisoirement de côté pour ne nous occuper ici d'une manière générale que des médicaments végétaux.

Pour ce qui concerne l'origine des médicaments, nous devons surtout nous baser sur la taxonomie et sur la géographie botanique.

La taxonomie, c'est-à-dire la connaissance de la nomenclature et de la classification botanique, a une grande importance. Elle nous permet de savoir, étant donné le nom d'une plante, quelle place elle occupe dans le vaste casier de la classification naturelle, quels sont les synonymes de l'espèce dont il s'agit, quelles sont par suite les espèces voisines avec lesquelles elle présente des affinités d'organisation, de composition et souvent de propriétés. On peut être amené ainsi, ne connaissant que le nom d'une plante, à prévoir quelles seront ses propriétés probables et par quelles espèces elle pourrait au besoin être remplacée.

Il existe, en effet, une corrélation plus ou moins directe entre la composition chimique et les caractères d'organisation d'un végétal; en d'autres termes, comme l'a dit Linné, entre la place qu'occupe la plante dans la

classification naturelle et ses propriétés médicinales.
Ces rapports peuvent être considérés comme étant une
conséquence directe des affinités naturelles, de l'air de
famille, si l'on peut s'exprimer ainsi, qui existe entre les
plantes d'un même groupe. Si, en effet, nous basant sur
les lois de l'évolution, nous admettons que les plantes
voisines ont une origine commune, nous pouvons
admettre aussi que certains principes se sont conservés
plus ou moins intacts dans les formes nouvelles qui
constituent nos espèces actuelles.

La géographie botanique, nous faisant connaître les
circonstances climatériques favorables au développement et à la conservation de chaque groupe, l'aire de
dispersion de chaque famille, ne nous sera pas moins
utile, et pourra dans certaines circonstances nous aider
à caractériser un médicament et nous mettre en garde
contre des substitutions commerciales.

Ainsi, par exemple, la substance vendue sous le nom
de copahu des Indes orientales, ne peut être un copahu
véritable, appartenant au genre *Copahifera*, aucune
espèce de ce genre ne croissant aux Indes orientales ;
c'est un produit de substitution, présentant certains
caractères du copahu, mais fourni par un genre d'une
toute autre famille, un *Dipterocarpus*. Il en est de
même pour certains quinquinas, certaines salsepareilles
et d'autres médicaments analogues, dont la provenance
seule suffit pour indiquer une substitution.

La culture de certaines plantes officinales dans des
régions souvent très éloignées de leur habitat ordinaire
vient, dans certains cas, modifier les lois de la géographie botanique. Il importe donc de connaître les
centres de ces cultures et de savoir quelles modifications

elles ont produites dans les organismes et dans les principes actifs. Les quinquinas cultivés aux Indes orientales diffèrent ainsi par leurs caractères extérieurs, et souvent par leur composition, de ceux que l'on récolte dans leur véritable patrie.

Le mode de récolte, et surtout l'époque à laquelle elle a lieu, a une grande influence sur l'activité d'une plante. Un organisme végétal est une sorte de laboratoire où se passent constamment des réactions chimiques, et la nature du contenu cellulaire des différents tissus varie suivant l'âge de la plante et suivant les saisons. De là, la nécessité de récolter les médicaments végétaux à certaines époques déterminées, alors que l'expérience a prouvé qu'ils renfermaient le plus de principes actifs. Ce sont ces époques, variables pour chaque organe et parfois pour chaque espèce, que les anciens désignaient sous le nom de temps balsamique.

Les notions relatives à l'emballage et aux voies commerciales que suivent les drogues simples pour nous arriver, peuvent être souvent très utiles.

Les médicaments naturels d'une même origine sont ordinairement munis d'emballages de forme et de nature semblables. Les quinquinas, les ipécas arrivent en surons, les rhubarbes, en caisses doublées de fer-blanc et recouvertes d'inscriptions chinoises et de dessins. Il importe de connaître les emballages originaux, parce que leur intégrité peut être un caractère important pour apprécier la pureté de la substance. Certaines sortes commerciales portent le nom du port d'exportation où elles ont été embarquées (ratanhia Savanilla, ratanhia Payta, quinquina Carthagène, salsepareille Vera-Cruz), plus rarement d'un centre de transit où elles ont été

emmagasinées et souvent remaniées et soumises à un
contrôle (opium de Smyrne, salsepareille Jamaïque.
séné d'Alexandrie). Autrefois la térébenthine de Venise
et la rhubarbe de Moscovie étaient dans ce cas, et si les
circonstances ont changé, les noms sont restés. Ces voies
commerciales sont souvent détournées et peuvent donner lieu à des idées fausses sur la véritable origine des
drogues. Ainsi beaucoup de produits de la côte orientale
d'Afrique et des bords de la mer Rouge, tels que la
gomme, la myrrhe, l'oliban, sont réunis d'abord à
Bombay et expédiés alors de l'Inde en Europe malgré
leur origine africaine.

La connaissance de l'origine des médicaments naturels est une des parties de nos études dont les progrès
sont les plus sensibles. La facilité chaque jour plus
grande des communications, l'étendue toujours croissante des territoires coloniaux, la multiplicité des expo-
sitions, ont permis de connaître bien mieux que jadis
les plantes officinales exotiques et les procédés employés
pour leur récolte ou la préparation des principes qu'elles
fournissent.

Description. — La description des médicaments
végétaux est surtout une application de l'organographie
et, dans certains cas, de l'anatomie. S'il s'agit de végétaux entiers ou tout au moins de parties possédant les
organes de reproduction, bases actuelles des classifications naturelles, le problème est simple et la description ne sera que l'énoncé des caractères spécifiques
ordinaires de la plante, tels qu'on les trouve dans les
flores et les autres ouvrages de botanique descriptive.

Malheureusement c'est là le cas le moins fréquent, et

le plus souvent nous n'avons affaire qu'à des organes isolés. racines, écorces. bois, feuilles. etc., ou même à des principes immédiats ne possédant plus aucun caractère d'organisation.

S'il s'agit de membres isolés, nous nous appuierons sur l'organographie et sur l'anatomie.

L'organographie nous enseigne l'emploi de termes scientifiques dont il importe de bien connaître la valeur; l'emploi de ces termes, aussi précis que ceux de la nomenclature chimique, nous permet seul de distinguer les uns des autres des organes analogues. Ainsi. par exemple. si l'on nous dit qu'une feuille est découpée, ce mot n'éveille dans notre esprit aucune image précise de la feuille dont il s'agit. Si l'on nous dit que cette feuille est palmatilobée, ou qu'elle est pennatiséquée. nous voyons immédiatement le contour de ces deux limbes, la disposition, la forme et la profondeur bien différentes de leurs découpures.

Aux caractères distinctifs que nous fournit l'organographie, l'anatomie est venue ajouter des éléments précieux de caractérisation basés sur l'étude histologique et microchimique des médicaments. La micrographie appliquée à l'étude des médicaments naturels acquiert chaque jour plus d'importance, et permet d'établir la nature non seulement d'organes isolés, mais encore de fragments minimes ou même de poudres fines provenant de ces organes. Dans cette étude générale qui sert d'introduction à la pharmacognosie, nous devons insister surtout sur les caractères micrographiques des drogues simples. Ce qu'il importe de bien connaître, c'est, d'une part, les tissus. l'agencement des cellules qui les constituent, d'autre part, le contenu cellulaire sou-

vent si caractéristique et dont quelques réactifs micro-
chimiques simples et d'emploi facile permettent de
déterminer la nature. Ainsi comprise, la micrographie
peut, dans certaines limites, nous amener à déterminer
la localisation de principes actifs, et, par suite, le choix
des parties à employer. Les recherches nécessaires pour
arriver à ce résultat ne sont pas en général bien compli-
quées et n'exigent ni les précautions minutieuses, ni les
appareils multiples qui sont décrits dans les traités de
technique microscopique.

Lorsque nous aurons à décrire et à déterminer des
principes immédiats, nécessairement dépourvus de toute
organisation, nous devrons recourir à d'autres caractères,
tels que l'aspect, la couleur, l'odeur, la cassure, la saveur,
la solubilité plus ou moins complète dans les différents
véhicules, le point de fusion ou d'ébullition, enfin, dans
certains cas, l'action que le corps exerce sur le plan de
la lumière polarisée.

Quel que soit le procédé que l'on emploie, la description d'un médicament doit être aussi complète que possible, car tel détail en apparence insignifiant peut, dans
certains cas, acquérir une grande importance. Ainsi
l'aspect d'un poil unicellulaire ou pluricellulaire, la présence de cristaux aiguillés dans certaines cellules, la
forme des grains d'amidon, sont les meilleurs caractères
pour distinguer le séné de l'arguel, le faux jalap du jalap
officinal, les farines et la plupart des poudres les unes
des autres.

Composition chimique. — La composition chimique des médicaments naturels constitue la partie la
plus importante de nos études. Depuis le commencement

de ce siècle, depuis les immortelles découvertes des Scheele, des Pelletier, des Thiboumery, des Vauquelin, des Sertürner, des Desrône, des Braconnot, des Liebig, des Stas, des Hesse, d'innombrables corps ont été isolés et décrits. Chaque jour, nous voyons de nouveaux principes venir enrichir l'arsenal thérapeutique d'armes plus ou moins sûres, mais parmi lesquelles se rencontrent des médicaments d'une utilité incontestable, comme aujourd'hui la cocaïne, la pilocarpine, demain peut-être la strophanthine et d'autres encore.

L'étude des préparations pharmaceutiques, c'est-à-dire des formes rationnelles à donner aux médicaments naturels, est intimement liée à celle de leur composition chimique, qui seule peut nous indiquer les dissolvants à employer et les incompatibilités à éviter. Toute drogue simple dont la composition est inconnue, est un véritable remède secret qui, introduit dans un mélange, peut être utile, inerte ou même dangereux, suivant des circonstances impossibles à prévoir.

Si le principe actif d'une plante est une résine, nous devrons avoir recours à des dissolvants appropriés, alcool concentré ou éther, et les meilleures formes seront la teinture et l'extrait alcoolique et éthéré; si nous avons affaire à une gomme résine, c'est l'alcool dilué qui conviendra le mieux, tandis que si c'est un mucilage ou une gomme, c'est l'infusion aqueuse qui est indiquée. Les alcaloïdes, les glucosides sont en général solubles dans l'alcool et les plantes qui les renferment serviront de base à des teintures et à des extraits alcooliques; suivant les cas, l'alcool sera concentré ou dilué. Si les principes actifs sont très altérables ou détruits par la dessiccation, les plantes seront traitées à l'état frais par les dissolvants

et fourniront des teintures avec plantes fraîches (alcoola-
tures) ou des sucs purifiés par l'alcool (extraits narcotiques).

La question des doses maxima, tout à fait accessoire
au point de vue de l'étude descriptive des médicaments,
présente cependant dans la pratique pharmaceutique
une grande importance, et permet souvent d'éviter des
erreurs dangereuses. Seulement, pour nous, ce n'est
qu'une question de mémoire que nous ne pouvons pas
appuyer sur des considérations scientifiques qui sont du
domaine de la thérapeutique. Ces doses sont indiquées
par la pharmacopée pour les principales substances
actives, et par les traités de thérapeutique et les publi-
cations spéciales pour les médicaments nouveaux qui
ne s'y trouvent pas inscrits.

Classification. — Les médicaments naturels étant
très nombreux, le premier point dont nous ayons à nous
occuper est le choix d'un procédé de classification à
à adopter dans leur étude.

La classification des drogues simples peut s'établir
d'après trois méthodes :

1° Les propriétés thérapeutiques ;

2° Les caractères extérieurs d'organisation ou, s'il
s'agit des principes immédiats, leur nature chimique ou
physique ;

3° La place qu'occupe dans la classification naturelle
le végétal qui le produit.

La classification thérapeutique est rationnelle si l'on
envisage surtout les médicaments au point de vue phar-
macodynamique, mais, pour nous, le point important, ce
sont les caractères distinctifs, l'effet d'une drogue et son

emploi contre telle ou telle affection n'étant pour le pharmacien qu'un renseignement accessoire.

Ce mode de classement doit donc être réservé à la pharmacologie proprement dite et à la thérapeutique.

La seconde méthode est suivie par tous les auteurs anciens et par quelques auteurs modernes.

Cette méthode consiste dans la formation de groupes composés d'organes analogues ou de principes immédiats de même nature, comprenant, par exemple, les racines, les feuilles, les fleurs, les gommes, les résines, etc.

Le principal inconvénient de ce mode de classement c'est de laisser de côté l'origine naturelle du médicament et de disjoindre, dans des groupes différents, les organes où les principes fournis par une même plante. La belladone, par exemple, dont on emploie les feuilles, les racines et les graines, se trouvera disséminée dans trois chapitres différents. Il en sera de même de la guimauve, racines, feuilles et fleurs.

Cette méthode présente cependant de grands avantages lorsqu'il s'agit de l'étude générale des organes et des principes immédiats.

Nous l'emploierons dans les pages suivantes en traitant des caractères généraux des médicaments naturels; nous pourrons encore l'utiliser pour l'étude spéciale des substances d'origine animale, trop peu nombreuses pour recourir aux classifications zoologiques.

Il n'en sera plus de même pour l'étude spéciale des plantes officinales qui formera la seconde partie du présent cours. Ici la classification naturelle est seule scientifique et rationnelle ; elle permet d'abord l'étude de l'organisation de la composition et de la distribution géographique des familles et des genres, elle range dans un même chapitre les différents produits d'une même espèce, enfin, passant en revue les familles naturelles, elle nous fera bien mieux saisir les affinités botaniques et chimiques qui les unissent, nous montrant ainsi les grandes lignes de l'édifice encore incomplet des classifications modernes.

Dans le chapitre suivant, nous étudierons d'une manière générale les médicaments organisés d'origine végétale pour passer ensuite à l'étude du contenu cellulaire, c'est-à-dire des principes immédiats.

CHAPITRE II.

ÉTUDE GÉNÉRALE DES MÉDICAMENTS ORGANISÉS
D'ORIGINE VÉGÉTALE.

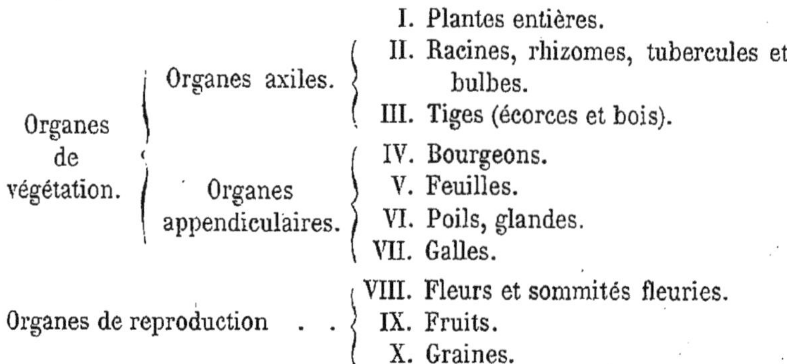

I. Plantes entières. — Les plantes phanérogames sont rarement usitées dans cet état; il n'y a guère que les thallophytes, dont les organes ne sauraient pratiquement être séparés, que l'on emploie sous cette forme.

Comme il serait difficile de résumer les caractères généraux, le mode de récolte et la composition de ces plantes, nous les étudierons plus tard, avec les familles auxquelles elles appartiennent.

ORGANES AXILES.

II. Racines. — Les organes souterrains que l'on désigne ordinairement en pharmacie sous ce nom comprennent les racines proprement dites et les rhizomes ou tiges souterraines. Dans la pratique on confond souvent les deux organes ; au point de vue de la caractérisation des médicaments, il importe de les distinguer.

Le caractère principal et le plus apparent, c'est que les racines sont toujours dépourvues d'organes appendiculaires, tels que feuilles, bourgeons, écailles, de lenticelles et d'épiderme, qu'elles ne présentent que des poils radicaux dans leurs parties jeunes, et ailleurs des radicelles plus ou moins divisées.

Dans la plupart des cas, les faisceaux ligneux primaires et secondaires à développement centripète dans la racine, pénètrent jusqu'au centre. Le tissu fondamental n'est plus alors représenté que par des bandes étroites resserrées entre les faisceaux, et la plupart des racines, au moins parmi les végétaux dicotylédonés, sont dépourvues de moelle centrale apparente ; ce caractère suffit souvent pour distinguer, même à l'état de fragments, les racines des rhizomes. Dans la réglisse, par exemple, les rhizomes et les racines sont employés en mélange et ne se reconnaissent qu'à la moelle apparente que montre la partie centrale des premiers.

On emploie assez fréquemment en pharmacie toutes les parties souterraines d'une plante, mélange de rhizomes et de racines. Si la racine forme la partie la plus importante, soit par le volume, soit par la richesse en principes actifs, on lui conserve le nom de racine (racines de serpentaire, racines de valériane); dans le cas contraire, on désigne l'ensemble sous le nom de rhizome (rhizome d'ellébore noir, rhizome de podophylle.)

Les racines employées en pharmacie proviennent des monocotylédonées et des dicotylédonées ; comme toutes celles que l'on emploie sont adultes, elles présentent des caractères anatomiques qui permettent de les distinguer facilement.

On sait qu'au début de la différenciation du méristème primitif, les racines présentent, quel que soit le groupe auquel elles appartiennent, une organisation semblable.

Les faisceaux primaires libériens et ligneux sont alternes et disposés à l'intérieur d'un endoderme plus ou moins différent du tissu cortical externe.

Dans la tige, au contraire, les faisceaux primaires ligneux et libériens sont collatéraux et disposés sur un même rayon.

S'il s'agit de racines monocotylédonées, l'organisation primaire ne se modifie que dans d'étroites limites, et, dans la racine adulte, on rencontre, autour d'une moelle centrale plus ou moins développée, des faisceaux libériens et ligneux alternes, multipliés, serrés les uns contre les autres en un cercle continu, sans rayons médullaires, et limités extérieurement par un endoderme dont les éléments cellulaires sont ordinairement épaissis, lignifiés, de façon à former une couche protectrice (salsepareille, petit houx, asperge, etc.)

Dans les dicotylédonées, le développement secondaire est tout différent, et quand la racine est adulte, comme c'est le cas pour toutes les racines officinales, elle présente une organisation très distincte de celle de la racine des monocotylédonées. Ici il existe, à la face interne des faisceaux libériens primaires, une zone génératrice (cambium) qui donne lieu à la formation de faisceaux ligneux secondaires, centripètes, qui se développent dans l'espace libre entre les faisceaux ligneux primaires. Il en résulte que, comme la tige, la racine dicotylédonée

adulte présente des faisceaux collatéraux, libéro-ligneux;
seulement elle possède, en outre, des faisceaux ligneux
primaires, en nombre fixe ordinairement pour chaque
groupe ou chaque espèce Les faisceaux secondaires sont
séparés les uns des autres par des bandes plus ou moins
étroites de tissu fondamental (rayons médullaires) qui
donnent à la coupe transversale de ces racines un aspect
rayonné. Chaque faisceau présente trois zones bien distinctes : la première, externe, renferme des fibres du
parenchyme, des éléments du tissu criblé et du tissu
sécréteur (liber). La seconde, moyenne, formée de cellules étroites, fragiles, à parois minces et à végétation
active (zone génératrice, cambium). Enfin, la troisième,
interne. formée de fibres et de vaisseaux annelés, ponctués
ou spiraux, constitue le bois secondaire. Ces faisceaux
collatéraux sont situés à l'intérieur d'un endoderme peu
distinct, dont les parois cellulaires restent ordinairement
minces et ne se distinguent des éléments voisins que par
des plis que portent leurs membranes latérales et par
leur contenu souvent amylacé.

On peut encore utiliser, pour distinguer les racines
les unes des autres, les caractères basés sur leur composition, leur durée, leur forme et leur consistance. Les
unes, c'est le cas le plus fréquent, renferment de l'amidon, d'autres plus rares n'en contiennent pas (gentianées,
polygala seneya) ou renferment une substance analogue. l'inuline (composées). Quelques-unes sont colorées : en jaune (berbérine dans les renonculacées, les
berbéridées, les ménispermacées); en jaune orangé virant
au rouge par les alcalis (acide chrysophanique et substances analogues. polygonées); d'autres renferment dans
le tissu sécréteur des canaux laticifères continus (vais-

seaux ouverts. chicoracées) ou formés de files de cellules (vaisseaux fermés, convolvulacées). Un grand nombre de racines renferment des cristaux d'oxalate calcique en masses étoilées (guimauve, rhubarbes) ou en aiguilles réunies en raphides (salsepareilles).

Les racines officinales, sauf de rares exceptions, appartiennent à des plantes bisannuelles ou vivaces.

D'après leur forme et leur consistance, on les divise en racines simples ou rameuses, pivotantes, fasciculées, fusiformes, napiformes, tubéreuses, ligneuses ou charnues.

Dans un grand nombre de racines, l'écorce seule est active (ratanhias, ipécacuanhas). Dans certains cas, les principes actifs paraissent être répartis dans tout le corps de la racine (alcaloïdes : belladone, aconit, etc.), enfin, plus rarement, l'écorce est inerte ou sans importance relativement au volume du centre (rhubarbes, colombo, réglisse).

Les racines se récoltent en automne ou au printemps, alors que les sucs de la plante y sont concentrés et qu'elles en résument pour ainsi dire tout l'organisme.

Les racines bisannuelles seront recueillies vers le printemps de la seconde année; les racines vivaces, à l'automne de la troisième année, lorsque la plante a fleuri et atteint tout son développement. Pour certaines espèces on les recueille même plus tard (5e année pour les convolvulacées).

On aura soin en tous cas de n'utiliser que les parties destinées à se développer l'été suivant en tiges aériennes, les racines qui ont servi à alimenter les organes aériens pendant l'année précédente étant généralement épuisées et dépourvues de principes actifs. On reconnaîtra sou-

2

vent ces parties actives à leur contenu amylacé et au bourgeon écailleux qui les surmonte (aconit, salep).

Après la récolte, on lave les racines pour les débarrasser de la terre, on en rejette les parties mortes et on les sèche aussi rapidement que possible à l'air libre. Celles qui sont épaisses et charnues seront coupées en tranches minces (colombo, bryone). On conserve les racines dans un endroit sec, en veillant à ce qu'elles ne soient pas piquées par les larves d'insectes. En général toute racine piquée doit être rejetée, sauf celles dont le principe actif est une résine. Dans ce cas on pourrait les utiliser pour la préparation des résines qui sont généralement respectées par les insectes (jalap, thapsia, scammonée).

Peu de racines sont utilisées à l'état frais (oseille, raifort).

Rhizomes. — Les tiges souterraines diffèrent des racines par les caractères anatomiques et organographiques que nous avons exposés plus haut ; notamment par la présence d'organes appendiculaires (bourgeons, écailles et collerettes membraneuses) et d'une moelle centrale plus ou moins développée.

On s'appuie pour les distinguer sur les caractères généraux d'organisation, de forme et de composition déjà utilisés pour la diagnose des racines. On peut de plus les diviser suivant leur mode d'allongement en rhizomes déterminés et en rhizomes indéterminés. Les premiers, de beaucoup les plus fréquents, sont ceux dont le sommet lui-même se redresse et se développe en tige aérienne florifère et qui, dès lors, ne s'allongent que par l'accroissement d'un bourgeon axillaire.

Les rhizomes indéterminés possèdent un bourgeon

terminal qui continue à s'allonger directement sans jamais s'élever au-dessus du sol, les parties aériennes naissant au contraire d'un bourgeon situé à l'aisselle d'écailles latérales (chiendent).

Les rhizomes officinaux appartiennent aux dicotylédonées et aux monocotylédonées. La récolte et la conservation des rhizomes se font d'après les mêmes règles que celles des racines.

Tubercules. — On désigne sous le nom de tubercules des portions axiles, radicales ou caulinaires renflées par suite d'une sorte d'hypertrophie du parenchyme et constituant des réservoirs de matières nutritives (amidon, inulin , sucre).

Certains tubercules proviennent de la tige, présentent tous les caractères des rhizomes et sont produits par un renflement de la moelle (pommes de terre, arum); d'autres sont dus à la racine. Dans ce cas la racine peut être simple (jalap), ou composée (orchidées). Les tubercules de ce dernier groupe proviennent de la concrescence de racines fasciculées, qui tantôt restent intimement unies, tantôt se subdivisent de nouveau vers leurs extrémités (tubercules palmés de certains orchis). Ici le développement du parenchyme est dû, non à la moelle, mais au système cortical qui, hypertrophié, gorgé d'amidon ou de mucilage, entoure les cylindres ligneux demeurés grêles.

Outre ces tubercules radicaux ou caulinaires, il en est qui participent des deux organes réunis, rhizomes ou même base de la tige aérienne vers le sommet, racines à l'extrémité inférieure (aconit).

La récolte et la conservation des tubercules se font

comme celles des racines; le plus souvent, il faut les diviser pour en obtenir la dessiccation, et même parfois les exposer à une température assez élevée. Dans ce cas l'amidon qu'ils renferment peut être partiellement transformé en empois (jalap, aconit de l'Inde).

La composition générale des tubercules est la même que celle des racines et des rhizomes avec prédominance presque constante de l'amidon, auquel se joignent dans certains cas des résines (convolvulacées) ou d'autres principes (aconit, colchique, etc.).

Bulbes. — Dans le rhizome, c'est surtout l'axe qui prédomine sur les feuilles, généralement réduites à de petites écailles ; dans le bulbe, au contraire, la partie la plus développée, ce sont les feuilles épaisses, charnues, plus ou moins imbriquées, entourant un axe court, contracté. Le bulbe est constitué par des racines adventives plus ou moins nombreuses, partant d'une partie centrale, le plateau (tige contractée) sur lequel sont fixées des écailles ou des tuniques imbriquées (feuilles modifiées) et enfin par un bourgeon central se développant ordinairement en axe florifère. Le bulbe, comme le sclérote de certains champignons, représente une période transitoire de végétation, un état de repos et de vie latente.

Suivant la disposition des feuilles, les bulbes peuvent êtres tuniqués (scille, ail) ou écailleux lis). Quant aux bulbes dans lesquels les feuilles internes se sont soudées en une masse cohérente, ou dont le plateau est très développé et les écailles réduites, ils ne sauraient être distingués des tubercules proprement dits (colchiques, iridées). Les bulbes peuvent, comme les rhizomes, et pour les mêmes raisons, être déterminés ou indéterminés. Certains bulbes s'emploient à l'état frais (ail, lis), d'autres à l'état sec (scille).

La partie la plus active est formée des tuniques moyennes, les tuniques externes étant ordinairement desséchées ou flétries et celles qui entourent le bourgeon central n'ayant pas acquis un développement suffisant. On dessèche ces tuniques, préalablement divisées, dans une étuve à une température peu élevée et jusqu'à ce qu'elles soient devenues cassantes.

III. Tiges. — Les tiges aériennes complètes sont très rarement usitées. On fait usage ordinairement des deux parties principales qui les constituent : l'écorce et le bois.

Écorces (1). — On désigne sous ce nom, en pharmacie, l'ensemble des tissus situés à l'extérieur de la zone génératrice (cambium), c'est-à-dire non seulement l'écorce proprement dite, mais encore les faisceaux libériens et l'extrémité externe des rayons médullaires, toutes les écorces officinales appartenant aux dicotylédonées.

Dans toutes ces écorces on peut distinguer trois zones plus ou moins modifiées suivant l'espèce à laquelle elles appartiennent et suivant l'âge de l'individu qui les a fournies.

Ces zones sont, de l'extérieur à l'intérieur, le *suber*, le *parenchyme cortical*, le *liber*.

(1) On peut d'une manière générale considérer toutes les écorces officinales isolées comme appartenant à la tige. Il n'y en a que deux qui soient fournies par la racine (grenadier et simarouba) et leurs caractères généraux sont les mêmes que pour les autres écorces.

Suber. — Le suber ou liège se substitue à l'épiderme disparu dans les écorces âgées, comme le sont toutes celles que l'on emploie en pharmacie.

Les cellules qui le constituent sont ordinairement aplaties, quadrangulaires, et ont leurs parois modifiées et transformées en subérine, ce que l'on reconnaît facilement à la coloration jaune et non violette qu'elles prennent par le chlorure de zinc iodé ou l'acide sulfurique et l'iode.

Le liège est un véritable tissu cicatriciel, peu perméable, solide, élastique, mais ne conservant que pendant peu de temps son activité végétative. Au bout d'un an au plus, le contenu cellulaire se solidifie, brunit, puis se contracte et s'applique sur la paroi ; la cellule paraît alors vide. A certains endroits de la tige et ordinairement au niveau des stomates épidermiques, le liège est interrompu par de petits amas d'un tissu peu cohérent, fragile, formé de cellules arrondies, lâches, formant une saillie, une sorte de hernie plus ou moins prononcée à la surface de l'écorce, et désignés sous le nom de lenticelles. Leur présence, leur nombre et leur disposition sont un bon caractère pour distinguer les unes des autres certaines écorces officinales. Fort souvent la génération d'éléments subéreux secondaires à différentes profondeurs du parenchyme cortical donne, comme nous le verrons plus loin, un aspect particulier à certaines écorces. Le tissu subéreux est toujours dépourvu de principes actifs et ne présente aucune importance au point de vue médical. Seul, le suber du chêne-liège sert à la préparation du liège.

Parenchyme cortical. — Le parenchyme cortical
a été souvent désigné sous le nom de couche herbacée, à
cause de la chlorophylle que renferment souvent ses
cellules ; on l'appelle encore mésoderme et écorce proprement dite.

C'est un parenchyme analogue à la moelle centrale à
laquelle le relient les rayons médullaires Il constitue
l'une des parties de la tige les plus riches en principes
actifs et renferme souvent des éléments du tissu sécréteur laticifères, glandes à essence et à résine, cellules
renfermant de la gomme, du tannin, de l'amidon, des
cristaux de composition variée, surtout formés d'oxalate
calcique en macles étoilées (grenadier, cannelle blanche,
copalchi ou en raphides (angusture vraie) qui peuvent
devenir autant de caractères précieux pour la détermination des écorces.

Au point de vue morphologique, c'est un tissu peu
caractéristique, formé de cellules arrondies, irrégulières,
souvent à parois plissées, surtout vers l'intérieur.

Ordinairement les parois restent minces, mais sont
parfois plus ou moins épaissies, surtout vers la zone
externe (cannelles, magnoliacées, etc.) et alors très caractéristiques pour certaines espèces. On peut y rencontrer
des faisceaux libéro-ligneux isolés, simples ou ramifiés,
allant du bois vers les feuilles et traversant ainsi les
zones corticales plus ou moins obliquement.

Fort souvent, à différentes profondeurs du parenchyme cortical, il se produit des assises génératrices
(phellogènes) de suber secondaire, amenant ainsi la
naissance d'un rhytidome plus ou moins épais et plus
ou moins persistant. Par suite de la nature spéciale et
de l'activité végétative toujours éphémère du suber,

tous les tissus situés au dehors d'une couche continue de suber sont privés de communication avec le reste de la plante et frappés de mort.

Suivant la disposition de ces couches et la profondeur à laquelle elles existent, le rhytidome peut être crevassé et persistant (chêne, quinquina rouge). Dans d'autres espèces, le suber découpe dans l'épaisseur du parenchyme cortical des segments écailleux caducs, amenant ainsi l'exfoliation de plaques plus ou moins épaisses. Ce rhytidome écailleux et caduc donne à certaines écorces un aspect tout particulier (quinquina calisaya).

Liber. — Ce tissu, que l'on peut considérer théoriquement comme n'appartenant pas au système cortical proprement dit, est constitué par les faisceaux libériens séparés par des bandes plus ou moins étroites de tissu fondamental, extrémités externes des rayons médullaires.

Les faisceaux libériens sont formés par des fibres, du parenchyme plus ou moins facile à distinguer du parenchyme cortical, et surtout par du tissu criblé.

On peut y rencontrer également les différents éléments du tissu sécréteur que nous avons déjà énumérés dans l'écorce.

Au point de vue de la caractérisation des écorces officinales, on a surtout recours à la disposition des fibres libériennes. Celles-ci peuvent être serrées en faisceaux cohérents, souvent régulièrement alternes avec des bandes de parenchyme (quinquinas inférieurs, un grand nombre d'écorces officinales), ou bien disjointes par petits groupes irréguliers (certains quinquinas officinaux) ou même isolées (quinquina loxa, cannelles); enfin dans certaines écorces (grenadier) ces fibres manquent complètement.

Certaines fibres libériennes sont courtes, à extrémités relativement arrondies et à contour polygonal (quinquinas), d'autres fusiformes, aiguës, relativement longues (cannelles) et même dans certains groupes (liliacées, thyméléacées, etc.), les fibres sont assez longues et résistantes pour être utilisées comme matières textiles grossières.

Suivant la disposition et la longueur des fibres libériennes, on s'explique facilement l'aspect différent de la cassure nette ou plus ou moins fibreuse de certaines écorces.

On récolte les écorces indigènes au printemps, alors que le cambium plus fragile permet de les séparer facilement du bois.

Si le principe actif est facilement altérable (tannin, essences, etc.) on les prend sur de jeunes rameaux (chêne, quinquinas gris, cannelles); d'autres écorces se récoltent sur des branches âgées ou des troncs bien développés (quinquinas jaunes et rouges).

La plupart des écorces officinales sont employées telles qu'on les récolte; plus rarement on en sépare le suber et même une partie du parenchyme cortical (cannelle de Ceylan), plus rarement encore on ne conserve que le liber (sureau).

Les écorces se sèchent à la température ordinaire et se conservent sans précautions spéciales dans un endroit sec.

Bois. — Tous les bois usités en pharmacie appartiennent aux dicotylédonées, ou, plus rarement, aux gymnospermes (conifères).

Le tissu ligneux est constitué : par un parenchyme à fibres plus ou moins résistantes, généralement serrées et à parois minces, par des éléments du tissu sécréteur, plus rares mais de même nature que dans les parties corticales et libériennes, et situés ordinairement dans les couches profondes, enfin par de nombreux vaisseaux. Ces vaisseaux peuvent être ouverts ou fermés ; c'est-à-dire formés de cellules qui dans le premier cas ont perdu leurs cloisons transversales, de façon à constituer un cylindre continu à parois diversement incrustées (vaisseaux annelés, ponctués, réticulés). Les vaisseaux fermés sont formés de cellules disposées en files longitudinales, mais qui ont conservé les parois transversales qui les séparent.

Les vaisseaux fermés sont surtout abondants dans les conifères, où ils sont facilement reconnaissables aux ponctuations aréolées disposées en séries longitudinales sur les parois latérales. Ces cellules aréolées, allongées et appelées parfois improprement fibres aréolées, deviennent ainsi un élément caractéristique du bois des conifères et permettent d'en retrouver les plus petits fragments, par exemple dans la sciure.

Les faisceaux ligneux, comme les faisceaux libériens, sont séparés par des rayons médullaires plus ou moins étroits se reliant à la moelle centrale.

Lorsque les faisceaux ligneux secondaires produits entre les faisceaux primaires sont nombreux, les rayons médullaires et la moelle centrale sont fort resserrés, et peuvent même, dans les tiges âgées et dans certaines espèces, disparaître complètement, le tissu ligneux formant alors un tout compact.

Les parties externes du bois, représentant les couches annuelles les plus jeunes, forment ce que l'on appelle l'aubier ; les parties internes les plus anciennes constituent le cœur ou duramen. Les changements qui ont

pour conséquence la transformation de l'aubier en duramen sont dus à des modifications dans le contenu
cellulaire et non à des changements de structure. Ainsi
le duramen est dépourvu d'amidon, les membranes des
vaisseaux et des cellules sont plus ou moins fortement
incrustées de matières colorantes ; au niveau des éléments
du tissu sécréteur, il se forme assez souvent des lacunes
remplies de gomme (rosacées, légumineuses), d'essence et
de résine (zygophyllées, conifères).

Les deux zones du bois peuvent être nettement diffé-
renciées, la couleur foncée et la dureté du duramen
tranchant sur l'aubier peu coloré et moins résistant
(gaïac, ébène) ; fréquemment le passage entre les deux
parties est insensible (quassia).

Les bois doivent leurs propriétés à des résines, des
essences, des matières colorantes, plus rarement à des
alcaloïdes, des glucosides ou à des principes amers.

Le plus souvent ces corps sont localisés dans les
couches profondes, plus rarement ils se retrouvent dans
tout le cylindre ligneux (quassia).

Les bois doivent être récoltés en hiver, mais presque
tous ceux que l'on emploie sont exotiques et arrivent
sous forme de bûches plus ou moins équarries. Fréquemment on rejette les parties externes pour n'utiliser que le duramen (gaïac, bois tinctoriaux). Ils ne
s'emploient en pharmacie que divisés par le rabot, la
râpe ou le mortier, ou sciés en petits cubes.

Leur conservation est facile ; le plus souvent, les principes aromatiques ou amers qu'ils renferment, les mettent
à l'abri des insectes.

ORGANES APPENDICULAIRES.

IV. Bourgeons. — Les bourgeons, peu nombreux
du reste, que l'on emploie en pharmacie, ne doivent leurs
propriétés qu'aux matières résineuses ou balsamiques
sécrétées par leurs écailles externes. Les tissus qui les
constituent sont trop peu différenciés pour posséder des
principes actifs. On récolte les bourgeons vers la fin de
l'hiver et on les dessèche facilement à la température
ordinaire. La nature résineuse (conifères) ou balsamique
(peuplier) de la sécrétion externe, la couleur, le volume,
suffisent pour distinguer les bourgeons les uns des
autres.

V. Feuilles. — Pour distinguer les unes des autres
les nombreuses feuilles employées en pharmacie, on a
recours à des caractères organographiques et anatomiques. On s'appuie notamment sur les rapports et la
forme des différentes parties de la feuille, sur la disposition des nervures, sur la présence et l'aspect des stomates, des poils et des éléments du tissu sécréteur
(glandes, cellules à cristaux, etc.).

Dans une feuille complète, on distingue trois parties :
la gaine, le pétiole et le limbe.

Les deux premières manquent dans un assez grand
nombre de feuilles (feuilles sessiles); exceptionnellement,
le limbe avorte et est alors totalement ou partiellement
remplacé par une modification du pétiole (phyllodes).

La gaine est la base élargie par laquelle la feuille est
fixée à la tige; assez souvent, cette gaine est large et
entoure la tige sur une assez grande étendue (ombellifères, polygonées). Le pétiole est ordinairement arrondi
à la face inférieure et plus ou moins canaliculé à la face

supérieure. Très fréquemment, de chaque côté du point d'insertion du pétiole, existe une lamelle de tissu plus ou moins développée, désignée sous le nom de stipule, et que l'on peut considérer comme une première ramification latérale du pétiole. Dans certaines feuilles (citrus) celui-ci se dilate en ailes latérales plus ou moins accusées.

Le pétiole reste souvent indivis jusqu'au limbe (feuille simple); s'il se ramifie pour donner naissance à des pétioles secondaires, et même parfois tertiaires, la feuille est dite composée et les limbes portent le nom de folioles. Ces divisions peuvent se produire le long du pétiole, ou bien les faisceaux peuvent se disjoindre tous au même point. Dans le premier cas, la feuille est dite pennée (bi- ou tri-pennée), dans le second cas, elle est palmée. Dans une feuille pennée, le pétiole primaire peut se terminer par un limbe, les folioles étant alors en nombre impair, ou bien s'arrêter au-dessus de la dernière paire de folioles.

Le limbe, ordinairement formé d'une lame aplatie perpendiculairement à l'axe, est caractérisé par sa forme, sa couleur, sa consistance, sa surface, ses divisions, et surtout par la disposition des faisceaux libéro-ligneux qui le parcourent.

La forme des feuilles entières se rapproche ordinairement de l'ovale plus ou moins allongé; la feuille est dite obovée quand la partie la plus rétrécie touche au pétiole (*cassia obovata*). Parfois le limbe est divisé par la nervure médiane en deux parties sensiblement inégales, l'une d'elles commençant à se dilater plus bas que l'autre (sénés).

Les feuilles divisées présentent plusieurs types qu'il importe de rappeler brièvement. D'après la plus ou

moins grande importance de divisions, on distingue les
feuilles *crénelées* (divisions peu importantes, arrondies),
dentées (divisions peu importantes, aiguës), *lobées* (divisions atteignant la moitié de la distance du bord du
limbe à la nervure médiane), *partites* (divisions s'étendant jusqu'auprès de la nervure médiane), *séquées* (divisions touchant à la nervure médiane). Ces divisions,
suivant la disposition des nervures, seront *pennées* ou
palmées (feuille tri-pennatiséquée : ciguë; feuille pal-
mati-lobée : houblon).

La couleur des feuilles donne peu d'indications, les
feuilles que l'on a à examiner étant le plus souvent
sèches. La conservation de la couleur verte de la chlorophylle est ordinairement l'indice le plus certain de
l'état d'intégrité des principes actifs d'une feuille officinale. La chlorophylle est, en effet, de tous les principes
que peut contenir une feuille, celui qui s'altère le plus
vite sous l'influence combinée de l'humidité et de la
lumière. C'est le meilleur caractère pour reconnaître le
bon état des poudres de feuilles (digitale, belladone, etc.)

L'état de la surface d'une feuille peut donner d'utiles
indications pour en déterminer l'origine. Cette surface
peut être glabre, cireuse, lisse, brillante, mate ou recouverte de poils plus ou moins serrés. Ces poils peuvent
être mono-cellulaires (sénés), ou pluri-cellulaires (arguel)
droits ou diversement courbés, à pointes aiguës (digitale)
ou en forme de massue (belladone, jusquiame), rameux
(guimauve), plus rarement verticellés (bouillon blanc),
parfois terminés par une glande à essence portée sur
un pédicelle plus ou moins long (labiées).

On peut encore se baser dans certains cas sur le
nombre et la disposition des stomates, sur la présence

de glandes situées dans l'épaisseur du limbe et souvent visibles à l'œil nu sous forme de points translucides (hypericum, jaborandi, etc.)

Les caractères distinctifs les plus importants sont tirés de la nervation, c'est-à-dire de la disposition des faisceaux libéro-ligneux, issus du pétiole, à travers le limbe.

La nervation peut présenter quatre types principaux.

A. Le pétiole se prolonge et se termine en une nervure unique (conifères, lycopodes).

B. La nervure médiane issue du pétiole se divise latéralement en nervures secondaires subdivisées elles-mêmes en divisions multiples ordinairement anastomosées entre elles : *nervation pennée* (sénés, digitale, belladone, etc.). Quelquefois la nervure médiane est prolongée au delà du limbe : *feuille mucronée (cassia obovata)*.

C. Le pétiole s'épanouit dès le point d'insertion du limbe en nervures divergentes : *nervation palmée* (aconit, rhubarbes, ricin, etc.).

D. Les nervures issues du pétiole, ou au moins quelques-unes d'entre elles, conservent une importance sensiblement égale.

De là deux cas :

D'. Les nervures restent parallèles et égales entre elles (graminées et beaucoup de monocotylédonées).

D". La nervure médiane seule reste droite de la base au sommet de la feuille, mais deux ou plusieurs autres aussi fortes qu'elle tracent dans le limbe des lignes courbes, parallèles aux bords de la feuille (*strychnos,* gentianées, cannelliers, redoul, etc.).

Les feuilles peuvent renfermer des principes actifs de différentes natures, tantôt disséminés dans l'ensemble du parenchyme (alcaloïdes, glucosides), tantôt localisés dans

des cellules particulières (mucilage, essences) ordinairement des glandes internes (myrtacées, rutacées, hypéricinées) ou plus rarement externes, sessiles ou pédicellées
(labiées). Exceptionnellement la cuticule de la feuille
est gélifiée, est transformée en mucilage comme l'organe
correspondant de certaines graines (feuilles de Buchu.)

Les feuilles sont ordinairement récoltées au moment
de la floraison. On choisit les feuilles médianes de la
tige et des rameaux, les feuilles radicales étant souvent
flétries et celles du sommet étant modifiées ou insuffi-
samment développées, surtout s'il s'agit de plantes
bisannuelles (digitale).

On sèche les feuilles rapidement dans un grenier aéré
et on les conserve à l'abri de l'humidité. Elles doivent
être renouvelées tous les ans

VI. Poils et glandes. — Les poils constituent, nous
l'avons vu plus haut, un bon caractère pour distinguer
les uns des autres les organes qui les portent, mais, par
eux-mêmes, ils ne présentent que peu d'importance et
sont dépourvus de principes actifs.

On les emploie à cause de leur grande capillarité, soit
comme hémostatique, poils de certaines fougères (penghawar djambi) et de mélastomacées ; soit comme bases
absorbantes d'objets de pansement (coton).

Les glandes peuvent être rattachées aux poils dont
elles ne forment en somme qu'une variété. Elles en diffèrent surtout par leur contenu actif, ordinairement
résineux ou caustique (lupulin, kamala, poils urticants).

Les quelques glandes isolées que l'on emploie présentent des caractères particuliers qui seront exposés
plus loin

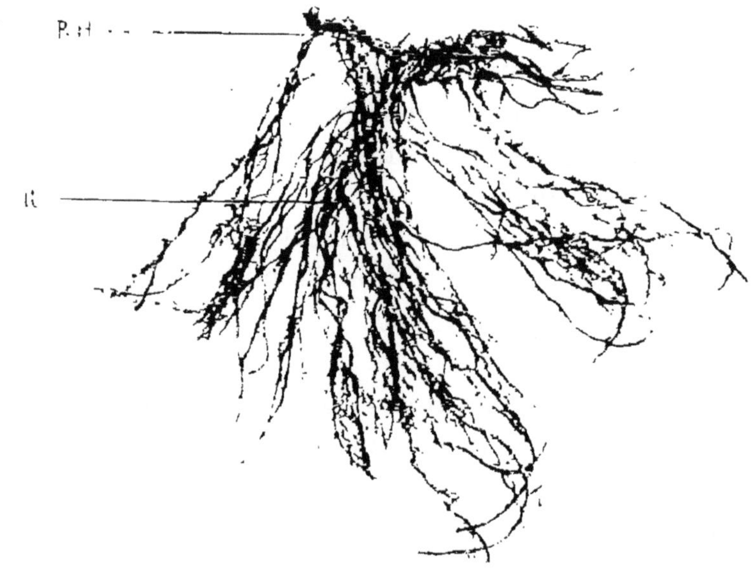

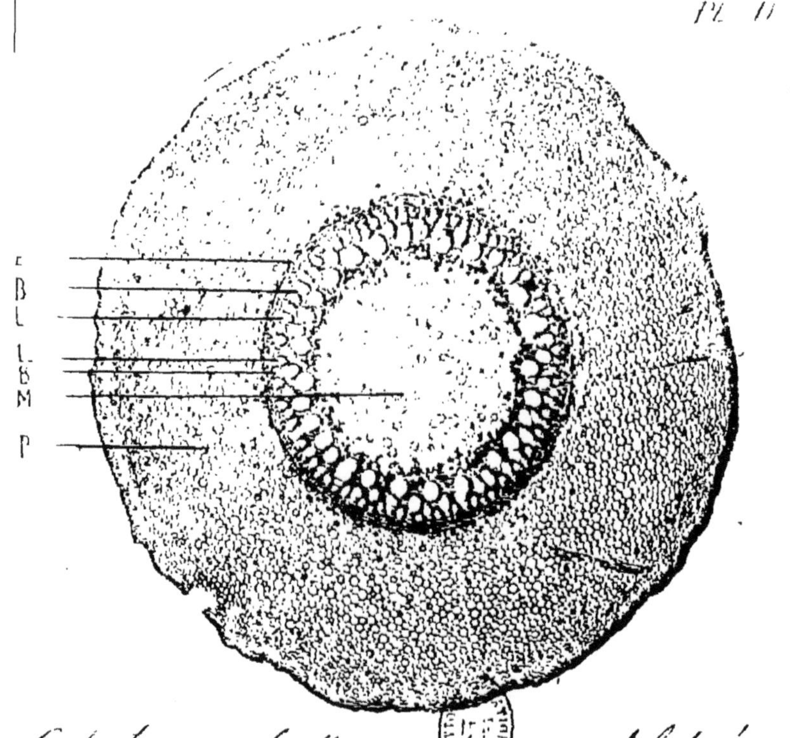

Coupe transversale d'une racine monocotylédonée
(Salsepareille) P parenchyme cortical F Endoderme
B faisceaux ligneux L faisceaux libériens M Moelle.

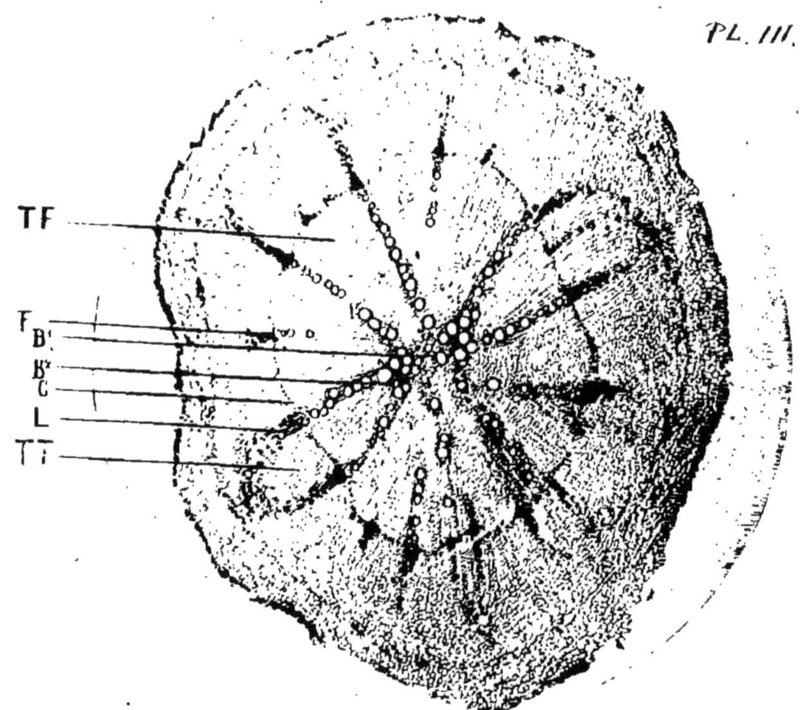

Coupe transversale d'une racine dicotylédonée (Bardane) B¹ faisceaux ligneux primaires. B² faisceaux ligneux secondaires. L Liber. TF Tissu fondamental. F faisceau secondaire en voie de développement.

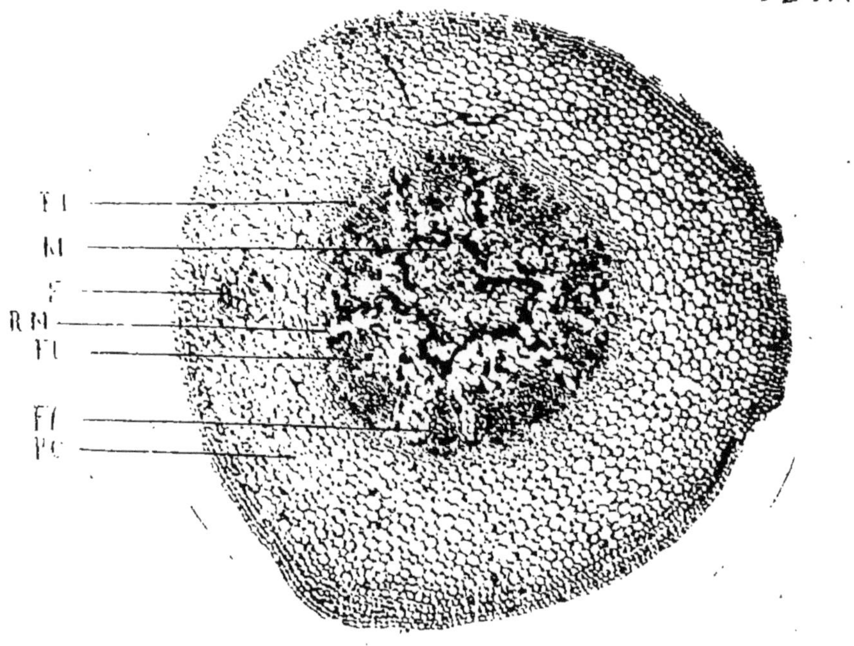

Coupe transversale d'un rhizome dicotylédoné (Asarum.)
M moelle centrale FL faisceaux libéro-ligneux collatéraux.
RM rayons medullaires PC parenchyme cortical Fj faisceaux
allant à une feuille.

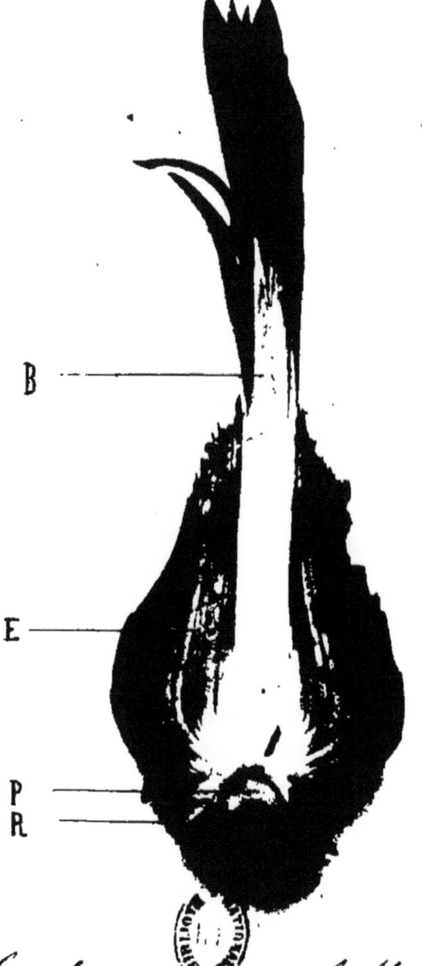

Coupe longitudinale d'un bulbe; Scille maritime. R racines P plateau E écailles B bourgeon en voie de développement.

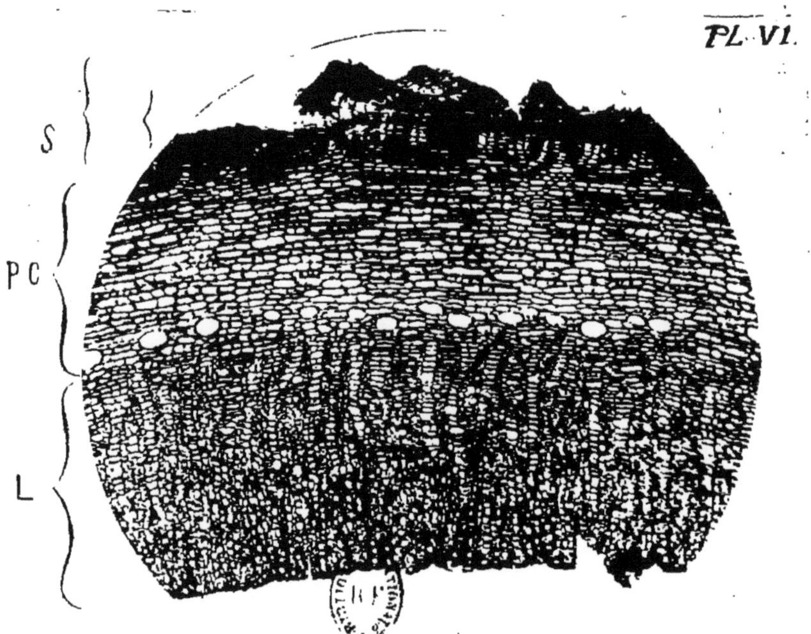

Coupe transversale d'une écorce jeune de quinquina
Calisaya. S Suber. P.C. parenchyme cortical ; à la
zône interne on remarque les laticifères) L zône libérienne.

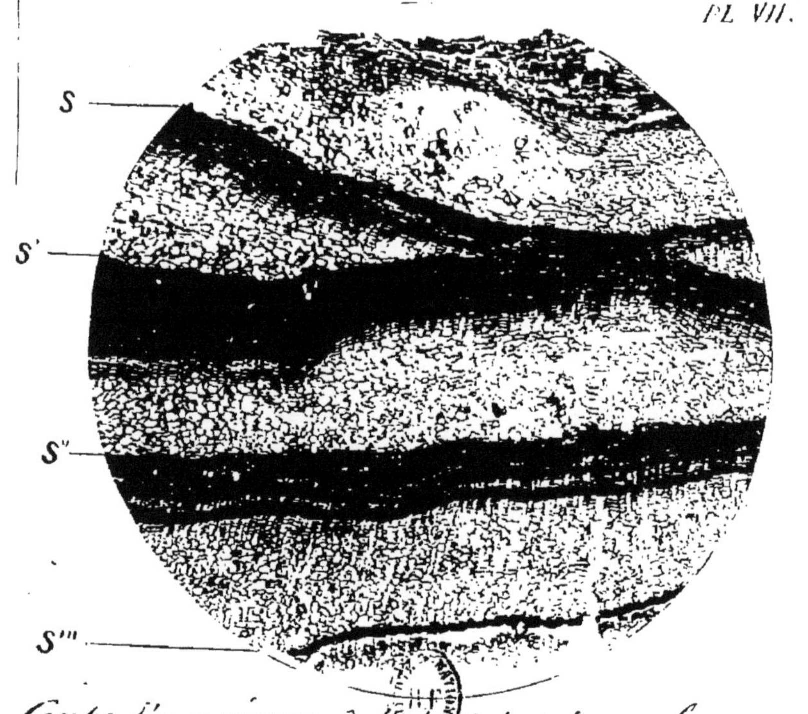

Coupe d'une écorce âgée de quinquina calisaya (rhytidome.) S, S', S", S'" couches successives du tube.

VII. Galles. — On désigne sous le nom de galles des excroissances anormales développées sur une partie quelconque d'une plante par suite de la piqûre et du séjour d'un insecte ou d'une colonie d'insectes. On peut encore considérer comme de véritables galles les déformations produites dans les organes végétaux par les champignons parasites, mais ces productions sont sans usage et ne rentrent pas dans le cadre de nos études.

Il résulte de cette définition que les galles se produisent dans deux circonstances bien distinctes.

Dans le premier cas, la femelle de différents insectes hyménoptères de la famille des cynipides, perce au moyen de sa tarière le tissu d'un organe quelconque et dépose un œuf dans la plaie ainsi produite. Dès lors, il s'établit entre l'œuf et le tissu végétal qui l'entoure des relations étranges et difficiles à expliquer. La déformation qui constitue la galle ne commence qu'après l'éclosion de l'œuf, autour duquel il se forme une coque plus ou moins volumineuse à cavité ordinairement étroite et à parois épaisses. Le développement de cette coque est intimement lié à celui de la larve qu'elle abrite, et si, par une circonstance quelconque, l'insecte vient à périr, la galle se flétrit et tombe.

D'autre part, si la piqûre a été faite sur un organe caduc (chaton), celui-ci devient persistant et son existence se prolonge tout au moins jusqu'après le développement complet du parasite qui l'habite. Si, avant ce terme, on arrache la galle, quelques soins que l'on prenne pour la maintenir dans des conditions favorables d'humidité et de chaleur, l'insecte meurt rapidement.

Ces galles sont désignées sous le nom de *galles vraies* et ont pour type la noix de galle officinale.

Dans le second cas, une partie quelconque d'un végétal (feuille, bourgeon, etc.) devient le séjour d'une colonie d'insectes appartenant au groupe des hémiptères et à la famille des aphides. Par les piqûres multiples faites au moyen de leur rostre, et dans le but de se nourrir de la sève, ces insectes amènent une déformation de l'organe affecté et la production d'une large cavité à parois minces, ordinairement ouverte en un point et désignée sous le nom de *galles fausses* (galles de Chine, galles de térébinthe, etc.).

Quelle que soit leur nature, les galles sont ordinairement très riches en tannin et utilisées soit pour la préparation de ce corps, soit comme matières astringentes et tinctoriales.

ORGANES DE REPRODUCTION.

VIII. Fleurs et sommités fleuries. — Les fleurs isolées ou les rameaux fleuris plus ou moins complets, désignés sous le nom de sommités ou d'herbes fleuries, constituent les médicaments naturels dont la détermination est la plus facile. Les organes floraux, sur la disposition desquels sont basées les grandes divisions de la classification naturelle, offrent en effet de nombreux caractères distinctifs indiqués dans toutes les flores et dans tous les traités de botanique, et sur lesquels nous n'avons pas à insister ici.

Si l'on a affaire à des fleurs isolées. on se basera sur le nombre des étamines, des pétales et des sépales, sur leur symétrie de nombre et de forme, sur leur disposition et celle du gynécée et sur les rapports que ces différentes parties présentent entre elles.

Les sommités fleuries apporteront, par la disposition des inflorescences, le mode d'insertion et le caractère des feuilles, de nouveaux éléments précieux pour la détermination de ces médicaments. Dans les cas douteux, la comparaison avec de bonnes planches, ou mieux avec des échantillons d'herbier bien déterminés, permettra de reconnaître facilement l'origine botanique de ces organes.

Les fleurs peuvent être employées entières (mauve, guimauve) ou par fragments plus ou moins complets. Souvent la corolle seule est usitée (rose, pavot rouge), plus rarement le stigmate seul (safran). Dans d'autres cas, on donne le nom de fleurs à des inflorescences complètes (camomille, kousso, muguet, etc). La plupart des fleurs officinales sont récoltées après leur épanouissement complet ; dans certains cas, cependant, on les cueille avant leur développement (oranger, camomilles, roses) soit pour les conserver plus facilement entières, soit parce que les principes actifs paraissent y être plus abondants. Quelquefois même, on a recours au bouton, la partie active étant alors le calice (clou de girofle); exceptionnellement on se sert de fleurs déjà fructifiées, la partie principale étant alors les ovaires plus ou moins développés (fleurs du cannellier).

Les principes actifs des fleurs sont en général les mêmes que ceux que l'on rencontre dans les tissus des feuilles, dont les organes floraux ne sont en somme que des modifications plus ou moins complètes.

Ce sont surtout des essences, localisées le plus souvent dans le verticille qui se rapproche le plus de la feuille, le calice, et contenues dans des glandes internes ou externes.

Les fleurs renferment encore des tannins (roses, fleurs de grenadier), des alcaloïdes, des glucosides ou d'autres principes neutres (fleurs de colchique, de digitale, de kousso, de centaurée), plus rarement des acides libres *(hibiscus sabdariffa)*, et des sucres [fleurs de Moha *(Bassia latifolia)*].

Les fleurs doivent être séchées rapidement à l'abri de la lumière et conservées dans une atmosphère sèche. Dans ces conditions, la lumière seule paraît être sans action, mais en présence de l'humidité, les matières colorantes sont rapidement modifiées et les fleurs profondément altérées.

La dessication modifie ordinairement la couleur des fleurs : le blanc passe au jaune plus ou moins foncé (oranger), le rose au violet (mauve), le rose pâle au blanc (guimauve), le rouge au rouge brun (roses) ou au rouge violacé (pavot), le jaune au vert (primevère). Les matières colorantes de certaines fleurs (mauves, violettes, roses, pavot, etc.) présentent, en présence des bases et des acides, des réactions qui permettent d'en reconnaître la présence dans les préparations pharmaceutiques, infusions ou sirops, dont ces fleurs forment la base.

IX. Fruits. — Les fruits employés en pharmacie se distinguent assez facilement les uns des autres, en tenant compte de l'origine organique des parties qui les composent, de l'état succulent ou sec de leurs enveloppes, enfin par la manière dont se fait la dissémination des graines.

Normalement, le fruit provient du développement du pistil ou plus spécialement de l'ovaire, le style et le stigmate n'entrant pas ordinairement dans la structure du fruit mûr.

Cependant le style, ou tout au moins sa base, se

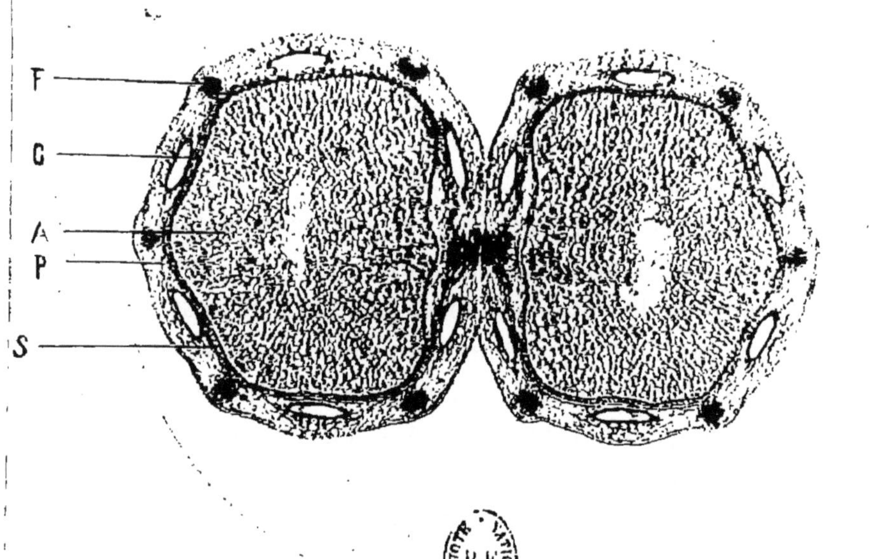

Coupe transversale du diakène du persil. A albumen ; au centre cavité où se loge l'embryon ; S épiderme ; P péricarpe dans lequel on remarque T les faisceaux formant les côtes saillantes et C les 13 canaux renfermant l'huile.

retrouve souvent au sommet du fruit, quelquefois même cet organe s'accroît et se transforme en une aigrette plumeuse ou en un bec plus ou moins recourbé (anémones, moutarde blanche).

Dans un grand nombre de cas, d'autres organes devenus concrescents avec l'ovaire, subissent des modifications plus ou moins profondes et finissent par former partie intégrante du fruit. Ainsi le calice, ou tout au moins sa base, constitue fréquemment la partie externe du fruit, soit qu'il forme une enveloppe particulière, une sorte de sac entourant à distance le fruit proprement dit (alkékenge), soit qu'il se soude à l'ovaire qu'il entoure alors jusqu'au sommet (myrtacées) ou presque jusqu'au sommet (ombellifères), les sépales demeurant visibles sous forme de dents plus ou moins développées.

Cette union intime du calice avec l'ovaire, et même parfois de la base d'autres organes floraux, réceptacle, corolle, androcée, amène dans la constitution organique du fruit la présence d'éléments propres à ces différentes parties (poils externes, glandes à essences, canaux laticifères, etc.).

Il peut même arriver que la partie charnue, importante au point de vue des usages du fruit, n'appartienne pas à l'ovaire, mais bien au réceptacle accru (fraises, noix d'acajou).

Dans les différents cas que nous venons d'examiner, le fruit provient d'une seule fleur, mais il peut aussi résulter du développement simultané de plusieurs fleurs et former ce que l'on appelle un fruit composé. Ainsi dans la figue, le réceptacle creusé en une sorte d'urne renfermant tous les ovaires, devient charnu et forme un syncarpe ou fruit composé. Il en est de même dans les conifères, dans le strobile ou cône membraneux du houblon, dans le fruit du mûrier, de l'ananas, etc.

Dans tous ces fruits, les différents organes de l'inflorescence, pédoncules communs, pédicelles, bractées et périanthes, se soudent plus ou moins, devenant charnus, membraneux ou ligneux, pour former un fruit unique.

Quelle que soit l'origine organique des différentes enveloppes du fruit, on donne le nom de péricarpe à l'ensemble de ces enveloppes. L'épicarpe est la partie externe correspondant souvent au calice et riche en essences (citrus) ; le mésocarpe, souvent charnu, pulpeux (rosacées, tamarin), parfois parcouru par un réseau de laticifères (capsule de pavot), forme la partie médiane; enfin, l'endocarpe constitue la lame interne ordinairement mince, résistante, lignifiée ou parcheminée, formant une couche protectrice autour de la graine (noyau des amygdalées), plus rarement garni de poils glanduleux formant la partie charnue, sucrée, pulpeuse de certains fruits (citrus).

Dans un grand nombre de fruits, la dissémination s'opère par la rupture, la déhiscence des parois du fruit. Cette déhiscence peut s'opérer par trois modes distincts: déhiscence longitudinale, se faisant ordinairement de haut en bas *(cascarilla,* tabac, *datura),* plus rarement de bas en haut *(cinchona) ;* déhiscence transversale (pyxide de la jusquiame) ; enfin, déhiscence poricide par la formation de pores situés ordinairement vers le sommet du fruit (pavot). La déhiscence longitudinale peut s'opérer avec élasticité et projection des graines soit par la contraction des parois du fruit, soit par la rupture subite au niveau du point d'attache *(elaterium).*

Si la déhiscence ne s'opère pas, le péricarpe se détruit

lentement sur le sol pour mettre les graines en liberté (fruits charnus), ou bien la germination commence dans le fruit même et l'embryon en perce les parois en même temps que les téguments séminaux. Les fruits sont dits alors indéhiscents.

Les fruits secs indéhiscents sont vulgairement confondus avec les graines, et souvent vendus dans le commerce de la droguerie sous le nom de semences (semences des ombellifères).

Nous réunissons dans le tableau suivant les différentes espèces de fruits.

Il faut cependant observer que les distinctions ainsi établies ne sont pas absolues, qu'un même fruit peut présenter des modifications qui s'y produisent à travers la série des espèces, et que par suite il peut exister des formes intermédiaires établissant le passage d'un type à un autre. Ainsi, par exemple, un des fruits les plus simples, le légume, appartenant à toutes les formes d'un même groupe, peut présenter un grand nombre de modifications. Il peut être monosperme, à parois plus ou moins épaisses, à endocarpe résistant, et se rapprocher alors des drupes (légumes du *dipterix odorata*, des *hymenœa*, des *copahifera*) ; dans d'autres cas, il est cylindrique, portant entre chaque graine une fausse cloison issue de l'endocarpe, et devenant ainsi pluriloculaire (casse) ; enfin, le même fruit étranglé entre chaque graine peut être moniliforme (*acacia arabica*). Ses valves peuvent rester minces, membraneuses, ou devenir ligneuses, dures et résistantes. Ces modifications seront encore plus sensibles et plus nombreuses dans d'autres fruits moins bien caractérisés et d'organisation plus complexe.

Fruits
provenant d'une seule fleur.

Secs . . . . . .
- Indéhiscents .
  - Akène isolé. . . . . . . { Composées. / Cupulifères.
  - Diakène (ombellifères).
  - Caryopse (graminées).
  - Samare (orme).
- Déhiscents . .
  - Déhiscence longitudinale (capsule proprement dite).
    - Follicule. . { Aconit. / Staphisaigre.
    - Légume (légumineuses).
    - Silique (crucifères).
  - Déhiscence transversale. { Pyxide (jusquiame).
  - Déhiscence poricide. { Capsule poricide. } Pavot.

Charnus. . . . .
- Indéhiscents : Baie (groseille, belladone).
- Déhiscents : Capsule charnue (marronier).

Mésocarpe charnu, Endocarpe sec.
- Indéhiscents : Drupe (amygdalées).
- Déhiscents : Capsule drupacée.

Fruits provenant de plusieurs fleurs coudées . . .
- Secs . . . .
  - Ligneux : cônes (conifères).
  - Membraneux : strobiles (houblon).
- Charnus .
  - Cônes bacciformes (genévrier).
  - Figues, mûres, ananas.

Les fruits peuvent être employés en pharmacie entiers, avec les graines qu'ils contiennent (poivres, fruits des ombellifères) et ces différentes parties renferment ordinairement des principes particuliers leur communiquant des propriétés distinctes. Ainsi le péricarpe du poivre noir renferme une essence aromatique; la graine, une résine irritante.

Dans les fruits des ombellifères, les principes actifs sont localisés dans l'endocarpe, les graines étant généralement inertes.

Dans la capsule du pavot, le péricarpe est parcouru par le réseau des laticifères dans lesquels circule l'opium; les graines riches en huile sont dépourvues de principes narcotiques. Plus rarement, c'est la graine qui forme la partie active et on rejette le péricarpe inerte (cardamomes).

Parfois on emploie séparément, pour des usages différents, les diverses parties du fruit. Ainsi dans les fruits des *citrus*, l'épicarpe aromatique sert de base à des préparations différentes de celles que fournit le suc acide et rafraîchissant de l'endocarpe des mêmes fruits.

Certains fruits doivent être récoltés à leur maturité complète (baies de nerprun, groseilles, framboises, cerises); d'autres un peu avant la maturité (capsules de pavot, fruits de ciguë, mûres, coings); enfin quelques-uns ne sont cueillis qu'un peu après leur maturité (figues, jujubes).

Pendant la maturation du fruit, il se produit dans sa composition des changements qui justifient ces époques différentes pour la récolte. Ainsi, si le fruit est sec, les cellules du péricarpe meurent, se vident, et leurs principes actifs, modifiés ou résorbés, disparaissent. C'est le cas pour les capsules de pavot, les fruits de ciguë. Pour les fruits charnus, l'amidon accumulé dans les jeunes tissus se transforme en sucre, levulose et glucose, plus rarement en saccharose, peut-être aussi en mannite et en huiles grasses (olives); les acides citrique, tartrique malique se transforment à leur tour, formant les éthers composés qui parfois donnent aux fruits leur parfum. La pectose se transforme en pectine et la plupart de ces phénomènes, qui nous sont du reste peu connus, comme le plus grand nombre de ceux qui se passent au sein des tissus végétaux, paraissent dus à l'action de ferments solubles (invertine, pectase, etc.).

Un certain nombre de fruits charnus sont employés à l'état frais sous forme de sucs et de sirops.

Quelques-uns sont séchés au soleil ou à l'étuve (figues, raisins, jujubes, etc.), doivent être renouvelés tous les ans et conservés dans un endroit sec.

Les fruits secs se conservent facilement et doivent seulement être tenus à l'abri de l'humidité et des insectes.

XI. Graines. — Tandis que le pistil ou plus particulièrement l'ovaire s'est transformé en fruit, l'ovule se transforme en graine. Pour étudier et caractériser les graines mûres employées en pharmacie, il faut tenir compte de leur origine et de leur formation.

Nous n'avons à considérer ici que les végétaux supérieurs qui seuls fournissent des graines officinales.

La graine, l'œuf végétal, se développe dans une cavité dite sac embryonnaire, contenue elle-même dans la partie externe de l'ovule, contre les téguments et appelée nucelle. Le plus souvent celle-ci se résorbe rapidement pendant le développement du sac embryonnaire; plus rarement cette partie nucellaire persiste plus ou moins longtemps, parfois jusque dans la graine mûre et porte alors le nom de périsperme (poivre).

Dans toute graine complète, on distingue les enveloppes (téguments séminaux, épisperme, spermoderme) et l'amande.

Celle-ci peut comprendre trois parties distinctes :

L'embryon, l'albumen et le périsperme.

Les deux dernières parties peuvent manquer et la graine est dite alors exalbuminée.

Les téguments de la graine proviennent ordinairement du développement de la membrane externe de l'ovule, la membrane interne étant fréquemment résorbée. Cette membrane externe se différencie le plus souvent en plusieurs couches, dont l'externe surtout est importante, puisque l'aspect extérieur de la graine dépend entièrement de sa nature.

Les cellules qui la constituent peuvent être gélifiées (lin, coings) ou bien allongées radialement et épaissies (graines des légumineuses), parfois transformées en poils (coton, noix vomique, strophanthus), parfois sur certain point seulement en forme d'aigrette (graines des asclépiadées). Ces cellules externes donnent assez fréquemment aux graines une surface réticulée, alvéolée ou hérissée de pointes plus ou moins saillantes.

Les alvéoles peuvent être dus soit à l'inégalité de la longueur radiale de ces cellules (staphisaigre), soit à la dépression de la membrane externe de la cellule restée mince relativement aux parois latérales et internes fortement épaissies (graines des solanées). Enfin certaines parties du tégument externe peuvent être inégalement développées en crêtes saillantes (colchique) ou en ailes

latérales minces et membraneuses (graines des quinquinas).

Les couches internes, moins importantes au point de
vue de la caractérisation des graines, présentent souvent
une partie interne, remplissant le rôle protecteur de
l'endocarpe du fruit, et constituée par des cellules épaissies souvent des fibres parfois croisées et très résistantes
(graines de lin); plus rarement cette couche restée mince
porte des poils glanduleux (cacao).

Le faisceau libéro-ligneux provenant du funicule,
et constituant le raphé, peut rester simple, cheminant
plus ou moins longtemps à la surface de la graine suivant la distance qui sépare le hile de la chalaze, ou bien
se ramifier, s'épanouir en nervures anastomosées qui
enveloppent la graine d'un réseau plus ou moins compliqué, souvent riche en trachées (cacao).

Sous le nom d'arille, on désigne des développements
particuliers de la surface formant des téguments secondaires, ordinairement incomplets, et prenant naissance
soit au niveau du hile (*paullinia, nymphea*) soit au
niveau du micropyle (faux arille, arillode, caroncule :
graines des euphorbiacées, ricin, croton) soit enfin aux
deux points à la fois (macis de la muscade).

La forme des graines peut être aussi un caractère
important pour les distinguer les unes des autres.

Elles peuvent être rondes (moutardes), réniformes
(tabac, pavots, fève de Calabar), rhomboïdales (fenugrec),
aplaties (lin), orbiculaires (noix vomique), ovoïdes et
souvent alors déformées par les pressions qu'elles exercent les unes sur les autres et sur les parois du fruit,
devenant ainsi anguleuses ou plan convexes (staphisaigre, ricin, croton, fèves St-Ignace, café).

La présence du périsperme dans la graine mûre est rare, et souvent on le considère comme un albumen secondaire entourant immédiatement l'embryon (poivre).

Pendant le développement de la cellule mère destinée à devenir l'œuf, le sac embryonnaire s'emplit, par cloisonnement, d'un tissu qui finit ordinairement par entourer de toutes parts l'embryon : c'est l'albumen proprement dit. Rarement, une partie centrale reste vide, soit sous forme d'une fente étroite (noix vomique), soit d'une grande cavité pleine d'un liquide laiteux (noix de coco). L'embryon une fois entouré par l'albumen absorbe souvent les cellules de celui-ci, dissout leur membrane, résorbe leur contenu et se substitue ainsi cellule à cellule au tissu de l'albumen. Si cette sorte de digestion est complète, la graine mûre ne possède pas d'albumen (haricot, graines de moutarde) ou seulement des traces insignifiantes (amandes).

La graine étant ainsi exalbuminée, les aliments de réserve de l'albumen qui sont ordinairement en même temps les principes actifs de la graine, ont passé dans l'embryon, ou plus spécialement dans les cotylédons. Si la digestion est incomplète, une partie plus ou moins grande de l'albumen persiste, le contenu cellulaire se modifie et fournit alors directement des aliments assimilables à l'embryon (noix vomique, graines de lin, café, etc.).

De la consistance de l'albumen dépend la consistance de certaines graines. Cet albumen peut avoir les cellules à parois minces ou épaissies. Dans le premier cas, le contenu cellulaire peut être amylacé (albumen farineux : céréales ou gras (albumen huileux : ricin, graines de lin). Dans le second cas, il est dit corné, et la graine est alors très dure et difficile à diviser (strychnées, colchique).

Si la graine est exalbuminée, des modifications semblables dans le tissu des cotylédons amènent des différences analogues dans la texture de la graine.

L'embryon peut également fournir quelques caractères distinctifs, basés sur sa forme droite ou repliée, sur la forme, le volume et le nombre des cotylédons, sur la nervation souvent très apparente des feuilles cotylédonaires (noix vomique), enfin sur la nature amylacée, azotée ou grasse du contenu de ces cellules.

Les graines renferment surtout des éléments de réserve (huiles, sucres, amidons) des principes azotés (aleurone, gluten, alcaloïdes). La proportion des corps gras s'élève, dans un grand nombre de graines, du tiers à la moitié de leur poids total.

Les graines se récoltent à la maturité complète du fruit, se sèchent à l'air libre, quelquefois après des préparations particulières (terrage des cacaos), et se conservent facilement, sauf lorsqu'elles sont très riches en matières grasses.

On les emploie ordinairement entières, plus rarement on rejette les enveloppes pour ne faire usage que de l'amande (graines de ricin, amandes, etc.).

CHAPITRE III.

ÉTUDE GÉNÉRALE DES PRINCIPES IMMÉDIATS D'ORIGINE VÉGÉTALE.

Nous n'avons à nous occuper ici que des principes immédiats pouvant être retirés des végétaux par des opérations simples, purement physiques, se trouvant tout préparés dans le commerce de la droguerie, et constituant par conséquent des médicaments naturels, au même titre que les organes qui les renferment.

Nous laissons de côté les alcaloïdes, les glucosides, les acides, les principes amers, les matières colorantes dont nous aurons à parler lorsque dans la partie spéciale nous étudierons la composition chimique de chacun des médicaments naturels.

Le tableau suivant expose les groupes dans lesquels se rangent les principes immédiats que nous pouvons considérer comme des médicaments naturels.

    I. Substances amylacées.
   II. Mannes et exsudations sucrées.
  III. Gommes et mucilages.
   IV. Gommes-résines et latex.
    V. Essences.
   VI. Produits résineux (oléo-résines, poix, baumes et résines).
  VII. Corps gras (huiles, beurres, cires).
 VIII. Pâtes et extraits (guarana, cachous et kinos).

I. Substances amylacées. — On désigne sous ce nom des corps neutres, ordinairement organisés en granules que l'on peut considérer comme des sphéro-cristalloïdes et qui présentent une forme et souvent un volume caractéristique pour un même organe d'un même végétal. Ces corps sont insolubles à froid dans les dissolvants neutres, présentent la composition élémentaire de la cellulose et sont surtout caractérisés par la coloration bleu-violet que leur communique l'iode dans certaines circonstances.

Les substances amylacées ou féculentes sont surtout destinées à constituer une réserve alimentaire, et sont, dans ce but, emmagasinées dans certains organes des plantes : dans le parenchyme à parois minces des graines, des rhizomes, des tubercules, des racines, de la moelle et des rayons médullaires de l'écorce et des feuilles. On désigne quelquefois d'une manière plus spéciale sous le nom d'amidons les matières amylacées localisées dans la graine, et sous le nom de fécules celles qui proviennent d'autres organes; mais dans la pratique, le mot d'amidon est fréquemment usité pour désigner l'ensemble de ces substances.

L'amidon prend naissance au sein des leucites du protoplasme, il grandit ensuite dans la cellule dont il remplit parfois presque toute la cavité, ne laissant entre ses grains multiples que de minces bandes de protoplasme appliquées sur la membrane (albumen des céréales, etc.). Plus tard, il est dissous sous l'influence de divers ferments solubles (diastase, céréaline, etc.) dont le plus important paraît être la diastase; il se transforme alors en dextrine, puis en corps assimilables (maltose et glucose) qui sont dissous et directement absorbés par la cellule vivante.

Les phénomènes de dissolution peuvent être observés et utilisés lors de la récolte de certains rhizomes, tuber-

Amidon de froment. Gross. 500
Amidon discoïde à noyau central, grains de deux grosseurs.
Un grain vu sur l'arête, un grain vu de face.

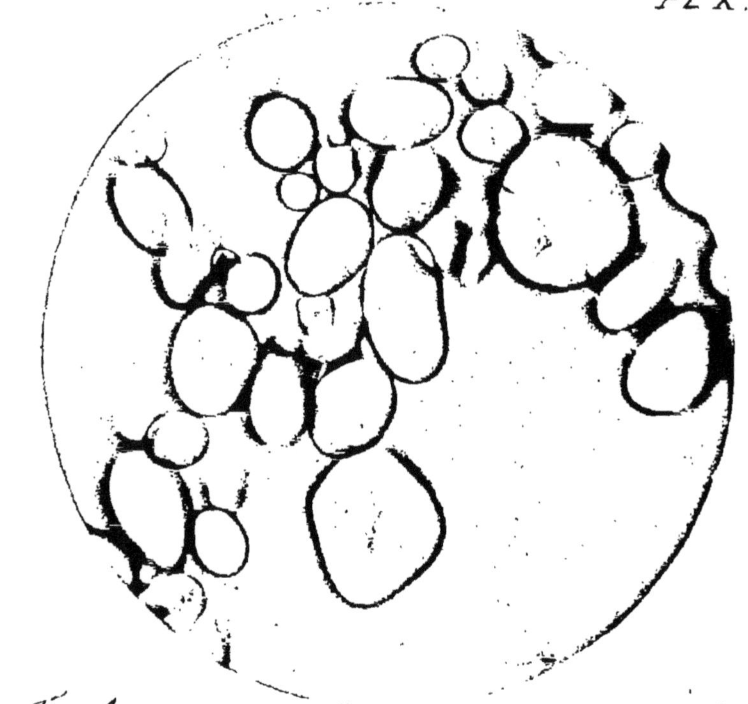

Fécule de pomme de terre (gross. 500). Grains arrondis irréguliers à noyau excentrique.

Amidon de Maïs (gross. 500)
Grains polyédriques à hile central.

cules ou racines. Ainsi les parties souterraines riches en amidon, destinées à la nourriture des jeunes plantes, se distinguent facilement des organes analogues épuisés par la végétation, et desquels l'amidon et les principes actifs ont disparu (aconit, belladone, salep).

Le grain d'amidon peut être considéré comme un sphéro-cristalloïde formé de couches concentriques alternativement riches en eau et molles, et de couches relativement anhydres et dures. On admet généralement aujourd'hui que l'accroissement de l'amidon se fait par l'apposition, le dépôt de couches nouvelles à la surface d'un noyau primitivement formé dans le leucite. On s'explique l'état alternativement mou et dense des couches en admettant que le noyau absorbe peu à peu l'eau de la première couche qui se dépose à sa surface, rendant ainsi anhydre la partie la plus interne de ce dépôt (première couche dense). La partie externe de cette dernière couche absorbe à son tour l'eau du dépôt suivant, formant ainsi la deuxième couche molle, ces phénomènes alternatifs de dépôt et d'absorption se continuant pour les couches suivantes. De là résultent les inégalités de pression qui existent dans le grain amylacé, et les fentes souvent caractéristiques (arrow root, amidon de seigle, des légumineuses, etc.) qui se montrent surtout vers la partie médiane et après la dessication des corpuscules amylacés.

Le noyau primitif, que l'on croyait autrefois être le point d'insertion du grain sur la cellule, et que pour cette raison on désigne encore parfois sous le nom de hile, est ordinairement sphérique: mais les couches d'accroissement se déposent souvent inégalement à sa surface. Il en résulte que le grain complet devient ovoïde et que le noyau, tout en restant le centre organique, peut se trouver vers l'une des extrémités (fécule de pomme de terre, arrow root, etc.).

Si, par suite de l'inégalité en quelque sorte symétrique des dépôts, le grain devient discoïde, le noyau restera central (amidon de froment, de seigle).

Plus rarement le noyau est allongé, et possède déjà la forme caractéristique du grain complet; les dépôts se moulent alors régulièrement à sa surface, et les stries qu'ils inscrivent sur cette surface sont parallèles (amidon des légumineuses).

Il arrive fréquemment que deux ou plusieurs grains d'amidon prennent naissance dans le même leucite, se soudent pour former un grain composé qui possède autant de noyaux qu'il entre de grains dans sa composition (amidon d'avoine, de rhubarbe, de jalap, de salsepareille, etc.). Ces grains sont dits demi-composés, quand, les noyaux étant distincts, il se forme à un certain moment des couches d'épaississement enveloppant l'ensemble du grain (ces grains demi-composés s'observent souvent dans la fécule de pomme de terre).

L'amidon peut être considéré comme constitué par deux corps distincts présentant du reste la composition élémentaire de la cellulose.

Ces corps sont : la *granulose,* formant la partie du grain soluble dans la salive, et colorable en bleu-violet par les solutions aqueuses et froides d'iode, et l'*amylose,* paraissant plus proche de la cellulose, formant le squelette du grain, colorée en jaune par l'iode, insoluble dans la salive, mais se dissolvant dans la solution ammoniacale d'oxyde de cuivre.

Sous l'influence d'agents divers, tels qu'une température de 100° agissant sur les grains secs, l'ébullition en présence de l'eau, la trituration dans un mortier à parois rugueuses, la granulose devient en partie soluble dans l'eau, et la solution filtrée se colore en bleu par l'iode.

Le principal caractère de l'amidon, celui qui sert généralement à le retrouver dans les tissus, est la coloration en bleu-violet par l'iode. Cette réaction, due à l'action de l'iode sur la granulose, ne se produit qu'en présence de l'eau ou de la glycérine et à froid; si l'on chauffe le mélange, la coloration disparaît pour apparaître de nouveau par le refroidissement.

Certaines substances qui se combinent à l'iode s'opposent à cette coloration spéciale.

Ainsi, si l'on fait usage d'une solution d'iode dans l'iodure de potassium, l'amidon contenu dans une cellule en même temps qu'un alcaloïde ne se colorera que lorsque tout l'alcaloïde aura été précipité par l'iode; si l'on emploie la simple solution d'iode dans l'eau, le tannin s'opposera de même à la coloration de l'amidon. Ces faits expliquent les difficultés que l'on a à colorer les grains petits et peu nombreux, contenus dans certains tissus (quinquinas, cacaos).

Les granules d'amidon sont légèrement gonflés par l'eau froide, mais leur forme et leur aspect ne sont pas modifiés; par la chaleur, vers 60°, l'hydratation devient très rapide, il se produit un gonflement brusque et inégal des différentes parties du grain et sa forme est complètement modifiée. Dans certains médicaments qui ont été desséchés à une température élevée, l'amidon est ainsi déformé et se présente en masses amorphes, bleuissant par l'iode (certaines salsepareilles, aconit de l'Inde, etc.).

Les solutions alcalines caustiques produisent un effet analogue à froid si leur concentration est suffisante. Ainsi la potasse en solution à 20 °/₀ amène la désorganisation immédiate de tous les amidons. Il n'en est plus de même avec les solutions faibles dont l'action varie avec l'espèce d'amidon examinée. Ainsi la potasse à 2 °/₀ est un précieux réactif microchimique pour distinguer certaines fécules. La fécule de pomme de terre, l'amidon de la cannelle de Chine, du jalap, sont rapidement gonflés et déformés par ces réactifs, tandis que l'amidon de froment, de la cannelle de Ceylan, de maïs, de riz, restent sans déformation apparente.

L'amidon présente sous le microscope pour un grand nombre de végétaux, des caractères qui le rendent très utile pour la détermination, non seulement des organes et des tissus, mais encore des poudres officinales et des farines alimentaires. On se base pour cette détermination sur le volume, la forme des grains, l'aspect des stries (couches d'épaississement), la présence de fentes longitudinales, tranversales, parfois cruciformes, enfin, sur la place qu'occupe le noyau central.

Le volume des grains d'amidon est assez variable (de $0^{mm},160$ dans les rhizomes des canna, $0^{mm},060$ dans la pomme de terre à $0^{mm},005$ dans le riz et même $0^{mm},001$ dans certaines graines), non seulement pour les différentes espèces, mais encore dans un même organe d'une même plante. On remarque parfois dans une même graine deux sortes d'amidon en gros et en petits grains (froment).

Au point de vue de la forme, on peut distinguer les grains plus ou moins ovoïdes à noyau et à stries excentriques (pommes de terre), ou à noyau allongé marqué d'une fente irrégulière et à ses stries parallèles (légumineuses); les graines discoïdes à noyau central sans fente (froment, orge), ou marqué de fentes étoilées (seigle).

Lorsque l'amidon est comprimé dans les cellules, les grains deviennent polyédriques; ils peuvent alors porter un noyau central et des stries visibles (maïs) ou être très petits, sans stries ni noyau visibles (riz), ou enfin se présenter en grains composés, ovoïdes, formés par l'agglomération de nombreux grains polyédriques (avoine).

Exceptionnellement, l'amidon se présente en bâtonnets plus ou moins renflés à leurs extrémités (amidon du latex des *Euphorbia*).

Ces détails apparaissent surtout nettement visibles dans la lumière polarisée; à cause de sa structure lamellaire, l'amidon possède la double réfraction et apparaît alors avec une croix sombre dont les branches s'unissent au niveau du noyau, tandis que les stries sont alternativement brillantes et sombres. Ce procédé permet de déterminer facilement la position du noyau, souvent peu visible dans la lumière ordinaire.

L'amidon manque dans les parties souterraines des composées où il est remplacé par l'inuline, dont le principal caractère est de ne pas être colorée en bleu, mais bien en jaune par l'iode.

La préparation de l'amidon est une opération purement mécanique.

D'une manière générale, on divise les organes qui le renferment et on les soumet à des lévigations répétées avec de l'eau.

En raison de sa densité (en moyenne 1,5), l'amidon forme au fond des vases une masse cohérente que l'on sèche ensuite sur des plaques poreuses. Parfois, pour les amidons de céréales, on délaie le grain grossièrement broyé dans de l'eau additionnée d'un liquide acide provenant d'une opération antérieure. Cette infusion étant prolongée pendant plusieurs semaines, la masse dégage une odeur putride, et il se produit diverses fermentations (alcoolique, lactique) qui ont pour conséquence la liquéfaction du gluten. L'emploi de ce procédé fait ranger les amidonneries parmi les établissements insalubres, à cause des émanations putrides qu'il occasionne, et de la contamination des eaux voisines.

L'amidon est ensuite lavé et séché par le procédé ordinaire; quelquefois, on a recours à des étuves, mais en tous cas, la température employée doit être inférieure à 60°.

Les amidons officinaux sont peu nombreux, mais les caractères généraux de ces substances sont importants pour la détermination des organes qui les contiennent.

II. Mannes. — On désigne sous ce nom des exsudations sucrées se produisant spontanément, ou à la suite de piqûres d'insectes, ou plus rarement d'incisions sur les branches et les feuilles de plantes appartenant à différentes familles (oléacées, myrtacées, conifères, légumineuses, etc.).

On divise les mannes d'après leur origine et d'après la nature des sucres qu'elles renferment.

Les sucres qui existent en solution dans le suc cellulaire des végétaux peuvent être rapportés à trois groupes : les glucoses, les saccharoses et la mannite.

Les sucres du premier groupe fermentent directement sous l'influence de la levûre de bière ou d'autres *saccha-*

romyces, et sont alors transformés en alcool, acide carbonique, acide succinique et glycérine; ils réduisent la liqueur cupro-potassique. Telles sont la glucose proprement dite ou dextrose, et la levulose, qui toutes deux se retrouvent dans un grand nombre de végétaux, notamment à l'état de mélange dans les fruits acides (sucre interverti).

La glucose existe en petite quantité dans certaines mannes (manne officinale).

Les saccharoses ont pour type le sucre de canne; ces sucres ne peuvent fermenter qu'après avoir été transformés en glucose par un ferment particulier sécrété par la levûre de bière ou d'autres cellules végétales, l'invertine ou sucrase; ils deviennent alors directement assimilables par le protoplasme vivant.

Les saccharoses ne réduisent pas la liqueur cupro-potassique.

C'est surtout le saccharose proprement dit qui se rencontre dans le suc cellulaire d'un grand nombre de végétaux (canne à sucre, sorgho, maïs, chiendent et d'autres graminées; racines de betterave, sève de l'érable, tilleul, etc.). On peut y joindre la maltose, produite par la diastase sur l'amidon, la mélézitose de la manne de Briançon, la mélitose de la manne des *eucalyptus,* la tréhalose de la coque de trehala, et la mycose, sucre des champignons.

La mannite est un alcool hexatomique, ne fermente pas au contact des *saccharomyces* mais bien par d'autres ferments du groupe des schizomycètes, et donne alors de l'alcool, de l'hydrogène et différents acides gras volatils.

La mannite existe dans un certain nombre de végétaux, particulièrement dans les frênes; elle forme le principe caractéristique de la manne officinale ; on en rapproche la dulcite de la manne de Madagascar, la pinite de la manne du *Pinus Lambertiana,* et la quercite provenant de différents chênes (manne du Caucase).

Les mannes sont recueillies par incisions ou simplement détachées des organes à la surface desquels elles sont sécrétées.

On rapproche des mannes quelques exsudations sucrées produites par différents insectes, soit à la suite de piqûres (manne des Tamarix), soit par la formation de coques destinées comme les galles à servir d'abri aux larves (Trehala).

III. Gommes et mucilages. — Les gommes et les mucilages sont des substances incristallisables, solubles totalement, partiellement, ou insolubles dans l'eau, mais se gonflant dans ce véhicule, de façon à former un liquide épais et visqueux.

Ces substances résultent de la gélification des parois cellulaires, transformation à laquelle semble prendre part, dans certains cas, le contenu des cellules, particulièrement l'amidon.

La transformation des cellules en gomme est un phénomène très répandu, se produisant ordinairement dans le parenchyme, soit comme un acte biologique lié à la vie normale de la plante, soit, plus rarement, à la suite d'altérations pathologiques dont la cause nous est inconnue, mais qui semblent liées plutôt à la présence d'un ferment soluble qu'à l'existence d'un microbe, comme on l'a affirmé (gommes des rosacées, cerisiers, pruniers, pêchers, abricotiers).

La gélification se produit dans un très grand nombre

de végétaux, aussi bien parmi les phanérogames que parmi les algues et les champignons. Ce phénomène peut se produire dans le parenchyme de différentes régions de la tige, dans l'écorce (mimosées, rosacées), dans la moelle et les rayons médullaires (gomme adragante), dans les racines (borraginées, malvacées, salep), dans l'épiderme des graines (lin, coing, moutarde), plus rarement dans l'épiderme des feuilles (*diosma*); enfin dans les algues et les champignons, la gélification s'étend à presque tout le tissu du thalle (carragheen). Cette transformation peut affecter tous les éléments d'un même tissu (épiderme des graines de lin, des coing, etc.), ou se localiser dans certaines cellules isolées ou groupées, formant alors des espèces de lacunes remplies de mucilage, disséminées dans le parenchyme (racine de guimauve, de salep, écorce de cannelle).

On peut distinguer dans les produits de la gélification les gommes proprement dites et les mucilages.

Les gommes proviennent surtout des mimosées (*acacia*), des rosacées (*prunus*) et des légumineuses (*astragalus*). Au point de vue de leur solubilité dans l'eau, on peut les subdiviser en gommes entièrement solubles (*acacia*) et en gommes partiellement solubles, (*prunus, astragalus*) plus voisines des mucilages.

Les premières sont constituées par la combinaison d'un corps particulier, l'acide gommique (arabine), avec la chaux, la potasse et la magnésie, formant ainsi des gommates très acides et solubles. Les secondes renferment, en outre, une modification de ce corps, l'acide métagommique (cerasine, bassorine, adragantine) également en combinaison avec la chaux, la potasse et la magnésie, formant ainsi des sels se gonflant fortement dans l'eau, mais sans s'y dissoudre.

Les gommes se distinguent surtout des mucilages en ce que leurs solutions sont précipitées par l'acétate basique de plomb, mais non par l'acétate neutre. Oxydées par l'acide nitrique, elles se transforment surtout en acide mucique. Les gommes solubles sont complètement précipitées par l'alcool lorsque le degré alcoolique du mélange atteint 60°; elles sont également coagulées par les sels ferriques solubles, les borates et les silicates alcalins.

Les mucilages, beaucoup plus répandus, présentent des propriétés différentes suivant leur origine.

Les uns, très voisins de la cellulose dont ils dérivent, sont colorés en violet par l'iode et l'acide sulfurique ou par le chlorure de zinc iodé (mucilage de coings); d'autres, comme le mucilage de lin, ne se colorent pas par ces réactifs; dans ce cas particulier, l'amidon qui existe dans les jeunes cellules épidermiques, et qui a disparu dans le tissu gélifié, semble entrer également dans la composition du mucilage dont il modifie probablement les propriétés.

En général, les mucilages se gonflent fortement dans l'eau sans s'y dissoudre. Le liquide visqueux ainsi obtenu est précipité par l'acétate neutre de plomb aussi bien que par l'acétate basique, ce qui distingue surtout les mucilages des gommes. De plus l'acide nitrique transforme la plupart des mucilages en acide oxalique, auquel assez rarement se joignent de faibles quantités d'acide mucique (mucilage de guimauve, de carragheen).

Les gommes se recueillent ordinairement sous forme de larmes à la surface des tiges, où elles apparaissent en exsudations plus ou moins abondantes. Plus rarement, lorsqu'elles sont produites dans les zones profondes, elles sont maintenues sous une pression assez considérable et alors on les obtient par incision (gomme adragante).

Les mucilages ne s'emploient pas ordinairement à l'état isolé, on ne les utilise que dans les infusions ou les décoctions des organes qui les contiennent.

IV. Gommes-résines et latex. — Malgré la différence de composition que présentent certaines variétés de ces deux groupes, nous les réunissons sous le même titre à cause de la similitude d'origine, d'aspect et de caractères extérieurs que présentent ceux d'entre eux que l'on emploie en pharmacie.

Tous ces corps sont des émulsions naturelles contenues dans des vaisseaux particuliers fermés ou ouverts. Dans le premier cas, les files de cellules qui constituent ces vaisseaux conservent leurs parois transversales, formant ainsi des chaînes de cavités simplement juxtaposées (gommes résines des convolvulacées, des aloès).

Dans le second cas, les parois transversales sont résorbées et les cellules se fusionnent en un vaisseau ouvert de longueur variable; parfois, plusieurs de ces vaisseaux voisins se soudent entre eux et forment alors un réseau complexe de tubes anastomosés (latex des chicoracées, de la capsule de pavot, des lobéliacées, etc.). Il peut arriver que, dans ce cas, la résorption des parois soit incomplète et laisse entre les cellules des bourrelets annulaires (chélidoine).

Enfin, dans certaines familles (euphorbiacées, asclépiadées, apocynées), les vaisseaux ouverts renfermant le latex ont une autre origine. Ce sont des cellules uniques ramifiées, mais non anastomosées entre elles, existant déjà dans l'embryon et atteignant, par un allongement parallèle à celui du végétal, une longueur presque égale à celle de tout l'axe souterrain et aérien de la plante adulte. C'est surtout à ces canaux particuliers que l'on a donné le nom de laticifères.

Gommes-résines. — Les gommes-résines, quel que soit le tissu qui les produise, sont des émulsions naturelles d'une résine dans un mucilage, produits tous deux dans une même cellule. Le plus souvent, l'essence que l'on peut considérer, dans bien des cas du moins, comme la source première de toute production résineuse, reste en partie inaltérée dans l'émulsion et communique à la gomme-résine son odeur et sa saveur caractéristiques.

Les gommes résines se distinguent des résines par leur solubilité incomplète dans l'alcool, l'éther, le chloroforme, le sulfure de carbone et la benzine, ces dissolvants laissant la gomme à l'état insoluble. Même en lames minces, ces corps sont le plus souvent opaques, caractère en rapport avec leur nature émulsive. L'eau en petite quantité rétablit ordinairement l'émulsion primitive; en plus forte proportion, elle rompt l'équilibre et, dissolvant la gomme, laisse la résine insoluble. Pour obtenir une émulsion diluée et stable, il faut employer un adjuvant tel que le jaune d'œuf ou la gomme.

Les gommes résines seront distinguées les unes des autres par leur odeur, due à l'essence qu'elles renferment, odeur alliacée (assa fœtida, sagapenum), aromatique (gomme ammoniaque, galbanum, myrrhe), faible, mais particulière (aloès, scammonée), enfin plus rarement nulle (gomme-gutte).

On peut encore pour les différencier, les reconnaître à leur forme, en larmes isolées, parfois agglomérées en masses amygdaloïdes ou tout à fait amorphes ; enfin on utilisera leur couleur, caractéristique pour certaines d'entre elles (guttifères), les colorations qu'elles prennent par les oxydants (assa fœtida, myrrhe), leur saveur amère (aloès), amère et aromatique (myrrhe), aromatique ou alliacée (ombellifères), presque nulle, puis âcre (convol-vulacées, guttifères).

La plupart des gommes-résines officinales doivent leur activité à la résine (gomme-gutte, gomme-résine des convolvulacées); d'autres, à l'essence (ombellifères), plus rarement à des principes particuliers (myrrhe, aloès).

Elles sont abondantes surtout dans les ombellifères *(ferula)*, les convolvulacées, où elles sont localisées sur-tout dans la base des tiges et dans les organes souterrains; dans les liliacées *(aloe)*, où elles se rencontrent surtout dans les feuilles; dans les burséracées et les guttifères, où elles sont localisées surtout dans la zone corticale ou libérienne de la tige *(balsamodendron, garcinia)*.

La plupart des gommes-résines se retirent par incision des tissus qui les renferment ; plus rarement, par des procédés particuliers qui les rapprochent des extraits (aloès).

On les emploie en pharmacie sous forme d'émulsions aqueuses, de pilules, d'extraits, et fréquemment aussi elles entrent dans la composition d'emplâtres.

Latex. — Les latex, nous l'avons vu, ont la même ori-gine organique que les gommes-résines. Ce sont, comme elles, des émulsions naturelles, mais en général de nature plus complexe.

Le plus souvent le principe émulsionné est un corps hydrocarboné, désigné sous le nom de caoutchouc, ou plus rarement des résines diverses; les substances qui maintiennent l'émulsion sont des gommes ou des matières albuminoïdes. Les latex renferment fréquemment des alcaloïdes (papavéracées), des ferments solubles analogues à la pepsine *(ficus, carica)*, des corps complexes amers (chicoracées), des sels calciques, plus rarement des corpuscules amylacés de forme particulière (euphorbiacées).

A l'état frais, ils sont ordinairement laiteux, d'un blanc jaunâtre, plus rarement jaunes *(chelidonium)* ou rouges *(sanguinaria)*; secs, ils se présentent en masses sèches ou molles, de couleur brunâtre ou jaunâtre.

Au point de vue médical comme au point de vue industriel, ces sucs ont une grande importance. Les uns constituent des médicaments narcotiques ou sédatifs très usités (opium, lactucarium); d'autres contiennent des principes irritants, caustiques (euphorbe, chélidoine); enfin, plus rarement, on utilise les ferments digestifs qu'ils renferment (latex du *carica papaya*).

Les latex fournissent à l'industrie des produits non moins précieux, tels que les caoutchoucs et les gutta-percha.

Ces corps sont complètement insolubles dans l'eau; d'autres sont partiellement solubles dans ce véhicule, mais tous leurs principes actifs se trouvent dans la solution (opium).

Tous les latex usités sont, comme les gommes-résines, retirés par incision des plantes qui les fournissent et sont employés en pharmacie sous les mêmes formes.

V. Essences (huiles volatiles, huiles essentielles). —

Les essences sont des composés hydrocarbonés ou oxygénés, volatils, sécrétés par un très grand nombre de végétaux auxquels ils communiquent leur odeur aromatique et souvent leurs propriétés actives.

Les essences ne sont pas tout à fait des drogues simples, dans la stricte application du terme, leur préparation étant le plus souvent une véritable opération pharmaceutique. On les étudie cependant parmi les médicaments
naturels, à cause de la grande importance qu'elles
présentent pour la caractérisation des drogues et, aussi
parce que le commerce les fournit ordinairement toutes
préparées; il importe donc d'en connaître les caractères
distinctifs. De plus, cette étude est intimement liée à celle
des produits résineux que l'on peut, en général, considérer comme étant des produits d'oxydation des essences.

Le mode de sécrétion des essences varie suivant les
végétaux et peut être rapporté aux trois types suivants :

1° Dans un grand nombre de plantes, les tissus présentent des lacunes plus ou moins larges, ordinairement
allongées en canaux, plus rarement arrondies en poches.
Canaux ou poches sont bordés de cellules très petites, à
parois minces, à végétation active, et dans lesquelles se
fait la sécrétion de l'essence; bientôt, celle-ci traverse les
parois de ces cellules et vient s'épancher dans la cavité
intercellulaire où elle s'amasse et assez fréquemment
se transforme en résine, oléo-résine ou baume. Ce mode
de production se rencontre surtout dans la tige et la
racine des ombellifères, des anacardiacées, des conifères;

2° La sécrétion de l'essence se fait dans des amas de
cellules présentant les caractères des cellules marginales
du type précédent, et situées ordinairement à des profondeurs variables dans le parenchyme des feuilles, des
fruits et des fleurs. Les parois des cellules médianes
du groupe se résorbent peu à peu, et il se produit ainsi
une glande généralement plus petite que les canaux
ou les poches que nous avons cités plus haut. Les

glandes ainsi constituées renferment une goutte d'essence; lorsqu'elles se produisent dans l'épaisseur du limbe d'une feuille, elles apparaissent par transparence sous forme de points translucides visibles à l'œil nu (feuilles des myrtacées, des rutacées, des hypéricinées). Les glandes proéminentes si nombreuses dans l'épicarpe (zeste) des aurantiées, sont ainsi constituées;

3° Enfin, il peut arriver que les cellules dans lesquelles se fait la sécrétion de l'essence soient isolées, ne présentant alors aucune différence de forme et de volume avec les cellules voisines, mais renfermant finalement une gouttelette d'essence. Cette forme se rencontre surtout dans les écorces aromatiques (cannelles, écorces d'angusture). Il arrive assez souvent que ces cellules sont externes sous forme de poils glanduleux, soit monocellulaires et courts, soit formant la dernière cellule d'un poil plus long (feuilles et calices des labiées).

Ordinairement l'essence ainsi isolée dans une cellule unique, se conserve sans altération et se retrouve avec tous ses caractères, même après la dessication de l'organe qui la fournit.

Les essences, très répandues dans les plantes, se rencontrent surtout dans certains groupes d'espèces et de familles voisines, et possèdent alors des caractères communs.

Ainsi les essences non oxygénées se rencontrent surtout dans les conifères, les pipéritées; les essences oxygénées, dans les myrtacées, les laurinées, les labiées, les scitaminées; les essences sulfurées, dans les crucifères, certaines ombellifères. Les essences de certaines rosacées se forment comme celles de la plupart des crucifères par le dédoublement de glucosides complexes sous l'influence de matières albuminoïdes jouant le rôle de ferments solubles.

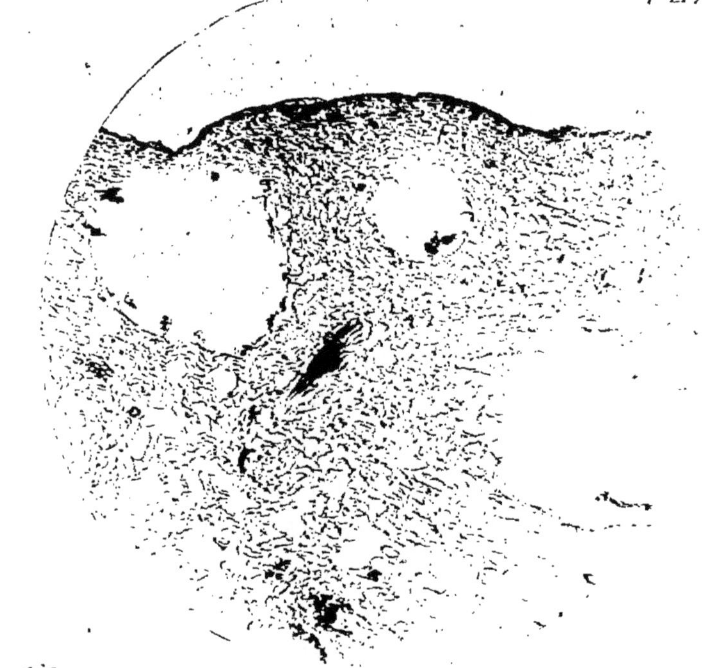

Glandes à essence dans l'épicarpe, à l'[...] amère, montrant les [...] de destruction

Il arrive assez fréquemment que la nature d'une essence varie dans une même plante suivant l'organe que l'on examine. Ainsi, dans les *citrus*, on peut distinguer trois essences distinctes fournies par les feuilles, les fleurs et les fruits.

En général, les essences sont liquides à la température ordinaire. La plupart d'entre elles sont constituées par une partie liquide et une partie solide, à laquelle on a donné le nom de stéaroptène, ou camphre. Très fréquemment, si la température s'abaisse, le stéaroptène se dépose sous forme de cristaux lamellaires ou d'aiguilles (menthol) et la température, constante pour chaque espèce, à laquelle se fait ce dépôt, constitue souvent un bon caractère distinctif. Dans certains cas, cette température est assez élevée (16° à 18° pour l'essence de rose, 10° à 17° pour l'essence d'anis vert). Plus rarement on n'emploie que le stéaroptène, soit qu'il se forme naturellement en grande quantité dans le tissu même, et qu'on n'ait qu'à le purifier par sublimation (camphre), soit qu'on le sépare de l'essence par refroidissement (menthol).

Les essences pures sont ordinairement incolores; plus rarement elles ont une coloration particulière, verte, si elles renferment de la chlorophylle (essence de bergamote, de cajéput), bleu intense (essence de camomille vulgaire).

Ce sont le plus souvent des liquides mobiles, exceptionnellement de consistance épaisse (essence de santal).

La plupart des huiles essentielles sont moins denses que l'eau et ont un poids spécifique variant entre 0,85 et 0,95; les essences oxygénées, de composition complexe, sont assez souvent plus denses que l'eau (essence d'amandes amères, de cannelle, de sassafras, de girofle, de moutarde).

Un grand nombre d'essences dévient le plan de la lumière polarisée, et ce pouvoir rotatoire est constant pour une même espèce, mais varie souvent pour des espèces d'un même groupe. Ainsi les essences de certaines térébenthines sont dextrogyres, d'autres lévogyres. L'essence d'*Eucalyptus globulus* est dextrogyre, l'essence de cajeput est, au contraire, lévogyre.

Les essences sont, en général, très solubles dans l'alcool concentré; certaines d'entre elles peuvent cependant être distinguées par leur moindre solubilité. Ainsi, dans l'alcool à 90°, les essences hydrocarbonées sont peu solubles : 1 partie pour 50 pour l'essence de copahu, 1 pour 10 pour l'essence de térébenthine, l'essence de citron, l'essence de genévrier, 1 pour 25 pour l'essence de cubèbe. Dans certains cas, le stéaroptène se sépare à l'état insoluble dans l'alcool (essence de roses). Les essences se dissolvent facilement dans le sulfure de carbone, le chloroforme, l'éther, la benzine. Dans l'eau et dans la glycérine, elles sont très peu solubles, mais communiquent à ces liquides leur odeur et leur saveur caractéristiques. Les eaux distillées aromatiques sont en somme des solutions aqueuses plus ou moins saturées d'essences.

Comme nous l'avons vu, les essences sont ou bien des hydrocarbures, ou bien (essences oxygénées) des mélanges d'hydrocarbures avec différents corps oxygénés. Ces corps peuvent être des alcools (bornéol), des aldéhydes (aldéhyde benzoïque) : essence d'amandes amères; (aldéhyde cinnamique): essence de cannelle; (aldéhyde salicylique): essence de reine des prés; des éthers composés : (salicylate de méthyle dans l'essence de winter green, valérianate de bornéol dans l'essence de valériane, etc.). Ces différences de composition expliquent les dérivés si complexes que fournissent par oxydation les huiles essentielles (oléo-résines, résines, baumes, etc.).

Certaines essences renferment du soufre et des composés azotés (essences des crucifères, de certaines ombellifères). Suivant les éléments qu'elles renferment, on peut les diviser en essences non oxygénées (terpènes), essences oxygénées et essences sulfurées.

Les essences non oxygénées détonnent plus ou moins vivement au contact de l'iode (essences des conifères, des aurantiées, de certaines labiées, d'absinthe). Les essences oxygénées s'échauffent légèrement ou ne fournissent aucune réaction. Ce caractère peut être utile pour constater le mélange en fortes proportions ou la substitution de l'essence de térébenthine aux autres essences.

Un grand nombre d'essences peuvent être caractérisées par les colorations spéciales qu'elles prennent, sous l'influence de divers réactifs, tels que la solution de brôme dans le chloroforme, le chloral, l'acide chlorhydrique alcoolisé, l'acide sulfurique concentré, la solution de molybdate sodique dans l'acide sulfurique (réactif de Frœhde), l'acide sulfurique et le chlorure ferrique, l'acide azotique fumant, l'acide picrique mélangé à l'acide sulfurique.

D'une manière générale, les essences s'obtiennent en distillant avec de l'eau les organes qui les renferment. L'essence est ensuite séparée par décantation. Quand un organe charnu renferme beaucoup d'huile essentielle, celle-ci peut être obtenue par pression ; le liquide exprimé se sépare alors en deux couches : l'essence que l'on décante et que l'on filtre, et les parties aqueuses que l'on rejette (essences de l'épicarpe des aurantiées).

Il y a des essences surtout employées en parfumerie, qui se décomposent très facilement et que l'on ne peut préparer par distillation. On les obtient par un procédé particulier, par enfleurage. Le fleurs aromatiques sont disposées par couches alternes sur des châssis avec des corps poreux (ouate ou fragments de toile) imbibés de matières grasses (axonge). Plus rarement on fait macérer les fleurs dans la graisse maintenue en fusion. Enfin, dans certains cas, les fleurs sont simplement traversées par un courant d'air ou même d'acide carbonique qui vient ensuite se répandre à la surface de la graisse liquéfiée ou divisée, de façon à lui communiquer l'odeur des fleurs sans y mêler aucun autre principe. Les graisses ainsi aromatisées sont désignées sous le nom de pommades; on les épuise par l'alcool pour préparer les extraits (extraits de jasmin, de violette, de cassie, de tubéreuse) qui, par leur mélange, constituent les bouquets des parfumeurs.

On a, dans ces derniers temps, employé pour l'obtention des essences, des liquides très volatils. tels que le sulfure de carbone, l'éther de pétrole, dans lesquels on fait macérer les organes aromatiques. La solution ainsi obtenue est ensuite distillée à basse température ou dans le vide.

Le rendement d'essence varie naturellement suivant les plantes ou les organes employés, mais pour une même espèce il est en général d'autant plus grand que la plante a végété dans un climat plus sec et plus chaud.

Les essences sont des corps altérables qu'il faut conserver avec précaution à l'abri de l'air et de la lumière.

Avec le temps, les essences incolores prennent une

teinte jaune plus ou moins foncée, absorbent l'oxygène de l'air, se résinifient et perdent leur odeur agréable. Quelques-unes laissent alors déposer des cristaux (acide cinnamique dans l'essence de cannelle, acide benzoïque dans l'essence d'amandes amères).

Les essences du commerce sont très souvent falsifiées ; ces fraudes consistent dans l'addition d'alcool, d'huiles grasses ou plus fréquemment d'autres essences d'un prix moins élevé.

L'addition d'alcool aux essences se reconnaît par l'action de l'eau. Si l'on verse avec précaution une couche mince d'essence pure à la surface de l'eau, la ligne de séparation sera nette et brillante ; si l'essence renferme de l'alcool, il se produira un nuage plus ou moins laiteux dû à l'émulsion de l'essence dans l'eau par l'intermédiaire de l'alcool. On peut, en employant de l'eau chargée d'une plus ou moins grande quantité de glycérine, suivant la densité de l'essence, et faisant l'opération dans un tube gradué, connaître approximativement la quantité d'alcool contenue dans l'essence.

On a proposé aussi l'emploi du tannin sec qui reste pulvérulent dans la plupart des essences pures et se ramollit plus ou moins dans les essences contenant de l'alcool.

Lorsque la quantité d'alcool est considérable, on peut séparer celui-ci en distillant l'essence et en recueillant les premiers produits de la distillation.

L'addition d'huile grasse aux essences est une fraude grossière facile à constater. La plupart des huiles, à l'exception de l'huile de ricin, sont insolubles dans l'alcool et se séparent du mélange lorsqu'on dissout l'essence dans l'alcool.

Le meilleur caractère pour distinguer les huiles grasses quelles qu'elles soient, c'est la tache persistante qu'elles produisent sur le papier. Les essences font à froid une tache analogue, mais cette tache disparaît si l'on chauffe la feuille de papier. Il reste parfois après le départ de l'essence une tache de résine, mais cette tache est complètement différente de celle que produisent les corps gras, étant ordinairement jaunâtre, non transparente et disparaissant par un lavage à l'alcool.

Le mélange d'autres essences est plus difficile à déceler. Dans la plupart des cas, c'est l'essence de térébenthine ou une autre essence non oxygénée que l'on ajoute aux huiles essentielles d'un prix plus élevé et généralement oxygénées.

On peut alors recourir à la réaction de l'iode, à la solubilité plus grande dans l'alcool des huiles oxygénées, à l'action de l'acide sulfurique concentré qui produit, suivant la nature de l'essence, une température plus ou moins élevée, le mélange étant trouble ou limpide.

A ces divers modes d'essai il faut ajouter, comme étant surtout caractéristique, la comparaison avec une essence de même origine et pure.

Certaines essences peuvent être altérées par la présence de petites quantités d'eau. On reconnaîtra cette altération en dissolvant l'essence dans la benzine; l'eau se sépare sous forme de gouttelettes. Un fragment de chlorure de calcium fondu reste sec et anguleux dans les essences pures, il devient déliquescent si l'essence renferme de l'eau.

On a signalé également la falsification des essences par le chloroforme. Ce corps étant beaucoup plus volatil que toutes les essences, se retrouvera et pourra être caractérisé dans les premiers produits de la distillation.

PRODUITS RÉSINEUX.

VI. Oléo-résines, poix, résines et baumes. — Ces produits ont une origine commune. Ce sont des dérivés par oxydation et hydratation des essences. L'hypothèse de leur production directe par la transformation de la cellulose et de l'amidon est peu admissible, et est en désaccord avec les données chimiques que nous possédons sur les essences et sur leurs modifications.

La transformation de l'essence en résine est souvent incomplète: le produit est alors une solution de la résine dans l'essence non altérée, de consistance sirupeuse plus ou moins épaisse, formant ce que l'on appelle les oléo-résines ou térébenthines.

On désigne sous le nom de poix, des oléo-résines dans lesquelles il s'est produit une quantité de résine suffisante pour donner un corps de consistance molle, prenant facilement la forme des vases qui le contiennent.

Enfin si la transformation de l'essence est telle qu'il n'en reste plus que de petites quantités dans le produit sécrété, celui-ci prend le nom de résine.

Les essences, comme nous l'avons vu, peuvent renfermer des aldéhydes appartenant à la série aromatique (aldéhyde benzoïque, aldéhyde cinnamique); ces corps se transforment en acides correspondants qui se retrouvent libres et ordinairement sous forme de cristaux dans le produit résineux. Celui-ci, quelle que soit sa consistance, prend le nom de baume.

Oléo-résines. — Ces corps portent encore le nom de térébenthines, parce que la plupart d'entre eux sont des produits substitués à la térébenthine primitivement employée ou térébenthine de Chio, qui provenait du térébinthe (*pistacia terebinthus*).

Ce sont des corps de consistance sirupeuse, de couleur jaunâtre, ordinairement transparents, plus rarement opaques et grisâtres (térébenthine de Chio). Quelques-uns laissent déposer des corps cristallins (acide copahivique, acide pimarique).

Les oléo-résines sont insolubles dans l'eau, mais lui communiquent leur odeur et leur saveur; elles se dissolvent complètement ou partiellement dans l'alcool, l'éther, le sulfure de carbone, le chloroforme, la benzine, les solutions alcalines caustiques.

On se sert, pour les distinguer les unes des autres, d'abord de l'action de l'alcool; les unes se dissolvent entièrement dans ce véhicule (oléo-résines des *pinus*, des *larix*, des *pistacia*, des *Copahifera*; d'autres sont partiellement solubles (oléo-résines des *abies*).

On peut encore se baser sur leur solidification plus ou moins rapide à l'air. Les unes sont siccatives, les autres (*larix*) restent molles et poisseuses, même lorsqu'on les expose longtemps à l'air en couches minces.

Les essences qu'elles renferment fournissent aussi des caractères distinctifs d'odeur et de saveur.

Les oléo-résines sont fournies surtout par les conifères (*pinus*, *abies*, *larix*), les anacardiacées (*pistacia*), les légumineuses cæsalpiniées (*copahifera*).

Les oléo-résines peuvent être sécrétées dans la partie profonde du bois et nécessitent alors, pour en provoquer l'écoulement, des incisions plus ou moins profondes. Dans les *abies*, elles se retirent de la couche corticale par des incisions superficielles et viennent souvent s'écouler au dehors en larmes qui ne tardent pas à se solidifier et à se transformer en poix.

Les térébenthines officinales sont ordinairement filtrées soit sur des couches de paille, soit dans des caisses dont le fond est percé de trous.

Poix.— Les poix ne sont qu'une modification des oléorésines; quand celles-ci sont très siccatives, les poix se produisent naturellement au contact de l'air : poix de Bourgogne (*Abies excelsa*, D. C.), galipot (*Pinus maritima*, Poir.).

Certaines poix sont des produits artificiels obtenus en enlevant par évaporation ou distillation une partie de l'essence des oléo-résines (poix blanche). On donne le nom de poix noire à un produit possédant la consistance particulière des poix, mais présentant une composition différente et dérivé du goudron de bois.

Résines. — Les résines sont des corps solides, très rarement de consistance molle (résine de thapsia), non volatils et se décomposant par la chaleur, généralement amorphes.

Les résines se présentent, suivant leur mode de récolte ou de préparation, en larmes arrondies ou allongées, ou en masses amorphes. Elles sont totalement ou partiellement solubles dans l'alcool, l'éther, le sulfure de carbone, la benzine, le chloroforme, les essences et les corps gras, insolubles dans l'eau et la glycérine.

A la température ordinaire, la plupart des résines sont solides, cassantes, à cassure conchoïdale, souvent transparentes en lames minces, et présentant alors une couleur jaunâtre ou rougeâtre. Par la chaleur, elles fondent à une température peu élevée (inférieure à ou voisine de 100°), variable suivant les espèces, mais à peu près constante pour chacune d'elles. A une température plus élevée, elles se décomposent en dégageant des fumées blanches et brûlent avec une flamme fuligineuse.

Comme les essences dont elles dérivent, les résines sont des produits complexes, renfermant à l'état de mélange des corps différents : des résines diverses que l'on désigne souvent par une lettre grecque (α résine, β résine, γ résine), des acides, des quantités variables d'essence non altérée. Par ébullition dans les solutions aqueuses des alcalis caustiques, elles forment des composés particuliers solubles désignés sous le nom de savons de résines.

Pour les distinguer les unes des autres, on a recours à leurs caractères extérieurs, odeur, saveur, couleur, leur fragilité plus ou moins grande, leur point de fusion, leur solubilité dans l'alcool. Certaines résines (résines dures, copals, succin) sont presque complètement insolubles à froid dans l'alcool et ne se dissolvent qu'à chaud et lorsqu'elles sont convenablement divisées. D'autres abandonnent des β résines insolubles (mastic elemi). Quelques-unes prennent, sous l'influenc de réactifs oxydants, des colorations caractéristiques (vert ou bleu : résine de gaïac; rouge violacé : résine de l'écorce d'angusture).

Dans les tissus qui les renferment, on reconnaît les résines au microscope, par leur solubilité dans l'alcool, leur coloration rouge par l'alkanine (teinture d'orcanette), enfin par la coloration verte qu'elles présentent lorsque l'on fait macérer les préparations dans une solution d'acétate de cuivre (réaction d'Unverdorben).

Les résines peuvent exsuder naturellement à la surface des organes qui les contiennent; elles se présentent alors en larmes plus ou moins allongées. Très fréquemment on les extrait, comme les térébenthines, par incision ou perforation des tissus, quelquefois en facilitant l'écoulement de la résine par la chaleur (résine de gaïac). Exceptionnellement les résines sont sécrétées dans des glandes externes, situées à la surface des feuilles (*Ladanum*) ou des fruits (sang-dragon); il suffit alors, pour les obtenir, de racler ces organes au moyen d'un corps rude, cuir ou étoffe grossière. Enfin, dans certains cas, on les prépare en épuisant les organes préalablement divisés, au moyen de l'alcool (résines des convolvulacées). Quelques-unes sont fossiles et se trouvent dans le sol (succin, certains dammars).

Les résines s'emploient en pharmacie sous forme de pilules, de teinture alcoolique, d'émulsions; elles entrent fréquemment, comme les autres produits résineux, dans la préparation des emplâtres et des onguents.

Baumes. — Les baumes ne diffèrent des autres produits résineux que par la présence des acides aromatiques benzoïque ou cinnamique. Ce sont des corps solides ou plus ou moins sirupeux, présentant toujours une odeur forte, agréable, rappelant souvent celle de la vanille, se décomposant par la chaleur en dégageant des produits complexes, parmi lesquels les acides qui les caractérisent. Les uns ne fournissent que l'acide benzoïque ou l'acide cinnamique, les autres les deux ensemble.

Les baumes officinaux appartiennent aux légumineuses papilionacées (baume du Pérou, baume de Tolu), aux hamamélidées (styrax, liquidambar) et aux styracinées (benjoin).

CORPS GRAS.

VII. Huiles, beurres, cires. — Les corps gras naturels sont des tri-glycérides, susceptibles, dans certaines conditions, de se dédoubler en acides gras et en glycérine en absorbant de l'eau.

Ils peuvent être fournis par les animaux et par les végétaux; ceux qui appartiennent à ce dernier groupe doivent seuls nous occuper ici

Comme les substances amylacées, les corps gras prennent naissance dans le protoplasme; ils peuvent constituer des produits d'excrétion désormais sans utilité pour l'organisme qui les renferme (huile d'olives, beurre de palme, cire du Japon), mais beaucoup plus souvent, ce sont des aliments de réserve destinés à être, par une série de transformations successives, changés en substances directement assimilables par la plante. Tels sont les corps gras contenus dans l'albumen et l'embryon des graines et dans les spores de certains cryptogames (huile d'amandes, de lin, de ricin, de noix, huile contenue dans les spores formant la poudre de lycopode, etc.). Sous l'influence d'un ferment soluble, ces corps gras s'émulsionnent, puis s'hydratent et se dédoublent, subissant ainsi une véritable digestion, analogue à celle qu'ils éprouvent sous l'influence du suc pancréatique lorsqu'ils sont absorbés dans l'organisme animal.

Les corps gras, quelle que soit leur nature, se trouvent dans le mésocarpe des fruits, l'albumen ou l'embryon des graines, souvent en très grandes proportions (pour beaucoup de graines oléifères, le tiers ou la moitié du poids total), plus rarement et en plus petite quantité dans les organes de végétation.

Les corps gras sont liquides, mous ou solides à la température ordinaire. Ils sont incolores ou plus fréquemment jaunâtres, parfois colorés en vert lorsqu'ils renferment de la chlorophylle.

Lorsqu'ils sont récents, les corps gras ont une odeur faible, parfois aromatique lorsqu'ils renferment des essences (beurre de muscade, de cacao, huile de laurier) ou faible mais particulière, due à des acides gras volatils (beurre de coco.

Sous l'influence de l'air, les graisses rancissent plus ou moins rapidement; elles se dédoublent alors partiellement, et des acides gras devenus libres leur communiquent une odeur désagréable; en même temps, et pour la même cause, elles présentent une réaction acide. Les graisses rances ne peuvent être utilisées en pharmacie, à cause de l'odeur désagréable qu'elles communiquent aux préparations qui les renferment et des accidents qu'elles peuvent produire, lorsqu'on les emploie sous forme d'emplâtres ou de pommades.

Les corps gras sont insolubles dans l'eau et dans la glycérine, solubles dans l'éther, le sulfure de carbone, le chloroforme, la benzine; ils sont insolubles dans l'alcool froid, à l'exception des huiles des euphorbiacées (huile de ricin, huile de croton).

Tous produisent sur le papier une tache transparente persistante qui ne disparaît pas par la chaleur et qui dégage, à une température élevée, une odeur désagréable très caractéristique.

Les graisses solides fondent lorsqu'on les chauffe, à une température fixe pour chacune d'elles; si la température s'élève, toutes se décomposent en émettant des vapeurs âcres, dues surtout à la présence d'un produit de décomposition de la glycérine : l'acroléine. La tache persistante sur le papier et la production de l'acroléine sont les caractères les plus importants pour reconnaître un corps gras et le distinguer des essences, des résines ou des cires.

La densité des graisses est inférieure à celle de l'eau et varie de 0,80 à 0,99.

Dans les tissus végétaux, les corps gras se présentent sous forme de gouttes contenues dans les cellules du parenchyme, souvent en même temps que de nombreux grains d'aleurone. Si le tissu est frais, il faut d'abord le traiter par l'eau pour dissoudre les sucres et autres matières qui émulsionnent la graisse et s'opposent à la formation de gouttelettes visibles. Les globules gras sont ordinairement un peu jaunâtres, globuleux, à contours nets, très réfringents. On pourrait, à première vue, les confondre avec des granules amylacés, des essences ou des résines, voire même avec des bulles d'air. Ces dernières se reconnaissent facilement aux différences d'aspect qu'elles prennent suivant l'éclairage, et suivant la mise au point, sur leur sommet et sur leurs bords, enfin à leur déplacement rapide. L'amidon bleuit par l'eau iodée, qui ne donne pas de coloration appréciable aux globules graisseux. Enfin, l'insolubilité dans l'alcool les distingue des résines. On peut aussi colorer les gouttelettes grasses par la teinture d'orcanette, qui les teint en rouge, et par l'acide osmique en solution à 1 %, qui leur donne une teinte brune, puis noire. Dans le cas où les corps gras sont peu abondants et ne sont pas directement visibles, on peut traiter la coupe par l'acide sulfurique concentré, qui dissout les tissus et les corps protoplasmiques et laisse seulement le corps gras sous forme de globules non altérés.

Plus rarement on observe dans quelques tissus des cristaux d'acides gras, sous forme de masses étoilées constituées par de fines aiguilles, souvent courbes, ou par des sphéro-cristaux (endosperme du cacao).

On peut diviser les corps gras, suivant leur consistance à la température ordinaire, en huiles liquides et en beurres ou suifs plus ou moins solides, mais à point de fusion peu élevé. Certains beurres, solides sous notre climat, sont liquides dans les régions chaudes qui les produisent (beurre de coco, beurre ou huile de palme).

Sous le nom de cires végétales, nous avons joint aux corps gras certains produits dont les uns sont de véritables graisses, mais dont les autres présentent une composition différente, plus voisine de celle de la cire d'abeilles. Le point de fusion de ces cires est toujours beaucoup plus élevé que celui des beurres.

Les corps gras sont, comme nous l'avons vu, des triglycérides formés surtout d'oléine, de palmitine, de stéarine, parfois de linoléine ou de ricinoléine, corps susceptibles de s'oxyder et de se transformer alors en corps solides. On trouve également dans certains corps gras des glycérides moins répandus, tels que l'érucine, la bénine, la sinapoléine, l'arachine, la laurine et la myristicine. Le corps désigné sous le nom de margarine n'est qu'un mélange de palmitine et d'oléine.

Le dédoublement des glycérides se fait à une température élevée, avec décomposition de la glycérine et formation d'acroléine ; à la température ordinaire, sous l'influence de certains ferments solubles, enfin, partiellement lorsque les graisses rancissent. Ce dédoublement se produit encore sous l'influence des alcalis et des oxydes métalliques en présence de l'eau, les acides gras s'unissant alors aux oxydes alcalins pour former des savons solubles, et aux oxydes métalliques pour former des savons insolubles, dont le plus important est l'emplâtre simple à base de plomb.

Certains acides dédoublent les corps gras (saponification sulfurique). La saponification se produit aussi par la vapeur d'eau ou l'eau surchauffée.

On retire les corps gras des organes qui les renferment en divisant ceux-ci et en les soumettant à une pression énergique. Pour les corps gras officinaux et alimentaires, cette opération doit se faire à froid ou à une température peu élevée. En opérant l'expression à chaud, on obtient un rendement plus considérable, mais le produit est plus ou moins altéré, ordinairement coloré et susceptible seulement d'usages industriels.

Plus rarement, on fait bouillir les tissus divisés dans l'eau et on recueille le corps gras qui vient nager à la surface du liquide. Enfin, on peut encore enlever aux tissus toute la graisse qu'ils contiennent en les épuisant par un dissolvant approprié, tel que l'éther, la benzine et le sulfure de carbone.

Huiles. — Les huiles officinales se subdivisent en huiles siccatives, renfermant la linoléine, lesquelles, exposées à l'air, se solidifient rapidement (huile de lin, de pavot, de noix), en huiles non siccatives, qui ne se solidifient pas par simple exposition à l'air (huile d'olives, d'amandes, d'arachide, de sésame, de coton, etc.).

Entre ces deux groupes se trouvent les huiles des euphorbiacées (ricin et croton) qui ne se solidifient que très lentement. Ces huiles renferment la ricinoléine et se distinguent encore des autres par leur solubilité dans l'alcool.

Pour caractériser les huiles et les distinguer les unes des autres, on a recours à leurs caractères physiques : odeur, saveur, couleur, densité, température de solidification. Le point auquel les huiles grasses commencent à se solidifier est très variable (+ 10° environ pour l'huile d'olives, — 10° pour l'huile d'amandes).

On peut encore employer certains réactifs chimiques tels que :

1° Les vapeurs nitreuses qui, en général, transforment l'oléine des huiles non siccatives en élaïdine solide, tandis qu'elles ne solidifient pas les huiles siccatives. Ce procédé, quel que soit le réducteur (mercure, cuivre, amidon) employé pour transformer l'acide nitrique en vapeurs nitreuses, permet de reconnaître facilement l'huile de pavot dans l'huile d'olives;

2° L'acide sulfurique concentré qui, mêlé aux huiles, produit une élévation de température variable pour chaque espèce, mais constante pour un même produit si le mélange est fait dans les mêmes proportions;

3° Enfin, l'acide nitrique qui donne avec certaines huiles des colorations particulières.

Les huiles officinales proviennent surtout des crucifères, des papavéracées, des linées, des rosacées, des oléacées, des juglandées et des euphorbiacées.

Comme la plupart des corps gras, les huiles sont dépourvues de propriétés actives; quelques-unes cependant, actives ou même toxiques, doivent ces qualités à la présence de corps qui s'y trouvent dissous en proportions plus ou moins considérables (huile de ricin, de croton, d'épurge).

On les emploie en pharmacie, en nature ou sous forme d'émulsion. Elles entrent dans la préparation des cérats, des onguents; dans les infusions huileuses, elles servent de véhicule pour dissoudre les principes de certaines plantes. Enfin, le savon de plomb, obtenu par la saponification des huiles au moyen de l'oxyde de plomb, sert de base à la plupart des emplâtres.

Beurres. — Les beurres officinaux, peu nombreux du reste, ne sont que des huiles grasses riches en palmitine ou en stéarine et solides à la température ordinaire.

On utilisera aussi pour caractériser ces produits leurs caractères physiques, tels que : leur couleur blanche (beurre de coco), jaune plus ou moins foncé (beurre de muscade, de palme, de cacao); leur odeur, souvent aromatique est due aux essences qu'ils contiennent (beurre de muscade, de palme, de cacao); enfin, on aura recours à leur point de fusion.

La détermination du point de fusion fournit, pour les corps gras solides, les cires et les résines, un bon caractère distinctif; seulement il ne faut pas y attacher une valeur trop absolue, à cause d'abord des difficultés pratiques que présente cette détermination exacte, ensuite des divergences qui existent dans l'opinion des auteurs sur la véritable signification du terme lui-même. On peut considérer le point de fusion comme étant la température à laquelle le corps se ramollit et commence à se liquéfier, ou bien celle à laquelle le corps sera entièrement devenu liquide, et alors cette température variera évidemment avec le volume de l'échantillon observé.

Le procédé le plus pratique consiste à prendre un tube de verre de $0^m,20$ à $0^m,30$ de longueur, effilé en pointe ouverte à son extrémité inférieure. On ferme ensuite cette partie effilée au moyen d'une petite quantité du corps à observer. On fixe parallèlement au tube un thermomètre très sensible, de façon que le niveau de sa cuvette coïncide avec l'extrémité du tube, puis on plonge le tout, jusque près du fond, dans un vase de verre plein d'eau, que l'on chauffe lentement tout en observant la marche du mercure dans le thermomètre. Au moment de la fusion, le corps, devenu très mou ou liquide, sera refoulé par le liquide qui montera brusquement dans le tube.

Il y a, du reste, un grand nombre de procédés indiqués pour la détermination du point de fusion. Ainsi, on peut faire usage du même appareil que celui que nous venons d'indiquer, mais en fermant l'extrémité effilée du tube; on prend comme point de fusion la température observée au moment où le corps devient transparent.

On place parfois un fragment du corps à la surface d'un petit bain de mercure où affleure également la boule d'un thermomètre. On chauffe très lentement le mercure et on prend la température à laquelle les angles du corps commencent à s'arrondir. On a proposé aussi l'emploi du microscope, en disposant un fragment minime du corps sur une platine chauffante dont un thermomètre latéral indique la température. On observe facilement, au moyen du microscope, le moindre changement dans l'état physique de la substance.

Quelques auteurs indiquent le point de solidification et le point de fusion comme étant identiques; cela peut être exact pour des corps définis, mais non pour des mélanges comme le sont les corps gras naturels.

Cires. — Les cires végétales sont des corps que l'on peut rapporter à deux groupes bien distincts. Les uns sont de véritables corps gras solides, possédant toutes les propriétés générales des glycérides, saponifiables par les alcalis, dégageant de l'acroléine lorsqu'on les chauffe et formés en grande partie de palmitine. Telles la cire du Japon et la cire de Myrica. Les autres, plus voisines de la cire des abeilles, ne sont pas des glycérides, mais sont constituées par un mélange d'alcools de diverses natures et d'hydrocarbures. La plus importante est la cire de Carnauba (*Copernicia cerifera*, Mart). Ce sont des produits d'exsudation que l'on rencontre très fréquemment à la surface des feuilles ou des fruits.

Ces corps ont un point de fusion beaucoup plus élevé que les glycérides (80° à 84°) et n'ont pas jusqu'ici d'usages directs en pharmacie.

VIII. Pâtes et extraits. — Ces corps, peu nombreux du reste, forment un groupe assez hétérogène, constitué par de véritables préparations pharmaceutiques que l'on étudie d'ordinaire avec les médicaments naturels parce que ces substances, d'origine exotique, arrivent toutes préparées des pays de production.

Les extraits de ce genre sont, en général, des corps très riches en tannin, obtenus en évaporant en consistance solide la décoction ou le suc retiré par incision des organes qui le renferment. Ce sont des corps partiellement solubles dans l'eau et qui se subdivisent en deux groupes :

1° Corps brunâtres, astringents, renfermant un composé cristallin souvent directement visible au microscope dans la masse même de l'extrait, la catéchine. Tels sont les *cachous* proprement dits, provenant des légumineuses mimosées (*Acacia catechu, A. suma*) et les *gambir* provenant d'une rubiacée (*Uncaria gambir*);

2° Corps rougeâtres, souvent transparents en lames minces, renfermant aussi une forte proportion de tannin, mais dépourvus de principe cristallin. Ce sont les différents médicaments désignés sous le nom de *kino*. Ces substances ont des origines botaniques et géographiques très variées : légumineuses de l'Inde orientale ou de l'Afrique occidentale (*pterocarpus*), myrtacées d'Australie (*eucalyptus*), polygonées des Antilles (*coccoloba*). Quant aux pâtes sèches, ce groupe ne comprend qu'une seule espèce: c'est le guarana, obtenu au Brésil au moyen des graines broyées d'une sapindacée, le *Paullinia sorbilis*, Mart.

Certains auteurs ont joint aux extraits les aloès, qui s'en rapprochent par leur mode de préparation, l'évaporation que subit le suc pour être amené à consistance solide; nous avons préféré les réunir aux gommes-résines dont ils se rapprochent davantage par leur composition et leur origine organique.

On peut aussi considérer comme un médicament naturel le suc de réglisse du commerce dont les caractères distinctifs seront exposés plus loin.

TABLE ANALYTIQUE DES MATIÈRES.

CHAPITRE PREMIER.

CHAPITRE II.

CHAPITRE III.

DISTRIBUTION GÉOGRAPHIQUE DES RENONCULACÉES OFFICINALES.

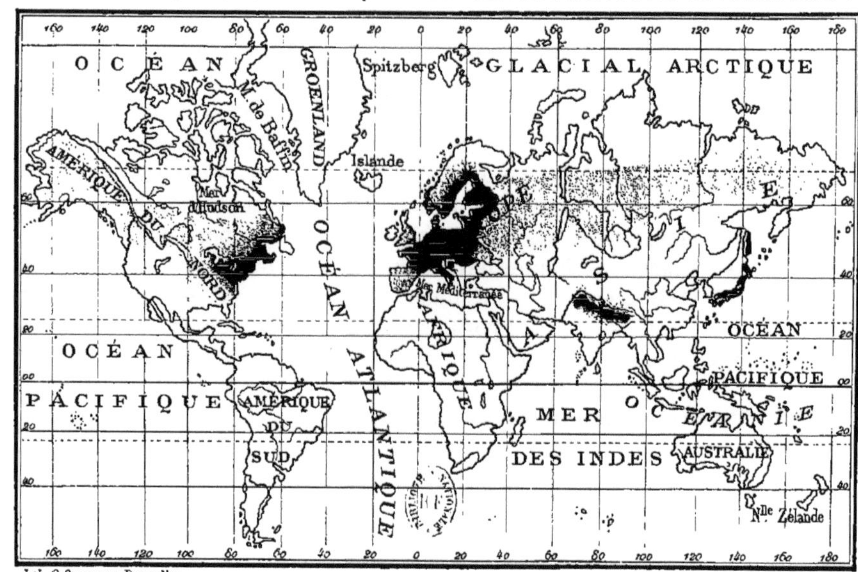

Lith. G. Severeyns, Bruxelles.

DICOTYLÉDONES POLYPÉTALES.

SÉRIE DES THALAMIFLORES.

FAMILLE DES RENONCULACÉES.

Les Renonculacées sont des plantes généralement herbacées, annuelles ou vivaces. On les trouve sous toutes les latitudes, mais elles sont plus abondantes dans les régions froides et tempérées et ne se rencontrent que sur les montagnes dans la zone tropicale. Les espèces officinales sont originaires surtout de l'Europe, plus rarement de l'Amérique septentrionale, des montagnes du nord de l'Inde ou du Japon.

Les Renonculacées sont souvent toxiques, irritantes, parfois même vésicantes à l'état frais. Elles doivent leur activité aux principes suivants :

1º Alcaloïdes ou glucosides toxiques (*aconitine, elléborine*, etc.);

2º Principes volatils, destructibles par la dessiccation (*anémonol*);

3º Alcaloïdes ou autres principes amers (*berbérine, atisine*, etc.).

Il est à remarquer que la berbérine se rencontre dans un certain nombre d'espèces de plusieurs familles voisines (Renonculacées, Berbéridées, Ménispermacées).

Espèces officinales en Belgique.

ANEMONE PULSATILLA L.

(Pulsatilla vulgaris Mill.) *Pulsatille, Coquelourde.*

Patrie : Indigène dans la région méridionale du terrain calcaire
et du terrain jurassique. Commune dans les régions montagneuses
de l'Europe centrale et méridionale. Fleurit en Belgique en avril
et mai.

Partie usitée : L'herbe fleurie, **Herba pulsatillæ** Ph. B.

Plante vivace, herbacée, haute de $0^m,20$ à $0^m,50$; rhizome épais,
ramifié; feuilles radicales nombreuses, pétiolées, à limbe tripenné,
à segments nombreux, aigus; hampes florales uniflores, dressées;
involucre à bractées sessiles, incisées; calice pétaloïde à 6 divisions bi-sériées, elliptiques, aiguës, réfléchies au sommet, d'un
violet pâle, recouvertes d'un duvet soyeux à la face externe; étamines nombreuses; carpelles surmontés à maturité du style
persistant, développé en une aigrette plumeuse.

L'herbe de pulsatille est inodore et possède une saveur âcre et
amère; les poils qui recouvrent toutes les parties de la plante
sont monocellulaires à parois épaisses.

Composition : Le principe actif de la pulsatille est une substance
volatile, l'*anémonol*, qui, par oxydation, se transforme en un corps
cristallin, l'*anémonine*, jouissant de propriétés rubéfiantes très
prononcées (1).

Formes pharmaceutiques : L'herbe de pulsatille s'emploie à l'état
sec, sous forme *d'extrait alcoolique* (Ph. B.). On emploie plus
rarement l'alcoolature de pulsatille (Cod. Franç.).

Substitution : On substitue quelquefois à la pulsatille officinale
l'Anemone pratensis L. (Pulsatilla pratensis Mill.) ou
pulsatille noire. C'est une plante non spontanée en Belgique,
originaire des régions septentrionales et orientales de l'Europe.

---

(1) Dragendorff et Schlagdenhauffen, *Analyse chimique des végétaux* (ENCYCLO-
PÉDIE CHIMIQUE, t. X, p. 94).

Caractères distinctifs : Fleurs plus petites, à périanthe d'un violet plus foncé, fortement inclinées sur la hampe ; sépales plus aigus et réfléchis.

Cette espèce possède les mêmes principes actifs que la précédente, et c'est elle qui fut d'abord employée en médecine par Störk, sous le nom de Pulsatilla nigricans.

HELLEBORUS NIGER L.

Ellébore noir, Rose de Noël.

Patrie : Régions montagneuses de l'Europe centrale et méridionale ; fréquemment cultivé, mais non spontané en Belgique.

Caractères : Plante vivace, herbacée ; feuilles toutes radicales, pédaliséquées, longuement pétiolées, à limbe luisant, épais, d'un vert foncé ; fleurs sur une hampe dressée, munie seulement de bractées ; calice pétaloïde, blanc rosé ou rose. Fleurit en Belgique de janvier à mars.

Parties usitées : Le rhizome et les racines, **Rhizoma Hellebori nigri** Ph. B.

Rhizome court, oblique, ramifié, cylindrique ou déprimé par la dessiccation, de $0^m,005$ à $0^m,006$ d'épaisseur, d'un brun foncé, portant de distance en distance des écailles membraneuses à l'aisselle desquelles se développent les ramifications. Racines droites, minces, non ramifiées, de couleur plus pâle que le rhizome, manquant souvent dans les produits du commerce.

Ce médicament possède une saveur amère, âcre, et une odeur rappelant un peu celle de la racine de Polygala senega.

Au point de vue anatomique, le rhizome d'ellébore ne présente aucun caractère important ; il se distingue des racines en ce qu'il ne renferme pas autant de fécule et par la présence d'une moelle centrale.

Composition : Les parties souterraines de l'Ellébore noir renferment deux glucosides toxiques : l'*elléborine* (Baslik, 1852) et l'*elléboréine* (Marmé et Husemann, 1866).

L'elléborine est cristalline, blanche, peu soluble dans l'eau, mais très soluble dans l'alcool; par les acides dilués et bouillants, elle se transforme en une matière amorphe, l'*elléborésine*, et en glucose.

L'elléboréine, également blanche et cristalline, est soluble dans l'eau et dans l'alcool bouillant; par les acides dilués et bouillants, elle se transforme en glucose et en un corps d'un violet intense, l'*elléborétine*.

La production de l'elléborétine, avec sa teinte si tranchée, constitue le meilleur caractère distinctif des rhizomes qui contiennent l'elléboréine. Pour obtenir cette réaction, il suffit de faire bouillir dans l'eau un petit fragment du rhizome (5 centigrammes suffisent), d'ajouter à la décoction filtrée un tiers de son volume d'acide chlorhydrique et de faire bouillir de nouveau Le liquide primitivement incolore prend une teinte bleuâtre et se trouble; si après refroidissement on l'agite avec un peu d'éther, il se forme bientôt entre les deux liquides aqueux et éthéré, une couche de flocons d'un beau violet, l'éther débarrassant l'elléborétine formée des matières résineuses et de l'elléborésine qui l'accompagnent. En opérant sur un fragment de racine, la réaction est à peine visible. Ce fait confirme les travaux d'Husemann et Marmé et indique que c'est à tort que notre pharmacopée indique les racines les plus ténues comme étant plus actives que le rhizome.

Outre les principes actifs, le rhizome d'ellébore noir renferme de petites quantités de résine, d'huile grasse et une très faible proportion de tannin.

Formes pharmaceutiques : Le rhizome d'ellébore entre dans les *pilules alcétiques à l'ellébore*, et par suite dans les pilules purgatives de Dehaen.

Substitutions : On substitue parfois aux rhizomes d'ellébore noir les parties souterraines de différentes Renonculacées : l'Helleborus viridis L., l'Helleborus fœtidus L., l'Actæa spicata L. et l'Adonis vernalis.

Pour ces deux dernières plantes, on reconnaîtra facilement la substitution, d'abord à ce que les rhizomes sont beaucoup plus volumineux, ensuite, à ce que tous deux renferment une assez forte proportion de tannin. Enfin, comme tout organe ne renfermant pas d'elléboréine, ils ne fourniront pas la réaction colorée de l'elléborétine dans les conditions que nous avons exposées plus haut.

Pour ce qui concerne l'Helleborus fœtidus, c'est une plante indigène, commune dans les endroits pierreux de la zone calcareuse, se distinguant facilement de l'espèce officinale par ses tiges feuillées et ses fleurs verdâtres à divisions relevées en cloche. Le rhizome de cette plante est assez volumineux, noueux, irrégulier; il est peu divisé et pivotant, tandis que celui de l'espèce officinale est rameux, oblique ou horizontal.

L'Helleborus viridis est une espèce également indigène, mais plus rare que la précédente; c'est l'ellébore prescrit par l'ancienne pharmacopée germanique (1872). Les parties souterraines de cette plante ne sauraient pratiquement être distinguées de celles de l'espèce officinale; on remarque cependant dans le parenchyme cortical de l'ellébore vert de nombreuses gouttes huileuses, larges et incolores, et beaucoup moins d'amidon que dans l'ellébore noir.

La pharmacopée germanique, pour éviter toute substitution, exigeait que les rhizomes fussent munis des feuilles qui, présentant à peu près la même forme que dans l'ellébore noir, sont beaucoup plus minces et non rigides. L'ellébore vert présente du reste la même composition que l'ellébore noir, mais sa saveur est plus âcre et plus amère et la plante passe pour être plus active. Cette substitution, par conséquent peu importante, est du reste peu à craindre, le rhizome d'ellébore noir coûtant environ trois fois moins cher que celui de l'ellébore vert.

DELPHINIUM STAPHISAGRIA L.

Staphisaigre.

PATRIE : Plante originaire des régions méridionales de l'Europe, de l'Orient et des îles Canaries, parfois cultivée en Belgique comme plante d'ornement, en Italie et dans le midi de la France comme plante officinale.

C'est une plante bisannuelle, herbacée, à tiges dressées, de 1 mètre environ, à feuilles palmatiséquées, pubescentes, à fleurs irrégulières, éperonnées, d'un bleu cendré, disposées en grappes terminales. Fruit formé de trois follicules dressés, soudés à la base, ventrus, déhiscents et contenant chacun une douzaine de graines.

PARTIÉ USITÉE : La graine, **Semina Staphisagriæ** Ph. B.

Semences assez volumineuses, du poids moyen de 5 centigrammes, de forme pyramidale irrégulière. L'une des faces est convexe, située dans le carpelle vers l'extérieur; les autres sont déprimées, irrégulières, par suite de la compression exercée par les graines voisines. Épisperme gris-brunâtre, portant un réseau irrégulier de côtes saillantes; albumen blanc, un peu translucide, huileux; embryon très petit à la base de la graine. Saveur amère et brûlante.

CARACTÈRES MICROSCOPIQUES : 1° Épisperme constitué par trois tissus :

A. Couche externe : Cellules allongées radialement au niveau des crêtes saillantes, aplaties dans les vallécules, à parois brunes, épaisses, portant à leur surface externe des poils courts, glanduleux, en massue.

B. Couche moyenne : Tissu fragile formé par deux ou trois rangées de cellules à parois incolores très minces et fortement contractées dans la graine sèche.

C. Couche interne : Cellules allongées tangentiellement en fuseaux, finement striées transversalement, restant adhérentes à l'albumen sous forme d'une membrane mince lorsqu'on décortique la graine.

2° Albumen formé d'un parenchyme à cellules renfermant des granulations, de nombreuses gouttes d'huile, mais pas d'amidon.

COMPOSITION : Les graines de staphisaigre doivent leurs propriétés à trois corps principaux :

La *delphinine*, isolée d'abord par Lassaigne, Brandes et Féneuil (1819), étudiée par Erdman (1864) et en dernier lieu par Dragendorff et Marquis (1877). C'est un alcaloïde cristallin de saveur brûlante qui paraît surtout constituer la partie toxique de la graine.

La *delphinoïdine* (Dragendorff et Marquis, 1877), alcaloïde amorphe, et la *staphisagrine*, isolée et étudiée par les mêmes auteurs et également amorphe.

Les semences renferment en outre 27 °/₀ d'une huile grasse non siccative et fournissent 8,7 °/₀ de cendres.

Formes pharmaceutiques : Les graines de staphisaigre s'emploient surtout sous forme de poudre pour la destruction de la vermine de l'homme et des animaux domestiques.

ACONITUM NAPELLUS L.

(Delphinium Napellus H. Baill.) *Aconit Napel.*

Patrie : Plante herbacée, vivace, indigène dans la région jurassique, fréquemment cultivée et souvent subspontanée en Belgique; commune sous différentes formes dans les régions montagneuses de l'Europe centrale, et dans les parties tempérées ou élevées de l'Asie et de l'Amérique septentrionale. Fleurit en Belgique de juillet à septembre.

Caractères : Parties souterraines formées de racines pivotantes, tubéreuses, napiformes, brunes extérieurement, blanches et charnues intérieurement, portant des radicelles grêles peu nombreuses. Dans les plantes âgées de plus d'une année, ces racines sont réunies, au nombre de deux ou rarement de trois au sommet, par une sorte de rhizome latéral; tiges annuelles, cylindriques, dressées, non rameuses, d'une hauteur variable (0^m,60 à 1^m,20). Feuilles alternes, pétiolées, glabres, palmatiséquées, à 3 ou 5 segments incisés au sommet, d'un vert foncé. Fleurs en épi terminal lâche; calice à 5 sépales pétaloïdes d'un bleu violet plus ou moins foncé, le supérieur en casque arrondi recouvrant les deux latéraux; les deux inférieurs inégaux, oblongs ou lancéolés, inclinés; corolle irrégulière; pétales (staminodes de certains auteurs) au nombre de 8, dont 2 en cornets longuement pédicellés, dressés, recourbés au sommet et inclus dans le casque formé par le sépale supérieur, les 6 autres en écailles peu visibles; étamines en nombre indéfini; ovaire formé de 3 à 5 carpelles libres. Fruit constitué par 5 à 5 follicules dressés, déhiscents, à graines nombreuses, anguleuses, réticulées.

Le développement des parties souterraines de l'aconit consiste dans la production, au sommet de la racine primitive (racine mère) et à l'aisselle d'une des écailles membraneuses qui recouvrent le collet, d'un bourgeon latéral se développant en un court rameau horizontal à l'extrémité duquel se forment, d'une part, un bourgeon aérien destiné à se développer en tige l'année suivante, et, d'autre part, une racine secondaire (racine fille) qui nourrira cette tige et donnera à son tour naissance à des organes analogues. On peut donc considérer la partie supérieure de la racine d'aconit comme étant un véritable rhizome déterminé, s'allongeant latéralement par le développement d'un bourgeon axillaire et étant intimement soudé avec la racine proprement dite. La racine qui a servi à la nourriture d'une tige aérienne périt avec elle à la fin de l'automne.

Parties usitées : Les feuilles **Folia aconiti** et les racines **Tubera aconiti** Ph. B.

Feuilles. Les feuilles d'aconit se reconnaissent aux caractères indiqués plus haut. L'absence de poils à la face inférieure les distingue des feuilles des Delphinium, auxquelles elles ressemblent par leur forme. Les feuilles d'aconit présentent à l'état frais une saveur brûlante, persistante. A l'état sec, elles sont surtout amères; elles se récoltent et se conservent comme les autres feuilles officinales.

Racines. La racine d'aconit se présente dans le commerce à l'état sec, sous forme de cônes irréguliers, souvent réunis deux à deux par le rhizome latéral; dans ce cas, l'un porte au sommet un bourgeon écailleux, il est renflé, blanc et amylacé à l'intérieur (racine fille); l'autre, flétri, de consistance cornée, brunâtre et souvent creux à l'intérieur, ne renferme presque plus d'amidon et porte au sommet la section de la base de la tige aérienne. Les racines filles seules sont actives et l'on doit rejeter les autres.

Les racines d'aconit ont à l'état frais une odeur assez forte, désagréable, une saveur âcre particulière et amère. A l'état sec, la saveur âcre est moins prononcée.

Caractères microscopiques : La coupe transversale d'une racine d'aconit montre les éléments suivants :

1° Des cellules externes en partie détruites (suber); 2° un

parenchyme cortical renfermant vers l'extérieur des cellules nombreuses, à parois modérément épaissies, ne formant pas une couche continue; 3° des faisceaux libéro-ligneux sans fibres, séparés par de larges rayons médullaires; enfin, 4° une moelle centrale formant un cône polygonal présentant de 5 à 8 faces courbes, concaves; le tissu de la moelle est un parenchyme régulier, à cellules grandes, à parois minces.

La fécule contenue dans tous les éléments parenchymateux de la racine est formée de grains très petits, isolés et sphériques ou accolés et anguleux. Dans les racines mères, on ne trouve plus que de très petites quantités d'amidon dans l'endoderme.

COMPOSITION : Les principes actifs de l'aconit ont été et sont encore l'objet de travaux nombreux, tant au point de vue de leurs caractères et de leur constitution qu'au point de vue de l'action éminemment toxique qu'ils exercent sur l'économie animale. On connaît aujourd'hui d'abord l'*aconitine*, alcaloïde découvert par Geiger et Hesse à l'état impur (1833), étudié ensuite par Von Planta (1850), obtenu à l'état de pureté par Duquesnel (1871), Wright (1876).

L'aconitine à l'état de pureté est un alcaloïde cristallin, en cristaux tabulaires parfois assez volumineux, susceptible de se décomposer dans certaines conditions en donnant un corps nouveau : l'*aconine* (Napelline de Hübschmann).

L'aconitine pure cristallisée n'est pas officinale en Belgique; on emploie l'aconitine amorphe qui paraît être un mélange de différents principes et qui est obtenue des racines d'aconit, d'après le procédé indiqué dans la Pharmacopée. C'est l'aconitine de Hottot et Liégeois. Il faut se garder de confondre ces deux corps, l'aconitine cristallisée étant l'une des substances les plus toxiques que l'on connaisse et ayant souvent causé des accidents mortels à des doses relativement minimes (1 milligramme).

Les racines d'aconit renferment un second alcaloïde ne paraissant pas toxique et possédant une saveur amère très prononcée : la *picra-aconitine* (Beckett et Wright, 1878).

Ces alcaloïdes existent dans les feuilles et les racines en combinaison avec un acide répandu dans un certain nombre de végétaux appartenant à des groupes très différents, *l'acide aconitique*

(Peschier, 1820) ou acide équisétique (Braconnot) ou acide citridique (Baup). C'est un acide cristallin existant également dans l'aconit à l'état d'aconitate calcique, en cristaux visibles notamment dans le parenchyme des feuilles.

Les feuilles d'aconit renferment encore du tannin et une forte proportion de sels minéraux (cendres 16,6 °/₀). Les racines contiennent de la mannite, du sucre et de petites quantités de matières grasses et résineuses.

La proportion d'aconitine que l'on peut extraire paraît être de 3 à 4 °/₀₀ (Fluckiger) dans les racines et beaucoup moins dans les feuilles. Les chiffres obtenus par Dragendorff sont beaucoup plus élevés et ont été déterminés par le dosage volumétrique au moyen du réactif de Mayer (feuilles sèches, 0,756 °/₀; racines mères isolées, 0,70 à 0,76 °/₀ et racines filles, 1,55 °/₀) (1).

Formes pharmaceutiques: Feuilles fraîches en *extrait* (suc purifié par l'alcool) et en *alcoolature* (*tinctura aconiti ex herba recente.*)
Feuilles sèches en *teinture alcoolique.*

Doses maxima : Feuilles 0,20 en une fois, 0,60 en 24 h. — Extrait 0,02 et 0,10. — Teinture 0,50 et 2,00.

Les racines ne s'emploient guère que pour la préparation de l'aconitine. La poudre de racines d'aconit, peu usitée du reste, s'emploie à la dose maxima de 0,10 et 0,50. Dose maxima pour l'aconitine (amorphe) 0,004 et en 24 h. 0,05.

On prescrit quelquefois l'alcoolature de racines d'aconit (Cod. Franç.) et le liniment d'aconit (Ph. Brit.)

Substitutions: Les feuilles d'aconit ne sauraient être confondues avec d'autres feuilles à cause de leur forme caractéristique et de leur surface glabre; mais les tubercules sont assez souvent remplacés ou mêlés de racines appartenant à des espèces voisines, plus ou moins actives, et qu'il importe de distinguer, surtout pour les espèces suivantes :

1° Aconitum ferox Wall., aconit indien, Bish ou Bikh. Aconiti ferocis radix Pharmac. of India, 1868.

---

(1) Dragendorff, *Analyse chimique de quelques drogues actives.* Trad. J. Morel. Gand, 1876.

Les racines de cette plante, répandue dans les régions montagneuses du nord de l'Inde, ont été depuis longtemps déjà importées en Angleterre, où elles ont servi à la préparation d'un
alcaloïde débité comme aconitine, et différant de l'aconitine vraie,
non seulement par ses caractères, mais encore par l'action plus
toxique qu'il exerce sur l'économie animale.

Un échantillon de cette racine que nous devons à l'obligeance
de M. le professeur Holmes, de Londres, présente les caractères
suivants : racines offrant l'aspect général et l'organisation de
celles de l'aconit napel; tubercules isolés ou réunis deux à deux,
renflés, souvent brisés à l'extrémité inférieure; écorce d'un brun
foncé, papyracée, fortement ridée et souvent détachée du méditullium. Dans certaines racines (mères), partie interne jaunâtre,
cassure nette, un peu résineuse; dans d'autres racines (filles),
partie interne blanche, cassure farineuse, amylacée, tranchant
nettement sur la couleur foncée de l'écorce. Saveur âcre et très
amère.

Sur la coupe transversale, on remarque le contour sinueux,
étoilé de la moelle, moins nettement anguleux que dans l'aconit
officinal. On observe, en outre, les cellules pierreuses à parois
plus épaissies, plus nombreuses, formant une couche presque
continue dans le parenchyme cortical et la fécule en grains plus
gros et beaucoup plus abondante.

Composition : Cette racine renferme un alcaloïde particulier, la
pseudo-aconitine (*népaline, aconitine anglaise, vératrylaconine*),
confondue d'abord avec l'aconitine et connue comme elle sous
forme de cristaux et à l'état amorphe.

Les sels de pseudo-aconitine sont amorphes, à l'exception du
nitrate qui cristallise facilement. Dans certaines conditions, cet
alcaloïde se dédouble en acide vératrique et en *pseudo-aconine*.

On distingue surtout la *pseudo-aconitine* à ce qu'elle se
ramollit dans l'eau bouillante (point de fusion 104°-105°), tandis
que l'aconitine ne change pas d'état à cette température (point
de fusion 184°).

2° Aconitum storkeanum Reich. Espèce commune des
Alpes, caractérisée par ses racines fusiformes presque cylindriques
et non tubéreuses, à moelle conique, sans angles saillants, à

faisceaux libéro-ligneux plus développés, plus résistants, et par conséquent faciles à distinguer des tubercules de l'aconit Napel.

3° **Aconitum cammarum** Jacq. Espèce des mêmes régions, dont les racines, plus voisines de celles de l'aconit officinal, se reconnaissent à leur taille plus petite ($0^m,02$ de long environ sur $0^m,012$ au sommet, l'aconit Napel ayant ordinairement $0^m,05$ à $0^m,08$ sur $0^m,02$ à $0^m,05$).

Ces racines et celles des espèces voisines, A. variegatum L., A. paniculatum Lamk, paraissent du reste posséder les mêmes principes que l'aconit officinal, mais à un moindre degré.

4° **Aconit du Japon.** Les racines de différentes espèces d'aconit originaires du Japon, ont été, vers 1878, introduites dans le commerce européen.

Ce sont surtout les racines de l'A. Fischeiri (1) Reich (A. Chinense, Sieb.), qui sont importées sous ce nom.

Ces racines, telles que nous les possédons, sont plus petites, plus pivotantes, moins tubéreuses que celles de l'aconit officinal. Leur couleur est grisâtre à l'extérieur, leur cassure blanche et amylacée.

Le principe actif qu'elles renferment, différent de l'aconitine, a reçu le nom de *japaconitine.*

Espèces non officinales en Belgique.

Clematis vitalba L. *Clématite des haies, Herbe-aux-Gueux.* Indigène.
Les feuilles fraîches ont été employées comme révulsif et vésicant.

Adonis vernalis L. Petite plante originaire des parties montagneuses de l'Europe, non indigène, à feuilles finement découpées, à fleurs jaunes assez grandes.
L'herbe fleurie préconisée comme succédané de la digitale sous forme d'infusion et d'extrait aqueux et alcoolique (dose d'extrait : 1 gramme par 24 h.), doit ses propriétés à un glucoside particulier, l'*adonidine* (Cervello, 1882) laquelle serait, d'après Podwissotzky (Ph Journ , nov. 1888), un mélange de différents corps : *adonidoquercitrin,* substance inerte; un sucre, l'*adonidodulcite,* l'*acide adonidique* et enfin la *picroadonidine,* glucoside amorphe qu'il considère comme le principe actif de la plante.

---

(1) A. Lunggaard (*Pharm. Journ.,* juin 1881).

Hydrastis Canadensis L. Plante vivace originaire de l'Amérique du Nord, récemment introduite dans la thérapeutique en Belgique et assez fréquemment prescrite aujourd'hui.

On emploie le rhizome en fragments irréguliers de 0ᵐ,02 à 0ᵐ,06 de long sur 0ᵐ,003 à 0ᵐ,005 de diamètre. Rhizome oblique, cylindrique, d'un gris brunâtre à l'extérieur; la face supérieure est rugueuse, portant des cicatrices correspondant à l'insertion des tiges; la face inférieure porte de nombreuses racines grêles, cassantes, jaunâtres, non divisées. La section est d'un jaune de gomme-gutte, non fibreuse. La saveur est très amère et persistante.

Composition : Le rhizome d'hydrastis renferme une forte proportion de *berbérine,* un alcaloïde incolore cristallin particulier, l'*hydrastine* et un troisième composé, la *xanthopuccine* (du nom vulgaire de la plante Yellow puccoon) qui est également un alcaloïde de couleur jaune (Freund, W. Will et Perrins, Pharm. Journ., 2, III, 546).

Formes pharmaceutiques : Teinture et extrait fluide (Pharm. des États-Unis). On importe d'Amérique sous le nom d'hydrastine une sorte d'extrait sec résineux qu'il ne faut pas confondre avec l'alcaloïde pur.

Coptis teeta Wall. Petite plante herbacée vivace, originaire de la partie orientale de l'Assam, dont on emploie le rhizome comme tonique amer à cause de la berbérine qu'il renferme en forte proportion (8,5 % Fluckiger), Pharm. de l'Inde.

On a préconisé pour la même raison le Coptis trifolia Salisb., de l'Amérique septentrionale.

Aconitum heterophyllum Wall. *Atis* (Pharm. de l'Inde). Cet aconit croît dans les parties élevées (8,000 à 15,000 pieds) de l'Hymalaya. C'est une plante à fleurs jaunes ou bleues dont les racines sont employées aux Indes comme tonique et fébrifuge. Contrairement aux autres espèces du genre auxquelles il ressemble par ses caractères extérieurs, l'Atis ne paraît pas toxique et ne renferme pas d'aconitine.

Il doit ses propriétés à un alcaloïde particulier, l'*atisine* (Broughton, 1873).

Cimicifuga racemosa Ell. (Actæa racemosa L.) Plante vivace de l'Amérique septentrionale, voisine de notre A. spicata L. et dont on emploie le rhizome en Amérique et en Angleterre. On importe d'Amérique sous le nom de *cimicifugine* un extrait alcoolique sec. On a préconisé l'extrait fluide et la teinture de cette plante dans les affections goutteuses et rhumatismales (Ph. Brit.).

Pæonia officinalis Retz. *Pivoine femelle* (Cod. Franç.) On employait jadis les racines, les fleurs et les graines de cette plante originaire de l'Europe méridionale.

FAMILLE DES MAGNOLIACÉES.

Les Magnoliacées sont des plantes ligneuses, arborescentes ou frutescentes, à feuilles alternes, originaires de l'Amérique et des parties chaudes et tempérées de l'Asie.

Les plantes de cette famille sont aromatiques et doivent leurs propriétés toniques et excitantes à des essences localisées dans les écorces, les fleurs ou les fruits, plus rarement à des principes amers (*liriodendrine*) qui font employer les écorces de quelques espèces comme fébrifuges.

Espèce officinale en Belgique.

ILLICIUM VERUM Hook. f. (Bot. Mag., t. 7005, Jul. 1888).

(I. anisatum Gaertn.)

Cette plante, récemment décrite par sir J. Hooker, peut être considérée comme étant la source de l'anis étoilé du commerce et ne doit pas être confondue avec les espèces jusqu'ici mal connues décrites sous le nom d'I. anisatum.

L'Illicium verum croît en Chine, dans la province de Kuangsi, notamment à Lung-Chow, sur les frontières de l'Annam et dans les environs de Po-Se près du Yunnan; cette plante a été introduite au Jardin botanique de Kew en 1885 par M. Ford et y a fleuri en 1887 (1).

C'est un petit arbre de 9 pieds de haut, à feuilles elliptiques lancéolées, à fleurs solitaires, axillaires, globuleuses; le périanthe est formé de 10 segments dont les plus internes sont rouges; les carpelles sont au nombre de 8, terminés par un style court.

---

(1) E. M. Holmes, *Pharm. Journ.,* août 1888.

Partie usitée : Le fruit, **Fructus anisi stellati** Ph. B. Anis étoilé, Badiane. *Fœniculum sinense, Anisum Chinæ* (Lemery, 1755).

Le fruit d'anis étoilé est employé en Chine depuis les temps les plus reculés; son introduction en Angleterre remonte à 1588 (Fluckiger), Clusius l'a décrit en 1601, sous le nom d'*anisum Philippinarum* (1).

Caractères : Fruits formés de carpelles caréniformes, normalement au nombre de 8, mais souvent en partie avortés, disposés en rayons et à angle droit autour de l'axe légèrement prolongé, sur un pédoncule recourbé. Ces carpelles, charnus extérieurement, à l'état frais, sont ridés par la dessiccation; on a comparé le toucher de leur surface à celui du liège; ils se terminent par un bec court horizontal, la pointe étant dirigée au dehors. Leur couleur est d'un brun rougeâtre, leur odeur assez forte, analogue à celle de l'anis, leur saveur également anisée, mais en même temps légèrement acide. Le carpelle est déhiscent par sa face ventrale supérieure, et cette déhiscence laisse voir la graine unique qu'il renferme; graine ovoïde, déprimée, lisse, brillante, d'un brun pâle, albuminée, à albumen huileux, renfermant un embryon minime.

Le carpelle est constitué par deux tissus distincts : 1° un tissu externe parenchymateux, contracté par la dessiccation, renfermant de nombreuses cellules remplies d'essence, et parcouru par quelques faisceaux vasculaires.

2° Un prosenchyme à fibres épaisses, allongées radialement, perpendiculairement à la graine, tout autour de la cavité qui la renferme, et en sens contraire sur les bords du carpelle devenus libres par la déhiscence.

La graine a un épisperme formé de deux couches; l'une externe à cellules épaisses, allongées radialement; l'autre interne à cellules irrégulières, ciliées, ponctuées, renfermant des cristaux prismatiques.

---

(1) Clusius, *Rarior. plant. hist.*, Lib. IV. p. 202. Anvers, Plantin, 1601.

COMPOSITION : Le péricarpe de l'anis étoilé renferme 4 à 5 % d'une essence qui ne paraît différer de l'essence d'anis vert que parce qu'elle renferme une moindre proportion d'anéthol; aussi ne se solidifie-t-elle que vers + 2°, tandis que l'essence d'anis se solidifie vers + 10°.

Le fruit d'anis étoilé contient encore un sucre (saccharose), du tannin, localisé dans la zone externe de l'épicarpe, et des matières gélatineuses (pectine).

La graine renferme une assez forte proportion d'huile grasse et ne paraît pas contenir d'essence.

FORMES PHARMACÉUTIQUES : L'anis étoilé n'entre dans aucune préparation officinale. On prescrit parfois la teinture (Cod. Franç.), et il entre dans la formule de plusieurs élixirs dentifrices. La pharmacopée Britannique indique comme source de l'essence d'anis, indifféremment, l'anis étoilé et l'anis vert. Le fruit de badiane est encore employé dans la préparation de certaines liqueurs.

SUBSTITUTION : **Illicium religiosum** Sieb. (Illicium Japonicum Sieb., 1825; I. Anisatum L.) Shikimi des Japonais.

Cette plante a été considérée par certains auteurs (Miquel, H. Baillon), comme n'étant qu'une forme de l'Illicium anisatum Gaertn., introduite de Chine au Japon. La composition et les caractères différents du fruit nous font considérer l'I. religiosum comme une espèce distincte.

C'est une plante très voisine de l'I. anisatum, mais bien connue des Chinois comme étant une plante toxique dont ils emploient les feuilles pour empoisonner le poisson; elle a été introduite de Chine et de Corée au Japon par les prêtres de Bouddha et se trouve généralement cultivée autour des temples, son écorce et ses feuilles entrant dans la composition de bâtonnets que l'on brûle comme encens. Ses fruits n'étaient pas recueillis, ou du moins importés en Europe, lorsque, en février et mars 1880, on observa à Leeuwarden (Hollande), une série d'empoisonnements non suivis de mort sur des personnes ayant fait usage de préparations aromatisées au moyen d'anis étoilé. Après examen, on reconnut que ces fruits, différant par certains caractères de l'anis étoilé ordinaire, devaient être attribués à l'I. religiosum. Au reste, on observait un peu plus tard cinq cas d'empoisonnement, dont deux suivis de mort à Uyeno (Japon), sur des enfants ayant mangé des fruits de Shikimi. Nous devons à l'obligeance de M. Timmermans, de Bruxelles, un échantillon de ces fruits introduits dans le commerce comme anis étoilé.

CARACTÈRES : Fruits présentant l'aspect général de l'anis étoilé; carpelles au nombre de 8, mais ordinairement plus petits, surface plus lisse dans les fruits mûrs, d'un brun plus pâle, *la pointe du carpelle étant recourbée en crochet vers l'intérieur* du fruit et non vers l'extérieur, semences d'un jaune brun à carène bien développée, à sommet aigu.

Ce fruit présente une saveur et une odeur aromatiques rappelant celles des feuilles de laurier, légèrement camphrées, mais non anisées.

COMPOSITION (1) : L'anis étoilé du Japon renferme :

1° Une essence peu abondante (0,44 %), localisée dans le péricarpe, non toxique, mais différant de celle de la badiane en ce qu'elle ne paraît pas renfermer d'anéthol et ne se solidifie pas à —20°.

2° Une huile grasse sans action spéciale sur l'économie animale et contenue dans la graine (52 %).

Enfin 5° Un principe toxique, la *sikimine* (Eykman); c'est un corps neutre, cristallin, non azoté, paraissant doué de propriétés toxiques énergiques.

On a signalé aussi (2) la possibilité de la substitution à l'anis étoilé de Chine, d'autres fruits provenant d'espèces du même genre; tels sont ceux de l'I. parviflorum Michx., originaire de la Floride, fruits ordinairement à 8 carpelles, mais à odeur de sassafras.

I. floridanum Ellis, des mêmes régions, à odeur d'anis, mais présentant 15 carpelles au lieu de 8.

---

(1) J.-F. Eykman, *Pharm. Journ.*, 18 juin 1881.
(2) Holmes, *Pharm. Journ.*, 18 décembre 1880.

I. **Griffithii Hook.** et Th., de l'Inde orientale, présentant également 15 carpelles et possédant de plus une saveur amère et l'odeur du cubèbe et du laurier.

Enfin l'I. **Majus Hook.** et Th., également de l'Inde, possédant aussi 13 carpelles, mais ayant une odeur de muscade.

Ces deux derniers fruits, mouillés et placés sur une feuille de papier bleu de tournesol, ne donnent pas la coloration rouge que donnent dans les mêmes conditions l'anis de Chine et le Shikimi.

Espèces non officinales en Belgique.

Magnolia glauca L., **M. acuminata** L. et **M. tripetala** L. Originaires de l'Amérique du Nord où l'on emploie leurs écorces comme toniques aromatiques et amers (**Magnolia bark**, Ph. des États-Unis).

Liriodendron tulipifera L. Grand arbre de l'Amérique du Nord, souvent planté en Belgique, fournit également une écorce amère et aromatique (**tulip tree bark**, Ph. des États-Unis) d'où Emmet a isolé un principe amer, la *liriodendrine*. Dans le commerce, cette écorce est mondée de la couche subéreuse, d'un blanc jaunâtre et très fibreuse.

Drimis Winteri Forst. Arbre originaire des rives du détroit de Magellan et des régions voisines, répandu sous des formes différant légèrement du type sur tout le continent américain jusqu'au Mexique; les principales de ces variétés sont : le D. **Chilensis** DC. du Chili, le D. **Granatensis** L. F. du Brésil et de la Nouvelle-Grenade, et le D. **Mexicana** Moç. et Sessé du Mexique.

PARTIE USITÉE : L'écorce. **Écorce de Winter ou de Wintcram.**
Cette écorce fut rapportée par le navigateur anglais Winter, attaché à l'expédition de sir F. Drake (1578) et décrite par Clusius en 1605. Elle n'a jamais fait l'objet d'un commerce régulier et on lui a de bonne heure substitué d'autres écorces aromatiques présentant plus ou moins ses propriétés.

SUBSTITUTIONS : Parmi les écorces ainsi employées, celle qui se rapproche le plus de l'écorce de Winter est celle du **Drimis Granatensis**, connue au Brésil sous le nom de **Casca d'Anta** (écorce de tapir) — *Pepper bark* du commerce anglais. — **Kinkina urens** de Mutis, qui la supposait voisine des quinquinas.
C'est une écorce épaisse, ligneuse, d'un brun assez foncé, à cassure granuleuse; odeur peu prononcée, saveur très piquante, astringente et aromatique. La face externe est lisse, la face interne très rugueuse, couverte de

petites crêtes saillantes très dures (correspondant aux rayons médullaires formés de cellules pierreuses). Aucune cellule de cette écorce ne contient de cristaux; elle renferme une forte proportion de tannin et une essence. Ell est rare dans le commerce et ne se trouve pas dans la droguerie, au moins en Belgique.

FAMILLE DES CANELLACÉES.

Famille voisine des Violariées et des Bixinées dont deux espèces fournissent des écorces aromatiques également substituées à l'écorce de Winter.

1° **Canella alba** Murr. Arbre de moyenne grandeur, originaire des Antilles et des côtes voisines et dont l'écorce est importée principalement des îles Bahamas sous le nom de *cannelle blanche*. Cette écorce est celle que l'on vend surtout en Belgique sous le nom d'écorce de Winter.

Écorce roulée sur elle-même ou fortement cintrée, en fragments irréguliers, colorée à l'extérieur en gris jaunâtre très pâle, parfois un peu rosé; à l'intérieur, d'un blanc pur ou légèrement jaunâtre. La face externe porte des taches arrondies (lenticelles), peu apparentes, la face interne est lisse. Saveur aromatique très piquante, un peu amère, mais non astringente.

Cette écorce renferme dans les rayons médullaires de nombreux cristaux d'oxalate calcique; les cellules externes de la couche herbacée sont lignifiées, les faces latérales et internes étant très épaissies et percées de nombreux canalicules.

Composition : La cannelle blanche contient 0,94 % d'essence (Meyer et von Reiche, 1845) et un principe cristallin (*cannelline* de Petroz et Robinet, 1822). Elle diffère surtout de l'écorce de Winter par l'absence de tannin et par la présence de l'oxalate calcique. Un échantillon de cette écorce nous a fourni 7 % de cendres, tandis que l'écorce du Drimis Granatensis ne nous a donné que 1,60 %.

2° **Cinnamodendron corticosum** Miers. Grand arbre originaire de la Jamaïque, dont l'écorce, rare dans le commerce en Belgique, est surtout vendue en France et en Angleterre comme véritable écorce de Winter.

Écorce épaisse, plus ou moins cintrée, mais non roulée sur elle-même et beaucoup plus volumineuse que la cannelle blanche. Face externe possédant par places seulement un suber argenté, spongieux et fragile; lenticelles nombreuses, grandes, arrondies, d'un brun rougeâtre, très visibles. Zone interne lisse, d'un gris rougeâtre. Le liber présente sur la cassure un aspect feuilleté caractéristique.

Saveur âcre particulière, très prononcée, odeur aromatique. Sur la coupe on observe les mêmes cellules pierreuses dans la couche herbacée que dans l'écorce précédente; les couches libériennes sont alternativement parenchymateuses et fibreuses. Les cellules des rayons médullaires ainsi que celles de la couche herbacée renferment de nombreux cristaux d'oxalate calcique.

Composition : L'écorce du cinnamodendron renferme une faible proportion de tannin, une essence, et nous a fourni 9,40 °/₀ de cendres.

Formes pharmaceutiques : L'écorce de Winter entre dans le vin diurétique amer de la Charité (Cod. Franç.) et la cannelle blanche dans le vin de rhubarbe de la Pharm. Britannique, 1885.

FAMILLE DES ANONACÉES.

Les Anonacées sont des plantes ligneuses, arborescentes ou frutescentes, appartenant surtout à la flore des régions tropicales. Ce sont des plantes aromatiques, voisines des Magnoliacées par leurs caractères comme par leurs propriétés. Quelques espèces cultivées dans toutes les colonies fournissent des fruits alimentaires recherchés; tels sont surtout les Anona squamosa L., A. muricata L., A. cherimolia Mill.

Xilopia æthiopica A. Rich (Unona æthiopica Dunal = Habzelia æthiopica DC.) Le fruit de cette espèce (poivre de Guinée, poivre d'Éthiopie) est constitué par un pédoncule ligneux, renflé en une tête où s'insèrent des baies cylindriques atténuées à la base, aiguës au sommet, ridées par la dessiccation, renfermant de 5 à 15 graines dans une pulpe sèche, possédant une saveur piquante et une odeur rappelant celle du gingembre Cet arbuste est originaire de l'Afrique occidentale et a été introduit au Brésil, à la Guyane et dans d'autres contrées chaudes.

Le poivre de Guinée, jadis très employé comme excitant aromatique, n'est plus usité aujourd'hui, au moins en Belgique.

Cananga odorata Hook. f et Th. (Uvaria odorata Lamk., Unona odorata Dun.) Arbre originaire des îles Moluques, de Manille et des régions voisines, renferme dans ses fleurs une essence très estimée, à odeur de narcisse, et très employée aujourd'hui dans la parfumerie sous son nom indien d'essence d'Ylang-Ylang.

FAMILLE DES MÉNISPERMACÉES.

Les Ménispermacées sont des plantes ligneuses ou herbacées, vivaces, généralement sarmenteuses, appartenant surtout à la flore des contrées tropicales. On en trouve quelques espèces dans l'hémisphère boréal, particulièrement dans l'Amérique du Nord, le Japon, la Sibérie.

Les principes actifs auxquels les plantes de cette famille doivent leurs propriétés souvent toxiques, sont : des principes amers neutres (*colombine*) ou alcalins (*berbérine*), localisés surtout dans les racines, et des corps toxiques (*picrotoxine*, *ménispermine*), localisés surtout dans les fruits.

Espèce officinale en Belgique.

JATEORHIZA PALMATA Miers.

(Menispermum palmatum Lamk., Cocculus palmatus DC., Jateorhiza
    Columba Miers, J. Miersii Oliv., Menispermum Columba Roxb.,
    Chasmanthera palmata H. Baillon).

Plante grimpante dioïque, à tiges annuelles, à racines vivaces ; les feuilles sont grandes, palmatilobées, à 5 divisions ; les fleurs sont disposées en longues grappes ramifiées.

PATRIE : Madagascar, côte orientale d'Afrique, Mozambique, jusque dans la région du Zambèse ; cultivée à l'île Maurice et autrefois aux Indes anglaises.

PARTIE USITÉE : La racine, **Radix Colombo** Ph. B., racine de Colombo.

CARACTÈRES : A l'état frais, la racine de Colombo est une grosse racine pivotante, charnue ; elle arrive sous forme de rondelles coupées à l'état frais et séchées, épaisses de $0^m,005$ à $0^m,02$ et de $0^m,02$ à $0^m,05$ de diamètre, brunes à l'extérieur, d'un jaune grisâtre à l'intérieur. La surface est déprimée vers le centre, les tissus de cette partie de la racine s'étant contractés plus pendant la dessiccation que les couches périphériques. D'autres dépressions, moins marquées, s'observent dans le sens radial et correspondent aux larges rayons médullaires interposés entre les faisceaux libéro-ligneux. Entre le centre ligneux et la couche corticale, à quelques millimètres du bord externe et parallèlement à ce bord, on remarque une ligne mince, creuse et plus sombre que les tissus ambiants, constituant le cambium.

Le tissu interne a une consistance grenue et une couleur d'un jaune verdâtre caractéristique. L'eau iodée détermine sur toutes les parties de la racine une coloration d'un bleu noirâtre intense.

La racine de Colombo possède une saveur amère très prononcée et une odeur faible particulière.

CARACTÈRES MICROSCOPIQUES : Couches corticales constituées : 1° par un suber peu épais, à cellules petites, brunâtres, rectangulaires, comprimées; 2° par un parenchyme cortical, à cellules grandes, à parois minces, vers l'extérieur duquel se trouve une rangée irrégulière de cellules plus grandes que les voisines, à parois plus épaisses, incrustées d'une matière colorante jaune (berbérine) et renfermant souvent des cristaux prismatiques (oxalate calcique); 3° par les faisceaux libériens formés de cellules allongées en fuseau, à parois épaissies, formant des coins irréguliers à l'extrémité de chaque faisceau ligneux, dont ils sont séparés par le cambium. Les faisceaux libériens sont séparés les uns des autres par de larges masses de tissu fondamental (rayons médullaires), identique au parenchyme cortical.

Le méditullium est constitué par des faisceaux ligneux, dépourvus de fibres et renfermant de nombreux vaisseaux larges, ponctués, rayés, visibles à l'œil nu sous forme de filaments aplatis et jaunes lorsqu'on déchire la racine préalablement macérée. Les parois de ces vaisseaux sont imprégnées de berbérine et prennent par la potasse caustique une teinte d'un brun rougeâtre. Toutes les cellules des tissus parenchymateux sont remplies d'un amidon en grains irrégulièrement ovoïdes, de la grosseur des grains d'Arrowroot ou même de fécule de pommes de terre, et portant sur le grand axe des fentes très fines et longitudinales en éventail.

Composition : La racine de Colombo renferme : la *Colombine* (Wittstock, 1850), principe amer neutre, cristallin, blanc, peu soluble dans l'eau; la *berbérine* en combinaison avec l'*acide colombique*, corps jaunâtre et amorphe; une forte proportion d'amidon; de petites proportions de gomme et de pectine; elle fournit environ 6 °/₀ de cendres.

Formes pharmaceutiques : On emploie le Colombo sous forme de *poudre*, de *teinture alcoolique* et d'*extrait alcoolique*.

Substitutions : La racine de Colombo du commerce actuel est pure, mais on lui a substitué autrefois la racine d'une gentianée de l'Amérique du Nord, le Frasera Walteri Michx. (American Columbo, Ph. des États-Unis). Cette racine, dont nous possédons un échantillon très ancien, est en rondelles comme le Colombo, mais elle est d'un brun pâle à l'extérieur et d'un brun jaunâtre sur la surface de section. On la trouve actuellement dans le commerce en racines longues, ramifiées, d'un brun jaunâtre, ressemblant beaucoup à la gentiane officinale, mais fréquemment coupées dans le sens de la longueur. Elle possède une saveur amère, une odeur rappelant celle de la gentiane et se distingue facilement du Colombo : 1° par sa couleur brunâtre et non jaune (absence de berbérine); 2° comme toutes les racines des gentianées par l'absence d'amidon dans les tissus.

Espèces non officinales en Belgique.

Anamirta cocculus W. et Arn. (Menispermum cocculus L., Anamirta paniculata Colebr.) Plante grimpante à tiges ligneuses, dioïque, à feuilles grandes, alternes, cordiformes, à inflorescences en grappes entières multiflores.

Patrie : Indes orientales (côte orientale de l'Hindoustan), Assam, Cochinchine, îles Malaises.

Partie usitée : Le fruit, coques du Levant, **Cocculi levantici S. piscatorii.**

Caractères : A l'état complet, les fruits sont réunis au nombre de trois par des pédicelles très courts sur un pédoncule commun; dans le commerce ils sont isolés. Ce sont alors de petites drupes sub-réniformes, d'un brun noir, à surface chagrinée (rouges et charnues à l'état frais). Comme dans les Ménispermacées en général, le fruit est replié sur lui-même, le sommet indiqué par un style court se trouvant ramené près de la base, où se trouve une cicatrice déprimée, point d'insertion sur le gynophore. Le fruit est constitué :

1° Par une partie charnue déprimée par la dessiccation, parcourue par de nombreux faisceaux vasculaires dont le principal va du sommet à la base en suivant la grande courbure et est visible sous forme d'une petite nervure saillante;

2° Par une coque mince, ligneuse, d'un jaune pâle; sur la face interne de cette coque, entre le point d'insertion et le style, s'élève un placenta cartila-gineux bilobé, entre les replis duquel se trouve fixée la graine. Celle-ci est réniforme, moulée sur les saillies du placenta, enveloppée d'un spermoderme très mince, réticulé et renfermant dans un albumen huileux abondant un embryon petit, à cotylédons divergents, foliacés, occupant environ la moitié de la longueur totale de la graine.

La coque du Levant a environ $0^m,01$ de long, $0^m,006$ de diamètre et pèse en moyenne 50 centigrammes. Les enveloppes du fruit sont insipides; l'albumen possède une saveur très amère et grasse.

COMPOSITION : La coque du Levant doit ses propriétés toxiques à la *pirco-toxine* (Boulley, 1812), corps neutre, cristallin, de saveur amère très pro-noncée, localisé dans l'albumen.

On a retiré (Pelletier et Couerbe, 1835) deux alcaloïdes du péricarpe : la *ménispermine* et la *para-ménispermine*, mais ces corps, ainsi que l'*acide hypopicrotoxique* des mêmes auteurs, sont douteux. La graine renferme 45 à 50 °/₀ d'huile grasse.

USAGES : La coque du Levant est rarement usitée en pharmacie (poudre, dose maxima 20 centigrammes; picrotoxine, dose 1 milligramme). On l'emploie frauduleusement pour détruire le poisson à cause de l'action spécialement toxique que la picrotoxine exerce sur ces animaux, et aussi pour la falsification des bières.

Chondodendron tomentosum R. et Pav. (Cocculus Chondoden-dron DC.) Plante ligneuse, grimpante, originaire du Brésil, dont la racine ligneuse, de $0^m,10$ à $0^m,15$ de long sur $0^m,02$ à $0^m,10$ d'épaisseur, de saveur amère, était autrefois employée sous le nom de racine de Pareira brava (vigne sauvage en portugais).

On a substitué à cette racine, aujourd'hui inusitée en Belgique, différentes racines ou tiges provenant d'espèces voisines et notamment du Cissampelos pareira L., qui a été considéré longtemps comme étant l'origine de la racine du commerce; de l'Abuta rufescens Aubl. et d'autres peu connues.

Le principe actif de la racine de Pareira brava paraît être un corps analogue à la buxine, la *pélosine* (Wiggers, 1839).

Menispermum Canadense L. (Parilla jaune.) Plante de l'Amérique du Nord dont on a récemment introduit la racine dans la thérapeutique euro-péenne.

C'est une racine volumineuse pouvant atteindre 1 mètre de longueur sur 0^m,05 environ de diamètre, à radicelles nombreuses, d'un brun jaunâtre à l'extérieur, jaune à l'intérieur.

COMPOSITION : Berbérine, un alcaloïde particulier, incolore, cristallin, la *ménispine* (Maisch), de l'amidon, une résine et du tannin. Employée à la dose de 1 à 4 grammes sous forme de poudre et d'extrait fluide.

FAMILLE DES BERBÉRIDÉES.

Les Berbéridées sont des plantes ligneuses ou herbacées, vivaces, originaires des régions tempérées et montagneuses de de l'hémisphère nord.

Celles que l'on emploie en pharmacie doivent leurs propriétés à des alcaloïdes non toxiques (berbérine, oxyacanthine) et à des substances résineuses purgatives (podophyllin). Les fruits bacciformes d'un certain nombre d'espèces sont riches en acide malique et en sucre, et employés comme acidules rafraîchissants.

Espèce officinale en Belgique.

PODOPHYLLUM PELTATUM L.

Podophylle (May apple aux États-Unis.)

Plante herbacée, vivace, constituée par un rhizome d'où s'élèvent chaque année deux feuilles peltées, grandes, incisées, et entre ces feuilles une hampe courte, portant une fleur unique, blanche, à laquelle succède un fruit pulpeux, jaune, ovoïde, de la grosseur d'un œuf de pigeon, acidulé, comestible (*Wild lemon, May apple*).

PATRIE : Régions orientales et méridionales des États-Unis, du Mississipi à l'océan-Atlantique; Japon.

PARTIE USITÉE : Le rhizome, **Rhizoma podophylli** Ph. B.

Caractères : Rhizome cylindrique ou légèrement déprimé, de longueur variable, de 0^m,005 à 0^m,010 de diamètre, d'un brun noirâtre. De distance en distance, ce rhizome est renflé et porte à la partie supérieure du renflement une large cicatrice déprimée correspondant au point d'insertion des organes aériens ; à la partie inférieure, des racines plus nombreuses qu'au niveau des parties internodales ; de chaque côté de la cicatrice foliaire existent fréquemment deux ou plusieurs bourgeons écailleux, divergents et plus ou moins développés. La cassure est nette, blanche ou légèrement jaunâtre.

Sur la coupe on remarque, autour d'une moelle très développée, des faisceaux libéro-ligneux peu importants et séparés par des rayons médullaires très larges. Dans les cellules parenchymateuses, on trouve une grande quantité d'amidon, et plus rarement, des cristaux en masses étoilées d'oxalate calcique.

Les racines, formant une partie peu importante du médicament, sont grêles, cylindriques, plus pâles que le rhizome et se distinguent en outre sur la coupe par la présence de faisceaux ligneux primaires au centre.

Le rhizome de podophylle, connu depuis longtemps des Indiens, fut introduit dans la médecine européenne en 1864 (Ph. Angl.).

Composition : Le principe actif de ce rhizome est une résine complexe (podophyllinum Ph. B.), *podophyllin* ou *podophylline*.

Poudre de couleur variable, du brun foncé au jaune pâle, soluble dans l'alcool, les solutions des alcalis caustiques et carbonates, partiellement dans l'éther qui la sépare en deux résines, la partie soluble paraissant seule active (C. C. Klump, Pharm. and Chim., 1885), et insoluble dans l'eau et dans l'essence de térébenthine.

Il résulte des travaux de Podwyssotzki (Pharm. Journ., 3, XII, pp. 217 et 1011) que le podophyllin est un mélange de différents composés : la *picropodophylline* en cristaux aiguillés, de saveur très amère, et toxique à dose moins élevée que le podophyllin ; la *podophyllotoxine*, matière amère, amorphe, blanche, également très active ; l'*acide picropodophyllique*, sans action physiologique ; enfin la *podophylloquercétine*, composé cristallin. L'auteur désigne sous le nom d'*acide podophyllique* la partie de la résine insoluble dans l'éther, et inerte.

Le rhizome de podophylle renferme en outre une faible proportion de tannin et de corps gras.

FORMES PHARMACEUTIQUES ET DOSES : Le rhizome de podophylle ne sert qu'à la préparation du podophyllin. Doses maxima pour ce dernier : 0,02 en une fois, 0,04 en 24 heures.

Espèces non officinales en Belgique.

Berberis vulgaris L. Arbrisseau indigène, spontané dans presque toute l'Europe, la Sibérie occidentale et naturalisé dans l'Amérique du Nord. On emploie les baies et les feuilles, acidulées, rafraîchissantes (Cod. Franç.) et surtout la racine. Cette racine, ligneuse, colorée en jaune, de saveur très amère, renferme de la *berbérine* et un autre alcaloïde, l'*oxyacanthine* ou *vinétine* (Polex, 1836).

Berberis Lycium Royle, **B. aristata** DC., **B. Asiatica** Roxb. Originaires des parties montagneuses de l'Inde, fournissent l'écorce de Berberis de l'Inde (*Indian barberry*, Pharm. de l'Inde). C'est l'écorce de la racine, riche en berbérine, dont l'extrait est surtout employé sous le nom de *rusot*. Cet extrait, usité surtout en applications externes dans l'ophthalmie, paraît être le Lycium que les anciens considéraient comme un médicament de grande valeur.

FAMILLE DES NYMPHÉACÉES.

Les Nymphéacées sont des plantes aquatiques répandues dans les eaux douces de tous les climats tempérés et chauds. Ce sont des plantes peu actives, riches en tannin dans leurs feuilles et leurs fleurs ; leurs graines et leurs rhizomes renfermant de grandes quantités de fécule, sont parfois alimentaires.

Nymphæa alba L. *Nénuphar blanc.* Les fleurs de cette plante indigène sont encore officinales en France. Il en est de même des rhizomes du Nuphar luteum Sm., nénuphar jaune.

Ces plantes passaient jadis pour être anaphrodisiaques, sédatives et narcotiques ; elles ne paraissent renfermer d'autres principes actifs que le tannin.

FAMILLE DES SARRACÉNIÉES.

Les Sarracéniées sont des plantes herbacées, à feuilles ascidiées, en cornet ou en urne, originaires de l'Amérique du Nord.

On a employé contre la variole, puis contre le rhumatisme, les feuilles et les rhizomes des différentes espèces du genre Sarracenia, notamment les S. purpurea L. et S. variolaris Michx.

En 1879, F. Hetet a isolé des feuilles du S. purpurea un alcaloïde identique au point de vue de ses propriétés physiques et chimiques avec la vératrine (Comptes rendus, 1879, p. 185).

FAMILLE DES PAPAVÉRACÉES.

Les Papavéracées sont des plantes herbacées, très rarement frutescentes, renfermant souvent dans leurs tissus des latex blancs, plus rarement jaunes ou rouges. Elles sont surtout originaires des régions tempérées ou subtropicales de l'hémisphère boréal; rares entre les tropiques ou dans l'hémisphère austral.

On les divise en deux sous-familles distinctes, non seulement par leurs caractères botaniques, mais encore par leurs propriétés : les *papavérées* et les *fumariées*.

Les papavérées sont des plantes actives fournissant à la médecine l'un de ses agents les plus importants; les alcaloïdes qui en constituent les principes actifs existent en solution dans le latex, et, d'après la nature de ce suc, on peut les subdiviser en deux groupes :

Papavérées à latex blanc, renfermant un grand nombre d'alcaloïdes narcotiques, et abondant, surtout dans le fruit non mûr (papaver).

Papavérées à latex jaune (chelidonium) ou rouge (sanguinaria), localisé surtout dans l'axe et contenant des principes âcres ou caustiques.

Les graines d'un grand nombre d'espèces (papaver, arge-mone), renferment des huiles grasses industrielles, alimentaires ou médicinales.

Les fumariées, moins actives, renferment des composés moins importants (*fumarine, acide fumarique*).

Espèces officinales en Belgique.

A. PAPAVÉRÉES.

PAPAVER RHÆAS L.

Pavot rouge, coquelicot.

PATRIE : Originaire, comme les autres espèces du genre, de l'Orient, le coquelicot paraît s'être répandu avec les céréales dans toutes les régions de l'Europe où on les cultive aujourd'hui. On ne le trouve en Belgique que dans les champs cultivés; il n'existe à l'état spontané ni en Amérique, ni dans l'Inde.

CARACTÈRES : Plante annuelle, haute de 0^m,40 à 0^m,80; racine grêle, pivotante; tige rameuse, hérissée de poils rudes; feuilles d'un vert foncé, pennatiséquées, à lobes aigus; fleurs solitaires, à sépales, au nombre de 2, caducs; pétales, au nombre de 4, grands, obtus, minces, lisses, à onglet court, d'un rouge brillant, marqués ordinairement à la base d'une tache d'un pourpre noi-râtre; étamines nombreuses, d'un violet foncé, à filet non élargi au sommet; ovaire glabre, subglobuleux, surmonté d'un stigmate sessile.

PARTIE USITÉE : Les fleurs, **Flores papaveris rhæados** Ph. B. Ces fleurs, telles qu'on les trouve dans le commerce, sont ordi-nairement réduites aux pétales isolés, très minces et souvent agglomérés, d'un rouge lie de vin, présentant une odeur faible particulière et une saveur fade, mucilagineuse. La grandeur des pétales, leur forme orbiculaire peuvent être utilisées pour les reconnaître, à défaut de l'ovaire qui les distinguerait plus nette-ment des espèces voisines, telles que le Papaver dubium L. à ovaire oblong, en forme de massue, et les Papaver argemone L., dont l'ovaire présente la même forme et est, en outre, hérissé de poils raides.

Composition : Les pétales de coquelicot renferment une matière colorante rouge, soluble dans l'eau, moins soluble dans l'alcool, insoluble dans l'éther; précipitée en mauve sale par le sous-acétate de plomb, virant au rouge vif par les acides, au rouge sombre par les alcalis, formant avec l'alun et l'ammoniaque une laque d'un rose sale.

On croit cette matière colorante constituée par deux corps amorphes, les acides *rhœadique* et *papavérique* (Meier, 1846). Ces pétales ne renferment aucun alcaloïde, mais il n'en est pas de même du latex, assez abondant dans les tiges et les capsules, lequel contient un alcaloïde trouvé également dans l'opium, la *rhœadine* (Hesse, 1865), jouissant de propriétés narcotiques faibles.

Il serait donc plus rationnel d'employer, comme l'indique du reste la pharmacopée, la fleur entière avec l'ovaire, que les pétales isolés qui sont inertes et, de plus, peuvent difficilement être distingués de ceux des espèces voisines.

Formes pharmaceutiques : On emploie les fleurs de pavot rouge en infusion et fréquemment sous forme de sirop.

PAPAVER SOMNIFERUM L.

Le Papaver somniferum est caractérisé d'une manière générale par sa tige lisse, ramifiée seulement vers le sommet; ses feuilles amplexicaules, ondulées, sinuées ou dentées, ordinairement d'un vert pâle, glauques; ses fleurs grandes, à l'extrémité des divisions de la tige, à corolle blanche, souvent d'un violet pâle ou rouge; les filets des étamines sont dilatés au sommet; le fruit capsulaire, ovoïde ou déprimé, muni ou non de pores sous le stigmate pour la dissémination; les graines sont petites, réniformes, blanches, bleues ou brunâtres.

C'est une plante variable, présentant plusieurs formes bien caractérisées et cultivées pour différents usages. Telles sont les variétés suivantes :

1° Papaver somniferum γ album Boiss. (P. officinale

Gmel.). Pavot blanc, cultivé en Belgique comme plante officinale,
fournissant les capsules de pavot, et en Perse et aux Indes pour la
production de l'opium.

2° **Papaver somniferum nigrum DC.** Connu seulement
à l'état de culture et considéré comme une sous-variété glabre
du P. setigerum DC. (P. somniferum α setigerum Boiss.);
lequel vit à l'état spontané en Grèce, en Asie Mineure, en Corse et
dans d'autres régions chaudes du bassin de la Méditerranée. C'est
le Pavot œillette cultivé dans le nord de la France et le sud-ouest
de la Belgique pour la production de l'huile retirée de ses graines
(huile d'œillette). C'est une huile siccative d'un jaune pâle, autrefois employée en pharmacie, mais ayant surtout des usages alimentaires; on l'emploie fréquemment pour falsifier l'huile d'olives.

5° **Papaver somniferum β glabrum Boiss** Forme cultivée
en Asie Mineure et en Égypte pour la préparation de l'opium.

Produits usités : 1° Capsule de pavot, **Fructus papaveris
albi** Ph. B., ou tête de pavot, et 2° latex épaissi ou **Opium.**

1° Capsules de pavot. La capsule du pavot provient donc
du Papaver somniferum album, plante inconnue à l'état
spontané et originaire de l'Orient; elle est caractérisée par sa
taille élevée, pouvant atteindre 2 mètres, ses fleurs peu nombreuses, ordinairement blanches ou marquées à l'onglet d'une
tache violette plus ou moins foncée, ses feuilles d'un vert glauque,
ses capsules grandes, ordinairement indéhiscentes et renfermant
des graines blanches.

Caractères : La capsule du pavot devrait être recueillie avant
sa maturité; elle est ovoïde, ou, dans une sous-variété fréquemment cultivée, très déprimée; à l'état sec, sa couleur est d'un gris
jaunâtre souvent maculé de taches noirâtres.

On remarque à la base un renflement annulaire (torus), à la
face inférieure duquel se trouvent les traces de l'insertion des
étamines, puis le fruit se rétrécit en un court pédicelle pour se
dilater plus ou moins brusquement (capsule ovoïde ou déprimée).
Au sommet, au-dessus d'un étranglement brusque, s'épanouit un
disque stigmatifère en étoile, à rayons en nombre variable, de
10 à 20. Le nombre des rayons stigmatiques correspond à chacun

des carpelles dont la réunion forme le fruit; au niveau de la suture de chacun de ces carpelles, les bords se replient à l'intérieur pour former autant de cloisons incomplètes n'atteignant pas le centre du fruit, qui par conséquent reste monoloculaire. Ces cloisons, constituant les placentas, sont minces, cassantes et portent de nombreuses graines ordinairement blanches, réniformes, à testa réticulé. La paroi interne de la capsule est d'un blanc jaunâtre, finement plissée; les parois à la maturité sont spongieuses, fragiles, de $0^m,004$ à $0^m,002$ d'épaisseur.

Les capsules de pavot du commerce sont toujours recueillies à la maturité complète et pèsent, sans les graines, de 5 à 8 grammes, au lieu du poids moyen de 4 grammes qu'exige la Pharmacopée, dont l'intention est de faire employer la capsule non mûre, beaucoup plus active.

CARACTÈRES MICROSCOPIQUES : L'épicarpe de la capsule de pavot est représenté par un épiderme à cellules épaissies extérieurement et portant de nombreux stomates; l'endocarpe est un parenchyme parcouru par de nombreux vaisseaux laticifères, ouverts, fortement anastomosés et formant avec quelques vaisseaux annelés ou spiraux, un réseau qui entoure tout le fruit et que l'on peut isoler par simple macération, les autres tissus se détruisant, tandis que ces organes résistent à la putréfaction. L'endocarpe est formé d'une seule couche de cellules légèrement épaissies vers l'intérieur.

COMPOSITION : La capsule de pavot doit ses propriétés aux alcaloïdes contenus dans son latex; mais à la maturité complète, ces principes actifs paraissent avoir disparu en grande partie; c'est ce qui explique pourquoi certains chimistes y ont trouvé de la morphine et d'autres alcaloïdes de l'opium, en quantité plus ou moins considérable, tandis que d'autres n'ont pu isoler ces principes actifs.

Les graines, complètement dépourvues de principes narcotiques, fournissent de 58 à 40 °/₀ d'huile grasse.

FORMES PHARMACEUTIQUES : Les capsules, brisées et privées de leurs graines, s'emploient en infusion et sous forme *d'extrait aqueux, purifié par l'alcool,* servant de base au *sirop diacode* (extrait 1 °/₀).

ZONES de PRODUCTION de L'OPIUM.

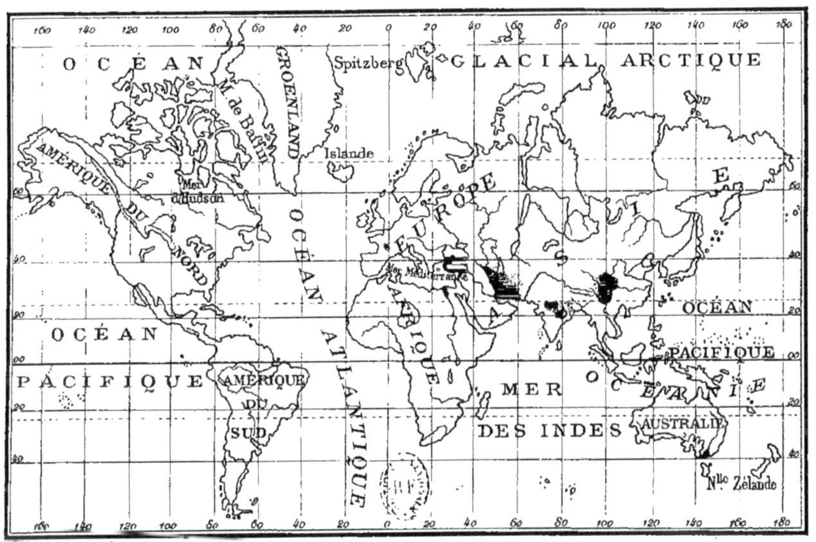

Lith. G. Severeyns, Bruxelles

2° **Opium.** L'opium paraît avoir été connu pour ses usages médicaux dès la plus haute antiquité. Il fut désigné d'abord sous les noms de *meconium* (Théophraste), puis sous celui d'*opium* (du grec ὀπός, suc), le nom de meconium étant réservé au suc provenant des tiges et des feuilles de la plante (Dioscoride).

L'opium était récolté dans l'antiquité comme aujourd'hui en Asie Mineure, en Perse; au moyen âge, le plus estimé venait d'Égypte et particulièrement de la Thébaïde (*opium thebaïcum*), de là le nom d'*extrait thébaïque,* sous lequel on prescrit encore parfois l'extrait d'opium.

PRODUCTION : Toutes les variétés du Papaver somniferum que nous avons décrites plus haut, peuvent fournir de l'opium, et dans toutes les régions tempérées et subtropicales du globe, de l'Écosse au Japon et du Cap de Bonne-Espérance à l'Australie méridionale, on peut récolter ce produit. Cependant, pour certaines raisons, telles que la sécheresse du climat, le bas prix de la main d'œuvre, les traditions locales, si puissantes lorsqu'il s'agit de fixer une culture, les régions où l'on extrait aujourd'hui de l'opium sont restreintes. Ce sont les localités suivantes :

1° *L'Asie Mineure.* Cette région est la plus importante; elle fournit à elle seule tous les opiums officinaux et la plus grande partie de ceux qui servent à la préparation des alcaloïdes. La production peut s'élever annuellement à 400,000 ou 500,000 kilogs.

La variété cultivée est le Papaver somniferum β glabrum Boiss., à fleurs blanches, violettes ou rougeâtres.

Les deux marchés où se concentre cet important commerce sont Smyrne, où l'opium est soumis à un contrôle régulier, et Constantinople, où le commerce se fait librement.

2° *L'Égypte.* La culture du pavot à opium a été reprise dans ce pays par les Turcs, mais la production est peu importante et la qualité de l'opium médiocre ou mauvaise. La variété cultivée est la même qu'en Asie Mineure.

3° *La Perse.* La récolte de l'opium paraît s'être pratiquée dans ce pays depuis les temps les plus reculés; mais après avoir fourni longtemps des qualités inférieures, la Perse produit aujourd'hui des opiums d'un titre élevé, d'aspect très varié, et qui sont surtout utilisés par les fabriques d'alcaloïdes et pour la consommation des fumeurs d'opium de la Chine et des Indes. La variété exploitée est le P. somniferum album.

4° *Les Indes Anglaises.* Les opiums produits par ce pays proviennent de deux régions distinctes : le Bengale, où le produit constitue un monopole du Gouvernement, et les environs de Malwa, où la culture est libre. Ces opiums sont exclusivement destinés à être consommés par les fumeurs chinois et n'arrivent pas en Europe. La variété cultivée est la même qu'en Perse.

5° *La Chine* fournit une partie de l'opium nécessaire à son énorme consommation; mais cet opium est inconnu en Europe.

Enfin, on a cultivé le pavot en vue de la récolte de l'opium dans différentes régions qui n'ont pas, jusqu'ici, constitué des centres importants de cette production.

Tels sont : l'opium d'Europe (afium ou opium indigène d'Aubergier), récolté en Auvergne, et l'opium d'Algérie dont la culture paraît être abondonnée aujourd'hui, et que l'on importait dans des capsules de pavot préalablement vidées.

Dans ces derniers temps, la culture du pavot à opium s'est répandue dans les régions méridionales du continent australien et paraît prendre une certaine importance.

Opium officinal (1) (opium d'Asie Mineure, de Smyrne ou de Constantinople, Turkey opium du commerce anglais).

Culture et récolte. L'opium dont il s'agit est principalement cultivé en Asie Mineure. La Turquie d'Europe (Bulgarie, environs de Salonique) fournit également aujourd'hui une partie de l'opium du commerce (500 caisses environ).

---

(1) Nous devons à l'obligeance de M. Icard, l'un des plus importants commerçants en opium de Smyrne, de précieux renseignements sur la récolte et le commerce de l'opium, ainsi que les échantillons des types commerciaux qui figurent aujourd'hui dans le droguier de l'École de Pharmacie.

La culture de l'opium se fait surtout dans la partie occidentale de l'Asie Mineure; au nord-ouest, dans les environs de Smyrne; dans la partie centrale, à *Karahissar;* plus au nord, à *Bogaditz;* enfin à la partie septentrionale, vers la mer Noire, sur les bords de la Sakaria, aux environs de *Gheivé.*

Les ensemencements du pavot se font à différentes époques de l'hiver et du printemps. Les semis d'hiver commencent vers la fin de septembre et donnent la majeure partie de l'opium; les semis de printemps se font de fin janvier en avril et donnent des plantes plus délicates et un rendement moins considérable.

La plante semée à l'automne est généralement préservée des rigueurs de l'hiver par la neige qui la recouvre; après la fonte des neiges, vers le mois de mars, elle pousse vigoureusement et peut atteindre une hauteur de 1 à 2 mètres; elle donne de cinq à trente fleurs.

Lorsque la capsule commence à prendre une teinte jaune-pâle, on l'incise; les incisions sont obliques, assez profondes pour pénétrer dans le mésocarpe, mais non pour percer la capsule, ce qui ferait écouler le suc vers l'intérieur et amènerait ainsi une perte de produit. On pratique ces incisions au coucher du soleil, pour récolter le suc le lendemain matin. Cette récolte est souvent compromise par les intempéries, surtout si elles surviennent pendant la nuit qui suit l'incision (pluie, vent, excès de chaleur, sécheresse, etc).

Le suc brunâtre qui s'est concrété sur les bords de la plaie, est d'abord recueilli dans des coquilles, puis roulé en pains que l'on enveloppe de feuilles de la plante. On laisse ensuite ces pains se sécher, au moins à l'extérieur, puis on les range dans des couffes (paniers souples et hauts), qui peuvent en contenir environ 75 kilogrammes. On les entoure de fruits de rumex qui s'opposent à l'adhérence des pains entre eux et, dans le même but, on sépare les rangées de pains par des feuilles de la même plante.

A Smyrne, les pains d'opium sont triés; on établit leur titre en morphine et on les emballe, toujours avec des fruits du rumex, dans des caisses. Les opium de Constantinople proviennent des mêmes régions, surtout de Gheivé, mais ne sont pas soumis à un contrôle officiel, comme ceux de Smyrne.

Caractères généraux : L'opium se présente en pains arrondis, de grosseur variable, pesant, en moyenne, de 700 à 200 grammes, plus ou moins déformés, suivant la consistance plus ou moins dure de l'opium; lorsqu'il est récent, les feuilles qui l'entourent lui donnent une teinte verdâtre claire; avec le temps, il prend une coloration grisâtre ou jaunâtre. Les opiums mous retiennent incrustés à leur surface une plus ou moins grande quantité de fruits de rumex (opium Yerli). L'odeur est forte, spéciale, caractéristique, la saveur amère. La surface de fracture est, dans l'opium officinal, grumeleuse, formée de larmes isolées et de débris végétaux (fragments d'épiderme) peu abondants. Dans certaines qualités, elle est lisse et compacte (opium pour les fumeurs, opium de Perse et de l'Inde). Exposée à l'air, cette surface de fracture sèche plus ou moins rapidement et devient noirâtre; elle reste poisseuse dans les qualités inférieures (opium d'Egypte). La densité moyenne de l'opium est 1,5. Traité par l'eau froide, l'opium officinal donne en solution plus de la moitié de son poids (55 à 65 %). La solution est d'un brun rougeâtre, présente une réaction acide, précipite par l'ammoniaque, le tannin et tous les réactifs généraux des alcaloïdes.

L'opium officinal doit, après dessiccation complète, renfermer au moins 10 % de morphine (Ph. B., Ph. Germanique). Le Codex Français dit 10 à 12 % après dessiccation, la Pharmacopée Britannique exige au moins 9,5 % et au plus 10,5 %.

Sortes commerciales : Elles sont constituées par les produits des différents districts de l'Asie Mineure, ainsi que par les qualités plus ou moins bonnes de chacun d'eux.

Opium Yerly. On donne le nom de Yerly à tout opium produit dans les environs de Smyrne. Suivant la qualité, on le divise en Yerly extra et Yerly ordinaire. C'est la sorte consommée surtout en France et en Belgique pour la pharmacie. Les pains sont de grosseur moyenne (100 à 300 grammes), mous et très irrégulièrement déformés, souvent aplatis en galettes orbiculaires, leur surface couverte de fruits de rumex. La cassure est très grumeleuse, l'odeur vireuse très forte. Le titre en morphine varie de 13 à 10 %.

Opium Gheivé. Recueilli dans les environs de Gheivé, vers la
mer Noire, très voisin du Yerly et consommé comme lui pour les
usages pharmaceutiques, surtout en Allemagne. Les pains sont
plus réguliers, ovoïdes, aplatis, de consistance plus dure et à surface externe plus lisse; leur poids varie de 200 à 300 grammes.
Le titre en morphine est de 12 à 9 %.

Opium Carahissar. Le district de Karahissar, dans le centre
de la péninsule, forme un vaste centre de production d'opium.
C'est une sorte très estimée, surtout en Angleterre et en Amérique. La qualité extra est en pains volumineux, pesant de 300 à
500 grammes, irrégulièrement ovoïdes, de consistance dure et
titrant en moyenne 11 % de morphine. La qualité usuelle, en pains
plus petits (200 à 300 grammes), titre en moyenne 10 %.

Opium Bogaditz. C'est un opium produit dans les environs de
Bogaditz, au nord de Smyrne. Il se présente en pains volumineux,
du poids de 600 à 700 grammes, de consistance dure, à cassure
presque homogène et titrant de 10 à 13 % comme le Yerly.
Il est surtout employé par les fumeurs d'opium; il en est de
même de l'opium *Malatia*, dont le titrage est plus faible,
7 à 10 % pour les meilleures qualités.

Opium Salonique. Cet opium, cultivé en Turquie d'Europe
depuis peu de temps, tend à prendre une grande importance. Il se
présente en pains ovoïdes assez allongés, de consistance assez
molle, du poids de 200 à 300 grammes. La qualité extra titre
10 à 12 %, la qualité ordinaire 7 à 9 %.

Opium Adette. Adette en turc veut dire usuel, et l'on range
dans cette catégorie une qualité moyenne, récoltée dans l'intérieur
du pays; cet opium sert surtout à l'exportation pour la Chine et
renferme assez régulièrement 9,5 % de morphine.

Opium Chiquéintis. On désigne sous ce nom, qui veut dire rejet,
tout opium rejeté au contrôle, moisi, falsifié, quelle que soit
sa provenance. Le titrage est très variable (7 $\frac{1}{2}$ à 9), la moisissure pouvant se développer sur des pains de qualité relativement bonne. Les pains de cette espèce que nous avons sont
généralement petits, durs, sphériques, de couleur blanchâtre à
l'extérieur. Mélangés, de toute provenance, les opiums de ce

groupe sont souvent vendus sous la désignation commerciale d'opium « tel quel ».

COMPOSITION : L'opium est un mélange d'un très grand nombre de corps, dont les uns lui sont particuliers, tandis que les autres sont communs à presque tous les sucs végétaux.

Tels sont : une matière mucilagineuse, de la pectine, des matières albuminoïdes, des sucres incristallisables, de la cire provenant surtout de l'enduit épidermique des capsules, des matières odorantes volatiles ; des sulfates, des phosphates de calcium, de magnésium, de potassium (cendres 4 à 8 °/₀). L'opium, suivant sa consistance, le temps écoulé depuis sa récolte, l'état plus ou moins humide de l'endroit où on le conserve, renferme une proportion d'eau variant de 10 à 50 °/₀.

Pur, l'opium ne renferme ni amidon, ni tannin.

Les principes particuliers sont acides ou basiques :

Acides : 1° Acide méconique (Setürner, 1805), en partie combiné aux alcaloïdes, en partie au calcium ; cet acide, par la coloration rouge pourpre qu'il communique aux sels ferriques, peut servir dans certaines circonstances à caractériser l'opium.

2° Acide thébo-lactique (T. et H. Smith, 1862), qui fut reconnu ensuite être identique à l'acide lactique (Stenhouse). Peut-être cet acide se forme-t-il pendant la fermentation du suc.

Alcaloïdes : Les alcaloïdes de l'opium connus aujourd'hui sont nombreux. La *morphine*, découverte par Setürner, en 1816, son acétate, son chlorhydrate et son sulfate, la *codéine* (Robiquet, 1832) et la *narcéine* (Pelletier, 1832) sont seules officinales en Belgique L'opium renferme en outre, comme produits principaux, la *narcotine* (Derosne, 1803), alcaloïde faible, existant en partie à l'état de liberté dans l'opium et formant des sels instables, la *thébaïne* (Thiboumery, 1835), la *laudanine*, la *codamine*, la *protopine*, la *rhœadine* isolées avec d'autres alcaloïdes moins importants, par Hesse, en 1870-1871, la *papavérine*, isolée par Merck, en 1848.

On emploie assez fréquemment aujourd'hui un dérivé de la morphine, *l'apomorphine*, qui n'existe pas toute formée dans l'opium, mais qui a été découverte par Matthiessen et Bright, en 1871, en faisant agir l'acide chlorhydrique sur la morphine.

C'est un émétique assez énergique qui s'emploie ordinairement sous forme de chlorhydrate.

FORMES PHARMACEUTIQUES ET DOSES : L'opium s'emploie en pharmacie sous forme de *poudre*, de *teinture* (8,4 %), d'*élixir parégorique* (0,5 %), de *laudanum de Rousseau* (25 %), d'*emplâtre* (5 %), d'*électuaire diascordium* (0,5 %). L'*extrait* (extrait gommeux d'opium) sert de base aux préparations suivantes : *sirop d'opium* (0,2 %), *sirop d'opium succiné* (sirop de Karabé), *laudanum de Sydenham* (6,7 %), *pilules de cynoglosse* (10 %), *électuaire thériacal* (2 %), *poudre de Dower* (9 %), *cérat opiacé* (1 %) et *cérat laudanisé* (0,67 %). La *morphine* s'emploie à l'état d'acétate, de sulfate, de chlorhydrate, ce dernier sel sous forme de sirop (0,05 %), la *codéine*, également en sirop (0,2 %) et de même pour la *narcéine* (0,05 %).

On prescrit quelquefois les *gouttes noires anglaises* (*black drops*) renfermant 50 % d'opium.

DOSES MAXIMA : *Opium* (0,15 en 1 fois, 0,50 en 24 heures); *laudanum de Rousseau* (0,75 et 2,50); *teinture* (1,00 et 5,00). *Extrait* (0,05 et 0,20); *laudanum de Sydenham* (1,50 et 5,00); *narcéine, morphine* et ses sels (0,03 et 0,10); *codéine* (0,05 et 0,20).

FALSIFICATIONS : L'opium de Smyrne du commerce, à part les sortes inférieures, n'est généralement pas falsifié. On a cependant parfois rencontré à l'intérieur de pains de belle apparence et présentant le titre officinal, des corps étrangers plus ou moins volumineux (pierres, balles de plomb, etc.). On trouve encore assez souvent des opiums mélangés de feuilles ou de pétales de pavots hachés, beaucoup plus rarement de miel, de gomme, de matières amylacées et d'autres substances étrangères.

Le dosage de la morphine, l'examen microscopique (absence d'amidon), la présence de l'acide méconique (coloration rouge par les sels ferriques) et de la narcotine suffisent pour établir la valeur d'un opium destiné aux usages pharmaceutiques.

Les opiums spécialement destinés à la consommation des fumeurs (opium de Perse et de l'Inde), renferment toujours une plus ou moins grande proportion d'huile grasse (huile de lin) ajoutée à la masse dans le but d'en faciliter la combustion.

Opium non officinal. Parmi les sortes commerciales non employées, au moins directement en pharmacie, il en est une assez importante, parce qu'elle sert surtout à la fabrication de la morphine, c'est l'opium de Perse.

Cet opium se présente sous plusieurs formes; nous en possédons trois espèces : 1° en pains coniques, de 200 à 500 grammes, d'un brun foncé, à surface lisse, dépourvue de toute enveloppe; la base du pain seule porte, incrustée sur sa surface, des fragments de capsules hachées destinés à empêcher l'adhérence du pain avec la surface sur laquelle il reposait pendant sa dessiccation;

2° En pains aplatis, du poids de 400 à 500 grammes, de consistance molle, enveloppés d'une feuille de papier qui adhère fortement à la masse;

3° Enfin en baguettes, d'un brun noir, ressemblant assez bien à de petits bâtons de suc de réglisse, également enveloppées de papier; c'est une sorte ancienne, très inférieure et qui a disparu du commerce, au moins en Europe.

Les deux premières sortes sont très estimées, renferment généralement une forte proportion de morphine, 15 à 16 °/o, soit à peu près 3 °/o de plus que les meilleures qualités de Smyrne. L'opium en pains coniques renferme une forte proportion d'huile grasse. Ces opiums, employés surtout pour la fabrication des alcaloïdes, sont aujourd'hui très appréciés sur le marché de Londres (importation en 1885 : 2,000 caisses, valant 5,660,000 francs).

Les opiums de l'Inde, que l'on ne rencontre jamais dans le commerce européen, ne présentent guère d'intérêt.

Le droguier de l'École de Pharmacie possède un pain (1), probablement originaire de Malwa. C'est un petit pain irrégulièrement sphérique, entouré d'un cordon qui le traverse et qui porte un cachet de cire aux armes d'Angleterre. Cet opium contient une forte proportion d'huile.

CHELIDONIUM MAJUS L.

Chélidoine, Grande Chélidoine (la Petite Chélidoine des anciens auteurs étant le Ranunculus Ficaria), *Éclaire.*

Plante indigène commune dans les lieux habités, sur les murs, les rochers, à racines fibreuses, vivaces; tiges annuelles, rameuses, hautes de 0^m,35 à 0^m,60; feuilles pennatiséquées, à divisions arrondies, d'un vert foncé; fleurs jaunes, cruciformes, en ombelles pauciflores, à étamines nombreuses; fruit : capsule siliquiforme, déhiscente. Toutes les parties de la plante renferment un latex abondant d'un jaune vif.

---

(1) Nous devons ce remarquable échantillon à l'obligeance de M. Hoet, pharmacien à Anvers.

Partie usitée : L'herbe fleurie, **Herba Chelidonii majoris** Ph. B., recueillie un peu avant la floraison.

Le suc laiteux est employé pour la destruction des verrues et on s'en servait autrefois en instillation dans l'œil contre la cataracte, d'où le nom d'éclaire donné à la plante.

Composition : La Chélidoine doit ses propriétés irritantes et toxiques principalement à la *chélérythrine* (sanguinarine) et à la *chélidonine,* moins active.

Formes pharmaceutiques : On emploie aujourd'hui très rarement cette plante qui ne sert de base à aucune préparation officinale.

B. FUMARIÉES.

FUMARIA OFFICINALIS L.

Fumeterre (F. media Lois).

Patrie : Plante indigène, commune dans les lieux cultivés.

Caractères : Plante herbacée, annuelle; racine fusiforme, menue; tiges rameuses, parfois très élevées, diffuses, anguleuses; feuilles radicales pennatiséquées, les caulinaires bi- ou tripartites, d'un vert glauque; fleurs en grappes lâches, d'un rose maculé de pourpre à l'extrémité; les sépales, au nombre de 2, plus étroits que la base de la corolle; les pétales, au nombre de 4, le supérieur portant une petite gibbosité; ovaire uniloculaire, à style bipartite; fruit subglobuleux, un peu charnu, monosperme, indéhiscent.

Partie usitée : L'herbe fleurie, **Herba fumariæ** Ph. B.
L'herbe de fumeterre possède à l'état sec une saveur amère, saline, désagréable, une odeur peu sensible.

Composition : Cette plante renferme : 1° un alcaloïde faible, la *fumarine* (Peschier, 1829), cristallin, peu soluble dans l'eau et possédant une saveur amère; 2° l'*acide fumarique,* qui n'est pas particulier à cette plante, mais a été trouvé en outre dans une autre papavéracée (le Glaucium flavum), le lichen d'Islande et d'autres champignons; il a été obtenu également par décomposition de l'acide malique.

Formes pharmaceutiques : La fumeterre s'emploie sous forme d'*extrait aqueux* et plus rarement d'infusion.

Substitutions : On substitue parfois à la fumeterre officinale une autre espèce également indigène, le Fumaria Vaillantii Lois.

Caractères distinctifs : Plante généralement plus petite, à fleurs purpurines, à sépales très petits, plus étroits, non seulement que la base de la corolle, mais encore que l'épaisseur du pédicelle.

Cette plante est dépourvue de l'amertume caractéristique de l'espèce officinale.

Espèces non officinales en Belgique.

Sanguinaria Canadensis L. *Sanguinaire du Canada.* Plante vivace, originaire de l'Amérique septentrionale, à rhizome oblique, de $0^m,005$ à $0^m,01$ de diamètre, annelé, d'un brun rougeâtre, à feuilles peu nombreuses, souvent unique, à fleur blanche, solitaire sur une hampe dressée.

Ce rhizome renferme un latex d'un rouge vif; à l'état sec, sa cassure est nette, d'un rouge sombre.

Partie usitée : Le rhizome (Blood root, Ph. des États-Unis).

Composition : La sanguinaire doit ses propriétés toxiques à la *sanguinarine* (Dana, 1824), alcaloïde identique à la *chélérythrine* de la Grande Chélidoine.

Formes pharmaceutiques : S'emploie en Amérique et en Angleterre sous forme d'extrait fluide ou de teinture.

Argemone Mexicana L. Plante annuelle herbacée, originaire du Mexique, cultivée depuis longtemps aux Indes orientales. Toute la plante renferme un suc laiteux jaune, appliqué dans les contrées chaudes aux mêmes usages que la Chélidoine chez nous. Les graines petites, sphériques, brun-noirâtre, sont extrêmement purgatives et émétiques et fournissent une huile grasse.

FAMILLE DES CRUCIFÈRES.

Les Crucifères sont des plantes herbacées, très rarement sous-frutescentes, à suc aqueux, constituant une famille très naturelle, tant par leurs caractères botaniques que par leur composition chimique.

DISTRIBUTION GÉOGRAPHIQUE DES CRUCIFÈRES OFFICINALES.

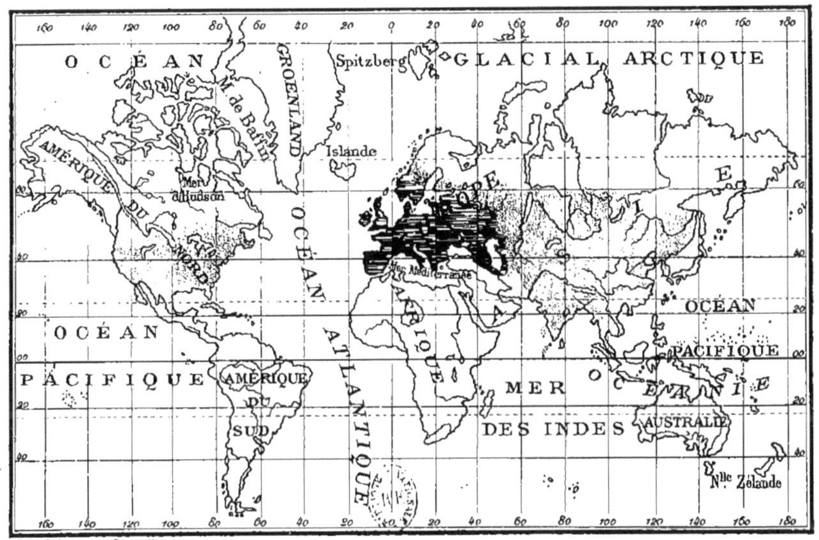

Lith. G. Severeyns, Bruxelles.

Ce sont des plantes des régions tempérées, surtout de l'hémisphère nord (Europe, Asie), à aire de dispersion très étendue; elles sont plus rares dans les régions tropicales ou boréales.

Les Crucifères ont en général une odeur forte, souvent alliacée, et une saveur piquante. Elles doivent ces propriétés à des essences renfermant ordinairement de l'azote et du soufre et se formant le plus souvent par le dédoublement de glucosides complexes, sous l'influence de ferments solubles. Ces corps, glucosides et ferments, paraissent contenus dans des cellules ou des tissus différents, et ne réagissent qu'après la division de ces tissus. Les Crucifères officinales sont surtout actives à l'état frais. La plupart d'entre elles renferment dans leurs graines de fortes proportions d'huile grasse. Un grand nombre d'espèces sont cultivées comme plantes potagères (choux, navets, radis, raves, etc.).

Espèces officinales en Belgique.

NASTURTIUM OFFICINALE R. Br.

(Sisymbrium Nasturtium L., Nasturtium fontanum Aschs.)
Cresson de fontaine.

PATRIE : Plante aquatique indigène, commune dans les ruisseaux et les fontaines de la plus grande partie du pays; assez souvent cultivée (cressonières).

CARACTÈRES : Plante vivace, à tige radicante, rameuse, striée, fistuleuse, d'un vert foncé; feuilles alternes, variables suivant les formes (N. siifolium Rechb. et N. microphyllum Rechb.), épaisses, pennatiséquées, à segments cordiformes ou très petits; parfois même feuilles réduites au segment terminal; fleurs petites, cruciformes, en grappes courtes, opposées aux feuilles supérieures, à corolle blanche; fruit : silique courte, étalée, cylindrique, plus longue que le pédoncule. Fleurit en Belgique en mai-juin.

Toute la plante possède une saveur particulière âcre et un peu amère, une odeur piquante lorsqu'on la froisse.

PARTIE USITÉE : L'herbe fraîche, **Herba Nasturtii aquatici** Ph. B.

Composition : Le cresson doit ses propriétés antiscorbutiques à une essence qui paraît se former seulement lorsque la rupture des tissus met en présence le glucoside et le ferment soluble nécessaires à sa production. Cette essence est très probablement identique à celle qui se forme dans d'autres crucifères officinales (cochléaria, moutardes, etc.).

Cette plante renferme en outre un principe amer peu connu, qui persiste après la dessiccation et auquel on a donné le nom de *cressine*. On y trouve également de petites quantités de fer et du manganèse comme dans la plupart des plantes aquatiques.

Formes pharmaceutiques : L'herbe fraîche de cresson entre dans le *sirop de cochléaria composé*. On emploie plus rarement le suc frais et le sirop (Cod. Franç.). Le cresson est surtout usité comme plante alimentaire.

COCHLEARIA OFFICINALIS L.

Cochlearia, *Herbe aux Cuillères.*

Patrie : Très rare dans la zone maritime de la Belgique. Cette plante habite surtout les régions maritimes des parties septentrionales de l'Europe et de l'Asie.

Caractères : Plante bisannuelle, herbacée; feuilles radicales nombreuses, longuement pétiolées, lisses, vertes, épaisses, à limbe arrondi, concave, présentant la forme des cuillères anciennes, hampe florale de $0^m,20$ à $0^m,30$, souvent inclinée, feuilles caulinaires, sessiles, embrassant la tige par deux oreillettes, oblongues, sinuées. Fleurs en grappes terminales, blanches; fruit subglobuleux, à valves convexes, à loges polyspermes. Toute la plante et particulièrement les feuilles présentent une saveur alliacée et piquante.

Partie usitée : L'herbe fleurie fraîche, **Herba Cochleariæ** Ph. B.

Composition : L'herbe du cochléaria renferme dans ses tissus des principes analogues à ceux que contient le cresson. L'essence retirée par distillation de cette plante renferme du sulfo-cyanure d'allyle qui se transforme lentement en cyanure en abandonnant du soufre; c'est pourquoi l'esprit concentré du cochléaria laisse avec le temps déposer de petits cristaux de soufre.

FORMES PHARMACEUTIQUES : L'herbe de cochléaria sert, avec les racines de l'espèce suivante, de base à l'*esprit de cochléaria*; elle entre dans le *sirop de cochléaria composé*. On emploie en France la conserve de cochléaria (Cod. Franç.).

COCHLEARIA ARMORACIA L.

(Cochlearia rusticana Lamk.,
C. variifolia Salisb., Armoracia rusticana Gaërtn.)
Raifort sauvage, Cran de Bretagne, Moutarde des Allemands.

PATRIE : Originaire des parties orientales et septentrionales de l'Europe. Cette plante s'est propagée par la culture vers les régions occidentales et se rencontre parfois en Belgique à l'état subspontané (rives de l'Escaut).

CARACTÈRES : Plante vivace; racines très développées, feuilles radicales très grandes, oblongues, longuement pétiolées, crénelées, ressemblant aux feuilles de certains rumex, mais s'en distinguant lorsqu'on les froisse par leur odeur alliacée; hampe florale dressée, haute de 0^m,70, feuilles caulinaires petites, sessiles, non embrassantes, lancéolées, étroites; fleurs petites, cruciformes, blanches, en panicules; fruit : silicule elliptique.

PARTIE USITÉE : La racine fraîche, **Radix Armoraciæ** Ph. B. Racine de Moutarde.

CARACTÈRES : Racine charnue, rameuse, pouvant avoir près de 1^m,00 de longueur, terminée au sommet par une couronne divisée en branches, portant les organes aériens; corps presque cylindrique de 0^m,01 à 0^m,02 de diamètre, strié transversalement; radicelles longues, filiformes, peu nombreuses. Cette racine est extérieurement d'un jaune brunâtre, blanche intérieurement.

Entière elle est inodore, divisée elle exhale une odeur forte, extrêmement irritante, rappelant celle de la farine de moutarde noire délayée dans l'eau; sa saveur est également piquante.

Composition : Cette racine renferme, dans des tissus différents, les éléments actifs de la moutarde noire, la *myrosine* (ferment) et la *sinigrine* (glucoside). Par distillation la racine fraîche fournit 0,2 °/₀ d'essence. L'extrait alcoolique inodore (solution impure de sinigrine) traité par l'émulsion de moutarde blanche qui lui fournit la myrosine, dégage immédiatement l'odeur caractéristique de l'essence de moutarde noire (sulfo-cyanure d'allyle).

La racine de raifort renferme en outre de l'amidon, du sucre, des sels minéraux, mais ne contient pas de tannin.

Formes pharmaceutiques : La racine de raifort entre dans l'*esprit de cochléaria* et dans le *sirop de cochléaria composé*.

SISYMBRIUM OFFICINALE DC.

(Erysimum officinale L.) *Herbe aux Chantres, Érysimum, Vélar.*

Patrie : Plante indigène très commune, surtout dans les lieux cultivés, au bord des chemins; plus rare dans les Ardennes.

Caractères : Plante annuelle ou bisannuelle, tiges dressées, hautes de 0ᵐ,50 à 0ᵐ,80, rameuse, à rameaux divergents, grêles, durs, feuilles pennatipartites, les inférieures roncinées, les supérieures petites, fleurs très petites, jaunes, cruciformes, en grappes à l'extrémité des rameaux; siliques très velues, presque parallèles à la tige et terminées en pointe grêle.

Partie usitée : L'herbe fleurie sèche, **Herba Erysimi**, Ph. B. Cette herbe, presque inodore, possède une saveur un peu astringente et désagréable.

Composition : Peu connue; l'érysimum ne paraît contenir que du tannin en petite quantité.

Formes pharmaceutiques : Ne sert de base à aucune préparation officinale en Belgique; on prescrit quelquefois le *sirop d'erysimum composé*, ou sirop des chantres (Cod. Franç.), préparation ancienne, très complexe et fort employée jadis.

BRASSICA NIGRA Koch.

(Sinapis Nigra L.) *Moutarde noire, Sénevé.*

PATRIE : Plante indigène, assez répandue surtout dans la zone maritime; fréquemment cultivée en Europe, surtout en Hollande, en Angleterre, en Alsace, ainsi que dans l'Amérique du Nord.

CARACTÈRES: Plante annuelle herbacée, pouvant atteindre $1^m,00$ à $1^m,20$ de hauteur; tige dressée, cylindrique, à rameaux étalés. Feuilles alternes, pétiolées, glabres, polymorphes, les inférieures lyrées, les supérieures plus petites, lancéolées, incisées, dentées, toutes pétiolées; fleurs jaunes, cruciformes; fruit : silique dressée contre la tige, terminée par un style grêle et court; contenant 4 à 6 graines d'un brun rougeâtre.

PARTIE USITÉE : La graine, **Semen Sinapis nigræ** Ph. B.

CARACTÈRES : Graines globuleuses ou légèrement oblongues, d'un brun rougeâtre, à surface réticulée, quelquefois grisâtres, quand l'humidité a gonflé la couche mucilagineuse externe. Sous le testa mince, fragile, translucide, se trouve l'embryon, d'un jaune vif, de consistance farineuse. Ces graines entières sont inodores; mâchées, elles présentent une saveur amère, devenant rapidement âcre et brûlante; triturées avec de l'eau froide ou tiède, elles dégagent une odeur piquante, caractéristique. La graine de moutarde a environ $0^m,001$ de diamètre, et pèse en moyenne 1 milligramme.

CARACTÈRES MICROSCOPIQUES : Le spermoderme de la moutarde noire est constitué par les tissus suivants :

1° Couche externe de cellules incolores, gélifiées, contractées sur la graine sèche, se gonflant au contact de l'eau.

2° Couche protectrice formée de cellules prismatiques, allongées dans le sens radial, surtout au niveau des saillies réticulées qui séparent les fossettes de la graine. Ces cellules sont incrustées d'une matière colorante brune, et épaissies surtout vers la partie interne. Au-dessous de ces prismes caractéristiques se trouve une seule couche de cellules assez grandes, arrondies, à parois épaissies vers la partie interne, à contenu granuleux azoté,

ressemblant aux cellules à gluten des céréales. On peut les considérer comme le reste de l'albumen résorbé dans les couches
profondes.

Le tissu des cotylédons contient des gouttelettes huileuses et
des granulations d'aleurone. Dans la graine mûre, aucune cellule
ne renferme d'amidon.

A l'état de farine, ces graines se reconnaissent aux fragments
de l'épisperme présentant, à cause des prismes vus alors par
transparence, un aspect criblé caractéristique; l'absence d'amidon,
l'absence de fibres, l'odeur de la farine délayée dans l'eau, sont
encore de bons caractères de cette poudre.

COMPOSITION : La composition de la graine de moutarde noire a
été établie par Will et Körner (1865). Cette graine renferme :

1° La *sinigrine* ou myronate de potassium, glucoside complexe
se dédoublant par hydratation en glucose, bi-sulfate potassique
et sulfo-cyanure d'allyle ou essence de moutarde.

2° La *myrosine*, matière albuminoïde, déjà signalée par Bussy
(1839), susceptible de jouer le rôle d'un ferment soluble et
d'amener l'hydratation et le dédoublement de la sinigrine.

Tous les agents susceptibles de coaguler l'albumine empêchent
l'action de la myrosine, notamment une température supérieure
à 50°.

La farine de moutarde fournit le maximum d'essence après
une macération de 6 heures; cette quantité varie de 1,5 à 1,3 % (1).
Cette essence a une odeur extrèmement irritante, alliacée; une
saveur brûlante; appliquée sur la peau, elle produit une vive irritation. Elle perd souvent du soufre et se transforme alors partiellement en cyanure d'allyle. L'essence de moutarde est plus dense que
l'eau (1,017 à 1,020), le cyanure d'allyle est moins dense (0,879).

Les graines de moutarde renferment environ un tiers d'huile
grasse qui, préparée à sec, est presque inodore, non siccative,
fournissant par saponification de la glycérine, de l'acide stéarique,
de l'acide oléique, de l'acide érucique (acide brassique), particulier
aux huiles grasses des crucifères, de l'acide sinapoléique et de
l'acide bénique.

---

(1) Piesse et Stansell (*Pharm. Journ.*, 20 novembre 1880). D'après MM. Schimmel
la quantité d'essence n'est que de 0,90 % (*Pharm. Journ.*, 27 octobre 1888).

Ces graines donnent 19 °/. de mucilage (Hoffmann) et 4 °/. de cendres très phosphatées.

Formes pharmaceutiques : On emploie la farine, récemment préparée, de semences de moutarde noire, en pédiluves et en sinapismes; mélangée à la farine de moutarde blanche, privée d'huile grasse et fixée sur du papier, elle constitue le *papier sinapisé* ou sinapisme de Rigollot (1).

Délayée dans du vinaigre, la farine de moutarde est employée comme condiment. La farine de moutarde anglaise, très estimée pour cet usage, est un mélange de moutarde noire et de moutarde blanche; la poudre, tamisée pour la débarrasser des enveloppes, est d'un jaune d'or.

BRASSICA ALBA Hook. et Th.

(Sinapis alba L.) *Moutarde blanche.*

Patrie : Plante originaire de l'Europe méridionale et de l'Asie occidentale, assez fréquemment subspontanée en Belgique dans les lieux cultivés.

Caractères : Plante annuelle à tige dressée, de $0^m,20$ à $0^m,50$, différant surtout de la moutarde noire par ses fruits : siliques étalées à angle droit avec la tige, anguleuses, à nervures saillantes, hérissées de poils, terminées par un long bec aplati latéralement, au moins aussi long que les valves du fruit; les graines sont au nombre de 4 à 6, d'un jaune pâle.

Partie usitée : La graine, **Semen Sinapis albæ Ph. B.**

Caractères : Graine arrondie, jaunâtre, plus lisse que celle de la moutarde noire, ayant de $0^m,0015$ à $0^m,002$ de diamètre et pesant 5 à 7 $^1/_2$ milligrammes.

---

(1) La Pharmacopée Belge, de même que la Pharmacopée Britannique, fait préparer ce papier en délayant les farines dégraissées dans une solution de gutta-percha et étendant le tout sur le papier. Il serait plus rationnel de suivre le procédé du Codex Français et d'étendre la solution de gutta sur le papier et d'y projeter la farine sèche. En effet, il est à craindre que la farine imbibée de gutta-percha ne soit plus pénétrée par l'eau et ne reste par suite en grande partie inactive.

Le testa est mince, fragile, translucide, incolore; l'embryon, d'un jaune clair. Les graines, entières ou divisées, et triturées avec de l'eau, sont inodores, mais possèdent dans les deux derniers cas une saveur brûlante.

Caractères microscopiques : Les graines de moutarde blanche présentent d'une façon générale la structure des graines de l'espèce précédente. Elles en diffèrent par la présence à l'extérieur de deux ou trois couches de cellules mucilagineuses, par les prismes incolores moins irrégulièrement allongés dans le sens radial, la graine étant plus lisse, enfin par la présence d'un mince parenchyme entre les prismes et les cellules à contenu granuleux représentant l'albumen. Le tissu des cotylédons présente les mêmes caractères.

Composition : La moutarde blanche renferme un glucoside complexe, la *sinalbine*, susceptible de se dédoubler, en s'hydratant sous l'influence de la *myrosine*, en glucose, sulfate acide de sinapine (alcaloïde inconnu à l'état libre) et *sulfo-cyanate d'acrinyle*, qui constitue le principe actif. C'est un liquide huileux, non volatile, inodore, à saveur brûlante et à effets irritants analogues à ceux de l'essence de moutarde noire. La proportion de myrosine est plus forte dans cette graine que dans celle de la moutarde noire, laquelle n'en renferme pas assez ordinairement pour dédoubler toute la sinigrine qu'elle contient; c'est pourquoi le mélange des deux farines est plus actif que la moutarde noire seule.

La graine de moutarde blanche contient en outre les autres principes de la moutarde noire : huile grasse complexe et mucilage. Les graines mûres ne renferment pas d'amidon.

Formes pharmaceutiques : La graine de moutarde blanche se prend entière, par cuillerées, comme remède en quelque sorte mécanique contre la constipation. Pulvérisée, elle sert avec la moutarde noire à la préparation du papier sinapisé. La farine de moutarde officinale en Angleterre est également un mélange des deux graines.

Espèces non officinales en Belgique.

Capsella bursa pastoris Monch. (Thlaspi bursa pastoris L.).
Bourse à pasteur. Plante annuelle ou bisannuelle, très commune en Belgique, aux bords des chemins et dans les champs. C'est une petite plante dressée, à feuilles incisées, sagittées, à fleurs en grappe terminale, blanches, à siliques triangulaires, subcordiformes, que l'on a comparées à des aumonières, d'où le nom vulgaire de la plante.

Cette plante, peu active, ne paraît renfermer que du tannin; c'est un remède populaire contre les hémorrhagies.

Lepidium sativum L. *Cresson alénois.* Plante potagère, fréquemment cultivée, parfois subspontanée en Belgique, originaire de l'Orient.

On l'employait autrefois en médecine avec d'autres espèces du même genre (L. latifolium L., L. campestre L.).

Un certain nombre de crucifères fournissent des huiles grasses, connues sous le nom d'huile de graines, employées pour l'éclairage et surtout pour la fabrication de certains savons (savons de potasse ou savons verts, **Sapo viridis** Ph. B.). Telles sont les espèces ou variétés suivantes fréquemment cultivées en Belgique :

Brassica campestris L., var. oleifera, *Colza;* **Brassica asperifolia,** var. oleifera DC., *Navette;* **Camelina sativa** Crantz, *Cameline*(1).

FAMILLE DES CAPPARIDÉES.

Plantes ligneuses, originaires des régions tropicales ou subtropicales. Voisines des crucifères au point de vue de leur composition et de leurs propriétés, les racines des Capparis broyées dégagent une odeur d'essence de moutarde (Flückiger).

Capparis spinosa L. *Câprier.* Arbrisseau épineux, originaire de l'Europe méridionale, de l'Algérie, de la Tunisie et de l'Orient, dont on employait autrefois l'écorce de la racine comme antiscorbutique; les boutons des fleurs, confits au vinaigre, sont utilisés comme condiment sous le nom de câpres.

(1) On peut employer de même l'huile des moutardes, surtout celle de Ravison (Sinapis (brassica) arvensis).

FAMILLE DES CISTINÉES.

Plantes ligneuses ou herbacées, abondantes surtout dans les parties méridionales et montagneuses de l'Europe et le nord de l'Afrique. Quelques espèces, inusitées d'ailleurs, sont indigènes. Le Cistus creticus L., le C. ladaniferus L. et d'autres espèces du même genre, originaires des parties chaudes du bassin de la Méditerranée et spécialement de l'île de Crète, fournissent une résine aromatique, désignée sous le nom de *ladanum* ou *labdanum* et sécrétée par des poils glanduleux à la surface des feuilles. On la récolte en faisant passer des lanières de cuir sur les plantes pendant les chaleurs de l'été; la résine visqueuse s'attache au cuir, d'où on la détache ensuite. C'est une résine molle renfermant de la cire et possédant une odeur aromatique un peu musquée. Elle a été depuis longtemps falsifiée et même remplacée par un mélange de différentes résines et de sable. On la trouve dans le commerce sous le nom de *ladanum in tortis*, en masses formées d'un cylindre replié sur lui-même en hélice, de consistance dure et presque inodore.

Le ladanum, jadis employé comme résolutif, est aujourd'hui complètement abandonné.

FAMILLE DES VIOLARIÉES.

Les Violariées sont des plantes herbacées ou ligneuses, ordinairement de petite taille. Les formes herbacées sont surtout originaires de l'Europe, de l'Asie et de l'Amérique du Nord; les formes ligneuses sont localisées dans l'Amérique Méridionale. (Ionidium.)

Les Violariées renferment surtout dans leurs racines des principes émétiques plus ou moins actifs, abondants surtout dans les Ionidium (faux ipécacuanhas). Le seul connu de ces principes est un alcaloïde, la *violine,* retirée par Boulay (1823), de différents organes et surtout des racines de la violette odorante.

Espèces officinales en Belgique.

VIOLA ODORATA L.

Violette odorante.

Patrie : Plante indigène, assez commune dans les bois et les taillis montueux; très fréquemment cultivée pour ses fleurs odorantes.

Caractères : Plante vivace munie de stolons allongés rampants, racines fibreuses, irrégulièrement torducs, d'un blanc jaunâtre; feuilles pétiolées, arrondies, sub-réniformes, d'un vert foncé; fleurs odorantes, longuement pédonculées, calice à 5 sépales inégaux, prolongés en appendices à la base; pétales violets, au nombre de 5, irréguliers, 2 sont dirigés vers le haut, 3 vers le bas, l'inférieur plus large, prolongé en un éperon creux, dans lequel viennent se loger 2 appendices nectarifères, fixés à la base des étamines inférieures; 5 étamines à filets dilatés, à anthères libres mais rapprochés en cône, connectif prolongé en une membrane scarieuse; fruit capsulaire uniloculaire à graines nombreuses, blanches, globuleuses.

Fleurit de mars en mai; certaines variétés fleurissent de nouveau à l'automne. On cultive aussi des violettes à fleur double, d'autres à fleur blanche ou mauve pâle.

Partie usitée : Les fleurs fraîches ou sèches, **Flores violæ odoratæ** Ph. B.

Les fleurs de violette à l'état sec sont presque inodores, facilement reconnaissables aux caractères cités plus haut. Elles s'altèrent facilement et doivent être conservées avec soin.

Composition : Les fleurs de violette renferment une matière colorante qui vire au vert par les alcalis et au rouge par les acides. L'essence qu'elles renferment en très petite quantité est extrêmement fugace, et ne peut être obtenue qu'à l'état d'extrait par enfleurage. Ces fleurs peu actives, du reste, renferment des traces de violine et du mucilage.

Formes pharmaceutiques : Les pétales frais de violette s'emploient sous forme de sirop. A l'état sec, on s'en sert sous forme
d'infusion.

Substitutions : Les fleurs fraîches de violette ne pourraient
être falsifiées, aucune autre espèce ne présentant leur odeur
caractéristique. Mais à l'état sec, on leur substitue presque toujours
dans le commerce les fleurs de pensée sauvage, surtout celles
d'une variété de couleur foncée, commune dans le Midi de la
France. Comme d'autre part ces fleurs sont souvent mal séchées
et en partie décolorées, il faut en opérer soi-même la dessiccation.
L'essence ou extrait de violettes du commerce est presque
toujours remplacé par l'extrait de fleurs d'Acacia Farnesiana
ou Cassie, qui présente la même coloration verdâtre et une odeur
très voisine de celle de la violette. On y ajoute souvent la teinture
d'Iris.

VIOLA TRICOLOR L., var. ARVENSIS.

Pensée sauvage.

Patrie : Plante indigène, très commune sous différentes formes.
On cultive dans les jardins, sous le nom de pensée, la variété
hortensis à grande fleur, de couleur variée, ordinairement
maculée de violet, de blanc et de jaune.

Caractères : Plante annuelle ou bisannuelle très variable, à
tiges dressées, anguleuses, dépourvue de stolons; feuilles brièvement pétiolées, ovales, incisées, crénelées, stipules pennatifides;
fleurs variables, à corolle plus ou moins développée, d'un blanc
jaunâtre ou jaune, blanche et violette, pétales au nombre de 5,
dont 4 étalés vers le haut et 1 vers le bas, fruit capsulaire.

Partie usitée : L'herbe fleurie sèche, **Herba violæ tricoloris** Ph. B.
Cette herbe a une odeur faible herbacée, une saveur peu
marquée, légèrement amère. On emploie plus rarement les fleurs
isolées.

Formes pharmaceutiques : L'herbe de pensée sauvage ne s'emploie guère qu'en infusion. -

Ionidium. Un certain nombre d'espèces de ce genre, originaires du Brésil et de la Guyane, fournissent des racines employées dans leur pays d'origine comme succédané de l'Ipécacuanha et qui sont parfois importées en Europe.

Telles sont surtout les racines des Ionidium ipecacuanha Vent., I. indecorum St-Hil., I. calceolaria Vent. et I. parviflorum Vent.

FAMILLE DES BIXINÉES.

Arbres ou arbrisseaux originaires des régions chaudes, surtout tropicales, du globe et constituant une famille peu naturelle, présentant une composition et des propriétés très variables suivant les espèces. Un certain nombre d'espèces, constituant la tribu des Pangiées, sont toxiques.

Bixa orellana L. *Roucouyer.* Originaire du Brésil et de la Guyane, cultivé aujourd'hui dans toutes les colonies tropicales. Le fruit de ce petit arbre est une capsule comprimée, recouverte de poils rigides et s'ouvrant en deux panneaux latéraux. Elle renferme sur un placenta central des graines nombreuses, anguleuses, arillées, contenant dans leur tégument externe une matière colorante rouge résineuse.

Cette matière colorante, désignée sous le nom de *roucou* (*Urucu, Orleans, Arnotto, Annato*) est extraite des graines broyées, délayées dans l'eau et fermentées. Elles se présente en masses sèches ou pâteuses, de couleur variant du rouge vif au rouge jaunâtre.

Le roucou est peu soluble dans l'eau, très soluble dans l'alcool et dans les solutions alcalines qui le colorent en jaune; les acides le précipitent de ces solutions; il se dissout également dans les matières grasses qu'il colore en jaune orangé. L'acide sulfurique concentré le fait virer au bleu, puis au vert et au violet.

Composition : Cette substance est composée de deux matières colorantes, la *bixine* rouge et l'*orelline* jaune. Le roucou du commerce est souvent falsifié par des matières minérales (argile, brique pilée, colcotar, oxyde de plomb, plâtre, craie, etc.). Le poids des cendres ne doit pas dépasser 5 %.

Usages : Le roucou était employé jadis comme médicament purgatif. On ne l'emploie plus que comme matière colorante. Il sert notamment à colorer le beurre, certains fromages et d'autres denrées alimentaires.

Gynocardia odorata R. Br. Arbre originaire de l'Inde orientale, appartenant à la tribu des Pangiées, dont les graines sont depuis longtemps employées par les Hindous et ont été récemment introduites en Angleterre

sous leur nom indien de *Chaulmúgra*. Ce sont des graines ovoïdes, irrégulièrement anguleuses, de 0ᵐ,02 à 0ᵐ,05 de long, pesant en moyenne 2 grammes.

L'épisperme est mince, grisâtre, fragile, l'albumen blanc-jaunâtre, huileux,
à embryon portant deux cotylédons foliacés à trois nervures. Ces graines ont
une saveur particulière amère, désagréable. On en extrait par expression une
huile concrète jaunâtre. Cette huile, ainsi qu'un onguent fait avec les graines,
sont employés depuis longtemps aux Indes contre les affections de la peau.

FAMILLE DES POLYGALÉES.

Les Polygalées sont des plantes herbacées ou ligneuses, dispersées dans toutes les contrées tempérées et chaudes ; les espèces
officinales sont européennes et américaines.

Au point de vue de leur composition et de leurs propriétés, les
Polygalées officinales peuvent être nettement divisées en deux
groupes : les polygala renfermant des principes amers ou des
corps irritants voisins de la saponine (*sénégine*), et les krameria,
dont les racines contiennent une grande quantité de tannin. Les
différences qui existent sous ce rapport entre les deux genres
s'étendent à leurs caractères extérieurs, car certains botanistes ont
rangé les krameria dans une famille distincte (Krameriacées).

Espèces officinales en Belgique.

POLYGALA AMARA L.

(Polygala Amarella Crantz.)

PATRIE : Plante originaire de l'Europe centrale, non spontanée
en Belgique.

CARACTÈRES : Plante vivace à racine pivotante, grêle, d'un
jaune pâle, feuilles radicales nombreuses, en rosette, obovales,
spatulées, épaisses, rugueuses à l'état sec, de 0ᵐ,015 à 0ᵐ,020 de
long, atténuées à la base, tiges florifères dressées de 0ᵐ,05 à 0ᵐ,10
de hauteur, à feuilles alternes de même forme, mais très petites,
de 0ᵐ,005 à 0ᵐ,007 de long, fleurs en grappes terminales, irré-

gulières, bleues ou blanches; les deux sépales pétaloïdes qui forment les ailes sont elliptiques, à trois nervures, dont les divisions ne s'anastomosent pas entre elles.

PARTIE USITÉE : L'herbe fleurie, **Herba polygalæ amaræ** Ph. B.

Cette herbe possède une saveur amère très intense, moins prononcée dans la racine.

COMPOSITION : L'herbe de polygala renferme un principe amer désigné sous le nom de *polygalamarine*.

FORMES PHARMACEUTIQUES : Employée rarement sous forme d'infusion, cette plante ne sert de base à aucune préparation officinale.

SUBSTITUTION : On pourrait substituer à l'espèce officinale d'autres plantes du même genre, indigènes en Belgique, notamment la Polygala vulgaris L. dont les fleurs ont les ailes munies de trois nervures s'anastomosant entre elles. Pour reconnaître ce caractère, il faut détacher les ailes de la fleur et les appliquer sur un porte-objet avec un peu d'eau; on les observe ensuite avec une loupe par transparence. Le Polygala serpyllacea Weihe se distingue par ses feuilles inférieures opposées; le Polygala calcarea F. Schultz a, comme le P. vulgaris, les nervures des ailes anastomosées. Quant au P. comosa Schk., il est caractérisé par les feuilles des hampes florales plus longues que les feuilles radicales, lesquelles ne sont pas, comme dans l'espèce officinale, réunies en rosette.

Ces espèces ne possèdent pas du reste la saveur amère caractéristique du P. amara.

POLYGALA SENEGA L. (1).

Polygala de Virginie.

PATRIE : Parties occidentales et centrales des États-Unis.

CARACTÈRES : Plante vivace à racine ligneuse, à tiges dressées, grêles, de $0^m,20$ à $0^m,40$ environ, portant à la base des écailles

---

(1) Cette plante tire son nom spécifique de celui d'une tribu indienne : les *Seneca*, qui habitaient au siècle dernier l'ouest de l'État de New-York (Flückiger).

rougeâtres, feuilles lancéolées, fleurs en épis, irrégulières, blanches, tachetées de rouge.

PARTIE USITÉE : La racine, **Radix polygalæ Senegæ** Ph. B.

CARACTÈRES : Racine irrégulière, dilatée au sommet en un renflement difforme portant les traces de l'insertion des nombreuses tiges aériennes, et souvent recouverte d'écailles rougeâtres. Le corps est irrégulièrement cylindrique, contourné, de 0^m,10 à 0^m,20 de longueur sur 0^m,010 à 0^m,005 de diamètre. Cette racine est striée longitudinalement et porte presque toujours une sorte de nervure saillante longitudinale visible sur toute la longueur; elle est rarement divisée en radicelles grêles. L'écorce est jaunâtre, la partie interne blanche. La cassure est nette, un peu résineuse.

L'odeur est particulière, assez forte, sensible surtout si on la plonge dans l'eau chaude, rappelant vaguement l'odeur des graisses rancies; la saveur est âcre, irritante, provoquant la salivation, dépourvue d'astringence et d'amertume.

CARACTÈRES MICROSCOPIQUES : Sur la coupe transversale, on remarque la zone corticale épaisse; les faisceaux libéro-ligneux, très irréguliers, tantôt disjoints par de larges bandes de cambium dans les parties cylindriques de la racine, tantôt au niveau de la crête saillante, n'existant régulièrement que sur un seul côté et disposés en éventail : les faisceaux ligneux à la base, les faisceaux libériens en dehors, uni-latéraux, constituant alors la nervure caractéristique que l'on remarque sur l'un des côtés de la racine. Cette disposition toute spéciale permet de distinguer facilement la racine de Polygala Senega des autres racines avec lesquelles elle pourrait être confondue.

Les faisceaux sont dépourvus de fibres, ce qui explique la cassure nette de la racine.

Les cellules du parenchyme ne renferment que des matières albuminoïdes et résineuses et ne contiennent ni grains d'amidon, ni cristaux.

COMPOSITION : Cette racine doit ses propriétés irritantes à l'*acide polygalique* (Gehlen, 1804, Quevenne, 1836) ou *sénégine*, glucoside très voisin de la saponine et se dédoublant comme elle par les acides minéraux dilués, en *sapogénine* et glucose. L'acide

polygalique et les préparations de polygala moussent fortement
dans l'eau comme la saponine; il existe dans la racine en moyenne
dans la proportion de 5 °/₀. (Gœbel, Am. Journ. of Pharm., 1881.)
Elle renferme en outre une huile grasse renfermant un acide
particulier (*acide virginique*), de petites quantités d'essence, de
résine, des traces de tannin et une matière colorante jaune.

Formes pharmaceutiques : La racine de polygala s'emploie sous
forme d'*extrait alcoolique*, servant lui-même de base au *sirop*
(0,50 °/₀). On la prescrit fréquemment en infusion.

Substitutions et falsifications : La racine de polygala a été
assez fréquemment falsifiée dans le commerce; en Amérique, on
lui a, dans ces dernières années, substitué la racine d'une espèce
voisine, le P. Boykinii Nutt., originaire des États du Sud-Ouest
et particulièrement du Texas. On trouve parfois accidentellement
dans le polygala du commerce d'autres racines de même provenance, telles que celle d'une orchidée, le Cypripedium
pubescens W., celle d'une araliacée, le ginseng d'Amérique,
Panax quinquefolium L., sans que ces mélanges, dus au
manque de soin pendant la récolte, constituent du reste une
fraude. Enfin, en Europe, on l'a falsifié avec la racine d'une
asclépiadée indigène, le Vincetoxicum officinale Monch. ou
Dompte-Venin. On a signalé aussi la présence dans le polygala de
15°/₀ de racine d'Ionidium ipecacuanha Vent. (Charbonnier,
Journ. de Ph. et de Chimie, 1883.)

Polygala Boykinii Nutt. La substitution au polygala d'une
racine suspecte avait été signalée déjà en 1878, par T. Greenish;
en 1881, G. Gœbel (Am. Journ. of Ph., p. 521) montra que cette
racine, qu'il désigne sous le nom de Southern polygala, est
inférieure à la racine officinale, et ne contient en moyenne que
5 °/₀ d'acide polygalique; un peu plus tard, Maisch (Am. Journal
of Ph., 1881, p. 537) donna l'origine botanique de cette racine, et
l'attribua au P. Boykinii, originaire des États du Sud et de
l'Ouest.

La racine de cette plante se reconnaît assez facilement : 1° à la
dilatation plus forte du collet relativement au volume de l'axe;
2° à la structure plus régulière des faisceaux libéro-ligneux, le
liber n'étant jamais unilatéral et ne formant pas, par conséquent,

de nervure saillante; 5° le tissu est moins compact et présente souvent dans la zone corticale des lacunes visibles à l'œil nu.

Les autres racines se distinguent très facilement par leur structure et par leurs caractères extérieurs, très différents de ceux du polygala. Le rhizome et les racines de Vincetoxicum renferment notamment une quantité assez considérable de tannin, qui ne se trouve qu'à l'état de traces dans le polygala.

KRAMERIA TRIANDRA Ruiz et Pavon.

PATRIE : Arbuste originaire des versants péruviens et boliviens de la Cordillère des Andes, croissant à une hauteur de 1,000 à 2,800 mètres.

C'est un arbuste à tiges ligneuses d'environ $0^m,30$ de hauteur, à feuilles allongées recouvertes, comme les tiges, d'un duvet grisâtre, argenté, à fleurs en grappes d'un beau rouge. Cette plante est munie de racines pouvant atteindre trois ou quatre fois le volume des parties aériennes, montrant ainsi une adaptation parfaite de tous ses organes au rude climat alpin sous lequel elle végète.

PARTIE USITÉE : La racine, **Radix ratanhiæ** Ph. B. — Ratanhia du Pérou ou de Payta.

CARACTÈRES : Souche volumineuse pouvant acquérir le diamètre du bras, se divisant en rameaux nombreux de diamètre très variable et ne dépassant guère $0^m,01$ à $0^m.02$. L'écorce est très rugueuse, surtout sur la souche, et d'un rouge brunâtre vif; le méditullium d'un jaune brun. La cassure est fibreuse, la saveur très astringente dans l'écorce, nulle dans le bois. On n'emploie guère que les divisions et on rejette la souche.

La racine de ratanhia est généralement récoltée dans le nord du Pérou et expédiée en Europe par le port de Payta.

CARACTÈRES MICROSCOPIQUES : La racine de ratanhia présente la structure normale des racines des plantes dicotylédones. Les cellules du parenchyme cortical sont remplies de matière colorante rouge et renferment en outre des grains d'amidon, ovoïdes, souvent accolés deux à deux. La zone libérienne est très développée, les faisceaux renferment des groupes de fibres séparés par un parenchyme abondant, le bois est constitué par des faisceaux ligneux pénétrant jusqu'au centre, et régulièrement séparés par des rayons médullaires étroits.

COMPOSITION : La racine de ratanhia renferme en moyenne 20 °/₀ d'un tannin particulier, l'*acide ratanhitannique*, donnant avec les sels ferriques un précipité vert-olive foncé ; comme beaucoup de tannins, ce corps se décompose en produisant une matière colorante rouge, le *rouge de ratanhia,* insoluble dans l'eau, et analogue aux produits du même genre que l'on rencontre dans un grand nombre de végétaux (bistorte, tormentille, quinquinas, kinos, etc.). C'est à des corps de ce groupe que la plupart des organes végétaux employés comme astringents et riches en tannin doivent leur coloration rouge plus ou moins vive.

La *ratanhine* (Wittstein, 1854) est une matière azotée, voisine de la *tyrosine*, qui avait été retirée d'un extrait de ratanhia importé d'Amérique et qui n'a plus été retrouvée depuis dans la racine. L'origine de cet extrait était du reste douteuse et paraît devoir être rapportée plutôt à une légumineuse du genre Ferreira.

FORMES PHARMACEUTIQUES : La racine de ratanhia est employée après en avoir rejeté le centre ligneux inerte, sous forme de poudre, de *teinture*, d'*extrait aqueux,* de *sirop* (extrait 5 °/₀) et de *suppositoires* (1 gramme d'extrait).

SUBSTITUTIONS : La racine de ratanhia du commerce est assez rarement la variété officinale ; elle est plus fréquemment fournie par l'espèce suivante :

Krameria Ixina L., var. β granatensis Triana. (K. tomentosa Sᵗ-Hil., K. grandifolia Berg.)

Plante voisine de la précédente, de taille plus élevée, originaire de la Nouvelle-Grenade, de la Guyane et du nord du Brésil.

La racine (ratanhia de la Nouvelle-Grenade, ratanhia savanille) présente l'organisation générale de la racine précédente. Elle s'en distingue par sa taille plus petite, sa souche et ses racines à écorce plus lisse, souvent marquée de fissures annulaires. Les racines sont plus droites, grêles, partant souvent d'un même point de la souche. La coloration est d'un rouge violet (1) caractéristique, distinct du rouge brun de la racine officinale.

Cette racine possède une écorce plus adhérente au bois et ayant également une saveur très astringente; le bois est insipide.

La Pharmacopée britannique et le Codex français prescrivent indifféremment les deux racines; la Pharmacopée germanique, comme la nôtre, indique exclusivement le ratanhia du Pérou.

COMPOSITION : Le tannin qui constitue le principe actif de cette racine, diffère de celui du ratanhia du Pérou et fournit le meilleur moyen pour distinguer les deux médicaments l'un de l'autre. En effet, les sels de fer colorent ce tannin en violet foncé et non en vert-olive. Si l'on triture une partie de l'écorce de la racine avec une partie de fer porphyrisé et trois cents parties d'eau, après quatre heures de contact, le liquide sera d'un rouge brun si l'écorce provient du ratanhia du Pérou, et violet si l'on a affaire au ratanhia savanille. (Ph. Germanique.)

D'autres krameria fournissent des produits analogues, mais que l'on ne rencontre pas d'ordinaire dans le commerce, au moins en Belgique. Tels sont les Krameria argentea Mart., ratanhia Para ou du Brésil; le K. secundiflora DC., ratanhia du Texas; le K. pauciflora Sesse, ratanhia du Mexique; K. Cistoidea Hook, ratanhia du Chili.

FAMILLE DES CARYOPHYLLÉES.

Plantes herbacées, très rarement sous-frutescentes, habitant surtout les régions froides ou tempérées du globe. Dans les régions chaudes, elles ne se trouvent que sur les montagnes élevées.

Le principe actif dominant dans les plantes de ce groupe est la saponine, répandue dans les tissus de différentes espèces des

---

(1) C'est probablement par erreur que la Pharmacopée donne comme caractère de la racine officinale la coloration *rouge violet,* tandis qu'elle indique comme origine botanique le K. triandra.

genres Lychnis, Saponaria, Gypsophylla, etc., et qui, lorsqu'elle est suffisamment abondante, peut communiquer aux organes qui la renferment des propriétés toxiques.

C'est ainsi que les graines du Lychnis githago Lamk., ou *Nielle des blés*, peuvent occasionner des accidents lorsqu'elles se trouvent mélangées aux céréales parmi lesquelles cette plante est souvent très abondante.

Espèce officinale en Belgique.

SAPONARIA OFFICINALIS L.

Saponéine.

PATRIE : Plante indigène assez commune, surtout dans la zone calcareuse du pays.

CARACTÈRES : Plante vivace, haute de $0^m,40$ à $0^m,60$, rhizome rampant, stolonifère; tiges aériennes dressées, noueuses, cylindriques, se ramifiant seulement vers le sommet; feuilles opposées, sessiles, d'un vert pâle, à trois nervures principales; fleurs assez grandes, d'un rose pâle, brièvement pédonculées et réunies en faisceaux à l'extrémité des divisions de la tige pour former un panicule corymbiforme; calice gamosépale cylindrique à 5 dents inégales, 5 pétales à onglets très longs, munis de 2 dents à la base du limbe. Étamines au nombre de 10, fruit capsulaire déhiscent.

PARTIES USITÉES : Les feuilles, **Folia saponariæ** Ph. B. et la racine **Radix saponariæ** Ph. B.

Les feuilles, à l'état sec, sont d'un vert jaunâtre; elles se reconnaissent facilement à leur nervation caractéristique. Leur saveur est amère et âcre; brisées et agitées dans l'eau, elles développent une mousse abondante.

Les racines sont constituées par un mélange de rhizomes et de racines vraies, hérissées de radicelles ligneuses brisées. Fragments de longueur variable, de $0^m,002$ à $0^m,006$ de diamètre; l'écorce est rougeâtre, ridée; le méditullium présente dans les faisceaux ligneux de gros vaisseaux rayés, visibles à l'œil nu sur la coupe transversale, sous forme de pores; il est d'un jaune pâle. L'odeur est faible, mais la poudre de cette racine est irritante; sa saveur, désagréable et âcre. Son infusion mousse fortement par l'agitation.

Composition : Le principe actif de cette plante est la *saponine* (*Agrostemmine, githagine*, probablement identique à la *sénégine* et aussi à la *parilline*). C'est un glucoside irritant existant dans un grand nombre de plantes appartenant à diverses familles, et employées pour des usages pharmaceutiques et surtout industriels. Tels sont surtout le Quillaja saponaria Mol. (Rosacées) fournissant l'écorce de Panama du commerce (saponine 8 à 9 %); les fruits de différents Sapindus (Sapindacées), de certaines Mimosées, etc. La racine de saponaire contient 4 à 5 % de saponine; les feuilles en contiennent beaucoup moins. La racine d'une Caryophyllée d'Orient, le Gypsophylla struthium I.., contient de 13 à 15 % de saponine, et était déjà employée par les Romains sous le nom de Struthium pour le lavage des laines.

Formes pharmaceutiques : Les racines de saponaire s'emploient sous forme d'extrait aqueux; les feuilles, en infusion.

La teinture alcoolique de saponaire d'Orient ou d'écorce de Panama est employée pour émulsionner certains corps résineux tels que le *coaltar*, le *baume de Pérou*, l'*huile de Cade*, le *goudron*, etc. (Cod. Franç.).

Espèces non officinales en Belgique.

Dianthus caryophyllus L. *OEillet rouge*. Plante originaire du midi de l'Europe, fréquemment cultivée et ayant fourni un grand nombre de variétés.

On emploie rarement ses fleurs, à odeur faible de girofle, comme aromate, en infusion ou pour colorer les liqueurs.

Arenaria rubra L. (Spergularia rubra Pers.). *Sabline rouge.*

Patrie : Régions méditerranéennes, Algérie, Tunisie.

Caractères : Petite plante herbacée, à tiges grêles, à feuilles stipulées, à fleurs d'un rose violacé, à sépales lancéolés, peu apparents. On emploie toute la plante à l'état sec (Cod. Franç.), principalement en décoction.

La composition chimique de cette plante, peu active du reste, n'est guère connue. Elle a été recommandée contre les affections des voies urinaires (Berthérand).

FAMILLE DES HYPÉRICINÉES.

Plantes herbacées ou ligneuses des régions tempérées et chaudes du globe, particulièrement abondantes dans l'hémisphère nord et l'Amérique tropicale. Les espèces herbacées appartiennent à la flore des climats tempérés, les espèces ligneuses, à la flore tropicale.

Les plantes de cette famille doivent leurs propriétés à des essences et à des résines aromatiques sécrétées dans des glandes situées dans différents organes. Dans les espèces ligneuses, cette sécrétion est abondante, et l'on retire par incision des oléo-résines ou des résines souvent colorées en jaune ou en vert, et voisines des produits résineux des Guttifères (*Vismia*, gomme-gutte d'Amérique). Les Hypéricinées herbacées renferment les mêmes principes aromatiques et résineux dans le parenchyme des feuilles et les enveloppes du fruit.

Hypericum perforatum L. *Millepertuis* (ainsi nommé à cause des glandes transparentes nombreuses qui existent dans le limbe des feuilles).

Patrie : Plante indigène commune.

C'est une plante vivace, à tiges herbacées, robustes, dressées, à feuilles opposées, sessiles, paraissant, lorsqu'on les regarde par transparence, percées d'une infinité de pores, à fleurs jaunes, nombreuses, en cymes corymbiformes; fruit capsulaire ovale, à suc résineux rougeâtre.

On prescrit rarement cette plante, jadis très employée sous forme d'infusion huileuse (Cod. Franç.).

FAMILLE DES GUTTIFÈRES.

Plantes ligneuses, parfois grimpantes et épiphytes, à suc résineux jaune ou vert, toutes exotiques. Les Guttifères sont surtout abondantes dans les parties tropicales de l'Amérique; quelques espèces remontent même dans les régions chaudes de l'Amérique du Nord. On en trouve également, et ce sont les principales comme plantes officinales, aux Indes orientales.

Le principe actif des Guttifères est une résine existant dans les tissus de certaines espèces sous forme de gomme-résine, et douée de propriétés drastiques énergiques. D'autres fournissent des résines et, par expression de leurs graines, des huiles industrielles (*Calophyllum*).

Les fruits sont parfois comestibles (Garcinia mangostana L., *Mangoustan*; Mammea Americana L., *Abricot de Saint-Domingue.*)

Espèce officinale en Belgique.

GARCINIA HAUBURYI Hook, F.

(Garcinia Morella Desr.
var. β pedicellata Haubury = Garcinia pictoria Roxburgh.)

PATRIE : Le Garcinia Hauburyi est un arbre dioïque à feuilles opposées, qui croît à l'état spontané dans les royaumes de Cambodge, de Siam, le sud de la Cochinchine, les parties méridionales de la Péninsule indienne.

La gomme-gutte arrive en Europe par Singapore, Bangkok ou Saïgon. Celle que l'on récolte dans l'Hindoustan n'est pas exportée en Europe.

PARTIE USITÉE : La gomme-résine, gomme-gutte de Siam, **Gummi-Gutta** Ph. B.

La gomme-gutte est mentionnée par Clusius (1), qui l'avait d'abord considérée comme une variété d'aloès, puis, à cause de l'absence d'amertume et de son âcreté considérable, comme pouvant être un suc d'euphorbe. Clusius indique la dose de 15 à 20 grains pour l'usage de ce médicament, qui lui avait été donné sous le nom de Ghittaiemou.

RÉCOLTE : La gomme-résine est sécrétée surtout dans le parenchyme cortical, et en moindre proportion dans le liber. Pour la recueillir, on pratique des incisions en spirale sur les branches et le tronc, de façon à les faire converger vers un entrenœuds de bambou, qui reste en place tant que dure l'écoulement,

---

(1) *Carol. Clusii exotic*, Lib. IV, p. 82. Antwerp. 1605.

c'est-à-dire pendant plusieurs mois. Parfois on recueille le suc sur les feuilles de la plante ou dans des écailles de noix de coco, puis on le verse dans de grands vases de terre de forme basse où on le laisse se solidifier. (Dr R.-N. Khory, Bombay materia medica, p. 171.) Le produit ainsi obtenu est d'une qualité inférieure et est connu sous le nom de gomme-gutte en masses ou en gâteaux; le premier procédé donne la gomme-gutte en canons ou en cylindres, qui est la forme sous laquelle on la trouve ordinairement, du moins en Belgique.

CARACTÈRES : La gomme-gutte se présente en cylindres de 0^m,05 à 0^m,06 de diamètre, portant ordinairement des stries lon-gitudinales régulières, résultant de l'impression dans le suc encore mou des lignes saillantes existant à la face interne du bambou dans lequel il a été recueilli. Assez souvent ces cylindres sont creux à l'intérieur, ou, ayant été emballés lorsqu'ils n'étaient pas complètement durs, se sont repliés sur eux-mêmes ou défor-més; parfois leur surface est craquelée et fendillée en différents sens. La couleur externe, légèrement pulvérulente, est d'un gris jaunâtre terne, possédant souvent un reflet verdâtre, parfois, dans les qualités supérieures, presque semblable à la couleur de la partie interne; celle-ci est d'un jaune foncé orangé, formant une émulsion d'un jaune brillant lorsqu'on la mouille. La cassure est nette, conchoïdale, homogène; les lames minces sont opaques. La poudre est d'un jaune d'or. La gomme-gutte est inodore; chauffée, elle se ramollit sans couler et brûle sans répandre d'odeur spé-ciale. Sa saveur est peu marquée d'abord, puis très âcre et irritant fortement la gorge.

Dans les qualités inférieures, la couleur est plus foncée; la cassure est irrégulière, grenue et marbrée de taches.

COMPOSITION : La gomme-gutte renferme de 15 à 20 % d'une gomme incolore présentant certains caractères des mucilages, mais qui n'est pas précipitable comme eux par l'acétate neutre de plomb.

La résine (*acide cambogique*) constitue le principe actif: elle se dissout dans l'alcool et l'éther avec une belle couleur orangée virant au rouge de sang par la potasse et la soude; l'acétate de plomb en précipite du cambogéate de plomb qui est jaune. (Dra-gendorff.)

Formes pharmaceutiques et doses : La gomme-gutte est un drastique très énergique, qui s'emploie sous forme de pilules aux doses maxima de 0,50 en une fois et de 1 gramme par 24 heures. Elle entre dans les *pilules d'Anderson* (59,4 °/₀) Ph. B. et dans les pilules de Bontius. (Cod. Franç.)

Falsifications : La gomme-gutte peut être falsifiée au moyen de matières amylacées, de débris végétaux, de poudre de Curcuma ou de substances minérales. Pour reconnaître ces corps, il faut épuiser la gomme-gutte par l'alcool, puis par l'eau, et examiner le résidu au microscope. Les matières minérales se retrouvent dans les cendres.

Espèces non officinales en Belgique.

Garcinia Morella, var. α **sessilis** Hanbury. Arbre originaire des parties méridionales de l'Inde et de l'île de Ceylan.

Garcinia Travancorica Beddome. Également originaire de l'Inde.

Fournissent tous deux des gommes-résines très semblables à la gomme-gutte de Siam, mais qui ne sont pas importées en Europe.

Garcinia Indica Chois (G. purpurea Roxb.). Originaire des Indes orientales; fournit par expression de ses graines une huile grasse, solide, désignée sous le nom de *beurre de Kokum*.

Calophyllum inophyllum L. Arbre des mêmes régions; donne par incision un suc résineux vert; par expression des graines, on obtient une huile grasse semi-liquide, également colorée en vert. Elle est connue en Cochinchine sous le nom d'*huile de Mohu*, et à Ceylan sous le nom d'*huile de Dombe*. On l'emploie contre les affections rhumatismales.

Moronobea coccinea Aubl. Grand arbre de la Guyane; produit un suc résineux aromatique désigné sous le nom de *résine Mani* ou *Hog gum*.

FAMILLE DES TERNSTROEMIACÉES.

Famille peu naturelle, composée d'arbres et d'arbustes à suc aqueux, originaires de l'Amérique tropicale et de l'Asie orientale. Quelques rares espèces habitent l'Amérique du Nord et l'Afrique.

La composition et les propriétés de la plupart des espèces de ce groupe sont inconnues. Quelques plantes du genre Camellia renferment dans leurs feuilles du tannin, de la caféine, des matières volatiles odorantes. Les graines sont ordinairement riches en huile grasse (Camellia, Caryocar, etc.).

Camellia thea Link. (Thea Bohea L., T. viridis L., T chinensis L.). Arbrisseau rameux, toujours vert, haut de 2 mètres environ, à feuilles alternes, pétiolées. légèrement coriaces; fleurs solitaires, pédonculées, à étamines nombreuses; fruit capsulaire tricoque, à graines oléagineuses.

PATRIE : Le thé est originaire de la Chine où sa culture date des temps les plus reculés; on le cultive aussi au Japon, en Cochinchine, dans l'Assam et à Java.

PARTIES USITÉES : Les feuilles; thé de Chine, thé vert, thé noir.

Le thé fut introduit en Europe, vers 1602, par la Compagnie des Indes hollandaises; en Angleterre il commença à être employé en 1652. On l'avait comparé d'abord à un sumac, puis on l'attribua au Myrica Gale L. La plante fournissant le thé fut importée vivante pour la première fois à Upsal, en 1763; on a cru longtemps que deux espèces différentes fournissaient les thés noirs et les thés verts du commerce; on sait aujourd'hui que les différences qui existent entre ces deux sortes sont dues à la préparation qu'elles ont subie, et non à leur origine.

CARACTÈRES : La feuille de thé est une feuille allongée de 0^m,078 environ de longueur sur 0^m,020 à 0^m,035 de largeur. La nervure médiane est droite, très marquée, portant un grand nombre de nervures secondaires s'anastomosant entre elles par une série de courbes à quelques millimètres de distance du bord de la feuille qui est denté en scie; les jeunes feuilles sont recouvertes d'un duvet soyeux, blanchâtre, qui manque aux feuilles adultes.

Le thé présente une odeur agréable particulière, une saveur astringente et légèrement amère et aromatique.

CARACTÈRES ANATOMIQUES : Poils monocellulaires courts, pointus, à la face inférieure seulement dans les feuilles adultes, plus abondants et sur les deux faces dans les feuilles très jeunes; stomates à la face inférieure seule, arrondies, largement ouvertes; cellules en palissade sur deux ou plusieurs rangs, occupant la moitié de l'épaisseur du parenchyme total; enfin, dans l'épaisseur du mésophylle, cellules rameuses irrégulières, très grandes, à parois épaissies constituant le caractère le plus important, le seul qui puisse servir à distinguer d'une façon absolue la feuille du thé des feuilles étrangères qui y ressemblent plus au moins.

SORTES COMMERCIALES : Les thés du commerce se divisent en thés noirs et en thés verts. Le thé vert conserve sa chlorophylle, grâce à une dessiccation très rapide sur des plaques de métal chauffées; les feuilles sont plus ou moins roulées sur elles-mêmes et d'un vert bleuâtre. Très fréquemment la couleur verte du thé est artificielle et due à des poudres colorées adhérant à la surface des feuilles.

Les thés noirs sont, après la récolte, mis en tas et desséchés seulement lorsqu'une sorte de fermentation a détruit la chlorophylle.

La qualité du thé dépend surtout de l'âge de la feuille, la première cueillette au printemps, donnant les feuilles les plus estimées. Les thés du commerce forment un grand nombre de variétés portant des noms chinois, plus ou moins défigurés par l'usage, mais ayant en Chine un sens déterminé.

Les thés noirs les plus estimés sont : les *Pekoe* (cheveux blancs), à cause des poils soyeux et blancs qui recouvrent les bourgeons abondants dans cette sorte. On les divise en *Pekoe fleuri, Pekoe orange,* etc. Le *Souchong,* de qualité moins fine; les *Caper,* dont les feuilles sont roulées en petites boules, après qu'on les a rendues adhérentes au moyen d'un peu d'eau de riz; enfin les nombreuses variétés de *Congoe* qui sont les thés noirs les plus communs.

Les thés verts sont les *Hyson,* très estimés, le *thé impérial* et les *poudres à canon,* roulés en boules à peu près comme le *Caper* et fréquemment falsifiés, teints et parfumés.

COMPOSITION : Le thé noir renferme en moyenne % :

11,5 d'eau	le thé vert :	9
15,24 de tannin	—	18,60
5,70 de gomme	—	5,89
15,55 de matières albuminoïdes	—	24,59
2,50 à 3,44 de théine (1)	—	2,7 à 4,66
5,82 de cendres	—	5,58
58,56 de matières insolubles (cellulose, etc.)	—	31,16
5,20 d'azote total	—	4,55

La *théine* est absolument identique à la *caféine;* elle existe encore en proportions plus ou moins considérables dans le *Guarana,* le *Mate* et la *noix de Kola.*

Le thé renferme en outre de petites quantités de *xanthine* et d'un isomère de la théobromine, la *théophylline* (A. Rossel, *Pharm. Journ.,* 21 juillet 1888).

---

(1) Paul et A.-J. Cownley, *Chemical notes on tea* (*Pharm. Journ.,* 19 nov. 1887).

Falsifications : Les falsifications auxquelles le thé peut être soumis consistent :

1° Dans la substitution de qualités inférieures, auxquelles on donne l'aspect et l'odeur des qualités supérieures par la teinture et par l'addition de parfums (fleurs étrangères telles que : Olea fragans, Gardenia, Oranger, etc., ou bien séjour du thé de sorte inférieure entre des couches de thé très aromatique);

2° Dans l'addition de feuilles étrangères (notamment de certains saules cultivés, dit-on, en Chine pour cet usage);

3° Dans le mélange ou la substitution de thés épuisés et resséchés, parfois rendus astringents par l'addition de gomme et de cachou;

4° Dans l'addition de matières minérales, rendues adhérentes aux feuilles par un peu de gomme, et ordinairement colorées en vert par un mélange de curcuma et d'indigo.

Pour reconnaître ces falsifications, on détermine le poids : 1° des matières solubles dans l'eau; 2° de la théine; 3° de l'azote total et 4° des cendres; enfin, pour reconnaître les feuilles étrangères, on procède à l'examen microscopique; cet examen doit porter sur l'épiderme afin de reconnaître les poils et les stomates, et sur la coupe transversale afin de rechercher les cellules lignifiées caractéristiques. On pourra aussi isoler ces dernières par la macération de Schultz (acide nitrique et chlorate potassique) ou bien les retrouver facilement dans la poudre du thé examinée dans la glycérine diluée.

FAMILLE DES DIPTÉROCARPÉES.

Famille composée d'arbres à suc résineux et aromatique, originaires des Indes orientales. Le Dryobalanops camphora Colebr. (D. aromatica Gaertn., Shorea camphorifera Roxb.) produit le *camphre de Bornéo,* essence concrète d'un prix très élevé et dont nous parlerons en étudiant le camphre.

Plusieurs espèces du genre Dipterocarpus et particulièrement le D. turbinatus Gaertn. et le D. alatus Roxb. fournissent une oléo-résine connue sous les noms d'*huile* ou *baume de Gurjun, d'huile de bois* (Wood oil) et de *baume de copahu des Indes orientales.* C'est un produit que l'on a préconisé comme succédané du baume de copahu et dont nous étudierons les caractères en même temps que ceux du copahu.

FAMILLE DES MALVACÉES.

Les Malvacées sont des plantes herbacées ou ligneuses et possédant alors un bois mou et léger. Les feuilles sont ordinairement palminervées, souvent palmatilobées, fréquemment couvertes d'un duvet formé de poils composés, étoilés. Les fleurs, souvent élégantes et grandes, sont violettes, pourprées, roses ou blanches. Leur port est variable, cette famille renfermant à la foi les géants du règne végétal (Baobab) et des herbes de petite taille comme nos mauves indigènes.

Les Malvacées ont une distribution géographique très étendue; elles sont en général plus abondantes dans les régions chaudes, où elles atteignent souvent un grand développement; elles manquent dans la zone arctique.

Le principe dominant dans les plantes de ce groupe est le mucilage, localisé dans un grand nombre d'organes (fleurs, feuilles, racines, etc.); le tannin est peu abondant dans les écorces des formes ligneuses (Baobab); certaines espèces renferment dans leurs graines des matières odorantes musquées, dans leurs feuilles et leurs fleurs, des principes acides (Hibiscus). Les poils plus ou moins longs qui recouvrent les graines sont utilisés comme matière textile, objets de pansement, etc. (Gossypium).

Espèces officinales en Belgique.

ALTHEA OFFICINALIS L.

Guimauve.

PATRIE : Plante indigène, mais rare, dans la zone maritime du pays; originaire des régions maritimes tempérées de l'Europe, de l'Asie occidentale et septentrionale et des terrains salins de l'Europe centrale. Elle est fréquemment cultivée en Belgique (environs de Lessines), en Allemagne, et naturalisée aux États-Unis, dans les marais salants.

DISTRIBUTION GÉOGRAPHIQUE DES MALVACÉES OFFICINALES.

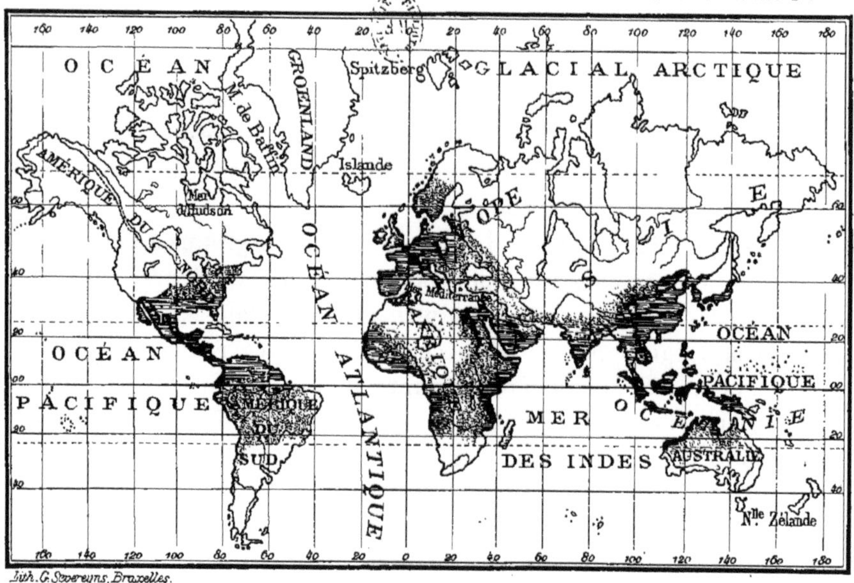

Lith. G. Severeyns, Bruxelles.

Caractères : Plante vivace; racines longues, pivotantes, cylindriques; tiges annuelles, dressées, hautes de 1 mètre environ; feuilles alternes, pétiolées, palmatilobées, à 3-5 lobes d'un vert pâle, veloutées; fleurs sur des pédoncules axillaires, à l'aisselle des feuilles supérieures, et plus courts que les feuilles; bractées en calicules à 6-9 divisions soudées; calice à 5 sépales ovales, aigus; pétales au nombre de 5, d'un blanc rosé; étamines nombreuses, soudées à la base comme dans toutes les Malvacées; fruit formé de carpelles monospermes, disposés autour de l'axe prolongé. Fleurit en Belgique en juillet-août.

Parties usitées : la racine, les feuilles et les fleurs.

La racine, **Radix Altheæ** Ph. B.

Caractères : Racine charnue à l'état frais, jaunâtre extérieurement, blanche à l'intérieur. On la trouve dans le commerce, mondée de la couche corticale externe jusqu'au liber. Elle est alors blanche, fibreuse à l'extérieur, large de $0^m,005$ à $0^m,03$ sur $0^m,10$ à 0^m30 de longueur, à contour polygonal arrondi, irrégulier. Son odeur est faible, particulière; sa saveur douceâtre, mucilagineuse. Touchée avec une solution alcaline, la racine de guimauve prend une teinte d'un jaune vif; avec une solution aqueuse d'iode, une coloration noirâtre (amidon).

Caractères microscopiques : Faisceaux libériens formés de groupes de fibres longues, souples, séparées par du parenchyme libérien renfermant de l'amidon, des cristaux maclés d'oxalate calcique en étoile et du mucilage. Ces faisceaux libériens sont séparés par des rayons médullaires étroits formés d'une seule bande de cellules. Cambium assez large, formé de cellules très petites, formant une zone foncée visible à l'œil nu sur la coupe transversale, sous forme d'une ligne sinueuse parallèle aux bords de la racine; faisceaux ligneux dépourvus de fibres, renfermant de nombreux vaisseaux et contenant dans le parenchyme de l'amidon, des cristaux et du mucilage. Les coupes se colorent vivement en jaune sous l'influence des solutions alcalines.

Composition : La racine de guimauve renferme environ 25 °/₀ de mucilage, 0,8 à 2 °/₀ d'*asparagine*, découverte dans l'asperge

(Vauquelin et Robiquet, 1805) et dans la guimauve (Bacon, 1826), très commune dans les jeunes tissus végétaux, surtout s'ils sont étiolés. C'est une substance azotée, cristalline, susceptible de se dédoubler en aspartate ammonique et de s'hydrater pour se transformer en succinate ammonique. L'asparagine est soluble dans 40 parties d'eau froide et insoluble dans l'alcool concentré. Pour la reconnaître au microscope dans les tissus qui la renferment, on fait macérer les coupes dans l'alcool absolu; on la voit alors sous forme de fines aiguilles, qui sont caractérisées par leur insolubilité dans une solution aqueuse saturée d'asparagine

La racine de guimauve renferme en outre beaucoup d'amidon, du sucre et fournit de 4 à 5 °/₀ de cendres.

FORMES PHARMACEUTIQUES : La racine de guimauve s'emploie en décoctions, en *sirop;* elle entre dans les *espèces émollientes pour cataplasmes;* sa poudre (farine de guimauve) est souvent prescrite en cataplasmes et entre dans les *farines émollientes.*

Feuilles de guimauve, **Folia Altheæ** Ph. B.

CARACTÈRES : Feuilles palmatinervées et palmatilobées, caractérisées surtout par les poils nombreux qui les recouvrent. Ces poils sont formés de segments divergents partant d'un même point de l'épiderme; ils sont enchevêtrés et forment un duvet continu sur tout le limbe et le pétiole.

Les feuilles de guimauve sont récoltées un peu avant la floraison; elles possèdent une saveur mucilagineuse et sont dépourvues d'odeur. Elles doivent leurs propriétés au mucilage.

FORMES PHARMACEUTIQUES : Ces feuilles s'emploient fréquemment en infusion; elles entrent dans les *espèces émollientes pour cataplasmes.*

Fleurs, **Flores altheæ** Ph. B. Ces fleurs, à l'état frais, sont d'un blanc légèrement rosé; séchées, elles sont blanches, facilement reconnaissables aux caractères cités plus haut. Elles sont aussi légèrement mucilagineuses.

FORMES PHARMACEUTIQUES : On les emploie sous forme d'infusion; elles entrent dans les *fleurs pectorales.*

Substitution: On a parfois substitué aux racines de la guimauve officinale les racines de l'Althea rosea Cav. (Alcea rosea L.) ou *Rose trémière*, grande plante bisannuelle, originaire de l'Orient et fréquemment cultivée dans les jardins. C'est une plante à tige florale dressée, de 2 mètres environ de hauteur, à fleurs en épis, très grandes, d'un rouge pourpre foncé dans l'espèce type, mais de coloration très variable dans les variétés de culture.

La racine est jaunâtre, même à l'intérieur; plus courte, beaucoup plus ligneuse et moins mucilagineuse que celle de la guimauve.

Les fleurs sont fréquemment employées pour colorer les liqueurs et spécialement les vins.

MALVA SYLVESTRIS L.

Mauve officinale, Grande Mauve.

Patrie : Plante indigène, très commune dans la région maritime et répandue dans le centre du pays. (Voisinage des lieux habités, bords des chemins.) Fréquemment cultivée.

Caractères : Plante bisannuelle à racine pivotante, grêle; tiges dressées, de $0^m,50$ à $0^m,60$, rameuses; feuilles pétiolées à limbe palmatilobé, à 5-7 divisions, duveté seulement à la partie inférieure; fleurs assez grandes, en fascicules à l'aisselle des feuilles; calicule à 3 divisions libres; calice à 5 divisions; corolle à 5 pétales, trois à quatre fois plus longs que les sépales, d'un rose vif veinés de pourpre foncé, devenant par la dessiccation d'un violet-bleu uniforme. Fruit formé de carpelles monospermes verticillés.

Parties usitées : Les feuilles et les fleurs.

Feuilles, **Folia Malvæ** Ph. B. Les feuilles de mauve ressemblent aux feuilles de guimauve; elles s'en distinguent par leur limbe non duveté, si ce n'est à la face inférieure, et paraissant par suite moins épais.

Elles doivent leurs propriétés émollientes au mucilage qu'elles renferment.

Formes pharmaceutiques : Les feuilles de mauve, d'ailleurs peu employées, entrent dans les *espèces émollientes pour cataplasmes.*

Fleurs, **Flores Malvæ** Ph. B. Ces fleurs doivent être séchées avec soin et conservées à l'abri de l'humidité qui leur fait perdre rapidement leur coloration violette.

Elles renferment du mucilage, et, à l'état sec, une matière colorante violette virant au vert par les alcalis, et au rouge par les acides.

FORMES PHARMACEUTIQUES : On les emploie en infusion. Elles entrent dans les *fleurs pectorales.*

Espèces non officinales en Belgique.

Malva rotundifolia L. *Petite Mauve, Mauve à feuilles rondes.* Plante indigène commune dans les lieux cultivés, se distinguant facilement de l'espèce officinale par ses tiges couchées, rampantes, ses feuilles à 5 lobes arrondis, ses fleurs petites, à corolle d'un rose violacé, deux fois plus longue que le calice, devenant d'un blanc sale par la dessiccation.

On emploie rarement l'herbe fleurie et les feuilles (Cod. Franç.) de cette plante pour les mêmes usages que la mauve officinale, dont elle possède à peu près les propriétés.

Hibiscus abelmoschus L. (Abelmoschus moschatus W. et Arn., Bamia abelmoschus R. Br.). Plante annuelle des régions tropicales de l'Inde et de l'Amérique, cultivée dans les régions chaudes pour ses graines d'un brun grisâtre, réniformes, légèrement aplaties, présentant une odeur forte de musc.

Ces graines, jadis employées en médecine, sont usitées aujourd'hui en parfumerie sous le nom de *graines d'Ambrette.*

Gossypium. *Cotonnier.* Différentes espèces ou variétés de ce genre, actuellement cultivées dans toutes les régions subtropicales et chaudes du globe, présentent à la surface de leurs graines un duvet plus ou moins long qui constitue le coton.

Les formes les plus fréquemment cultivées sont le Gossypium arboreum L., le G. herbaceum L., originaires tous deux des Indes orientales, et le G. Barbadense L., natif des Antilles; ces types spécifiques ont produit un grand nombre de variétés de culture, considérées comme des espèces distinctes par certains auteurs.

Le coton est cultivé surtout dans les parties chaudes de l'Amérique centrale et septentrionale, aux Indes orientales, en Égypte, dans les parties chaudes de l'Europe (Italie, Grèce, Turquie), dans les régions méridionales de la Chine.

Suivant les variétés, le coton est blanc ou plus ou moins jaunâtre; la longueur des poils varie de $0^m,015$ à $0^m,05$.

Caractères microscopiques : Au point de vue anatomique, le coton est un duvet épispermique, formé de poils monocellulaires, à extrémité obtuse, vides, aplatis et plus ou moins tordus par la dessiccation, présentant au microscope un aspect rubané caractéristique. Ces poils se distinguent facilement des fibres de lin par leur section irrégulièrement ovale, allongée, à cavité large, les fibres de lin présentant une section arrondie régulière, des parois épaisses et une lumière étroite.

Les poils du coton présentent les réactions micro-chimiques de la cellulose, se colorent en violet par le chlorure de zinc iodé ou par l'action successive de l'acide sulfurique et de l'iode, et se gonflent, puis se dissolvent dans la solution ammoniacale d'oxyde de cuivre.

Composition : Le coton est constitué par de la cellulose, environ 1,5 % de matières minérales et de petites quantités d'huile grasse.

Usages médicaux : Outre ses emplois industriels, comme matière textile de grande importance, le coton est employé en pharmacie sous forme de *ouate*, de *ouate hydrophile* ou *ouate charpie*, et sert, en outre, à la préparation de la *pyroxiline*, dont la solution dans un mélange d'alcool et d'éther forme le *collodion officinal*.

La ouate est le coton purifié par le cardage; grâce à la petite quantité de matière grasse qu'elle contient et à la grande proportion d'air inclus dans sa masse, la ouate n'absorbe pas facilement les liquides. La *ouate hydrophile*, qui ne présente pas cet inconvénient, est obtenue en traitant le coton brut par une solution faible de soude caustique à l'ébullition; on le soumet ensuite à une ébullition prolongée dans une solution faible de permanganate potassique, puis à l'action de l'acide sulfureux, après dessiccation. Le coton ainsi préparé est cardé; c'est alors une ouate très blanche, un peu rude au toucher, faisant entendre quand on la froisse un bruit particulier, à peu près comme la pyroxiline, et jouissant de la propriété d'absorber rapidement les liquides. Imprégnée de différents antiseptiques, la ouate-charpie est très employée pour les pansements (ouate salicylée, phéniquée, au sublimé corrosif, à l'iodoforme, etc.).

Exposé aux vapeurs d'iode, le coton ordinaire en absorbe environ 8 % et forme alors le coton iodé. (Cod. Franç.)

La pyroxiline officinale est la *di-nitrocellulose*, soluble dans un mélange d'alcool et d'éther; le *coton poudre*, qui se gonfle mais ne se dissout pas dans ce véhicule et que l'on emploie comme un explosif puissant, est la *tri-nitrocellulose*.

La graine du cotonnier, séparée du duvet qui la recouvre, fournit par expression 18 à 20 % d'une huile non siccative, très colorée, mais qui, après épuration, est blanche, inodore et à peu près insipide. On l'emploie pour la savonnerie, l'éclairage et souvent aussi pour falsifier l'huile d'olives.

Adansonia digitata L. (A. Baobab, Gaërtn). *Baobab.*

Patrie : Afrique tropicale; introduit aux Indes orientales.

Le baobab est un arbre de moyenne élévation, mais dont le tronc peut atteindre un très grand développement (20 à 50 pieds de diamètre). Le fruit (pain de singe), volumineux, ovoïde allongé, renferme dans une pulpe sèche, blanchâtre, très acidulée, des graines nombreuses, réniformes. On emploie (1) les feuilles mucilagineuses desséchée et pulvérisées sous le nom de *Lalo*, comme émollient; les écorces muci agineuses et surtout astringentes, comme fébrifuge; enfin, la pulpe des fruits desséchée et pulvérisée était regardée par les anciens comme étant d'origine minérale et désignée sous le nom de *terre de Lemnos*. Cette pulpe renferme de la crème de tartre et de l'acide tartrique libre, et a été préconisée comme rafraîchissante et comme remède contre la dysenterie.

FAMILLE DES STERCULIACÉES.

Plantes généralement ligneuses, rarement herbacées, originaires des régions tropicales ou chaudes; aucune espèce n'est européenne.

Un certain nombre d'espèces renferment dans leurs graines des quantités plus ou moins grandes de *caféine* (*cola*) ou d'un alcaloïde voisin : la *théobromine* (*theobroma*). Le mucilage est abondant dans différents organes d'un grand nombre d'espèces (Sterculia, Guazuma, etc.); presque toutes renferment du tannin.

Espèce officinale en Belgique.

THEOBROMA CACAO L.

Cacaoyer.

PATRIE : Le cacaoyer est originaire de l'Amérique tropicale, des vallées de l'Amazone et de l'Orénoque; il était déjà cultivé au Mexique et dans l'Amérique centrale lors de la conquête espagnole, en 1520.

---

(1) E. Heckel et F. Schlagdenhauffen, *Recherches chimiques et thérapeutiques sur le Baobab* (Nouveaux remèdes, 8 septembre et 8 novembre 1888).

Il est cultivé aujourd'hui principalement au Mexique, dans l'Amérique centrale, les Antilles, la Nouvelle-Grenade, la Guyane, le Brésil, l'Ile de la Réunion, à Java et à Manille.

CARACTÈRES : Arbre peu élevé; rameaux étalés; feuilles grandes, entières; fleurs petites, d'un blanc rosé, se développant sur le vieux bois; fruit allongé, ressemblant assez bien à certains concombres, d'un jaune brunâtre ou violacé, strié longitudinalement et renfermant, dans une pulpe visqueuse, 25 à 40 graines ovoïdes, aplaties, présentant le volume et l'aspect d'amandes privées de leurs coques.

Une espèce voisine, le Theobroma bicolor H. et B., cultivée en Colombie et au Brésil, fournit une faible partie de cacao du commerce.

PARTIE USITÉE : La graine, **Semen Cacao**. Cacao.

RÉCOLTE : A la maturité du fruit, on le fend en deux, on en vide le contenu pulpeux et on sépare rapidement les graines de la masse visqueuse qui les entoure. On suit alors l'un ou l'autre des deux procédés suivants, donnant deux variétés de cacao, différant par leur aspect, leur saveur et leur composition :

_ 1° On sèche rapidement les graines au soleil, en les agitant et en les rentrant chaque soir; lorsque la dessiccation est complète on les met en sacs et on les expédie. C'est le *cacao non terré, cacao des Iles* ou *Maragnon;*

2° On place les graines fraîches dans des auges que l'on recouvre de feuilles et où on les laisse fermenter pendant 24 à 56 heures; on les expose au soleil, puis on les enferme dans des sacs que l'on enterre pendant un certain temps; enfin on les dessèche au soleil. On obtient ainsi le *cacao terré* ou *Caraque.*

Les principales sortes commerciales sont : pour les non terrés, le *Soconusco* du Guatemala, rare et très estimé, le *Maragnon* de la haute Amazone, les *Para* et les *Bahia* du Brésil, de qualité médiocre, les cacaos des Antilles, les *Java* et les *Bourbon* ou *Réunion.*

Les cacaos terrés comprennent les *Caraques,* présentant des qualités très estimées (*Grands Caraques, Porto Cabello, La Gayra,* etc.).

Caractères : Semences ovoïdes, plus ou moins aplaties latéralement, d'un gris brunâtre ou violacé, à surface lisse (*cacao non terré*) ou d'un brun clair à épiderme plus rugueux, uu peu pulvérulent (*Caraques*). A la base se trouve une légère dépression (hile) d'où part un raphé très développé formant une sorte de nervure sur l'un des angles de la graine et se répandant en ramifications nombreuses et anastomosées sur les deux faces plates.

L'épisperme est mince, cassant; l'amande violacée, formée de deux cotylédons rameux, engrenés l'un dans l'autre et reliés à la base à un germe claviforme très dur dans la graine sèche; odeur spéciale, saveur amère, astringente et grasse.

Caractères microscopiques : On remarque du dehors au dedans :

1° Une couche externe, irrégulière, de fibres allongées à parois minces, peu cohérentes, à contenu granuleux, provenant de la pulpe du fruit :

2° Le spermoderme formé de trois couches :

A. Une membrane externe, résistante, à cellules étroitement unies, à parois cuticularisées vers l'extérieur.

B. Un parenchyme assez épais, dans lequel circulent les faisceaux libéro-ligneux constituant les nervures visibles à l'œil nu à la surface de la graine; les fibres libériennes sont courtes, plus ou moins épaissies, les vaisseaux sont pour la plupart des trachées exceptionnellement nombreuses dans cette gaine et en constituant le caractère le plus saillant. Le parenchyme dans lequel circulent les vaisseaux possède des groupes de cellules mucilagineuses, qui se gonflent dans l'eau et apparaissent alors comme de vastes lacunes.

C. Un tégument interne très mince, suivant toutes les sinuosités des cotylédons, formé de cellules très minces, anguleuses, difficilement visibles, renfermant trois espèces de cristaux [cristaux aiguillés (théobromine), cristaux octaédriques (oxalate calcique), sphéro-cristaux irréguliers à aiguilles souvent courbes (matières grasses)]. La face interne de ce tissu porte çà et là des poils courts, en massue, pluricellulaires, à contenu granuleux (corpuscules de Mitscherlitz).

Le tissu cotylédonaire est un parenchyme à cellules polygonales, à contenu granuleux (matière grasse émulsionnée) et renfermant des grains d'amidon assez nombreux, sphériques ou elliptiques, ayant en moyenne 5 μ. Certaines cellules renferment du tannin.

Composition : La graine fournit environ 13,4 % de téguments et 86,6 % d'amandes enveloppées seulement dans la membrane mince, interne, qui reste intimement unie aux cotylédons.

Elle présente en moyenne la composition suivante :

Matière grasse (beurre de cacao) . .	45 à 55 %
Théobromine.	1 à 3
Fécule	3 à 4
Matières azotées.	16
Eau	5 à 10
Cendres	2 à 3

Les enveloppes donnent 7 à 8 % de cendres.

Plus, de petites quantités de tannin et d'une matière colorante d'un rouge violet, provenant de la décomposition du tannin (rouge de cacao).

Formes pharmaceutiques : Les graines de cacao servent à la préparation du *chocolat médicinal,* qui est un mélange de graines mondées et réduites en pâte, de cacao des îles et de cacao caraque, avec 50 % de sucre. On l'emploie sous forme de chocolat anthel-mintique, renfermant 2 % de santonine et de chocolat au carbo-nate de fer (1 %).

Les graines de cacao torréfiées servent en outre à la préparation par expression du *beurre de cacao* (**Oleum Cacao Ph. B.**).

Matière grasse, solide, d'un blanc jaunâtre, possédant l'odeur du cacao et une saveur douce. Densité, 0,810 ; point de fusion, 29° à 32°. L'éther le dissout complètement et la solution est limpide.

Le beurre de cacao se conserve bien et rancit difficilement.

Celui du commerce provient ordinairement des fabriques de chocolat comme produit secondaire de la préparation de la poudre de cacao (cacao soluble) ; il est coulé dans des formes à chocolat et se présente en tablettes.

PRODUITS ALIMENTAIRES. La graine de cacao sert de base à deux préparations alimentaires : le chocolat et la poudre de cacao.

On emploie parfois aussi les enveloppes des graines (feuilles de cacao), sous forme de décoction ; ces enveloppes renferment une faible proportion de théobromine (0,16 à 0,28 % Dragendorff).

Chocolat : Le chocolat est la graine de cacao privée de ses enveloppes, additionnée d'une proportion de sucre de cannes, égale ordinairement à 50 °/₀ et fréquemment aromatisée par de petites proportions de cannelle ou de vanille. Il ne doit renfermer ni les téguments séminaux, ni aucune matière étrangère (fécules, farines, matières minérales, graisses, matières colorantes, etc.).

Préparation : Le chocolat est obtenu en vannant les graines convenablement choisies, les torréfiant de façon qu'elles perdent en moyenne un tiers de leur poids, les concassant et en séparant les enveloppes et les germes, puis les broyant sous des meules de granit à une température d'environ 30°. On mélange ensuite les qualités, on y ajoute le sucre, on soumet à un nouveau broyage; puis la pâte obtenue est divisée mécaniquement dans un appareil à trépidation en tablettes d'un poids déterminé, ou moulée en pastilles et en bonbons.

Caractères : Le chocolat doit être sec, cassant, de couleur brune, à cassure un peu grenue, mais homogène, sans points de couleurs différentes; il se ramollit par la chaleur et possède une odeur et une saveur caractéristiques.

Sa poudre, examinée au microscope, ne doit pas renfermer les éléments caractéristiques des enveloppes (*trachées*), ni une forte proportion d'amidon; cet amidon est arrondi et dépasse rarement 5 μ.

Le chocolat pur renferme au moins 20 °/₀ de beurre, fusible entre 31 et 33°, 3 à 4 °/₀ d'amidon, 2 à 3 °/₀ de cendres et 1 °/₀ de théobromine. (Girard, Travaux du laboratoire municipal de Paris.)

Poudre de cacao (*cacao soluble*) : On désigne sous ce nom la poudre des graines de cacao décortiquées, torréfiées et privées, par pression, dans une étuve chauffée entre 35° et 40°, d'environ 25 °/₀ de beurre.

Le cacao doit présenter les caractères microscopiques du chocolat et n'en différer que par l'absence de sucre et la moins grande quantité de beurre qu'il renferme.

Falsifications : Les falsifications du chocolat et du cacao sont nombreuses, mais se reconnaissent assez facilement aux caractères indiqués plus haut. Elles consistent dans l'addition de grabeaux (enveloppes et germes), de matières féculentes diverses, telles que fécule de pomme de terre, farines, résidus de féculerie, dextrine, etc., de substances minérales (craie, ocre, on a même signalé la présence de minium). La soustraction d'une partie du beurre dans le chocolat, constitue une fraude fréquente, qui entraîne souvent le remplacement de cette graisse naturelle par d'autres produits gras (graisses végétales et animales, suifs, peut-être même paraffines). Dans certains chocolats à la vanille, on a signalé le remplacement de cet aromate par le baume de Pérou ou de tolu.

Espèces non officinales en Belgique.

Cola acuminata Schott. (Sterculia acuminata Beauv.) Arbre de
la côte occidentale d'Afrique et des territoires intérieurs voisins.

PARTIE USITÉE : La graine, **Noix de Kola** ou **N'Gourou.**
Ces graines, usitées comme masticatoire dans une grande partie de
l'Afrique tropicale, sont contenues dans un follicule qui, à l'état de dessiccation, est d'un brun foncé, à surface irrégulièrement bosselée, à nervure
dorsale très marquée. Les graines, de 0^m,01 à 0^m,02 de diamètre, sont irrégulièrement tétragones, à cotylédons épais, d'un brun clair, rougeâtre ou
rosé, présentant une saveur amère et astringente, suivie d'un arrière-goût
sucré. Ces graines renferment 5,248 % de caféine, de petites quantités de
théobromine, 1,618 % de tannin, des matières azotées et une forte proportion
d'amidon (Heckel et Schlagdenhauffen).

On les a récemment introduites dans la thérapeutique européenne, sous
forme d'extrait alcoolique, de vin, etc.

Sterculia scaphigera Wall. (Scaphium Wallichii Schott et
Endl.). Arbre originaire des Indes orientales, dont le fruit a été importé sous
son nom malais de *Boa-tam-pajang.* J'ai trouvé le même fruit sous le nom
de *Samrang,* dans les échantillons donnés à notre collection de matière médicale, par l'Administration des Colonies françaises, exposés à Bruxelles en 1888
et provenant de Cochinchine.

C'est un fruit sec, ridé, d'un brun marron, ovoïde allongé, terminé en
pointe vers le sommet et renfermant une grande quantité de mucilage. Son
infusion est épaisse et filante comme celle des graines de lin. On l'a préconisé
contre les hémoptysies et la diarrhée.

FAMILLE DES TILIACÉES.

Plantes ordinairement ligneuses, très rarement herbacées,
appartenant surtout à la flore tropicale; quelques espèces se
trouvent dans toute la partie tempérée de l'hémisphère Nord.

Au point de vue de leur composition comme par leur organisation, les Tiliacées sont assez voisines du groupe des Malvacées.
Elles sont en général riches en mucilage, contiennent en outre
du tannin, et dans les fleurs de certaines espèces (tilia), des
essences aromatiques.

Les fibres libériennes d'un grand nombre de Tiliacées sont très développées, longues et souples, et sont utilisées comme matières textiles (Tilia, Corchorus).

Espèce officinale en Belgique.

TILIA EUROPÆA L.

(T. platyphilla Scop., T. grandifolia Ehr., T. ulmifolia Scop., T. parvifolia Ehr.) *Tilleul.*

Nous considérons ces différentes formes, élevées au rang d'espèces par certains auteurs, comme de simples variétés du type linnéen.

Patrie : Arbre indigène dans les bois montueux; fréquemment cultivé en Belgique.

Caractères : Arbre de 15 à 20 mètres d'élévation, feuilles alternes, pétiolées, simples, cordiformes, dentées en scie sur les bords, plus ou moins développées suivant les variétés; fleurs en cymes corymbiformes axillaires, disposées sur un axe commun soudé sur un peu plus de la moitié de sa longueur à une bractée foliacée, linéaire, membraneuse; calice caduc; corolle à 5 pétales d'un vert jaunâtre, concaves; étamines nombreuses, sans écailles à la base; ovaire supère libre, brièvement stipité, globuleux, surmonté d'un style simple; fruit capsulaire, indéhiscent, à parois plus ou moins épaisses, à côtes plus ou moins marquées, uniloculaire, renfermant 1 à 2 graines à embryon huileux.

Partie usitée : Les fleurs, **Flores tiliæ** Ph. B.

Les fleurs du tilleul doivent être recueillies avec la bractée qui les accompagne. A l'état sec, elles sont jaunâtres, la bractée restant d'un vert clair passant au brun rougeâtre dans les fleurs surannées. Elles ont à l'état frais une odeur forte, rappelant celle de la fleur d'oranger, mais qui se modifie et se perd en grande partie par la dessiccation. Leur saveur est légèrement aromatique, mucilagineuse et astringente.

On trouve dans le commerce des fleurs de tilleul privées de bractées, mais cette variété n'est pas officinale en Belgique.

Composition : Les fleurs du tilleul renferment de petites quantités d'une essence à odeur forte, un tannin précipitant les sels ferriques en vert olive, abondant surtout dans les bractées, des matières sucrées et mucilagineuses.

Formes pharmaceutiques : Les fleurs de tilleul ne servent de base à aucune préparation officinale; mais on les emploie sous forme d'infusion et d'eau distillée.

Espèces non officinales en Belgique.

Tilia argentea DC. (T. alba W., T. pannonica Jacq.) *Tilleul argenté.* Espèce originaire de Hongrie, fréquemment cultivée comme arbre ornemental en Belgique. Se distingue surtout de l'espèce indigène par ses feuilles lisses et d'un vert foncé à la face supérieure, recouvertes à la face inférieure d'un duvet blanc, cotonneux.

Les fleurs, officinales en Autriche, quelquefois récoltées en Belgique, sont beaucoup plus odorantes que celles du tilleul officinal. Elles se reconnaissent à la présence d'écailles pétaloïdes à la base des étamines.

On emploie de même aux États-Unis les fleurs des T. americana L., et T. heterophylla Vent., qui présentent des écailles staminifères, analogues à celles du T. argentea.

Corchorus capsularis L. et **C. olitorius** L., sont des plantes annuelles, originaires de l'Inde orientale, abondamment cultivées au Bengale et en Chine.

Partie usitée : Les fibres libériennes, *jute, chanvre de Calcutta ou de Chine.*

Cette matière textile, importée aujourd'hui en grandes quantités en Europe, a été préconisée pour remplacer le coton comme objet de pansement; elle peut, comme le coton, être imprégnée de différents antiseptiques.

SÉRIE DES DISCIFLORES.

FAMILLE DES LINÉES.

Les Linées sont des plantes herbacées, plus rarement ligneuses, répandues sous tous les climats : les espèces herbacées appartenant plus spécialement à la flore des régions tempérées; les formes ligneuses, aux contrées tropicales.

Les espèces officinales, d'ailleurs peu nombreuses, appartiennent à deux tribus très différentes par leurs caractères extérieurs et par leurs propriétés : les *Eulinées*, à graines huileuses, mucilagineuses, renfermant parfois dans leurs organes de végétation des principes peu connus, leur donnant des propriétés drastiques (Linum catharticum L.); et les *Érythroxylées*, dont la seule espèce usitée en Europe renferme un alcaloïde spécial : *la cocaïne.*

Espèces officinales en Belgique.

LINUM USITATISSIMUM L.

Lin cultivé.

Patrie : Le lin est cultivé en grand en Belgique, dans une grande partie de l'Europe, spécialement en Russie; dans l'Amérique du Nord et les parties tempérées de l'Amérique méridionale, de l'Australie et des Indes orientales.

Son origine primitive est peu connue; il résulte des travaux de de Candolle (1) que la connaissance des usages et la culture de

---

(1) *Origine des plantes cultivées,* Paris 1883.

cette plante remontent aux époques préhistoriques; qu'une forme vivace ou bisannuelle (Linum Angustifolium Hudson), spontanée dans les régions méridionales de l'Europe, était cultivée à une époque très reculée, avant l'emploi des métaux, dans l'Italie septentrionale et la Suisse, ses graines ayant été retrouvées dans les cités lacustres de la Suisse; enfin, que la forme annuelle, actuellement employée, était cultivée en Égypte et en Assyrie, il y a au moins cinq mille ans, les momies d'Égypte étant enveloppées de bandelettes faites de tissu de lin. Cette forme est encore aujourd'hui spontanée dans l'Asie occidentale et sa culture s'est substituée partout à celle de la variété vivace.

CARACTÈRES : Plante annuelle, herbacée; racine pivotante, tige simple, glabre, ronde, de $0^m,65$ environ de hauteur, ramifiée seulement vers le sommet; feuilles sessiles, alternes, lancéolées, d'un vert pâle; fleurs en cymes, au sommet des divisions de la tige; corolle à pétales d'un bleu cendré clair, trois fois plus longs que le calice; étamines au nombre de 5; fruit capsulaire, globuleux, déhiscent, formé de 5 carpelles verticillés, renfermant chacun deux graines séparées par une fausse cloison.

PARTIE USITÉE : La graine, **Semen Lini** Ph. B.

CARACTÈRES : Graines petites, mais de volume variable suivant les provenances, lisses, luisantes, d'un brun clair, exceptionnellement blanches (graines de lin blanches de Bombay), ovoïdes, fortement aplaties, légèrement échancrées latéralement au sommet et terminées par une pointe mousse, faiblement recourbée; odeur peu marquée, huileuse; saveur fade, mucilagineuse et grasse.

CARACTÈRES MICROSCOPIQUES : Téguments séminaux formés de 4 couches distinctes :

A. *Couche mucilagineuse.* — Cellules polyédriques, ordinairement hexagonales, à parois minces, extensibles, contractées et peu visibles à l'état sec ou dans l'huile, à contenu formé d'un mucilage épais, incolore. Par l'action de l'eau ou de la glycérine diluée, ces cellules se gonflent, s'étendent radialement et acquièrent alors environ le double de l'épaisseur totale de l'enveloppe séminale. Dans la graine jeune, ces cellules renferment de l'amidon ; le mucilage, qu'elles contiennent à l'état de maturité, jaunit par le chlorure de zinc iodé, ce qui le distingue du mucilage de la graine de coings, qui bleuit dans les mêmes conditions, et dont les cellules ne renferment d'amidon à aucune époque.

B. *Deuxième couche.* — Cellules vides, comprimées, hémisphériques, à parois épaissies latéralement et à la base, minces vers l'extérieur.

Ces cellules sont visibles par transparence à travers le tissu externe, et donnent à l'épisperme, vu à la loupe, un aspect guilloché particulier, formant sur le tissu fibreux sous-jacent des impressions circulaires caractéristiques.

C. *Couches fibreuses.* — Tissu constitué par deux assises de fibres se croisant à angle droit ; les fibres externes d'un jaune pâle, à parois épaisses, ponctuées, terminées en biseau à leur extrémité, à section elliptique et s'allongeant dans le sens du grand axe de la graine. Les fibres internes, aplaties, plus larges, à lumière plus grande, à parois irrégulièrement épaisses, s'allongeant en sens contraire des précédentes, dans le sens du petit axe de la graine.

Ces couches fibreuses sont très caractéristiques et forment le point le plus important dans la détermination microscopique de la graine de lin entière ou divisée.

L'albumen présente une couche externe, formée d'un seul plan cellulaire, adhérant à l'épisperme lorsqu'on décortique la graine ; constitué par des cellules quadrangulaires, à parois minces, incolores, à contenu brun-rougeâtre, noircissant par la chlorure ferrique (tannin) et à cause de son aspect de pavement, appelée *couche pavimenteuse.*

Les autres parties de l'albumen sont constituées, comme les cotylédons, par un parenchyme irrégulier renfermant de nombreuses gouttes d'huile, des granulations d'aleurone et ne contenant pas d'amidon.

Composition : La graine de lin fournit un mucilage abondant (15 °/₀), produit exclusivement dans les cellules externes et dû, au moins partiellement, à une transformation de l'amidon. Ce

mucilage est précipité par l'alcool, l'acétate neutre et l'acétate
basique de plomb. Précipité par l'alcool et desséché, il renferme
encore environ 10 °/₀ de matières minérales.

La graine de lin contient environ un tiers de son poids d'une
huile grasse, siccative, se résinifiant rapidement à l'air (Oleum
lini Ph. B.). Cette huile est d'un jaune brunâtre plus ou moins
foncé, d'une odeur particulière et d'une saveur faible. Celle que
l'on emploie pour les usages industriels renferme fréquemment
du plomb que l'on y introduit pour la rendre plus siccative; il
faut donc, comme le recommande la pharmacopée, s'assurer de
l'absence de ce métal.

A l'état de maturité, la graine de lin ne renferme pas d'amidon.

FORMES PHARMACEUTIQUES : La graine de lin s'emploie entière en
infusion (mucilage); grossièrement pulvérisée, elle constitue la
farine de lin, laquelle était préparée, d'après l'ancienne pharmacopée, avec le tourteau, résidu de la préparation de l'huile. La
farine de lin s'emploie en cataplasmes et entre dans les *farines
émollientes*. L'huile de lin entre dans la préparation du *papier
chimique;* on l'employait aussi dans la formule du liniment oléo-
calcaire où elle est remplacée actuellement par l'huile d'amandes.

FALSIFICATIONS : Les graines de lin du commerce renferment
souvent une forte proportion de graines étrangères, particulièrement des crucifères, des légumineuses et diverses céréales. La
farine de lin est fréquemment falsifiée par la farine de tourteau,
des matières amylacées, de la sciure de bois et des substances
minérales. Elle doit contenir au moins 50 °/₀ d'huile grasse non
rancie; délayée dans l'eau, elle ne doit pas présenter l'odeur irritante de moutarde (crucifères); examinée au microscope, elle doit
présenter les caractères distinctifs des tissus que nous avons
énumérés plus haut et ne contenir ni matières amylacées, décc-
lables par l'eau iodée, ni fibres ligneuses, épaisses, lisses ou aréolées (sciure de bois des conifères). Elle fournit de 5 à 6 °/₀ de
cendres.

Les fibres libériennes de la tige du lin sont longues, souples et
très résistantes; leur emploi comme matière textile remonte à la
plus haute antiquité. Leurs caractères microscopiques ont été
indiqués en même temps que ceux du coton.

ERYTHROXYLON COCA Lamk.

Coca.

Patrie : Cette plante est originaire du Pérou et de la Bolivie et abondamment cultivée dans toute l'Amérique méridionale occidentale, du Chili à l'Équateur, en petite quantité au Brésil et dans la République Argentine. Les feuilles du coca sont employées comme masticatoire par les Indiens du Pérou et de la Bolivie, depuis les temps les plus reculés, en mélange avec un peu de chaux ou de cendre végétale (*Llipta*). Cette pratique leur permet de supporter de longs jeûnes tout en accomplissant des travaux fatigants, ce qui peut s'expliquer jusqu'à un certain point par l'action anesthésique de la cocaïne. Leur emploi et l'importance de leur culture et du commerce dont elles étaient l'objet, sont déjà mentionnés par Clusius (1). Cependant l'emploi médical des feuilles de coca ne remonte guère au delà de 1870. On les a indroduites dans la thérapeutique comme tonique, mais on sait aujourd'hui qu'elles n'agissent que par la cocaïne qu'elles renferment, c'est-à-dire comme analgésique.

Caractères : L'Erythroxylon Coca est un petit arbrisseau rameux, ne dépassant guère 1ᵐ,50, à écorce d'un brun pourpre; feuilles accompagnées de nombreuses stipules, pétiolées, glabres, ovales, d'un vert pâle, pliées en long dans le bourgeon, et gardant même à l'état adulte l'impression de deux plis longitudinaux; pétiole court, nervure médiane très accusée, les nervures secondaires fines, très anastomosées, formant un réseau compliqué; fleurs blanches, petites, en cymes à l'aisselle des feuilles supérieures; fruit sec, ovoïde allongé, rouge, ne renfermant, par suite d'avortement, qu'une seule graine.

Partie usitée : Les feuilles, **Folia coca** Ph. B.

Les feuilles de coca arrivent à l'état sec des pays de production; elles sont d'un vert olive, à odeur agréable particulière, à saveur agréable, un peu amère, laissant, lorsqu'on les mâche, un sentiment particulier d'âcreté à la gorge. Ces feuilles sont carac-

---

(1) *Exoticor.* Antwerp. 1605, Lib. VII, p. 176.

térisées par l'impression des deux plis de la préfoliation, très visibles surtout à la face inférieure, sous forme de deux lignes un peu courbes, traçant une ellipse très allongée, dont la nervure principale forme le centre. La face supérieure est lisse au toucher, la face inférieure un peu rugueuse.

Caractères microscopiques : Épiderme de la face supérieure dépourvu de poils et de stomates, formé de cellules polyédriques, fréquemment hexagonales; en dessous de l'épiderme, cellules en palissade, prismatiques, régulièrement disposées, puis parenchyme lacuneux de cellules irrégulières, rameuses, parcouru par les faisceaux libéro-ligneux des nervures très nombreuses. La nervure médiane porte à la face supérieure une expansion constituée par du parenchyme, et bien visible sur la coupe transversale. L'épiderme inférieur, très caractéristique, formé de cellules extérieurement renflées, de façon à former chacune une petite aspérité conique. Ces cellules sont arrondies et renferment des stomates assez nombreux. La face inférieure est également dépourvue de poils, et doit son aspect mat et son toucher un peu rude aux élevures coniques des cellules, semblables à celles qui donnent aux pétales d'un grand nombre de fleurs leur aspect velouté.

Composition : Les feuilles de coca renferment un alcaloïde volatil, odorant, inusité, l'*hygrine*, et un alcaloïde aujourd'hui très employé, la *cocaïne* (Niemann, 1860), dont les propriétés anesthésiques particulières avaient été signalées par Niemann, mais qui ont été utilisées pour la première fois, en septembre 1884, par Koller, de Vienne.

La cocaïne chauffée en tube clos avec l'acide chlorhydrique, s'hydrate et se dédouble en *ecgonine*, en acide benzoïque et en alcool méthylique. Pendant sa préparation, il se forme également de petites quantités d'ecgonine. La cocaïne existe dans les feuilles de coca, dans la proportion de 0,50 à 0,20 °/₀; elle est accompagnée d'alcaloïdes amorphes peu connus, paraissant jouir de propriétés toxiques (C. Liebermann, Pharm. Journ., 29 septembre 1888). Elle a été, dans ces derniers temps, obtenue par synthèse au moyen de l'ecgonine, qui se forme comme produit secondaire pendant la préparation de la cocaïne (Liebermann et

Giewel, Nouveaux remèdes, 24 décembre 1888). La cocaïne a été trouvée également en petites quantités dans les feuilles d'autres espèces du genre Erythroxylon (Erythroxylon pulchrum Cambess, Peckolt, Pharm. Journ., 5, t. XVII, p. 507).

Outre les alcaloïdes, les feuilles de coca renferment encore un tannin particulier, *l'acide cocatannique.*

FORMES PHARMACEUTIQUES : *Teinture alcoolique, élixir de coca* (10 °/₀), *vin de coca* (6 °/₀). On l'emploie plus rarement sous forme d'infusion. La cocaïne est usitée sous forme de chlorhydrate.

Les feuilles de coca sont l'objet d'un commerce important, la production totale s'élevant à environ 40 millions de livres, représentant une valeur d'environ 50 millions de francs.

FAMILLE DES ZYGOPHYLLÉES.

Les Zygophyllées sont des plantes ligneuses, frutescentes ou rarement arborescentes, appartenant à la flore des régions tropicales et chaudes du globe.

Les plantes de cette famille doivent leurs propriétés à des résines complexes (*guaiacum*) ou à des principes volatils aromatiques (*zygophyllum*).

Espèce officinale en Belgique.

GUAIACUM OFFICINALE L.

Gayac.

PATRIE : Cuba, Jamaïque, N.-O. d'Haïti, côtes septentrionales de l'Amérique méridionale.

CARACTÈRES : Le gayac est un arbre élevé, à tronc tortueux, à feuilles opposées, pennées, à 2-5 ou plus rarement 4 paires de folioles, sessiles, obovées, d'un vert clair. Les fleurs, en corymbe, sont d'un bleu pâle; le fruit, capsulaire, cordiforme, à 2 loges monospermes.

Le Guaiacum sanctum L., gayac à fruit trétragone, très
voisin de l'espèce officinale, originaire des mêmes régions, mais
particulièrement des Bahamas, fournit une faible partie du bois de
gayac du commerce.

PARTIES USITÉES : 1° Le bois, bois de vie, *Lignum vitæ*, **Lignum
guajaci** Ph. B. et 2° la résine, **Resina guajaci** Ph. B.

1° *Bois.*

CARACTÈRES : Le bois de gayac arrive en bûches souvent volumineuses, ordinairement dépourvues d'écorce; celle-ci est rugueuse,
d'un gris blanchâtre, parfois tachetée de vert, peu adhérente au
bois, très dense et cassante; elle renferme une grande quantité
d'oxalate calcique et laisse environ 25 °/₀ de cendres; elle est
aujourd'hui inusitée.

Le bois de gayac est constitué par un aubier d'un jaune brunâtre
pâle, marqué de lignes irrégulièrement concentriques, dépourvu
de saveur et d'odeur, et d'un duramen d'un brun foncé, légèrement verdâtre, très résineux et aromatique; la moelle, souvent un
peu excentrique, manque complètement dans les troncs âgés. La
couleur bien tranchée de ces deux couches, permet de reconnaître
facilement ce bois. L'aubier est inerte, dépourvu de résine.

Le duramen est un bois très dense (1,35), extrêmement dur et
résistant, possédant une saveur aromatique peu marquée, et,
lorsqu'on le frotte ou qu'on le chauffe, une odeur balsamique
particulière et un peu âcre. Sous l'influence des oxydants (acide
nitrique, solution de sublimé corrosif, etc.) le duramen prend une
teinte vert-bleuâtre caractéristique; l'aubier ne change pas de
coloration par ces réactifs.

Les fibres courtes formant les faisceaux ligneux, sont dans le
duramen gorgées de résine; les faisceaux sont séparés par des
rayons médullaires formés d'une seule file de cellules; les vaisseaux sont assez gros, ponctués, peu nombreux; quelques cellules
du parenchyme renferment des cristaux d'oxalate calcique.

Comme dans tous les bois, la structure de l'aubier est la même
que celle du duramen; seulement les parois cellulaires sont beaucoup plus minces, et la résine manque totalement; de là, les
différences de densité, de dureté et de propriétés qui existent
entre ces deux parties.

Composition : Le bois de gayac doit ses propriétés à la résine
complexe qui s'y trouve dans la proportion d'environ 25 %.

Formes pharmaceutiques : Avant tout emploi, le bois de gayac
doit être divisé au moyen de la râpe. Celui que l'on trouve dans
le commerce sous cette forme provient souvent des ateliers des
tourneurs, qui travaillent le gayac pour en faire des roulettes de
meuble, des poulies et d'autres objets analogues; il est fréquemment mélangé de bois étrangers, et notamment de buis qui est
travaillé dans les mêmes ateliers. Pour la partie centrale, la
distinction est facile, aucun autre bois ne présentant la teinte
caractéristique du gayac et ne prenant, sous l'influence des oxydants, la coloration qui lui est propre; mais il n'en est pas de
même pour l'aubier, dont la teinte est à peu près celle du buis et
qui n'est pas modifiée par les réactifs. C'est donc avec raison que
la pharmacopée recommande aux pharmaciens de ne pas acheter
la râpure de gayac du commerce; peut-être eût-elle fait mieux
encore en prescrivant l'usage exclusif du duramen, seul actif.

Le bois de gayac s'emploie sous forme de *teinture* et entre dans
les *espèces sudorifiques* de la pharmacopée; on prescrit aussi la
décoction de gayac et l'extrait.

2° *Résine.*

Caractères : La résine de gayac se présente sous forme de
larmes ou de masses amorphes irrégulières, pouvant acquérir un
volume considérable.

Les larmes, qui paraissent exsuder naturellement, sont excessivement rares dans le commerce. Elles se présentent en larmes
globuleuses de 0^m,01 à 0^m,02 de diamètre, qui, exposées à l'air,
deviennent verdâtres à la surface, et ressemblent à première vue
à des sphères de bronze oxydé. La cassure est nette, conchoïdale,
et en lame mince la résine est transparente, d'un jaune pâle.

On trouve aussi rarement de la résine de gayac obtenue en
épuisant le bois par l'alcool; elle se présente en masses compactes ou en cylindres.

La résine du commerce se présente ordinairement en masses
irrégulières, obtenues en forant un trou dans l'axe d'une buche
de gayac, que l'on soumet ensuite à l'action du feu; la résine

s'écoule alors abondamment. Les masses ainsi obtenues sont irrégulières, cassantes, à cassure conchoïdale, un peu lamellaire, devenant d'un brun verdâtre à l'air et à la lumière, souvent mêlées de débris ligneux. A froid, l'odeur est peu sensible; balsamique et forte, lorsqu'on la chauffe. La saveur, peu marquée, est ensuite très âcre, produisant un sentiment de brûlure à la gorge

La résine de gayac fond entre 75 et 85°, sa densité est d'environ 1,20. Elle est totalement soluble dans l'alcool, l'éther, le chloroforme, les solutions alcalines, peu soluble dans la benzine, la sulfure de carbone, insoluble dans l'essence de térébenthine. Sa solution alcoolique est colorée en bleu foncé par le chlorure ferrique, elle est précipitée par l'acétate de plomb en blanc jaunâtre, mais n'est pas colorée par le sublimé corrosif, si ce n'est en présence du savon. En triturant un peu de résine de gayac avec du sublimé et du savon, on obtient une coloration d'un bleu indigo, et la masse se dissout dans l'alcool en conservant sa couleur.

L'insolubilité de la résine de gayac dans l'essence de térébenthine, permet de constater facilement l'addition de résines étrangères, et notamment de la colophane.

Composition : La résine de gayac est un mélange de différentes résines (Hadelich, 1862), renfermant : *acide gaiaconique, 70 %* (c'est le principe qui se colore en bleu par les oxydants), *acide guaiarétique, 10 %, β résine de gayac, acide gaiacique* et une matière colorante jaune, *le jaune de gayac.*

Formes pharmaceutiques : La résine de gayac est employée sous forme de *teinture* (20 %). On prescrit rarement la teinture de gayac ammoniacale, la mixture de gayac et les pilules de calomel composées, Ph. Brit.

La résine de gayac est fréquemment employée comme réactif, en solution alcoolique récente, mêlée à l'essence de térébenthine, pour la recherche du sang, notamment dans l'urine, et unie au sulfate cuivrique (réactif de Schœnbein), pour la recherche de l'acide cyanhydrique.

FAMILLE DES GÉRANIACÉES.

Les Géraniacées sont des plantes herbacées, parfois ligneuses, mais très rarement arborescentes. Elles appartiennent à la flore des régions tempérées ou subtropicales, et, dans la zone tropicale, ne se rencontrent que sur les montagnes.

Leur composition est assez variable, suivant les nombreuses tribus de cette famille. Un certain nombre d'espèces renferment des essences aromatiques (Pelargonium), parfois voisines de celles des crucifères (Tropæolum). Les Geranium sont riches en tannin; les Oxalis contiennent souvent dans leurs feuilles des principes acides (bi-oxalate potassique), et certaines espèces possèdent des tubercules alimentaires.

Geranium maculatum L. *Cranesbill, alum root.*

Patrie : États-Unis et parties méridionales du Canada.

Le Geranium maculatum est une plante vivace, assez voisine de notre Geranium pratense, à rhizome noueux, d'un brun pâle, de 0ᵐ,005 en moyenne de diamètre.

Partie usitée : Le rhizome. Comme l'indique son nom d'*Alum root*, racine d'alun, ce médicament est un astringent énergique, renfermant environ 4 % de tannin. On importe quelquefois sous le nom de *géranine* un extrait résineux employé aux États-Unis.

Formes pharmaceutiques : Le rhizome de géranium s'emploie en infusion et en extrait fluide.

Pelargonium odoratissimum Ait., **P. radula** Ait., **P. capitatum** Ait. Originaires du Cap de Bonne-Espérance, cultivés en Algérie, dans le midi de la France, contiennent dans des glandes pédicellées externes une essence dont l'odeur se rapproche vaguement de celle de la rose. Cette essence, obtenue par distillation, est désignée dans le commerce sous le nom d'*essence de géranium rosat* ou *de France,* et il ne faut pas la confondre avec l'*essence de géranium de l'Inde* ou *de Turquie,* provenant de différents Andropogon, graminées odorantes de l'Inde, employée pour falsifier l'essence de roses et vendue aussi parfois comme essence de mélisse citronelle.

La plupart des espèces du genre Pelargonium possèdent également des essences aromatiques d'odeur variée, telles par exemple le P. Zonale W. et d'autres cultivées dans nos jardins sous le nom de géranium.

FAMILLE DES RUTACÉES.

Les Rutacées forment un vaste groupe, renfermant de nombreuses plantes officinales. Ce sont en général des plantes ligneuses, très rarement des herbes, répandues dans les régions chaudes et tropicales du globe. Aucune espèce n'est indigène en Belgique. Quelques plantes de la tribu des Rutées sont seules européennes, encore ne sont-elles spontanées que dans les parties méridionales (Ruta, Dictamnus).

Les Rutacées sont souvent des plantes actives, mais les principes auxquels elles doivent leur propriétés sont assez variables. Ce sont surtout des plantes aromatiques renfermant dans leurs écorces, leurs feuilles, leurs fleurs, leur péricarpe, des essences multiples parfois toxiques (Ruta), souvent de nature différente dans une même plante, suivant l'organe qui les fournit (Citrus).

Des alcaloïdes peu nombreux et d'activité assez modérée se rencontrent dans les Galipea, les Esenbeckia, les Pilocarpus.

Un assez grand nombre d'espèces renferment des principes amers localisés dans les écorces (Galipea, Evodia, Zanthoxylum, Toddalia) ou dans les graines et les fruits (Citrus). Enfin plusieurs espèces de la tribu des Aurantiées fournissent des gommes solubles (Feronia, Ægle).

Espèces officinales en Belgique.

GALIPEA CUSPARIA St-Hil.

(G. officinalis Hancock, G. febrifuga Baill., Bonplandia trifoliata Willd., Angostura cuspare R. et Sch.)

Patrie : Régions orientales et septentrionales de l'Amérique du Sud (Venezuela, Nouvelle-Grenade), jusqu'à l'Orénoque.

Le Galipea cusparia est un arbre peu élevé (4 à 5 mètres), à feuilles longuement pétiolées, trifoliées, à fleurs en grappes axillaires et terminales, à corolle blanche ciliée.

DISTRIBUTION GÉOGRAPHIQUE DES RUTACÉES OFFICINALES.

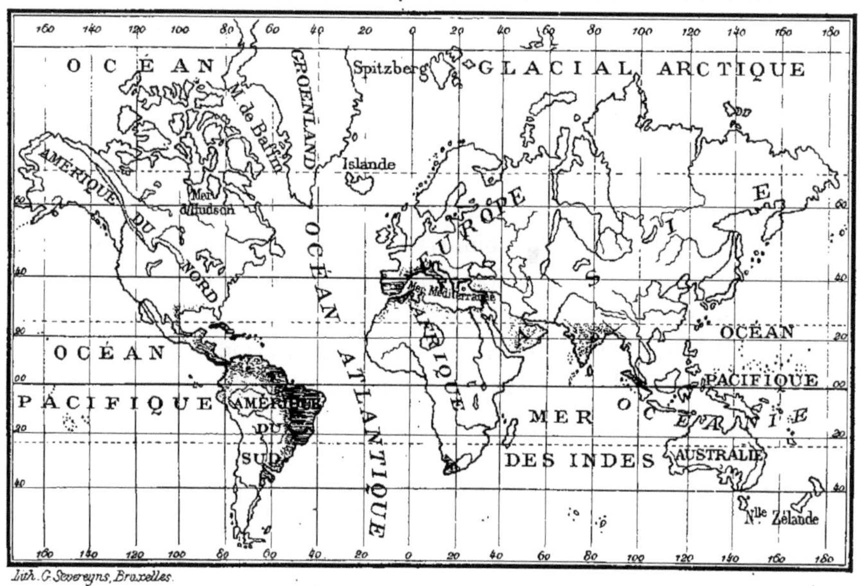

Lith. G. Severeyns, Bruxelles.

Partie usitée : L'écorce, **Cortex Angusturæ** Ph. B. Écorce d'Angusture.

L'écorce d'angusture a été introduite dans la thérapeutique européenne vers la fin du siècle dernier.

Caractères : Écorce en fragments plus ou moins cintrés ou en gouttières, épais de $0^m,001$ à $0^m,003$. La face externe est d'un gris fauve, rugueuse; la face interne brune, souvent exfoliée. La cassure est nette vers l'extérieur, légèrement fibreuse vers l'intérieur; les bords de l'écorce sont ordinairement coupés obliquement, en biseau. La longueur des fragments est irrégulière et ne dépasse pas ordinairement $0^m,15$

La saveur de l'écorce d'angusture est très amère, un peu aromatique; l'odeur, particulière, désagréable.

Caractères microscopiques : Suber assez épais, couche herbacée formée d'un parenchyme régulier; un assez grand nombre de ses cellules renferment des gouttelettes d'essence jaune et des masses amorphes de résine; d'autres, plus grandes, renferment des raphides d'oxalate calcique, dont les aiguilles, dissociées par le rasoir, se répandent dans la préparation. Les faisceaux libériens contiennent des fibres assez nombreuses, disposées par groupes réguliers, séparées par des bandes assez larges de parenchyme libérien.

Par l'acide nitrique ou par l'eau de brome, les masses résineuses se colorent en rouge violacé. La présence des raphides et cette coloration sont les principaux caractères de l'écorce.

L'écorce d'angusture ne renferme pas de vaisseaux laticifères.

Composition : L'écorce d'angusture renferme : 1° un alcaloïde particulier, l'*angusturine* (Oberlin et Schlagdenhauffen, Journ. de Pharm. et de Chim., août 1878), soluble dans l'alcool, formant avec les acides, des sels cristallins, l'oxalate et le tartrate étant très peu solubles, coloré en rouge par l'acide sulfurique et en vert par un mélange d'acide sulfurique et d'acide nitrique; 2° *deux résines,* dont l'une se colore en bleu par les oxydants et l'autre en rouge; 3° une essence (Herzog, 1858), dans la proportion d'environ 0,75 °/₀.

Cette écorce ne paraît pas renfermer de tannin et fournit

7,79 % de cendres. Son infusion par le sulfate ferreux donne un précipité gris blanchâtre abondant.

Formes pharmaceutiques : L'écorce d'angusture ne sert de base à aucune préparation officinale. On emploie rarement la poudre ou l'infusion.

Substitutions : Peu d'années après son introduction, vers 1804, l'écorce d'angusture donna subitement lieu à une série d'empoisonnements graves. On reconnut alors que l'écorce officinale avait été remplacée dans le commerce par une drogue étrangère, que l'on attribua à tort à une Simaroubée du genre Brucea, le B. ferruginea Herit., d'Abyssinie. En 1819, Pelletier et Caventou ont découvert dans cette écorce un alcaloïde toxique, auquel ils ont donné le nom de *brucine*, d'après l'origine erronée de l'écorce qu'ils avaient analysée et qui a été retrouvé depuis dans l'écorce, le fruit et la graine du vomiquier. Dès 1816, Virey avait supposé que la fausse écorce d'angusture, cause des accidents observés, devait être attribuée à un *strychnos*. Il a été établi plus tard (Batka, Christison) que c'était l'écorce du Strychnos nux vomica, importée des Indes orientales, et qui, n'ayant pu être utilisée, avait été substituée ou mélangée à l'angusture. Cette écorce n'existe plus aujourd'hui dans le commerce; en tous cas, elle se distingue nettement de l'angusture par les caractères suivants : odeur nulle, saveur excessivement amère, présence du tannin en proportion considérable, teinte verdâtre, puis précipité noir par le sulfate ferreux. Le suber, souvent très développé et coloré en jaune orange, prend par l'acide nitrique une coloration verte, tandis que la face interne prend par le même réactif une teinte rouge de sang; cette dernière réaction est moins importante et ne nous semble pas due à la brucine, les tissus résineux de l'angusture vraie étant également colorés, quoique d'une façon moins nette, par le même réactif.

Au microscope, on distingue facilement la fausse angusture, d'abord par l'absence de cristaux aiguillés et de glandes à essence, ensuite par la présence dans la couche herbacée de nombreuses cellules lignifiées à parois très épaissies.

On trouve dans le commerce actuel, sous le nom de fausse angusture, l'écorce d'une Euphorbiacée, le Croton pseudo-

china Schlect (C. niveus Jacq.). C'est une écorce en long cylindres de 0^m,40 à 0^m,50, roulée sur elle-même, épaisse, à suber d'un
blanc grisâtre, à partie interne d'un brun rougeâtre foncé. Cette
écorce est amère, très aromatique et présente une saveur voisine
de celle de l'écorce de cascarille, fournie par une espèce du même
genre (C. Eluteria Bennett.).

Au microscope, la coupe transversale de cette écorce se distingue
facilement de celle de l'angusture, par les faisceaux libériens
étroits séparés par des rayons médullaires, nombreux, dont les
cellules renferment de nombreux cristaux d'oxalate calcique en
étoiles, comme ceux de la rhubarbe, et non en aiguilles. Dans le
parenchyme cortical et dans le parenchyme libérien circulent de
nombreux vaisseaux laticifères à contenu granuleux. Enfin cette
écorce renferme une assez forte proportion de tannin.

On a signalé aussi la substitution à l'écorce d'angusture vraie
de l'écorce d'angusture du Brésil, produite par une autre rutacée,
l'Esenbeckia febrifuga Mart. (Evodia febrifuga St-Hil.).

C'est une écorce en fragments très minces, d'un gris blanchâtre
à l'extérieur, d'un brun rougeâtre foncé à l'intérieur, à cassure
très fibreuse, à saveur très amère, renfermant un alcaloïde
amorphe, l'*Évodine* (Oberlin et Schlagdenhauffen, 1878).

Cette écorce ne se trouve pas actuellement dans le commerce
en Belgique, et se distingue au reste facilement par son aspect de
l'angusture officinale.

RUTA GRAVEOLENS L.

Rue.

Patrie : Régions méridionales de l'Europe, Iles Canaries.
Cultivée dans les jardins en Belgique et dans une grande partie
de l'Europe.

Caractères : Plante ligneuse à la base, à tiges herbacées,
nombreuses, hautes de 0^m,50 à 1 mètre. Feuilles alternes, d'un
vert glauque, à 3 folioles ovales allongées, obtuses, entières,
épaisses, à ponctuations visibles à la face inférieure; fleurs en
cymes corymbiformes courtes; la fleur centrale est souvent
pentamère, les fleurs marginales tétramères; pétales concaves,

libres, longuement onguiculés; étamines en nombre double de celui des pétales, les unes alternes, les autres opposées, venant successivement s'appliquer sur le stigmate; le gynécée est formé de carpelles (4-5) uniloculaires, libres; fruit formé de follicules libres, déhiscents au sommet.

Toutes les parties de la plante possèdent une odeur forte, très désagréable, une saveur âcre et amère.

PARTIE USITÉE : Les feuilles, **Folia Rutæ** Ph. B., à l'état frais et à l'état sec.

Les feuilles de rue sont recueillies un peu avant la floraison de la plante; on les reconnaît facilement aux caractères indiqués.

COMPOSITION : Les feuilles de rue doivent leurs propriétés irritantes et parfois toxiques à l'essence qu'elles contiennent dans la proportion d'environ $1/2$ %. C'est une essence d'un jaune pâle, possédant l'odeur et la saveur désagréables des feuilles; densité 0,857 à 0,911, se solidifiant en partie par le froid ($-1°$ à $-2°$), bouillant à 228°.

Les feuilles renferment en outre la *rutine* (Weiss 1842), matière neutre qui paraît voisine du *quercitrin* et qui en tous cas se dédouble en *quercétine* et *isodulcite*.

FORMES PHARMACEUTIQUES : Les feuilles fraîches servent à la préparation de l'*essence*, laquelle sert à faire extemporanément l'*eau distillée de rue*, et entrent dans la formule de l'*eau de Bryone composée*. L'essence de rue s'emploie à la dose maxima de 0,05 en une fois et 0,15 en 24 heures. On emploie rarement la poudre et l'infusion.

BAROSMA CRENULATA Hook.

(Diosma Crenata L., D. Crenulata L., D. odorata D. C.,
Barosma Crenata Kunze.)

PATRIE : Cap de Bonne-Espérance.

C'est un arbrisseau à feuilles opposées, très rapprochées, à fleurs solitaires blanches. La pharmacopée indique comme officinale cette seule espèce, mais le Barosma betulina Bartl. et Wendl. (Diosma betulina Thumb., Diosma crenata D. C.) fournit un produit analogue, et les feuilles des deux espèces se trouvent confondues dans le commerce. C'est également un arbrisseau aromatique originaire du Cap.

Partie usitée : Les feuilles, **Folia Diosmæ crenatæ** Ph. B. Feuilles de *Buco* ou de *Buchu ; Buchu rond* du commerce.

Caractères : Feuilles d'un jaune verdâtre, à surface très lisse, glabre, brillante, un peu ponctuée à la face inférieure, finement dentée sur les bords, épaisses et cassantes. Celles qui proviennent du B. crenulata sont oblongues, ovales, obovées, atténuées à la base, longues de $0^m,02$ à $0^m,03$ sur $0^m,01$ de large. Les feuilles du B. betulina sont plus petites, $0^m,015$ à $0^m,02$ sur $0^m,01$ de largeur ; elles sont cunéiformes, obovées, plus dures, plus rigides.

Ces feuilles possèdent une odeur forte, particulière et une saveur amère et aromatique.

Caractères microscopiques : Lorsque l'on fait macérer dans l'eau les feuilles de buchu, l'épiderme supérieur se détache facilement, tandis que l'épiderme inférieur reste adhérent. Cette particularité est due à la présence d'une couche mucilagineuse particulière, très caractéristique, située sous l'épiderme supérieur. Celui-ci est formé de cellules polygonales, à parois épaisses, renfermant de nombreux sphéro-cristaux, visibles surtout dans la lumière polarisée et solubles dans la potasse caustique (*inuline?*). Cet épiderme est dépourvu de stomates. Sous cet épiderme se trouve la couche mucilagineuse formée de grandes cellules se dilatant brusquement dans l'eau ou la glycérine diluée. Plus profondément existent les cellules ordinaires en palissade, puis un parenchyme lâche, à cellules rameuses, dans lequel, vers la face inférieure, on trouve des glandes à essence. Enfin l'épiderme inférieur est formé de cellules rappelant celles de l'épiderme supérieur, renfermant les mêmes cristaux, mais plus petites et contenant de nombreux stomates.

Composition : Les feuilles de buchu doivent leurs propriétés à l'essence qu'elles renferment dans la proportion de 1,50 à 1,60 % ; elles contiennent en outre de la résine, du tannin colorant les sels de fer en vert olive, et du mucilage. Elles fournissent 4,7 % de cendres.

Formes pharmaceutiques : Les feuilles de buchu s'emploient ordinairement en infusion et ne servent de base à aucune préparation officinale.

Substitution : On trouve dans le commerce, sous le nom de *buchu long*, les feuilles du Barosma Serratifolia W. (Diosma Serratifolia Curt.). C'est un arbrisseau des mêmes régions, dont les feuilles se distinguent facilement des feuilles de l'espèce officinale. Elles sont lancéolées, atténuées aux deux extrémités, linéaires, dentées en scie sur les bords, longues de $0^m,025$ à $0^m,03$ sur $0^m,005$ de large, d'un vert clair lorsqu'elles sont récentes, devenant d'un jaune pâle. Elles possèdent à un degré moins élevé l'odeur et la saveur du buchu. Elles renferment la même essence, mais seulement dans la proportion de 0,66 % On leur substitue parfois les feuilles d'une plante voisine, l'Empleurum serrulatum Ait., également du Cap, qui s'en distinguent par leur forme plus longue, plus étroite, leur sommet dépourvu de glande à essence.

PILOCARPUS PENNATIFOLIUS Lemaire.

(P. pinnatus Mart., P. selloanus Engler? (1)). *Jaborandi.*

Ce nom de Jaborandi est un nom vulgaire sous lequel, au Brésil, on désigne un certain nombre de plantes appartenant aux Rutacées, mais surtout aux Pipéracées. Telles sont les espèces citées dans Marcgrave et Pison (Historia naturalis Brasiliæ, Amsterdam, 1648).

Patrie : Le jaborandi croît au Brésil, particulièrement vers le nord, dans les environs de Pernambouc; c'est la forme croissant dans les régions méridionales, jusqu'à la République Argentine, qui a été désignée sous le nom de P. Selloanus.

C'est un arbre peu élevé, à rameaux pubescents dans les parties jeunes, à feuilles composées, imparipennées, à fleurs en grappes

---

(1) Cette dernière forme est considérée souvent comme une espèce distincte, mais il est très probable qu'elle ne constitue qu'une variété de l'espèce officinale. (Baillon, Bentley et Trimen, etc.)

simples, grêles, d'un pourpre foncé, à fruit constitué par 5 carpelles libres, souvent en parties avortés, déhiscents, monospermes.

PARTIE USITÉE : Les feuilles, **Folia jaborandi** Ph. B.

Ces feuilles ont été introduites dans la thérapeutique européenne par Coutinho et Gubler, au commencement de l'année 1874.

CARACTÈRES : Feuilles imparipennées, présentant assez bien l'aspect et la grandeur des feuilles du noyer. Les folioles sont longues de 0^m,06 à 0^m,14 et larges, en moyenne, de 0^m,03 à 0^m,04, ovales, très légèrement échancrées au sommet, la nervure médiane s'arrêtant un peu avant les bords du limbe. Récentes, elles sont d'un vert olive, passant assez rapidement au jaune-verdâtre. Les nervures sont très ramifiées, saillantes, les nervures secondaires s'anastomosant entre elles par une série de courbes en ogives, à peu près comme dans la feuille de thé ; la face inférieure est parsemée de glandes nombreuses, ponctiformes, visibles par transparence sous forme de points clairs. Ces feuilles possèdent lorsqu'on les froisse une odeur aromatique particulière, rappelant celle du buchu et des feuilles d'oranger sèches, et une saveur âcre, nauséeuse.

CARACTÈRES MICROSCOPIQUES : L'épiderme supérieur, dépourvu de stomates, est constitué par des cellules assez grandes, irrégulièrement hexagonales, épaisses, à parois plissées très caractéristiques. Le long des nervures, on trouve des poils peu nombreux, monocellulaires, à parois épaisses, ponctuées, à extrémité aiguë. Les glandes à essence, grandes, bordées de cellules marginales concentriques, sont situées, surtout dans le parenchyme lacuneux, vers la face inférieure. L'épiderme inférieur est formé de cellules analogues à celles de la face supérieure, mais moins grandes, moins épaisses et à parois moins plissées. On y remarque de nombreuses stomates à contour circulaire et des poils beaucoup plus abondants.

COMPOSITION : Les feuilles de jaborandi doivent leurs propriétés à un alcaloïde particulier, la *pilocarpine* (Gerrard et Hardy, 1875). C'est un alcaloïde amorphe, formant des sels cristallins, et se décomposant facilement pour donner un autre alcaloïde, la *jaborine*, et d'autres produits secondaires (*pilocarpidine, jaboridine,*

acide jaborique, E. Merck, Pharm. Zeitung, juillet 1885 et
E. Hardy et G. Calmels, Comptes rendus, cii, p. 1116). Les feuilles
de jaborandi renferment en moyenne 1 % de pilocarpine; on l'a
isolée en moindre proportion de l'écorce de l'arbre. Le jaborandi
renferme, en outre, une essence contenant un hydrocarbure, désigné sous le nom de *pilocarpène*.

FORMES PHARMACEUTIQUES ET DOSES : Les feuilles de jaborandi
s'emploient ordinairement en infusion, en teinture et en extrait
alcoolique. La pilocarpine sous forme de chlorhydrate et à la dose
maxima de 5 centigrammes en une fois, de 6 centigrammes pour
24 heures.

CITRUS LIMONUM Risso.

(Citrus medica, var. β L.). *Citronnier.*

PATRIE : Le citronnier, comme la plupart des autres espèces du
genre Citrus, est originaire de l'Inde, où on le trouve à l'état
spontané dans les forêts du Nord. On le cultive sur les côtes de
la Méditerranée, principalement dans le Midi de la France, en
Italie, en Espagne; il est aussi l'objet de cultures plus ou moins
importantes en Portugal, aux îles Canaries et dans toutes les
régions tropicales ou subtropicales. La culture a, pour cette espèce,
comme pour la plupart des autres Citrus, produit un grand
nombre de variétés différant par le volume et le suc plus ou
moins acide du fruit.

Le citronnier est un arbre assez irrégulier, à feuilles munies
de pétioles peu ou point ailés; les fleurs, assez semblables aux
fleurs d'oranger, sont rougeâtres au dehors, blanches au dedans,
odorantes. Le fruit est ovoïde, ordinairement muni au sommet
d'une sorte de mamelon conique; l'épicarpe est d'un jaune
pâle, à glandes à essence nombreuses, visibles sous forme de
ponctuations multiples. Ces glandes présentent l'organisation
décrite et figurée pp. 63-65. Sous cet épicarpe très aromatique,
désigné sous le nom de zeste, se trouve une sorte de mésocarpe,
légèrement spongieux, blanc, épais de $0^m,002$ à $0^m,005$, insipide,
et un endocarpe membraneux, constituant les loges du fruit
(carpelles), hérissé sur ses parois internes de poils formant des

utricules allongées, serrés les uns contre les autres, remplissant
la cavité des loges, et dans lesquels se trouve le suc acide. A la
paroi interne des carpelles, contre la colonne centrale qui les
unit, se trouvent fixées les graines, irrégulièrement ovoïdes, d'un
blanc jaunâtre, à saveur très amère. Cette organisation du fruit est
générale pour toutes les espèces du genre, et ne présente que des
variations portant sur l'épaisseur relative des différentes couches
ou sur la composition des sucs (acides, amers, sucrés) qu'elles
renferment.

PARTIES USITÉES : Le fruit, **Fructus citri** Ph. B., citron;
l'écorce du fruit, **Cortex citri** Ph. B.; l'essence, **Essentia
citri** Ph. B.

A. *Le fruit.* — Le suc acide du citron, rarement utilisé aujour-
d'hui en pharmacie, renferme de 7 à 10 % d'acide citrique. On
l'employait d'après l'ancienne pharmacopée en sirop, remplacé
aujourd'hui par le *sirop d'acide citrique* (2 %). Ce suc, mêlé au
suc acide d'autres espèces du même genre, sert à la préparation
industrielle de l'acide citrique.

B. *L'écorce.* — L'écorce de citron s'emploie en pharmacie à
l'état sec et à l'état frais. A l'état sec, elle se présente en segments
représentant un quart de la surface du fruit, ou plus rarement en
longues bandes spiralées, obtenues en pelant tout le fruit d'un
seul coup. Cette écorce est extérieurement d'un jaune brunâtre,
parsemée de glandes très nombreuses, présentant une saveur
aromatique et légèrement amère. La face interne est blanche.

COMPOSITION : L'écorce de citron doit ses propriétés à l'essence
qu'elle renferme; la partie blanche interne renferme un principe
insipide se colorant en jaune vif par les solutions alcalines, probablement l'*hespéridine* (Lebreton, 1827).

FORMES PHARMACEUTIQUES : L'écorce fraîche de citron entre dans
l'*esprit de mélisse composé* (Eau de mélisse des Carmes). Elle fait
partie également de l'infusion de gentiane composée (Ph. Britan.),
assez souvent prescrite en Belgique. Enfin elle sert, par expression
du zeste, à la préparation de l'essence de citron.

C. *Essence de citron.* — Cette essence existe toute préparée dans le commerce; elle se fait surtout en Sicile et dans le midi de la France, et arrive ordinairement dans des estagnons de cuivre étamé qui en contiennent de 25 à 50 kilogrammes. L'essence du commerce est rarement pure; c'est pourquoi la Ph. B a indiqué sa préparation.

CARACTÈRES : L'essence de citron est un liquide mobile, légèrement trouble lorsqu'elle est récente, jaunâtre, présentant une odeur caractéristique. Sa densité varie entre 0,847 et 0,868. Elle se dissout entièrement dans 4 volumes d'alcool à 92°. Elle se résinifie au contact prolongé de l'air.

COMPOSITION : Cette essence, très voisine par sa composition de l'essence de térébenthine, est un mélange de plusieurs terpènes parmi lesquels domine le *citrène* (70 °/₀) : le *cymène* (6 °/₀), le *térébenthène* (5 °/₀) et une combinaison oxygénée peu abondante, probablement un hydrate de l'un des hydrocarbures, à l'exception du cymène (W.-A. Tilden, Pharm. Journ., février 1879).

PRÉPARATION : On l'obtient industriellement par trois procédés :

1° *Procédé à l'éponge.* — L'écorce divisée en quartiers est exprimée de façon à projeter l'essence sur un fragment d'éponge. Lorsque cette éponge est suffisamment imbibée, on l'exprime et on décante ensuite le suc obtenu, de façon à en séparer la partie aqueuse.

2° *Procédé à l'écuelle.* — Le fruit est frotté en tous sens sur des épingles fixées au fond d'un vase d'étain peu profond. Les utricules sont déchirés et le suc vient se réunir à la partie centrale du vase, prolongée en un tube, comme une sorte d'entonnoir fermé à sa partie inférieure.

Les produits ainsi obtenus sont, lorsqu'ils sont purs, identiques à l'essence officinale.

3° *Distillation.* — Le zeste râpé, souvent le résidu des procédés décrits plus haut, est soumis à la distillation avec de l'eau. On obtient ainsi une essence incolore, d'odeur beaucoup moins fine que l'essence par expression et constituant une qualité inférieure, très fréquemment mélangée à l'essence ordinaire.

L'essence de citron du commerce est de plus presque toujours falsifiée par l'essence de térébenthine.

Formes pharmaceutiques : L'essence de citron sert à la préparation de *l'esprit de citron* (1 °/₀) lequel entre dans le sirop d'acide citrique; de *l'eau de Cologne médicinale* et du *Baume de vie d'Hoffmann*. Elle fait partie également de l'esprit d'ammoniaque aromatique (Sal volatile) Ph. Britan., assez souvent prescrit en Belgique.

CITRUS BERGAMIA Risso et Poit.

(C. Aurantium var. Bergamia W. et Arn) *Bergamotier.*

Patrie : Cet arbre est très probablement une forme produite dans les cultures, et est inconnu à l'état spontané. On le considère ordinairement comme une variété d'oranger. Il est connu et cultivé depuis la fin du XVIIᵉ siècle, particulièrement en Calabre et en Sicile. Le fruit du bergamotier est globuleux, présentant les caractères généraux des fruits du genre Citrus, à épicarpe jaune pâle, à pulpe acide.

Partie usitée : L'essence, **Essentia Bergamottæ** Ph. B. Essence de Bergamote.

Caractères : L'essence de bergamote, telle qu'on la trouve dans le commerce, est un liquide d'un vert plus ou moins foncé, d'une densité de 0,880, présentant une odeur particulière rappelant celle de l'essence d'écorces d'oranges. Elle se dissout dans son volume d'alcool. Sa solution alcolique prend une teinte brune par le chlorure ferrique.

Préparation : L'essence de bergamote se prépare comme l'essence de citron, mais en employant l'écorce de fruits non mûrs, renfermant de la chlorophylle qui donne à l'essence sa coloration.

On emploie également un procédé industriel se rapprochant du procédé dit de l'écuelle. Les fruits sont enfermés dans une sorte de boîte métallique; les faces internes du couvercle et des parois de cette boîte sont munies d'arêtes tranchantes; le fond est percé de trous. Au moyen d'une machine, on imprime au couvercle un mouvement rapide de rotation. Les fruits sont déchirés par les lames et l'essence mise en liberté s'écoule par les trous. Cette machine peut traiter 7,000 fruits par jour et fournit 15 à 20 grammes d'essence par kilogramme de fruits (Flückiger et Haubury, Pharmacographia). La pulpe est ensuite exprimée et sert à la préparation de l'acide citrique.

COMPOSITION : L'essence de bergamote est formée comme l'essence de citron par un mélange de différents hydrocarbures. Elle laisse déposer après sa préparation une matière solide, obtenue à l'état cristallin (Flückiger) et désignée sous le nom de *Bergaptène*.

FORMES PHARMACEUTIQUES : L'essence de bergamote entre dans la formule de l'*Eau de Cologne médicinale*. On l'emploie fréquemment en parfumerie ou pour masquer l'odeur de certaines pommades.

CITRUS BIGARADIA Duham.

(Citrus vulgaris Risso, Citrus aurantium var. Amara Brand. et Hook.)
Oranger Amer, Bigaradier, Oranger de Séville.

Certains auteurs considèrent cette plante comme une forme ne différant de l'oranger à fruits doux, le Citrus aurantium Risso, que par la saveur du fruit. Nous la décrivons comme espèce distincte, parce que le Bigaradier est le véritable oranger officinal, fournissant à la pharmacie ses fleurs, ses feuilles, ses fruits, alors que l'oranger à fruits doux n'est que rarement employé pour le suc acide et sucré de ses fruits comestibles.

PATRIE : Le bigaradier croit à l'état spontané au midi de l'Himalaya et est fréquemment cultivé dans les pays sub-tropicaux ainsi que dans les orangeries des pays du Nord.

C'est un arbre à tige dressée, à tête touffue, muni de feuilles à pétioles largement ailés, à fleurs blanches très odorantes. Le fruit, de couleur rouge orange foncé et globuleux, présente l'organisation générale que nous avons décrite en parlant du citron. Le suc qu'il renferme est acide et très amer.

PARTIES USITÉES : Les feuilles, **Folia citri aurantii** Ph. B.; les fleurs, fleurs de naphé, **Flores citri aurantii** Ph. B.;

l'écorce des fruits, **Cortex aurantiorum** Ph. B.; l'essence des fleurs, **Essentia florum aurantii** Ph. B.; l'essence de l'écorce du fruit, **Essentia corticum aurantiorum** Ph. B.

On employait en outre, sous le nom d'orangettes, les fruits non mûrs, qui fournissaient une essence désignée sous le nom d'*essence de petit-grain*, laquelle se fait aujourd'hui avec les feuilles et les jeunes pousses.

A. *Feuilles.* — Les feuilles d'oranger se récoltent généralement sur les orangers cultivés dans le pays.

Caractères : Feuilles munies d'un pétiole ailé, dilaté, séparé du limbe proprement dit par une sorte d'articulation de la nervure médiane, ce qui fait souvent considérer cette feuille comme une feuille composée. Les feuilles d'oranger sont, à l'état sec, d'un vert grisâtre, un peu coriaces; la face inférieure du limbe présente de nombreuses glandes à essence; ces feuilles possèdent, lorsqu'on les froisse, une odeur particulière et présentent une saveur astringente et aromatique.

Les feuilles de l'oranger à fruits doux qui leur ressemblent sont presque insipides; les feuilles du citronnier se distinguent facilement à leur pétiole peu ou point ailé.

Formes pharmaceutiques : Les feuilles n'entrent dans aucune préparation officinale; on les emploie ordinairement en infusion.

B. *Fleurs.* — Les fleurs d'oranger s'emploient à l'état frais et à l'état sec. On les recueille également sur des orangers cultivés en Belgique.

Caractères : Les fleurs d'oranger sont recueillies avant leur épanouissement. Fraîches, ces fleurs sont blanches, formées d'un calice dilaté, court, à dents peu marquées, en nombre variable, d'environ 0^m,003 de hauteur; de 5 pétales blancs, épais, encore réunis en un corps ovoïde de 0^m,015 de longueur environ; ces pétales renferment dans leur tissu un grand nombre de glandes à essence. Les étamines, au nombre de 20 à 25, à filets dilatés, souvent réunies par groupe de 3 ou 4. L'ovaire est supère, ovoïde, à épicarpe muni de glandes à essence.

Ces fleurs ont une odeur forte, très agréable, une saveur aromatique et amère. Par la dessiccation, elles deviennent jaunâtres et perdent en grande partie leur odeur.

Elles se distinguent facilement des fleurs de citronnier, qui sont violacées en dehors. On ne pourrait, botaniquement, les distinguer des fleurs de l'oranger à fruits doux, mais celles-ci sont généralement plus grandes, beaucoup moins odorantes, et du reste cette plante est rarement cultivée dans nos orangeries.

COMPOSITION : Les fleurs d'oranger doivent leurs propriétés à une essence différant de celle des feuilles et des fruits, et connue dans le commerce sous le nom de *Néroli*. Cette essence est de couleur jaunâtre ou brunâtre, très odorante; sa densité varie de 0,860 à 0,889 (Flückiger). Elle est soluble dans l'alcool, et sa solution présente une fluorescence violette caractéristique; elle est insoluble dans le sulfate de carbone. L'essence de fleurs d'oranger renferme une très petite quantité d'une matière solide, cristalline, le *camphre de Néroli*, Boullay, 1828. L'acide nitrique, même dilué, colore l'essence de Néroli en rouge de sang. L'eau de fleurs d'oranger obtenue par distillation prend par le même réactif une teinte rose carmin qui ne se manifeste pas, ou d'une façon beaucoup moins intense, avec l'eau obtenue extemporanément. L'acide chlorhydrique et l'acide sulfurique, même très dilués, colorent également en rose l'eau distillée de fleurs d'oranger ou les préparations qui en renferment.

L'essence de Néroli atteignant dans le commerce un prix très élevé, est fréquemment falsifiée, surtout par l'essence de feuilles et souvent aussi par l'essence beaucoup moins aromatique des fleurs de l'oranger à fruits doux.

FORMES PHARMACEUTIQUES : Les fleurs fraîches servent à la préparation de l'*eau de fleurs d'oranger* et de l'*essence;* sèches, on les emploie en infusion.

L'essence de Néroli est surtout employée en parfumerie; elle entre notamment dans la formule de l'eau de Cologne.

C. *Écorces du fruit.* — Les écorces d'oranges sèches du commerce sont recueillies tantôt sur le fruit mûr, et sont alors d'un jaune orangé, tantôt sur le fruit non mûr, et possèdent une couleur vert-olive foncé. Ces écorces sont, comme celle du citron, en quartiers ou en rubans, formant une bande en spirale. On les importait autrefois par la Hollande de l'île de Curaçao, d'où le nom d'écorces de Curaçao qu'elles portent encore ; aujourd'hui, elles proviennent surtout de Malte, d'Italie et du midi de la France. On doit les choisir minces et autant que possible privées de la partie blanche inerte.

Les écorces d'oranges possèdent une saveur très amère, ce.qui les distingue facilement des écorces provenant des oranges douces.

CARACTÈRES MICROSCOPIQUES : L'épicarpe est muni à l'extérieur de stomates nombreux; dans sa profondeur, il renferme de nombreuses glandes à essence (voir p. 64, pl. XII); le parenchyme lacuneux qui entoure ces glandes renferme des masses granuleuses jaunes. Le mésocarpe blanc est constitué par des cellules rameuses, allongées, irrégulières, prenant une teinte jaune vif par les alcalis.

COMPOSITION : Le principe amer de l'écorce d'orange a été isolé par Tanret (Comptes rendus, CII, pp. 518-520), en 1886, sous le nom d'*aurantiamarine;* on y trouve, en outre, de l'*hespéridine* et de l'*isohespéridine.* L'essence d'écorces d'oranges amères s'extrait par pression, comme celle du citron; industriellement, elle se prépare également par le procédé dit à l'éponge ou à l'écuelle.

C'est une essence jaunâtre, dont la densité varie de 0,835 à 0,844; elle est moins soluble dans l'alcool que les autres produits analogues. On ne doit pas la confondre avec l'essence des oranges douces, qui porte dans le commerce le nom d'*essence de Portugal,* et dont l'odeur est différente.

FORMES PHARMACEUTIQUES : Les écorces d'orange entrent dans un grand nombre de préparations officinales : *sirop, teinture, teinture de Wytt, teinture d'Huxham, élixir de Stoughton, vin amer, vin amer alcalin* et *eau de Bryone composée.*

L'essence entre dans l'*eau de Cologne médicinale.*

CITRUS AURANTIUM Risso.

(Citrus aurantium L., var. dulcis.). *Oranger à fruits doux. Oranger de Portugal.*

Cette forme, qui n'est probablement qu'une variété de l'espèce précédente, paraît exister à l'état spontané dans la Chine méridionale et la Cochinchine (De Candolle, Origine des plantes cultivées). On la cultive abondamment sur les côtes européennes de la Méditerranée, également en Algérie et dans tous les pays tropicaux et subtropicaux, où elle fournit un grand nombre de variétés. Cette plante ne diffère de la précédente que par ses qualités beaucoup moins aromatiques et la saveur douce, acidulée de la pulpe de ses fruits, que l'on importe en grandes quantités.

PARTIE USITÉE : On emploie le fruit comme aliment; il entre dans une seule préparation officinale, *le sirop de cochléaria composé.* L'essence retirée par expression du zeste du fruit, est désignée dans le commerce sous le nom d'*essence de Portugal;* on ne l'emploie qu'en parfumerie. L'eau de fleurs d'oranger importée du Midi est souvent préparée avec les fleurs de cette espèce, ce qui explique pourquoi la préparation faite en Belgique avec les fleurs de l'oranger amer est plus aromatique.

Espèces non officinales en Belgique.

Dictammus albus L. *Fraxinelle, dictame blanc.* Plante vivace à tiges herbacées, originaire de l'Europe méridionale, fréquemment cultivée dans les jardins comme plante d'ornement. Les feuilles, imparipennées, ressemblent aux feuilles du frêne, d'où le nom vulgaire de l'espèce; les fleurs sont irrégulières, en épis terminaux, blanches ou pourprées; le fruit est constitué par 5 carpelles libres, dispermes.

Toute la plante est riche en huile essentielle et exhale une odeur forte, aromatique.

On emploie très rarement aujourd'hui la racine, pivotante, cylindrique, dont l'écorce est la seule partie active.

Toddalia aculeata Pers. (T. asiatica Lamk., Paullinia aculeata L.). On employait assez fréquemment jadis, plus rarement aujourd'hui, la racine de cet arbre, originaire des Indes orientales. Elle était connue en

Europe sous le nom de *racine de Jean Lopez,* radix indica Lopeziana.
C'est une racine ligneuse, volumineuse, pouvant acquérir le volume du bras,
recouverte d'une écorce à suber épais, jaune-orangé ; elle possède une saveur
amère très prononcée et renferme une essence, une résine et un principe
amer ne présentant pas les réactions générales des alcaloïdes.

On l'a préconisée comme tonique amer et fébrifuge.

Feronia elephantum Corr. Arbre originaire des Indes orientales.

C'est un arbre de moyenne grandeur appartenant à la tribu des Aurantiées
et produisant abandamment une gomme soluble, assez fréquemment importée
de l'Inde sous le nom de *gomme de Feronia* ou *gomme Éléphantine.*

Cette gomme se rapproche par l'ensemble de ses caractères extérieurs et
par sa solubilité dans l'eau, de la gomme arabique, et, vu la rareté et le prix
élevé que cette dernière atteint aujourd'hui dans le commerce, il est à craindre
qu'elle ne soit substituée ou mélangée à la gomme officinale. Elle s'en distingue facilement en ce qu'elle est précipitée presque complètement par
l'acétate neutre de plomb, qui ne trouble pas la solution des gommes des
Acacia (gomme arabique et gomme Sénégal.)

Ægle marmelos Corr. (Cratæva marmelos L.). *Bael.* Le bael est
un arbre de la tribu des Aurantiées, originaire des Indes orientales, d'où l'on
importe en Angleterre, plus rarement sur le continent, son fruit sec entier
ou coupé par tranches. C'est un fruit globuleux, de la grosseur d'une petite
orange, à épicarpe brun-jaunâtre, lisse, renfermant une pulpe sèche, dure,
gommeuse. A la face interne de chacun des 10 ou 15 carpelles qui forment
les loges, se trouvent de 6 à 10 graines blanches, recouvertes de poils blancs
laineux, à épisperme très mucilagineux.

Ce fruit possède une saveur aromatique faible et très mucilagineuse. Il est
officinal en Angleterre sous le nom de Belæ Fructus et s'emploie sous
forme d'extrait fluide.

FAMILLE DES SIMAROUBÉES.

Les Simaroubées sont des plantes ligneuses, arbres ou arbrisseaux, habitant les régions tropicales ou chaudes du globe.

Les espèces officinales sont originaires de l'Amérique tropicale.

Les Simaroubées renferment en général un principe amer
(quassine), localisé dans le bois, les écorces, les graines et commu-

niquant à ces organes des propriétés toniques. Elles diffèrent des Rutacécs, auxquelles on les rattache quelquefois, par l'absence complète d'essence ou de résine.

Espèces officinales en Belgique.

QUASSIA AMARA L.

Quassia de Surinam, Bois amer.

PATRIE : Amérique centrale, Guyane, partie septentrionale du Brésil. Le Quassia amara est un petit arbre à feuilles composées, imparipennées, à fleurs cramoisies en grappes, à fruit formé de 5 drupes accolés. On le cultive comme plante d'ornement dans les régions tropicales.

PARTIE USITÉE : Le bois, **Lignum quassiæ** Ph. B.

CARACTÈRES : Le bois de quassia de Surinam est importé sous forme de branches et de troncs ne dépassant jamais et atteignant rarement 0ᵐ,10 de diamètre. Les rameaux sont alternes. L'écorce est d'un gris cendré, peu épaisse, ne dépassant pas 0ᵐ,002, fragile, se détachant facilement du bois; celui-ci est jaune pâle, léger, possédant une saveur amère très intense.

CARACTÈRES MICROSCOPIQUES : Les faisceaux ligneux du quassia sont constitués par des fibres de longueur moyenne, polygonales, épaisses, et par des vaisseaux très larges; ces faisceaux sont séparés les uns des autres par des rayons médullaires formés normalement d'une seule rangée, rarement de deux rangées de cellules étroites.

COMPOSITION : Le bois de quassia doit ses propriétés à un principe amer, cristallin, la *quassine*, isolée par Winckler (1839). C'est un corps neutre, en aiguilles blanches, peu solubles dans l'eau, mais possédant une saveur amère très prononcée, soluble dans l'alcool, le chloroforme, peu soluble dans l'éther. La quassine est précipitée par le tannin, mais non par le bi-iodure potassique, ni par l'acide phospho-molybdique.

On trouve dans le commerce une quassine impure (quassine amorphe) qui n'est pas officinale en Belgique.

Formes pharmaceutiques : Le bois de quassia réduit en copeaux minces ou râpé, s'emploie en infusion, en *teinture*, en *vin*, en *extrait aqueux* par macération. La quassine cristallisée s'emploie ordinairement en granules ou en pilules; la quassine est toxique pour les animaux inférieurs, notamment pour les insectes, et, à dose élevée, peut provoquer chez l'homme des accidents plus ou moins graves.

Substitution :

PICRÆNA EXCELSA Lindl.

(Quassia excelsa Swartz, Simaruba excelsa D. C, Picrasma excelsa Pl.)
Quassia Jamaïque.

Patrie : Antilles et particulièrement la Jamaïque, d'où son bois est importé en Angleterre et sur le continent.

C'est un grand arbre, ressemblant assez bien à notre frêne indigène et appelé en Amérique, pour cette raison, *bitter ash* (frêne amer). Les feuilles sont imparipennées, les fleurs petites, jaune-verdâtre, en grappes.

Partie usitée : Le bois; bois de quassia Jamaïque.

Ce bois est officinal en Angleterre et en Amérique; il est inscrit au même titre que le quassia Surinam dans les Pharmacopées allemande, hollandaise, française, etc.

Caractères : Ce bois arrive en bûches volumineuses, provenant du tronc ou des branches, pouvant atteindre plus de $0^m,30$ de diamètre. L'écorce est d'un gris noirâtre, rugueuse, pouvant atteindre $0^m,01$ d'épaisseur, adhérente au bois; celui-ci est ordinairement d'un jaune plus foncé que le quassia Surinam; il est léger, fibreux et présente la saveur amère prononcée du quassia officinal.

Caractères microscopiques : Le quassia Jamaïque se distingue facilement du quassia officinal par l'organisation de ses rayons médullaires, formés de 2 et parfois de 3 rangées de cellules.

Composition : Le quassia Jamaïque renferme de la quassine identique à celle du quassia Surinam et présente les mêmes propriétés.

Formes pharmaceutiques : Ce bois est employé sous les mêmes formes que le précédent. Son volume considérable permet d'en fabriquer des gobelets qui communiquent aux boissons que l'on y verse leur saveur amère.

Espèces non officinales en Belgique.

Simaba Cedron Planch. (Quassia Cedron H. Baill.).

Patrie : Amérique tropicale, Costa-Rica, Colombie, Équateur, Brésil septentrional.

Arbre peu élevé, à feuilles imparipennées, à fleurs blanches, à fruit constitué par des carpelles monospermes, à brou fibreux ressemblant à des drupes.

Partie usitée : La graine; noix de Cedron.

Cette graine arrive dans le commerce, soit à l'état de fruit complet, soit à l'état de cotylédons dépourvus d'enveloppe et séparés. Ces cotylédons, de $0^m,05$ à $0^m,05$ de longueur sont gris-jaunâtre, ovales, plan-convexes et possèdent une saveur amère très prononcée.

Usages : On a préconisé ces graines comme fébrifuge et tonique; en Amérique on les emploie contre la morsure des serpents venimeux.

Simaruba officinalis DC. (Simaruba Amara Aubl., Quassia Simaruba L.).

Patrie : Guyane, Brésil septentrional.

Arbre élevé, à feuilles imparipennées, à fleurs blanc-jaunâtre, à racines ligneuses très longues.

Partie usitée : L'écorce de la racine, écorce de simarouba.

Caractères : Écorce très longue, roulée sur elle-même, épaisse de $0^m,002$ à $0^m,005$, ordinairement privée de la couche externe. Cette écorce est réduite à un liber d'un blanc jaunâtre, extrêmement fibreux, à fibres longues et souples, très difficiles à rompre. Cette écorce possède la saveur amère des quassia, dont elle présente très probablement la composition.

Usages : On l'emploie, rarement du reste, en infusion et en teinture.

DISTRIBUTION GÉOGRAPHIQUE DES BURSERACÉES OFFICINALES.

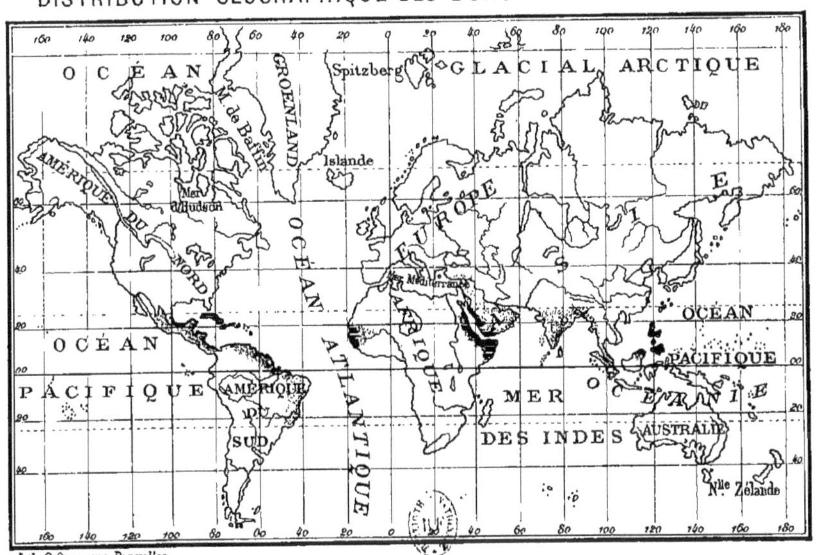

Lith. G. Severeyns, Bruxelles.

FAMILLE DES BURSÉRACÉES.

Les Burséracées ou Amyridacées sont des plantes ligneuses, des arbres ou des arbrisseaux à suc résineux, originaires des régions tropicales du globe, particulièrement de l'Asie, de l'Amérique et de l'Afrique.

Les Burséracées officinales doivent leurs propriétés à des résines ou des gommes-résines, accompagnées d'essences aromatiques, plus rarement de principes amers ou irritants.

Espèces officinales en Belgique.

BOSWELLIA CARTERII Birdwood.

Arbre de petite taille, à feuilles composées, imparipennées, réunies surtout vers le sommet des branches et des rameaux, à écorce papyracée, à fleurs en épis.

Patrie : Cette espèce et les formes voisines du même genre, fournissant des produits analogues (Boswellia Bhau-Dajiana Birdw.), croissent sur les côtes africaines de la mer Rouge, au pays des Somalis, et moins abondamment sur les côtes d'Arabie.

Partie usitée : La gomme résine, oliban ou encens, **Olibanum Ph. B.**

Récolte : L'oliban s'écoule naturellement, mais est surtout obtenu au moyen d'incisions faites pendant la saison chaude ; la gomme-résine se présente alors sous forme d'un suc laiteux blanc qui se concrète plus ou moins rapidement sous forme de larmes. Celui que l'on recueille en Arabie est considéré comme inférieur au produit d'Afrique.

L'oliban est aujourd'hui envoyé d'abord à Bombay d'où il arrive ensuite en Europe, principalement par l'Angleterre.

Jadis les qualités inférieures étaient expédiées par l'Égypte, et étaient alors désignées sous le nom d'*oliban d'Afrique,* le produit expédié par Bombay portant le nom d'*oliban de l'Inde.* Ces désignations, aujourd'hui sans valeur, sont encore parfois usitées dans certains prix-courants, pour désigner deux qualités d'encens.

CARACTÈRES : L'oliban se présente ordinairement en larmes isolées, ovoïdes allongées, pyriformes, lisses ou mamelonnées, ternes, opaques ou à peine translucides, d'un blanc jaunâtre; brunâtres, irrégulières et plus ou moins agglomérées dans les sortes inférieures. Ces larmes sont toujours recouvertes d'une fine poussière. La cassure est cireuse, terne, souvent marbrée; l'odeur aromatique, agréable, mais devenant surtout caractéristique par la chaleur; la saveur balsamique, térébinthacée, légèrement amère. On trouve souvent dans l'oliban des fragments d'une écorce blanc-jaunâtre, papyracée, se séparant facilement en lames parallèles; cette écorce se retrouve dans différents produits résineux des Boswellia, et paraît commune aux diverses formes du genre.

COMPOSITION : L'oliban est une gomme-résine formée d'environ 30 °/₀ d'une gomme présentant les caractères de la gomme arabique, de 56 à 72 °/₀ d'une résine soluble dans l'alcool et insoluble dans les solutions alcalines, et de 4 à 7 °/₀ d'une essence renfermant une partie oxygénée et un hydrocarbure, l'*olibène* (Kurbatow). On y trouve en outre un principe amer, soluble dans l'eau et l'alcool, et environ 5 °/₀ de matières minérales.

FORMES PHARMACEUTIQUES : L'oliban entre dans les *pilules de cynoglosse*, les *espèces pour fumigations*, l'*emplâtre aromatique*, l'*emplâtre d'opium*, l'*emplâtre oxycroceum* et la *teinture de benjoin composée*. Il est employé depuis la plus haute antiquité comme parfum à brûler dans les cérémonies du culte; en parfumerie, il entre dans la formule de différents mélanges connus sous le nom de clous fumants, pastilles du sérail, bouquet de Berlin, etc. Il sert de base à un emplâtre américain assez fréquemment employé, l'emplâtre poreux d'Allcock.

BALSAMODENDRON MYRRHA Nees.

Cette plante produit, avec d'autres espèces, notamment le Balsamodendron opobalsamum Kunth., probablement identique au B. Ehrenberghianum Berg., la gomme-résine connue sous le nom de myrrhe; mais l'origine botanique de cet important produit est encore peu connue et demande de nouvelles recherches.

Partie usitée : La gomme-résine, myrrhe, **Myrrha** Ph. B.

Récolte : La myrrhe est récoltée probablement à la suite d'exsudations naturelles ou d'incisions et dans les mêmes régions que l'oliban. La myrrhe d'Afrique, produite sur la côte africaine, est de beaucoup supérieure, et doit être employée à l'exclusion de celle de l'Arabie, qui ne répond pas à la description du produit officinal. Comme l'oliban, la myrrhe arrive en Europe par Bombay.

Caractères : La myrrhe se présente en masses irrégulières, de grosseur très variable, tantôt en petits grains, tantôt en morceaux pouvant acquérir le volume d'un œuf, d'un brun rougeâtre, à surface rugueuse, mamelonnée, à cassure huileuse, grenue, présentant souvent des taches blanches. L'odeur est particulière; la saveur aromatique, âcre et amère. Ce produit est souvent mélangé de larmes plus petites, arrondies, presque transparentes, à cassure nette, présentant l'aspect d'une gomme, peu odorantes et de saveur faiblement aromatique et mucilagineuse; ces larmes se rencontrent surtout dans les sortes inférieures et particulièrement dans la myrrhe d'Arabie ou *myrrhe d'Aden*. Ces sortes gommeuses sont aujourd'hui très répandues dans le commerce de la droguerie, au moins à Bruxelles. Malgré sa belle apparence, cette qualité doit être rejetée, car elle ne renferme qu'une petite quantité de résine et d'essence. On y trouve fréquemment une écorce mince, papyracée, comme celle qui se rencontre dans l'oliban.

Chauffée, la myrrhe ne fond pas, mais se boursouffle et brûle en dégageant une odeur aromatique; elle s'émulsionne difficilement par l'eau. L'alcool dissout la résine en laissant la gomme sous forme de fragments anguleux, les deux corps ne formant pas un mélange intime comme dans d'autres gommes-résines.

Composition : La myrrhe est un mélange, dans des proportions très variables, de gomme, de résine et d'essence. La gomme, qui se trouve en quantité considérable dans les sortes inférieures, est partiellement précipitée par l'acétate neutre de plomb. La résine est complètement soluble dans l'alcool, partiellement dans le sulfure de carbone. Si l'on projette quelques gouttes de teinture de myrrhe sur du papier à filtrer blanc, après dessiccation, on obtient par l'acide nitrique une coloration violet-pourpre foncé, par l'acide chlorhydrique une coloration violette, par le chlorure ferrique une coloration d'un vert sale. La teinture elle-même est colorée par ce dernier réactif en brun-rouge foncé.

L'essence de myrrhe telle qu'on la trouve parfois dans le commerce, est un liquide d'un brun rouge, à odeur forte de myrrhe; rectifiée, elle est verdâtre et bout entre 262° et 265° (Flückiger).

La myrrhe renferme en outre un principe amer, non isolé, soluble dans l'eau et dans l'alcool et une petite quantité d'acide formique.

FORMES PHARMACEUTIQUES : La myrrhe s'emploie sous forme de *teinture* (alcool à 80°) et d'*extrait aqueux;* elle entre dans la *teinture de benjoin composée,* l'*eau de bryone composée,* le *baume de Fioraventi,* l'*emplâtre oxycroceum,* les *pilules de cynoglosse,* les *pilules de Fuller,* les *pilules de Rufus,* l'*élixir de Garus,* la *teinture d'aloès et de myrrhe;* l'extrait, dans le *vin amer.*

ALTÉRATIONS : La myrrhe est parfois mélangée de gommes-résines étrangères, parmi lesquelles se trouve une substance brunâtre, poisseuse, s'émulsionnant facilement lorsqu'on mouille sa surface, présentant une odeur désagréable, différente de celle de la myrrhe, une saveur très âcre et amère et ressemblant par l'ensemble de ses caractères au bdellium de l'Inde fourni par la Balsamodendron Roxburgii Arn. et une espèce voisine, le B. Mukul Hook.

Une autre Burséracée, l'Hemprichia erythræa var. glabrescens Engler, originaire des rives africaines de la mer Rouge, fournit également une gomme-résine voisine de la myrrhe et désignée sous le nom de *Bysabol* ou myrrhe de buffle, parce que ce produit est donné dans l'Inde à ces animaux pour augmenter la secrétion du lait (1).

---

(1) W. Dymock, *The vegetable materia medica of Western India,* pp. 129-131.

CANARIUM COMMUNE L.

Cet arbre, originaire des Iles Moluques (Amboine), des Iles
Philippines et notamment de l'île de Luçon (sud de Manille), est
considéré par Bentley et Trimen (Medicinal plants, tab. 64) comme
étant la source de l'élémi; la Pharmacopée belge a adopté cette
manière de voir qui paraît au reste très probable.

C'est un arbre de grande taille, à feuilles composées, à fleurs
trimères, en fascicules terminaux.

PRODUIT USITÉ : La résine; élémi de Manille, **Elemi** Ph. B.

L'élémi de Manille, le seul que l'on trouve aujourd'hui ordinairement dans le commerce, a remplacé l'élémi du Brésil, lequel
avait été, à la fin du XVIIe siècle, substitué à l'élémi des anciens,
qui était d'origine africaine.

CARACTÈRES : L'élémi est une résine molle, en fragments plus
ou moins volumineux, grumeleux, et que l'on a comparée avec
raison à du vieux miel. Sa coloration est d'un blanc jaunâtre,
souvent maculée de taches noirâtres ou verdâtres, provenant
d'impuretés (matières terreuses ou débris végétaux). L'élémi
présente une odeur forte, agréable, rappelant celle du fenouil, et
en même temps un peu citronnée, comme celle de la térébenthine
des Abies. La saveur est aromatique et amère. Exposé à l'air,
l'élémi durcit et prend une teinte jaune. L'alcool en dissout
environ 80 %.

COMPOSITION : L'élémi renferme : 1° environ 10 % d'essence;
2° une résine complexe, formée d'une partie amorphe, soluble
dans l'alcool, et d'une résine cristalline, soluble seulement dans
l'alcool bouillant, se séparant en cristaux aiguillés par refroidissement, l'*amyrine* (ou *élémine*); 3° une matière cristalline, la
Bryoïdine (Flückiger, 1874), neutre, amère, peu soluble dans
l'eau froide, très soluble dans l'eau bouillante, l'alcool et l'éther;
4° un acide cristallin, l'*acide élémique* (Buri, 1876).

FORMES PHARMACEUTIQUES : L'élémi entre dans l'*emplâtre d'opium*,
l'*onguent d'élémi composé* et l'*onguent de Styrax composé*.

Espèces non officinales en Belgique.

Amyris elemifera Royle. On trouve parfois dans le commerce d'autres résines possédant l'odeur, et jusqu'à un certain point les propriétés de l'élémi. Tel est notamment le produit désigné sous le nom d'*élémi du Mexique*, produit par l'Amyris elemifera Royle. C'est une résine de consistance solide, cassante, en fragments irréguliers, d'un gris verdâtre, semi-transparente, possédant l'odeur de l'élémi et renfermant comme le produit officinal une résine cristalline insoluble dans l'alcool froid.

Élémi du Brésil. Ce produit, qui était inscrit dans notre ancienne pharmacopée, est fourni par différents Bursera du sous-genre Icica et particulièrement par l'Icica icicariba DC. C'est une résine molle, voisine de l'élémi officinal. L'échantillon que nous possédons est d'un jaune foncé, mais présente encore l'odeur caractéristique de l'élémi.

L'élémi d'Afrique est fourni par le Canarium Edule Hook, de la côte occidentale d'Afrique, et l'élémi d'Éthiopie ou d'Orient des anciens paraît être le produit désigné aujourd'hui sous le nom indien de *Luban Matti* et fourni par le Boswellia Frereana Birdwood.

Il existe, au reste, un certain nombre de résines désignées sous les noms de *gomme* ou *résine animé, tacamaque, résine caragne,* fournies par différentes Burséracées (Bursera, Elaphrium, Icica, Canarium) originaires de l'Amérique tropicale. Ces produits peu connus ont pour la plupart disparu du commerce et ne sont plus employés.

Balsamodendron opobalsamum Kunth (B. gileadense Kunth, Amyris opobalsamum Lin.). On attribue généralement à cet arbre, d'ailleurs peu connu, l'oléo-résine très employée jadis sous le nom de *baume de La Mecque, baume de Gilead.* Ce produit très rare et d'un prix élevé était considéré comme le baume par excellence pour la guérison des plaies, et tous les autres baumes aujourd'hui employés semblent être des succédanés de ce produit, qui a disparu du commerce actuel. On employait aussi le bois de l'arbre sous le nom de *xylobalsamum* et le fruit sous le nom de *carpobalsamum.*

Balsamodendron Africanum Arn. Cet arbre, qui possède une aire de dispersion très étendue dans toute l'Afrique tropicale, fournit une gomme-résine connue sous le nom de *bdellium d'Afrique.* On la trouve fréquemment dans les sortes inférieures de gomme du Sénégal en larmes irrégulières, pyriformes, opaques ou translucides, d'un gris verdâtre, de saveur amère et d'odeur très peu marquée.

FAMILLE DES MÉLIACÉES.

Les Méliacées sont des plantes ligneuses, arborescentes ou frutescentes, répandues dans les régions chaudes de l'Asie, de l'Amérique et plus rarement de l'Afrique.

Les plantes actives de ce groupe doivent leurs propriétés à des principes amers, toniques, fébrifuges, peu connus (*margosine, caïlcédrine*); dans certaines espèces, les graines sont huileuses et l'huile est susceptible d'applications industrielles. Les bois des Méliacées sont fréquemment durs, résistants, colorés et employés comme bois d'ébénisterie (bois d'acajou).

Melia indica Brand. (Melia azadirachta L., Azadirachta indica Juss.). Il ne faut pas confondre cet arbre avec une espèce voisine, originaire de la Chine, s'étendant en Syrie et cultivée dans les parties chaudes du bassin de la Méditerranée, le Melia azedarach L. (Azedarach deletaria Moench.). Le Melia indica fournit une écorce tonique, amère, employée aux Indes sous le nom portugais d'*écorce de Margosa*. Cette écorce renferme un principe amer peu connu (Cornish, 1856; Broughton, 1875).

Swietenia Mahagoni L. Grand arbre originaire de l'Amérique tropicale (Mexique, Antilles, Colombie), dont le bois est importé comme bois d'ébénisterie sous le nom de *mahoni* ou d'*acajou*. L'écorce, astringente et amère, est également usitée comme fébrifuge. On emploie de même l'écorce du Soymida febrifuga Juss. (Swietenia febrifuga W.), originaire de l'Inde et recommandée par Roxburg, à la fin du siècle dernier, sans que du reste son usage se soit propagé en Europe.

Khaya Senegalensis Guill. et Pers. (*Caïl-cedra, acajou du Sénégal*). L'écorce de cet arbre a été préconisée sous le nom de *quinquina du Sénégal*. Caventou en a extrait un principe amer, la caïlcédrine (1859).

FAMILLE DES ILICINÉES.

Les Ilicinées constituent une famille peu importante dont deux espèces seulement sont rarement usitées, au moins en Europe. La plupart des plantes de ce groupe sont riches en tannin, en principes peu définis, agissant comme émétique; enfin, dans une espèce au moins, on a trouvé de la caféine en assez forte proportion.

Ilex aquifolium L. *Houx.* Arbrisseau indigène, dont on a préconisé les feuilles comme fébrifuge. Ces feuilles renferment un principe amer, l'*ilicine* (Deleschamps). Les fruits bacciformes, rouges, sont considérés comme émétiques.

Ilex paraguariensis St-Hil. *Maté, thé de Paraguay.* Cet arbrisseau croît à l'état spontané au Paraguay et dans les provinces méridionales du Brésil. Il est cultivé aujourd'hui en Algérie.

Les feuilles de cette plante sont importées sous forme d'une poudre grossière, d'un vert pâle, présentant une odeur faible de thé et une saveur amère et astringente.

Le maté est très employé dans l'Amérique méridionale, sous forme d'infusion, au même titre que le thé.

Les feuilles du commerce torréfiées, pulvérisées ou concassées et mélangées de rameaux, sont difficiles à reconstituer ; nous possédons un échantillon de feuilles entières, cultivées en Algérie et qui a figuré à l'Exposition de 1888 à Bruxelles. Ce sont des feuilles d'un vert pâle, rigides, épaisses, irrégulièrement dentées, à nervure médiane très saillante à la face inférieure.

Le maté renferme environ 0,45 % de caféine (Strauch, 1867) et une forte proportion de tannin.

FAMILLE DES CELASTRINÉES.

Les Celastrinées forment un groupe peu important au point de vue pharmaceutique. Ce sont des arbres ou des arbrisseaux à aire de dispersion très étendue ; une espèce est indigène en Belgique, le fusain, Evonymus europæa L., plante jadis usitée, aujourd'hui abandonnée.

Evonymus atropurpureus Jacq. Arbrisseau originaire des parties septentrionales et centrales des États-Unis.

Partie usitée : L'écorce des racines.

Cette écorce se présente en fragments roulés, minces, d'environ $0^m,002$ d'épaisseur, à surface externe grisâtre, rugueuse, à face interne légèrement brunâtre. La saveur est douceâtre, amère et âcre.

Composition : Cette écorce renferme un principe amer qui s'emploie à l'état impur, mélangé de résine, sous forme d'une poudre verdâtre désignée sous le nom d'*évonymine.*

Usages : L'écorce s'emploie en poudre ou en extrait fluide à la dose de 2 à 4 grammes ; l'évonymine impure, à la dose de 5 à 15 centigrammes comme laxatif.

FAMILLE DES RHAMNÉES.

Les Rhamnées sont des plantes ligneuses, arbres ou arbrisseaux, à rameaux parfois spinescents, originaires des régions chaudes ou tempérées. Les espèces officinales sont européennes ou américaines.

Les plantes de ce groupe renferment souvent dans leurs fruits et leurs écorces des principes purgatifs : glucosides voisins de l'acide chrysophanique (*acide frangulique, rhamnine, émodine*), de l'acide cathartique, matières résineuses, des substances colorantes et du tannin. Dans les zizyphus, les fruits, dépourvus de principes actifs, sont riches en sucre et comestibles ou adoucissants.

Espèces officinales en Belgique.

ZIZYPHUS VULGARIS Lamk.

(Zizyphus jujuba Mill., Zizyphus sativa Duham., Rhamnus jujuba L.)
Jujubier.

PATRIE : Très probablement originaire du nord de la Chine; introduite et naturalisée dans l'Asie occidentale, cette espèce fut cultivée en Grèce et en Italie au commencement de notre ère Elle est aujourd'hui répandue à l'état de culture dans toute la région qui s'étend de la Méditerranée à la Chine (1).

CARACTÈRES : C'est un arbrisseau épineux, très rameux, haut de 5 à 7 mètres, à feuilles alternes, à fleurs petites, jaunes, en faisceaux à l'aisselle des feuilles.

PARTIE USITÉE : Le fruit, **Fructus jujubæ** Ph. B. Jujubes.

CARACTÈRES : Ce fruit est un drupe ovoïde allongé, de $0^m,02$ à $0^m,03$ de longueur, ridé par la dessiccation, à épicarpe luisant,

---

(1) A. De Candolle, *Origine des plantes cultivées.* Paris, 1883.

mince, d'un rouge brun, portant au sommet une petite pointe
courte (base du style); sous cet épicarpe se trouve une pulpe
charnue, granuleuse, jaune, possédant une saveur sucrée et mucilagineuse; le noyau (endocarpe) est très dur, à parois épaisses,
rugueuses, terminé au sommet par une pointe aiguë, divisé intérieurement en deux loges, dont une ordinairement renferme une
graine, l'autre, avortée, étant plus ou moins rétrécie, parfois
réduite à une simple fente.

La pulpe est formée d'un parenchyme parcouru par quelques
vaisseaux spiraux très fins. Les cellules du parenchyme renferment souvent des cristaux d'oxalate calcique en étoile.

COMPOSITION : Les jujubes renferment un sucre réduisant la
liqueur cupro-potassique, du mucilage et ne contiennent aucun
principe actif.

FORMES PHARMACEUTIQUES : Ces fruits entrent dans la *pâte de
jujube;* ils font partie également des fruits pectoraux (Cod. Franç.),
avec les dattes, les figues et les raisins de Corinthe.

RHAMNUS CATHARTICUS L.

(Cervispina cathartica Moench.) *Nerprun, Épine de cerf.*

PATRIE : Indigène, surtout dans la zone calcareuse, mais peu
répandu en Belgique; on le trouve à l'état spontané dans toutes
les régions tempérées de l'Europe, ainsi qu'en Algérie. Il est cultivé aux États-Unis.

CARACTÈRES : Arbrisseau assez élevé ou arbre de petite taille,
rameux; les rameaux anciens sont terminés par une épine droite;
les feuilles fasciculées, alternes ou opposées, finement dentées
sur les bords; les fleurs dioïques, très petites, d'un vert jaunâtre,
tétramères; les fruits sont charnus, possédant à l'intérieur un
endocarpe ligneux formant 4 nucules monospermes, parfois
réduits à 3 ou 2 par avortement.

PARTIE USITÉE : Le fruit, **Fructus rhamni catharticæ** Ph. B.
Baies de nerprun.

CARACTÈRES : Ces fruits mûrs sont globuleux, d'un rouge noirâtre, de la grosseur d'un pois, légèrement déprimés à la base, portant au sommet la marque du style. Le suc est d'un rouge violet, virant au rouge vif par les acides, au vert brillant par les alcalis, présentant une saveur désagréable et une odeur particulière. La solution d'émétique précipite le suc de nerprun en vert(Flückiger), le sous-acétate de plomb donne également une laque verte; le borax n'altère pas sensiblement la couleur du suc.

Ce fruit est improprement appelé baie, l'endocarpe ligneux qui entoure les graines ne se rencontrant jamais dans les baies proprement dites; c'est un véritable drupe à noyau pluriloculaire.

COMPOSITION : Les fruits de nerprun renferment : *la rhamno-cathartine* (Winckler, 1849) et *la rhamnine* (Fleury, 1840; Lefort, 1866), glucoside qui se dédouble en *rhamnétine* et *isodulcite* ou *rhamnodulcite,* sucre du groupe de la mannite.

FORMES PHARMACEUTIQUES : Les fruits de nerprun sont employés à l'état frais, sous forme de *sirop*, médicament purgatif fréquemment employé dans la médecine vétérinaire.

SUBSTITUTION : On substitue souvent à ces fruits ceux du Rhamnus frangula L., qui présentent du reste les mêmes propriétés. Ces fruits se distinguent facilement : 1° par la présence de 2 nucules au lieu de 4; 2° par leur suc rouge, précipité en pourpre par la solution d'émétique (Flückiger).

La pharmacopée indique comme substitution possible les fruits bacciformes du Ligustrum vulgare L. ou troëne, arbuste indigène, de la famille des Oléacées. Ces baies sont également dispermes ou monospermes par avortement, par conséquent faciles à distinguer.

Espèces non officinales en Belgique.

Rhamnus Frangula L. (Rhamnus vulgaris Rchbch). *Bourgène, Frangule, Aulne noir.*

PATRIE : Indigène, commun dans les bois et les taillis, beaucoup plus répandu en Belgique que l'espèce précédente,

CARACTÈRES : Arbrisseau assez élevé, à rameaux droits, non épineux, à feuilles entières, non dentées, à fleurs pentamères, à fruits d'un rouge noirâtre à maturité, présentant l'organisation générale de ceux de l'espèce précédente, mais ne contenant que deux nucules.

Partie usitée : L'écorce; écorce de frangule, **Cortex Frangulæ**, Ph. Germanique.

Caractères : Écorce roulée sur elle-même; face externe lisse, d'un brun pourpre foncé, marquée de nombreuses lenticelles blanchâtres, allongées transversalement; cassure nette à l'extérieur, fibreuse dans la zone libérienne; face interne d'un brun cannelle, lisse ou finement striée longitudinalement. Cette écorce est en fragments de longueur variable, ne dépassant pas 0m,0015 d'épaisseur. L'odeur est nulle, la saveur légèrement amère, avec un arrière-goût douceâtre.

Caractères microscopiques : Les cellules du parenchyme cortical renferment fréquemment des cristaux étoilés d'oxalate calcique; cette couche ne renferme aucune cellule ou fibre pierreuse; les faisceaux libériens sont séparés par des rayons médullaires étroits et renferment des groupes de fibres assez longues, alternant assez régulièrement avec le parenchyme libérien. Par les solutions alcalines, les coupes prennent une teinte rouge vif.

Composition : L'écorce de frangule renferme la *franguline* ou *rhamnoxanthine*, susceptible de se dédoubler en *acide frangulique*, corps voisin de l'acide chrysophanique et se colorant, comme ce dernier, en rouge par les alcalis. On a signalé dans cette écorce la présence d'un autre principe du même groupe, l'*émodine*, qui se trouve également dans la rhubarbe, d'acide cathartique, de matières résineuses, d'un principe amer non isolé et d'une faible proportion de tannin.

Formes pharmaceutiques : Bien que n'étant pas inscrite dans notre pharmacopée, l'écorce de frangule est fréquemment prescrite en Belgique en infusion, comme laxatif, à la dose de 2 à 8 grammes.

Rhamnus Purshianus DC. (Rhamnus alnifolius Pursh, Frangula Purshiana Cooper). Arbuste ou arbre de petite taille, originaire des parties occidentales et méridionales des États-Unis (Californie, Texas, etc.), à fruits bacciformes, triangulaires, renfermant trois graines.

Partie usitée : L'écorce, **Cascara sagrada**, Écorce de Chittem. Cette écorce était employée déjà en 1850 comme purgatif par les Indiens et les trappeurs de la Californie, sous le nom de *Chittem* (J. Moeller, Pharm. Journ., III, t. XIV, p. 467). Plus récemment, elle a été introduite en Europe et est aujourd'hui inscrite dans la Pharmacopée Britannique (1885) et fréquemment prescrite en Belgique.

Caractères : Écorce roulée ou cintrée, épaisse de 0m,002 à 0m,004; face externe rugueuse, d'un gris blanchâtre ou rougeâtre, suivant qu'elle est plus ou moins recouverte de lichens; cassure nette ou légèrement fibreuse au niveau du liber; face interne d'un brun fauve, lisse, luisante ou très finement striée longitudinalement; saveur amère désagréable.

CARACTÈRES MICROSCOPIQUES : Le suber est épais, formé de cellules tabulaires, brunâtres; le parenchyme cortical renferme de nombreux cristaux et des groupes assez nombreux de cellules pierreuses, ainsi que des faisceaux de fibres; la présence de ces éléments distingue facilement l'écorce de *Cascara sagrada* de l'écorce de frangule. Les coupes prennent également par les alcalis une teinte rouge carmin.

COMPOSITION : Les préparations de *Cascara sagrada* prennent par les alcalis une teinte rouge, analogue à celle que prennent dans les mêmes conditions les préparations de rhubarbe. L'écorce renferme, comme celle de frangule, un corps voisin de l'acide chrysophanique (*franguline* ou *émodine*), trois résines distinctes et une faible proportion de tannin. (A.-B. Prescott, Amer. Journ. of Ph , april 1879.)

FORMES PHARMACEUTIQUES : Cette écorce sert à la préparation d'un extrait fluide et d'un extrait hydro-alcoolique (Ph. Brit.). On la prescrit fréquemment en poudre à la dose de 0,20 à 1 gramme.

FAMILLE DES AMPÉLIDÉES.

Les plantes de ce groupe sont ligneuses, fréquemment grimpantes, originaires des contrées tempérées et chaudes du globe.

Les feuilles et les tiges de la plupart des Ampélidées sont riches en tannin; les fruits, bacciens, riches en sucre, sont alimentaires dans quelques espèces (Vitis) et servent à la préparation de boissons fermentées.

Vitis vinifera L. (Vitis sativa DC.). *Vigne.*

PATRIE : Originaire des parties tempérées de l'Asie occidentale, probablement du sud du Caucase, la vigne est connue et cultivée dans les régions chaudes et tempérées de l'Europe, depuis les temps les plus reculés; elle est répandue aujourd'hui dans toutes les régions civilisées du globe où elle est susceptible de mûrir ses fruits. Les principaux centres de culture sont l'Asie Mineure, l'Europe méridionale et centrale (France, Allemagne rhénane, Autriche-Hongrie, Suisse, Italie, Grèce, Espagne et Portugal), l'Algérie, les îles Madère, les régions occidentales des États-Unis et l'Australie méridionale.

La vigne fournit à l'état de culture un très grand nombre de variétés, différant surtout par le volume, l'aspect et la couleur des fruits.

Partie usitée : Les fruits; raisins, **Uvæ** Ph. Brit.

Les raisins dont les caractères sont suffisamment connus, sont blancs, c'est-à-dire dépourvus de matières colorantes, ou bleus, c'est-à-dire renfermant dans l'épicarpe seul une matière rouge, complexe, insoluble dans l'eau, mais soluble dans l'alcool dilué. C'est cette substance qui donne aux vins rouges leur coloration caractéristique.

Les raisins, très peu usités du reste en pharmacie, sont exclusivement employés à l'état sec. On les trouve dans le commerce sous trois formes : les raisins de Malaga, importés d'Espagne, seuls officinaux, à grains assez gros, ridés par la dessiccation, ordinairement en grappes, d'un pourpre violacé, à saveur sucrée ; les raisins de Corinthe, de Grèce et des Iles Ioniennes, en grains isolés, très petits, brunâtres; et enfin les raisins de Smyrne ou Sultane, d'Asie Mineure, en grains de grosseur moyenne, d'un jaune pâle, semi-transparents, dépourvus de graines et possédant une saveur douce.

Composition : Le suc de raisin frais renferme en moyenne :

Matières sucrées (glucose, lévulose, inosite) . . 30 °/₀
Matières albuminoïdes . . . . 0,2 à 0,8

Pectines et substances analogues.

Matières extractives et colorantes.

Acides organiques (acide tartrique, acide malique) d'autant plus abondants que le suc provient de fruits moins mûrs.

Du tannin localisé dans l'épicarpe.

Des sels de calcium, de potassium, de magnésium, de fer et de manganèse (tartrates, phosphates, sulfates, chlorures et silicates).

Comme sur la plupart des fruits, on trouve à la surface des raisins, ainsi que sur les pédoncules rameux qui les portent, des ferments du groupe des Saccharomyces, dont le plus important est le S. ellipsoïdeus, ferment alcoolique ordinaire de Pasteur. Ces ferments, mis en contact avec le suc du raisin par le foulage, déterminent la fermentation alcoolique et la transformation du suc en vin.

Formes pharmaceutiques : Les raisins n'entrent directement dans aucune préparation de notre pharmacopée, mais ils font partie de la *teinture de cardamome composée* de la Pharmacopée Britannique, assez fréquemment prescrite en Belgique, ainsi que de la *teinture de séné* Ph. Brit.

Les vins officinaux de la Pharmacopée Belge ont pour base le vin de Malaga, exceptionnellement le vin rouge (*vin aromatique*) ou le vin blanc (*vin diurétique*). Le vin blanc entre encore dans le *sirop d'ipécacuanha composé* et dans le *sirop de cochléaria composé*.

FAMILLE DES SAPINDACÉES.

Les Sapindacées sont des plantes ordinairement ligneuses, arborescentes, parfois grimpantes, répandues surtout dans les régions tropicales, plus rares dans la zone tempérée.

Les espèces qui forment ce groupe sont assez variables, et, comme il arrive toujours dans les familles peu homogènes, les principes auxquels ces plantes doivent leurs propriétés sont également assez différents les uns des autres.

Les corps les plus répandus dans les Sapindacées sont d'abord la *saponine* ou des glucosides analogues, localisés dans différents organes d'un assez grand nombre d'espèces (Sapindus, Æsculus, etc.); le *tannin* (Acer), parfois accompagné de principes amers, localisés surtout dans les écorces (*esculine*); des principes toxiques peu connus, surtout dans les Paullinia; et dans une espèce du même genre, la seule officinale en Belgique, la *caféine*. On utilise, comme source de saccharose, la sève sucrée de certains érables, particulièrement de l'Acer saccharinum L., des États-Unis. Enfin l'arille des graines de différents Nephelium est riche en principes sucrés, et comestible en Chine, sous le nom de *Li-tchi*. De même au Brésil on mange les fruits de différentes espèces (Schmidelia edulis St-Hil., etc.).

Espèce officinale en Belgique.

PAULLINIA SORBILIS Mart.

PATRIE : Parties septentrionales et occidentales du Brésil.

Le P. sorbilis est une liane à tiges ligneuses, à feuilles grandes, pennées, à fleurs en grappes, à fruits ordinairement monospermes.

PARTIE USITÉE : La pâte faite au moyen des semences, **Paullinia** Ph. B., plus connue sous le nom de **Guarana** (Cod. Franç.) du mot Guarani, nom d'une tribu indienne du Brésil.

Caractères : La graine de Paullinia est une semence arrondie, légèrement conique, d'un brun rougeâtre, présentant à la base un arille d'un blanc jaunâtre, mince, adhérant à l'épisperme. Le testa est mince, cassant, entourant une amande formée de deux cotylédons épais, entre lesquels se trouve une cavité dans laquelle est logé l'embryon. Ces graines ont environ $0^m,01$ de diamètre et présentent, avec leur arille blanchâtre, l'aspect de petits marrons d'Inde.

Le guarana est préparé au moyen des graines mondées de leurs enveloppes, grossièrement broyées et mélangées avec un peu d'eau, de façon à en former une pâte que l'on roule ordinairement en cylindres ou, plus rarement, en boules, et que l'on sèche au-dessus du feu.

Cette pâte se présente en cylindres d'un brun rougeâtre, arrondis aux extrémités, souvent brunis par la fumée, de $0^m,10$ à $0^m,20$ de longueur sur $0^m,05$ à $0^m,08$ de diamètre; la cassure est grenue, montrant souvent des fragments de graine insérés dans une pâte plus fine, très dure, résistante, difficile à pulvériser; l'odeur particulière peu marquée, la saveur amère et astringente.

Composition : Le guarana renferme environ 5 °/₀ de caféine (guaranine de Martius), une forte proportion de tannin, de l'amidon, une petite quantité de saponine, de résine et d'huile grasse.

Formes pharmaceutiques : Le guarana est usité en poudre et plus rarement en *extrait* Ph. B. Au Brésil, on l'emploie comme boisson, délayé dans l'eau sucrée.

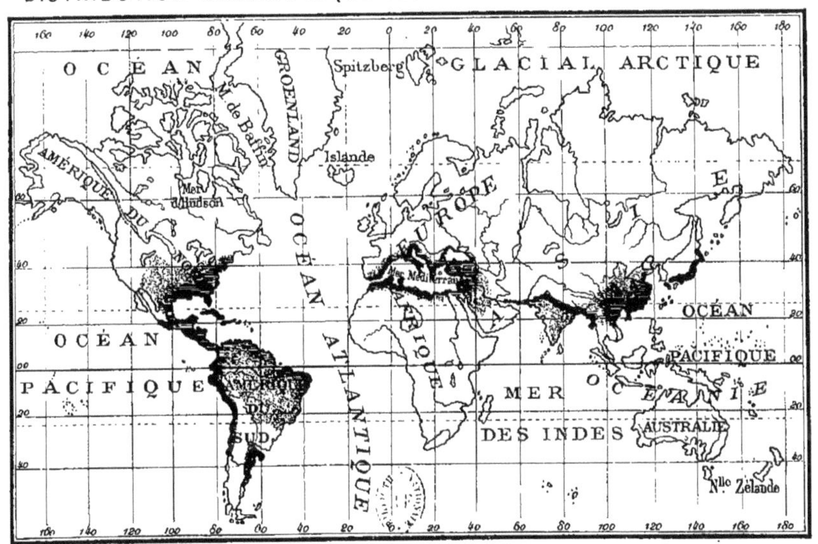

Lith. G. Severeyns. Bruxelles

FAMILLE DES ANACARDIACÉES.

Les Anacardiacées sont des plantes ligneuses, arbres ou arbris-seaux, originaires des régions tropicales ou chaudes, rares dans la zone tempérée; aucune espèce n'est indigène.

Les plantes de ce groupe renferment des *principes résineux,* résines ou oléo-résines plus ou moins aromatiques (mastic, téré-benthine de Chio, résine de Schinus, etc.); des *matières irritantes* peu connues, vésicantes, toxiques, parfois volatiles, répandues dans un certain nombre d'espèces (Rhus, Anacardium, Semecarpus, etc.); du *tannin,* abondant dans un grand nombre d'espèces employées en médecine, ou plus fréquemment utilisées dans l'industrie pour le tannage ou la teinturerie (Rhus coriaria, R. glabra, R. mangifera, etc.), parfois localisé dans de fausses galles (galles de Chine, caroubes de Judée); des *matières colorantes* jaunes (Rhus cotinus, fustet) ou rouges (Loxopterygium Lorentzii Grisb. ou quebracho rouge) (1). Certaines Anacardiacées fournissent des fruits sucrés alimentaires (mangifera, spondias, etc.) ou des graines huileuses (pis-taches).

Espèce officinale en Belgique.

PISTACIA LENTISCUS L.

Lentisque.

Patrie : Le lentisque se rencontre à l'état d'arbuste ou de petit arbre dans tout le bassin de la Méditerranée, mais il ne fournit de produit résineux que dans l'Ile de Chio, près de Smyrne, où il est cultivé depuis les temps les plus reculés.

---

(1) Il faut se garder de confondre ce quebracho rouge, importé de la République Argentine, riche en tannin et en matière colorante, mais dépourvu d'activité, avec le quebracho blanc, écorce de l'Aspidosperma Quebracho Schl., Apocynée très active du même pays.

C'est un arbre peu élevé, dioïque, à feuilles composées, paripennées, persistantes; à fleurs petites, en panicules; à fruits petits, drupacés.

PARTIE USITÉE : La résine, **Mastix** Ph. B.; mastic.

RÉCOLTE : Le mastic se récolte par incisions, faites en juin, sur le tronc et les branches principales; cette récolte est faite avec soin, en évitant le contact des matières terreuses; aussi la résine, au moins telle qu'elle se présente dans le commerce, est-elle pure.

CARACTÈRES : Résine d'un jaune pâle, en larmes de grosseur variable; les plus petites, de la grosseur d'un pois, sont globuleuses; les plus grosses, deux ou trois fois plus volumineuses, sont aplaties, à surface mamelonnée; ces larmes sont recouvertes d'une fine poussière, ou, si elles ont été lavées, leur surface est lisse et elles sont transparentes.

Le mastic a une odeur faible, particulière, térébinthacée; lorsqu'on le mâche, il se brise d'abord, puis se ramollit sous la dent en une masse ductile, blanche, et présente une saveur aromatique.

COMPOSITION : Le mastic est formé de deux résines : l'une (*α résine*) est soluble dans l'alcool et constitue environ les $^9/_{10}$ de la masse totale; l'autre (*β résine, masticine*) est insoluble dans l'alcool froid; elle se dissout en très petite quantité dans l'alcool bouillant, et la solution filtrée se trouble par le refroidissement et laisse déposer une matière blanche. Ces deux résines sont solubles dans l'éther, l'essence de térébenthine, l'essence de girofle, le chloroforme.

Le mastic renferme en outre des traces d'essence.

FORMES PHARMACEUTIQUES : Le mastic s'emploie sous forme de *teinture éthérée* simple et de *teinture éthérée avec baume de tolu*. Cette dernière n'est employée que pour former un vernis protecteur, à la surface de certaines pilules (pilules d'iodure ferreux). Le mastic entre encore dans l'*emplâtre d'opium*, l'*emplâtre oxycroceum*, l'*emplâtre de cantharides perpétuel*.

SUBSTITUTIONS : Le mastic pourrait être confondu avec la résine de sandaraque (Callitris quadrivalvis, conifères) qui lui ressemble, mais dont les larmes sont plus allongées et ne s'agglomèrent pas quand on les mâche. Quant à l'oliban, que la pharmacopée indique comme pouvant être confondu avec le mastic, on l'en distinguera facilement par ses larmes plus volumineuses, pyriformes, opaques, présentant une odeur et une saveur très différentes de celles du mastic.

On trouve quelquefois dans le commerce le *mastic de Bombay*, produit par le Pistacia khinjuk Stocks, du Béloutchistan, et que l'on pourrait substituer au mastic officinal.

Cette résine, très voisine du reste du mastic vrai, s'en distingue par ses larmes plus petites, ordinairement brisées et pulvérulentes, de couleur plus foncée et moins odorantes. Elle présente du reste les propriétés physiques et chimiques de la résine officinale.

Espèces non officinales en Belgique.

Rhus toxicodendron L. (Rhus radicans L.) (1). *Poison oak, Sumac vénéneux.*

Patrie : Canada, États-Unis, parfois cultivé en Europe.

Caractères : Le sumac vénéneux est un arbrisseau rameux, à rhizomes traçants, à feuilles composées, trifoliées, à folioles ovales, d'environ 0ᵐ,10 de longueur, entières ou diversement incisées ; les fleurs sont petites, verdâtres, en grappes axillaires ; les fruits sont des baies d'un vert blanchâtre.

Partie usitée : Les feuilles.

Composition : Le sumac vénéneux est, à l'état frais, une plante très active, renfermant un principe vésicant volatil. Le simple contact des feuilles suffit pendant les chaleurs de l'été pour provoquer une irritation très vive de la peau, et souvent une sorte d'érysipèle. Ce principe est l'*acide toxicodendrique* (Maisch., Amer. Journ. Pharm., 1866). Il disparaît en grande partie dans les feuilles séchées.

---

(1) Ces deux plantes sont considérées par certains botanistes comme étant des espèces distinctes ; ce sont en tous cas des formes très voisines, présentant les mêmes propriétés. Lindley notamment (*Flore médicale*, p. 285) les réunit en une seule espèce.

Formes pharmaceutiques : Le sumac vénéneux était inscrit dans l'ancienne Pharmacopée belge, qui prescrivait l'extrait avec poudre, forme évidemment peu rationnelle, vu la volatilité du principe actif. On prescrit très rarement la poudre et la teinture à la dose de 0,12 à 0,30 (Maisch).

Rhus semialata Murr. Arbrisseau originaire de la Chine, fournissant des galles fréquemment importées sous le nom de *galles de Chine*. Ces galles appartiennent au groupe des fausses galles et sont produites par un puceron, l'A phis Chinensis Doubl.

Ce sont des coques de forme très irrégulière, ordinairement oblongues, rétrécies à la base, à surface verdâtre, mamelonnée, recouvertes d'un duvet grisâtre ou roussâtre très court. Elles ont $0^m,05$ à $0^m,07$ de longueur et $0^m,02$ à $0^m,04$ de diamètre. Les parois sont minces ($0^m,001$ à $0^m,002$), cassantes, à cassure cornée; la cavité interne, très large, renferme souvent des débris de pucerons.

Ces galles contiennent 65 à 95 °/₀ d'un tannin différent de celui des noix de galle officinales.

Rhus succedanea L. Les fruits de cet arbuste, originaire du Japon, donnent par ébullition dans l'eau une cire assez fréquemment importée sous le nom de *cire du Japon*.

Cette cire se présente en pains ronds, plats d'un côté, convexes de l'autre, portant sur la face convexe une étoile gravée en creux. Ces pains sont recouverts d'une efflorescence blanche. Ils ont une odeur rance. L'échantillon que nous possédons se ramollit à 42º, et est en fusion complète à 45º.

La cire du Japon est une matière grasse, et non une cire proprement dite; elle est surtout constituée par de la palmitine. On ne l'emploie guère en pharmacie, mais elle sert à falsifier la cire d'abeilles. On pourra facilement la reconnaître en prenant le point de fusion, la cire blanche fondant entre 63º et 65º.

La même plante fournit des galles analogues aux galles de Chine et employées depuis longtemps dans l'Inde (Dymock, loc. cit., p. 155).

Pistacia terebinthus L. (P. vera Mill., P. Atlantica Desf., P. palœstina Boiss.; P. cabulica Stocks.). *Térébinthe.*

Patrie : Plante très variable, frutescente ou arborescente, répandue dans tout le bassin de la Méditerranée, les Iles Canaries et les régions septentrionales et occidentales de l'Inde.

Partie usitée : L'oléo-résine, recueillie dans l'île de Chio et désignée sous le nom de *térébenthine de Chio*.

On importait autrefois des galles provenant de cet arbre, voisines des galles de Chine et auxquelles on a donné le nom de *caroubes de Judée*, à cause de leur forme allongée qui leur donne une vague ressemblance avec le fruit du caroubier.

Caractères : Cette térébenthine, telle qu'on peut se la procurer dans le commerce à Bruxelles, est en masses presque solides, présentant la consistance des poix et prenant la forme des vases qui la contiennent. Sa couleur est d'un gris brunâtre, son odeur particulière faible, rappelant celle du mastic et aussi celle de l'élémi. En lames minces, elle est translucide, mais renferme beaucoup d'impuretés (matières terreuses et débris végétaux).

La térébenthine de Chio se rapproche beaucoup du mastic par ses caractères chimiques; elle se dissout en grande partie dans l'alcool à 95° bouillant, mais par refroidissement il se dépose une sous-résine blanche qui, examinée au microscope, paraît complètement amorphe.

Formes pharmaceutiques : La térébenthine de Chio était connue des anciens avant les produits analogues des conifères. Ceux-ci ont été employés comme succédanés et ont pris alors le nom de térébenthine.

La térébenthine de Chio est rarement prescrite sous forme de pilules. Il est difficile de se la procurer à l'état de pureté, et elle est fréquemment mélangée de térébenthine des conifères.

Anacardium occidentale L. (Acajouba occidentalis Gärtn, Cassuvium pomiferum Lam.). *Acajou* (1), *Pommier d'acajou.*

Patrie : Plante originaire de l'Amérique tropicale, cultivée dans toutes les colonies des régions équatoriales et peut-être naturalisée aux Indes orientales.

Partie usitée : Le fruit, *noix d'acajou.*

Ce fruit est porté sur un pédoncule devenu charnu, atteignant le volume et présentant la forme d'une poire; cet organe est comestible sous le nom de pomme d'acajou. Le fruit proprement dit est sec, réniforme, constitué par un épicarpe lisse, gris-brunâtre, sous lequel se trouve un endocarpe creusé d'alvéoles remplies d'un suc visqueux, brun-noirâtre, très caustique, enfin d'un endocarpe mince. Dans ce fruit se trouve fixée une graine enveloppée d'un épisperme rosé, membraneux; la graine est exalbuminée et son amande est uniquement constituée par des cotylédons huileux, de saveur douce.

La noix d'acajou est aujourd'hui inusitée, mais le suc brun, âcre et caustique qu'elle renferme est parfois employé sous le nom de *cardol, cardolum vesicans.*

On emploie de même le suc provenant de l'endocarpe d'une espèce voisine, le Semecarpus anacardium L. (Anacardium longifolium Lamk., A. latifolium Lamk., A. officinarum Gärtn.), originaire de l'Inde orientale, et dont le fruit cordiforme est également porté sur un réceptacle

---

(1) Il ne faut pas confondre cet arbre avec le Swietenia mahagoni L., de la famille des Méliacées, dont le bois est importé sous le nom d'acajou.

charnu, mais moins volumineux. Ce fruit, désigné sous le nom d'*anacarde orientale,* fournit un suc moins actif, le *cardolum pruriens.*

Le cardol est un mélange d'une huile soluble dans l'alcool et dans l'éther, insoluble dans l'eau, et d'un acide particulier, l'*acide anacardique,* corps solide, cristallin, soluble également dans l'alcool et l'éther (Stœdler, 1847; Dragendorff, 1882)

L'*anacardium occidentale* fournit également une gomme partiellement soluble, souvent rougeâtre, en larmes stalactiformes allongées, qui est parfois importée sous le nom de *gomme d'acajou.*

DISTRIBUTION GÉOGRAPHIQUE DES PAPILLONACÉES OFFICINALES.

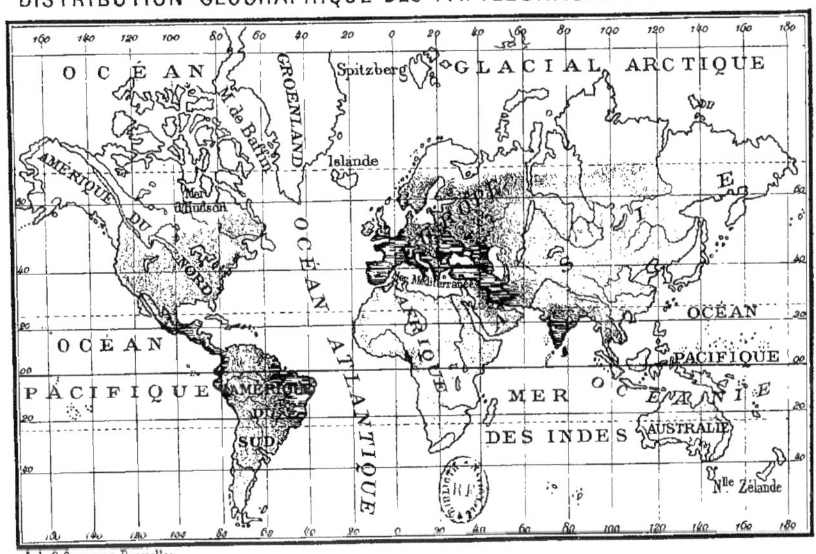

Lith. G. Severeyns, Bruxelles.

SÉRIE DES CALICIFLORES.

FAMILLE DES LÉGUMINEUSES.

Les Légumineuses forment un vaste groupe renfermant environ
6,500 espèces et se divisant en trois sous-familles : les *Papillonacées*, les *Cæsalpiniées* et les *Mimosées*.

Comme les espèces officinales que fournissent cés sous-familles
sont nombreuses et importantes, nous les étudierons comme si
elles constituaient des familles distinctes, leur composition générale
et leur distribution géographique étant ainsi plus faciles à saisir.

SOUS-FAMILLE DES LÉGUMINEUSES PAPILLONACÉES.

Les Papillonacées sont des plantes de port variable, herbacées,
souvent grimpantes, ou ligneuses et de taille élevée. Elles présentent une aire de dispersion très étendue, tant dans les régions
témpérées que dans la zone tropicale. On les trouve bien au delà
des limites des Cæsalpiniées et des Mimosées, qui appartiennent
plus exclusivement à la flore tropicale.

Les nombreux principes utiles que renferment les Papillonacées peuvent être classés de la manière suivante :

1° Principes toxiques assez répandus, bien connus dans certaines espèces, manquant dans d'autres très voisines cependant
par leurs caractères extérieurs. Ces principes sont des alcaloïdes
(*spartéine, ésérine, calabarine, cytisine, piscidine,* etc.) localisés
dans la graine (Physostigma), les feuilles (Tephrosia, Indigofera), les racines (Piscidia);

2° Des matières azotées (*légumine*) et amylacées localisées dans
les graines d'un grand nombre d'espèces et les rendant alimen-

16

taires (pois, haricots, fèves, lentilles, etc.), plus rarement des huiles grasses (Arachis, Voandzeia);

3° Du tannin abondant dans les tiges, spécialement dans les écorces des espèces ligneuses, souvent accompagné de matières colorantes rouges (Pterocarpus, Butea);

4° Une matière sucrée particulière (*glycyrrhizine*) dans les racines et les rhizomes de quelques espèces (Glycyrrhiza, Abrus);

5° Des gommes particulières provenant de la transformation du parenchyme médullaire dans les Astragalus (*gomme adragante*);

6° Des essences, des baumes, des principes aromatiques complexes (*coumarine*, etc.) répandus dans un grand nombre de plantes herbacées et ligneuses, indigènes et exotiques (Melilotus, Dipteryx, Myroxylon).

A l'industrie, les Papillonacées fournissent des matières colorantes diverses: bleues (Indigofera), jaunes (Genista), rouges (Butea, Pterocarpus). Certaines espèces exotiques fournissent des bois d'ébénisterie (Dalbergia).

Espèces officinales en Belgique.

TRIGONELLA FŒNUM GRÆCUM L.

(Fœnum græcum officinale Moench.) *Fenugrec.*

PATRIE : Le fenugrec paraît originaire des parties septentrionales de l'Inde (Punjab, Cachemire), de la Mésopotamie, de la Perse. Cette plante est cultivée pour ses graines officinales, ou comme fourrage, depuis l'antiquité, dans les régions méditerranéennes et a été introduite ensuite en France, en Suisse, en Allemagne.

CARACTÈRES : Plante annuelle; tige simple; feuilles trifoliées, alternes, crénelées; fleurs sessiles à l'aisselle des feuilles supérieures; corolle papillonacée, d'un jaune pâle; fruit : gousse recourbée, terminée par un bec aigu, renfermant 10 à 20 graines.

PARTIE USITÉE : La graine, **Semina fœni græci** Ph. B.

CARACTÈRES : Semences d'un brun jaunâtre, rhomboïdales, plus ou moins allongées, déprimées, portant au niveau du hile un sillon oblique, allant de chaque côté jusqu'à la moitié environ des

faces plates de la graine. Odeur forte de coumarine, saveur mucilagineuse, amère, aromatique, rappelant aussi celle des haricots
crus. Ces graines pèsent en moyenne 0gr,015.

CARACTÈRES MICROSCOPIQUES : L'épiderme de la graine de fenugrec
est formé de plusieurs couches de cellules formant des tissus très
caractéristiques. Ce sont :

1° Une cuticule assez épaisse, étroitement appliquée sur des
prismes allongés dans le sens radial, formant une couche unique.
Ces cellules prismatiques ont les parois épaisses et sont terminées
au dehors par une pointe aiguë. On trouve des cellules semblables
dans beaucoup de graines de légumineuses (haricots, pois, fèves
de Calabar, etc.);

2° Une couche de cellules très caractéristiques, hémisphériques,
à parois latérales et internes fortement épaissies et striées de côtes
saillantes qui leur donnent, lorsqu'elles sont vues de face, un
aspect étoilé;

3° Un parenchyme irrégulier formé de deux ou trois assises de
cellules à contenu jaune abondant, surtout dans l'assise interne;

4° Une couche mucilagineuse épaisse, formée de cellules à
parois minces et à contenu gélifié, comme dans les cellules épispermiques de la graine de lin ;

5° Une assise interne de cellules arrondies, à contenu jaune,
grumeleux, très azoté (albumen ?).

Enfin, sous ces enveloppes multiples, le tissu des cotylédons,
irrégulièrement hexagonal, à contenu granuleux, renfermant de
très petits grains d'amidon.

COMPOSITION : Les graines de fenugrec renferment en moyenne
6 % d'huile grasse, 28 % de mucilage précipitable par l'alcool,
des matières azotées, un alcaloïde cristallin, la *trigonelline*
(E. Jahns, Ber. der Deutsch. Chem. Ges., XVIII, 2518-2525) et un
autre alcaloïde liquide identique à la choline, de petites quantités
de résine et un principe odorant non isolé (coumarine ?).

FORMES PHARMACEUTIQUES : Ces graines entrent dans l'*onguent
de fenugrec composé* (onguent d'Althéa).

On les employait autrefois en cataplasme et en infusion huileuse; aux Indes on s'en sert comme condiment; elles entrent
dans la poudre de Curry.

MELILOTUS OFFICINALIS Desr.

(Melilotus arvensis Wallr., Melilotus diffusa Koch.). *Mélilot officinal.*

Patrie : Plante indigène assez commune dans les lieux cultivés, les moissons; répandue en Europe et dans une grande partie de l'ancien continent et de l'Amérique.

Caractères : Plante bisannuelle; racines grêles; tiges dressées; feuilles trifoliées; fleurs petites, d'un jaune vif, en grappes spiciformes allongées; pétales inégaux, les ailes étant plus longues que la carène; fruit : gousse glabre, restant verdâtre à la maturité.

La plante répand, surtout à l'état sec, une odeur forte de coumarine.

Partie usitée : Les sommités fleuries, **Summitates Meliloti officinalis** Ph. B.

Caractères : Les sommités de mélilot officinal se reconnaissent facilement aux caractères indiqués plus haut, surtout à l'inégalité des pétales. On les recueille en Belgique de juillet à septembre.

Formes pharmaceutiques : L'herbe fleurie de mélilot entre dans les *espèces émollientes pour cataplasme* et à l'état de poudre dans les *farines émollientes* et *l'emplâtre de mélilot.*

Composition : A l'état sec, l'herbe de mélilot renferme de la *coumarine* et un principe très voisin, *l'acide mélilotique* (Zwenger).

Substitution : On remplace parfois le mélilot officinal par une espèce voisine, possédant au reste les mêmes propriétés : c'est le Melilotus macrorrhiza Pers. (M. officinalis W., M. altissima Thuill, Trifolium macrorrhizum W. et K.). Plante indigène, assez commune dans les prairies, dans les lieux humides, se distinguant de la précédente par sa taille plus élevée, ses fleurs à pétales tous égaux, ses fruits munis de poils et noirâtres à maturité.

L'herbe fleurie sèche de cette plante présente la même odeur et très probablement la même composition et les mêmes propriétés que l'espèce officinale.

ASTRAGALUS ADSCENDENS Boiss. et Haussk.

Plante originaire des régions montagneuses de la Perse, appartenant à la sous-série Tragacantha du genre Astragalus, l'un des plus riches en espèces (plus de 600). Les Astragalus de cette série sont des plantes épineuses, de taille très variable. Les espèces frutescentes, pouvant atteindre près de 2 mètres de hauteur, présentent un port spécial; les feuilles ne se trouvent groupées que vers le sommet des tiges et les pétioles persistants des feuilles inférieures se transforment en aiguillons.

Ce sont des plantes appartenant à la flore subalpine des montagnes de l'Asie-Mineure, de la Perse, de la Grèce et des îles voisines.

Un certain nombre d'espèces de ce groupe fournissent le produit désigné sous le nom de gomme adragante. L'espèce citée plus haut est indiquée par Boissier (Fl. orient., t. II, p 317) comme produisant beaucoup de gomme. On peut encore citer, parmi les les plus importantes, les espèces suivantes :

Astragalus gummifer Labill. (A erianthus W.). Plante de petite taille, très rameuse, répandue du Liban au Kurdistan, dans les régions subalpines et alpines.

Astragalus pycnocladus Boiss. et Haussk. Arbuste très rameux, répandu dans la zone calcareuse du Kurdistan persan, fournissant d'après Boissier (Fl. orient., t. II, p. 356) une grande quantité de gomme.

Astragalus microcephalus W. (A. criocaulos DC., A. denudatus Stev. = A. pycnophyllus Stev.). Cette plante, également de petite taille, a une aire de dispersion très étendue dans la zone méditerranéenne, la Russie méridionale, l'Arménie, etc. Elle fournit une partie de la gomme adragante des environs de Smyrne.

Astragalus stromatodes Bge. Arbuste de Syrie fournissant également de la gomme (Boissier, loc. cit., p. 556).

Astragalus kurdicus Boiss. Arbuste des régions subalpines de la Syrie et du Kurdistan. Cette espèce fournit la gomme adragante d'Aintab (Flückiger, d'après Haussknecht).

Astragalus cylleneus Boiss et Heldr. Originaire des montagnes de la Grèce méridionale, fournit la gomme de Vostizza et de Patras (Flückiger, d'après Heldreich).

Les deux espèces indiquées comme source de la gomme adragante par la pharmacopée ne paraissent plus fournir aujourd'hui de produit commercial. Ce sont l'A. verus Oliv. et l'A. creticus Lamk.

L'A. verus est une espèce peu connue, originaire de la Perse occidentale; quant à l'A. creticus (A. Boissieri Bge. Tragacantha cretica incana Tournef.), c'est une plante des montagnes de la Grèce et de l'île de Crète fournissant de petites quantités d'une gomme qui ne paraît plus exister dans le commerce.

PARTIE USITÉE : La gomme, **Gummi tragacanthæ** Ph. B. Gomme adragante.

PRODUCTION : La gomme adragante est produite par la gélification du parenchyme de la moelle et des rayons médullaires. Ce parenchyme, une fois transformé en gomme, exerce une pression plus ou moins énergique sur les tissus ligneux ambiants, pression qui a pour effet de faire sortir spontanément la gomme aux points de moindre résistance, au niveau des rayons médullaires, sous forme de filaments contournés que l'on a comparés à du vermicelle (gomme vermicellée). Si l'on pratique des incisions profondes, pénétrant jusqu'à la moelle, la gomme exsude sous forme de lames ondulées ou contournées (gomme adragante en plaques).

La gomme adragante provient surtout de Smyrne, où elle est soumise à un triage qui détermine les sortes commerciales.

CARACTÈRES : La gomme adragante, d'après le mode de production exposé plus haut, se présente sous deux aspects différents : la *gomme vermicellée* provenant d'exsudations naturelles, rare dans le commerce de la droguerie, et la *gomme en plaque* ou en feuilles, récoltée par incision. Plus rarement on trouve des masses irrégulières, mammiformes, plus au moins colorées. souvent falsifiées et qui ne sont jamais employées en pharmacie (*gomme en sorte*).

La gomme adragante en plaques se présente en fragments

aplatis, de longueur et de forme variables, de couleur blanche ou
légèrement jaunâtre, translucides, à surface irrégulièrement contournée, striée et ondulée, montrant bien que la gomme est sortie
presque solide des tissus qui la contenaient. La consistance est
dure, cornée; l'odeur presque nulle; la saveur fade, mucilagineuse. Par l'eau, cette gomme se gonfle, se désagrège, laissant
flotter dans le liquide un grand nombre de particules semi-
transparentes; enfin, par l'agitation, elle forme un mucilage très
épais, non adhésif et gélatineux.

CARACTÈRES MICROSCOPIQUES : La structure intime de la gomme
adragante est conforme à la théorie émise sur sa production et
montre que la gélification est limitée à la membrane, l'amidon
restant intact. Si on l'examine sous forme de copeaux très minces
détachés à sec et immergés dans un liquide qui soit sans action
sur le mucilage, comme la paraffine liquide, elle se présente sous
forme de lames d'aspect anhiste, renfermant çà et là des groupes
de granulations.

Si, au lieu de paraffine, on emploie de la glycérine renfermant
un peu d'iode, les granulations se colorent en bleu violet. En
faisant agir d'abord sur la gomme la solution acétique de bleu
d'aniline, puis en montant les préparations dans la glycérine, on
aperçoit un parenchyme irrégulier, formé de cellules grandes,
arrondies, dont les parois sont teintes en bleu et qui renferment,
groupés vers leur centre, de nombreux grains d'amidon. Cette
structure spéciale apparaît encore mieux en recueillant les granulations qui se séparent de la gomme entière immergée dans
l'eau; ces granulations sont des cellules isolées, irrégulièrement
arrondies, renfermant dans leur masse hyaline des grains d'amidon. Au bout de quelque temps, ces masses se désagrègent et il
ne reste de visible que l'amidon et quelques débris cellulaires.

Le chlorure de zinc iodé colore vivement en bleu violet les
membranes cellulaires et en jaune quelques granulations représentant les parties azotées du protoplasme.

L'amidon se présente en grains polyédriques, souvent hémisphériques, allongés en forme de casque et réunis 2 à 2 ou 3 à 3;
ces grains ont environ la grosseur de ceux de l'amidon de riz; le
hile n'est pas visible; mais dans la lumière polarisée, ils montrent

une croix sombre dont les branches s'unissent vers le centre du grain.

Composition : La gomme adragante renferme :

1° Une matière insoluble, se gonflant fortement au contact de l'eau (*tragacantine, bassorine, cérasine*) et formant alors une sorte de gelée;

2° Une partie soluble, moins abondante, que l'on peut séparer par filtration du mucilage, sous forme d'un liquide épais, filant. Ce mucilage diffère de la solution des gommes proprement dites en ce qu'il n'est pas précipité par le borax ni par le perchlorure de fer; comme la gomme arabique, il est coagulé par le sous-acétate de plomb, mais non par l'acétate neutre;

3° De l'amidon en quantité variable, présentant les caractères exposés plus haut;

4° Des débris cellulaires et des traces de matières azotées (protoplasme);

5° Elle fournit en moyenne 3 °/₀ de cendres.

Formes pharmaceutiques : La gomme adragante s'emploie sous forme de *mucilage* (1,2 et 6,6 °/₀) Elle entre dans la formule du *Looch blanc* (0,6 °/₀) et sert à la préparation des tablettes (à l'exception des tablettes de kermès) et des granules.

Falsifications : La gomme adragante en plaques, choisie, n'est pas falsifiée, mais à l'état de poudre elle peut renfermer des matières étrangères assez difficiles à déceler (amidon de riz, empois d'amidon séché et pulvérisé, etc.) et des matières minérales. Il importe donc de l'acheter entière.

Les sortes inférieures sont fréquemment mélangées et même parfois remplacées par un produit très voisin, originaire des mêmes régions, la *gomme de Bassora* (Hog gum, gomme de Caramanie, gomme Kutera, gomme pseudo-adragante). Ce produit, assez abondant dans le commerce à Smyrne, a une origine botanique peu connue. On l'attribue en partie au Sterculia urens Roxb. de l'Inde orientale (M. C. Cooke, Report on the gums, resins, etc., produced in India, 1874, p. 30), peut-être aussi au Cochlospermum gossypium DC. (Bixinées). Les sortes colorées de cette gomme sont fréquemment blanchies en les frottant de carbonate de plomb (Hanbury).

GLYCYRRHISA GLABRA L., var. α TYPICA Reg. et Herd.

(Glycyrrhiza glabra Auct.)
Réglisse officinale, Réglisse d'Espagne ou d'Italie.

PATRIE : La Glycyrrhiza glabra est originaire de l'Asie occidentale et de l'Europe méridionale. Cette plante fournit deux variétés principales : la forme officinale, cultivée en Italie, en Espagne, dans le sud de la France, et une variété cultivée dans le sud de la Russie, la Hongrie, s'étendant jusqu'en Perse et fournissant la sorte commerciale connue sous le nom de réglisse de Russie.

CARACTÈRES : La forme officinale est une plante vivace; tiges aériennes dressées; feuilles imparipennées, presque glabres, légèrement glutineuses, lancéolées; fleurs en grappes à l'aisselle des feuilles supérieures; corolle bleu-violet; fruits glabres, renfermant de 5 à 6 graines.

PARTIES USITÉES : La racine et le rhizome, **Radix liquiritiæ** Ph. B. Réglisse d'Espagne.

CARACTÈRES : Les parties souterraines de la réglisse sont formées de racines et de rhizomes; les racines partent d'une souche pivotante courte et peuvent acquérir une longueur de 0^m,90 à 1^m,50 et un diamètre de 0^m,02 à 0^m,05. Ces racines sont cylindriques ou légèrement déprimées et portent des radicelles peu nombreuses, très minces; la partie externe est légèrement rugueuse, d'un brun grisâtre; la partie interne, d'un jaune vif.

Les rhizomes partent du collet, ont une direction horizontale, une longueur à peu près égale à celle des racines et ne s'en distinguent que par la présence d'une moelle centrale plus ou moins développée et à section ordinairement polyédrique.

Les racines et les rhizomes présentent une consistance ligneuse assez dure, une cassure fibreuse, une odeur particulière et une saveur très sucrée, avec un arrière-goût légèrement amer.

CARACTÈRES MICROSCOPIQUES : Sur la coupe transversale de la racine de réglisse, on voit nettement à l'œil nu le cambium sous forme d'une ligne étroite, sombre, parallèle aux bords de la coupe,

séparant le bois central du liber; le suber est brunâtre, peu épais.
Les faisceaux ligneux, pénétrant jusqu'au centre dans la racine,
sont formés de gros vaisseaux rayés, de fibres ligneuses à parois
assez épaisses et d'un parenchyme ligneux peu abondant. Les
parois des fibres et des vaisseaux sont fortement imprégnées d'une
matière colorante jaune; les faisceaux ligneux sont séparés les
uns des autres par des rayons médullaires assez larges, à cellules
allongées dans le sens radial et renfermant de nombreux grains
de fécule, irrégulièrement ovoïdes et très petits.

Le cambium est formé de petites cellules muriformes comprimées.

Les faisceaux libériens renferment des groupes serrés de nombreuses fibres, à parois épaisses, d'un jaune vif, régulièrement
disposés et séparés par du parenchyme libérien.

Le parenchyme cortical, peu épais, renferme de l'amidon, et
vers sa partie externe, quelques cristaux octoédriques d'oxalate
calcique.

Le suber, peu important, est constitué par des cellules muriformes comprimées, fortement imprégnées d'une matière colorante brune, passant au noir par les sels ferriques.

Par la potasse caustique, les préparations de réglisse prennent
une teinte d'un jaune très brillant.

Les rhizomes ne diffèrent des racines que par la présence
d'une moelle centrale très amylacée.

Composition : La racine de réglisse renferme comme principe
particulier la *glycyrrhizine* (Robiquet), glucoside azoté, cris-
tallisant en sphéroèdres composés d'aiguilles prismatiques
(Dragendorff). Ce glucoside à l'état de pureté est insoluble dans
l'eau froide, mais il existe dans la racine en combinaison alcaline
soluble d'où on peut le précipiter par les acides. La glycyrrhizine
se dédouble par l'acide chlorhydrique bouillant en un sucre du
groupe du glucose et en *glycyrrhétine* (Gorup-Bessanez).

La réglisse contient en outre un sucre, de l'asparagine, de
l'amidon en assez forte proportion et de très petites quantités de
tannin dans la couche subéreuse.

Suc de réglisse. La racine de réglisse sert depuis fort longtemps à la préparation industrielle d'un extrait dur, connu dans

le commerce sous le nom de *suc* ou *jus de réglisse*. Cette fabrication se fait surtout dans le sud de l'Italie (Calabre, Sicile), dans le midi de la France (à Uzès, département du Gard), en moindre quantité en Espagne et en Asie-Mineure. Celui que l'on emploie en Belgique porte ordinairement la marque de *Carafa* ou de *Buraco* (Calabre).

FABRICATION : Le suc se prépare en broyant à la meule la racine fraîche et en faisant ensuite bouillir la pulpe avec de l'eau dans de grandes chaudières. On exprime le résidu et on évapore la décoction dans des bassines de cuivre; une fois en consistance convenable, l'extrait est roulé à la main sur des tables de marbre huilées. Les cylindres sont coupés à une longueur d'environ $0^m,15$ et marqués à une de leurs extrémités du cachet de la fabrique. Les bâtons ainsi obtenus sont emballés dans des caisses et ordinairement séparés les uns des autres par des feuilles de laurier.

Plus rarement on importe le suc sous forme de blocs rectangulaires, volumineux.

CARACTÈRES : Le suc de réglisse ainsi obtenu se présente en bâtons cylindriques d'un noir brunâtre, luisants, à cassure nette, brillante, à odeur particulière, à saveur sucrée, un peu âcre et amère. Ce suc se dissout dans la proportion de 60 à 70 % dans l'eau froide, la partie insoluble conservant ordinairement la forme du bâton. On remarque fréquemment sur la cassure de petits fragments de cuivre métallique détachés en même temps que l'extrait des bassines où s'est faite l'évaporation.

COMPOSITION : Le suc de réglisse renferme de la *glycyrrhizine* devenue en partie insoluble par la décomposition des composés alcalins (*glycyrrhizate ammonique*) existant dans la racine, de l'amidon en petite quantité et des matières extractives et pectiques. Il contient en moyenne 8 à 8,5 d'eau et fournit 6 à 8,6 % de cendres à réaction nettement alcaline.

FALSIFICATIONS : Le jus de réglisse a été falsifié par des matières amylacées faciles à distinguer au microscope de l'amidon ovoïde et très petit de la réglisse; par de la poudre de réglisse et d'autres matières végétales ou minérales. On a proposé pour l'essai de ce suc le dosage et l'examen des cendres, et le dosage de la glycyrrhizine qu'il fournit dans la proportion de 8 à 12 % (Kremmel, Pharm. Post, 1889, p. 194).

FORMES PHARMACEUTIQUES : La racine de réglisse s'emploie coupée en fragments, entière ou dépourvue du suber (réglisse ratissée) sous forme de macéré et d'infusé. Il faut éviter de faire bouillir la racine qui donne alors une saveur âcre et amère désagréable. Elle sert à la préparation d'un *extrait* par macération, entre dans les *espèces diurétiques,* les *espèces sudorifiques,* la *décoction de Zittmann,* le *sirop de sené,* l'*électuaire lénitif,* la *poudre de réglisse composée,* les *pilules de copahu et magnésie,* les *pilules mercurielles,* les *pilules d'iodure ferreux.*

Le Codex Français prescrit la *glycyrrhizine ammoniacale* ou *glyzine.* Le jus de réglisse sert à la préparation du *suc de réglisse purifié,* lequel entre dans la *pâte de réglisse.*

SUBSTITUTION : Glycyrrhiza glabra L., var. γ glandulifera Reg. et Herd. (Glycyrrhiza glaudulifera W., G. hirsuta Pall., G. brachycarpa Boiss.). Cette variété fournit la *réglisse de Russie* du commerce, laquelle est officinale en Allemagne (Radix liquiritiæ mundata Ph. G.) et assez commune dans le commerce en Angleterre. En Belgique on la substitue assez souvent à la variété officinale.

CARACTÈRES : La réglisse de Russie se trouve toujours mondée de la partie externe sous forme de baguettes présentant à peu près le volume de la racine officinale. Elles sont d'un jaune pâle, très fibreuses à l'extérieur, présentant une saveur sucrée moins agréable. La texture est moins serrée et les fragments de racines flottent sur l'eau, tandis que la réglisse officinale tombe presque immédiatement au fond du liquide.

Au microscope, la réglisse de Russie présente une organisation analogue à celle de la variété officinale, mais les fibres libériennes sont plus longues, plus nombreuses; les rayons médullaires plus larges, à cellules plus grandes, toute la racine présentant un tissu plus lâche qui explique sa faible densité.

PHYSOSTIGMA VENENOSUM Balf.

PATRIE : Le Physostigma venenosum croît à l'état spontané sur la côte occidentale de l'Afrique, dans le Bas-Niger et le Vieux-Calabar dans une zone relativement étroite. C'est une grande liane ligneuse pouvant acquérir 15 mètres de hauteur et présentant le feuillage et l'aspect de nos haricots grimpants. Les fleurs sont en grappes, purpurines; les fruits sont des gousses allongées, renfermant 2 à 5 graines.

PARTIE USITÉE : La graine, **Semen Calabariense** Ph. B. Fève de Calabar. Esere (nom indigène).

CARACTÈRES : Graines oblongues, légèrement déprimées, nettement arquées d'un côté, l'arête opposée étant droite ou légèrement courbée. La couleur est brun-rougeâtre; la surface légèrement chagrinée, surtout vers le hile. La graine porte sur toute l'étendue de l'arête arquée un sillon profond, limité par deux lèvres saillantes, terminé au sommet par une petite dépression circulaire qui constitue le micropyle. Les lèvres du sillon sont d'un brun rougeâtre pâle. Ce sillon constitue le hile et porte souvent les débris d'une membrane mince, blanche, provenant du placenta.

L'épisperme est assez épais, très dur, recouvrant une amande blanche, dure, cassante, constituée par deux cotylédons à face commissurale concave, unis à un embryon petit et recourbé. Il existe entre les cotylédons un espace vide plus ou moins large.

La fève de Calabar est inodore et possède une saveur peu marquée de haricot.

Sa longueur varie de 0^m,025 à 0^m,050; sa largeur, de 0^m,014 à 0^m,018; son poids, de 3 à 4^{gr},50.

CARACTÈRES MICROSCOPIQUES : La fève de Calabar possède l'organisation générale des graines des Papillonacées phaséolées. L'épisperme comprend quatre couches distinctes :

1° Une couche externe formée de cellules à parois épaissies, cylindriques, très allongées dans le sens radial, colorées en brun pâle, formant la couche résistante de la graine;

2° Une couche parenchymateuse très développée, surtout au niveau du hile; les cellules de cette couche sont à parois minces,

irrégulières, sinueuses, laissant entre elles des méats et remplies
d'une matière rougeâtre, passant au brun jaune par la potasse;

5° Un tissu dense, formé de cellules très petites, allongées dans
le sens tangentiel, à contenu granuleux, brunâtre, devenant jaune
par la potasse. Ce tissu est parcouru dans sa partie profonde par
de fins faisceaux renfermant des vaisseaux annelés. Ces trois
couches restent adhérentes entre elles et forment la partie des
téguments que l'on peut détacher, après macération de la graine
brisée, la graine entière restant très dure dans l'eau et ne se laissant pas pénétrer par ce liquide.

La quatrième couche est fortement fixée aux tissus des cotylédons et ne peut en être séparée que par petits lambeaux. C'est un
tissu formé de cellules irrégulièrement hexagonales, à contenu
finement granuleux, azoté, sans amidon. Ce tissu existe dans un
grand nombre de graines, notamment dans d'autres légumineuses
(haricot, fenugrec) et représente probablement un restant d'albumen.

Le tissu des cotylédons est un parenchyme formé de cellules à
parois minces, renfermant au milieu de grandes quantités d'aleurone, quelques grains d'un amidon présentant exactement les caractères de forme et de volume de celui du haricot.

COMPOSITION : La fève de Calabar doit ses propriétés extrêmement toxiques à deux alcaloïdes : l'ésérine (du nom indigène *esere*)
ou physostigmine et la calabarine (Jobst et Hesse, 1863; Harnack
et Witckoroski, 1876).

Elle renferme en outre beaucoup d'amidon (48 %), des matières
protéiques (25 %), un corps voisin de la cholestérine, la *phyto
stérine* (Hesse, 1878) et fournit 5 % de cendres.

L'ésérine est soluble dans l'éther; le précipité qu'elle donne
avec l'iodure double de mercure et de potassium est soluble dans
l'alcool.

La calabarine est insoluble dans l'éther et son iodo-mercurate
est insoluble dans l'alcool.

L'ésérine forme avec les acides des sels amorphes ou difficilement cristallisables, déliquescents et se colorant plus ou moins
rapidement en rouge. Les solutions se colorent également en
rouge carmin.

Formes pharmaceutiques : Les fèves de Calabar servent à la préparation d'un *extrait* alcoolique, obtenu en épuisant la graine par l'alcool bouillant. L'ésérine s'emploie sous forme de sulfate. Ces préparations ne sont employées que pour l'usage externe, sous forme de collyre.

La fève de Calabár constitue dans son pays d'origine un poison d'épreuve employé au même titre que le casque (écorce de l'Eythrophlæum guineense, G. Don) au Congo. Il était difficile de se la procurer il y a quelques années, et son prix était très élevé; aujourd'hui les relations plus étendues avec l'Afrique permettent de l'obtenir à un prix très bas (5 francs le kilogramme, octobre 1889).

Substitution : On a signalé (Holmes, Ph. Journal, 10 mai 1879) l'introduction, dans le commerce anglais, de la graine d'une espèce voisine, le Physostigma cylindrospermum, Holmes (Mucuna cylindrosperma, Welw). Ces graines, qui ressemblent beaucoup à la fève officinale, se distinguent par leur forme plus allongée (long. 0ᵐ,04), cylindrique, et surtout par leur hile plus court dont le sillon n'atteint pas les deux extrémités de la graine. Elles renferment de l'ésérine.

PTEROCARPUS MARSUPIUM Roxb.

Patrie : Grand arbre originaire de l'Inde orientale (Ceylan, Hindoustan). Le fruit des Pterocarpus est une gousse modifiée, monosperme, entourée d'une aile membraneuse et de forme circulaire. De là le nom générique de ces arbres, très voisins les uns des autres et répandus dans les contrées tropicales de l'Asie et de l'Afrique.

Partie usitée : Le suc astringent retiré de l'arbre par incisions et solidifié naturellement. C'est le *kino* Ph. B., *kino de Malabar* du commerce. C'est la variété de kino que l'on trouve actuellement dans le commerce en Belgique et la seule qui réponde à la description de la pharmacopée, celle-ci n'indiquant pas du reste l'origine botanique du produit qu'elle décrit.

Caractère : Le kino se présente en fragments de volume variable, très cassants, d'un rouge brun, transparents et d'un rouge grenat en lames minces; l'odeur est nulle, la saveur astringente avec un arrière-goût douceâtre, la salive se teignant en rouge vif. Le kino est partiellement soluble dans l'eau froide, plus soluble dans l'eau bouillante et dans l'alcool. Les solutions sont d'un rouge foncé; il est insoluble dans l'éther. Au microscope, le kino est amorphe et ne montre aucune apparence cristalline.

Composition : Le kino renferme comme principe actif un tannin (*acide kinotannique*) précipitant les sels ferriques en noir verdâtre; la matière colorante *rouge de kino* paraît dériver du tannin. Il renferme en outre des traces de pyrocatéchine et donne 1,5 % de cendres.

Formes pharmaceutiques : La poudre de kino entre dans le *Diascordium*. On emploie rarement la teinture de kino.

Substitutions : Le kino du commerce actuel est parfois remplacé par les sortes suivantes, très différentes au point de vue de leur origine, mais se rapprochant du produit ordinaire par leur composition et leurs propriétés.

Kino d'Australie. — Suc retiré par incision de différents Eucalyptus, surtout de l'Eucalyptus resinifera Smith, de l'E. rostrata Schlecht, et d'autres espèces. C'est un produit très variable se rapprochant parfois du kino du Malabar, mais s'en distinguant le plus souvent par la présence de quantités considérables de gomme. Celui que l'on trouve le plus souvent dans le commerce est brun-rougeâtre ou noirâtre en petits fragments d'aspect plus terne et moins fragile que le kino ordinaire.

Kino du Bengale ou de Palas. — Retiré du Butea frondosa Roxb et des espèces voisines, B. Superba Roxb, B. parviflora Roxb. L'échantillon que nous devons à l'obligeance de M. Holmes est en fragments très petits d'un brun noir, rouge vif par transparence. Ce produit ne se présente pas dans le commerce en Belgique.

Kino d'Afrique ou de Gambie. — Est la sorte la plus anciennement connue dans le commerce européen; elle en a

disparu complètement aujourd'hui. Ce kino est le suc du Pterocarpus erinaceus Poir, originaire de la côte occidentale
d'Afrique.

Kino de la Jamaïque ou **des Indes occidentales**, produit par le Coccoloba uvifera L. (Polygonées). — C'est un suc
rouge-brun, très astringent et entièrement soluble dans l'eau.
Il ne se trouve pas aujourd'hui dans le commerce.

PTEROCARPUS SANTALINUS L., Fil.

Patrie : Grand arbre originaire des Indes orientales, partie
méridionale de la Péninsule Indienne, surtout vers la côte de
Coromandel et des îles Philippines.

Partie usitée : Le bois du tronc, **Lignum santali rubri**
PH. B., bois de santal rouge.

Caractères : Le bois de santal rouge arrive dans le commerce
sous forme de bûches équarries de 1 mètre à $1^m,50$ de long,
dépourvues d'aubier et d'écorce et provenant ordinairement de la
partie inférieure du tronc dont le fût est usité partout aux Indes
comme bois de construction.

Le bois est dur, très fibreux, présentant un éclat satiné sur ses
coupes longitudinales; il est à l'extérieur d'un rouge foncé souvent un peu violacé, à l'intérieur d'un rouge vif. Il est dépourvu
d'odeur et de saveur et ne teint pas la salive en rouge lorsqu'on
le mâche.

Caractères microscopiques : Le bois est constitué par des faisceaux ligneux séparés par des rayons médullaires étroits dont les
cellules sont ponctuées. Les fibres et les gros vaisseaux rayés ou
réticulés ont leurs parois imprégnées d'une matière colorante
rouge-orangé passant au violet pourpre par la potasse et se dissolvant alors dans le liquide ambiant. Le parenchyme ligneux
renferme des cellules assez grandes contenant fréquemment des
cristaux isolés et volumineux, d'oxalate calcique, ordinairement
sous forme de prismes rhomboïdaux plus ou moins tronqués.

17

COMPOSITION : La matière colorante du santal rouge est la *santaline* (Pelletier) ou *acide santalique*, substance cristalline en aiguilles rouges, insoluble dans l'eau, soluble dans l'alcool, moins dans l'éther qui se colore en jaune; elle se dissout facilement dans les alcalis caustiques et carbonatés en prenant une couleur violette. Le bois renferme en outre : 1° le *santal* (Weidel, 1870), matière cristalline, incolore, insoluble dans l'alcool, inodore, insipide, se dissolvant dans les solutions alcalines avec une coloration jaune qui passe rapidement au rouge, puis au vert au contact de l'air; 2° la *ptérocarpine* (Cazeneuve, 1874), glucoside cristallin insoluble dans l'eau et les alcalis, peu soluble dans l'alcool, très soluble dans le chloroforme.

FORMES PHARMACEUTIQUES : Le bois de santal rouge est surtout employé dans la teinturerie et n'a plus en pharmacie que des usages restreints. Il entre dans l'*onguent rouge balsamique* (baume de Lucatel) Ph. B., dans la *teinture de lavande composée,* Ph. Brit., et dans différentes formules de poudres et d'opiats dentifrices.

MYROXYLON PEREIRÆ Klotzsch.

(Myrospermum Pereiræ Royle, Toluifera Pereiræ Baill., Toluifera balsamum var. Pereiræ Baill.).

PATRIE : Cet arbre croît abondamment dans l'Amérique centrale vers la côte occidentale de la république de San-Salvador, sur l'océan Pacifique, au sud-ouest du Honduras, dans les environs de la ville de Sansonate. Cette partie de la côte est désignée sous le nom de côte du Baume.

Le Myroxylon Pereiræ est un arbre de 15 à 17 mètres de hauteur dont le tronc se ramifie à 2 ou 5 mètres du sol; les feuilles sont pennées, les fleurs en grappes; le fruit est un légume ordinairement monosperme, rarement disperme; les graines sont situées vers le sommet, la gousse étant aplatie, membraneuse et graduellement atténuée jusqu'à sa base obtuse. Ces fruits ont, à l'état sec, une odeur forte balsamique rappelant celle de la coumarine.

Partie usitée : Le baume, **Balsamum peruvianum nigrum** Ph. B. Baume du Pérou noir, baume du Pérou, baume de San-Salvador.

Le nom de baume du Pérou a été donné à ce produit parce qu'autrefois on l'expédiait d'abord à Callao (port de Lima, au Pérou), d'où il arrivait alors en Europe.

Le Myroxylon Peruiferum L. indiqué par la Pharmacopée et originaire de l'Amérique méridionale fournit un baume solide, voisin du baume de Tolu, mais qui n'est jamais importé en Europe aujourd'hui.

Récolte : Le baume du Pérou se recueille par un procédé tout particulier qui a été communiqué à Hanbury par le Dr Doral, de Sansonate, en 1865 (Hanbury, Science papers, p. 296). Après la saison des pluies en novembre ou décembre, on bat la tige de l'arbre au moyen de maillets sur quatre faces, en laissant entre les places meurtries des parties intactes afin de ménager la vie de l'arbre. Quelques jours après cette opération, on échauffe vivement les surfaces battues en en approchant des torches enflammées, à peu près comme les peintres détachent la couleur du bois en en approchant un réchaud. Sous l'influence de la chaleur, l'écorce se carbonise partiellement, se soulève et tombe, laissant à nu le liber dans lequel se fait la sécrétion du baume. On entoure alors le tronc de chiffons qui absorbent le baume et qu'on laisse en place pendant quelques jours. Cela fait, on recueille ces chiffons tout imbibés de baume et on les place dans de grandes marmites d'eau bouillante. Le baume se détache et tombe au fond des vases pendant que l'on fait bouillir lentement l'eau, en remplaçant les linges épuisés par d'autres. Les chiffons ainsi débarrassés de la majeure partie du baume sont ensuite tordus violemment au moyen de bâtons dans des espèces de filets de cordes. Après refroidissement, on mélange le baume obtenu par expression à celui que l'on a décanté des chaudières, on le verse dans des calebasses, puis dans des caisses de fer que l'on expédie ensuite en Europe.

Caractéres : Liquide huileux, d'un brun foncé noirâtre en masse, transparent et d'un brun pâle en couches minces, possédant une odeur forte rappelant celle de la vanille et une saveur aromatique, puis âcre à la gorge. Sa densité varie de 1,14 à 1,15 Ph B. (¹), la réaction est acide; il se dissout dans l'alcool concentré, dans le chloroforme, dans l'acide acétique glacial en ne laissant qu'un très faible résidu; il est partiellement soluble dans l'éther, les huiles grasses, peu soluble dans le sulfure de carbone, insoluble daus l'éther de pétrole, l'eau, la glycérine. Le sulfure de carbone, dans la proportion de 3 pour 1 de baume, laisse entièrement insoluble la résine brune du baume qui adhère alors aux parois du vase où se fait l'opération, tandis que le sulfure est seulement peu coloré.

En mélangeant 10 gouttes de baume avec $0^{gr},40$ de chaux éteinte, on obtient une masse pâteuse qui ne durcit pas à l'air; cette masse chauffée ne donne pas d'odeur de graisse, ce qui arriverait si le baume contenait de l'huile de ricin.

Composition : Le baume du Pérou est un mélange d'environ 60 °/₀ de *cinnaméine* (cinnamate benzilique) et d'environ 32 °/₀ de résine. Il contient en outre de l'acide cinnamique et de petites quantités de benzoate benzilique, d'acide benzoïque, de styrol et de styracine (cinnamate de cinnamyle). La cinnaméine est soluble dans le sulfure de carbone et, telle qu'on l'obtient par évaporation de ce véhicule, constitue un liquide assez épais, peu altérable à l'air, répandant une odeur forte de coumarine.

La résine se distingue surtout des corps analogues par une insolubilité complète dans le sulfure de carbone.

Formes pharmaceutiques : Très rarement prescrit pour l'usage interne, le baume du Pérou entre dans les *pilules de Morton*, la *teinture de benjoin composée*, le *baume de vie d'Hoffman*, l'*onguent rouge balsamique*, l'*emplâtre d'opium*, l'*emplâtre de cantharides*. On l'emploie en outre fréquemment en pommade, mélangé à l'axonge, la vaseline, la lanoline, ou même à l'état pur.

Falsifications : Le baume du Pérou peut être falsifié par un grand nombre de substances, notamment les huiles grasses, les résines étrangères (colophane, copahu), les baumes (benjoin,

---

(1) D'après Flückiger (*Ph. Journ.*, juillet 1881, p. 45) ces chiffres seraient trop élevés et devraient être abaissés à 1,140 et 1,145. Maisch, *Organic materia medica*, 1887, p. 452, indique 1,135 et 1,15.

styrax, etc), ou même par l'alcool. Les caractères physiques énumérés plus haut et l'essai à la chaux suffisent presque toujours pour reconnaître ces fraudes.

Les huiles grasses, à l'exception de l'huile de ricin, sont insolubles dans l'alcool et par conséquent séparées par ce véhicule. L'huile de ricin donnera au mélange avec la chaux, si on le chauffe, une odeur caractéristique. S'il n'en existait que de petites quantités, moins de 10 °/₀, on pourrait la retrouver par le procédé suivant :

On traite le baume par le sulfure de carbone, on évapore la solution et on saponifie le résidu par la soude caustique diluée en solution alcoolique; on évapore l'alcool, on dissout le savon dans l'eau et on acidule la solution. Il se forme alors un précipité : acide cinnamique et acides gras s'il y a de l'huile dans le mélange. On traite le précipité par l'eau bouillante qui dissout l'acide cinnamique et laisse les acides gras sous forme de gouttelettes huileuses.

MYROXYLON TOLUIFERA H. B. K.

(Myrospermum toluiferum Rich., Toluifera balsamum L.
α Genuina H. Baill.,
Myroxylon punctatum Klotzsch, M. Hanburyanum Kl.).

Patrie : Nouvelle-Grenade, Vénézuela, peut-être aussi le Brésil, l'Équateur et le Pérou. Le baume de Tolu du commerce n'est récolté que dans la Nouvelle-Grenade, dans les environs de Carthagène et d'une bourgade de Tolu d'où il tire son nom.

Le Myroxylon toluifera est un grand arbre de 20 à 25 mètres de hauteur, très voisin de l'espèce précédente, dont il diffère par son tronc plus élevé, droit, ne se ramifiant que vers le sommet, ses fleurs, en grappes plus serrées, plus allongées, son fruit ordinairement monosperme, à aile membraneuse large, très légèrement rétréci à la base.

Partie usitée : Le baume, **Balsamum tolutanum** Ph. B. Baume de Tolu.

Récolte : L'extraction de ce baume se fait en pratiquant des incisions profondes en forme de V, à la base desquelles on fixe une calebasse; on multiplie ces incisions, de sorte qu'un même arbre porte souvent vingt calebasses (Weir, 1863). Ces calebasses

sont vidées ensuite dans des outres de peau et au port d'embarquement on remplace cet emballage par des cylindres d'étain
pouvant contenir environ 10 livres anglaises.

CARACTÈRES : Baume d'un brun fauve, plus ou moins rougeâtre,
de consistance de poix, cassant à froid, devenant très malléable
par la chaleur et prenant facilement la forme des vases qui le contiennent. L'odeur est assez forte, très agréable, rappelant celle du
benjoin de Siam ; par la chaleur, l'odeur devient très balsamique
et il se dégage des fumées blanches très irritantes. La saveur est
douce, balsamique. En lames minces, le baume de Tolu est transparent, d'un jaune pâle, rougeâtre lorsqu'il est vieux, sa consistance
devenant alors plus sèche.

Si l'on écrase entre un porte-objet légèrement chauffé et un
couvre-objet un petit fragment de baume et qu'on l'examine
ensuite au microscope à un faible grossissement, on voit, au sein
d'une résine amorphe, de nombreux cristaux aciculaires (acide
cinnamique).

Le baume de Tolu se dissout dans les dissolvants du baume du
Pérou ; comme lui, il est partiellement soluble dans l'éther et surtout dans le sulfure de carbone qui en sépare toute la résine à
l'état insoluble.

COMPOSITION : Le baume de Tolu renferme une résine amorphe
probablement identique à celle du baume du Pérou, une partie
liquide, le *tolène*, très oxydable, de l'acide cinnamique libre, de
petites quantités d'acide benzoïque, de cinnamate et de benzoate
benzylique.

FORMES PHARMACEUTIQUES : Le baume de Tolu s'emploie sous
forme de *sirop*, de *tablettes*, de *teinture alcoolique*, de *teinture
éthérée* (avec mastic pour l'enrobage des pilules). Il entre dans la
teinture de benjoin composée, *l'onguent aromatique*.

FALSIFICATIONS : Le baume de Tolu du commerce est ordinairement pur ; on l'a falsifié par la colophane (soluble dans le sulfure
de carbone) et, plus rarement, par le baume de liquidambar d'où
la benzine de pétrole bouillante retire de la styracine cristallisable
par refroidissement (Maisch). On pourrait y trouver également
des matières ligneuses ou minérales insolubles dans l'alcool.

Espèces non officinales en Belgique.

Baptisia tinctoria R. Br. (Sophora tinctoria L., Podalyria tinctoria Sims). *Wild Indigo.*

PATRIE : Amérique septentrionale.

PARTIE USITÉE : La racine.

CARACTÈRES : Racines rameuses de 0m,50 environ de longueur sur 0m,003 à 0m,012 de largeur, brunes à l'extérieur, blanchâtres à l'intérieur; cassure fibreuse, saveur légèrement amère, âcre et nauséeuse.

COMPOSITION : *Baptitoxine*, principe âcre soluble dans l'eau; *baptisine*, glucoside amer insoluble dans l'eau; *baptine*, glucoside cristallin soluble dans l'eau, purgatif; *matière résineuse, amidon.*

USAGES : La racine de baptisia, rarement prescrite en Belgique, s'emploie à la dose de 0gr,3 à 1 gramme comme stimulant, émétique, purgatif sous forme d'extrait. On importe d'Amérique, sous le nom de *baptisine*, un extrait alcoolique employé à la dose moyenne de 0gr,10 comme laxatif.

Cytisus scoparius Link. (Genista scoparia Lamk, Sarothamnus scoparius Koch, S. vulgaris Wimm, Spartium scoparium L.). *Genêt à balais.*

PATRIE : Indigène, commun sur les coteaux incultes et dans les bois.

CARACTÈRES : Sous-arbrisseau non épineux; feuilles inférieures trifoliées; feuilles supérieures très petites, unifoliées, sessiles; tiges très résistantes et sillonnées; fleurs nombreuses, d'un jaune d'or vif, à étendard ascendant, à style filiforme, roulé en spirale; gousse comprimée noirâtre et poilue à maturité, renfermant des graines nombreuses, olivâtres.
La plante fleurit en Belgique, en mai.

PARTIE USITÉE : Les sommités sèches et fraîches, **Scoparii cacumina**, *Broom tops*, Pharm. Brit.

COMPOSITION : *Scoparine* (Steenhouse, 1851). Poudre jaune, cristalline, ayant une action diurétique puissante. — *Spartéine* (Steenhouse, 1851). Alcaloïde liquide et volatile, altérable à l'air, formant des sels cristallins, possédant une odeur particulière, également diurétique.

USAGE : Le genêt à balais sert à l'état frais à la préparation d'un suc (dose 1 à 2 drachmes) et à l'état sec, d'une décoction. On emploie ces préparations comme diurétiques, narcotiques; elles sont dangereuses à doses élevées.

Ononis spinosa L. (O. Campestris Koch et Ziz) *Bugrane, arrête-bœufs.*

PATRIE : Indigène, aux bords des chemins; dans les champs

Caractères : Plante vivace, sous-frutescente, non fétide, épineuse; feuilles trifoliées; fleurs roses; fruits égalant ou dépassant les divisions du calice.

Partie usitée : La racine; cette racine résistante, fibreuse, a donné à la plante son nom d'arrête-bœuf.

Usages : Cette plante, aujourd'hui inusitée, était inscrite dans notre ancienne pharmacopée. On l'employait en décoction comme diurétique, de même que d'autres espèces voisines (O. Repens L., O. Natrix L., O. Hircina Jacq.).

Anthyllis vulneraria L. (Vulneraria rustica).

Patrie : Indigène, bords des chemins, coteaux secs calcaires. Dunes maritimes.

Caractères : Plante herbacée, vivace, à feuilles pennées, la foliole terminale étant beaucoup plus grande que les autres; fleurs jaunes en inflorescence contractée presque en capitule.

Usages : L'herbe fleurie entre dans quelques formules d'espèces vulnéraires.

Indigofera tinctoria L. (I. indica Lamk.) *Indigotier*. Cette plante est cultivée en même temps que d'autres espèces voisines : Indigofera argentea L. (I. Cœrulea Roxb.) et I. Anil L.

Patrie : L'indigofera tinctoria, inconnu aujourd'hui à l'état réellement spontané, paraît originaire de l'Inde et a été indroduit au Sénégal; l'Indigofera argentea est originaire de l'Afrique orientale (Abyssinie, Kordofan, Sennaar), peut-être aussi de l'Inde; il est cultivé en Égypte et aux Indes orientales. Quant à l'I. Anil, il passe pour être originaire de l'Amérique centrale (Mexique, Jamaïque), sans aucune certitude du reste sur son origine réelle.

Les indigotiers, et spécialement l'I. tinctoria font l'objet de cultures très étendues aux Indes orientales (Bengale, Java), moins importantes dans les régions tropicales de l'Amérique et de l'Afrique.

Partie usitée : La matière colorante, *Indigo*. Cette substance existe dans d'autres végétaux; on cultivait autrefois en Belgique et dans une grande partie de l'Europe, pour sa préparation, une crucifère, le pastel, Isatis tinctoria L. En Chine et au Japon on obtient de l'indigo d'une polygonée, le Polygonum tinctorium L.

Préparation : Les plantes sont fauchées au moment de la floraison et disposées par couches dans de grandes cuves désignées sous le nom de *trempoires*; ou les recouvre d'eau et on laisse fermenter. Au bout de quelque temps, il se forme à la surface une écume rougeàtre, violacée. On soutire alors le liquide et on le fait passer dans des cuves appelées *batteries*, où il est agité vivement. Il devient alors bleu, et on y ajoute de l'eau de chaux limpide qui facilite le dépôt de flocons de matière colorante. Ce précipité est recueilli, bouilli avec de l'eau, puis égoutté sur des toiles, pressé et séché sous forme de pains cubiques.

CARACTÈRES : Pains cubiques ou aplatis, souvent brisés en fragments anguleux, d'un bleu plus ou moins intense, insipides et inodores à froid, dégageant lorsqu'on les chauffe des vapeurs violettes et possédant alors une odeur particulière. La densité réelle de l'indigo est de 1,5 à 1,5, mais il surnage l'eau à cause de l'air interposé dans sa masse. Frotté avec un corps dur, il prend un éclat mordoré. L'indigo est insoluble dans tous les dissolvants neutres et ne se dissout que dans l'acide sulfurique fumant (*sulfate d'indigo*).

COMPOSITION : Dans la plante, fraîche le suc tient en solution un glucoside incolore, l'*indican* qui, par fermentation, ou par les acides dilués, se transforme en *indigotine* ou *indigo bleu* insoluble, et en une matière sucrée, l'*indiglucine*. Par réduction, l'indigotine se transforme en *indigo blanc* soluble qui, en solution alcaline, est susceptible de se fixer sur les fibres végétales ; celles-ci étant alors exposées à l'air, l'indigo bleu se régénère et teint fortement le tissu. L'indigo renferme de 5 à 6 % d'eau et fournit 5 à 9 % de cendres, 50 à 60 % d'*indigotine ;* il contient encore des matières colorantes rouges (*indirubine*) et brunes.

SORTES COMMERCIALES : On distingue dans le commerce un grand nombre d'espèces dont les principales sont les *Indigos Bengale*, les *Indigos Aoudes*, de l'Hindoustan septentrional, les *Indigos Madras*, les *Java*, les *Manille* et les Indigos d'Amérique dont les principaux sont le *Guatemala flor* et les Caraques.

FALSIFICATIONS : L'indigo est soumis à de nombreuses falsifications dont les principales sont l'amidon, l'iodure d'amidon, le bleu de Prusse et d'autres matières minérales. L'examen microscopique démontre l'amidon, le dosage des cendres et de l'indigotine permettent d'apprécier la valeur du produit.

USAGES : L'indigo n'a plus aujourd'hui d'usages médicaux : il n'est guère employé en pharmacie que comme réactif, à l'état de sulfate (Ph. B.) et dans l'industrie comme matière tinctoriale.

Arachis hypogæa L (Arachis asiatica Lour.).

PATRIE : Inconnue à l'état spontané, probablement dérivée par la culture d'une forme indigène au Brésil, cette plante est cultivée sur une très grande échelle dans la partie occidentale de l'Afrique, ainsi que dans l'Amérique tropicale.

C'est une petite plante touffue, herbacée, annuelle, à fleurs jaunes, solitaires ou géminées à l'aisselle des feuilles ; après la fécondation, le périanthe et l'androcée tombent, le pédoncule s'allonge, l'ovaire s'enfonce dans le sol où il mûrit.

Le fruit est une gousse de 0^m,09 à 0^m,05 de longueur, cylindrique, étranglée
entre les graines, réticulée et d'un jaune fauve pâle; la graine est irrégulièrement ovoïde, recouverte d'un épisperme mince, rougeâtre, les cotylédons
possèdent une saveur huileuse et en même temps un goût de haricot.

Partie usitée : La graine. Arachide, pistache de terre.

La gousse d'arachide renferme environ 50 °/₀ d'une huile grasse que l'on
prépare aujourd'hui en quantité considérable pour des usages industriels,
surtout pour la savonnerie.

L'huile d'arachide est une huile non siccative renfermant de l'oléïne et les
glycérides de l'*acide hypogéique*, de l'*acide palmitique* et de l'*acide ara-
chique*. Ce dernier acide peut servir à reconnaître l'huile d'arachide qui est
souvent mélangée à d'autres huiles alimentaires ou officinales. En saponifiant
l'huile par la potasse en solution alcoolique on obtient en effet un composé,
l'arachidate potassique, insoluble dans l'alcool.

Usages : L'huile d'arachide n'est pas employée en pharmacie, elle sert
assez souvent à falsifier l'huile d'olive.

Abrus precatorius L. *Liane réglisse.*

Patrie : Originaire de l'Inde, cette plante a été répandue par la culture
dans toutes les régions tropicales.

C'est une liane ligneuse, à tige grêle, à feuilles pennées, à fleurs en grappes
serrées, roses; le fruit est un légume renfermant 4 à 6 graines.

Parties usitées : Les graines, *semences de Jequirity.* On emploie en outre
la racine aux Indes et dans différentes colonies comme succédané de la réglisse.

Les graines de Jequirity pèsent en moyenne 0,10 grammes; ce sont des
graines ovoïdes arrondies, d'un diamètre de 0^m,005 environ. L'épisperme est
brillant d'un rouge corail portant sur le hile, un peu obliquement, une large
tache noire, les cotylédons sont d'un blanc jaunâtre, présentant l'odeur et la
saveur des haricots frais.

Composition : L'action extrêmement énergique du Jequirity, dans certaines conditions, son innocuité dans d'autres ont fait attribuer d'abord son
activité à une bactérie spéciale qui se développerait dans le macéré aqueux
de la graine (Sattler). Il résulte des travaux de MM. Bruylants et Venneman
(Bull. de l'Ac. de Méd. de Belg., t. XVIII) que ce principe actif est une zymase,
un ferment soluble, la *jequiritine.* Ce corps se produit pendant la macération
des graines décortiquées et broyées, et a été obtenu dans un état de pureté
relative par des précipitations successives par l'alcool. Sa solution aqueuse
perd toute activité, lorsqu'elle est chauffée à 70°.

Usages : Le macéré de Jequirity est préconisé dans les ophtalmies; c'est
un médicament dangereux, provoquant une très violente irritation. — Ce
remède était connu au Brésil depuis fort longtemps. La pâte faite avec ces
graines broyées sert, paraît-il, aux Indes orientales, à enduire des épines,

lesquelles, introduites sous la peau, causent la mort en peu de temps. Les graines de Jequirity ont été introduites dans la thérapeutique oculaire en Europe vers 1882.

Mucuna pruriens DC. (Dolichos pruriens L., Mucuna prurita Hook., Stizolobium pruriens Pers.). Plante grimpante, semi-ligneuse, dont les gousses sont recouvertes de poils roussâtres. Ces poils pénètrent sous la peau et causent ainsi une démangeaison insupportable. On les a préconisés comme anthelmintiques; ils agissent alors mécaniquement; on les administre en suspension dans du miel ou de la mélasse. Ces fruits sont vulgairement connus sous le nom de *pois à gratter*. On a préconisé de même les poils qui recouvrent les gousses du Mucuna Urens DC.

Piscidia Erythrina L. (Erythrina piscipula L., Robinia alata Mill.). *Jamaïca dogwood* (1).

Patrie : Jamaïque, Antilles, Mexique.

C'est un petit arbre à fleurs blanches panachées de rouge, à feuilles impaires pennées.

Partie usitée : L'écorce de la racine.

Cette écorce se présente en fragments de $0^m,10$ à $0^m,12$ de longueur, roulés ou en forme de gouttière, à surface externe rugueuse, d'un gris brun foncé, à cassure très fibreuse au niveau du liber; la saveur est âcre, l'odeur rappelle celle de l'opium.

Composition : Cette écorce doit ses propriétés à un corps particulier, la *piscidine* (Ed. Hart, 1885); elle contient en outre de l'oxalate calcique cristallisé et des matières résineuses.

Usages : Cette écorce a été introduite récemment en Europe comme narcotique sous forme de teinture, d'extrait fluide et de poudre. La poudre s'emploie à la dose maxima de 4 grammes par jour, la teinture à la dose de 40 à 50 gouttes. L'écorce de piscidia était employée depuis fort longtemps à la Jamaïque comme la coque du Levant, pour empoisonner le poisson.

Andira araroba Aguiar.

Patrie : Brésil, particulièrement dans la province de Bahia.
Arbre de grande taille, à tronc droit, cylindrique.

Partie usitée : Le dépôt pulvérulent existant dans les lacunes du bois. *Araroba ou poudre de Goa.*

---

(1) Il importe de ne pas confondre cette plante toxique avec le Cornus florida L. (Cornacées) dont l'écorce non toxique, est employée aux États-Unis et importée en Europe comme tonique amer, sous le nom de *dogwood*.

EXTRACTION : On coupe le bois en fragments et on racle la poudre contenue dans les lacunes du tissu ligneux ; le produit est d'autant plus abondant que l'arbre est plus vieux.

CARACTÈRES : Poudre plus ou moins agglomérée en fragments inégaux, d'un jaune pâle lorsqu'elle est récente, mais devenant rapidement brunâtre à l'air. A l'état brut, elle renferme des débris ligneux, et pour l'usage ce produit doit être tamisé. La poudre de Goa est peu soluble dans l'eau (7 °/₀), presque entièrement soluble dans l'alcool, l'éther, le chloroforme ; elle se dissout également dans les solutions alcalines avec une teinte jaune fluorescente. Mais ces solutions se colorent rapidement en rouge pourpre par l'agitation à l'air. Chauffée, cette poudre donne une odeur aromatique et émet des vapeurs jaunes qui se condensent sous forme de paillettes cristallines ressemblant à l'iodure de plomb cristallin.

COMPOSITION : Le principe actif est la *chrysarobine* (Liebermann et Seidler, 1880), Chrysarobinum, Ph. Germ , dont elle renferme 80 à 84 °/₀. Ce corps se transforme facilement en acide chrysophanique. La poudre de Goa renferme en outre un principe amer, de la gomme, une résine et fournit 0,5 °/₀ de cendres.

USAGES : S'emploie sous forme de pommade contre les affections de la peau. Malgré son origine brésilienne, cette poudre a été introduite en Angleterre par le port de Goa (Indes orientales) où elle était employée depuis longtemps. La Pharmacopée Germanique prescrit de délivrer la chrysarobine toutes les fois que l'on prescrit l'acide chrysophanique pour l'usage externe.

Andira retusa H. B. K. (Geoffroya Surinamensis Bondt). Grand arbre originaire de la Guyane, dont l'écorce très fibreuse est désignée sous le nom de *geoffrée de Surinam*. Cette écorce, aujourd'hui inusitée en Belgique, était inscrite dans notre ancienne pharmacopée. On emploie de même la *geoffrée Jamaïque,* écorce de l'Andira inermis H. B. (Geoffroya inermis Swartz) comme anthelmintique.

Dipteryx odorata W. (Coumarouna odorata Aubl.). Arbre de la Guyane, dont les graines sont importées sous le nom de *fèves Tonka*. Le fruit est un légume monosperme, à parois épaisses, charnues, formant une sorte de brou. La graine isolée est noirâtre, allongée, déprimée, longue de 3 à 4 centimètres. L'épisperme est fortement ridé et porte ordinairement, surtout dans ses dépressions, des cristaux blanchâtres ; l'odeur est forte, très aromatique, due à la *coumarine.* Sous l'épisperme adhérent se trouve l'amande, formée de deux cotylédons réunis au sommet, vers la partie la plus étroite, et un germe aplati, assez volumineux. Ces cotylédons sont colorés en brun pâle et conservent ordinairement une consistance molle ; leur saveur est âcre et un peu amère.

COMPOSITION : La fève Tonka doit son arome particulier à la *coumarine*, principe que nous avons déjà rencontré dans un certain nombre de Papillo-

DISTRIBUTION GÉOGRAPHIQUE DES CÆSALPINIÉES OFFICINALES.

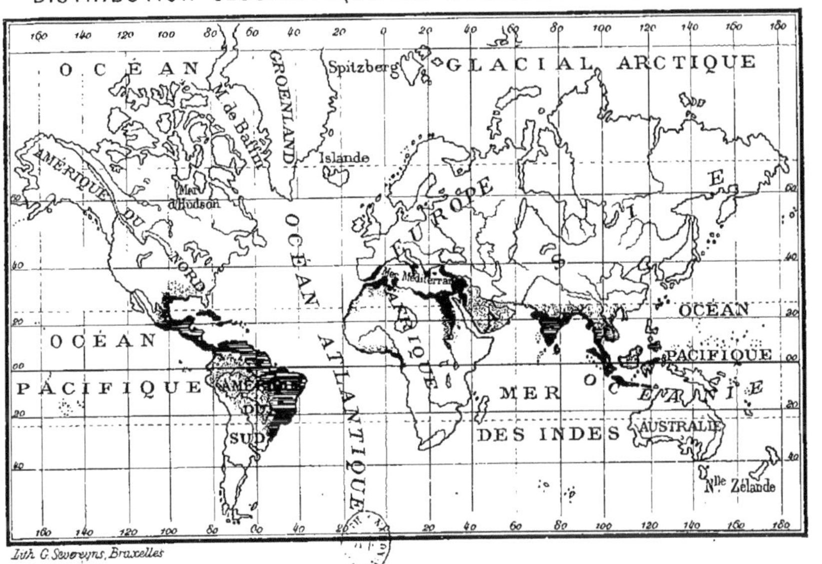

Lith. G. Severeyns, Bruxelles

nacées et qui existe dans un assez grand nombre d'autres plantes appartenant à des familles très différentes. La synthèse de la coumarine a été réalisée en traitant la combinaison sodique de l'aldéhyde acétique par l'anhydride acétique..

Usages : La fève Tonka n'est guère usitée en pharmacie, si ce n'est exceptionnellement dans des poudres sternutatoires. Sa poudre et mieux la coumarine pure sont employées pour masquer l'odeur de l'iodoforme.

SOUS-FAMILLE DES LÉGUMINEUSES CÆSALPINIÉES.

Les légumineuses Cæsalpiniées sont généralement des plantes ligneuses, souvent arborescentes. Leur distribution géographique est beaucoup plus restreinte que celle des Papillonacées; la plupart des espèces appartiennent à la flore des régions chaudes, et peu d'espèces s'écartent de la zone tropicale.

Les principes actifs des Cæsalpiniées officinales sont :

1° Un principe purgatif, d'activité variable (Cassia, Tamarindus), localisé dans les feuilles et dans les fruits;

2° Du tannin abondant, surtout dans les Cæsalpinia, localisé dans les fruits et les écorces;

3° Des résines et des oléo-résines (Hymenæa, Trachylobium, Copahifera);

4° Des matières colorantes rouges (Hæmatoxylon, Cæsalpinia);

5° Des principes toxiques peu répandus (Erythrophleum, Detarium), dont un seul est connu; c'est un alcaloïde, l'érythrophléïne.

Les Cæsalpiniées fournissent à l'industrie un grand nombre de produits utiles, parmi lesquels des bois durs et résistants, souvent colorés (bois d'amarante (Copahifera), bois de courbaril (Hymenæa), bois de fer (Apuleia, Cæsalpinia), les bois de rose, etc.). La plupart des bois de teinture (campêche, bois du Brésil, bois de Fernambouc, bois de Sappan, etc.) appartiennent à ce groupe; la tannerie emploie un certain nombre de fruits produits par des Cæsalpiniées (Dividivi, Algarovilla, etc.). Parmi les produits résineux utiles fournis par ce groupe, il faut citer les *copals*, résines dures fournies par différents Trachylobium, Copahifera (Guibourtia) et Hymenæa de l'Afrique et du Brésil.

Espèces officinales en Belgique.

HÆMATOXYLON CAMPECHIANUM L.

PATRIE : Originaire des rives du golfe de Campêche, du Honduras et de la Colombie, dans l'Amérique centrale, cet arbre a été introduit à la Jamaïque et dans d'autres colonies européennes. C'est un arbre de taille moyenne, à feuilles petites, paripennées, à fleurs jaunes en grappes, à fruits membraneux, comprimés, à 1 ou 2 graines.

PARTIE USITÉE : Le bois. **Lignum hæmatoxylon** Ph. B. Bois de Campêche, bois d'Inde.

CARACTÈRES : Ce bois arrive en bûches grossièrement équarries, privées de leur aubier jaunâtre; le duramen est d'un rouge foncé vers l'extérieur qui a été exposé à l'air et à l'humidité, d'un rouge plus vif dans les parties internes. Ce bois est dur, très fibreux, présentant l'éclat satiné du santal rouge dont il se rapproche par sa couleur et par sa structure, mais dont il se distingue par sa saveur particulière, douceâtre, sucrée et astringente, et son odeur faible rappelant un peu celle de l'iris. La matière colorante est soluble dans l'eau, surtout à chaud. La teinture alcoolique est d'un jaune rougeâtre virant au violet par les alcalis et les carbonates alcalins.

La structure microscopique se rapproche beaucoup de celle du santal rouge; comme dans ce dernier bois, la matière colorante est surtout localisée sur les parois des fibres et des vaisseaux; les cellules parenchymateuses renferment les mêmes cristaux d'oxalate calcique.

COMPOSITION : Le principe colorant est l'*hématoxyline,* matière cristalline, incolore à l'état de pureté, se colorant en rouge pourpre à la lumière, en violet pourpre dans les solutions alcalines et en jaune par les acides. L'hématoxyline est peu soluble dans l'eau froide, très soluble dans l'eau bouillante; elle possède la saveur douce du bois. Par oxydation elle se transforme en *Hématéine,* paillettes cristallines d'un violet foncé à reflets verts, existant parfois dans les lacunes du bois de Campêche. Les réducteurs ramènent l'hématéine à l'état d'hématoxyline. Le bois de Campêche renferme en outre du tannin et des matières résineuses.

FORMES PHARMACEUTIQUES : Le bois de Campêche est rarement employé en pharmacie sous forme d'*extrait sec* par décoction. Il faut se garder de confondre l'extrait officinal avec celui qui est préparé dans l'industrie pour la teinturerie et qui renferme souvent des matières étrangères.

La teinture de Campêche peut être employée, comme celle de cochenille, comme réactif des sels à réaction alcaline, notamment, pour le dosage du carbonate calcique dans les eaux potables. L'hématoxyline est employée comme colorant en technique microscopique.

CASSIA FISTULA L.

(Cathartocarpus fistula Pers., Bactyrilobium fistula W., Cassia excelsa H. B K.) *Canéficier.*

PATRIE : Arbre originaire des Indes orientales, introduit et fréquemment cultivé en Égypte, aux Antilles, dans l'Amérique centrale et au Brésil.

Arbre élégant, élevé de 6 à 15 mètres, à feuilles allongées, paripennées; fleurs nombreuses en grappes, à grandes corolles, d'un jaune d'or; fruits cylindriques très allongés, caractéristiques.

PARTIE USITÉE : Le fruit, **Fructus Cassiæ** Ph. B., casse en bâtons.

CARACTÈRES : Gousse cylindrique ligneuse de $0^m,40$ à $0^m,60$ de longueur de $0^m,01$ à $0^m,03$ de diamètre d'un brun rougeâtre, portée sur un court pédoncule recourbé. La surface est lisse, très finement striée, montrant nettement la suture dorsale simple et la suture ventrale double du carpelle; ces sutures sont parcourues par des faisceaux libero-ligneux résistants. Le péricarpe est mince, cassant, renfermant un grand nombre de graines séparées les unes des autres par des replis minces de l'endocarpe constituant autant de fausses cloisons. Ces graines sont entourées d'une pulpe molle, d'un brun noirâtre, d'une saveur sucrée qui constitue la partie utile du fruit. Lorsque celui-ci est récent, cette pulpe

humide et gonflée entoure la graine et celle-ci reste fixe dans sa
loge (casse muette); lorsque le fruit est vieux, la pulpe se dessèche
et alors les graines devenues libres font entendre un bruit sec
lorsqu'on agite la gousse (casse sonnante).

Les graines isolées sont d'un brun jaunâtre, aplaties, cordiformes, marquées sur l'une des faces d'une ligne foncée longitudinale (raphé). Ces graines sont très dures, leur épisperme
renferme une petite quantité de mucilage devenant visible par la
macération.

Caractères microscopiques : Les lamelles de l'endocarpe qui
forment les cloisons sont formées d'un tissu prosenchymateux
constitué vers le centre par des fibres assez épaisses, irrégulièrement enchevêtrées, formant un tissu très résistant; les faces
externes renferment des cellules plus courtes, étoilées, très
épaissies et des cellules à parois minces renfermant de nombreux
cristaux rhomboédriques isolés d'oxalate calcique. Ce tissu passe
ainsi à la pulpe externe qui dépend entièrement de l'endocarpe
et non de la graine. Cette pulpe est formée par des cellules
hexagonales, arrondies, irrégulières, à parois très minces, remplies
d'un contenu granuleux, brunâtre, soluble dans l'eau; quelques-
unes renferment des cristaux maclés en rosace d'oxalate calcique;
le tissu ne contient pas d'amidon.

Composition chimique : Le principe laxatif de la casse n'a pas
été isolé jusqu'ici; la pulpe contient environ 60 % de sucre, des
matières pectiques, mucilagineuses et albuminoïdes.

Formes pharmaceutiques : La pulpe s'emploie sous forme
d'*extrait* et de *conserve;* cette dernière entre dans l'*électuaire
lénitif* et dans l'*électuaire de tamarin.*

Substitutions : On a parfois substitué à la casse officinale les
fruits de deux espèces voisines, le Cassia moschata H. B. K. et
le Cassia brasiliana Lamk.

Cassia moschata H. B. et K. (Cathartocarpus moschatus
Don). Arbre originaire de l'isthme de Panama et de la Nouvelle-
Grenade où il est connu sous le nom de Canafistola de Purgar.
C'est une plante voisine de l'espèce officinale, à fleurs d'un jaune
rougeâtre. Le fruit (petite casse d'Amérique, Guibourt) ressemble

beaucoup à la casse ordinaire, mais s'en distingue par les caractères suivants : la taille est plus petite (longueur $0^m,30$ à $0^m,50$, diamètre $0^m,010$ à $0^m,012$), la forme cylindrique moins régulière, le fruit portant des étranglements irréguliers plus ou moins accusés; la pulpe est d'un brun plus pâle et présente une saveur astringente, et, surtout lorsqu'on la chauffe, une odeur musquée.

Cassia brasiliana Lamk. (Cathartocarpus brasilianus Lond., Cassia grandis L. fil.). *Casse du Brésil.* Le fruit de cet arbre originaire du Brésil se reconnaît facilement. C'est une grande gousse ordinairement un peu arquée, d'environ $0^m,60$ de longueur, fortement déprimée, à surface rugueuse, portant à la suture ventrale deux nervures très proéminentes et une à la suture dorsale. De ces nervures principales partent de nombreuses nervures latérales saillantes qui donnent à la surface du fruit un aspect réticulé spécial. La pulpe est d'un brun noir, possédant une saveur désagréable, astringente I. légèrement amère. Ce fruit se trouve exceptionnellement dans le commerce et, pas plus que le précédent, ne peut être substitué à la casse officinale.

CASSIA ACUTIFOLIA Del.

(Cassia senna var. β L., C. lanceolata Nectoux I, C. lenitiva Bischoff, C. Æthiopica Guibourt, Senna acutifolia Batka.)

PATRIE : Cette plante habite une grande partie de l'Afrique tropicale et orientale, particulièrement la Haute-Égypte, la Nubie, le Kordofan, le Sennaar.

CARACTÈRES : Petit arbrisseau de $0^m,60$ à 1 mètre au plus, tiges ligneuses vers la base, feuilles composées, à 4 ou 5 paires de folioles, ovales lancéolées, sans impaires; fleurs en grappes dressées, axillaires, à corolles irrégulières, jaunes; fruit : gousses membraneuses droites ou légèrement arquées, à parois lisses, sans crêtes saillantes, finement réticulées, aplaties, fixées obliquement à un pédicelle court, recourbé; graines au nombre de 5 à 9, aplaties, cordiformes, portant au sommet une pointe mousse et à la base une échancrure plus ou moins accusée.

PARTIES USITÉES : 1° Les feuilles, **Folia sennæ** Ph. B. Séné d'Alexandrie, séné de la palte du commerce. Une variété difficile

à distinguer du type, le Cassia Æthiopica de Guibourt, fournit
le *séné de Tripoli* du commerce français. Les folioles de ce séné
sont un peu plus courtes et plus larges que celles du vrai séné
d'Alexandrie, les fruits sont de couleur blonde I, plus arrondis et
ne renferment que de 5 à 5 graines. Cette variété peu importante
est importée par la Tripolitaine des régions tropicales du Fezzan
et de l'Afrique centrale; elle peut être confondue sans inconvénient avec le séné d'Alexandrie;

2° Les fruits, improprement appelés *follicules de séné.*

1° *Feuilles de séné.* CARACTÈRES : Folioles isolées, assez épaisses,
rigides, d'un vert pâle glauque, ovales-lancéolées, de 0^m,020 à
0^m,035 de longueur, sur 0^m,006 à 0^m,010 de largeur; nervation
pennée, la nervure médiane partage la foliole en deux parties un
peu inégales, un des côtés du limbe commençant à se développer
un peu plus bas que l'autre; surface lisse paraissant glabre à l'œil
nu, les poils très petits, abondant surtout vers la nervure médiane,
n'étant visibles qu'au microscope. Odeur particulière, saveur
amère, nauséeuse, désagréable. Au microscope, la feuille de séné
est caractérisée par les poils petits, *monocellulaires,* un peu renflés
au milieu; les cellules épidermiques hexagonales qui entourent
la base de ces poils sont disposées en étoiles régulières, élégantes;
stomates à cellules marginales réniformes écartées.

Les feuilles de séné d'Alexandrie sont souvent brisées, et il faut
se méfier surtout des *grabeaux,* sorte inférieure, formant le fond
des balles et renfermant beaucoup d'impuretés.

2° *Fruits de séné.* Légumes très aplatis, membraneux, à valves
d'un vert jaunâtre, brunâtres vers le centre; déhiscents à maturité. Surface lisse finement réticulée par des nervures partant des
sutures dorsales et ventrales du carpelle; le style est visible au
sommet sous forme d'une petite pointe recourbée. Longueur
0^m,040 à 0^m,050, largeur 0^m,020 à 0^m,030. Ces fruits sont inodores
et possèdent la saveur des feuilles de la plante. Ils ne sont pas
décrits dans la Pharmacopée Belge, mais entrent dans une préparation officinale et sont parfois prescrits en infusion.

COMPOSITION : Le principe actif du séné paraît être l'*acide
cathartique* (Dragendorff et Kubly 1866), glucoside amidé, existant également dans d'autres végétaux (écorces de frangule,

rhubarbe, etc.) L'acide cathartique est amorphe, coloré, susceptible de se dédoubler facilement, même par l'eau maintenue à la
température du bain-marie pendant un certain temps, en sucre et
en *acide cathartogénique*. Il existe dans le séné surtout à l'état de
combinaisons salines, solubles dans l'eau, insolubles dans l'alcool
concentré.

Le séné renferme en outre de l'*acide chrysophanique*, des
corps âcres peu connus (*sennacrol, sennapicrine*), un sucre particulier (*sennite* ou *cathartomannite*), du mucilage et fournit en
moyenne 10 à 12 °/₀ de cendres.

FORMES PHARMACEUTIQUES : Les feuilles de séné sont employées
sous forme d'infusion, jamais de décoction, la température de
l'ébullition ou même une infusion trop prolongée amenant la
décomposition de l'acide cathartique et communiquant au séné
des propriétés irritantes. Le séné *épuisé par l'alcool* passe pour
être débarrassé des principes âcres et irritants, tout en conservant
intactes les combinaisons utiles (1); ce séné est cependant moins
actif; il entre dans les *espèces purgatives de Saint-Germain*.

Le séné s'emploie dans les préparations suivantes : *infusion,
teinture alcoolique, sirop, sirop avec manne, eau laxative de
Vienne, poudre de réglisse composée, électuaire lénitif, électuaire
de tamarins, espèces purgatives* dans lesquelles entrent aussi les
fruits de séné.

Autres sortes de séné.

Cassia angustifolia Vahl.

(C. medica Forskal, C. lanceolata W. et Arn., C. elongata Lem.-Lisane,
C. medicinalis Bischoff,
Senna officinalis Roxb., S. angustifolia Batka.)

PATRIE : Originaire de l'Arabie, cette plante a été introduite
dans le sud de la Péninsule indienne, où elle est abondamment
cultivée, surtout dans les environs de Tinnivelly.

CARACTÈRES : Plante présentant les caractères généraux de
l'espèce précédente, s'en distinguant par ses folioles plus étroites,

---

(1) L'alcool concentré enlève au séné environ 8 °/₀ d'un extrait renfermant surtout
la chlorophylle et l'acide chrysophanique.

ses fruits également moins larges, plus droits, d'un brun olivâtre
foncé.

Cet arbrisseau fournit dans son pays d'origine le *séné Moka* ou
de *La Mecque,* aujourd'hui très rare dans le commerce, peu
estimé, renfermant beaucoup de folioles brisées et de bûchettes.
Cultivé aux Indes anglaises, il donne le *séné Tinnivelly.* Ce séné,
officinal en Angleterre et assez commun dans le commerce en
Belgique, se reconnaît facilement à ses folioles, d'un vert un peu
jaunâtre, pouvant atteindre 0^m,05 de longueur, sur 0^m,01 de largeur. Le séné Tinnivelly est généralement pur, formé de folioles
entières et paraît de bonne qualité. Les fruits sont caractérisés
par la coloration brune beaucoup plus intense et plus étendue que
dans les follicules paltes. Il possède la composition et les propriétés
de la forme précédente.

Cassia obovata Collad.

(Cassia senna Lamk., C. obtusa W. et Arn., Senna obtusa Roxb.,
S. obovata Batka).

PATRIE : Cette plante a une aire de dispersion plus étendue
que les espèces précédentes. On la trouve en Syrie, en Arabie,
en Égypte, depuis la basse Égypte jusqu'en Nubie, en Abyssinie ;
elle s'étend dans une grande partie de l'Afrique, jusqu'au Sénégal.
Elle a été cultivée en Italie et aux Antilles.

C'est une plante plus petite que les précédentes, parfois herbacée, caractérisée par ses feuilles à folioles obovées, mucronées,
minces, d'un vert clair, à nervures pennées très apparentes,
longues de 0^m,015 à 0^m,025, larges de 0^m,007 à 0^m,015. Les
fruits, très caractéristiques, sont des légumes membraneux,
étroits, recourbés en arc, portant des crêtes saillantes au centre
et au niveau de chaque graine.

Le Cassia obovata fournissait le *séné d'Alep* et le *séné
d'Italie* qui ne se trouvent plus aujourd'hui dans le commerce.
On en a importé récemment d'Amérique. Les folioles de cette
espèce se trouvent assez souvent dans le séné d'Alexandrie où il
est facile de les retrouver. Ce séné est peu estimé et considéré
comme peu actif.

Falsifications : Le séné officinal renferme presque toujours des feuilles étrangères dont il faut le priver par un triage minutieux avant de l'employer aux usages pharmaceutiques. Ces feuilles sont surtout celles de l'*arguel* ou *argel*, les seules que l'on trouve actuellement dans le séné d'Alexandrie.

On a signalé à diverses époques comme servant à falsifier le séné, les feuilles de *redoul* (Coriaria myrtifolia L.) de l'Europe méridionale; du baguenaudier (Colutea arborescens L.) indigène, et celles du Tephrosia apollinea DC., d'Égypte.

Arguel. Ces feuilles sont fournies pour une Asclépiadée, le Solenostemma argel Hayne (Cynanchum argel Del.). C'est un arbrisseau originaire d'Égypte et dont les feuilles sont mélangées au séné pour en activer les propriétés purgatives.

Caractères : Feuilles épaisses, rigides, d'un vert blanchâtre, à limbe *également* partagé par une nervure médiane très apparente, les nervures secondaires étant peu visibles; surface chagrinée; stomates peu visibles dans de petits enfoncements creusés dans le limbe. Poils *pluricellulaires* portés sur une base saillante; cellules épidermiques irrégulièrement arrondies; odeur faible; saveur très désagréable, douceâtre, puis âcre et amère.

Ces caractères, et surtout l'aspect des poils au microscope permettent de distinguer facilement ces feuilles de celles du séné, même à l'état de poudre.

Les feuilles de *redoul* se reconnaissent à leur nervation caractéristique, la nervure droite médiane étant accompagnée de deux nervures curvilignes, parallèles aux bords de la feuille. Les feuilles du Colutea arborescens présentent la forme et l'aspect de celles du Cassia obovata mais ne sont pas mucronées au sommet; quant aux folioles de Tephrosia, elles sont échancrées au sommet et également dépourvues de mucron. Ces feuilles ainsi que celles du redoul jouissent de propriétés toxiques.

TAMARINDUS INDICA L.

(Tamarindus officinalis Hook, T. occidentalis Gaërtn.) *Tamarinier.*

Patrie : Cet arbre paraît originaire de l'Afrique tropicale et des Indes orientales; il a été introduit dans les parties tropicales de l'Amérique, du Mexique au Brésil, et y a formé une variété, considérée parfois comme une espèce distincte (T. occidentalis).

C'est un arbre de grande taille, à rameaux très étalés, à feuilles paripennées, à fleurs en grappes, d'un jaune pâle, veinées de rouge. Le fruit est un légume presque cylindrique, à mésocarpe charnu, renfermant de 1 à 12 graines. Dans la variété américaine, le fruit, plus petit, ne renferme pas ordinairement plus de 4 graines.

Partie usitée : La pulpe du fruit, **Tamarindus** Ph. B. Tamarin des Indes orientales, tamarin noir. Le tamarin rouge ou des Indes occidentales, officinal en Angleterre, ne se trouve pas dans le commerce en Belgique.

Caractères : Le fruit de tamarin est une gousse cylindrique un peu déprimée, plus ou moins recourbée, renflée au niveau des graines, à épicarpe rugueux, d'un brun fauve, mince et cassant. Le mésocarpe très épais est pulpeux, d'un brun noirâtre, par-couru par de nombreuses nervures dont trois surtout sont très résistantes, l'une supérieure correspondant à la nervure dorsale de la feuille carpellaire; les deux autres inférieures situées de chaque côté de la suture ventrale. Ces nervures sont ramifiées et anastomosées par de nombreuses divisions. Le mésocarpe a une odeur particulière et une saveur très acide.

L'endocarpe très mince, mais résistant, forme une membrane continue sans fausses cloisons. Les graines brunes, assez grosses (0^m,01 de hauteur sur 0^m,005 de largeur en moyenne), sont irré-gulières, comprimées, souvent rhomboïdales, marquées d'un sillon latéral sur les faces étroites et d'une tache d'un brun plus foncé sur les deux faces larges. Le hile, visible sous forme d'un petit enfoncement, est latéral.

Ces graines sont très dures, renfermant sous un épisperme résistant 2 cotylédons jaunâtres, cornés, de saveur douce.

Caractères microscopiques : 1° *Épicarpe* formé de cellules très épaissies, étoilées, peu allongées, formant un tissu très cassant;

2° *Mésocarpe*, pulpe formée d'un parenchyme peu cohérent, cellules à parois très minces, renfermant des granulations brunes et des cristaux de deux espèces, les uns assez volumineux, prismatiques, irrégulièrement tronqués (bitartrate potassique); les autres très fins, en aiguilles réunies en houppe ou en masses rayonnées. Dans la pulpe du tamarin du commerce on trouve peu d'amidon, sous forme de grains très petits, globuleux ou hémisphériques. Dans les fruits entiers, provenant de la variété américaine que nous possédons, le mésocarpe renferme au contraire une très grande quantité d'un amidon possédant les mêmes caractères. Cette différence provient sans doute de l'état de maturité moins complet de ces gousses. Les ramifications des nervures qui parcourent l'endocarpe sont constituées par des vaisseaux annelés très fins, protégés par quelques cellules allongées en fibres;

3° *Endocarpe* formé de fibres très allongées, arrondies, flexibles, très minces, formant une lamelle assez résistante, mais molle et souple.

PRÉPARATION : La pulpe de tamarin, telle qu'elle se trouve dans le commerce en Belgique, provient des Indes orientales. C'est le *tamarin noir* du commerce anglais. On l'obtient en brisant les gousses et en séparant grossièrement l'épicarpe dont il reste souvent des fragments dans la masse. La masse pulpeuse ainsi obtenue, renfermant les fibres, l'endocarpe et les graines, est ensuite roulée en boules que l'on importe dans des caisses ou des pots.

Pour les usages pharmaceutiques, on débarrasse la pulpe des parties dures qu'elle renferme.

Le tamarin que l'on trouve communément en Angleterre est le tamarin des Indes occidentales ou *tamarin rouge*. Il est fourni par la variété américaine du tamarinier et provient ordinairement de la Jamaïque; c'est une véritable conserve débarrassée de tous les corps étrangers de la pulpe et additionnée d'une grande quantité de sucre.

COMPOSITION : Le mésocarpe du tamarin renferme du bitartrate potassique; des acides citrique et malique en partie libres, en partie à l'état de sels potassiques; un sucre appartenant au groupe des glucoses et des matières pectiques. La pulpe ne doit renfermer ni acide oxalique, ni composés de cuivre.

FORMES PHARMACEUTIQUES : Le tamarin du commerce sert à préparer la *conserve de tamarins*, laquelle entre dans *l'électuaire de tamarins* et dans *l'électuaire lénitif*. On l'emploie rarement en décoction.

COPAHIFERA OFFICINALIS L.

(Copahifera Jacquini Desf., Copaiva officinalis Jacq.) *Canime.*

Patrie : Venezuela, île de la Trinité, Amérique centrale jusqu'à San-Salvador. Cet arbre ne croît pas au Brésil; il fournit le *copahu Maracaïbo* et *des Indes occidentales ou Trinité.*

COPAHIFERA LANSDORFFII Desf.

(Copahifera nitida Hayne, C Sellowii Hayne, C. laxa Hayne, C. glabra Vogel).

Patrie : Brésil. Cet arbre, très variable de port et de grandeur, est répandu sous ses différentes formes dans une grande partie du Brésil; il fournit la plus grande partie du copahu du commerce (*Maranham* et peut-être *Para*).

COPAHIFERA GUIANENSIS Desf.

(Copahifera bijuga Hayne?)

Patrie : Guyane et régions septentrionales du Brésil; fournit le *copahu de la Guyane.*

Ces plantes sont des arbres de taille variable, parfois des arbrisseaux pour certaines formes du C. Lansdorffii, à suc résineux, à feuilles paripennées stipulées, à fleurs en grappes ou en épis, à fruits ordinairement monospermes et à graines arillées. Ces arbres croissent ordinairement dans les forêts vierges et sont généralement exploités par les Indiens de ces régions.

Partie usitée : L'oléo-résine retirée par incision, **Balsamum copaivæ** Ph. B., baume ou oléo-résine de copahu. (Le nom de baume est improprement donné à ce produit qui est une oléo-résine et non un baume dans le sens propre du mot.) **Copaiba** Ph. Brit.

L'oléo-résine de copahu est produite non seulement par les trois espèces citées plus haut et qui en fournissent la majeure partie, mais encore par des formes voisines, moins bien connues, telles que le Copahifera Martii Hayne (C. pubiflora Benth.), arbre voisin du C. officinalis, originaire du Brésil septentrional et de la Guyane anglaise, et le Copahifera multijuga Hayne, espèce très douteuse citée par Hayne comme source du copahu du Para.

EXTRACTION : L'oléo-résine paraît être contenue en très grande quantité dans des canaux très larges du bois des Copahifera. On l'extrait par des incisions profondes faites à la hache ou au moyen de tarières à la base du tronc.

CARACTÈRES : Oléo-résine de consistance variable, tantôt sirupeuse, épaisse (*copahu Maracaïbo*), tantôt très liquide, mobile (*Para*). La couleur varie du jaune clair au brun plus ou moins foncé, souvent un peu fluorescent; l'odeur est forte, particulière; la saveur aromatique, puis âcre et amère. Densité : 0,950 (Ph. B.), 0,940 à 0,993 (Ph. Brit.).

Le copahu est soluble dans l'alcool concentré, l'éther, le sulfure de carbone, la benzine. Chauffé à 270°, il devient plus liquide et reste fluide après refroidissement. Mélangé avec la magnésie hydratée, il forme, au bout d'un temps plus ou moins long, une masse solide.

COMPOSITION : Comme les térébenthines, le copahu est un mélange en proportions variables d'une essence avec une résine complexe. L'essence est un liquide mobile, incolore, voisin par sa composition et ses propriétés de l'essence de térébenthine. Elle existe dans la proportion de 40 à 60 %.

La résine est un mélange de résine amorphe, de différents acides cristallins (acide copahivique, Schweitzer, 1827; acide métacopahivique, Fehling, 1841, du copahu Para; acide oxycopahivique, Strauss, 1863, du copahu Maracaïbo).

La résine est peu soluble dans l'alcool.

En somme, le copahu est un produit très variable, comme tous les principes fournis par différentes formes végétales; d'une manière générale, les copahus provenant des régions septentrionales et des formes voisines du C. officinalis sont plus riches en résine, et ceux du Brésil, fournis surtout par le C. Lansdorffii, sont plus liquides et renferment plus d'essence.

FORMES PHARMACEUTIQUES : Le copahu est employé en nature, sous forme de *copahu durci* (par 8 % d'hydrate de magnésie);

il entre également dans les *pilules de copahu et magnésie*, les *pilules de copahu avec cubèbes* et la *potion de Chopart*.

Substitutions et falsifications : On a parfois, dans ces derniers temps, substitué au copahu officinal l'oléo-résine connue sous le nom de *baume de gurjun, copahu des Indes orientales*, l'un des produits désignés aux Indes sous le nom d'huile de bois (Wood oil). Il est fourni par différents Dipterocarpus (D. turbinatus Gaërtn et D. alatus Roxb., etc.) de la famille des Diptérocarpées, et employé surtout comme vernis.

Cette substance, dont le prix est environ le tiers de celui du copahu officinal, n'a de commun avec lui que son odeur aromatique et sa consistance. Elle s'en distingue par les caractères suivants :

1° Sa fluorescence verte très intense; vue par réflexion, elle paraît opaque et d'un gris verdâtre; par transparence, elle est d'un brun rougeâtre et transparente.

2° Chauffée à 150°, elle prend une consistance gélatineuse et reste demi-solide après refroidissement; dans les mêmes conditions, le copahu reste fluide.

5° Un mélange à parties égales d'acide sulfurique et d'acide nitrique la colore en rouge pourpre intense, passant au violet améthyste. Ce mélange colore le copahu en brun rougeâtre.

On peut appliquer ce caractère de la façon suivante : compter dans un tube 19 gouttes de sulfure de carbone et 1 goutte de l'oléo-résine suspecte, puis ajouter un excès d'un mélange à parties égales d'acide sulfurique et d'acide nitrique concentré. On agite, et si l'oléo-résine renferme de l'huile de gurjun, on obtient la coloration violette caractéristique. On peut reconnaître ainsi 1/8 d'huile de bois dans le copahu (Flückiger).

Le copahu du commerce peut être falsifié par l'addition d'huiles grasses ou d'autres oléo-résines (térébenthines des Conifères).

Les huiles grasses peuvent être caractérisées par différents procédés.

Procédé de la Pharmacopée : mêler dans un tube fermé, à la température de 10° à 15°, 1 partie d'ammoniaque à 22° avec 2 1/2 parties de baume. Si le baume est pur, le mélange devient bientôt liquide; il reste lactescent s'il contient une huile grasse.

Les huiles grasses étant insolubles dans l'alcool, à l'exception
de l'huile de ricin, la recherche de cette dernière seule peut présenter quelques difficultés. Le procédé suivant, indiqué par Flückiger, permet de reconnaître 1 % d'huile de ricin dans le copahu.

On chauffe 1 partie de baume et 4 parties d'alcool (d = 0,838).
On laisse refroidir; le mélange se sépare en deux couches dont la
supérieure renferme l'essence et l'huile de ricin. On fait évaporer
cette portion supérieure et on chauffe le résidu avec un peu de
soude caustique et de chaux; il se forme dans ces conditions,
avec l'huile de ricin, de l'ænanthol dont l'odeur est caractéristique.

La térébenthine des Conifères se reconnaît facilement à son
odeur en projetant le baume suspect sur un fer chauffé.

Espèces non officinales en Belgique.

Cæsalpinia bonducella Flemming (Guilandina bonducella L.).
Arbuste épineux répandu vers les côtes maritimes de la plupart des régions
tropicales. On a préconisé comme toniques et fébrifuges ses graines qui sont
assez fréquemment importées en Europe. Ces graines sont irrégulièrement
globuleuses, d'un gris bleuâtre, assez grosses ($0^m,01$ à $0^m,02$ de diam.), très
dures et renferment sous leur tégument épais un embryon à cotylédons blancs
et à saveur amère désagréable.

Au microscope, la graine de bonduc se montre organisée à peu près comme
la fève de Calabar. Elle présente comme elle une enveloppe externe formée
de prismes allongés radialement, reposant sur un parenchyme peu cohérent.

Le principe actif, très amer, ne paraît pas être un alcaloïde.

On emploie de même, mais plus rarement, les graines de même forme, mais
colorées en brun pâle d'une espèce voisine moins répandue, le Cæsalpinia
bonduc Roxb. (Guilandina bonduc L.)

Cassia marilandica L. (C. succedanea Bell., C. reflexa Salisb.).
Cette plante, répandue dans les parties tempérées des États-Unis, est employée
depuis longtemps comme succédané des sénés. On a préconisé ses feuilles en
infusion et en extrait fluide comme purgatif.

Les folioles arrivent ordinairement brisées, sous forme de paquets comprimés; elles possèdent l'odeur et la saveur des sénés, dont elles présentent
probablement la composition.

Erythrophlæum guineense G. Don. (Erythrophlæum Judiciale
Proct., Fillæa suaveolens Guill. et Perr., Mavia Judicialis Bertol?)
Arbre originaire de la côte occidentale d'Afrique (Gabon, Guinée, Congo)

dont l'écorce est employée par les indigènes comme poison d'épreuve au même titre que la fève de Calabar. Cette écorce est désignée suivant les localités sous le nom de *mançone, teli, bouranne, sassy.*

L'écorce d'Erythrophlæum est une écorce roulée en gouttière, rugueuse et d'un brun rougeâtre à l'extérieur, à cassure grenue, très dense, épaisse de 0m,007 à 0m,008, en fragments de longueur variable. La coupe transversale laisse voir à l'œil nu de nombreux îlots sclérenchymateux sous forme de taches plus pâles. L'odeur est nulle, la saveur peu marquée d'abord, puis extrêmement âcre et brûlante, produisant sur la langue la sensation spéciale de picotement de l'aconitine.

L'Erythrophlæum doit ses propriétés redoutables a un alcaloïde particulier, l'*érythrophléine,* isolé par Gallois et Hardy, 1875-1876, et présentant l'une des réactions caractéristiques de la strychnine (la coloration violette par le bichromate et l'acide sulfurique). C'est un poison cardiaque très énergique (1).

SOUS-FAMILLE DES LÉGUMINEUSES MIMOSÉES.

Les Mimosées sont des plantes des régions tropicales ou subtropicales du globe. Les espèces utiles appartiennent surtout à la flore de l'Australie, de l'Afrique et de l'Asie et presque toutes se rattachent au genre Acacia, le plus nombreux (420 esp.) de la famille.

Ce sont des arbres ou des arbrisseaux, exceptionnellement des plantes herbacées, à fleurs ordinairement sessiles, régulières, tantôt en capitules, tantôt en épis, à corolles jaunes et souvent odorantes. Les feuilles sont ordinairement bipennées, souvent à limbe très petit, et, si la plante croit dans un milieu sec, comme c'est fréquemment le cas, ces feuilles sont très petites, peu nombreuses. Dans les espèces australiennes, les feuilles sont fréquemment réduites au pétiole dilaté (phyllodes), rappelant parfois la forme des feuilles de saule, ce qui, joint au port de ces plantes et à l'aspect de leurs fleurs d'un jaune pâle, a fait donner à

---

(1) C'est très probablement l'E. guineense qui fournit au Congo l'écorce dite *casque,* employée comme poison judiciaire par les féticheurs indigènes. Les empoisonnements par la casque sont au Congo un véritable fléau qui décime la population indigène et contre lequel a peine à lutter l'influence européenne (voir E. Dupont *Lettres sur le Congo.* Paris, 1889). D'après quelques auteurs, la casque serait fournie par une Euphorbiacée.

DISTRIBUTION GÉOGRAPHIQUE DES MIMOSÉES OFFICINALES.

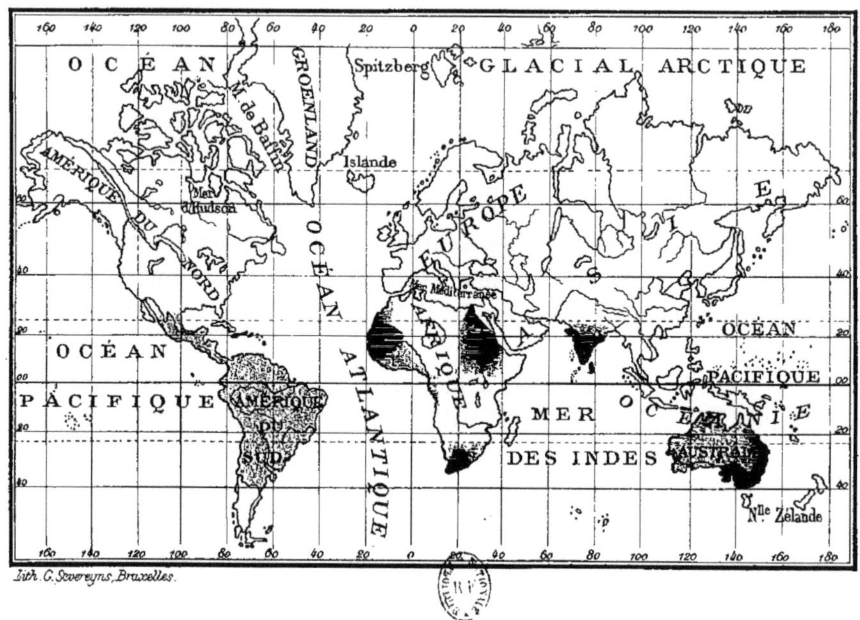

Lith. G. Severeyns, Bruxelles.

certaines espèces le nom de saules (Wattle trees) par les colons australiens (1).

Au point de vue de leur composition générale comme au point de vue de leurs caractères botaniques, les Mimosées établissent le passage des Légumineuses vers les Rosacées. Les principes dominants sont d'abord le *tannin* très abondant dans presque toutes les espèces, localisé dans les écorces, les fruits, le bois.

Les *gommes solubles*, sécrétées par un grand nombre d'espèces du genre Acacia, surtout en Afrique et en Australie et constituant nos gommes officinales.

Certaines Mimosées renferment des principes moins connus, tæniafuges (Albizzia anthelmintica), purgatifs, ou irritants (Mimosa, Acacia, etc.), parfois de la saponine (Acacia concinna DC.). Les Prosopis, les Parkia, les Inga renferment dans leurs graines ou dans le mésocarpe sucré des fruits, des matières alimentaires féculentes ou sucrées. Certains Acacia fournissent à l'industrie des écorces tannantes estimées (*Mimosa bark*), des bois d'ébénisterie colorés, durs et souvent odorants (bois de violette, etc.); à la parfumerie des fleurs à odeur de violette (Acacia Farnesiana, etc.).

Espèces officinales en Belgique.

ACACIA CATECHU Wild.

(Mimosa catechu Linn. fil., M. sundra Roxb., Acacia sundra Spring.,
Acacia catechuoides Benth., Mimosa catechuoides Roxb.)

Patrie : Cet arbre est commun dans la plus grande partie du continent indien, dans le Burmah et dans l'île de Ceylan. Il existe sous deux formes : la forme glabre (A. sundra) et la forme pubescente (A. catechuoides).

C'est un arbre de taille moyenne, rameux, épineux, à fleurs très petites, d'un jaune pâle, en épis.

---

(1) Il faut se garder de confondre les Acacia dont aucune forme n'est cultivable à l'air libre sous nos climats avec le Robinia pseudo-Acacia, papillonacée dont différentes variétés sont cultivées dans nos jardins sous le nom vulgaire d'Acacia.

Une espèce voisine, l'Acacia suma Kurz. (Mimosa suma
Roxb., Acacia campylacantha Hochst.), également originaire de l'Inde, surtout des régions méridionales, sert aux mêmes
usages. Cette forme est abondante aussi dans les parties tropicales
de l'Afrique orientale, mais n'y est pas utilisée.

Partie usitée : L'extrait retiré par décoction du bois de ces
deux espèces, **Catechu** Ph. B. Cachou brun, cachou Bengale.

Préparation : On abat l'arbre et l'on divise en menus fragments
le bois du tronc et des grosses branches; on fait bouillir ensuite
ce bois avec de l'eau, puis, lorsque la décoction est suffisamment
chargée, on la décante dans des vases plats et l'on évapore jusqu'à
consistance d'extrait. On fait ensuite sécher l'extrait au soleil,
ordinairement sur de grandes feuilles dont les fragments adhèrent
au produit et se retrouvent fréquemment dans le cachou du commerce.

Caractères : Extrait d'un brun foncé, sec, cassant; en fragments irréguliers, souvent en partie recouverts de feuilles. L'odeur
est nulle, la saveur astringente suivie d'un arrière-goût sucré
particulier. La cassure est nette, luisante, souvent bulleuse.

Délayé dans un peu d'eau, le cachou se montre au microscope
constitué par une masse amorphe et par de nombreuses aiguilles
cristallines fines, devenant très brillantes dans la lumière polarisée.

Le cachou se dissout partiellement dans l'eau froide, presque
complètement à chaud; l'alcool le dissout presque complètement;
l'éther dissout la catéchine seule et l'abandonne sous forme de
cristaux par évaporation. La solution aqueuse de cachou donne,
avec les sels ferriques dans l'eau distillée, un précipité vert-olive
foncé, passant au brun rougeâtre par une trace d'alcali ou si l'on
a employé l'eau de fontaine au lieu d'eau distillée.

Composition : Le cachou renferme: 1° la *catéchine*, corps neutre,
cristallin, peu soluble dans l'eau froide, très soluble dans l'éther;
sa solution aqueuse se colore en vert par une petite proportion
de chlorure ferrique, elle ne précipite pas la gélatine; l'*acide
cachoutannique*, existant dans la proportion d'environ 50 %,
constituant le principe actif du cachou, soluble dans l'eau, insoluble dans l'éther; 3° de petites quantités de rouge de cachou

(produit de la décomposition du tannin) et de la *quercétine*. Le
cachou fournit des quantités de cendres variant de 0,60 à 4,6 %.
La Pharmacopée Germanique indique comme maximum 6 %.

Formes pharmaceutiques : Le cachou est employé en *teinture*,
en *tablettes;* il entre dans le *diascordium.*

Gambir. On désigne sous ce nom un extrait très voisin du
cachou par sa composition et par ses propriétés, mais produit par
une plante très différente des Acacia, par une Rubiacée, l'Uncaria gambir Roxb. (Nauclea gambir Hunter).

C'est une plante grimpante, originaire de l'Inde et cultivée dans
l'Indo-Chine et les Iles Malaises. On prépare avec les feuilles et les
bourgeons de la plante une décoction que l'on évapore ensuite en
consistance de sirop; celui-ci est ensuite agité jusqu'à solidification à peu près complète. La masse résultant de ce traitement est
coupée en petits cubes de $0^m,02$ à $0^m,03$ de côté.

Ce produit est désigné dans le commerce sous les noms de
cachou cubique, gambir, cachou jaune, catechu pallidum Ph. Brit.

Caractères : Le gambir se présente en cubes, souvent brisés,
parfois en masses agglomérées, d'un brun fauve, plus pâle à
l'intérieur, ayant un aspect terreux particulier. Cette variété
mérite mieux que le cachou d'acacia le nom de *terra japonica*,
sous lequel on désignait autrefois ces produits que l'on supposait
d'origine minérale.

Le gambir a une cassure grenue et se montre au microscope
presque entièrement formé de fines aiguilles enchevêtrées. Sa
saveur est celle du cachou avec un arrière-goût sucré plus prononcé.

Composition : Ce produit présente la composition du cachou,
sauf que la cachétine y est beaucoup plus abondante et forme la
plus grande partie de la masse.

Il est employé aux mêmes usages que le cachou; c'est le cachou
officinal de la Pharmacopée Britannique; la Pharmacopée Germanique prescrit indifféremment les deux variétés.

ACACIA VEREK Guill. et Perr.

(Acacia Senegal W., A. Rupestris Stoks, Mimosa Senegal L.,
Mimosa Senegalensis Lamk.)

PATRIE : Arbre de petite taille ou arbuste répandu dans une grande partie de l'Afrique tropicale; vers l'occident il est abondant au Sénégal, vers l'orient il se rencontre dans le Kordofan, le haut Nil, la Nubie.

C'est un arbre tortueux, à rameaux épineux, à feuilles rares, bipennées, à folioles très petites; les fleurs en épis peu fournis, d'un jaune d'or. Cette plante est l'espèce la plus importante du genre au point de vue officinal, car il paraît démontré aujourd'hui qu'elle fournit à la fois en Orient la gomme dite arabique, vers l'Occident la gomme Sénégal.

PARTIE USITÉE : La gomme, **Gummi arabicum** Ph. B. Gomme arabique et gomme du Sénégal du commerce.

RÉCOLTE : La gomme arabique comme la gomme du Sénégal est une exsudation naturelle, se produisant surtout à la fin de la saison pluvieuse, alors que le vent sec et chaud du désert, desséchant l'écorce, celle-ci se fendille et laisse écouler la gomme qui se concrète sur le tronc et les branches en larmes de grosseur variable. On détache ces larmes à la main ou au moyen de bâtons et on les transporte aux ports d'embarquement où se fait un triage que l'on complète à l'arrivée du produit en Europe. Les deux sortes commerciales ainsi obtenues, bien que fournies par la même plante, présentent des caractères assez tranchés.

Gomme arabique. Par suite des guerres qui ont éclaté dans les régions productrices de gomme et qui ferment encore aujourd'hui les routes commerciales ordinaires vers l'Égypte, la gomme arabique est devenue extrêmement rare et a atteint un prix très élevé. Cette sorte est aujourd'hui remplacée en partie par la gomme Sénégal et aussi par des produits très variables, d'origine douteuse, provenant des Indes orientales. Le commerce de la gomme arabique se fait surtout par Trieste; elle est spécialement importée du Kordofan.

Caractères : Larmes de grosseur variable, arrondies, fragiles, blanches ou très légèrement jaunâtres; transparente en fragments minimes, cette gomme devient opaque par l'entre-croisement de fissures nombreuses sur lesquelles se réfléchit la lumière. L'odeur est nulle, la saveur fade et mucilagineuse. La gomme arabique se dissout entièrement dans l'eau froide en donnant une solution incolore, visqueuse, présentant tous les caractères chimiques des gommes proprement dites (voir p. 58). La fragilité des larmes, leur couleur blanche, leur solubilité facile distinguent aisément cette gomme de la gomme Sénégal.

Composition : La gomme arabique est, comme nous l'avons exposé plus haut (p. 57), un mélange de gommates acides de chaux, de potasse et de magnésie. On peut isoler l'acide gommique en acidifiant la solution de gomme par l'acide chlorhydrique et en soumettant le mélange à la dialyse; les chlorures. métalliques formés passent à travers le septum, l'acide gommique non dialysable reste en solution dans le liquide d'où on peut le précipiter par l'alcool. A l'état de pureté, l'acide gommique est insoluble dans l'eau, mais par une petite quantité d'alcali il se dissout en régénérant la gomme. La gomme pure donne de 2,7 à 4 % de cendres (Flückiger).

Gomme Sénégal. La gomme du Sénégal forme un objet de commerce très important. Elle est recueillie, comme la gomme arabique, à la suite d'exsudations naturelles; les lieux de production sont surtout le Galam, le Boundu, le Bambouck et le Cayor. La récolte commence en novembre et dure toute la saison sèche, jusqu'au printemps. C'est un produit très variable, dont les sortes les plus estimées, les seules qui soient susceptibles d'être employées en pharmacie, sont désignées sous le nom de *gomme bas-du-fleuve* et de *gomme Galam.* Les gommes haut-du-fleuve provenant du haut Sénégal (*gommes Sala breida* ou *Sadra brada*) sont d'origine incertaine, fournies surtout par l'Acacia albida Del. et d'autres espèces; elles ont une valeur peu élevée et sont réservées à des usages industriels.

La gomme Sénégal est surtout importée par Bordeaux où elle est soumise à un triage soigné qui la divise en un grand nombre de variétés commerciales appropriées aux divers usages. Elle arrive en sacs de 80 à 90 kilogrammes environ et la récolte annuelle peut atteindre 65,000 sacs.

Caractères : La gomme Sénégal triée telle qu'elle est employée en pharmacie se présente en larmes de grosseur variable, ordinairement plus grosses que les larmes de la gomme arabique. Leur couleur varie du blanc jaunâtre au blond plus ou moins rougeâtre. Ces larmes sont arrondies, parfois vermiculées, à surface légèrement rugueuse, la partie interne étant lisse, transparente; dans les grosses larmes, le centre est souvent creux. La saveur est douce, mucilagineuse; l'odeur, nulle. La cassure est nette et l'on ne remarque pas dans les larmes les brisures multiples qui rendent opaque la gomme arabique.

La gomme Sénégal se dissout très lentement en abandonnant un résidu plus ou moins abondant; le mucilage obtenu est plus filant et plus visqueux, à proportions égales, que celui que l'on prépare avec la gomme arabique.

La gomme Sénégal présente la composition et les caractères chimiques de la gomme arabique. Les sortes inférieures renferment souvent de grandes quantités de sable, adhérent à la surface des larmes par suite de la coutume des Maures d'enterrer la gomme fraîche dans le sable; on y trouve en outre des larmes parfois volumineuses de bdellium d'Afrique (voir p. 212), du sel et d'autres impuretés.

Formes pharmaceutiques : La gomme arabique est fréquemment employée en *mucilage* (20 °/₀), en *sirop*. Elle sert à la préparation des pâtes de *jujube*, de *réglisse*, de *guimauve*, *de lichen*, de la *pâte pectorale*, *du sirop de Vanier*, des *tablettes de Kermès* et de *menthe*, de l'*émulsion gommeuse* et de l'*émulsion huileuse*, des *pilules de Blaud*. Dans la préparation des pâtes, le Codex Français remplace la gomme arabique par la gomme du Sénégal.

Substitutions : Un certain nombre de plantes fournissent des gommes plus ou moins différentes des gommes officinales, mais pouvant dans certains cas leur être substituées. La rareté des gommes de bonne qualité a fait introduire récemment dans le commerce des variétés de gomme qui n'y pénétraient qu'exceptionnellement. Les plantes qui donnent ces gommes sont les espèces suivantes :

Acacia arabica W. Arbre à feuilles variables, à fleurs jaunes en capitules, à fruits moniliformes, présentant une dispersion très étendue et existant en Égypte, au Sénégal, dans l'Afrique australe et aux Indes orientales sous quatre formes distinctes dont trois fournissent des gommes :

1° Var. **nilotica** Benth. (Acacia nilotica Del., A. vera W., A. Ægyptiaca Fabr., Mimosa nilotica L., M. arabica Poir. *Sant* ou *sunt* des Égyptiens). Cet arbre, répandu dans toute l'Égypte, peut-être aussi en Arabie, ne fournit qu'une gomme inférieure, peu abondante, qui ne se trouve pas dans le commerce actuel. Il a été longtemps considéré comme étant l'espèce officinale et la source de la gomme arabique; ses fruits moniliformes, très astringents, étaient employés jadis pour la préparation d'un extrait sec, le *suc d'acacia*. Plus tard on a employé pour cette préparation les fruits non mûrs du prunier sauvage, Prunus spinosa L. et on lui a donné le nom d'*acacia nostras*. La gomme de Gedda (de Djeddah ou Djiddah, port d'Arabie sur la mer Rouge), sorte inférieure, assez commune dans le commerce actuel, est probablement fournie par cette variété;

2° Var. **tomentosa** Benth. (Acacia arabica W., *Neb Neb*, au Sénégal). Forme habitant le Sénégal et les régions voisines; fournit des gommes inférieures, souvent très colorées, connues dans le commerce sous le nom de *gomme Mogador* ou de *Bar-barie;* ces gommes se trouvent probablement aussi dans le Sénégal haut-du-fleuve;

3° Var. **Indica** Benth. (Mimosa arabica Roxb., *Bubul, Kikar* des Indous). C'est la forme indienne de l'Acacia arabica. Cette variété fournit en mars et avril de grandes quantités d'une gomme présentant les caractères extérieurs de la gomme Sénégal officinale. Les gommes de l'Inde, aujourd'hui très abondantes dans le commerce, sont du reste très variables et proviennent évidemment de sources différentes. L'Acacia catechu fournit également une gomme soluble que certains auteurs considèrent comme pouvant être substituée aux gommes officinales (Dymock, *Veget. materia medica of W. India*).

Il ne faut pas oublier, du reste, que comme la myrrhe et l'oliban une partie de la gomme récoltée dans l'Afrique orientale peut être transportée à Bombay et ensuite être expédiée en Europe comme produit de l'Inde.

Acacia seyal Del. (A. fistula Schweinf.) et **Acacia stenocarpa** Hochst., tous deux originaires de la Nubie et du Sennaar, fournissent la gomme importée sous le nom de *gomme Suakim*. C'est une gomme en fragments très petits, formés de larmes d'un brun rougeâtre et de larmes d'un blanc jaunâtre; c'est une sorte inférieure inutilisable en pharmacie.

Acacia d'Australie. Un certain nombre d'Acacia d'Australie fournissent des gommes solubles désignées sous le nom de *gomme d'Australie* ou *Wattle gum*. Les Acacia decurrens W., Acacia pycnantha Benth., Acacia homalophylla Cunning. et Acacia melanoxylon R. Brown., concourent surtout à la production de cette gomme. C'est une gomme colorée, en larmes parfois volumineuses, d'un brun rouge foncé; elle ne se trouve pas ordinairement dans le commerce. Les écorces de ces plantes sont employées pour le tannage et comme médicament astringent sous le nom de *Mimosa bark*. On en prépare un extrait sec désigné sous le nom de *cachou d'Australie*.

Acacia horrida W. (A. capensis Burchell). Cette espèce, originaire du Cap de Bonne-Espérance, fournit une gomme colorée, très inférieure, le *Cape gum* des Anglais.

Feronia elephantum Corr. Cet arbre, de la famille des Rutacées, fournit une gomme dont les caractères distinctifs ont été exposés plus haut (voir p. 205).

Espèces non officinales en Belgique.

Acacia Farnesiana W. non Del. (Vachellia Farnesiana Wight et Arn., Mimosa Indica Poir., Farnesia odora Gasparr.). *Cassie.* C'est un petit arbre de 4-5 mètres, à feuilles très élégantes, tripennées, à fleurs jaunes en capitules, à fruits presque cylindriques, d'un brun rougeâtre. Cette plante a une aire de dispersion très étendue; on la trouve dans l'Amérique centrale et méridionale, aux Indes orientales, à l'île Maurice; elle est fréquemment cultivée en Algérie et dans le midi de la France.

Ses fleurs, très odorantes, servent à la préparation d'un extrait par enfleu-

DISTRIBUTION GÉOGRAPHIQUE DES ROSACÉES OFFICINALES.

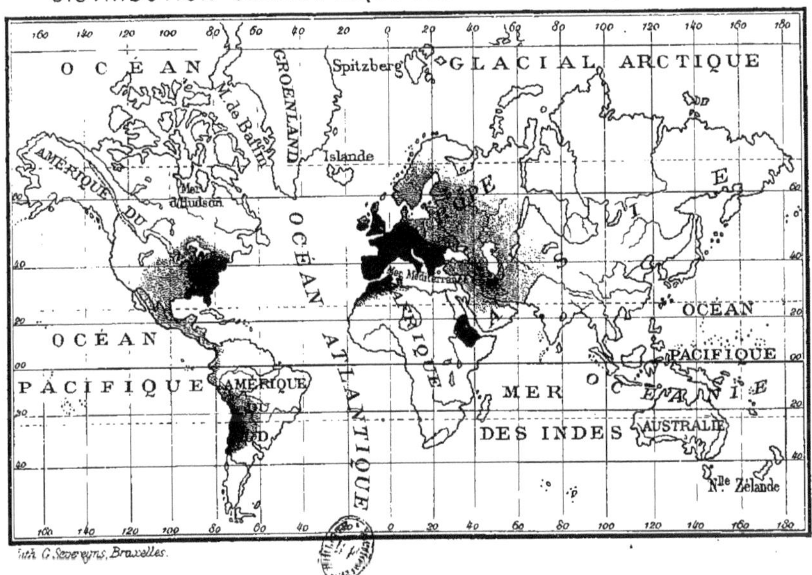

Lith. G. Severeyns, Bruxelles.

rage, l'extrait de cassie, généralement vendu dans le commerce sous le nom d'essence de violette. Les fruits, très riches en tannin, sont employés comme astringents et pour le tannage. L'extrait de cassie est parfois employé en pharmacie pour parfumer certaines pommades et certaines lotions.

Albizzia anthelminthica Ad. Brogn. (Besenna anthelminthica A. Rich., Acacia anthelminthica H. Baill.). *Moussena* ou *Besenna* des Abyssins. Arbre appartenant à un genre voisin des Acacias, croissant en Abyssinie.

L'écorce de cette plante est employée comme téniafuge en Abyssinie; elle a été introduite en France et inscrite sous le nom de *Moussena* dans le Codex Français.

C'est une écorce en morceaux roulés ou en forme de gouttière, longs de 0m,15 à 0m,20, épais de 0m,003 à 0m,005. La zone externe est d'un brun grisâtre, irrégulièrement bosselée et luisante; la couche herbacée, très épaisse, est jaunâtre, granuleuse; le liber, mince, très fibreux. L'odeur est peu marquée; la saveur, désagréable, très astringente.

Cette écorce renferme un principe voisin de la saponine; on l'emploie à la dose de 60 grammes (Gubler) sous forme de poudre mélangée à du miel. Les effets obtenus sont peu constants.

FAMILLE DES ROSACÉES.

Les Rosacées sont des plantes de port et de durée très variables, ligneuses ou herbacées, rarement annuelles, à feuilles ordinairement alternes, simples ou composées, fréquemment stipulées. On en connaît environ mille espèces, auxquelles s'ajoutent un grand nombre de variétés de culture.

Leur distribution géographique est très étendue; il est peu de régions où elles ne soient représentées. Un grand nombre d'espèces sont indigènes ou cultivées en Europe. Les Rosacées officinales sont surtout européennes; quelques espèces nous viennent de l'Amérique du Nord, du Pérou et de la Bolivie, une d'Abyssinie.

Les principes utiles des Rosacées sont assez nombreux. Ce sont d'abord le *tannin* ou les corps voisins (*quercitrin*), abondant dans les organes de végétation de la plupart des espèces.

Des glucosides complexes, dont le plus connu est l'*amygdaline;* ces corps, très répandus dans les graines, les feuilles, les écorces

d'un grand nombre d'espèces, se dédoublent soit sous l'influence
de ferments solubles, soit par les acides minéraux dilués, en
essences complexes, en sucre et en acide cyanhydrique.

Ces principes, analogues aux glucosides des Crucifères, communiquent aux organes qui les renferment, avant leur dédoublement,
une saveur amère et des propriétés toniques, fébrifuges; après le
dédoublement, une odeur caractéristique et des propriétés dangereuses dues à l'acide cyanhydrique.

Des essences toutes formées, de composition variable, sécrétées
par des glandes spéciales, ordinairement à la surface des pétales
et des sépales et donnant aux fleurs une odeur agréable (roses,
aubépine, spirée, etc.).

De la *saponine* souvent très abondante, localisée dans l'écorce
(écorce de Panama); parfois des matières moins connues (*kosine*
ou *koussine,* des résines, etc.), communiquant des propriétés
téniafuges (fleurs de kousso).

Les graines d'un grand nombre d'espèces renferment des
huiles grasses non siccatives; l'épisperme est parfois mucilagineux (coings); les fruits charnus de beaucoup de Rosacées sont
acides et sucrés et constituent la plus grande partie des produits
de nos vergers (pommes, poires, prunes, pêches, abricots, fraises,
framboises, coings). Ce sont des formes importées d'Orient ou
plus rarement dérivées par la culture d'espèces indigènes.

Dans certaines espèces ligneuses, il se produit une gélification
des tissus qui a pour conséquence la production d'une gomme
particllement soluble et inutilisable en pharmacie (gomme de
prunier, de cerisier, etc.).

Espèces officinales en Belgique.

PRUNUS AMYGDALUS Stokes.

(Amygdalus communis L.). *Amandier.*

Patrie: L'amandier est originaire de l'Asie occidentale tempérée
et probablement aussi de la Grèce; il est cultivé dans toute la
région méditerranéenne, particulièrement en Espagne, en Sicile,
dans le midi de la France et dans les parties septentrionales de

l'Afrique. Il peut vivre à l'air libre en Belgique, mais n'y mûrit pas ordinairement ses fruits.

C'est un arbre peu élevé, présentant l'aspect du pêcher, à feuilles oblongues, lancéolées, dentées, à fleurs d'un blanc rosé. Le fruit est un drupe velouté, d'un vert blanchâtre, devenant sec à la maturité. L'épicarpe et le mésocarpe peu épais se détachent alors de l'endocarpe plus ou moins ligneux qui reste adhérent à la graine.

Cet arbre présente deux variétés principales qui ne diffèrent pas par l'ensemble de leurs caractères extérieurs, mais seulement par la saveur et la composition de leurs graines. Ce sont l'amandier doux, Prunus amygdalus, var. α dulcis et l'amandier amer, Prunus amygdalus, var. β amara.

Partie usitée : La graine, **Semen amygdali** Ph. B. Amandes douces et amandes amères.

Caractères : Les amandes sont des semences ovales, déprimées, pointues au sommet, arrondies à la base. Elles sont constituées par l'endocarpe ligneux, plus ou moins épais, percé de pores irréguliers, à surface rugueuse et coloré en brun fauve. A l'intérieur de cette coque se trouve la graine, fixée à la paroi de l'endocarpe par un funicule grêle ; les faisceaux vasculaires de ce funicule s'épanouissent en nervures ordinairement au nombre de 16, qui parcourent toute la surface de la graine en se dirigeant du hile vers l'extrémité pointue. Les téguments séminaux sont brunâtres, légèrement rugueux, et se détachent facilement par la macération des cotylédons qu'ils recouvrent. Ceux-ci sont blancs, remplissant toute la cavité séminale et réunis au sommet à un embryon petit, claviforme.

Les amandes douces ont une saveur agréable, huileuse, légèrement sucrée ; l'odeur est très faible, particulière, ne se modifiant pas lorsqu'on triture les graines avec l'eau.

Les amandes amères possèdent une saveur d'abord franchement amère, puis, lorsqu'on les mâche, cette impression se modifie et elles prennent la saveur caractéristique de l'acide cyanhydrique. L'odeur spéciale du même corps se développe par la trituration avec l'eau.

Dans certaines variétés, l'endocarpe est dur, ligneux, et alors l'amande est vendue privée de cet endocarpe et réduite à la graine isolée. C'est le cas pour les amandes douces employées en pharmacie (amandes de Malaga) et pour les amandes amères. Dans d'autres formes la coque est tendre; on la laisse alors adhérente à la graine et ces variétés sont réservées pour la table (amandes Princesses, etc.). Les amandes amères sont généralement plus petites que les amandes douces, mais ne sauraient pratiquement en être distinguées par leurs caractères extérieurs.

CARACTÈRES MICROSCOPIQUES : L'amande dépourvue de la coque ligneuse présente en coupe transversale les caractères suivants :

1° Des cellules allongées dans le sens radial, libres entre elles, fixées seulement par leur base et pouvant être considérées comme des poils particuliers. Ces cellules sont grandes; leurs parois brunâtres sont épaisses, ponctuées et striées irrégulièrement; elles sont vides ou renferment quelques grains d'un amidon très petit.

2° Une première couche de l'épisperme, d'un brun foncé, formée de cellules à parois assez épaisses, allongées dans le sens tangentiel, irrégulièrement comprimées et formant la partie la plus épaisse du tégument séminal. C'est dans des cavités existant dans l'épaisseur de ce tissu que circulent les nombreux faisceaux vasculaires issus du hile; ces faisceaux sont formés surtout de trachées et de vaisseaux annelés.

Cette couche prend par les sels de fer une teinte noirâtre; par le chlorhydro-molybdate ammonique, une teinte brune orangée; elle renferme donc du tannin; les cellules ne renferment pas d'amidon.

3° Un tissu très délicat, mince, parenchymateux, formé d'une ou deux assises de cellules, séparé du tégument précédent par une cuticule assez épaisse, mucilagineuse. Les cellules de ce tissu particulier sont petites, à parois très minces et renferment des gouttes d'huile. Une seconde cuticule limite ce tissu vers la partie interne. Cette zone spéciale doit probablement être considérée comme le restant d'un albumen.

Le tissu des cotylédons est formé d'un parenchyme à parois minces; les cellules sont remplies d'un contenu granuleux et renferment de nombreuses gouttes d'huile. Ce tissu, dans la graine mûre, ne renferme pas d'amidon.

Ces caractères sont communs aux amandes douces et aux amandes amères.

Composition des amandes douces : 1° *Huile grasse*, 50 à 56 °/₀. Cette huile, non siccative, est d'un jaune pâle, à odeur faible, à saveur douce. Elle a une densité de 0,914 à 0,920 ; elle se solidifie rapidement par les vapeurs nitreuses et ne dépose pas de corps solide par le froid. C'est de la trioléine presque pure. 2° *Sucre* formé d'un mélange de saccharose et de glucose, 6 °/₀. 3° *Matières protéiques*, 25 °/₀ (*amandine* et *émulsine*), cette dernière jouant le rôle de ferment soluble. 4° *Mucilage* peu abondant, 3 °/₀. *Traces d'asparagine* et 3 à 5 °/₀ de cendres.

Composition des amandes amères : Les amandes amères diffèrent des amandes douces par la présence, en plus des principes précédents, de 1 à 3 °/₀ d'*amygdaline*, corps cristallisable en aiguilles soyeuses, soluble dans l'alcool bouillant, moins dans l'alcool froid, moins encore dans l'eau. Il est inodore et possède une saveur très amère. Ce glucoside, sous l'influence de l'émulsine ou des corps qui en renferment (émulsions huileuses) et en présence de l'eau, se décompose en acide cyanhydrique, hydrure de benzoïle ou essence d'amandes amères et glucose.

Le dédoublement peut se faire également par l'acide chlorhydrique dilué et bouillant.

L'essence d'amandes amères est un liquide d'un jaune pâle ou incolore, à odeur forte particulière ; sa densité varie de 1,06 à 1,075 et descend, lorsqu'elle est privée d'acide cyanhydrique, à 1,043 ; elle bout à 180°. Par oxydation, elle dépose des cristaux d'acide benzoïque.

Le rendement d'essence varie de 0,40 à 1 °/₀ ; l'acide cyanhydrique se produit dans la proportion de 0,20 à 0,25 °/₀.

Il faut se garder de confondre l'essence d'amandes amères avec l'huile de mirbane (nitro-benzol) qui en possède à peu près l'odeur. L'essence de mirbane, réduite par l'hydrogène naissant, se transforme en oxaniline, laquelle, mélangée de phénol et d'hypochlorite sodique, produit une coloration bleue (érythrophénate sodique).

L'essence d'amandes amères, étant un aldéhyde, se combine facilement au bisulfite sodique, l'essence de mirbane ne s'unissant pas à ce corps. Enfin le nitro-benzol a une densité de 1,180 à 1,201 et bout seulement à 213° (1).

Les amandes amères renferment moins d'huile grasse que les amandes douces (40 à 44 °/₀ en moyenne); cette huile est absolument identique à celle des amandes douces, et dans l'industrie on prépare ordinairement l'huile d'amandes avec les amandes amères, parce que le tourteau obtenu peut être utilisé ensuite pour la préparation de l'essence.

FORMES PHARMACEUTIQUES : Les amandes douces s'emploient en *émulsion* (lait d'amandes), *émulsion gommeuse;* concurremment avec les amandes amères, elles servent à la préparation du *sirop d'amandes* (orgeat). Les amandes amères s'emploient plus rarement en *émulsion;* elles servent à la préparation de l'*essence*. On employait autrefois l'eau d'amandes amères renfermant 1 °/₀₀ d'acide cyanhydrique et l'amygdaline isolée. Le tourteau d'amandes est quelquefois employé comme émollient sous le nom de pâte d'amandes.

PRUNUS PERSICA Benth. et Hook.

(Persica vulgaris Mill., Amygdalus persica L.). *Pêcher.*

PATRIE : Le pêcher est, d'après De Candolle, originaire de Chine; certains auteurs (A. Knight, Darwin) le considèrent comme dérivé de l'amandier. Le pêcher s'est répandu d'abord dans l'Asie occidentale et de là en Europe, vers le commencement de l'ère chrétienne. Il est cultivé aujourd'hui dans toutes les régions chaudes et tempérées et est très répandu en Amérique.

CARACTÈRES : Le pêcher est un arbre bien connu possédant tous les caractères extérieurs de l'amandier; le fruit seul en diffère

---

(1) On peut encore retrouver le nitro-benzol en agitant l'essence suspecte avec la moitié de son poids de potasse caustique; le mélange prend une teinte jaune, si l'essence est pure; rouge passant rapidement au vert, si elle est mélangée d'huile de Mirbane (Bourgoin).

L'industrie prépare également de l'aldéhyde benzoïque artificielle à laquelle l'addition d'un peu d'acide cyanhydrique donne les caractères de l'essence naturelle (*Dict. de Wurtz*, suppl., p. 684).

par son mésocarpe épais, charnu, juteux, acide et sucré, son endocarpe ligneux, dur, profondément sillonné ; l'amande est blanche,
amère, très riche en amygdaline. L'épicarpe, vivement coloré, est
ordinairement duveté, lisse dans les brugnons. Les fleurs, d'un
rose plus ou moins carminé, apparaissent en avril. Les feuilles,
lancéolées, dentées, ont, lorsqu'on les froisse, une odeur d'amandes
amères.

PARTIE USITÉE : Les fleurs fraîches.

Ces fleurs, actuellement peu usitées, possèdent des propriétés
laxatives légères. La Pharmacopée les fait employer exclusivement
sous forme de sirop. Le principe laxatif qui existe dans les fleurs
et dans les feuilles de la plante n'est guère connu.

Les amandes contenues dans les pêches renferment une très
forte proportion d'amygdaline, laquelle, en se dédoublant, peut
occasionner des empoisonnements graves.

PRUNUS DOMESTICA L.

Prunier cultivé.

PATRIE : Le prunier cultivé paraît originaire de l'Asie occidentale; les formes très nombreuses actuellement cultivées dérivent
de cette espèce et d'une espèce voisine, le P. insititia L., qui
existe à l'état spontané dans les mêmes régions et aussi dans les
parties méridionales de l'Europe.

Les pruniers cultivés sont des arbres peu élevés, non épineux,
à feuilles ovales arrondies, à fleurs blanches apparaissant en avril
en même temps que les feuilles, à fruits comestibles, variables
quant à la couleur, la saveur plus ou moins acide, la grosseur et
la forme plus ou moins allongée de l'endocarpe.

PARTIE USITÉE : Le fruit séché provenant de variétés à fruits
bleus, de petite taille et acides (prune de St-Julien, de Damas, etc.).
Pruneaux.

Les pruneaux sont obtenus en desséchant le fruit au four
et à l'air libre alternativement. Récemment préparés, ils sont
d'un noir brunâtre, fortement ridés, possédant un mésocarpe
pulpeux à saveur particulière douce et acide; ils se recouvrent
rapidement d'exsudations saccharines d'un blanc grisâtre. On

trouve fréquemment en Belgique une variété de pruneaux préparés dans les Ardennes, le Luxembourg et en Allemagne et provenant d'une forme spéciale de prunier dont le fruit très allongé est connu sous le nom de *Quetschen.* Ils se reconnaissent facilement à leur forme, à leur noyau également plus allongé, présentant une face presque droite (suture dorsale) et une face courbe (suture ventrale). Leur saveur est plus acide.

La composition des pruneaux est peu connue; ils renferment une assez forte proportion de sucre, d'acide malique et de matières pectiques et albuminoïdes; on n'en a pas isolé de principe purgatif spécial.

FORMES PHARMACEUTIQUES : Les pruneaux s'emploient sous forme de *pulpe,* laquelle entre dans l'*électuaire lénitif.*

PRUNUS LAURO-CERASUS L.

(Cerasus lauro-cerasus Loisl.). *Laurier-cerise.*

PATRIE : Arbuste originaire de l'Asie occidentale, du Caucase, cultivé fréquemment en Belgique comme plante d'ornement; dans notre climat, il mûrit rarement ses fruits et gèle assez fréquemment.

CARACTÈRES : Arbuste de 4 à 5 mètres; feuilles brièvement pétiolées, persistantes, alternes, ovales, oblongues, simples, légèrement dentées sur les bords, épaisses, rigides, luisantes à la face supérieure, mates et d'un vert plus pâle à la face inférieure : leur longueur varie de $0^m,10$ à $0^m,15$; leur largeur de $0^m,04$ à $0^m,05$; la nervure médiane porte à la partie inférieure et à l'aisselle des nervures secondaires, quelques glandes déprimées. Fleurs blanches, en grappes simples, à odeur prononcée d'amandes amères; fruits : drupes d'un rouge violet foncé, à saveur amère, à mésocarpe charnu peu épais; l'endocarpe dur, aigu aux deux extrémités, renferme une graine unique. La plante fleurit en mai-juin.

PARTIE USITÉE : Les feuilles fraîches, **Folia lauro-cerasi** Ph. B.

CARACTÈRES : Ces feuilles possèdent, lorsqu'on les froisse, une odeur forte d'amandes amères, sensible surtout si la récolte a lieu pendant les mois les plus chauds de l'été; leur saveur est amère, puis aromatique.

Les feuilles de laurier-cerise ne présentent pas de caractères particuliers au point de vue anatomique. Sous l'épiderme supérieur, lisse, formé de cellules irrégulièrement quadrangulaires, se trouvent des cellules en palissade sur deux ou trois rangs, puis un parenchyme lâche, assez épais, formé de cellules arrondies peu cohérentes, enfin l'épiderme inférieur portant des stomates. Les cellules du parenchyme renferment des cristaux d'oxalate calcique en étoiles, ou plus rarement en octaèdres isolés.

Les feuilles de laurier-cerise recueillies en été et séchées avec soin, présentent, lorsqu'on les divise et qu'on les mouille, l'odeur caractéristique des feuilles fraîches. La dessiccation faite dans ces conditions ne semble pas altérer leurs principes actifs.

Composition : Les feuilles de laurier-cerise renferment un corps amorphe, le *lauro-cérasine* (Lehmann, 1874). Ce corps est considéré comme un amygdalate d'amygdaline. Il jouit des propriétés de l'amygdaline et se dédouble comme elle en acide cyanhydrique, essence d'amandes amères et glucose. Ce dédoublement a lieu, lorsqu'on froisse ou qu'on divise les feuilles, sous l'influence d'un ferment soluble, probablement l'émulsine, contenue dans des cellules différentes du tissu de la feuille.

Les feuilles de laurier-cerise renferment en outre du tannin, de la chlorophylle et de l'oxalate calcique.

Formes pharmaceutiques : Les feuilles servent exclusivement à la préparation de l'*eau distillée de laurier-cerise*, laquelle doit renfermer $^1/_2$ °/₀₀ d'acide cyanhydrique anhydre. L'*essence de laurier-cerise* indiquée par la Pharmacopée Belge est absolument identique à l'essence d'amandes amères, laquelle peut lui être substituée.

SPIRÆA ULMARIA L.

(Ulmaria palustris Moench, Spiræa ulmarioides Bory). *Reine des prés, Ulmaire.*

Patrie : Plante indigène, commune dans les prairies, les bois humides, aux bords des eaux, répandue dans les régions tempérées de l'Europe.

CARACTÈRES : Plante vivace, à tiges herbacées annuelles de 1 mètre environ de hauteur, feuilles pinnatiséquées, à segment terminal très grand, 3-5-lobé, les segments latéraux inégaux, au nombre de 5-9 paires; les folioles sont dentées, glabres, d'un vert foncé au-dessus, blanches en dessous; fleurs odorantes nombreuses, petites, blanches, en grappes réunies en cymes; calice à 5 sépales, persistants, réfléchis; corolle à 5 pétales caducs, étamines libres, nombreuses; style simple, à stigmate dilaté; fruits secs à maturité, glabres, tordus en spirale et déhiscents par la suture ventrale. Les racines sont fibreuses, non renflées en tubercules.

PARTIE USITÉE : Les fleurs, **Flores spireæ ulmariæ** Ph. B.

Ces fleurs se trouvent dans le commerce, munies de leurs pédoncules; séchées avec soin, elles ont une couleur d'un blanc jaunâtre et sont très odorantes. Leur saveur est astringente et aromatique.

COMPOSITION : Ces fleurs renferment une essence complexe, formée d'une partie oxygénée, l'*hydrure de salicyle* (aldéhyde salicylique, acide salicyleux), d'un hydrocarbure et d'un stéaroptène cristallin voisin du camphre. L'hydrure de salicyle peut être produit artificiellement en oxydant la *salicine* par le bichromate potassique et l'acide sulfurique. Cette réaction a été indiquée pour caractériser la salicine. Par oxydation, l'acide salicyleux se transforme à son tour en acide salicylique.

Ces fleurs renferment du tannin, abondant dans toutes les parties de la plante et spécialement dans les racines.

FORMES PHARMACEUTIQUES : Les fleurs de reine des prés s'emploient exclusivement en infusion comme diurétique.

RUBUS IDÆUS L.

(Rubus frambaesianus Lamk.). *Framboisier.*

PATRIE: Arbuste indigène, assez commun dans nos bois, répandu dans les parties tempérées de l'Europe et de l'Asie. Fréquemment cultivé dans les jardins pour ses fruits comestibles, le framboisier a produit un certain nombre de variétés différant surtout par le volume et la couleur du fruit.

Caractères : Arbuste à souches vivaces; tiges bisannuelles, munies d'aiguillons, ligneuses, dressées, de 1 à 2 mètres de hauteur; feuilles alternes, pennatiséquées, à 3 ou 5 folioles, vertes au-dessus, blanches et cotonneuses à la face inférieure; fleurs en panicules axillaires, blanches, à calice persistant, réfléchi après l'anthèse; fruit constitué par des drupes d'un rouge pâle, charnus, nombreux, légèrement velus, libres entre eux, mais réunis sur un réceptacle conique très développé, blanc, spongieux. A la maturité, les drupes se séparent ensemble du réceptacle pour former une sorte de fruit composé portant à sa base une cavité conique correspondant au réceptacle. Les graines sont petites, ovoïdes, exalbuminées.

Partie usitée : Le fruit frais, **Fructus rubi idæi** Ph. B. Framboise.

Les framboises mûres ont une odeur particulière, parfumée, une saveur spéciale, acide et sucrée. Elles se reconnaissent facilement au duvet très fin qui les recouvre, et à leur couleur rose carminée. Ces caractères les distinguent nettement des fruits de ronce (Rubus fruticosus L.), qui ont la même organisation générale avec une couleur d'un rouge noirâtre et qui sont glabres.

Composition : Les framboises renferment une très petite quantité d'une essence particulière, de l'acide citrique, de l'acide malique, du glucose, une matière colorante rouge et de la pectine.

L'essence de framboises artificielle du commerce est un mélange d'éther nitrique, d'acétate, de formiate, de butyrate, de benzoate, d'ænanthylate, de sébate, de salicylate d'éthyle, de butyrate d'amyle, d'aldéhyde, de solutions alcooliques saturées à froid, d'acide tartrique et succinique et de glycérine.

La *pectine* est un dérivé de la *pectose*, matière voisine de la cellulose, qui existe seulement dans les fruits verts. La pectine, sous l'influence de la *pectase*, ferment soluble, qui existe également ment dans les fruits mûrs, se transforme en *acide pectosique*, puis en *acide pectique*; ce dernier, insoluble dans l'eau froide, détermine la prise en gelée des sucs de framboises, de groseilles, etc.

L'addition du suc de cerises aigres facilite la séparation de l'acide pectique ainsi formé, et permet, après filtration, d'obtenir facilement un liquide qui reste limpide. C'est la raison pour laquelle la Pharmacopée fait ajouter le suc de cerises aigres aux sucs de fruits destinés à la préparation des sirops.

FORMES PHARMACEUTIQUES : Les framboises s'emploient en pharmacie sous forme de *sirop*. On prescrit rarement le vinaigre framboisé.

GEUM URBANUM L.

(Geum caryophyllatum Pers., Caryophyllata officinalis Mœnch., C. urbana Scop.). *Benoîte.*

PATRIE : Plante indigène, commune, répandue dans les régions tempérées de l'Europe et de l'Asie.

CARACTÈRES : Plante vivace, herbacée, à tiges de 0^m,50 de hauteur; feuilles radicales pennatiséquées, à 5 paires de folioles, rudes au toucher, inégalement dentées; fleurs jaunes, dressées; calice à 5 divisions, muni d'un calicule également à 5 divisions; carpelles monospermes, secs, velus, surmontés des styles persistants et accrus. La plante fleurit en Belgique en mai-juin.

PARTIE USITÉE : Le rhizome, **Rhizoma caryophyllatæ** Ph. B. Rhizome de benoîte.

CARACTÈRES : Rhizome de 0^m,002 à 0^m,003 d'épaisseur sur 0^m,03 à 0^m,04 de longueur, recourbé, marqué d'impressions circulaires au niveau desquelles se montrent des restes d'écailles membraneuses; le sommet porte la base des tiges et des feuilles radicales. Le rhizome est d'un brun foncé, plus pâle et rosé à l'intérieur; il porte surtout vers le sommet de nombreuses racines grêles, formant une touffe de 0^m,03 à 0^m,05 de longueur. La saveur est légèrement amère et très astringente, l'odeur faiblement aromatique rappelant celle des clous de girofle.

L'examen microscopique ne montre aucun caractère spécial, à part la présence dans les cellules de la moelle de grains de fécule, et dans les tissus parenchymateux, de quelques rosaces d'oxalate calcique.

COMPOSITION : Le rhizome de benoîte renferme une petite quantité d'essence, environ 30 % de tannin, un principe amer, des matières résineuses.

FORMES PHARMACEUTIQUES : Peu usité, le rhizome de benoîte ne sert de base à aucune préparation officinale. On ne l'emploie guère qu'en infusion.

FRAGARIA VESCA L.

(Potentilla vesca Scop., Fragaria vulgaris Ehrh.) *Fraisier des bois.*

PATRIE : Plante indigène, commune dans les bois, sur les talus, répandue dans toute l'Europe, l'Afrique septentrionale, la Sibérie, l'Amérique septentrionale et australe. Cette espèce, ainsi que d'autres formes exotiques (Fragaria chiloensis Duch., F. virginiana Ehrahrt), a produit un très grand nombre de variétés cultivées dans nos jardins pour leurs fruits comestibles. La partie succulente de la fraise est le réceptacle accru, devenu charnu et juteux et à la surface duquel se trouvent les carpelles secs et isolés.

CARACTÈRES : Le Fragaria vesca est une plante vivace, herbacée, à feuilles radicales trifoliées, à folioles sessiles, émettant des stolons aériens grêles, filiformes, radicants; fleurs blanches, calice à 5 divisions munies d'un calicule à 5 divisions; fruits composés de carpelles secs, monospermes, espacés à la surface d'un réceptacle conique ovoïde, charnu, succulent, caduc à la maturité.

PARTIE USITÉE : Le rhizome, **Rhizoma Fragariæ** Ph. B.

CARACTÈRES : Rhizome contourné, grêle, de 0^m,06 à 0^m,15 de longueur, sur 0^m,005 à 0^m,01 de diamètre, recouvert d'écailles membraneuses et portant au sommet un bourgeon entouré d'écailles pubescentes; il est d'un brun rougeâtre extérieurement, d'un jaune brunâtre pâle à l'intérieur, la cassure est fibreuse, l'odeur nulle, la saveur astringente.

COMPOSITION : Ce rhizome renferme du tannin et une matière colorante rouge.

FORMES PHARMACEUTIQUES : Le rhizome de fraisier, aujourd'hui très rarement usité, s'emploie en poudre et en infusion.

POTENTILLA TORMENTILLA Sibth.

(Tormentilla erecta L., T. officinalis Curt., T. tuberosa Renault,
Potentilla sylvestris Neck.) *Tormentille.*

PATRIE : Plante indigène, commune dans les bois, les bruyères,
les prairies fraîches. Répandue dans toute l'Europe.

CARACTÈRES : Plante vivace, herbacée; tiges courtes, étalées ou
dressées, rarement couchées, jamais radicantes; feuilles palmatiséquées, les caulinaires sessiles ou subsessiles, plus ou moins
pubescentes au-dessous, mais non argentées; fleurs tétramères,
calice à 4 sépales portant un calicule à 4 bractées, pétales jaunes,
au nombre de 4; fruit formé de carpelles légèrement rugueux
ou presque lisses à la maturité.

PARTIE USITÉE : Le rhizome, **Rhizoma tormentillæ** Ph. B.

CARACTÈRES : Rhizome épais de $0^m,01$ à $0^m,03$ sur $0^m,06$ de
longueur environ, conique, oblong, à surface chagrinée, marquée
de fossettes nombreuses. Couleur d'un brun rougeâtre, odeur
nulle, saveur très astringente. Ce rhizome est très dur, formé
d'un bois fibreux, constituant un sclérenchyme très résistant,
entourant une moelle assez épaisse, amylacée.

COMPOSITION : Le rhizome de tormentille renferme environ 25 °/₀
de tannin, une matière rouge insoluble, dérivée du tannin (rouge
de tormentille), de l'acide quinovique, de l'acide ellagique et de
l'amidon.

FORMES PHARMACEUTIQUES : Ce rhizome, rarement employé en
poudre et en infusion, ne sert de base à aucune préparation
officinale.

BRAYERA ANTHELMINTICA Kunth.

(Hagenia abyssinica Lamk., Bankesia Abyssinica Bruce.).
Kousso, Cousso, Kusso.

PATRIE : Cette espèce est exclusivement localisée dans les parties
élevées de l'Abyssinie.

C'est un arbre élégant, de 6 à 8 mètres de hauteur, à feuilles
imparipennées, réunies surtout vers le sommet des rameaux;

ceux-ci sont poilus, dans leurs parties jeunes, marqués de cicatrices annulaires provenant de la chute des feuilles inférieures.
Les fleurs forment des grappes volumineuses insérées à l'aisselle
des feuilles supérieures; elles sont polygames, unisexuées dans
chaque inflorescence.

Partie usitée : Les fleurs, **Cousso Ph. B.**

Caractères : Le cousso arrive sous forme de paquets cylindriques, formés de deux ou plusieurs inflorescences serrées au
moyen d'une écorce ou d'une liane flexible. Ces inflorescences
forment des grappes très ramifiées, insérées à la base d'une feuille
qui les accompagne souvent; cette feuille est imparipennée, à
folioles dentées, à pétiole engaînant, portant de chaque côté des
stipules foliacées. Sur les ramifications nombreuses et contournées
de cette inflorescence sont insérées les fleurs.

Ces fleurs sont portées sur un pédicelle grêle, poilu comme
tous les axes de l'inflorescence; immédiatement sous le calice sont
fixées 2-3 bractées arrondies. Le calice est turbiné, poilu, surmonté de 4-5 (plus fréquemment 4) bractées pétaloïdes, membraneuses, réticulées par des nervures nombreuses, anastomosées,
colorées en vert brunâtre pâle ou en rose brunâtre. La gorge du
calice est étranglée par une collerette mince, au-dessus de laquelle
s'épanouissent les sépales et les pétales; ce périanthe est peu
visible dans les fleurs du commerce; la corolle manque souvent.
A la base du périanthe sont insérées les étamines, à filets courts,
à anthères stériles dans les fleurs femelles, plus allongées et fertiles dans les fleurs mâles. Dans la cavité circonscrite par le calice,
cavité relativement large dans les fleurs femelles, se trouvent
insérés deux ovaires formés de carpelles libres, surmontés d'un
style grêle, à stigmate dilaté; l'un de ces carpelles avorte, l'autre,
dans la fleur femelle, se développe et renferme une graine unique.
Lorsque, ce qui arrive souvent, la fleur est recueillie après l'anthèse, on peut observer ce développement du gynécée.

Les fleurs de kousso du commerce sont presque toujours des
inflorescences femelles, tantôt recueillies après l'anthèse, tantôt
à peine développées. Les bractées sont verdâtres ou rougeâtres,
mais, dans les échantillons que nous avons pu étudier, nous
n'avons pas remarqué que cette différence de teinte indiquât le

sexe de la fleur. Le kousso rouge a les fleurs plus petites, moins développées que le kousso vert, mais tous deux sont surtout composés d'inflorescences femelles. La Pharmacopée Hollándaise (1889) exige l'emploi exclusif de ces fleurs femelles, lesquelles sont du reste plus estimées en Abyssinie.

Le kousso a une odeur faible à froid, devenant surtout sensible à chaud, une saveur d'abord peu marquée, puis très désagréable, amère. On doit pour l'usage isoler les fleurs et rejeter les pédicelles les plus volumineux.

Composition : Les fleurs de kousso renferment un principe particulier, la *koussine* ou *kosine* (Pavesi, 1858; Bedall, 1859), corps neutre, cristallin, insoluble dans l'eau, probablement inerte à l'état de pureté. Elles contiennent en outre du tannin, 24 °/₀, une résine âcre et amère, 6,25 °/₀, une autre résine insipide et des traces d'essence. Aucun de ces principes n'explique les propriétés téniafuges de ce médicament et son action énergique, dangereuse lorsqu'on l'emploie à dose élevée. On a attribué son activité à un effet mécanique analogue à celui que produisent les pois à gratter.

Formes pharmaceutiques : Le kousso grossièrement pulvérisé s'emploie en infusion, suivant la méthode abyssinienne, en faisant avaler le marc au malade en même temps que le liquide. On l'a préconisé également en électuaire divisé dans du miel. On le prescrit à la dose maxima de 20 grammes. Le kousso doit être renouvelé fréquemment.

ROSA GALLICA L.

(Rosa incarnata Mill., R. Provincialis Mill.). *Rose rouge, Rose de Provins.*

Patrie : La rose de Provins paraît originaire d'Orient; on l'a rencontrée à l'état sauvage dans différentes régions de l'Europe centrale et méridionale, mais comme il s'agit d'une espèce très anciennement cultivée, très répandue et très variable, les plantes européennes sont probablement subspontanées.

Le Rosa gallica aurait été importé en France par Thibault, comte de Champagne, après les croisades, au XIII° siècle; de là l'origine des cultures importantes de cette plante qui existaient autrefois dans les environs de Provins en Champagne. Les roses provenant de cette localité étaient particulièrement estimées; aujourd'hui on les recueille dans les environs de Paris, en Angleterre, en Allemagne, en Hollande.

Le Rosa gallica est considéré aujourd'hui, d'après les travaux de M. Crépin, comme étant la souche d'une variété de culture, également officinale, le Rosa centifolia, et par croisement avec l'églantier (Rosa canina), du Rosa Damascena, lequel sert à la fabrication de l'essence de roses en Bulgarie.

CARACTÈRES : Le rosier de Provins est un arbuste assez vigoureux, à tiges nombreuses, dressées, partant d'un rhizome ligneux, rampant. Les fleurs sont d'un rouge vif, à pétales en nombre variable suivant la culture, au nombre de 5 dans la forme sauvage; ces pétales obovés, d'un rouge pourpre intense, veloutés à la face supérieure, sont portés sur un onglet court, d'un blanc jaunâtre; les étamines sont nombreuses, d'un jaune d'or.

PARTIE USITÉE : Les pétales secs, recueillis avant l'épanouissement, **Flores rosæ rubræ** Ph. B.

CARACTÈRES : Ces pétales, séchés à l'ombre, se présentent soit isolés, soit plus souvent réunis en cônes; on doit en enlever les étamines et les onglets. Desséchés, ils possèdent une couleur pourpre foncée, une odeur assez forte particulière, une saveur astringente, légèrement amère.

COMPOSITION : Les roses rouges renferment un tannin particulier: le *quercitrin* (isolé d'abord de l'écorce du quercitron (Quercus tinctoria L.), une petite proportion d'essence, une matière grasse solide, du mucilage, du sucre et une matière colorante particulière. Cette substance est soluble dans l'eau, insoluble dans l'éther; elle vire au rouge très brillant par les acides et au vert intense par les alcalis.

FORMES PHARMACEUTIQUES : Les roses rouges s'emploient sous forme de *mellite* (miel rosat), de *sirop*, de *conserve*. Le sirop entre dans le diascordium et la poudre dans les pilules mercurielles. On prescrit fréquemment l'infusion.

ROSA CENTIFOLIA L.

(Rosa Hollandica Pers.). *Rose à cent feuilles, Rose de Hollande.*

PATRIE : Variété de culture issue de l'espèce précédente, cette forme est fréquemment cultivée dans les jardins sous le nom de rose de Hollande, rose à cent feuilles. Elle a produit un très grand nombre de sous-variétés plus ou moins fixées. C'est une des formes de rosiers les plus anciennement cultivées; aujourd'hui on lui préfère généralement les hybrides remontants qui ont sur la rose de Hollande l'avantage de fleurir plusieurs fois.

CARACTÈRES : La rose à cent feuilles se distingue de l'espèce précédente par ses fleurs très doubles, à pétales nombreux, minces, veinés, d'un rose pâle, présentant une odeur très agréable. Elle fleurit en juin.

PARTIE USITÉE : Les pétales recueillis avant l'épanouissement complet, **Flores rosæ pallidæ** Ph. B.

On les emploie surtout à l'état frais, parfois conservés au moyen du sel. Par la dessiccation, ces pétales perdent leur couleur et deviennent jaunâtres; leur odeur se perd également en grande partie.

COMPOSITION : Les pétales de roses pâles sont moins astringents que ceux du Rosa gallica; à l'état frais, ils renferment plus d'essence. Aucun principe déterminé n'explique les propriétés laxatives qu'on leur attribue.

FORMES PHARMACEUTIQUES : Les roses pâles fraîches servent à la préparation de *l'eau de rose;* les pétales secs entrent dans le *sirop de salsepareille composé.*

ROSA DAMASCENA Miller.

(Rosa Belgica Mill., R. bifera Pers., R. calendarum Mœnch.).
Rose de Damas, de Puteaux, des Quatre-Saisons.

PATRIE : Cette forme est considérée comme un hybride produit par le Rosa gallica et l'églantier, Rosa canina L. Cet hybride est d'origine très ancienne et paraît originaire de Syrie; il est peu cultivé dans les jardins d'Europe, mais fait l'objet de cultures très importantes en Bulgarie, où se produit la presque totalité de l'essence de roses actuelle. (Dr R. Blondel, *Les produits odorants des rosiers*, Paris, 1889.)

La culture des roses se fait aujourd'hui surtout sur le versant méridional des Balkans, dans l'ancienne Roumélie orientale, aujourd'hui réunie à la Bulgarie, dans les environs de Karlova et de Kezanlik.

La forme employée est presque exclusivement le Rosa Damascena; on n'emploie qu'exceptionnellement les fleurs blanches du Rosa alba L., autre hybride du R. gallica + R. canina, à odeur peu agréable et fournissant uue essence de qualité inférieure.

Partie usitée : L'essence, **Essentia rosæ** Ph. B. Essence de roses.

Fabrication (1) : La distillation des roses se fait aujourd'hui presque exclusivement en Bulgarie. Il n'existe pas de distillerie organisée en grand; chaque paysan distille sa récolte, laquelle lui est ensuite achetée par les marchands qui parcourent le pays.

L'opération se fait dans un appareil très simple, formé d'un fourneau de pierre, d'un alambic de cuivre d'une contenance de 110 litres et d'un réfrigérant rectiligne, traversant obliquement une cuve de bois remplie d'eau constamment renouvelée.

Les fleurs, munies de leur calice et cueillies au commencement de l'épanouissement, sont introduites dans l'appareil à raison de 10 kilogrammes pour 75 litres d'eau; on recueille 10 litres d'eau et on recommence l'opération avec de nouvelles fleurs. L'eau de rose obtenue est soumise à une nouvelle distillation, de façon à ne recueillir que 5 litres sur 40; l'eau restante est de nouveau distillée avec des fleurs. Les 5 litres d'eau de rose ainsi obtenus sont abandonnés au refroidissement dans des ballons à long col; l'essence se réunit à la surface et est enlevée au moyen d'un petit entonnoir.

Le rendement est en moyenne de 1 kilogramme d'essence pour 3,000 kilogrammes de fleurs; ces 3,000 kilogrammes de fleurs

---

(1) Les renseignements relatifs à cette fabrication sont, en grande partie, empruntés au travail de M. Blondel, cité plus haut.

représentent la production annuelle moyenne d'un hectare de terre. La production annuelle a été en 1888 de 2,600 et en 1889 de 3,000 kilogrammes d'essence. L'essence de roses arrive aujourd'hui dans des espèces de gourdes plates en étain, entourées de laine blanche et contenant de 400 grammes à 1 kilogramme d'essence.

On produit encore de l'essence de roses en petite quantité dans le midi de la France, au moyen des fleurs du Rosa centifolia, en Allemagne (Schimmel) et même en Angleterre.

CARACTÈRES : L'essence de roses est une substance de consistance variable suivant la température, de couleur jaune, possédant une odeur très forte, devenant suave lorsqu'elle est diluée; sa densité varie de 0,87 à 0,89 (Baur) — 0,954 (Ph. B.). Elle se solidifie entre 16° et 18° (essence de Bulgarie, Hanbury). Le point de solidification dépend au reste de la quantité de stéaroptène que renferme l'essence et cette proportion varie suivant le climat sous lequel la plante est cultivée, l'essence recueillie dans les régions froides étant beaucoup plus riche en principes solides.

COMPOSITION : L'essence de roses est formée d'une partie solide, cristalline, incolore, soluble dans le chloroforme, insoluble dans l'alcool et d'une partie liquide soluble dans l'alcool; cette partie liquide, oxygénée, est seule odorante; le stéaroptène suffisamment lavé à l'alcool est inodore, c'est un hydrocarbure voisin des paraffines. La proportion du stéaroptène est variable, de 7 à 18 % (essence de Bulgarie) jusqu'à 68 % (essence récoltée en Angleterre). Les essences riches en stéaroptène sont peu odorantes, mais leur point de congélation étant très élevé, elles peuvent plus facilement être falsifiées et sont pour cette raison payées assez cher.

FALSIFICATIONS : L'essence de roses, à cause de son prix élevé (800 à 1,200 francs le kilogramme) a toujours été falsifiée et il est difficile d'en trouver qui soit pure. La fraude la plus ordinaire consiste dans l'addition d'essences provenant de graminées odorantes de l'Inde (*Andropogon*) et connues dans le commerce sous le nom d'essence de géranium. Cette addition a pour conséquence l'abaissement du point de congélation de l'essence; aussi complète-t-on souvent la fraude en ajoutant au mélange du blanc de baleine ou de la paraffine. Ces corps restent solides, sous forme d'un dépôt opaque lorsqu'on chauffe lentement l'essence entre les mains; l'addition d'essence de géranium modifie un peu l'odeur de l'essence et peut être reconnue par comparaison avec un produit pur. Il n'existe pas jusqu'ici de procédé plus pratique pour reconnaître les falsifications de l'essence de roses.

FORMES PHARMACEUTIQUES : L'essence de roses est peu usitée en pharmacie; elle sert à aromatiser certaines pommades (*cérat labial, cold cream, onguent rosat*).

PYRUS CYDONIA L.

(Cydonia vulgaris Pers., C. Europæa Savi, Sorbus cydonia Crantz).
Cognassier.

PATRIE : Le cognassier est originaire de la Perse septentrionale, du Caucase, de l'Anatolie, introduit dans l'Europe orientale depuis les temps les plus reculés, cultivé aujourd'hui dans toutes les régions tempérées de l'Europe.

CARACTÈRES : Arbre de petite taille, très rameux; feuilles d'un vert pâle, entières, cotonneuses à la face inférieure; fleurs assez grandes, d'un blanc rosé, solitaires, à l'aisselle de bractées ovales; réceptacle concave, duveté; sépales 5; pétales 5, réguliers; étamines nombreuses (15-20); ovaire formé de 5 carpelles, portant dans l'angle interne des ovules disposés sur deux rangées. Fruit pyriforme, couronné au sommet par les dents foliacées, inégales du calice, épicarpe jaune à maturité, duveté, mésocarpe épais, charnu, endocarpe parcheminé, mince, renfermant les graines ordinairement réunies par le mucilage épispermique. Le fruit a le volume d'une poire; il possède à maturité une odeur forte spéciale, une saveur acide, acerbe, peu agréable.

PARTIE USITÉE : 1° Le fruit, **Fructus cydoniæ** Ph. B., coing; 2° la graine, **Semen cydoniæ** Ph. B.

1° *Fruit.* Fruit présentant l'aspect d'une poire, mais coloré en jaune, recouvert d'un duvet cotonneux et très odorant. Le tissu parenchymateux du mésocarpe renferme de nombreux groupes de cellules pierreuses.

Ce fruit renferme du tannin, du sucre, de l'acide malique, une faible proportion d'essence. Divisée et exposée à l'air, la pulpe du coing prend une teinte brunâtre, et par la cuisson, une coloration rougeâtre.

FORMES PHARMACEUTIQUES : Les coings s'emploient exclusivement sous forme de *sirop*. On choisit les fruits presque mûrs et on en fait un suc qui, éclairci par la fermentation, sert à la préparation du sirop.

2° *Les graines*. CARACTÈRES : Graines ovoïdes, fortement déprimées, de 0^m,004 à 0^m,005 de longueur, presque toujours imbriquées les unes sur les autres et réunies entre elles par le mucilage desséché qui les entoure. Les graines entières sont inodores et possèdent une saveur mucilagineuse; brisées, elles possèdent la saveur et l'odeur affaiblies des amandes amères.

CARACTÈRES MICROSCOPIQUES : Sur une coupe transversale, la graine du coing présente les caractères suivants : 1° une couche externe, hyaline, se développant rapidement dans la glycérine diluée en cellules très allongées radialement, se rompant ensuite au sommet en mettant en liberté une grande quantité d'un mucilage épais, ondulé. Ces cellules prennent par le chlorure de zinc iodé, ou par l'acide sulfurique et l'iode, une coloration violette; 2° une couche épaisse de cellules allongées tangentiellement, à contenu brunâtre, virant au noir par les sels de fer, à parois épaisses; 3° une couche parenchymateuse, limitée à l'extérieur et à l'intérieur par une large cuticule transparente; ce parenchyme renferme dans ses cellules à parois minces des granulations d'aleurone et des gouttes d'huile. Le tissu des cotylédons est formé de cellules petites, arrondies, renfermant les mêmes éléments.

Cette structure rappelle celle des amandes, les cellules mucilagineuses épispermiques remplaçant les poils incrustés des amandes. L'endosperme parenchymateux nous paraît ici également représenter un albumen.

COMPOSITION : La seule partie utile de ces graines est le mucilage dont elles fournissent environ 20 °/₀. Ce mucilage est un dérivé de la cellulose, les graines non mûres ne renfermant pas d'amidon dans leurs cellules. Il diffère du mucilage de lin par la coloration violetté que lui donne le chlorure de zinc iodé. Ce mucilage diffère également de la cellulose pure par son insolubilité dans l'oxyde de cuivre ammoniacal.

FORMES PHARMACEUTIQUES : Les graines de coing s'emploient exclusivement sous forme de *mucilage* obtenu à froid des graines entières (1 et 5 °/₀).

Espèces non officinales en Belgique.

Prunus spinosa L. *Prunellier, Acacia nostras.* Arbrisseau indigène, commun dans les baies. Les fruits très petits et extrêmement acerbes de cette espèce étaient employés autrefois pour la préparation d'un suc épaissi que l'on substituait sous le nom de *suc d'acacia nostras* au suc d'acacia vrai, fait en Égypte avec les gousses de l'Acacia arabica.

Prunus cerasus L. (Cerasus vulgaris Mill.). *Cerisier, Griottier.* Arbre originaire de l'Asie occidentale (de la mer Caspienne à l'Asie occidentale); présente un grand nombre de variétés cultivées fournissant surtout les cerises fondantes, à fruits aigres (cerises portugaises, griottes, etc.). Ces fruits sont ajoutés dans la préparation des sirops de groseilles et de framboises pour faciliter la fermentation pectique.

Prunus avium L. (P. bigarrella Hort., P. nigra Mill., Cerasus avium Moench). *Merisier, Bigarreautier.* Espèce très anciennement naturalisée en Europe, spontanée en Belgique; on la considère comme l'origine des variétés cultivées, à fruits charnus, souvent très colorés et de saveur sucrée (cerises noires, bigarreaux). Les cerises noires sont indiquées par la Pharmacopée pour relever la couleur du sirop de groseilles.

Prunus serotina Ehrhart (P. virginiana Mill., Cerasus serotina DC.). Arbre originaire du Canada et des États-Unis.

PARTIE USITÉE : L'écorce. Cette écorce, rarement prescrite en Europe, renferme de l'amygdaline ou un corps analogue et possède une saveur d'abord amère, puis analogue à celle des amandes amères. Elle est rapidement altérée; on la prescrit sous forme d'infusion, de sirop et d'extrait fluide.

Gillenia trifoliata Moench. et **G. stipulacea** Nutt. Ces deux espèces sont des plantes herbacées, originaires des États-Unis.

PARTIE USITÉE : Le rhizome, *American ipecacuanha.*
Ces rhizomes sont ligneux, grêles, portant une zone corticale assez épaisse, noueuse, ondulée, irrégulièrement annelée, surtout dans le rhizome du G. stipulacea. Les racines sont grêles, fibreuses L'odeur est nulle, la saveur amère.

Le principe actif est un corps neutre, amer, soluble dans l'eau, la *gillénine* (Stanhope). Ces rhizomes, actuellement importés en Europe, sont employés comme émétique aux États-Unis sous forme d'extrait et de poudre, à la dose de 1 à 2 grammes (Maisch).

Quillaja saponaria Mol. Arbre originaire du Pérou et du Chili.

Partie usitée : L'écorce, **Écorce de Panama.** Cette écorce arrive en grandes plaques, dépourvues du périderme, épaisses d'environ 0ᵐ,005, d'un blanc jaunâtre, présentant parfois des restes de la partie externe rougeâtre; la cassure est fibreuse Le bois de Panama est inodore, mais lorsqu'il est divisé provoque de violents éternuements; la saveur est âcre et désagréable. L'infusion aqueuse mousse fortement par l'agitation.

Composition : L'écorce de Panama renferme : 1° de la *saponine* pure ; 2° la *lactosine*, hydrate de carbone, retirée par A. Meyer d'autres espèces de Rosacées; 3° l'*acide quillaïque* et 4° la *sapotoxine* (R. Kobert, Ph. Post, 1885). Ces deux dernier corps, d'après les recherches de Kobert, sont extrêmement toxiques et représentent les principes actifs de l'écorce.

Formes pharmaceutiques : La teinture d'écorce de Panama est rarement employée pour émulsionner les résines ou les goudrons (émulsions de goudron, de tolu, etc, de Lebœuf). R. Kobert a proposé cette écorce comme succédané du Polygala senega, en décoction 5 pour 200. L'écorce de Panama est fréquemment employée pour remplacer le savon dans le lavage des laines.

Rubus fruticosus L. *Ronce, Mûrier des haies.* Plante vivace, indigène, très commune, à tiges flexibles, sarmenteuses, anguleuses, munies d'aiguillons recourbés nombreux; feuilles pennatiséquées, d'un vert sombre, à 5-7 folioles dentées, la nervure médiane épineuse à la face inférieure; fleurs en panicules terminaux dressées, mêlées de bractées ou de feuilles modifiées, trifoliées; pétales d'un blanc rosé, étamines nombreuses; fruit noir à maturité, présentant l'organisation de la framboise, mais complètement glabre et luisant.

Partie usitée : Les feuilles. Les feuilles de ronce s'emploient assez fréquemment en infusion comme astringent, à cause de la proportion assez forte de tannin qu'elles renferment.

Les fruits, acidulés, servent à la préparation d'un sirop très rarement employé.

Agrimonia eupatoria L. *Aigremoine.* Plante vivace, herbacée, commune en Belgique, dans les bois montueux, sur les bords des chemins. Feuilles pennatiséquées; fleurs petites, jaunes, en grappes terminales.

Partie usitée : Les feuilles. Ces feuilles ont les folioles molles, velues, dentées en scie.

On les emploie rarement, en infusion, comme astringent léger.

Rosa canina L. *Églantier*, *Rose de chien*. Arbrisseau indigène, sarmenteux, vivace, très commun sur les coteaux arides, dans les bois, les haies. Tiges flexibles, munies d'aiguillons recourbés, longues de 5 à 5 mètres; feuilles à 5 ou 7 folioles, ovales, allongées, dentées, inodores lorsqu'on les froisse; fleurs peu odorantes, d'un rose pâle, ou plus rarement blanches, à étamines jaunes, nombreuses; fruit ovoïde allongé, d'un rouge vif, luisant, renfermant sous un mésocarpe peu épais, charnu, des carpelles libres, entourés de poils soyeux.

Partie usitée : **Le fruit, Cynorrhodon.** La partie charnue de ce fruit est rarement employée en conserve sous le nom de conserve de cynorrhodon. Il faut la débarrasser soigneusement des poils internes qui sont irritants.

La racine de cette plante était employée dans l'antiquité et est usitée parfois encore aujourd'hui dans les campagnes comme remède contre la rage. Elle est dépourvue de toute activité.

Un insecte de l'ordre des Hyménoptères, le Cynips rosæ, produit sur les jeunes branches de l'églantier des galles chevelues, multiples, irrégulières, pluriloculaires, employées autrefois comme astringent sous le nom de *bédéguar*.

Pyrus malus L. *Pommier*. Arbre originaire de l'Europe et de l'Asie occidentale. Rare en Belgique à l'état spontané, mais très fréquemment cultivé et ayant fourni un très grand nombre de variétés.

Le suc de pommes aigres, riche en acide malique, combiné au fer, forme un malate impur désigné sous le nom *d'extrait de fer pommé* et prescrit parfois en teinture, *teinture de fer pommé* (Ph. Germ.).

Le suc de différentes variétés de pommes, soumis à la fermentation, forme une boisson très usitée dans le nord-ouest de la France sous le nom de cidre. Ce suc, après avoir subi la fermentation acétique, donne le vinaigre de pommes, fréquemment employé en Belgique.

FAMILLE DES SAXIFRAGÉES.

Les Saxifragées sont des plantes ligneuses ou herbacées, de port très variable, appartenant surtout à la flore des régions tempérées et froides du globe. Les espèces officinales sont originaires de l'Europe ou de l'Amérique du Nord.

Les Saxifragées, considérées comme plantes officinales, sont peu importantes et peu actives. Les plantes de la tribu des Saxifragées proprement dites sont astringentes et renferment surtout du tannin, localisé dans la racine (Heuchera). Les Hydrangées renferment une résine et sont considérées comme diurétiques (Hydrangea). Les Ribésiées ont des fruits acidulés comestibles, et sont parfois légèrement aromatiques (Ribes).

Espèces officinales en Belgique.

RIBES RUBRUM L.

(Ribes vulgare Lamk., R. officinale Dum. de Cours., Grossularia rubra Mill.). *Groseillier.*

Patrie : Plante indigène, spontanée dans les régions élevées du pays, subspontanée et fréquemment cultivée dans toute l'Europe. Le groseillier est originaire de tout l'hémisphère septentrional (Europe septentrionale, Sibérie, Canada), d'où il a été répandu par la culture, vers le moyen âge, dans toute l'Europe méridionale (De Candolle). Il a fourni quelques variétés de culture portant surtout sur le volume et la couleur du fruit. Les variétés à fruit rouge sont seules officinales.

Caractères : Arbrisseau non épineux, rameux; feuilles palmatilobées, à lobes arrondis, crénelés, non glanduleuses à la face inférieure, inodores; fleurs en grappes simples, pendantes; bractées plus courtes que les pédicelles; calice formé de 5 sépales soudés à la base, à dents réfléchies; pétales au nombre de 5, libres, petits, d'un vert pâle; fruit bacciforme, succulent, translucide à maturité, uniloculaire, surmonté des dents du calice persistantes; graines petites, albuminées, à testa dur, fixées sur des placentas pariétaux. Les fruits mûrs ont une saveur acide, légèrement sucrée, particulière.

Partie usitée : Le fruit frais, **Fructus ribesii rubri** Ph. B. Groseilles rouges.

Composition : La groseille renferme de l'acide citrique, de l'acide malique, du sucre, une matière colorante rouge, virant au pourpre foncé par les alcalis, au rouge vif par les acides, et de la pectine. Ce dernier principe donne au suc la propriété de se prendre en gelée.

Formes pharmaceutiques : La groseille s'emploie sous forme de *sirop;* on facilite la fermentation pectique par l'addition de cerises aigres et l'on relève la couleur par l'addition de cerises noires.

RIBES NIGRUM L.

(Botryocarpum nigrum Rich., Grossularia nigra Mill.).
Cassis, Groseillier noir.

Patrie : Arbuste indigène, assez rare à l'état spontané, mais fréquemment cultivé en Belgique.

Caractères : Voisin de l'espèce précédente, le groseillier noir s'en distingue par ses feuilles glanduleuses en dessous, aromatiques, ses fruits, d'un pourpre noir à maturité, possédant une saveur particulière, également aromatique.

Partie usitée : Les feuilles, **Folia ribesii nigri** Ph. B.
Ces feuilles sont palmatilobées, à 5 lobes pointus, dentées sur les bords; leur face inférieure est rude au toucher, glanduleuse; leur saveur est astringente et aromatique.

Formes pharmaceutiques : Les feuilles de cassis sont employées exclusivement comme astringent, en infusion.
On emploie fréquemment les fruits en Angleterre, sous forme de conserve et de pâte. On en prépare également un ratafia, connu sous le nom de *cassis.*

Espèces non officinales en Belgique.

Heuchera americana L. Plante originaire des régions boisées des États-Unis.

Partie usitée : La racine, **Alum root.** Cette racine, récemment importée en Europe, se présente en fragments d'environ $0^m,15$ de long sur $0^m,012$ de diamètre; elle est rameuse, contournée, ondulée, à cassure granuleuse. La partie externe est d'un brun pourpre, la partie interne rougeâtre; la saveur très astringente, légèrement amère, l'odeur nulle.
Cette racine renferme 18 à 20 % de tannin (Bowman, 1869). On l'emploie en infusion et sous forme d'extrait fluide.

Hydrangea arborescens L. Arbrisseau répandu dans les régions rocheuses des États-Unis.

Partie usitée : La racine, formée d'une souche irrégulière d'où partent des racines nombreuses, de volume variable, grisâtres à l'extérieur, inodores, de saveur douceâtre, avec un arrière-goût âcre et légèrement aromatique.

Composition : Cette racine renferme un glucoside particulier, l'*hydrangine* (Bondurant, 1887), une résine, du sucre, de la gomme, de l'amidon, des traces d'essence et d'huile grasse.

Cette racine, récemment employée en Europe, est prescrite en infusion et sous forme d'extrait fluide à la dose de 0,60 à 4 grammes dans les affections des voies urinaires.

FAMILLE DES CRASSULACÉES.

Plantes herbacées ou plus rarement sous-frutescentes, à feuilles épaisses, succulentes, répandues dans les régions tempérées et chaudes du globe.

Les Crassulacées sont peu importantes ; certaines espèces renferment dans leurs tissus un suc âcre, parfois caustique, perdant ses propriétés irritantes par la dessiccation. D'autres ne contiennent que des sels minéraux, surtout du malate calcique et sont dépourvues de propriétés actives.

Sedum acre L. *Orpin âcre, Vermiculaire brûlante, Petite joubarbe.* Plante indigène, commune dans les lieux incultes, arides, les rochers, les vieux murs. Caractérisée par ses fleurs jaunes, ses feuilles courtes, ovales, très charnues, extrêmement âcres à l'état frais. Elle fleurit en juin-juillet.

On a préconisé cette plante dans ces dernières années contre la diphtérie ; dans les campagnes on l'emploie assez fréquemment comme révulsif. Le suc des feuilles est toxique à la dose de 50 a 100 grammes ; le principe actif n'est pas isolé jusqu'ici.

Sempervivum tectorum L. *Grande joubarbe, Joubarbe des toits.* Cette espèce, originaire des régions montagneuses de l'Europe centrale, est fréquemment plantée sur les toits et naturalisée sur les rochers calcaires en Belgique.

On emploie rarement les feuilles fraîches, épaisses, succulentes, sans saveur spéciale, renfermant du malate calcique, comme rafraîchissant et pour l'usage externe en cataplasme.

FAMILLE DES DROSÉRACÉES.

Plantes ordinairement herbacées, répandues surtout dans les régions marécageuses des contrées de la zone tempérée et de la zone tropicale. Les feuilles d'un certain nombre d'espèces sont munies de poils glanduleux, mobiles, secrétant un suc acide, renfermant un corps analogue à la pepsine. Les insectes qui se posent sur ces feuilles sont rapidement englués par le liquide, saisis par les poils qui se refermeut sur eux, et enfin, après un certain temps, digérés par le ferment. Ces plantes sont donc essentiellement des plantes carnivores et les curieuses propriétés dont elles jouissent ont surtout été démontrées par les expériences de Darwin. Ces expériences ont porté particulièrement sur le Drosera rotundifolia L., *Rossolis*, plante indigène, commune dans les tourbières, notamment en Campine. On a préconisé l'herbe sèche de rossolis, en infusion, dans les affections de poitrine.

Elle se reconnaît facilement à ses feuilles appliquées sur le sol, spatulées, à limbe arrondi, recouvert à la face supérieure de poils glanduleux, rougeâtres. Les fleurs sont petites, blanches, disposées en grappe simple sur une hampe nue de 0^m,10 à 0^m,20 de hauteur.

FAMILLE DES HAMAMÉLIDÉES.

Les Hamamélidées sont des plantes ligneuses, arbres ou arbustes répandus dans les régions subtropicales ou tropicales de l'Asie, de l'Afrique australe et de l'Amérique septentrionale. Les espèces officinales, peu nombreuses du reste, sont asiatiques ou américaines.

Les espèces réunies dans ce groupe sont peu nombreuses (50) et bien peu d'entre elles sont employées en pharmacie. Parmi celles-ci, les unes renferment des sucs balsamiques résineux (Liquidambar), les autres doivent leurs propriétés au tannin (Hamamelis).

Espèce officinale en Belgique.

LIQUIDAMBAR ORIENTALIS Mill.

(Liquidambar imberbe Ait., Platanus orientalis Pococke.)

PATRIE : Le Liquidambar orientalis est originaire du sud-ouest de l'Asie Mineure, où il forme des forêts assez étendues; on ne l'a pas trouvé jusqu'ici en dehors de cette aire étroite.

C'est un assez grand arbre, rameux, présentant l'aspect des platanes; ses feuilles sont palmatilobées, ses fleurs monoïques, disposées en capitule.

Cette espèce est très voisine d'une forme américaine, le Liquidambar styraciflua L., habitant la partie méridionale des États-Unis, le Mexique et l'Amérique centrale. La Pharmacopée donne cette espèce conjointement avec la forme asiatique, comme étant l'origine du baume de styrax; il y a là évidemment une confusion de noms : le baume sécrété par le L. styraciflua est le produit employé en Amérique sous le nom de *baume de Liquidambar*, produit très rarement importé en Europe et différent du *styrax liquide* du commerce, lequel est exclusivement d'origine orientale.

PARTIE USITÉE : Le baume, **Styrax liquidus**, Ph. B. Styrax liquide.

PRÉPARATION : On enlève l'écorce externe de l'arbre, on racle ensuite le liber dans lequel se fait la sécrétion du baume, puis on fait bouillir les raclures avec de l'eau; on écume alors le baume qui surnage, puis on soumet à une pression énergique le marc d'écorce pulvérisée contenu dans des sacs de crin.

Le baume ainsi obtenu est versé dans des tonneaux qui arrivent en Europe par Trieste. L'écorce laissée comme résidu contient encore une assez forte proportion de baume et constitue après dessiccation le *storax solide en pains* ou *storax rouge* du commerce. Cette écorce était le *cortex thymiamatis* des anciennes pharmacopées; plus finement pulvérisée, mélangée de styrax liquide et de matières terreuses ou résineuses, elle fournit le *storax noir* du commerce, produit très variable, fabriqué ordinairement en Europe, à Trieste ou à Marseille. On appelle plus ordinairement styrax le baume liquide et storax les baumes solides. Tous ces produits, styrax liquide, storax noir, storax rouge, sont des corps que l'on a substitués à un baume aujourd'hui disparu du commerce, le *storax calamite* des anciens. Ce précieux baume était fourni très probablement par un arbre très différent des Liquidambar, le Styrax officinale L., de la famille des Styracinées et proche, par conséquent, du Styrax benzoin Dryand. qui donne le benjoin officinal.

CARACTÈRES : Le styrax liquide est un baume présentant la consistance de la térébenthine, plus ou moins solide suivant son âge. Il possède une coloration grisâtre, opaque; la partie supérieure, après un long repos, s'éclaircit et devient brune et souvent un peu translucide; la partie inférieure, beaucoup plus considérable, reste opaque et d'un gris rougeâtre. L'odeur est forte, balsamique, particulière; la saveur, aromatique, un peu âcre; la réaction, nettement acide.

Le baume de styrax est soluble dans l'alcool, le chloroforme, l'éther, le sulfure de carbone et laisse seulement alors les impuretés (débris d'écorce, sable, matières terreuses) comme résidu; il est presque insoluble dans l'éther de pétrole qui, à chaud, enlève seulement la styracine.

COMPOSITION : Le styrax liquide est un mélange d'un hydrocarbure, le styrol ou cinnamène, pouvant exister également sous une forme solide (le métastyrol), d'acide cinnamique, d'acide benzoïque en petite quantité, d'une résine, la *storésine*, et de différents éthers, composés aromatiques dont le principal est la *styracine* ou *cinnamate de cinnamyle*. Il contient en moyenne de 10 à 20 % d'eau, qui, interposée dans sa masse, le rend opaque, des débris végétaux et des matières terreuses. (Parties insolubles dans l'alcool, 15 à 18 %.)

FORMES PHARMACEUTIQUES : Rarement prescrit pour l'usage interne, le styrax sert seulement aujourd'hui à la préparation de *l'onguent de styrax composé*. Les storax solides sont très impurs, très variables et ne sont employés que dans la préparation des parfums à brûler.

Espèces non officinales en Belgique.

Hamamelis Virginica L. (H. Caroliensis Gmel.). *Witch Hazel, Noisetier de sorcière.*

PATRIE : États-Unis, du Canada au Mississipi; parfois cultivé dans les jardins comme plante d'ornement.

CARACTÈRES : Arbuste dressé, de 5 à 6 mètres, rameux; feuilles obovées, obliques, inégalement partagées par la nervure médiane, dentées sur les bords, de 0m,08 à 0m,10 environ de longueur sur 0m,04 à 0m,05 de largeur; fleurs d'un jaune verdâtre, à 4 pétales allongés en bandelettes; fruit capsulaire entouré à la base d'une sorte de cupule; il s'ouvre à maturité et renferme de 2 à 4 graines, lisses, à testa dur et cassant.

PARTIES USITÉES : 1° L'écorce; 2° les feuilles.

L'écorce se présente en fragments de longueur variable, roulés sur eux-mêmes ou en forme de gouttière, épais de 0m,0005 à 0m,002; les écorces les plus jeunes sont munies d'un périderme grisâtre; les autres, plus abondantes, sont presque exclusivement réduites au liber et possèdent une teinte d'un brun pâle à l'extérieur, rosée à l'intérieur. La cassure est fibreuse, la saveur astringente, particulière, rappelant un peu celle de l'écorce de chêne.

Cette écorce renferme du tannin (6,75 %), du sucre, une matière résineuse légèrement aromatique, une matière colorante rouge, soluble dans l'alcool.

Les feuilles, employées surtout en Amérique, sont également astringentes et un peu amères.

FORMES PHARMACEUTIQUES : On prescrit assez fréquemment la *teinture d'écorce d'Hamamelis* et plus rarement l'*extrait fluide* à la dose de 4 à 8 grammes.

Liquidambar styraciflua L. Cet arbre, originaire de l'Amérique centrale, du Mexique, des régions méridionales des États-Unis, donne, par incision, un baume voisin du styrax, le baume de liquidambar (*Sweet gum* des Américains).

Ce baume se distingue facilement du styrax liquide, en ce que, retiré par incision, il ne renferme pas d'eau et est par suite translucide. Tel que nous le possédons, c'est un baume de consistance épaisse, devenant solide et cassant par le froid, de couleur brune, transparent en lame mince, possédant l'odeur du styrax liquide.

Le baume de liquidambar se trouve très rarement dans le commerce et n'est pas employé en Belgique.

DISTRIBUTION GÉOGRAPHIQUE DES MYRTACÉES OFFICINALES.

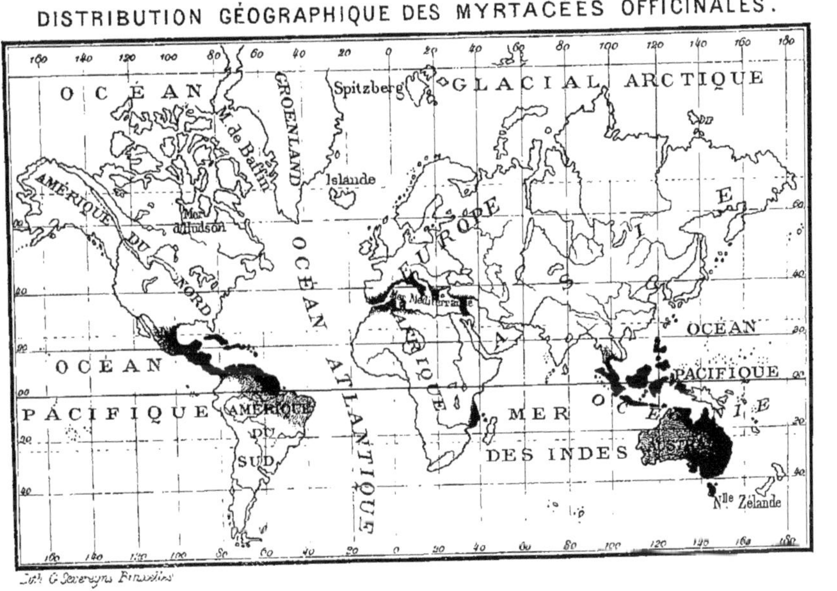

Lith. G. Severeyns Bruxelles

FAMILLE DES COMBRÉTACÉES.

Les Combrétacées, aujourd'hui sans importance au point de vue pharmaceutique, sont des plantes ligneuses, abondantes dans les régions tropicales du globe; les espèces utiles proviennent surtout des Indes orientales.

Les Combrétacées sont des plantes astringentes, renfermant souvent une grande quantité de tannin localisé dans les écorces et les fruits.

On employait autrefois en pharmacie sous le nom de *myrobolans* les fruits des différents Terminalia; aujourd'hui ces fruits sont importés de l'Inde, surtout pour le tannage. Ce sont des fruits ovoïdes ou plus rarement globuleux; le mésocarpe charnu, desséché dans les fruits du commerce, est très astringent. L'endocarpe épais, très ligneux, renferme une graine huileuse ordinairement très petite. La partie active de ces fruits est le mésocarpe, qui dans toutes les variétés présente une saveur très astringente et renferme une forte proportion de tannin.

On distingue dans les myrobolans du commerce les espèces suivantes, toutes originaires de l'Indoustan :

Terminalia citrina Roxb., fournit les *myrobolans citrins*, l'espèce la plus commune dans le commerce.

Terminalia chebula Retz, donne des fruits non mûrs désignés sous le nom de *myrobolans indiens* et des fruits récoltés à la maturité qui forment les *myrobolans chébules.*

Terminalia bellerica Roxb., fournit des fruits globuleux connus sous le nom de *myrobolans bellerics.*

On a également appliqué le nom de myrobolans aux fruits très différents du Phyllanthus emblica L., de la famille des Euphorbiacées. Ces fruits, les *myrobolans emblics*, rarement importés en Europe, sont très employés aux Indes comme rafraîchissants et diurétiques.

FAMILLE DES MYRTACÉES.

Les Myrtacées sont des arbres ou des arbrisseaux appartenant surtout à la flore des régions tropicales ou sub-tropicales; elles sont répandues principalement en Australie, aux Indes orientales, en Amérique. Une seule espèce est européenne et habite exclusivement les rives de la Méditerranée.

Les Myrtacées constituent, par leurs caractères botaniques
comme par leur composition, une famille très naturelle, dans
laquelle les principes dominants sont des essences complexes,
oxygénées, localisées dans les feuilles, dans des glandes translucides (Eucalyptus, Melaleuca, Myrtus), plus rarement dans
le calice (Eugenia) ou dans le fruit (Pimenta), communiquant
aux organes qui les renferment des propriétés aromatiques, excitantes.

Les écorces, les feuilles sont fréquemment riches en tannin;
les écorces de certaines espèces (Eucalyptus) donnent par incision des sucs astringents et gommeux (kino d'Australie).

Dans quelques espèces (Lecythis, Bertholetia), la graine,
riche en corps gras, est comestible et peut servir à la préparation
d'huiles grasses. Plus rarement le mésocarpe pulpeux est aromatique, sucré, acide, et le fruit devient ainsi comestible (Psidium,
Eugenia).

Malgré cette homogénéité, les Myrtacées présentent des différences frappantes quant à leur port. Tout en restant ligneuses,
certaines espèces ont la taille exiguë et le port du thym vulgaire
(Myrtus nummularia); d'autres, au contraire, les Eucalyptus, deviennent des arbres géants pouvant atteindre plus de
100 mètres de hauteur et donnant à certaines forêts de l'Australie
un aspect particulier. Les eucalyptus sont, avec certains Conifères, les arbres les plus élevés du règne végétal.

Espèces officinales en Belgique.

MELALEUCA MINOR Smith.

(Melaleuca leucadendron var. Benth., M. Cajuputi Roxb.)

PATRIE : Arbre de petite taille, commun aux Iles Malaises, spécialement à l'île Bouro, l'une des Moluques, et à l'île Célèbes.
Bentham considère cette espèce, qui seule fournit l'essence
employée en pharmacie, comme étant une variété du M. leucadendron L., espèce beaucoup plus répandue et s'étendant sous
diverses formes aux Indes orientales et jusque dans le sud de
l'Australie.

C'est un arbre ayant le port et l'aspect de l'olivier, à feuilles blanchâtres, soyeuses dans leur jeune âge, à fleurs blanches réunies en têtes globuleuses.

Partie usitée : L'essence, **Essentia Cajeputi** Ph. B. Essence de cajeput.

Préparation : L'essence de cajeput se prépare en distillant avec de l'eau les feuilles préalablement entassées dans des sacs jusqu'à ce qu'il se produise un commencement de fermentation et que la masse s'échauffe.

L'essence ainsi obtenue est importée en Europe par Singapore et Batavia et arrive dans des bouteilles de verre ayant servi à l'exportation de la bière ou du vin.

Caractères : Liquide transparent, d'un vert bleuâtre pâle, possédant une odeur forte, particulière, camphrée, une saveur très aromatique, amère, suivie d'une sensation de froid, à peu près comme l'essence de menthe poivrée. Sa densité varie de 0,910 à 0,940 Ph. B. (0,936 Flückiger).

Cette essence est surtout constituée par le bihydrate d'un hydrocarbure, le *cajeputène*.

La coloration verte de l'essence de cajeput lui est propre et existe dans l'essence pure récemment préparée; mais cette teinte étant fugace, on la rend fixe en mettant l'essence en contact avec du cuivre métallique; il se dissout ainsi des traces de cuivre que l'on retrouve presque toujours dans l'essence du commerce en l'agitant avec de l'acide nitrique très dilué et en ajoutant ensuite du ferrocyanure potassique. On obtient dans ces conditions une coloration rougeâtre plus ou moins intense du liquide aqueux.

On la purifie en la distillant avec de l'eau; elle est alors incolore.

L'essence de cajeput bout à 543° et dévie à gauche les rayons de la lumière polarisée; l'iode s'y dissout sans provoquer de réaction violente; elle est susceptible de former un hydrate cristallin et des dérivés également cristallins avec le chlore, le brome et l'iode; elle se dissout en toutes proportions dans l'alcool concentré.

La déviation à gauche qu'exerce l'essence de cajeput sur la

lumière polarisée permet de la distinguer de l'essence de l'Eucalyptus oleosa F. Muell., qui est dextrogyre comme l'essence de l'Eucalyptus globulus Labill. La réaction de l'iode pourrait servir à déceler l'essence de térébenthine. L'essence pure reste liquide jusqu'à — 15°; l'addition d'huile de camphre amènerait par le refroidissement un dépôt de camphre cristallin.

FORMES PHARMACEUTIQUES : L'essence de cajeput est surtout prescrite pour l'usage externe, soit pure, soit sous forme de mélange avec différentes préparations.

EUCALYPTUS GLOBULUS Labill.

Blue Gum-tree, Gommier bleu.

PATRIE : Indigène dans l'île Van Diemen et la partie méridionale du continent australien, cet arbre a été introduit, en 1856, en Europe et est aujourd'hui fréquemment cultivé dans le midi de la France, en Italie, en Algérie et dans un grand nombre de contrées chaudes Il avait été découvert en 1792 par Labillardière dans la région méridionale de l'île Van Diemen ou Tasmanie.

L'Eucalyptus globulus est un grand arbre pouvant atteindre 60 mètres de hauteur, à feuilles d'un vert bleuâtre particulier, surtout dans les parties jeunes de la plante. Les fleurs assez grandes sont solitaires ou groupées à l'aisselle des feuilles; le réceptacle est turbiné, muni d'arêtes dont quatre plus importantes déterminent la forme quadrangulaire du fruit; celui-ci est une sorte de capsule déhiscente, renfermant des graines assez nombreuses mais fréquemment avortées.

PARTIE USITÉE : Les feuilles, **Folia eucalypti** Ph. B.

CARACTÈRES : L'eucalyptus officinal a des feuilles dimorphes. Dans les rameaux jeunes, les feuilles sont opposées, munies d'un pétiole très court, droit; elles sont minces, d'un vert bleuâtre et peu actives. Les feuilles destinées aux usages pharmaceutiques proviennent des parties âgées de la plante. Elles sont falciformes, allongées, de 0^m,15 à 0^m,30, alternes, recourbées, munies d'un pétiole assez long, tordu de façon que la feuille soit disposée dans le sens vertical. La nervure médiane est très apparente, se divisant en un grand nombre de nervures secondaires pennées, s'anastomosant vers le bord du limbe en formant une ligne ondulée parallèle au bord. Le limbe est épais, cassant, d'un vert grisâtre, présentant çà et là de petites taches brunâtres, plus ou moins saillantes.

L'odeur est forte, particulière, rappelant un peu celle de l'essence de cajeput et aussi vaguement celle du pétrole; la saveur est très aromatique, astringente, laissant dans la bouche une sensation de froid assez persistante.

CARACTÈRES MICROSCOPIQUES : Les feuilles d'eucalyptus ont un tissu presque entièrement constitué entre les nervures de cellules en palissade, allongées perpendiculairement à l'épiderme. Au niveau des nervures, ce tissu est interrompu et remplacé par un hypoderme à cellules plus grandes. Au niveau des taches brunes se trouvent des lenticelles arrondies, remplies à l'intérieur d'un suber brunâtre, irrégulières et limitées par des couches concentriques d'un tissu comprimé phellogène. Dans la profondeur du limbe existent à différents niveaux de larges glandes à essence, bordées d'un tissu sécréteur, à cellules très petites, dont les parois se détruisent à mesure que la glande se développe.

COMPOSITION : Les feuilles d'eucalyptus renferment environ 6 °/₀ d'essence, du tannin et une matière résineuse. L'essence renferme l'*eucalyptol* de Cloëz (*Comptes rendus*, 1870), bouillant à 175°. D'après Faust et Homeyer (1874) l'eucalyptol de Cloëz est un mélange d'un terpène et de cymène. L'essence elle-même est dextrogyre, bouillant entre 170° et 178°; sa densité est de 0,876.

FORMES PHARMACEUTIQUES : Les feuilles d'eucalyptus s'emploient en *teinture alcoolique*, parfois en infusion et en fumigation. L'essence s'emploie sous forme de capsules; on prescrit plus fréquemment l'eucalyptol de Cloëz.

L'eucalyptus est fréquemment planté dans les localités chaudes et insalubres qu'il transforme rapidement, d'une part par les émanations antiseptiques qu'il répand dans l'atmosphère, d'autre part par le drainage énergique qu'opèrent dans le sol ses racines puissantes. C'est un arbre à croissance extrêmement rapide ; son bois peut être employé comme bois de construction et son écorce astringente peut servir au tannage des cuirs.

Le genre **Eucalyptus** renferme environ cent espèces, presque toutes australiennes, fournissant un grand nombre de produits utiles : essences aromatiques, sucs astringents (kinos), écorces tannantes, bois de construction, etc.

EUGENIA CARYOPHYLLATA Thunb.

(Caryophyllus aromaticus L., Eugenia aromatica W., Myrtus
Caryophyllus Spreng) *Giroflier.*

PATRIE : Le giroflier paraît originaire des Moluques proprement dites, mais la plante ne s'y trouve plus depuis longtemps à l'état spontané; elle y a été détruite par les Portugais après son introduction à Amboine et dans les îles voisines, au commencement du XVIe siècle. Au siècle suivant, les Hollandais ayant occupé Amboine essayèrent également d'y maintenir le monopole de cette épice; malgré cela, le giroflier fut introduit en 1770 dans les colonies alors françaises de Maurice et Bourbon, plus tard à Cayenne, puis à Zanzibar. Aujourd'hui cette dernière localité est la source principale des clous de girofle; une certaine quantité provient encore d'Amboine, des îles voisines, de Sumatra, par Java et les Indes orientales.

Le giroflier est un arbre à feuilles entières, persistantes, de 9 à 12 mètres de hauteur; les feuilles sont munies de glandes nombreuses; les fleurs sont disposées en fascicules; le fruit est une baie ovoïde, devenue monosperme par avortement de nombreux ovules et couronnée par les dents du calice.

PARTIE USITÉE : Les fleurs en bouton, **Flores caryophylli aromatici** Ph. B. Clous de girofle.

CARACTÈRES : La fleur du giroflier est formée d'un calice droit à tube assez long, cylindrique, long de 0^m,010 à 0^m,015, d'un brun rougeâtre, légèrement strié par la dessiccation, terminé au sommet par 4 dents rigides, divergentes; au-dessus se développent les 4 pétales cohérents, en une sorte de calotte hémisphérique, d'un brun plus pâle, minces, fragiles. Si l'on enlève la corolle, on voit en dessous les étamines nombreuses, d'un brun jaune, insérées sur le réceptacle, sur le bord d'un anneau légèrement saillant, au centre duquel, dans la dépression qu'il limite, se dresse un style court. Le tube du calice forme un cylindre plein, plus résistant vers sa partie externe, présentant vers le sommet une cavité ovoïde, allongée, où se trouve logé l'ovaire. Celui-ci est biloculaire et renferme de nombreux ovules insérés sur la cloison médiane. Pendant le développement du fruit, l'une des loges avorte complètement et un seul ovule de l'autre loge se développe, de sorte que le fruit devient monosperme et prend l'aspect d'un drupe allongé, surmonté des dents persistantes du calice.

Le clou de girofle présente une odeur forte, particulière, rappelant, lorsqu'elle est diluée, celle des œillets; la saveur est brûlante, très aromatique. On doit les choisir grands, lourds, très riches en essence, laquelle sous la simple pression de l'ongle doit exsuder au dehors. La partie la plus aromatique est le calice; les pétales isolés renferment peu d'essence.

Caractères microscopiques : Sur une coupe transversale du tube du calice, on remarque, sous une cuticule assez épaisse, un tissu dense, dans lequel existent de nombreuses glandes à essence, régulièrement disposées vers la périphérie; le tissu interne, limité par un cercle de faisceaux libéro-ligneux, est moins cohérent et présente de nombreux méats. Cette partie interne est plus pâle et ne renferme aucune glande à essence.

Les clous de girofle ne renferment ni amidon, ni cellules pierreuses; ces caractères sont importants, car les substances que l'on pourrait employer pour les falsifier sous forme de poudre (pédoncules de giroflier, piments, etc.) y introduiraient soit des fécules, soit des cellules pierreuses de formes variées.

Composition : Les clous de girofle renferment de 16 à 18 % d'essence, 13 % de tannin, une résine insipide, de la cire et une matière cristalline voisine du camphre, la *caryophylline*.

L'essence est incolore lorsqu'elle est très récente, mais se colore rapidement en brun jaunâtre; elle est plus dense que l'eau (1,050 à 1,066 Ph. B., 1,046 à 1,058 Flückiger). Elle renferme un hydrocarbure et une partie oxygénée, l'*eugénol* ou *acide eugénique*. Ce dernier corps entre dans l'essence d'un certain nombre d'autres Myrtacées, de Laurinées et de Cannellacées. L'essence de girofle renferme en outre de l'acide salicylique et se colore en violet intense lorsqu'on l'agite avec du fer réduit.

FORMES PHARMACEUTIQUES : **Les clous de girofle entrent dans la** *teinture aromatique, l'esprit carminatif de Sylvius, l'esprit pour élixir de Garus, l'esprit de mélisse composé, le baume de Fioraventi.* L'essence fait partie du *baume de vie d'Hoffmann, de l'onguent aromatique* et de *l'emplâtre aromatique;* on l'emploie fréquemment à l'état de pureté contre la carie dentaire.

On importe quelquefois sous le nom de *griffes de giroflier* les pédoncules plus ou moins brisés dont on a retiré les fleurs. Ces pédoncules ligneux, articulés, renferment 4 à 5 % d'essence et sont employés surtout par les distillateurs pour la fabrication des liqueurs.

Les fruits de giroflier se trouvent également dans le commerce sous les noms d'*antophle, antophylle* ou *mères de girofle.* Ils renferment peu d'essence, leur pulpe présente une saveur aromatique et douceâtre. Ils sont aujourd'hui inusités.

Espèces non officinales en Belgique.

Myrtus communis L. Arbrisseau élégant, originaire de la région méditerranéenne, cultivé fréquemment en orangerie comme plante d'ornement. Cette plante renferme dans ses feuilles et ses fleurs une essence d'odeur agréable et du tannin. On l'employait autrefois en pharmacie sous forme d'eau distillée et d'infusions astringentes.

Pimenta officinalis Lindl. (Myrtus pimenta L., Pimenta vulgaris W. et Arn., Eugenia pimenta DC.). Arbre originaire des Antilles, de l'Amérique centrale et du Mexique.

PARTIE USITÉE : Le fruit, *piment, poivre de la Jamaïque, toute épice.* Le fruit est une petite baie que l'on recueille avant sa maturité complète. C'est un fruit globuleux de 0^m,005 environ de diamètre, couronné par les 4 dents du calice et au sommet par un style court; il est d'un brun rongeâtre, granuleux, divisé en 2 loges renfermant chacune une graine réniforme. Le piment a une saveur aromatique, une odeur rappelant celle des clous de girofle.

Il donne 3 à 4 % d'une essence renfermant de l'eugénol et voisine de celle du giroflier, du tannin, du sucre, de la gomme et fournit 4 % de cendres.

Le piment, très rarement employé en pharmacie, est surtout utilisé comme condiment. Il serait à désirer que l'on réservât à ce fruit le nom de piment qui rappelle son nom botanique et que l'on n'étendît pas cette désignation aux fruits des Capsicum (Solanées), souvent désignés sous le nom de piment rouge, piment enragé, etc.

Pimenta acris Wight (Myrtus acris Swartz, Myrcia acris DC., Eugenia acris W. et A., Amomis acris Berg.), *Bay-berry*. Arbre élégant, voisin de l'espèce précédente et, comme elle, originaire des Antilles; cultivé aux Indes orientales.

Les feuilles très aromatiques de cet arbre, distillées avec du rhum, fournissent le *Bay-rum*, préparation très employée en Amérique et fréquemment importée en Europe.

Eugenia jambolana Lamk. (Syzygium jambolanum DC., Calyptranthes jambolana W.). *Jambool*. Plante des Indes orientales dont les fruits sont comestibles. On employait comme astringent l'écorce et les feuilles.

Les graines ont été importées dans ces derniers temps comme spécifique du diabète, sous le nom de *semences de jambul*. Ces graines sont ovoïdes, allongées, 0^m,01 à 0^m,015 de longueur sur 0^m,005 à 0^m,008 de largeur, d'un gris brunâtre, recouvertes d'un épisperme mince, très fibreux, qui manque fréquemment dans les graines du commerce. Celles-ci sont souvent brisées; la cassure est grenue, l'amande étant formée d'un parenchyme à parois assez épaisses; elles renferment beaucoup d'amidon et donnent les réactions du tannin; l'odeur est faiblement aromatique; la saveur, astringente, peu marquée. On les emploie en poudre à la dose de 0^{gr},50 à 0^{gr},60.

Bertholetia excelsa H. et B. Arbre du Brésil dont les graines sont fréquemment importées en Europe sous le nom de *noix du Brésil, noix de Juvia*. Ce sont des graines triangulaires, allongées, dures, rugueuses, renfermant un gros embryon huileux comestible. Ces graines sont contenues dans un fruit sphérique, ligneux, très dur, de 0^m,10 environ de diamètre.

FAMILLE DES LYTHRARIÉES.

Les Lythrariées proprement dites ne présentent guère d'importance au point de vue pharmaceutique. Une seule espèce, aujourd'hui rattachée à ce groupe parmi les genres anomaux par Bentham et Hooker, est inscrite dans les pharmacopées modernes et assez fréquemment prescrite.

Les autres espèces sont des plantes variables répandues, surtout dans la zone tropicale ou dans les contrées chaudes; quelques-unes sont indigènes. Les Lythrariées sont généralement riches en tannin; leurs propriétés sont du reste aussi variables que leurs caractères extérieurs. L'une d'elles fournit le *henné* (Lawsonia alba Lamk.), très employé par les Musulmans comme médicament et comme matière colorante; d'autres sont irritantes, employées aux Indes comme révulsif (Ammania vesicatoria Roxb.). Enfin l'espèce officinale doit ses propriétés à un alcaloïde particulier, tandis que ses fruits sucrés et acides sont comestibles.

Espèce officinale en Belgique.

PUNICA GRANATUM L.

Grenadier.

PATRIE : Le grenadier paraît originaire de la Perse, du Kurdistan, de l'Afghanistan et des régions voisines, mais son extension vers l'ouest, en Tunisie, en Algérie et dans le midi de l'Europe, est évidemment très ancienne; la plante était connue des Grecs et des Romains. D'après Pline, les meilleures grenades venaient de Carthage, d'où le nom de *Malum punicum*, et plus tard le nom générique de l'espèce. Le grenadier était également connu et employé à une époque reculée dans l'Inde et la Chine. En Belgique, le grenadier est fréquemment cultivé en orangerie, pour ses fleurs élégantes, souvent doublées par la culture.

C'est un arbre de petite taille, à feuilles petites, entières, caduques, à fleurs d'un rouge brillant, à fruits volumineux, surmontés des dents du calice, contenant des graines nombreuses à épisperme succulent, renfermant un suc acide, sucré, un peu astringent, comestibles.

PARTIE USITÉE : L'écorce de la racine, **Cortex granati** Ph. B. On employait aussi comme astringent l'écorce du fruit sous le nom de *Malicorium* et les fleurs sèches sous le nom de *Balaustes*.

La Pharmacopée Belge indique exclusivement l'écorce de la racine et veut qu'elle soit récoltée sur des plantes sauvages. Cette dernière exigence ne saurait être réalisée, le grenadier à l'état sauvage étant extrêmement rare, comme il arrive généralement pour les plantes très anciennement cultivées, et son écorce ne se trouvant jamais dans le commerce. Quant au choix exclusif de la racine, il paraît démontré aujourd'hui qu'il n'est pas justifié; la Pharmacopée Germanique (1882) indique l'écorce de la tige au même titre que celle de la racine.

CARACTÈRES : L'écorce de grenadier provenant de la racine est en fragments irréguliers, cintrés ou enroulés en tube; la partie externe est d'un gris jaunâtre, rugueuse, portant souvent des exfoliations conchoïdales, dépourvue de lichens; la cassure est grenue, d'un jaune un peu verdâtre, sans fibres; la partie interne est d'un jaune plus pâle, lisse, portant parfois des fragments de bois. La saveur est désagréable, astringente, très légèrement amère; l'odeur, nulle.

L'écorce de la tige est plus lisse extérieurement, portant presque toujours des lichens et dépourvue des exfoliations subéreuses. Sauf ces détails, les caractères des deux écorces sont semblables et il est assez difficile de les distinguer.

CARACTÈRES MICROSCOPIQUES : Sur une coupe transversale, l'écorce de grenadier présente un suber assez développé, surtout si elle provient de la racine; une couche herbacée peu importante, dont les cellules irrégulières renferment de l'amidon en grains très petits; le liber forme la partie principale de l'écorce : il est constitué par des faisceaux serrés, séparés par des rayons médullaires composés d'une seule file de cellules. Ce liber est absolument dépourvu de fibres, caractère important pour la diagnose de cette écorce; il présente çà et là de grandes cellules pierreuses, à parois très épaissies, striées et irrégulièrement étoilées. Les cellules régulières des faisceaux renferment presque toutes des macles étoilées d'oxalate calcique. Ces cristaux manquent dans les cellules des rayons médullaires.

L'écorce de grenadier donne très nettement les réactions du tannin; les cellules pierreuses sont facilement colorées en rouge par la phloroglucine et l'acide sulfurique.

L'écorce provenant des tiges présente les mêmes caractères anatomiques et ne pourrait pratiquement être distinguée de celle des racines.

COMPOSITION : L'écorce de grenadier doit ses propriétés à différents alcaloïdes isolés par Tanret en 1878 (*pelletiérine, isopelletiérine, méthylpelletiérine* et *pseudopelletiérine*) dont le seul important est la pelletiérine. L'écorce renferme en outre du tannin (acide *punico-tannique*), de la mannite, de la gomme, et fournit 16 °/₀ de cendres. La pelletiérine est un alcaloïde liquide, volatil, incolore, soluble dans le chloroforme, moins bien dans l'eau, dans l'alcool et l'éther. Densité 0,988; bout à 180°; forme avec les acides minéraux des sels cristallins et précipite par les réactifs généraux des alcaloïdes.

Formes pharmaceutiques : L'écorce de grenadier s'emploie en décoction (25 °/₀). La pelletiérine s'emploie rarement à l'état de sulfate à la dose de 0ᵍʳ,35 à 0ᵍʳ,40, ordinairement mélangée à du tannin.

Substitutions : On pourrait confondre l'écorce de grenadier avec l'écorce de buis et avec l'écorce d'épine-vinette. Ces deux écorces sont très amères; la première est d'un blanc jaunâtre, la seconde d'un jaune vif; toutes deux ne donnent que des réactions négatives par les réactifs du tannin (chlorure ferrique dilué et chlorhydro-molybdate ammonique).

FAMILLE DES TURNÉRACÉES.

Cette famille peu importante est composée de plantes en majeure partie américaines. L'espèce suivante, fréquemment employée en Amérique, est seule parfois prescrite en Belgique sous forme de teinture et d'extrait fluide.

Turnera microphylla DC. (Turnera aphrodisiaca Ward). *Damiana*. Plante de la partie occidentale du Mexique dont les feuilles sont importées sous leur nom indien de *damiana*. Ces feuilles sont lancéolées, obovées, de 0ᵐ,025 de longueur, présentant sur les bords des dentelures assez profondes mais peu nombreuses, d'un vert pâle ; odeur aromatique particulière; saveur également aromatique et amère. Les feuilles de damiana renferment une essence, une résine, un principe amer et du tannin.

On les emploie à la dose de 2 à 4 grammes en extrait fluide, plus rarement en teinture comme stimulant, tonique, laxatif. On leur substitue parfois les feuilles de l'Aplopappus discoideus DC. ou *faux damiana* (Composées). Ces feuilles, beaucoup plus étroites, ne présentent que 1 à 3 dentelures sur chaque bord et seulement vers le sommet; elles sont moins aromatiques.

DISTRIBUTION GÉOGRAPHIQUE DES CUCURBITACÉES OFFICINALES.

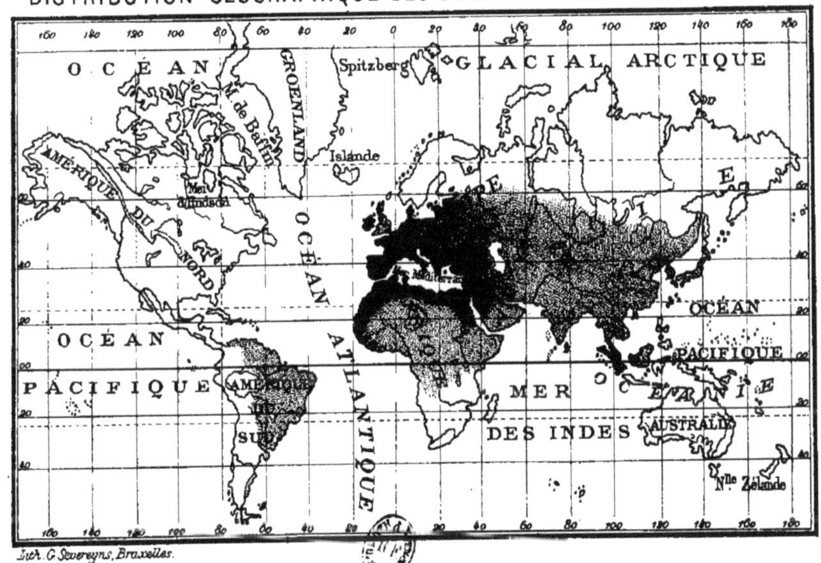

Lith. G. Severeyns, Bruxelles.

FAMILLE DES PASSIFLORÉES.

Les Passiflorées sont des plantes des régions tropicales ou subtropicales, particulièrement de l'Amérique. Un certain nombre d'espèces sont cultivées sous les tropiques pour leurs fruits comestibles et dans nos serres comme plantes d'ornement (Passiflora, *grenadille, fleurs de la Passion*).

Une espèce de l'Amérique tropicale, fréquemment cultivée dans les régions chaudes pour ses fruits alimentaires, le Carica papaya L. (papayer), renferme un latex contenant un principe albuminoïde, la *papaïne*, qui jouit des propriétés de la pepsine animale et opère comme elle la digestion des matières albuminoïdes. La papaïne et le suc du papayer ont été introduits depuis quelques années dans la médecine européenne comme succédanés de la pepsine; la papaïne a sur cette dernière l'avantage d'agir aussi bien dans un milieu alcalin que dans un milieu acide (Würtz et Bouchut).

FAMILLE DES CUCURBITACÉES.

Les Cucurbitacées sont des plantes des régions tropicales ou subtropicales du globe. Quelques rares espèces (Bryonia) appartiennent à la flore des régions tempérées ou froides; une seule est indigène. Un certain nombre de Cucurbitacées annuelles exotiques sont cultivées à l'air libre dans nos climats, et grâce à la rapidité de leur développement, arrivent à mûrir leurs fruits pendant l'été.

Les Cucurbitacées sont ordinairement herbacées, à tiges flexibles, munies de vrilles, grimpantes, rarement dressées, plus rarement encore ligneuses. Les fleurs sont unisexuées, monoïques ou dioïques; les feuilles, alternes, pétiolées, fréquemment palmatilobées; le fruit, bacciforme, à épicarpe plus ou moins résistant (*péponide*), souvent volumineux, très rarement déhiscent.

Au point de vue de leurs propriétés, ce sont des plantes variables, renfermant assez fréquemment des principes actifs, drastiques, amers, glucosides plus ou moins toxiques, localisés dans

22

les racines ou dans les fruits (Bryonia, Citrullus, Ecballium);
souvent aussi les fruits remplis de matières amylacées, sucrées,
mucilagineuses, sont alimentaires (Cucumis, Lagenaria,
Cucurbita); les graines sont huileuses, peu actives; dans
quelques espèces seulement on attribue à l'une des couches de
l'épisperme des propriétés téniafuges.

Espèces officinales en Belgique.

CITRULLUS COLOCYNTHIS Schrad.

(Cucumis colocynthis L.). *Coloquinte.*

PATRIE : La coloquinte croît à l'état spontané dans les régions
chaudes et sèches des rives de la Méditerranée (Espagne, Sicile,
côte septentrionale d'Afrique, du Maroc à l'Égypte); elle s'étend
encore aux îles du Cap-Vert, dans une grande partie de l'Afrique
et aux Indes orientales.

C'est une plante à racines vivaces, à tiges annuelles, grêles,
munies de vrilles, à feuilles palmatilobées, poilues, à fleurs
jaunes, monoïques.

PARTIE USITÉE : Le fruit, **Fructus colocynthidis** Ph. B.

CARACTÈRES : Fruit globuleux, mondé de l'épicarpe jaune qui
le recouvrait, et dont on ne trouve que des traces sur les fruits
du commerce. Il est de la grosseur d'une orange, blanc, léger,
spongieux, inodore, d'une saveur extrêmement amère. Sur la
coupe transversale on voit les 3 placentas pariétaux, volumineux,
formant 3 loges triangulaires limitées intérieurement par une
enveloppe lisse. Ces placentas, partant de la paroi au milieu de
chaque loge, se dirigent d'abord vers le centre, puis se divisent
en deux branches courbes qui se replient vers l'extérieur. Ces
placentas sont entourés d'une pulpe sèche qui forme la masse
principale du fruit et portent sur leurs nombreuses divisions un
très grand nombre de graines (200 à 500), ovoïdes, déprimées,
de 0^m,005 de longueur en moyenne, dures, lisses, d'un brun
jaunâtre, renfermant sous leurs téguments multiples un embryon
huileux de saveur douce. On trouve exceptionnellement des fruits

de coloquinte munis de leur épicarpe et présentant alors une teinte brunâtre; ils sont importés de Tunisie.

CARACTÈRES MICROSCOPIQUES : La pulpe de coloquinte est un parenchyme formé de cellules très grandes, lâchement unies, portant fréquemment des plaques criblées à larges pores; ces cellules sont vides ou renferment des granulations peu nombreuses. Le parenchyme est parcouru par des faisceaux renfermant des vaisseaux spiraux et des fibres peu nombreuses à contenu granuleux. Aucun de ces tissus ne contient d'amidon.

COMPOSITION : La coloquinte renferme un glucoside jaune, cristallin, soluble dans l'eau et dans l'alcool, très amer, la *colocynthine*, isolée par Walz (1858); sous l'influence de l'acide chlorhydrique dilué et bouillant, la colocynthine se dédouble en glucose et *colocynthéine*. La coloquinte contient en outre une résine cristalline, la *colocynthiline* (Walz), de la pectine, de la gomme, et donne 11 % de cendres. Les graines renferment 17 % d'huile grasse.

FORMES PHARMACEUTIQUES ET DOSES : La coloquinte s'emploie sous forme *d'extrait alcoolique et de teinture;* elle entre dans les *pilules aloétiques à l'ellébore.*

Doses maxima : Fruit, 0^{gr},50 en une fois et 1 gramme par 24 heures; extrait, 0^{gr},05 et 0^{gr},20; teinture, 0^{gr},50 à 1^{gr},50.

BRYONIA DIOICA Jacq.

Bryone, Vigne blanche.

PATRIE : Plante indigène, commune dans les haies; répandue dans une grande partie de l'Europe centrale et occidentale et dans l'Afrique du nord.

CARACTÈRES : Plante vivace, à racine volumineuse ordinairement bifurquée; tiges aériennes annuelles, minces, grimpantes, munies de vrilles; feuilles palmatilobées; fleurs dioïques, d'un blanc verdâtre, les mâles à étamines au nombre de 5, à réceptacle dilaté, à pétales petits; les fleurs femelles ont un calice une fois plus court que les pétales; le réceptacle est étranglé au-dessus de

l'ovaire infère; les étamines sont remplacées par des staminodes-
très petits; le style est grêle, à stigmate trilobé, velu. Le fruit est
une baie d'un rouge brun de la grosseur d'un pois; les graines
assez nombreuses sont ovoïdes, déprimées.

PARTIE USITÉE : La racine, **Radix bryoniæ** Ph. B.

CARACTÈRES : La racine de bryone est charnue, fusiforme, souvent bifurquée, pouvant atteindre au sommet le volume du bras;
elle est d'un jaune brunâtre, pâle à l'extérieur, blanche à l'intérieur; l'odeur est désagréable, vireuse, la saveur brûlante et
amère; le suc frais est très irritant.

Pour l'usage de la pharmacie, on recueille cette racine au printemps et on la coupe en tranches minces que l'on fait sécher.
Ces tranches sont légères, sèches, cassantes, munies de stries
rayonnées et concentriques; leur saveur est amère, leur odeur
nulle. La racine de bryone est surtout constituée par un parenchyme renfermant beaucoup d'amidon; les faisceaux ligneux disposés radialement présentent des vaisseaux annelés volumineux.

COMPOSITION : La bryone renferme un glucoside soluble dans
l'eau et dans l'alcool, insoluble dans l'éther, la *bryonine* (Walz),
une matière résineuse, une forte proportion d'amidon, de la
gomme, du sucre.

FORMES PHARMACEUTIQUES : La racine récente de bryone entre
dans l'*eau de bryone composée;* on la prescrit également en teinture. C'est un médicament très actif, surtout à l'état frais, irritant,
drastique, toxique.

Espèces non officinales en Belgique.

Cucumis sativus L. *Concombre.* Plante originaire de l'Inde, fréquemment cultivée dans les potagers. Les fruits mûrs servent à la préparation de
la pommade de concombre officinale, très usitée en France; les graines
forment avec les graines de melon les petites semences froides anciennement
employées en pharmacie. Les fruits jeunes, confits au vinaigre, portent le nom
de cornichons.

Cucurbita maxima Duch. *Potiron.* Plante probablement originaire de
Guinée (De Candolle), cultivée dans les régions chaudes et tempérées, et
fournissant dans nos potagers un grand nombre de variétés à fruits d'un

volume considérable (potirons, giraumons, etc.). Une espèce voisine, le C. pepo L , d'origine douteuse, peut-être américaine, fournit également des fruits comestibles fréquemment cultivés sous le nom de courges et très variables.

Les graines des nombreuses formes de ces deux espèces sont assez souvent prescrites comme téniafuge. On emploie à cet effet la graine mondée de ses enveloppes dures et entourée seulement de la couche interne de l'épisperme colorée en vert, dans laquelle réside, à ce que l'on suppose, le principe actif, peu connu du reste. Ces graines s'emploient sous forme d'émulsion ou de pâte avec du sucre, à la dose de 60 à 100 grammes.

Ecballium Elaterium Rich. (Momordica Elaterium L., Ecballium agreste Reichb., E. officinale N. et E.). *Elaterium, Concombre sauvage.* Plante vivace des régions méditerranéennes, parfois cultivée dans les jardins. Les racines sont vivaces, les tiges annuelles, herbacées, diffuses, hispides; les feuilles, également recouvertes de poils rudes, sont irrégulièrement lobées, ondulées, d'un vert pâle; les fleurs, monoïques, d'un jaune pâle. Le fruit est une sorte de baie ovoïde, allongée, hispide, d'un vert jaunâtre à maturité; il est inséré obliquement sur le pédoncule et dirigé vers le sol, mais à la maturité il se redresse brusquement en projetant au dehors la pulpe visqueuse et les graines qu'il renferme.

On employait le suc du fruit, épaissi par évaporation, sous le nom d'*Elaterium,* comme purgatif violent.

Composition : Le principe actif est l'*élatérine* (Morries, 1851), corps neutre, cristallin, incolore, soluble surtout dans le chloroforme, moins dans l'alcool bouillant, l'alcool amylique, le sulfure de carbone. Cette substance se dépose avec un peu de chlorophylle du suc frais des fruits; elle constitue alors l'*Elaterium* de la Pharmacopée Britannique, médicament extrêmement actif que l'on emploie à la dose de 0^{gr},03 et qu'il ne faut pas confondre avec l'elaterium de notre ancienne pharmacopée, beaucoup moins actif.

L'élatérine pure est également inscrite dans la Pharmacopée Britannique et se prescrit à la dose de $^1/_{40}$ à $^1/_{10}$ de grain (1,5 à 6 milligrammes).

FAMILLE DES OMBELLIFÈRES.

Les Ombellifères sont des plantes des régions tempérées et froides; dans la zone tropicale on ne les rencontre que sur les montagnes et les plateaux élevés. Elles sont assez répandues en Belgique (48 espèces), et forment environ $1/20$ de la flore phanérogame de l'Europe; en Laponie, elles constituent $1/47$ des espèces phanérogames, tandis que ce chiffre tombe à $1/470$ pour l'Afrique tropicale. Un certain nombre d'espèces officinales importantes proviennent de l'Asie occidentale (Turkestan, Perse, etc.).

Les Ombellifères sont généralement herbacées, rarement frutescentes, exceptionnellement arborescentes (Eryngium, Peucedanum). Les feuilles sont alternes, ordinairement engainantes, très fréquemment divisées en folioles pennées. Les fleurs sont disposées en ombelles à pédoncules parfois très courts, contractés, passant alors au capitule (Eryngium), plus fréquemment allongés, munis à la base d'un involucre à bractées en nombre variable; souvent les pédoncules se subdivisent pour former des ombelles secondaires (ombellules), munies parfois aussi d'involucres (involucelles).

Le fruit très caractéristique présente une grande importance, vu l'emploi fréquent en pharmacie et les propriétés souvent différentes des fruits d'Ombellifères. Il est biloculaire (diakène), formé de deux carpelles contenant chacun en principe 2 ovules, mais ne renfermant en général à la maturité qu'une seule graine. Ces carpelles se séparent à maturité et restent portés sur un carpophore tantôt simple, tantôt bifide; dans le premier cas les deux fruits restent accolés au sommet et forment à la base un angle plus ou moins ouvert; dans le second cas, ils sont parallèles. L'enveloppe externe du fruit est constituée par le calice, dont les 5 dents sont plus ou moins visibles vers le sommet; chaque carpelle est surmonté d'un style recourbé vers l'extérieur, plus ou moins développé. La surface du fruit porte normalement 10 côtes saillantes : 5 sur chaque carpelle (1 dorsale, 2 intermédiaires et 2 marginales). L'espace compris entre les côtes porte le nom de vallécule; ces vallécules sont parfois divisées par des côtes secon-

DISTRIBUTION GÉOGRAPHIQUE DES OMBELLIFÈRES OFFICINALES.

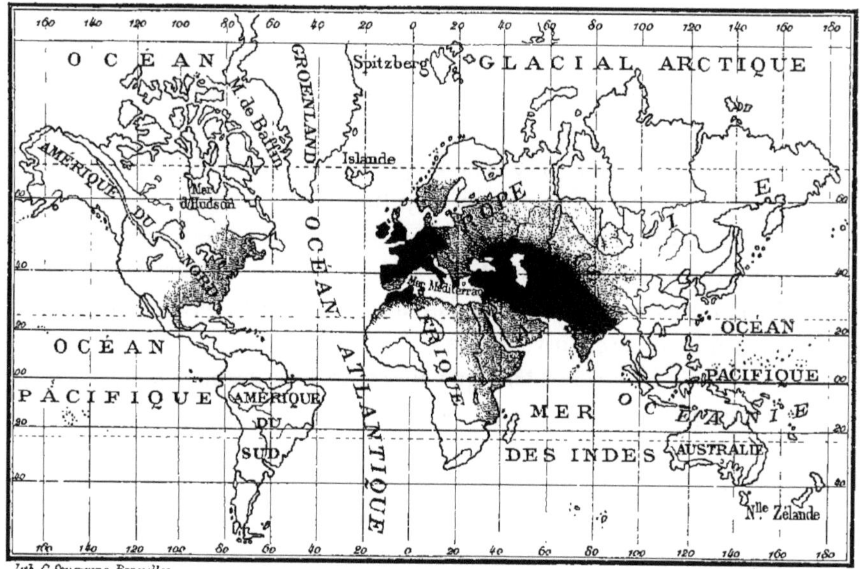

Lith. G. Severeyns, Bruxelles.

daires. Dans l'épaisseur du péricarpe, ordinairement dans sa partie profonde, aussi bien vers l'extérieur que vers la face commissurale, se trouvent des canaux résinifères (vittæ, bandelettes) dont le nombre et la disposition constituent des caractères précieux pour la distinction des fruits (voir pl. VIII). Ces canaux manquent dans un seul fruit officinal (ciguë) et sont remplacés par un tissu particulier. On se base également sur la forme de la surface commissurale, plane ou concave, sur le nombre et la dimension des côtes saillantes, sur la présence ou l'absence de poils sur l'épicarpe, enfin sur l'odeur et la saveur ordinairement caractéristiques des fruits officinaux.

Les principes actifs des nombreuses espèces (1500) de ce groupe sont, comme dans toute famille naturelle, peu variés : ce sont surtout des *essences* aromatiques complexes fréquemment localisées dans le fruit et spécialement dans les bandelettes; *des gommes-résines* riches en essences variées, aromatiques, sulfureuses, localisées plutôt dans la partie inférieure des tiges et dans les racines; plus rarement la racine renferme des résines molles, âcres, vésicantes (Thapsia).

Les Ombellifères toxiques, peu nombreuses, doivent leurs propriétés à des alcaloïdes volatils (Conium) répandus dans les divers organes, mais surtout dans le fruit qui présente alors une organisation particulière D'autres contiennent des corps également ment actifs, mais moins connus (Æthusa, OEnanthe).

Enfin quelques espèces plus ou moins modifiées par la culture renferment des principes sucrés, mucilagineux, aromatiques, et sont devenues alimentaires ou sont employées comme condiment (cerfeuil, persil, céleri, carottes, panais, etc.).

Espèces officinales en Belgique.

CONIUM MACULATUM L.

(Cicuta maculata Lamk., Cicuta major Lamk., Coriandrum maculatum Roth.). *Grande ciguë, Ciguë officinale.*

Patrie : Plante indigène, assez commune dans les lieux incultes, les haies, au bord des chemins, répandue dans toute l'Europe, l'Asie occidentale, les régions méditerranéennes, naturalisée dans l'Amérique septentrionale.

Caractères : Plante bisannuelle; tiges florales dressées, hautes de 1 à 2 mètres, cylindriques, fistuleuses, marquées ordinairement, surtout vers la base, de taches pourprées, brunâtres; feuilles grandes, d'un vert foncé, tripennées, à folioles pennatifides, molles, luisantes, les inférieures nettement alternes et assez longuement pétiolées, les supérieures plus petites, parfois opposées; fleurs blanches, en ombelles; involucres polyphylles, à bractées réfléchies; involucelles à 3 divisions dirigées vers l'extérieur de l'inflorescence; calice presque entier, à dents peu marquées; corolle à 5 pétales entiers ou émarginés; fruit ovoïde, globuleux, de 0^m,002 à 0^m,003 de longueur; chaque méricarpe portant 5 côtes saillantes peu développées, nettement tuberculeuses avant la maturité.

La plante fleurit en Belgique la seconde année, de juin à septembre; la première année, elle ne porte que les feuilles radicales formant une touffe peu élevée.

Parties usitées : 1° Les feuilles, **Folia cicutæ** Ph. B.; 2° les fruits, **Séminoïdes de ciguë** Ph. B.

Caractères : 1° *Les feuilles* de ciguë se reconnaissent aux caractères de forme exposés plus haut. Séchées avec soin, elles restent vertes, possèdent une odeur particulière, une saveur âcre, désagréable. Triturées avec une solution de potasse caustique, elles dégagent de la cicutine, reconnaissable à son odeur caractéristique.

2° *Les fruits.* Les fruits de ciguë ne sont pas décrits dans la pharmacopée, mais ils sont assez fréquemment employés et servent notamment à la préparation de la teinture.

Les fruits se reconnaissent à leur forme, aux tubercules bien visibles sur le fruit frais, qui bordent leurs côtes saillantes, à l'odeur de cicutine qu'ils dégagent lorsqu'on les triture avec une solution de potasse et surtout à leurs caractères microscopiques.

Caractères microscopiques : Sur la coupe transversale, on constate, au lieu des canaux résinifères brunâtres qui se trouvent toujours dans le mésocarpe des fruits d'Ombellifères, un tissu lacuneux particulier, correspondant à l'endocarpe. Ce tissu est formé de deux rangées de cellules, les cellules externes plus petites, épaissies vers l'intérieur, les cellules internes plus grandes, cubiques. Les réactifs démontrent la présence d'un alcaloïde dans les cellules de ce tissu. Ce caractère est essentiel : aucun autre fruit d'Ombellifère ne présente ce tissu spécial, et tous montrent des canaux résinifères plus ou moins nombreux. Il est surtout important pour distinguer les fruits de la ciguë de ceux de l'anis, qui leur ressemblent extérieurement. L'épicarpe de la ciguë est glabre, celui de l'anis vert est couvert de poils très petits, visibles seulementà la loupe. La face commissurale des fruits de ciguë est presque plane, mais la graine est fortement concave à son niveau, caractère qui ne s'observe pas non plus dans le fruitd'anis.

COMPOSITION : La ciguë doit ses propriétés redoutables à la *cicutine* (Giseke 1827, Geiger 1831) (*conine, conicine*), alcaloïde liquide et volatil. Elle renferme en outre la *méthyle cicutine*, très voisine de la cicutine et un alcaloïde cristallin moins toxique, la *conhydrine*. On en a retiré encore un hydrure de carbone non toxique, le *conylène* (Wertheim).

Les principes toxiques de la ciguë sont abondants, surtout dans le fruit frais un peu avant sa maturité complète; cet organe renferme alors environ 0,20 °/₀ de cicutine. Les feuilles, beaucoup moins actives, n'en contiendraient que 0,01 °/₀; elles perdent du reste rapidement leurs propriétés, tandis que les tissus plus résistants du fruit s'opposent à une altération rapide.

FORMES PHARMACEUTIQUES ET DOSES : Les feuilles fraîches servent à la préparation de l'*extrait* (suc purifié par l'alcool) et de *la teinture avec plante fraîche* (alcoolature); l'*extrait* entre dans l'*emplâtre de ciguë* et dans l'*onguent de ciguë* (10 °/₀) Les fruits servent de base à la *teinture* et à la préparation de la *cicutine*.

Doses maxima : Cicutine : 0,004 en une fois et 0,005 en 24 heures. Extrait : 0,05 et 0,20. Teinture : 0,50 et 2,00.

APIUM GRAVEOLENS L.

(Seseli graveolens Scop., Sium graveolens Vest., Sium apium Roth., Apium celeri Gaërtn.) *Ache, Ache des marais.*

PATRIE : Plante indigène assez répandue dans les marais des régions maritimes; elle a une aire de dispersion très étendue dans les régions marécageuses de l'Europe, de l'Afrique septentrionale

et de l'Asie occidentale. L'ache est la source d'où dérivent les
nombreuses formes cultivées sous le nom de céleri (Apium
dulce Mill) et dont la variété la plus caractéristique est le céleri-
rave (Apium rapaceum Mill.). La forme sauvage est seule
officinale.

CARACTÈRES : Plante bisannuelle, à tiges florifères dressées, sillonnées, fistuleuses, hautes de $0^m,50$ à $0^m,60$; feuilles longuement
pétiolées, pennatiséquées, à 3-5 segments cunéiformes, incisés;
fleurs d'un blanc verdâtre, en ombelles sans involucre ni involucelles; fruits subglobuleux à 5 côtes peu saillantes, blanchâtres.
La plante fleurit en Belgique de juillet à septembre.

PARTIE USITÉE : La racine, **Radix apii** Ph. B

CARACTÈRES : Racine fusiforme de la grosseur du pouce, assez
souvent divisée et fendue dans le sens de la longueur, gris
brunâtre à l'extérieur, blanc jaunâtre à l'intérieur; odeur forte
rappelant celle du céleri; saveur aromatique légèrement amère.

COMPOSITION : Cette racine doit ses propriétés à une essence en
partie résinifiée dans la racine sèche et formant sur la surface
de section des taches résineuses jaunâtres.

FORMES PHARMACEUTIQUES : S'emploie rarement sous forme d'*eau
distillée*. La racine et l'eau distillée entrent dans le *sirop de
fenouil composé* ou sirop des cinq racines apéritives.

CARUM PETROSELINUM H. Bn.

(Apium petroselinum L., Petroselinum sativum Hoffm., Apium
vulgare Lam.). *Persil*.

PATRIE : Plante de la région méditerranéenne, cultivée en Belgique et dans toute l'Europe comme plante potagère sous plusieurs
formes (Apium crispum Mill., tuberosum Mill., etc.).

CARACTÈRES : Plante bisannuelle; tiges florales dressées, de
1 mètre environ de hauteur; feuilles pennatiséquées, à folioles
cunéiformes incisées; fleurs en ombelles à rayons nombreux,
presque égaux, à involucres oligophylles et involucelles polyphylles, corolles d'un blanc verdâtre; fruits glabres, ovoïdes,
allongés, d'un brun noirâtre.

Parties usitées : La racine et un principe particulier du fruit, l'*apiol*, **Apiol officinale** Ph. B.

La racine est spongieuse, peu odorante à l'état sec; elle a environ 0ᵐ,15 de longueur sur 0ᵐ,012 de largeur. Le méditullium est poreux, l'écorce épaisse, marquée de taches résineuses. Elle renferme une essence, du sucre, de l'amidon et un glucoside particulier que l'on trouve du reste dans toute la plante, l'*apiine* (Lindenborn, 1867). C'est un corps neutre, cristallin, se dédoublant par l'acide chlorhydrique étendu et bouillant en sucre et *apigénine* (Gerichten, 1876). L'apiine est insipide et paraît dépourvue de propriétés.

La racine de persil, rarement usitée, entre dans le *sirop de fenouil composé*.

L'*apiol* s'obtient mélangé à d'autres substances en distillant des fruits de persil avec de l'eau ou en les épuisant par l'alcool et reprenant l'extrait alcoolique par l'éther qui dissout l'apiol. Il a été découvert à l'état impur par Homolle et Joret en 1855 et étudié à l'état de pureté par Gerichten en 1876.

L'apiol officinal est un liquide huileux, jaune brunâtre, d'une odeur rappelant celle du fruit, d'une saveur âcre, d'une densité de 1,078 à 1,080, non volatil, sans décomposition, insoluble dans l'eau, très soluble dans l'éther, l'alcool et le chloroforme.

A l'état de pureté absolue, l'apiol est cristallin, incolore, fondant à 50°, bouillant à 300° et présente une densité de 1,015.

L'apiol officinal s'emploie ordinairement en capsules à la dose de 0ᵍʳ,25 à 1 gramme.

CARUM CARVI L.

(Bunium carvi Bieb., Sium carvi Bernh., Seseli carum Scop., Seseli carvi Roth., Foeniculum carvi Link.). *Carvi, Kümmel* des Allemands.

Patrie : Plante indigène, peu répandue dans les prairies et les pelouses des régions montagneuses (zone calcareuse, Ardennes), s'étendant dans les régions septentrionales de l'Europe, dans le bassin de la Méditerranée, l'Inde septentrionale. Elle est fréquemment cultivée, surtout en Angleterre, en Allemagne, en Hollande, et se trouve également au Maroc.

CARACTÈRES : Plante ordinairement bisannuelle; racine pivotante; feuilles radicales pétiolées, engainantes, limbe à divisions incisées, pennées, opposées, triangulaires, glabres; tige florale non fistuleuse, finement striée, haute de 0ᵐ,80 à 0ᵐ,90, rameuse, à rameaux ascendants; fleurs nombreuses, en ombelles terminales à 8 ou 12 rayons inégaux; involucre nul ou formé d'une seule bractée foliacée; involucelle nul ou peu développé; corolle et calice petits, corolle blanche; fruit, diakène allongé (0ᵐ,005 de longueur sur 0ᵐ,001 à 0ᵐ,005 de largeur), subcylindrique, glabre, très aromatique.

PARTIE USITÉE : Le fruit, **Fructus carvi** Ph. B.

CARACTÈRES : Diakène subcylindrique, d'un brun jaunâtre, glabre. Dans les fruits du commerce, les akènes sont souvent séparés, légèrement arqués; les côtes saillantes sont peu marquées, plus pâles; la coupe transversale donne pour chaque méricarpe une forme pentagonale régulière et montre dans le mésocarpe 6 canaux résinifères brunâtres, gros, facilement visibles à la loupe, 2 sur la face commissurale, 4 dans les vallécules. L'odeur est forte, aromatique; la saveur agréable, un peu piquante.

COMPOSITION : Ce fruit renferme 5 à 7 °/₀ d'une essence formée d'un hydrocarbure (le *carvène*) et d'un hydrate (le *carvol*). Cette essence a une densité de 0,960, une odeur forte, une saveur brûlante; elle se colore assez rapidement à l'air.

Le fruit renferme en outre une résine, du mucilage, une huile grasse (dans les graines) et fournit 5 °/₀ de cendres.

FORMES PHARMACEUTIQUES : Le fruit de carvi est rarement employé et ne sert de base à aucune préparation pharmaceutique. On le prescrit parfois en poudre et l'essence en oléo-saccharure.

En Angleterre, on l'emploie fréquemment; il entre notamment dans la teinture de cardamome composée, assez fréquemment prescrite en Belgique, dans la teinture de séné, dans la confection d'opium, etc. (Ph. Brit.)

Le carvi est très usité comme condiment en Angleterre, en Allemagne, en Hollande, en Russie; il sert à la préparation du kummel, liqueur alcoolique voisine de l'anisette.

PIMPINELLA ANISUM L.

(Anisum officinale Moench., A. vulgare Gaërtn., Sison anisum Spr.,
Carum anisum H. Bn.). *Anis vert.*

PATRIE : Originaire de l'Égypte, de la Grèce, de l'Asie Mineure,
l'anis est cultivé assez abondamment dans le sud et le centre de
la France, dans le sud de la Russie, en Allemagne, en Grèce, dans
l'Inde et dans diverses régions de l'Amérique.

CARACTÈRES : Plante annuelle; tige dressée, non fistuleuse, haute
de 0^m,20 à 0^m,60, pubescente comme toutes les parties de la plante;
feuilles polymorphes, les inférieures cordiformes, arrondies,
dentées, longuement pétiolées, les supérieures pennatilobées, les
dernières devenant trifides, à divisions linéaires, d'un vert pâle;
fleurs blanches, nombreuses, en ombelles à 8-14 rayons; involucre à 2-5 bractéoles; fruits pubescents, d'un gris verdâtre.

PARTIE USITÉE : Le fruit, **Fructus anisi vulgaris** Ph. B.

CARACTÈRES : Fruits ovoïdes, de 0^m,003 à 0^m,005 de longueur,
ovoïdes, légèrement renflés vers la base, formés de deux méricarpes ordinairement réunis dans les fruits du commerce; couleur
gris verdâtre; odeur particulière; saveur aromatique, sucrée,
spéciale. Les côtes saillantes sont au nombre de 10, peu proéminentes, la face commissurale légèrement concave, la coupe de
chaque méricarpe étant subréniforme.

La coupe transversale montre les canaux résinifères du mésocarpe, très nombreux (15 à 18), petits, formant un cercle presque
continu sur les faces externes; plus larges, au nombre de 3 ou 4,
sur la face commissurale. Toute la surface du fruit porte des poils
monocellulaires, pointillés, un peu arrondis à l'extrémité.

Le fruit d'anis trituré avec la solution de potasse ne donne
pas d'odeur spéciale.

COMPOSITION : L'anis vert renferme 1 à 5 % d'essence, une
huile grasse (3 à 4 %) dans la graine, du sucre, et fournit environ
7 % de cendres.

L'essence d'anis est incolore, plus rarement jaunâtre; sa densité
varie de 0,972 à 0,995 (0,98 Maisch, 0,977 à 0,985 Flückiger).
Elle se solidifie en une masse cristalline blanche vers + 10° et

reste solide jusque + 17°; elle est surtout constituée par de
l'*anéthol solide* ou *camphre d'anis,* qui existe sous forme solide
ou liquide dans d'autres essences du même groupe et aussi dans
celle de l'anis étoilé (Illicium verum). Cette dernière est très
voisine de l'essence d'anis vert; elle s'en distingue d'abord en ce
qu'elle ne se solidifie que vers + 1°, ensuite en ce que la solution
alcoolique d'acide chlorhydrique lui communique une teinte
brunâtre, tandis que le même réactif colore l'essence d'anis vert
en rose (Maisch, *Organic materia medica,* édit. de 1890).

FORMES PHARMACEUTIQUES : Les fruits d'anis entrent dans les
espèces purgatives, le *thé Saint-Germain,* le *sirop de salsepareille
composé,* la *décoction de Zittmann;* ils servent à la préparation
de l'essence. Celle-ci s'emploie en *esprit,* en *sirop,* en *eau distillée
extemporanée;* elle entre dans le *sirop de Vanier,* les *pilules
d'Anderson, l'élixir parégorique* et sert à la préparation de
l'*essence d'anis soufrée* (baume de soufre anisé), laquelle fait
partie des *pilules de Morton.* L'anis entre dans un grand nombre
de formules de médicaments composés, soit pour en masquer la
saveur désagréable, soit comme carminatif, soit à cause des
propriétés expectorantes qu'on lui attribue (baume d'anis de
Powel, etc.). Les fruits d'anis s'emploient encore confits au sucre
et servent de base à diverses liqueurs de table (anisette, etc.).

SUBSTITUTION : Le fruit d'anis du commerce, surtout celui qui
vient d'Italie, renferme parfois des fruits de ciguë. Ces fruits sont
faciles à distinguer au microscope des fruits d'anis par les caractères exposés plus haut. S'ils étaient pulvérisés, on les reconnaîtrait encore à l'odeur de ciculine qu'ils dégageraient en les
triturant avec une solution de potasse.

FOENICULUM CAPILLACEUM Gilib.

(Foeniculum vulgare Gaërtn., F. officinale All., F. sativum Bertol.,
F. piperitum DC., F. dulce DC., F. panmorium DC., Anethum foeniculum L., A. dulce DC., Meum foeniculum Spreng., Ligusticum
foeniculum Roth.). *Fenouil.*

PATRIE : Existe à l'état spontané dans une grande partie de
l'Europe centrale et méridionale, dans les régions méditerranéennes de l'Asie et de l'Afrique, s'étend sous certaines formes

(F. panmorium) dans l'Inde. Le fenouil est naturalisé çà et là
en Belgique, particulièrement dans la vallée de la Meuse. Il est
cultivé dans l'Europe méridionale et centrale, mais sous différentes variétés portant surtout sur la taille, la couleur, la saveur
et l'odeur du fruit, ainsi que sur la durée de la plante.

CARACTÈRES : Plante bisannuelle ou vivace, rarement annuelle;
tiges dressées, à section plus ou moins ovoïde vers la base, hautes
de 1ᵐ,50 à 2 mètres, feuilles alternes, décomposées en segments
linéaires allongés, les supérieures engainantes, à gaînes longues
de 0ᵐ,03 à 0ᵐ,05; fleurs jaunes en ombelles, sans involucre ni
involucelle; fruits de couleur et de volume variables, ovoïdes
allongés, renfermant un canal par vallécule et 2 sur la face commissurale de chaque méricarpe.

PARTIES USITÉES : 1° la racine, **Radix foeniculi vulgaris** Ph. B.;
2° le fruit exclusivement produit par la variété à fruits doux
(fenouil de Florence, fenouil doux majeur) **Fructus foeniculi** Ph. B.

1° *La racine.* Racine de la grosseur du doigt, fusiforme, écorce
blanchâtre ou jaunâtre, fibreuse, se détachant facilement du centre.
Cette racine ressemble à la racine de persil, mais s'en distingue
par sa consistance plus ligneuse, sa cassure fibreuse. Elle est très
peu aromatique et peu usitée; elle entre dans le *sirop de fenouil
composé*;

2° *Les fruits.* Le fruit de fenouil présente un certain nombre
de variétés dont deux se trouvent communément dans le commerce : le fenouil doux, fenouil romain ou de Florence, provenant
du midi de l'Europe, seul officinal en Belgique, et le fenouil vulgaire, que l'on ne doit pas confondre avec le premier. Lorsque
l'on sème sous nos climats le fenouil doux, il se transforme rapidement et donne dès la première année un fruit voisin du fenouil
d'Allemagne. Il existe encore une variété, inusitée, provenant du
midi de la France, de saveur âcre et amère (Foeniculum
piperitum).

CARACTÈRES : *Fenouil officinal.* Fruit long de 0ᵐ,006 à 0ᵐ,008,
cylindrique ou ovoïde très allongé, d'un vert pâle; côtes saillantes,
très marquées, élargies à la base, laissant des vallécules très

étroites; dans le commerce les deux méricarpes sont réunis et portés sur un pédoncule court, ordinairement recourbé. L'odeur est aromatique, la saveur douce, agréable.

Sur la coupe transversale examinée à un faible grossissement, on observe pour chaque méricarpe 6 bandelettes grandes, ovoïdes, brunâtres; les faisceaux libéro-ligneux qui forment les côtes sont assez développés et bien visibles; le fruit est lisse et complètement glabre.

Composition : Le fruit de fenouil renferme 2 à 6 °/₀ d'essence, du sucre, du mucilage, 12 °/₀ d'huile grasse dans les graines, et donne environ 7 °/₀ de cendres. L'essence est un mélange d'un hydrocarbure et des deux variétés d'anéthol, la variété liquide et la variété solide. Elle a une densité de 0,896 à 0,999 (0,970 Maisch); elle ne se solidifie que vers 0°.

Formes pharmaceutiques : Le fruit de fenouil entre dans la *poudre de réglisse composée*, les *espèces diurétiques*, le *thé de Saint-Germain*, la *décoction de Zittmann*; il sert à la préparation de l'*essence*; celle-ci sert à faire l'*eau distillée*.

Substitution : On trouve souvent dans le commerce le *fenouil d'Allemagne* (fenouil vulgaire, fenouil de Saxe). Il se distingue facilement par sa couleur d'un gris brunâtre, par sa taille plus petite (0ᵐ,005 à 0ᵐ,006 de longueur). Les méricarpes sont souvent disjoints, dépourvus de pédicelle, et possèdent une odeur et une saveur fortes, beaucoup moins agréables. Ils présentent l'organisation générale de la variété officinale. Ces fruits ne doivent pas être employés en pharmacie.

OENANTHE PHELLANDRIUM Lamk.

(Phellandrium aquaticum L., Ligusticum phellandrium Crantz,
OEnanthe aquatica Poir.)
Fenouil d'eau, Ciguë aquatique, Phellandre, Phellandrie aquatique.

Patrie : Plante indigène, assez commune en Belgique dans les eaux stagnantes, répandue dans toute l'Europe et l'Asie septentrionale.

Caractères : Plante bisannuelle; racine submergée, assez volumineuse, fistuleuse, noueuse, portant au niveau des nœuds des verticilles de radicelles, nombreuses, blanches, grêles; tige dressée, fistuleuse, de 0^m,60 à 1 mètre; feuilles pennatiséquées, à divisions très finement pennatifides; inflorescence en ombelles larges, à 10 ou 12 rayons, sans involucre; involucelles à 7 folioles.

Partie usitée: Le fruit, **Fructus phellandrii aquatici** Ph. B.

Caractères : Fruits ovoïdes un peu renflés vers la base, longs de 0^m,004 à 0^m,005, d'un brun noirâtre plus ou moins foncé; 10 côtes obtuses, arrondies; vallécules étroites; 6 bandelettes sur chaque méricarpe, 4 dans les vallécules, 2 sur la face commissurale, arrondies, très visibles; sur la coupe transversale, on remarque les faisceaux libéro-ligneux des côtes disposés en éventail, à liber très développé formé d'éléments cribreux; odeur assez forte, désagréable, saveur âcre et amère, désagréable, particulière.

Composition : Ces fruits renferment 1 à 1 1/2 °/₀ d'essence, un corps neutre, la *phellandrine* de Hétet, peu connu, auquel l'auteur attribue les propriétés dangereuses du phellandre. Le fruit de phellandre et les autres organes de la plante sont toxiques à l'état frais pour l'homme et pour les animaux domestiques; à l'état sec, les fruits, seuls usités, ont beaucoup perdu de leur activité.

Formes pharmaceutiques : Le phellandre est rarement usité sous forme de *sirop* ou de poudre, à la dose de 2 à 4 grammes en 24 heures (Gubler). Il entre dans *les cigarettes antiasthmatiques* Ph. B.

LEVISTICUM OFFICINALE Koch.

(L. Vulgare Reichenb., Ligusticum levisticum L., Angelica levisticum All.) *Livèche, Ache des montagnes.*

Patrie : Plante des régions montagneuses de l'Europe centrale et méridionale; elle est parfois cultivée en Belgique, comme plante d'ornement, mais n'y existe pas à l'état spontané.

Caractères : Plante vivace; tige dressée, de 1^m,50 à 2 mètres; feuilles très grandes, à divisions cunéiformes incisées, d'un vert foncé, luisantes, assez coriaces; fleurs en ombelles composées; involucres et involucelles à bractées nombreuses, connées à la base; corolles jaunes.

PARTIE USITÉE : Le fruit, **Fructus levistici** Ph. B.

La racine est parfois substituée à celle de l'ache des marais, dont elle se distingue par son volume plus considérable, sa couleur plus foncée et son odeur moins forte, rappelant celle de l'angélique.

CARACTÈRES : Méricarpes formant le diakène ordinairement séparés; côtes dorsales et intermédiaires égales entre elles, côtes marginales très développées, rendant le fruit membraneux sur les bords et aplati; surface lisse, glabre, d'un brun pâle; canaux résinifères isolés dans les vallécules, au nombre de 2-4 sur la face commissurale de chaque méricarpe; odeur aromatique particulière, saveur aromatique un peu sucrée, térébinthacée.

Ces fruits doivent leurs propriétés à une essence; ils sont rarement employés et ne servent de base à aucun médicament officinal.

ARCHANGELICA OFFICINALIS Hoffm.

(Angelica archangelica L., Angelica officinalis Moench, Angelica sativa M., Selinum archangelica Link.) *Angélique.*

PATRIE : Régions boréales et montagneuses de l'Europe; cultivée en Belgique.

CARACTÈRES : Plante bisannuelle, plus rarement vivace dans les cultures; feuilles radicales et feuilles inférieures caulinaires très grandes, largement engainantes, bipennées; folioles dentées; tiges de 1 mètre à 1^m,50, épaisses, fistuleuses; fleurs en grandes ombelles; involucre nul; involucelles à 8 folioles linéaires; fruits assez grands, d'un blanc jaunâtre à maturité; côtes marginales ailées, très développées; canaux résinifères nombreux.

PARTIE USITÉE : La racine, **Radix angelicæ** Ph. B.

Les fruits, rarement employés aujourd'hui, entraient dans la formule d'anciens médicaments; les tiges confites au sucre sont fréquemment employées comme condiment.

CARACTÈRES : Racine centrale pivotante, portant souvent au sommet les bases plus ou moins décomposées des feuilles radicales, épaisse d'environ 0^m,05, se divisant un peu en dessous du collet en racines secondaires assez nombreuses, souples, épaisses

parfois de 0ᵐ,01 environ à leur base, longues de 0ᵐ,50 et formant
une touffe entrelacée. Partie externe rugueuse, d'un brun grisâtre,
présentant parfois des gouttelettes résineuses; odeur particulière,
très aromatique, musquée; saveur également très aromatique, un
peu âcre. Cette racine est récoltée au printemps de la seconde
année. Celle qui provient de plantes cultivées, récoltée souvent à
la troisième année (angélique de Saxe), est plus volumineuse et
moins aromatique que la racine des plantes sauvages (angélique
de Thuringe).

Composition : Cette racine renferme : essence, $\frac{1}{2}$ à 1 %; résine,
6 à 10 %; un stéaroptène cristallin, l'*angélicine* ou *hydrocaro-
tine* (Husemann), un autre corps aromatique, cristallin, l'*acide
angélique*, de l'*acide valérianique*, un principe amer, du sucre
et de l'amidon; elle laisse de 7 à 8 %, de cendres.

Formes pharmaceutiques : La racine d'angélique entre dans la
teinture de benjoin composée. Elle se prescrit rarement sous
forme de teinture; elle entre dans l'esprit d'angélique composé (Ph. Germ.), l'esprit thériacal, l'alcoolature vulnéraire,
l'eau de mélisse des Carmes (Cod. Fr.) et dans un grand nombre
de liqueurs de table et d'anciennes préparations.

Substitution : On a substitué parfois à la racine d'angélique
officinale la racine de l'Angelica sylvestris L. (Selinum
angelica Link.), plante indigène commune dans les bois et les
lieux humides. Cette racine, beaucoup plus ligneuse, est moins
aromatique et se distingue facilement de l'angélique officinale.

FERULA NARTHEX Boiss.

(Narthex assa foetida Falconner, Peucedanum narthex H. Bn.)

Plante des régions montagneuses de l'Inde septentrionale,
découverte par Falconner en 1858, dans les montagnes qui
séparent le Cashmire du Thibet; elle a été introduite au Jardin
botanique de Kew sous le nom de Dorema ammoniacum et
y a fleuri en mai 1888.

C'est, comme la plupart des Ferula, une grande Ombellifère
vivace, à feuilles radicales peu nombreuses, à tige dressée, haute

de 5 1/2 pieds, étendant en pyramide de nombreux rameaux latéraux terminés par de grandes ombelles composées. Toutes les parties de la plante exhalent, lorsqu'on les froisse, une odeur alliacée très forte.

Cette espèce concourt probablement dans une large mesure à la production de la gomme-résine assa fœtida. Il résulte d'un travail de E. M. Holmes (*Ph. Journal*, 14 et 21 juill., 10 novemb. 1888) que les espèces suivantes fournissent le même produit ou sont du moins susceptibles de le fournir.

Ferula fœtida Regel (F. scorodosma Bentl. et Trimen, Scorodosma foetidum Bunge). Découverte par Lehmann (1841) dans les déserts marécageux de l'est de la mer d'Aral. C'est probablement la plante découverte et décrite par Kaempfer (1687) et désignée par Linné sous le nom de Ferula asa foetida. Kaempfer a indiqué le mode de récolte de l'assa fœtida tel qu'il l'a vu pratiquer dans le Laristan (Perse), près de la ville de Disgun; il avait nommé la plante Asa foetida Dusgunensis.

Ferula fœtidissima Regel et Schmulhausen, 1878. Plante voisine de la précédente, découverte par Fedtschenko dans le Turkestan, province du Kokand. C'est une plante très riche en gomme-résine, à odeur très alliacée et probablement une des espèces les plus actives du groupe.

Ferula rubricaulis Boiss. (F. erubescens Boiss.). Cette plante a été considérée jusqu'ici comme produisant le *galbanum*. M. Holmes se base sur l'odeur alliacée des fruits, odeur très différente de celle du galbanum, pour ranger cette espèce parmi celles qui sont susceptibles de fournir l'assa fœtida. Le galbanum, d'après ce que l'on sait aujourd'hui, est produit surtout par le F. galbaniflua Boiss. et Buhse. D'après la saveur un peu amère du fruit, M. Holmes suppose, sauf information contraire, que le F. rubricaulis produit le *sagapenum*, gomme-résine alliacée voisine de l'assa fœtida et dont l'origine botanique est actuellement inconnue.

Ferula alliacea Boiss. Nord-est de la Perse. D'après Dymock (*Veget. mat. med. of India*, p. 315) cette espèce fournit l'assa fœtida employée dans l'Inde sous le nom de *Hing*, différant par certains caractères de la gomme-résine que l'on importe en Europe et qui est le *Hingra* des Hindous.

Ferula teterrima Karelin et Kirilow. Découverte dans la Soungarie en 1841 ; plante très alliacée, riche en gomme-résine.

Ferula Persica W. (Ferula assa fœtida Andrews, F. puberula Boiss. et Buhse.) Cette espèce a été considérée au siècle dernier comme étant l'origine de l'assa fœtida ; elle a été cultivée en Europe dès 1777 et la récolte de la gomme-résine sur cette espèce a été décrite par Hope (1786). On lui a aussi attribué la production du *sagapenum*, mais il est beaucoup plus probable qu'elle fournit une partie de l'assa fœtida du commerce.

Il résulte de cette longue énumération que l'assa fœtida du commerce est le produit d'un certain nombre d'espèces du genre Ferula ; que les gommes-résines ainsi obtenues sont très probablement mélangées et du reste très voisines comme composition et comme propriétés. Seul le produit employé aux Indes, le *Hing* des Hindous, aurait une origine spéciale (F. alliacea) et présenterait des caractères particuliers.

Partie usitée : La gomme-résine, **Assa fœtida** Ph. B. *Hingra* des Hindous.

Récolte : D'après les informations de Kaempfer, la récolte de l'assa fœtida se fait en enlevant la tige, après la période active de végétation, vers le mois d'avril ; on dégage la racine en creusant la terre autour d'elle, puis on recouvre le tout de terre et de feuilles que l'on maintient avec des pierres de façon à préserver la racine de l'action du soleil ; vers la fin de mai, on découvre la racine, on en coupe la partie supérieure, enlevant seulement une tranche mince du sommet ; le suc s'écoule et se réunit sur la surface de section ; deux jours après, on le recueille ; on pratique une nouvelle section et l'on continue ainsi la récolte jusqu'à épuisement de la racine. Le suc qui s'écoule des premières incisions reste liquide, constitue une qualité inférieure et est fréquemment mélangé d'argile et d'autres matières minérales.

Parfois, au lieu de sections transversales, on pratique des incisions sur la racine découverte, et après quelques jours on recueille le suc qui s'est écoulé. La quantité de gomme-résine recueillie sur chaque racine varie de 16 à 700 grammes.

CARACTÈRES : L'assa fœtida se présente dans le commerce sous deux formes : en larmes et en masses.

L'assa fœtida en larmes est formé de larmes agglomérées, rarement isolées, visqueuses à la surface, solides et cassantes. La couleur externe est d'un gris jaunâtre ou brunâtre; la surface de section des larmes, lorsqu'elle est récente, est blanche; elle passe ensuite au rose violacé, puis au jaune brunâtre. L'odeur est forte, persistante, alliacée, très désagréable, la saveur également âcre, amère, alliacée.

En masses, l'assa fœtida présente un aspect amygdaloïde; il est formé de larmes plus ou moins nombreuses insérées dans une pâte amorphe de couleur plus foncée; la consistance est souvent assez molle et le produit prend facilement la forme des vases qui le renferment par la moindre élévation de température; par le froid il devient cassant et peut être pulvérisé. La qualité de cette sorte dépend surtout du nombre de larmes qu'elle renferme, de son odeur plus ou moins forte et de la quantité de matière soluble dans l'alcool qu'elle fournit; cette proportion doit être de 50 à 60 %. Il faut rejeter les sortes inférieures, dépourvues de larmes ou renfermant des matières terreuses (gypse, argile, craie, etc.).

L'assa fœtida s'émulsionne assez facilement dans une petite quantité d'eau; mais pour le tenir en suspension d'une manière permanente il faut recourir à un adjuvant (jaune d'œuf, gomme). Traitées par l'acide nitrique, les larmes se colorent en vert. L'acide chlorhydrique colore en vert l'assa fœtida préalablement mouillé d'alcool; la coloration vire ensuite au rose. La teinture alcoolique est précipitée par l'acétate de plomb.

COMPOSITION : L'assa fœtida est un mélange d'une résine : 50 à 70 %; d'une gomme : 20 à 50 % et d'une essence : 3 à 9 %. La résine renferme une faible proportion d'*acide férulaïque;* la gomme est partiellement soluble dans l'eau; l'essence est un *sulfure de férulyle;* elle se décompose facilement en dégageant de l'hydrogène sulfuré. Les larmes pures fournissent 3 à 4 % de cendres; cette proportion, beaucoup plus élevée dans les sortes inférieures, atteint parfois 40 %. Par distillation sèche, l'assa fœtida fournit, entre autres produits, de l'*ombelliférone.*

Formes pharmaceutiques : L'assa fœtida s'emploie en *poudre* (obtenue en soumettant la gomme-résine à l'action du froid), en *teinture;* elle entre dans les *pilules de Fuller.* On employait autrefois la teinture éthérée et l'emplâtre d'assa fœtida; on prescrit fréquemment en lavement l'émulsion faite au moyen du jaune d'œuf.

Hing (assa fœtida nauséeux de Vigier). On désigne sous ce nom dans l'Hindoustan l'assa fœtida employé par les indigènes et provenant d'après Dymock du Ferula alliacea Boiss. Ce produit est récolté dans les montagnes du Khorassan et est apporté à Bombay. Il diffère de l'assa fœtida importé en Europe par sa coloration plus foncée, l'absence de teinte rose ou rouge lorsque les larmes sont exposées à la lumière, la présence constante de débris de tiges qui manquent dans le produit commercial tel que nous le voyons en Europe. Son odeur est beaucoup plus forte, l'acide nitrique ne le colore pas en vert, la teinture n'est pas précipitée par l'acétate de plomb, enfin il ne fournit pas d'ombelliférone à la distillation sèche. Le Hing est très estimé des Hindous qui l'emploient de préférence aux autres variétés d'assa fœtida; on le falsifie fréquemment par l'addition de gomme arabique et d'autres matières, notamment de tranches de pomme de terre; ce produit n'est jamais importé en Europe.

FERULA GALBANIFLUA Boiss. et Buhse.

(Ferula gummosa Boiss., Peucedanum galbanifluum H. Bn. F. galbaniflua, β Aucheri Boiss.).

Patrie · Plante originaire de la Perse; découverte par Buhse en 1847 ou 1848 dans les montagnes du nord de la Perse; une forme voisine, des mêmes régions, la variété β Aucheri de Boissier, est considérée comme fournissant en même temps que l'espèce type le galbanum du commerce.

On attribue également cette gomme-résine au Peucedanum Schaïr Benth et Hook (Ferula Schaïr Borzezow), plante originaire des déserts qui s'étendent entre le Turkestan et la Sibérie.

Partie usitée : La gomme-résine, **Galbanum** Ph. B.

Récolte : On admet généralement que le galbanum exsude spontanément sous forme de larmes à la base de la tige des plantes qui le fournissent, mais on n'a aucun renseignement précis sur ce point, et il est à supposer que le mode de récolte varie suivant les régions assez diverses d'où arrive ce produit.

Caractères : Le galbanum se présente sous deux formes assez constantes dans le commerce; le *galbanum sec*, celui que l'on rencontre le plus fréquemment en Belgique, et le *galbanum mou* ou de Perse, plus rare, plus aromatique et paraissant plus actif. Tous deux sont formés de larmes d'un brun jaunâtre pâle, parfois un peu verdâtre, plus ou moins nombreuses, rarement isolées, plus ordinairement insérées dans une masse amorphe de couleur plus foncée.

Le galbanum sec est de consistance assez dure, cassant à froid, se ramollissant par la chaleur; il renferme souvent des fruits de la plante, des débris de tiges ou de racines; les fruits sont des diakènes aplatis, à côtes marginales très développées. La variété molle, telle que nous la possédons, est formée de larmes petites, ne dépassant pas le volume d'un pois, brillantes, d'un jaune pâle, translucides, agglomérées dans une masse brune poisseuse. La quantité plus ou moins grande des larmes contenues dans la masse détermine la qualité du produit.

Le galbanum a une odeur très forte, tenace, surtout dans la variété de Perse, spéciale, non alliacée et très différente de celle de l'assa fœtida; la saveur est âcre, amère, désagréable. Les larmes mouillées d'alcool prennent, par l'acide chlorhydrique, une teinte rouge virant au violet, puis au bleu. Trituré avec une faible quantité d'eau, le galbanum s'émulsionne; si on l'agite sans le triturer avec une grande quantité d'eau, celle-ci reste limpide et prend par l'addition d'un peu d'ammoniaque une belle fluorescence bleue, qui disparaît aussitôt que l'on acidifie le liquide.

Composition : Le galbanum est, comme l'assa fœtida, un mélange de résine (60 à 66 %) de gomme, (15 à 20 %), d'essence (6 à 9 %). Il renferme en outre une certaine quantité d'ombelliférone (0,8 %), qui se dissout en petite proportion dans l'eau froide. C'est à ce principe qu'est due la fluorescence qui se produit dans un milieu alcalin. Soumis à la distillation sèche, le galbanum donne différents produits dont le plus caractéristique est une essence d'un bleu indigo qui passe vers 289° et qui est voisine de l'essence de camomille vulgaire.

Formes pharmaceutiques : Le galbanum s'emploie rarement à l'intérieur; il entre dans les *pilules de Fuller ;* pour l'usage externe, son emploi est plus fréquent : il fait partie du *baume de Fioraventi,* de l'*emplâtre oxycroceum,* de l'*emplâtre diachylon gommé.* On prescrit rarement l'emplâtre de galbanum (Ph. Brit.).

DOREMA AMMONIACUM Don.

(Diserneston gummiferum Jaubert et Spach, Peucedanum ammoniacum H. Bn.).

Patrie : Plante des déserts pierreux de la Perse et du Turkestan; cette espèce, voisine par le port des Ferula que nous avons étudiés plus haut, fournit la *gomme ammoniaque* du commerce, concurremment avec d'autres espèces voisines, dont la plus importante est le D. Aucheri Boiss.

Les Dorema diffèrent surtout des Ferula par leur inflorescence en ombelles simples, contractées, formant des espèces de panicules. Ce sont, comme les Ferula, de grandes plantes herbacées à tiges vivaces.

Partie usitée : La gomme-résine, **Ammoniacum gummi** Ph.B. Gomme ammoniaque (1).

Récolte : Le suc gommo-résineux est très abondant dans ces plantes et s'écoule des tiges par la piqûre des insectes; on le recueille soit en larmes que l'on détache de la plante, soit sur le sol en masses plus ou moins pures.

---

(1) La gomme ammoniaque du commerce actuel, ou gomme ammoniaque de Perse, n'est pas le produit que connaissaient les anciens et qu'ils ont décrit comme provenant de Libye, des environs du temple d'Ammon. Ce produit africain est une gomme-résine sécrétée par le Ferula Tingitana L., croissant au Maroc; on ne l'importe plus en Europe, mais elle est encore employée en Égypte et en Arabie. La gomme ammoniaque de Perse n'est connue que depuis le Xe siècle (Flückiger).

CARACTÈRES : La gomme ammoniaque du commerce se présente
sous deux formes : larmes isolées ou masses compactes plus ou
moins amygdaloïdes, parfois très impures, renfermant une grande
quantité de fruits de la plante ou d'autres impuretés.

Les larmes sont de grosseur variable, dépassant rarement $0^m,01$
de diamètre, irrégulièrement arrondies, d'un blanc jaunâtre ou
brunâtre, blanches, opaques, cireuses sur la cassure; la surface
de fracture, blanche à l'état récent, passe au jaune sans prendre
la teinte rosée de l'assa fœtida.

Les masses sont formées de larmes blanches insérées dans une
partie amorphe plus colorée, à cassure nette, brillante. L'odeur
est forte, particulière, non alliacée, souvent plus aromatique dans
la variété amygdaloïde, que dans les larmes isolées; la saveur,
désagréable, amère, âcre. Les sortes inférieures, mélangées de
fruits et d'autres débris, ne doivent pas être employées en pharmacie.

La gomme ammoniaque s'émulsionne assez facilement dans
l'eau; elle ne prend pas de coloration spéciale par l'acide chlorhydrique, même lorsqu'on chauffe le mélange à 60°; l'eau qui a été
agitée avec la gomme ammoniaque et alcalinisée ne présente pas
de fluorescence. Ces caractères la distinguent du galbanum.

COMPOSITION : La gomme ammoniaque diffère des produits
voisins par l'absence d'ombelliférone; elle est formée d'environ
70 °/₀ de résine, de 18 à 28 °/₀ de gomme et d'une faible proportion d'une essence non sulfurée ($^1/_2$ à 4 °/₀). La résine fondue
avec la potasse fournit de la résorcine, comme les résines des
autres produits similaires.

FORMES PHARMACEUTIQUES : La gomme ammoniaque s'emploie en
pilules, en émulsions, elle entre dans les *pilules de Morton*, les
pilules de scille composée, *l'emplâtre de gomme ammoniaque*, de
diachylon gommé et d'*oxycroceum*.

CORIANDRUM SATIVUM L.

Patrie : Plante probablement originaire de l'Europe méridionale, du bassin de la Méditerranée, peu connue à l'état spontané, mais cultivée depuis longtemps dans un grand nombre de localités, depuis l'Afrique centrale jusqu'en Russie, et fréquemment subspontanée.

Caractères : Plante annuelle; tige dressée, de $0^m,20$ à 0^m60; feuilles bi- ou tri-pennées, les inférieures longuement pétiolées, à segments larges, les supérieures presque sessiles, à segments linéaires; fleurs en ombelles; involucre nul, involucelles à 2-3 folioles; corolles roses, calice à sépales inégaux; fruits globuleux. La plante fraîche exhale une odeur désagréable de punaise, qui disparaît dans le fruit mûr.

Partie usitée : Le fruit, **Fructus coriandri** Ph. B. *Coriandre.*

Caractères : Diakène formé de deux méricarpes incurvés, soudés par leurs bords de façon à former une sphère légèrement creuse au centre, de $0^m,003$ à $0^m,005$ de diamètre. Les côtes saillantes sont au nombre de 5 ou 6, mais, dans les larges vallécules qui les séparent, se trouvent des côtes secondaires inégales, sinueuses, réticulées, donnant au fruit un aspect particulier. Au sommet se trouvent les bases des styles, et un peu en dessous les 5 dents persistantes et inégales du calice. Sur la coupe transversale, on remarque le mésocarpe dépourvu de canaux résinifères sur les faces externes, portant seulement deux canaux sur les faces commissurales de chaque méricarpe.

Le coriandre est coloré en brun jaunâtre pâle; son odeur est caractéristique, surtout lorsqu'on le brise; sa saveur, particulière, aromatique.

Composition : Le coriandre fournit de $^1/_2$ à $1\ ^1/_2\ \%$ d'essence, $15\ \%$ de matière grasse dans les graines et $5\ \%$ de cendres.

Formes pharmaceutiques : Le fruit de coriandre entre dans *l'électuaire lénitif, l'esprit de mélisse composé, l'esprit carminatif.* Il sert encore à la préparation de certaines liqueurs de table; il entre aussi dans le sirop de rhubarbe, la teinture de rhubarbe et la teinture de séné de la Pharmacopée Britannique.

CUMINUM CYMINUM

(C. Ægyptiacum Mérat., Ligusticum cyminum Targ.). *Cumin.*

PATRIE : Indigène dans les régions du haut Nil, le cumin est cultivé en grandes quantités aux Indes orientales et dans les régions méditerranéennes. En Europe. on le récolte surtout en Sicile et à Malte.

CARACTÈRES : Plante annuelle; tige dressée, de $0^m,50$ à $0^m,40$, rameuse, cylindrique, striée; feuilles très divisées, d'un vert pâle; fleurs en ombelles composées; involucre formé de bractées peu nombreuses, rigides, trifides ou entières; involucelles à 2-4 bractées plus petites; corolles blanches ou roses.

PARTIE USITÉE : Le fruit, **Fructus cumini** Ph. B. Cumin.

CARACTÈRES : Fruit ovoïde, allongé, de $0^m,005$ à $0^m,008$ sur $0^m,002$ de largeur, d'un gris brunâtre ou verdâtre pâle; méricarpes adhérents, portant ordinairement à la base un pédicelle court, mince, droit. Côtes primaires au nombre de 5, peu marquées sur chaque méricarpe; dans les vallécules se trouvent 4 côtes secondaires beaucoup plus développées; toutes ces côtes sont hérissées de poils rudes, scarieux, glanduleux. Au sommet du fruit se trouvent les dents du calice et 2 styles divergents, filiformes. Sur la coupe transversale, on voit sur les faces externes de chaque méricarpe 4 canaux résinifères à la base des côtes secondaires et 2 sur la face commissurale.

Ces fruits ont, lorsqu'on les froisse, une odeur forte, particulière, et une saveur très aromatique, spéciale, rappelant un peu celle du carvi, mais plus forte et moins agréable.

COMPOSITION : Le cumin renferme 1 à 5 °/₀ d'essence, de la résine, de l'huile grasse dans les graines, du mucilage, et fournit 8 °/₀ de cendres. L'essence est un mélange de *cymène* et d'une partie oxygénée, le *cuminol* ou *cuminaldéhyde,* se transformant par les oxydants en *acide cuminique* cristallin.

FORMES PHARMACEUTIQUES : Le cumin, très rarement prescrit sous forme de poudre, ne sert de base à aucune préparation officinale. On l'emploie parfois, de même que le carvi, comme condiment.

THAPSIA GARGANICA L.

(Thapsia sylphium Vivian.? Sylphium cyrenaicum Laval.).
Thapsia , Bou-néja des Arabes.

PATRIE : Plante originaire de l'Algérie et des régions voisines de l'Afrique septentrionale.

C'est une Ombellifère à tige élevée, de 0^m,50 à 0^m,90 ; les feuilles radicales sont très divisées, les feuilles caulinaires, coriaces, simples, se desséchant au moment de la floraison. Les fleurs, jaunes, forment de grandes ombelles sans involucre ni involucelles ; le fruit est ailé, par suite du développement considérable des côtes secondaires marginales.

PARTIE USITÉE : La racine, **Radix thapsiæ** Ph. B.

L'écorce seule est active et se trouve ordinairement isolée dans le commerce.

RÉCOLTE : La récolte se fait exclusivement en Algérie par les indigènes sur des plantes sauvages, de décembre à mars. On lave les racines, on les sèche, puis on les incise longitudinalement pour en séparer le corps central que l'on rejette. Ces opérations sont dangereuses et occasionnent souvent des éruptions plus ou moins généralisées lorsqu'elles sont faites sans précaution.

CARACTÈRES : Cette écorce se présente en fragments inégaux, petits, cassants ; ceux qui proviennent du sommet portent une sorte de frange formée par les fibres isolées des pétioles radicaux. Surface externe d'un brun jaunâtre, tantôt unie, tantôt ridée, exfoliée vers les bords ; surface interne blanche, crétacée, marquée de taches rougeâtres et finement striée longitudinalement. Dans les fentes de l'écorce et sur les surfaces de section, on voit parfois des gouttelettes de résine d'un jaune d'or. La cassure est nette, granuleuse, compacte ; l'odeur est nulle, la saveur très brûlante et amère. L'écorce de racine de thapsia arrive souvent en mauvais état et altérée par la moisissure.

COMPOSITION : La racine de thapsia renferme de 2,5 à 15 °/₀ d'une résine molle, complexe, des traces d'essence, de la gomme, de l'amidon, des matières albuminoïdes et 8,76 °/₀ de matières inorganiques. La résine renferme de l'*acide caprylique*, de l'*acide thapsique* et une matière neutre, non azotée, vésicante. Cette matière est soluble dans l'alcool bouillant et se sépare par refroidissement en aiguilles fondant à 87°; elle se dissout également dans l'éther et dans le sulfure de carbone. Toutes ces solutions sont vésicantes (Canzoneri, *Bull. de la Soc. ch.*, t. XLII). La résine agitée avec de l'eau bouillante donne à celle-ci une réaction acide.

FORMES PHARMACEUTIQUES : L'écorce de racine de thapsia sert à la préparation de la *résine de thapsia* et cette dernière à la préparation du *sparadrap de thapsia*, fréquemment prescrit comme révulsif.

Les Arabes emploient la racine pour l'usage interne comme purgatif énergique, mais cette médication dangereuse n'est jamais suivie en Europe.

SUBSTITUTION : On a signalé (Blanchet, 1880) la substitution au thapsia officinal de la racine du Ferula nodiflora L. (F. communis Desf., F. Densa Del., *Faux thapsia*, *Cleka* des Arabes).

C'est une racine vivace, d'un gris noirâtre à l'extérieur, remplie d'un suc laiteux, âcre, mais dépourvu de toute action vésicante. Cette racine à l'état sec se reconnaît à sa couleur noirâtre et à l'absence du principe actif caractéristique, la résine que l'on peut en retirer étant inerte.

Espèces non officinales en Belgique.

Hydrocotyle Asiatica L. (H. Thunbergiana Spr., Trisanthus Cochinchinensis Lam., *Vellárai*, nom indigène). Plante très répandue dans les régions humides de la zone tropicale. C'est une petite plante herbacée, rampante; de la tige s'élèvent des feuilles réniformes, crénelées, glabres, à 7 nervures; pédoncules floraux plus courts que les pétioles; fleurs au nombre de 3 ou 4 en une ombelle contractée, entourée de bractées; fruit comprimé latéralement, à côtes primaires et secondaires peu marquées. La plante fraîche a une odeur faible, une saveur piquante qui disparaît par la dessiccation.

PARTIE USITÉE : **L'herbe fleurie.**

COMPOSITION : Le principe actif de cette plante est la *vellarine* (Lépine, 1855), corps peu connu, non volatil, soluble dans l'alcool, l'éther, l'ammoniaque, l'acide chlorhydrique. Lorsqu'on triture la plante ou son extrait avec la potasse caustique, on n'obtient aucune odeur caractéristique. Elle contient en outre du tannin précipitant les sels de fer en vert olive.

Formes pharmaceutiques : L'hydrocotyle asiatique a été préconisé aux Indes comme remède spécifique de la lèpre; on le prescrit en Europe sous forme de poudre (0gr,30 à 0gr,50) et d'extrait hydro-alcoolique (0gr,025 à 0gr,15); ses propriétés ne sont pas établies.

Il ne faut pas confondre cette plante avec une forme indigène, commune dans les régions humides de l'Europe, l'Hydrocotyle vulgaris L. Cette espèce ressemble à l'espèce précédente, mais s'en distingue facilement par ses feuilles peltées, orbiculaires. Elle est inusitée.

Sanicula europæa L. (S. officinarum Lamk., S. officinalis Gouan.). Plante vivace, indigène, très commune, caractérisée par ses feuilles radicales peu nombreuses, palmatipartites, à 3-5 segments, ses hampes florales dressées, aphylles, à ombelles contractées, les ombellules formant des capitules de fleurs blanches.

Parties usitées : Les feuilles et les racines. Ces organes sont, contrairement à ce qui arrive ordinairement dans les Ombellifères, dépourvus de principes aromatiques. On les emploie rarement comme astringent en infusion.

Cicuta virosa (Cicutaria aquatica Lam., Coriandrum cicuta Roth.). *Ciguë vireuse, Cicutaire aquatique, Ciguë d'eau.* Plante indigène peu répandue, sauf en Campine; on la rencontre dans toute l'Europe, l'Asie septentrionale, l'Amérique du nord. C'est une plante aquatique formée d'un rhizome épais, tronqué, lacuneux; la tige, haute de 0m,80 à 1m,50, est fistuleuse; les feuilles grandes, pennatiséquées, à segments lancéolés, étroits, dentés; les fleurs en grandes ombelles sans involucres, à involucelles polyphylles, à corolles blanches; les fruits arrondis, portant un canal résinifère par vallécule.

La ciguë d'eau renferme dans toutes ses parties un suc laiteux jaune; sa composition est peu connue et ses propriétés très toxiques paraissent la rapprocher de certaines espèces du genre OEnanthe. La ciguë vireuse n'est plus usitée en pharmacie.

Carum ajowan Benth. et Hook. (Ammi copticum L., Ptychotis coptica DC., P. ajowan DC., Ligusticum ajowan Roxb.). *Ajowan, Ajwan* des Hindous. Plante annuelle, originaire de l'Inde, cultivée dans l'Hindoustan, la Perse, l'Égypte.

Partie usitée : le fruit, *Fruit d'Amnii.*

Caractères : Fruit très petit, de 0m,001 à 0m,002 de longueur, ovale, comprimé, d'un gris brunâtre, ordinairement séparé en 2 méricarpes; côtes saillantes, au nombre de 5, tuberculeuses et scabres, canaux résinifères dans les vallécules; odeur forte de thym lorsque le fruit est écrasé; saveur très aromatique, piquante.

Composition : L'essence (5 à 6 %), seule partie active de ce fruit, est un mélange de *thymol* et de *cymène*. Le thymol, qui se rassemble en cristaux à la surface de l'eau distillée d'ajowan, est vendu dans les bazars de l'Inde sous le nom de *fleurs d'Ajwain;* le thymol employé en Europe est retiré de l'essence du Thymus vulgaris L.; on peut en extraire également de celle d'une autre Labiée qui en fournit environ 24 %, le Monarda punctata L. (Maisch).

Formes pharmaceutiques : Le fruit d'ammi est très employé aux Indes comme carminatif et comme condiment; il est assez fréquemment importé en Europe.

Pimpinella saxifraga L. Plante indigène commune sur les pelouses et les coteaux secs. On employait la racine de cette plante sous le nom de *petite saxifrage.*

Caractères : Racine fusiforme, ramifiée vers le sommet, longue d'environ 0^m,20, annelée, tuberculeuse, d'un brun jaunâtre ; odeur aromatique, saveur particulière, douceâtre, puis piquante. Cette racine renferme une essence, une résine âcre.

On employait de même la racine du *Pimpinella magna* L., également indigène, sous le nom de *saxifrage blanche.*

Œnanthe crocata L. Plante originaire des lieux marécageux de l'ouest de la France et d'une grande partie de l'Europe, non spontanée en Belgique

Cette espèce, très toxique, renferme, comme la ciguë vireuse, un suc laiteux devenant jaune à l'air. Elle a occasionné fréquemment des empoisonnements, surtout dans l'ouest de la France, par confusion avec les tubercules comestibles d'une espèce voisine, l'OE. pimpinelloïdes L., dépourvue des propriétés toxiques des autres formes du genre.

Æthusa Cynapium L. (Æthusa petroselinifolia Gilib, Cicuta Cynapinm Targ., Coriandrum Cynapium Crantz). *Petite ciguë, Faux persil, Ache des chiens.* Plante indigène très commune dans les jardins, au bord des chemins, répandue dans toute l'Europe et l'Asie occidentale.

Caractères : Plante annuelle, glabre, de hauteur très variable (0^m,50 à 2 mètres suivant le terrain); tige verte, souvent finement striée de pourpre, mais non tachée; feuilles tripennées à folioles dentées, luisantes, d'un vert foncé; fleurs blanches, en ombelles composées, à rayons inégaux; involucre nul, involucelle à 4-5 folioles, situées seulement vers l'extérieur, longues, pendantes; fruit ovoïde, globuleux, à côtes épaisses, non tuberculeuses: 6 canaux résinifères par méricarpe.

Propriétés : L'Æthusa Cynapium n'est pas employée en médecine; jusque dans ces derniers temps, elle a passé pour une plante très toxique, que sa ressemblance avec le persil et sa fréquence dans les lieux cultivés rendaient extrêmement dangereuse.

Il résulte des travaux de Tanret et de Harley (*Ph. Journ.*, 27 nov. 1886) que cette espèce ne renferme aucun principe toxique particulier et que, au moins celle qui croît en Angleterre, est dépourvue de propriétés actives. Les accidents qu'elle aurait causés devraient être attribués à la ciguë officinale avec laquelle elle peut facilement être confondue.

Les feuilles de petite ciguë présentent, lorsqu'on les froisse, une odeur désagréable qui permet de les distinguer facilement du persil. L'absence de taches sur la tige, les involucelles à 4-5 bractées au lieu de 5, les involucres nuls, les canaux résinifères du fruit empêchent toute confusion avec la ciguë officinale.

Meum athamanticum Jacq. (Æthusa Meum L., Ligusticum capillaceum Lamk.). Plante rare en Belgique, localisée seulement dans les Ardennes, répandue dans les pâturages des régions montagneuses de l'Europe.

On emploie très rarement la racine de cette plante; c'est une racine d'un diamètre de 1 à 2 centimètres, couronnée au sommet par des poils rudes provenant de la dissociation des faisceaux ligneux des premières feuilles radicales; elle a une odeur faible, rappelant celle de la livèche et une saveur légèrement amère.

Ferula sumbul Hook. f. (Euryangium sumbul Kauffman). Plante vivace de grande taille présentant le port et l'aspect des autres formes du genre, croissant dans l'Asie occidentale (Sibérie, Turkestan).

Partie usitée : La racine, **Sumbul radix** Pharm. Brit. Samboul.

Caractères : Cette racine arrive en rondelles de $0^m,05$ à $0^m,12$ de diamètre, épaisses de $0^m,02$ à $0^m,04$; écorce d'un gris brunâtre, papyracée; le segment qui correspond au sommet est couronné de poils rudes; la surface de section est d'un blanc grisâtre, maculée de gouttelettes résineuses. Odeur très forte de musc, saveur aromatique rappelant un peu celle de l'angélique.

Composition : Essence $^1/_3$ %; résine 9 % à odeur de musc, soluble dans l'acide sulfurique avec une coloration bleue; acide angélique, acide valérianique et méthyle-crotonique; principe amer extractif; sucre et amidon; par distillation sèche, le sumbul donne de l'ombelliférone.

Formes pharmaceutiques : La racine de sumbul a été introduite dans la matière médicale vers 1840 et inscrite dans la Pharmacopée anglaise de 1867. Elle est prescrite en Belgique seulement sous forme de teinture.

Peucedanum ostruthium Koch. (Imperatoria ostruthium L.). *Impératoire.* Plante subspontanée, presque naturalisée dans quelques rares

localités des Ardennes (Crépin), originaire des montagnes de l'Europe centrale et méridionale. C'est une herbe vivace, à tiges annuelles dressées, haute
de 0ᵐ,90 à 0ᵐ,80, à feuilles engainantes longuement pétiolées, à fleurs blanches
en larges ombelles sans involucre, à involucelles oligophylles.

PARTIE USITÉE : Le rhizome (Codex français).

Rhizome de la grosseur du doigt, ordinairement un peu aplati, rugueux,
brunâtre, à racines assez nombreuses; odeur rappelant celle de l'angélique;
saveur âcre, très aromatique, surtout à l'état frais.

COMPOSITION : Essence, résine, *impératorine* (*peucédanine* ou *angélate* de
peucédyle) Wagner ; *ostruthine* (Gorup Bessanez, 1874).

FORMES PHARMACEUTIQUES : Très peu usitée aujourd'hui, la racine d'impératoire entrait dans d'anciennes formules de médicaments carminatifs.

Peucedanum graveolens Hiern. (A n e t h u m .g r a v e o l e n s L., F e r u l a
g r a v e o l e n s Spr., P a s t i n a e a a n e t h u m Spr.). Plante cultivée et parfois
subspontanée en Belgique, originaire des régions méridionales de l'Europe,
du Caucase, de la Perse, cultivée aux Indes sous une forme un peu différente
du type (*Anethum Sowa* Roxb.). C'est une plante annuelle ou bisannuelle
présentant l'aspect du fenouil.

PARTIE USITÉE : Le fruit, fruit d'aneth, **Anethi fructus** Ph. Brit. *Dill.*

CARACTÈRES : Fruit ovale, long d'environ 0ᵐ,004, comprimé par suite du
développement considérable des côtes marginales qui forment une sorte
d'aile membraneuse. Les méricarpes sont ordinairement séparés, d'un brun
grisâtre, plus pâles au niveau des côtes marginales; les canaux résinifères
sont au nombre de 6 (4 sur la face convexe, 2 sur la face commissurale de
chaque méricarpe). Odeur et saveur aromatiques particulières, rappelant
celles du carvi.

COMPOSITION : Ce fruit doit ses propriétés à une essence dont il renferme
3 à 4 %. C'est un mélange d'un hydrocarbure, à odeur citronnée, l'*anéthène*,
et de *carvol*. Densité : 0,87.

FORMES PHARMACEUTIQUES : A peu près inusité en Belgique, le fruit d'aneth
est employé en Angleterre sous forme d'eau distillée et d'essence. ‾

Opopanax chironium Koch. On attribue généralement, mais sans
aucune certitude, à cette espèce des régions méridionales de l'Europe et de
l'Orient, la gomme-résine jadis employée sous le nom d'*opopanax*. Ce
produit, aujourd'hui inusité, se présente en larmes d'un brun rougeâtre, irrégulièrement bosselées, légères, friables, blanches à l'intérieur. L'odeur est
assez forte, peu agréable, rappelant celle de l'ache et un peu celle de la
myrrhe. On a récemment importé en Angleterre, sous le nom d'opopanax, le
bysabol (v. p. 210).

Sagapenum. On désigne sous ce nom une autre gomme-résine fournie très probablement par un Ferula, peut-être le F. erubescens Boiss. C'est une gomme-résine alliacée, voisine de l'assa fœtida et provenant des mêmes régions.

Le sagapenum, aujourd'hui inusité, se présente en masses d'un brun foncé, renfermant de petites larmes jaunâtres. L'odeur est faiblement alliacée et en même temps rappelle celle du camphre et de la térébenthine.

Daucus carota L. *Carotte.* Plante indigène, commune, modifiée par la culture de façon à présenter une racine charnue, sucrée, alimentaire, dans laquelle se trouve une assez forte proportion de *saccharose*, une matière colorante rouge, très répandue dans les végétaux, la *carottine*, et une faible proportion d'essence.

On emploie comme remède familier la décoction (eau de carotte) et, en Angleterre et aux États-Unis, les fruits aromatiques de la forme sauvage.

FAMILLE DES ARALIACÉES.

Les Araliacées, très voisines des Ombellifères, dont elles ne diffèrent que par leur fruit le plus souvent baccien, sont des plantes ordinairement ligneuses, parfois grimpantes, très rarement herbacées. Elles appartiennent surtout à la flore des régions tropicales; quelques espèces s'étendent dans les régions tempérées ou froides; une seule est indigène.

Au point de vue médical, les Araliacées sont peu importantes et quelques rares espèces seulement sont employées en pharmacie. Leur composition est peu connue; elles doivent leurs propriétés stimulantes à des essences et à des résines.

Aralia ginseng A. Mey. Plante herbacée, à racines vivaces, originaire de la Chine et de la Corée. La racine de cette espèce, de la grosseur du petit doigt, bifurquée, blanche, cornée, est très estimée des Chinois qui l'emploient comme dépurative et surtout comme aphrodisiaque, sous le nom de *gin-sen.* Cette racine a une saveur sucrée particulière, aromatique et amère; l'odeur, peu développée, est également aromatique.

On substitue souvent à cette racine, qui est très rare en Europe, la racine d'une forme très voisine, l'Aralia quinquefolia Gray (Panax quinquefolium L.), originaire des États-Unis (Géorgie, Tennessee). Cette racine possède les mêmes propriétés; elle est également bifurquée ou trifurquée, annelée, d'un brun jaunâtre.

Composition : *Panaquillone* (Garriques, 1854), principe sucré, voisin de la glycyrrhizine, amorphe, soluble dans l'eau, précipitable par le tannin; résine, mucilage et amidon. Les racines du ginseng ne sont guère usitées, au moins en Europe.

Aralia nudicaulis L. *Fausse Salsepareille, Salsepareille de Virginie.* Plante originaire de l'Amérique septentrionale; on emploie les rhizomes qui présentent une certaine ressemblance extérieure avec les salsepareilles. Ce sont des rhizomes d'un gris brunâtre pâle, d'épaisseur variable, ne dépassant pas 0^m,006, à écorce exfoliée, rugueuse; la cassure est blanche, grenue, montrant une moelle centrale assez épaisse. Ils ont une odeur légèrement aromatique, une saveur peu marquée.

Composition : Peu connue, traces d'essence, résine, amidon, sucre, etc.

Ces rhizomes se distinguent facilement des salsepareilles par leur organisation, qui est celle des tiges dicotylédonées normales (moelle centrale, faisceaux libéro-ligneux collatéraux, zone corticale et suber), tandis que les salsepareilles possèdent l'organisation des racines monocotylédonées (faisceaux alternes, absence de cambium, couche protectrice).

Aralia racemosa L. *American spikenard.* On a introduit récemment dans la thérapeutique européenne les rhizomes et les racines de cette espèce originaire de l'Amérique septentrionale. Ce sont des rhizomes obliques, écailleux au sommet, épais d'environ 0^m,05, longs de 0^m,10 à 0^m,15, d'un brun pâle, portant des racines nombreuses, possédant une odeur et une saveur aromatiques particulières.

Ce médicament s'emploie comme stimulant et diaphorétique, en infusion et en extrait fluide.

Hedera helix L. *Lierre* Plante indigène, commune, répandue sous différentes formes dans toute l'Europe centrale et méridionale, l'Inde, le Japon, etc.

On emploie vulgairement les feuilles persistantes et lisses du lierre pour panser les plaies; l'écorce entrait autrefois dans la tisane de Feltz. Dans certaines conditions, les vieux troncs de lierre laissent exsuder une sorte de gomme-résine que l'on employait en médecine, mais qui a disparu du commerce actuel.

Toutes les parties de la plante exhalent une odeur forte, aromatique, désagréable.

FAMILLE DES CORNACÉES.

Les Cornacées sont des plantes ligneuses, arbustes ou arbres de petite taille, répandues surtout dans les régions tempérées de l'hémisphère boréal. Deux espèces sont indigènes.

La composition et les propriétés de ces plantes sont peu connues. On emploie comme comestibles les fruits rouges du Cornus mas L., espèce indigène assez répandue dans la zone calcareuse du pays. Les drupes noires du Cornus sanguinea L., espèce beaucoup plus commune en Belgique, sont amères et astringentes, et renferment dans les graines environ 50 %/₀ d'huile grasse. Certaines espèces américaines contiennent dans leurs écorces un principe amer et du tannin et sont employées comme fébrifuges.

Cornus Florida L. Petit arbre originaire de l'Amérique septentrionale, à feuilles opposées, à fleurs en cymes petites, entourées de 4 grandes bractées blanches, pétaloïdes.

Partie usitée : L'écorce de la racine, *Dogwood bark,* privée de la couche externe. C'est une écorce d'environ $0^m,003$ d'épaisseur, en fragments souvent minimes, d'un brun pâle un peu rosé, à cassure blanchâtre, présentant des îlots scléreux plus foncés. L'odeur est nulle, la saveur astringente et amère.

Composition : Cette écorce renferme un principe amer, particulier, la *cornine* ou *acide cornique* (Geiger), matière cristalline, en aiguilles incolores, très amères, solubles dans l'eau et dans l'alcool; elle contient en outre du tannin (5 %/₀), de la résine et de la gomme.

Cette écorce s'emploie en décoction et en extrait fluide, comme fébrifuge et tonique. Elle est inscrite dans la pharmacopée des États-Unis. On emploie de même les écorces du Cornus circinata L'Herit. (*Round leaved dogwood*) et du Cornus sericea L. (*Swamp dogwood*).

DICOTYLÉDONES GAMOPÉTALES.

SÉRIE DES INFÈRES.

FAMILLE DES CAPRIFOLIACÉES.

Les Caprifoliacées sont des plantes herbacées, des arbustes ou plus rarement de petits arbres, à suc aqueux. Elles habitent surtout les régions tempérées de l'hémisphère nord, plus rarement les parties montagneuses des contrées chaudes.

Ce sont des plantes peu actives, et peu d'entre elles sont employées en pharmacie. Quelques espèces contiennent des principes mal définis, purgatifs, émétiques, diurétiques, localisés dans les écorces et les fruits, souvent accompagnés d'acide valérianique (Sambucus, Triosteum, Viburnum). Les fleurs sont parfois odorantes, parfumées (sureau, chèvrefeuille).

Espèce officinale en Belgique.

SAMBUCUS NIGRA L.

(Sambucus vulgaris Lamk.) *Sureau noir.*

Patrie : Plante indigène assez répandue à l'état spontané, très fréquemment cultivée sous différentes formes comme plante d'ornement (sureau panaché, sureau à feuilles de persil, etc.). Commune dans toute l'Europe, l'Afrique septentrionale et l'Asie occidentale.

Caractères : Arbuste ou arbre de petite taille (3 à 5 mètres); tiges ligneuses présentant dans les jeunes rameaux une moelle volumineuse, limitée par un cercle ligneux étroit et fragile ; dans les rameaux âgés, cette moelle est plus étroite et le bois dur, compact, assez développé; écorce d'un gris rougeâtre, marquée sur les jeunes branches de lenticelles nombreuses, rugueuse et irrégulièrement fendillée dans les branches âgées; feuilles non stipulées, opposées, imparipennées, à folioles (5 à 7) ovales lancéolées, dentées, exhalant lorsqu'on les froisse une odeur désagréable particulière; fleurs en larges corymbes plans, à 5 branches principales se subdivisant en un grand nombre de pédicelles de dimensions variables, terminés chacun par une fleur; calice à 5 dents très petites; corolle rotacée, à limbe étalé, à 5 divisions arrondies, blanc légèrement jaunâtre; étamines 5; ovaire infère, fruit bacciforme, violet noirâtre à maturité, triloculaire, à loges monospermes; graines petites, à albumen huileux.

Parties usitées : 1° Les fleurs, **Flores Sambuci** Ph. B.; 2° le fruit, **Fructus Sambuci** Ph. B. On emploie plus rarement le liber (écorce interne).

Fleurs. Les fleurs de sureau sont vendues ordinairement mondées des pédoncules et souvent même réduites à la corolle. Elles ont à l'état sec une teinte jaunâtre, une odeur particulière, devenant surtout sensible lorsqu'on les humecte d'eau chaude; leur saveur est légèrement aromatique et astringente.

Composition : Ces fleurs renferment une très faible proportion d'une essence de consistance butyreuse, du tannin assez abondant, précipitant les sels de fer en noir verdâtre; du mucilage, du sucre.

Formes pharmaceutiques : Les fleurs de sureau s'emploient en infusion; elles entrent dans le *thé de Saint-Germain*; elles servent à la préparation de l'*eau distillée de sureau*, laquelle a une réaction alcaline et s'altère rapidement.

Fruits. Les baies de sureau sont des fruits globuleux, lisses, triloculaires, parfois monospermes par avortement, mais renfermant ordinairement 3 graines ovales, légèrement déprimées. Ces fruits ont une saveur douceâtre, un peu acide et renferment à maturité un suc d'un rouge violacé.

Composition : Les baies de sureau renferment de la pectine, du sucre, une matière colorante passant au violet par les alcalis, au rouge vif par les acides, donnant avec l'alun et le carbonate de soude une laque bleu-violet.

Formes pharmaceutiques : Les fruits de sureau s'emploient sous forme de *sirop* et de *gelée* (rob de sureau).

Ces fruits sont fréquemment employés pour falsifier les vins, surtout le porto rouge.

Écorce interne. L'écorce de sureau, réduite au liber par le raclage du suber et de la zone corticale, se présente sous forme de copeaux très fibreux, d'un blanc jaunâtre, possédant une saveur douceâtre, puis amère et âcre, très désagréable.

Composition : Cette écorce paraît devoir ses propriétés purgatives, émétiques et diurétiques assez énergiques à une résine soluble dans l'alcool et dans l'éther ; elle contient aussi de l'acide valérianique.

On emploie, rarement du reste, l'écorce de sureau infusée dans du vin, ou le suc exprimé de l'écorce fraîche ; c'est un médicament très actif à la dose de 15 à 30 grammes.

On employait autrefois les feuilles de la plante, aujourd'hui inusitées.

Espèces non officinales en Belgique.

Sambucus ebulus L. (S. humilis Lamk.). *Sureau herbacé, Hièble, Yèble.* Plante indigène, assez commune, à souches vivaces, rampantes ; tiges annuelles, dressées, de 1 mètre environ de hauteur ; feuilles imparipennées, stipulées, à folioles plus allongées que dans l'espèce précédente, d'un vert foncé, dentées ; fleurs en cymes corymbiformes, à 5 branches principales ; fleurs présentant les caractères de celles du sureau noir, mais à étamines plus longues et à anthères d'un pourpre foncé ; le fruit est bacciforme, d'un rouge moins foncé.

On emploie rarement les fleurs et les fruits d'hièble au même titre que ceux de l'espèce officinale ; les rhizomes sont parfois prescrits dans les campagnes comme purgatif énergique.

Sambucus Canadensis L. Cette espèce américaine présente le port et, à peu de chose près, les caractères du S. nigra. Elle est inscrite dans la Pharmacopée des États-Unis et sert aux mêmes usages que nos espèces indigènes; on emploie de même au Mexique les fleurs du Sambucus Mexicana Presl.

Viburnum prunifolium L. (Viburnum lentago Duroi). *Black Haw.* Arbuste des États du sud-est des États-Unis.

Partie usitée : L'écorce des tiges et des racines.

Caractères : L'écorce des tiges est, en fragments minimes, d'un brun rougeâtre, lisse si elle provient des jeunes branches, recouverte d'un suber assez épais, crevassé, d'un gris brunâtre lorsqu'elle est prise sur des parties âgées. La face interne est lisse; la cassure grenue; l'odeur peu marquée, rappelant en masse l'odeur de la valériane; la saveur amère, astringente, très désagréable. L'écorce des racines est plus lisse à l'extérieur, sa saveur est plus amère.

Composition : Cette écorce renferme un principe particulier, amer, amorphe, la *viburnine* (Kramer, 1844), de l'acide valérianique, une matière résineuse, du sucre, du tannin, et fournit de 8 à 9 % de cendres.

Formes pharmaceutiques : L'écorce de viburnum, fréquemment employée en Amérique, est actuellement prescrite en Belgique sous forme d'*extrait fluide,* à la dose de 2 à 4 grammes, plus rarement en infusion ou en poudre.

Triosteum perfoliatum L. (Triosteum majus Michx.). *Bastard ipeca..* Plante des régions boisées des États-Unis. On emploie les rhizomes et les racines (*Fever root, Wild ipeca*). C'est une souche assez volumineuse, épaisse d'environ 0^m,015, noueuse, d'où partent des racines minces présentant quelque ressemblance avec l'ipéca strié; l'écorce, d'un brun rougeâtre, se détache facilement du méditullium, d'un jaune pâle; l'odeur est peu marquée; la saveur amère.

Cette racine, dont la composition n'est pas établie, s'emploie à la dose de 1 à 2 grammes comme émétique et purgatif.

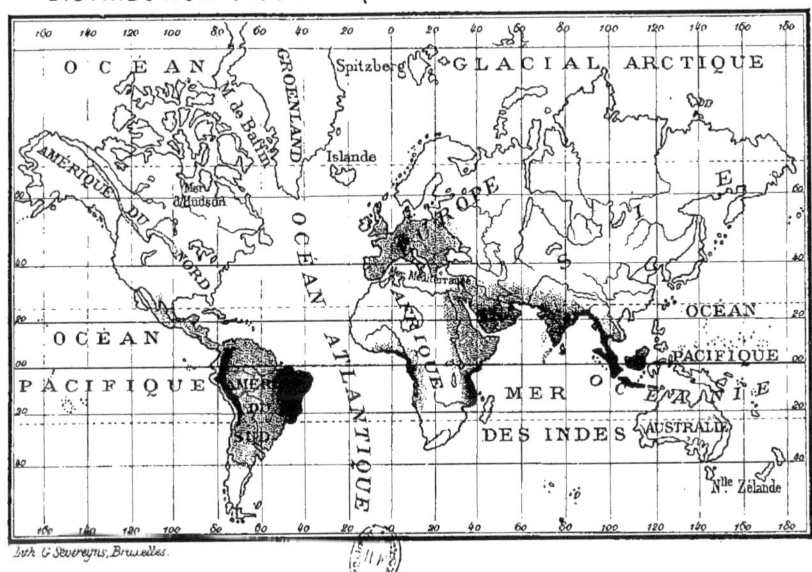

Lith. G. Severeyns, Bruxelles.

FAMILLE DES RUBIACÉES.

Les Rubiacées forment une des familles les plus importantes du règne végétal, tant par le nombre considérable d'espèces (4,100) qu'elle renferme que par l'utilité au point de vue médical, industriel et commercial d'un grand nombre des plantes qui la constituent.

Les Rubiacées ne sont représentées dans les climats tempérés que par des formes herbacées, peu importantes et peu nombreuses. Elles sont communes dans les régions tropicales, surtout dans l'Amérique du Sud, aussi bien dans les parties basses et chaudes que dans les forêts élevées de la Cordillère des Andes.

Ce sont des arbres, des arbrisseaux ou des plantes herbacées, à feuilles simples, opposées, presque toujours stipulées, parfois verticillées, à fleurs souvent élégantes, parfumées (Bouvardia, Gardenia, Ixora, etc.). Malgré les nombreuses formes qu'elle réunit, la famille des Rubiacées constitue un groupe très naturel, composé de plantes unies par de nombreux caractères communs; aussi les principes actifs sont-ils peu variés. Ce sont surtout des alcaloïdes fébrifuges (Cinchona, Cascarilla, Remijia, Exostemma), parfoisé métiques (Cephælis, Psychotria, Richardsonia, Chiococca), plus rarement stimulants (Coffea).

Un certain nombre d'espèces, dont les principes actifs sont moins connus, sont employées comme fébrifuges ou comme toniques amers (Hymenodictyon, Coutarea, Sarcocephalus, Stenostomum, Mitchella, etc.). Peu de Rubiacées sont réellement toxiques (Bothriospora Corymbosa Hook, du Venezuela, Randia dumetorum Lamk., des Indes orientales, Psychotria noxa St-Hil., Palicourea Margravii St-Hil., du Brésil, etc.).

Le tannin est abondant sous différentes variétés dans la plupart des espèces; il constitue le principe actif des Uncaria (voir page 275, *Gambir*) et fait employer comme astringent un grand nombre d'espèces (Genipa, Pavetta, Antirrhæa, Gardenia, Morinda, Galium, etc.).

Certaines Rubiacées renferment des matières colorantes plus ou moins importantes (Rubia, Genipa, Condaminea, Morinda, etc.). Des principes odorants parfumés existent dans les fleurs d'un grand nombre d'espèces exotiques et dans les feuilles d'une espèce indigène (Asperula odorata). D'autres Rubiacées exotiques exhalent au contraire une odeur repoussante (Coprosma, Putoria, Pæderia, Saprosma).

CINCHONA L.

(Kinkina Adans, Chinchona Markham.)

DISTRIBUTION GÉOGRAPHIQUE ET CULTURE : Les arbres qui constituent ce genre important sont localisés dans une zone formant un étroit ruban, suivant la direction de la Cordillère des Andes, du 29ᵉ degré sud au 10ᵉ degré nord. Cette zone comprend les parties montagneuses de la Bolivie, du Pérou, de la République de l'Équateur, de la Colombie et du Venezuela.

Ce qui explique cette localisation étroite des Cinchona, ce sont les conditions climatériques spéciales dans lesquelles ils croissent; l'altitude relativement très considérable (800 à 3,500 mètres) des forêts qu'ils habitent; la température peu élevée pour la zone tropicale, 12° à 20°, parfois moindre encore dans les parties les plus hautes; enfin l'humidité considérable qu'entretient dans l'atmosphère de ces bois le voisinage de vallées chaudes et de cours d'eau. Aussi, lorsque l'on a cherché à remédier par la culture à la diminution rapide de ces végétaux précieux, s'est-on heurté à de grandes difficultés.

Le premier envoi de quinquinas vivants fut fait en Algérie (1849) par des Jésuites de Cuzco (Pérou); cette tentative échoua, le climat sec de l'Algérie étant très différent de celui des Andes. Weddel, en 1848, avait apporté de Bolivie à Paris les graines d'une espèce qu'il avait découverte, le Cinchona calisaya; ces graines, semées et cultivées à Paris, s'y développèrent, et les jeunes plantes furent importées à Java (1854). A la même époque le botaniste Hasskarl introduisit directement d'Amérique à Java des plants vivants qui s'y développèrent rapidement.

Les Anglais, bientôt après (1861), importaient à Ceylan, puis l'année suivante sur le continent indien, vers le nord-est, dans le Sikkim, et vers le sud, dans les massifs montagneux d'Ootaka-mund, des plants de quinquina qui devinrent la souche de cultures importantes. L'importation en Europe des écorces de quinquina provenant des cultures de l'Inde et de Java a commencé en 1867 pour les Indes anglaises, en 1870 pour Java; aujourd'hui ces écorces arrivent sur tous les marchés en quantités bien plus considérables que celles qui proviennent d'Amérique. L'Inde anglaise a exporté, en 1886, 583,700 kilogrammes de quinquina; en 1887, 657,400. En 1888, Ceylan seul a produit 5,300,000 kilogrammes; Java, 1,800,000 kilogrammes, tandis que l'Amérique du Sud ne fournissait que 558,000 kilogrammes (Revue des Sc. nat. appl.).

Plus récemment, la culture du quinquina a commencé à la Nouvelle-Zélande (1865), dans l'est de l'Australie (1866), à la Jamaïque (1880).

La culture des quinquinas présente de nombreux avantages parmi lesquels : la certitude d'un approvisionnement toujours suffisant, la facilité de la récolte, si pénible et si périlleuse dans les forêts vierges de l'Amérique, enfin la possibilité d'augmenter, par certains procédés de culture, la richesse des écorces en principes actifs. On a constaté, en effet, que les parties d'écorce non exposées à la lumière. étaient plus riches en alcaloïdes que les autres, et d'autre part que le parenchyme cortical était la zone la plus active de l'écorce. On a utilisé ces connaissances en recouvrant de mousse les branches et le tronc des arbres, afin de les soustraire à l'action de la lumière et en enlevant les portions superficielles de l'écorce de façon à obtenir la formation d'un parenchyme cicatriciel abondant au niveau des lésions ainsi produites.

Les écorces obtenues par le premier procédé, le moussage, sont dites dans le commerce *Mossed bark;* la récolte par renouvellement donne deux produits : les écorces provenant du premier écorçage, minces, peu actives, formées surtout de suber, et celles que l'on obtient après la cicatrisation, beaucoup plus actives, constituées surtout par du parenchyme et désignées sous le nom de *Renewed bark.*

Les quinquinas récoltés après le moussage sont dépourvus de lichens, leur surface externe est plus nette, à rhytidome peu développé; les écorces renouvelées sont en lames minces, écailleuses, en fragments minimes, présentant ordinairement une couleur uniforme sur les deux faces et une cassure nette.

On utilise également aujourd'hui les écorces des racines dont l'activité est au moins égale à celle des écorces provenant des tiges.

CARACTÈRES : Les Cinchona sont des arbres de taille variable, parfois des arbrisseaux. Les feuilles sont persistantes, opposées, stipulées; les fleurs en panicules terminaux ordinairement d'un rose-pâle ou purpurines, odorantes, régulières, pentamères, plus rarement tétra- ou hexamères; les fruits sont des capsules polyspermes, oblongues ou sub-cylindriques, déhiscentes de la base au sommet; les graines sont très petites, entourées d'une aile membraneuse irrégulièrement découpée et très mince.

On connaît environ 56 espèces de Cinchona, mais l'hybridation entre espèces voisines, la prédominance des organes mâles dans certains individus et des organes femelles dans d'autres, les différences dans l'altitude, la nature du sol, l'exposition ont amené la production d'un grand nombre de formes, souvent difficiles à distinguer et produisant des écorces de composition variable.

PARTIE USITÉE : L'écorce, *Quinquina, Cortex peruvianus, Cortex chinæ, Cortex cinchonæ, Kina kina, poudre des jésuites, écorce de la comtesse.*

CARACTÈRES GÉNÉRAUX: Les quinquinas sont des écorces ligneuses, provenant du tronc et des grosses branches, ou bien des jeunes rameaux de l'arbre; dans le premier cas, elles sont plates ou cintrées (quinquinas en planche); dans le second, elles sont minces et plus ou moins roulées sur elles-mêmes. La surface externe porte ordinairement des lichens plus ou moins nombreux, pulvérulents, foliacés ou filamenteux; elle est rugueuse, crevassée et fendue en divers sens, de couleur grise, jaune, rouge, brune ou noirâtre, souvent modifiée par la présence des lichens. Dans les écorces âgées, il se forme un rhytidome tantôt persistant (quinquina rouge), tantôt caduc, par l'exfoliation de plaques plus ou moins épaisses. (Voir planche VII, *Quinquina calisaya.*) La surface interne, généralement lisse, est d'un brun fauve plus ou moins foncé, ou rouge variant parfois du brun jaunâtre au rouge violacé. La cassure est plus ou moins fibreuse.

L'odeur, peut-être due en partie aux lichens, est caractéristique pour certaines variétés et se développe surtout pendant la décoction; la saveur est amère et astringente avec prédominance de l'une ou de l'autre, suivant les espèces.

CARACTÈRES MICROSCOPIQUES : Les écorces des quinquinas présentent l'organisation générale des écorces provenant des Dicotylédonées. Elles sont constituées par les trois couches normales de ces écorces :

1° *Suber* formé d'un tissu muriforme irrégulier, de couleur brunâtre ou rougeâtre, parfois traversé en partie par les végétaux parasites qui s'y développent. Ce suber peut être réduit à quelques assises de cellules par suite des chutes péridermiques qui se produisent dans certaines écorces. (*Quinquina calisaya*, voir p. 24.)

2° *Parenchyme cortical* formé de cellules assez grandes, irrégulières, généralement allongées dans le sens tangentiel, renfermant des masses granuleuses d'un brun jaunâtre et des grains d'amidon très petits. Dans ce parenchyme se rencontrent assez souvent des cellules pierreuses, à parois médiocrement épaissies, renfermant des cristaux d'oxalate et des masses granuleuses de résine. Ces cellules sont abondantes dans certaines espèces (Cinchona lancifolia, C. Peruviana, C. Macrocalyx, C. ovata), tandis qu'elles manquent complètement dans d'autres (C. officinalis, C. calisaya, C. Succirubra, C. Scrobiculata, C. Micrantha, etc.); elles présentent donc une certaine utilité pour la détermination histologique des écorces. A la limite interne du parenchyme cortical se trouvent, surtout dans les jeunes écorces, des vaisseaux plus ou moins larges, à section ovale, renfermant une sorte de latex coloré, résinoïde.

3° *Liber* constitué par des faisceaux libériens séparés par des rayons médullaires de largeur variable, ordinairement étroits à la partie profonde, s'épanouissant vers l'extérieur. Les faisceaux sont formés de fibres et de parenchyme; le parenchyme est un tissu de cellules plus petites que celles du parenchyme cortical, mais renfermant le même contenu. Les fibres fournissent, pour la détermination des écorces, des caractères très importants; ce sont le plus souvent des fibres polygonales, de longueur variable, à extrémités obtuses, à cavité étroite, communiquant avec l'extérieur par des canalicules sinueux. Ces fibres sont tantôt isolées ou réunies par petits groupes épais dans le parenchyme, tantôt serrées en masses compactes, enchevêtrées; dans le premier cas la cassure est relativement nette (*Quinquina Loxa, Huanuco, rouge, calisaya*); dans le second, il se forme sur la surface de fracture une frange plus ou moins longue (Cinchona lancifolia, *Quinquina de Jaen, de Cuzco*, etc.).

Les caractères histologiques des quinquinas présentent une grande importance, car les influences extérieures, et notamment la culture, qui modifient si profondément l'aspect des écorces, leur saveur, leur odeur, etc., sont sans effet sur leur structure intime; il n'y a guère que le renouvellement des écorces ou le moussage qui puisse changer les caractères anatomiques. Les *Renewed barks* et les *Mossed barks* du commerce présentent du reste un aspect extérieur suffisamment caractéristique pour que l'on puisse facilement les reconnaître.

Composition générale : Les quinquinas doivent leurs propriétés à un groupe d'alcaloïdes qui ne se trouvent que dans les Cinchona et dans un genre très voisin, les Remijia (*Quinquina cuprea*). Ce sont :

1° La *quinine* (Pelletier et Caventou, 1820); 2° la *cinchonine*, découverte d'abord en mélange avec la quinine par Gomez, de Lisbonne, sous le nom de *cinchonino* (1810), isolée à l'état de pureté par Pelletier et Caventou; 3° la *quinidine* (Ossian Henry et Delondre, 1833, étudiée par Pasteur en 1853; synonyme : la *conquinine* de Hesse); 4° la *cinchonidine* de Pasteur (isolée par Winckler de Darmstadt en 1847 sous le nom de quinidine). Ces deux alcaloïdes, chauffés en vase clos avec de l'acide sulfurique, donnent deux dérivés : la *quinicine* et la *cinchonicine* (Pasteur); 5° la *quinamine* découverte en 1872 par Hesse dans le quinquina rouge cultivé. Outre ces alcaloïdes caractéristiques formant le groupe des alcaloïdes quiniques, on a retiré d'écorces inférieures un certain nombre de bases sans importance, telles que l'*aricine* (cinchovatine), la *cusconine*, la *paricine*, etc. Il existe, surtout dans les jeunes écorces, des variétés amorphes de ces différents alcaloïdes, formant avec les acides des sels également amorphes.

On désigne sous le nom de *quinoïdine* un mélange de bases amorphes (dicinchonicine, diquinidine, etc.), souillées de matières colorantes, obtenu en précipitant par l'ammoniaque les eaux mères de la préparation de la quinine. La quinoïdine existe dans le commerce sous forme d'un extrait sec d'un brun plus ou moins foncé, ordinairement roulé en cylindre. Par les acides dilués on obtient des sels très solubles de quinoïdine, actuellement très employés aux Indes sous le nom de *quinetum* ou *cinchona febri-fuga*. La grande solubilité de ces composés neutres les a fait préconiser surtout pour les injections hypodermiques.

Les principes acides unis dans les quinquinas aux alcaloïdes cités plus haut, et à des bases minérales, sont :

1° *L'acide quinique* (Hoffman, 1790 ; Liebig, 1830), existant surtout à l'état de quinate calcique (sel essentiel de la Garay). C'est le quinate calcique, abondant dans certaines écorces riches en alcaloïdes, qui précipite par le sulfate sodique (*Quinquina calisaya*) ; 2° *l'acide cincho-tannique* (tannin du quinquina), tannin particulier donnant avec les sels ferriques un précipité vert-olive foncé ; ce corps se dédouble facilement en glucose et en *rouge cinchonique*, composé insoluble dans l'eau et dans l'éther, soluble dans l'alcool, et auquel est due la coloration rouge de certains quinquinas ; 3° *l'acide quinovique* existant dans d'autres végétaux (rhizome de potentille), se formant par la décomposition d'un principe neutre non azoté, la *quinovine*.

Outre ces principes particuliers, les quinquinas renferment des matières grasses, des résines, de petites quantités d'amidon, de gomme, de sucres et des substances colorantes. Ils fournissent en moyenne 2 à 3 °/₀ de cendres.

Proportion des alcaloïdes : Très variable, cette proportion dépend d'un grand nombre de circonstances et ne saurait être ramenée à une moyenne générale. Les quinquinas fournissent de 12 à 1 °/₀ d'alcaloïdes. La Pharmacopée Belge exige pour le quinquina jaune (calisaya) 3,5 à 4 °/₀ de sulfate de quinine, pour le quinquina rouge (succirubra) 3 à 3,5 °/₀ de quinine et de cinchonine, pour le quinquina brun (Loxa ou Huanuco) une moyenne de 2,7 °/₀ (de 1,2 à 3,6) de cinchonine. Le titrage global des alcaloïdes et la détermination du sulfate de quinine cristallisable permettent seuls de déterminer la valeur des écorces. Toute écorce renfermant un alcaloïde du groupe quinique, en si faible proportion que ce soit, donne à la distillation sèche dans un tube à essai des vapeurs rouges se condensant en un goudron rouge (réaction de Grahe, 1858). Cette réaction est applicable aux extraits, aux masses pilulaires, etc., renfermant les mêmes alcaloïdes.

Récolte et commerce : Les Cinchona poussent, dans leur patrie, par petits groupes épars au milieu de forêts montagneuses, d'un accès difficile ; la récolte des écorces ne peut se faire que par les indigènes (cascarilleros) ordinairement engagés par une société ou par un négociant. Ces Indiens reconnaissent les espèces utiles à certains caractères dont ils se transmettent la connaissance : la couleur et l'aspect du feuillage, des pétioles, la disposition et la couleur des fleurs, etc. Une fois l'arbre déterminé, on l'abat et l'on procède à l'écorçage ; les écorces du tronc et des grosses branches sont disposées en tas réguliers pour faciliter la dessiccation, les écorces plus jeunes se roulent sur elles-mêmes en tuyaux de longueur variable. Les écorces desséchées ainsi à l'air sont alors transportées à dos d'homme on de mulet aux ports d'embarquement où l'on procède à un triage plus soigné et où l'on emballe les écorces en les entourant de peaux de bœuf fraîches que l'on serre et que l'on coud de façon à former des ballots (surons) que la dessiccation de la peau achève de comprimer.

Les principaux ports d'embarquement par lesquels les quinquinas arrivent en Europe sont : pour la Colombie et le Venezuela, Carthagène, Santa Marta, Maracaïbo ; pour la République de l'Équateur, Guyaquil et Tecametz ; pour le Pérou et la Bolivie, Payta, Callao (port de Lima), Truxillo et Arica. Les sortes commerciales portent souvent le nom du port d'où elles proviennent et, le même nom s'appliquant ainsi à des espèces très différentes, il se produit souvent des confusions regrettables (quinquina Carthagène, Maracaïbo, Lima, Guyaquil, etc.). D'autres fois, c'est le nom de la localité où l'espèce est récoltée (quinquina Huanuco, Loxa, etc.), ou le terme par lequel la désignent les Indiens (quinquina calisaya, etc.).

Le quinquina paraît avoir été introduit en Europe, vers 1640, par les Jésuites (poudre des Jésuites) ; il fut employé en 1688 pour guérir de la fièvre la comtesse de Chinchon, femme du vice-roi du Pérou, qui fit connaître le précieux médicament et le distribua en grande quantité (poudre de la comtesse). C'est en souvenir de ce fait que Linné établit le genre Cinchona que l'on a proposé récemment de modifier en Chinchona, terme plus conforme à l'origine. L'emploi médical du quinquina par les Péruviens avant la conquête paraît douteux, les indigènes n'employant aujourd'hui le médicament qu'avec la plus grande répugnance et le considérant comme très dangereux.

L'usage du quinquina fut surtout répandu vers 1672 par un charlatan anglais du nom de Talbor, qui l'employait comme remède secret, sous forme de vin de quinquina. Louis XIV lui acheta la formule de son remède moyennant 2,000 louis d'or et une pension de 2,000 livres. Le quinquina fut inscrit dans la Pharmacopée de Londres en 1677 (*Cortex peruanus*). L'astronome français Ch. La Condamine et le botaniste J. de Jussieu recueillirent, en 1757 et 1759, les premiers Cinchona (C. officinalis et C. pubescens), et le genre Cinchona fut établi par Linné en 1742. Les quinquinas ont fait depuis lors l'objet d'études nombreuses, parmi lesquelles les plus importantes sont les travaux de Mutis (1782-1808, Nouvelle-Grenade, Colombie), de Ruiz et Pavon (1777-1802, Pérou méridional), de Weddel (1848, Bolivie, Pérou); enfin, à une époque plus récente, de Delondre et Bouchardat, de J. Eliot Howard, de Karsten, de G. Planchon, de Phœbus, de Markham et de De Vry qui s'est occupé surtout de l'analyse et du dosage des alcaloïdes.

Espèces officinales en Belgique.

CINCHONA OFFICINALIS Hook.

(C. Uritusinga Pav. (1) (C. Academica Guib.), C. Chahuarguera Pav., C. Condaminea Humb. et Bonpl., C. Crispa Tafalla.)

PATRIE : Cet arbre croît dans les régions méridionales de l'Équateur et le nord du Pérou, à une altitude de 6,000 à 7,500 pieds, particulièrement dans les environs de Loga ou Loxa. Toutefois l'espèce paraît être devenue très rare dans cet ancien centre de production.

Elle est cultivée avec succès aux Indes anglaises et à Java, d'où son écorce est importée en grandes quantités.

---

(1) Cette forme, considérée aujourd'hui comme une variété du C. officinalis, est l'espèce rapportée par La Condamine et figurée par lui en 1738 sous le nom de quina quina. C'est le premier quinquina connu en Europe.

Le Cinchona officinalis et ses variétés constituent plutôt
des arbustes ou des arbres de petite taille et ne présentent pas
ordinairement le port imposant des autres formes du genre. Les
caractères généraux sont ceux des Cinchona, les fleurs sont
rares, en cimes rameuses; les feuilles assez grandes, glanduleuses
à l'aisselle des nervures secondaires.

Partie usitée : L'écorce, **Cortex chinæ fuscæ** Ph. B. Quinquina de Loxa; *Cortex chinæ pallidæ; Crown bark* ou *Pale bark*
des Anglais.

Caractères : Écorces de longueur variable, roulées, du volume
du petit doigt environ. Surface rugueuse, noirâtre, maculée de
larges taches blanches dues à des lichens, présentant de nombreuses fissures transversales, plus rarement longitudinales, portant des lichens assez nombreux, pulvérulents, foliacés ou filamenteux et d'un gris verdâtre; face interne d'un brun cannelle,
lisse; saveur astringente, légèrement amère; odeur particulière,
un peu aromatique, due en partie aux lichens, se développant
surtout pendant la décoction de l'écorce; cassure nette dans la
partie externe, légèrement fibreuse dans la zone libérienne.

Caractères microscopiques : Suber assez épais, rougeâtre, irrégulier; parenchyme cortical sans cellules pierreuses, renfermant
des laticifères assez nombreux dans les écorces très jeunes, mais
disparaissant assez vite dans les écorces plus âgées; fibres libériennes isolées, polyédriques, courtes, irrégulièrement disposées
dans le parenchyme libérien sans former des files continues;
rayons médullaires assez larges. Les cellules ne renferment pas
de cristaux mais contiennent, surtout dans le parenchyme, assez
bien d'amidon.

Composition : La composition du quinquina Loxa est assez
variable; en général, il contient beaucoup de tannin (acide cincho-
tannique), très peu de quinine, une proportion plus forte de cinchonine et de cinchonidine. La Pharmacopée Belge indique 1,2 à
5,6 °/₀ et en moyenne 2,7 °/₀ de cinchonine.

Le Cinchona officinalis, cultivé aux Indes, fournit des
écorces de saveur beaucoup plus amère, moins aromatiques et

renfermant de 4,50 à 6,40 % d'alcaloïdes parmis lesquels domine la quinine.

Le quinquina Loxa d'origine a presque entièrement disparu; il est aujourd'hui fréquemment remplacé par de jeunes écorces provenant des cultures, surtout de Ceylan et de Java. Ces écorces sont ordinairement plus lisses, dépourvues de lichens ou ne présentant que des lichens pulvérulents; elles ne possèdent pas l'odeur spéciale des écorces américaines et présentent une saveur plus amère.

CINCHONA PERUVIANA How.

Cette espèce, concurremment avec le C. Nitida R. et P. et le C. micrantha R. et P., qui n'en sont probablement que des variétés, fournit le *quinquina Huanuco* (quinquina Lima (1) du commerce français, quinquina gris, *grey bark* du commerce anglais). Ce quinquina est prescrit par la Pharmacopée Belge au même titre que le Loxa comme quinquina brun.

Patrie : Pérou, régions septentrionales de la Bolivie.

Caractères : Assez variable, le quinquina Huanuco ressemble au Loxa, mais s'en distingue par ses écorces plus volumineuses, du volume du doigt à celui du pouce; surface externe portant surtout des fissures ou des plis longitudinaux, rarement les fentes annulaires si abondantes dans le Loxa. Les lichens, beaucoup moins abondants, ne sont presque jamais filamenteux. Couleur externe moins foncée, grisâtre, parfois argentée; couleur interne jaune fauve. Cassure plus fibreuse, en raison de l'épaisseur plus grande du liber. Odeur aromatique moins forte; saveur astringente plus amère, souvent un peu acidule.

Caractères microscopiques : Semblables à ceux des quinquinas Loxa dans les jeunes écorces; on constate rarement dans le parenchyme cortical, moins épais, quelques cellules pierreuses, à

---

(1) Ce nom de *quinquina Lima* a été donné également à un quinquina inférieur, vendu à vil prix et qui, tel que nous le possédons, semble un mélange de différentes écorces brisées formant le fond de caisses ou de surons.

parois médiocrement épaissies (dans les écorces provenant du C. peruviana) et des laticifères plus abondants. Le liber, plus développé, renferme des fibres plus nombreuses mais également isolées.

COMPOSITION : Ces quinquinas, peu estimés au point de vue de la proportion d'alcaloïdes qu'ils sont susceptibles de fournir (environ 5 °/₀ d'alcaloïdes, surtout de cinchonidine et de cin-chonine), renferment moins de tannin que les Loxa. Leur composition, d'ailleurs très variable, dépend surtout de l'âge des écorces.

SUBSTITUTIONS : A part les écorces provenant du Cinchona officinalis, cultivé à Java, les quinquinas Loxa ou Huanuco peuvent difficilement être remplacés dans le commerce par d'autres variétés. Seul, le *quinquina de Jaen foncé*, écorce du Cinchona Humboldtiana Lamb., pourrait, à première vue, être confondu avec le Loxa officinal.

CARACTÈRES : Écorces en tubes assez longs, minces; surface externe d'un brun-noirâtre foncé, marquée de taches blanches dues à des lichens pulvérulents, portant en outre, mais plus rarement, des lichens filamenteux; surface interne d'un brun cannelle foncé; cassure extrêmement fibreuse, laissant au niveau du liber une longue frange de fibres souples. Ce caractère suffit pour distinguer facilement cette écorce inférieure de toutes les variétés officinales.

L'odeur est peu marquée, la saveur astringente très peu amère. C'est un quinquina très inférieur, d'ailleurs très peu répandu dans le commerce actuel.

Les caractères anatomiques exposés plus haut suffisent pour distinguer des quinquinas bruns de la Pharmacopée les écorces étrangères qui pourraient leur être substituées.

FORMES PHARMACEUTIQUES : Les quinquinas bruns sont ceux que l'on doit employer en Belgique lorsque la variété n'est pas indiquée d'une façon spéciale. Ils s'emploient en *poudre*, en *décoction* (10 °/₀), en *teinture* (alcool à 60°), en *vin*, en *extrait* (alcool à 50°), en *extrait à froid* (par l'eau), en *sirop* (5,8 °/₀ d'extrait), *sirop vineux* et *sirop ferrugineux*. Ils entrent dans la *teinture d'Huxham*, la *teinture de Whytt*. On prescrit en outre l'infusion et le macéré de quinquina.

CINCHONA CALISAYA Weddell.

(C. Weddelliana Kuntze.)

Patrie : Cette précieuse espèce a été découverte par Weddell, en 1847, dans les forêts de la Bolivie septentrionale et les parties méridionales du Pérou, à une altitude de 1,500 à 1,800 mètres. Elle forme un certain nombre de variétés; ce sont généralement de grands arbres, sauf la variété β Josephiana, non exploitée du reste, qui constitue un arbuste rameux. Le Cinchona Ledgeriana, découvert par C. Ledger, en 1865, en Bolivie, dans la province de Canpolican, est considéré par la plupart des auteurs comme une variété du C. calisaya, par d'autres, comme un hybride du C. officinalis + C. calisaya. Cette forme est aujourd'hui l'objet de cultures très importantes aux Indes et donne l'écorce la plus riche connue en quinine. Les écorces provenant des cultures peuvent être employées en pharmacie, pourvu qu'elles présentent la composition indiquée par la Pharmacopée.

Partie usitée : L'écorce des branches et surtout du tronc : **Cortex chinæ flavæ regiæ** Ph. B. Quinquina jaune royal, quinquina calisaya roulé ou avec épiderme (provenant des branches), quinquina calisaya plat ou en planches (du tronc), quinquina jaune. *Yellow Cinchona bark.*

Caractères : 1° *Quinquina calisaya roulé.* Écorces roulées sur elles-mêmes ou en gouttière, épaisses de 0^m,002 à 0^m,005, de longueur variable, de la grosseur du pouce environ; surface externe d'un gris brun, très rugueuse, crevassée, portant des fissures transversales et de nombreux lichens pulvérulents ou foliacés; surface interne lisse, d'un jaune fauve; cassure nette vers l'extérieur, fibreuse mais courte au niveau du liber; odeur peu marquée, saveur très amère, légèrement astringente.

Caractères microscopiques: Suber épais, brun rougeâtre; parenchyme cortical sans cellules pierreuses externes; laticifères nombreux, formant parfois deux couches dans la partie interne du parenchyme; dans les écorces les plus développées, on trouve des couches phellogènes internes produisant du suber interne sous forme de bandes minces, obliques ou courbes (voir Introd., pl. VII).

26

Liber en faisceaux assez réguliers, séparés par des rayons médullaires minces et renfermant dans un parenchyme abondant des fibres isolées ou réunies par paires et irrégulièrement disposées.

2° *Quinquina calisaya plat.* Fragments de volume variable, larges, plats, de 0ᵐ,004 à 0ᵐ,010 d'épaisseur; face externe d'un jaune fauve plus ou moins brunâtre ou rougeâtre, portant de nombreuses dépressions conchoïdales, séparées par des crêtes saillantes, obtuses, dépourvue de lichens; face interne lisse, très finement striée, d'un jaune fauve; cassure transversale facile, fibreuse, mais à fibres courtes ne formant pas de franges souples; odeur peu marquée, saveur franchement amère.

Caractères microscopiques. Cette écorce a perdu, par suite des chutes péridermiques dues au suber interne, tout son suber primaire et la presque totalité de son parenchyme cortical; elle est donc constituée surtout par le liber, caractérisé par ses rayons médullaires très étroits, ses fibres larges, nombreuses mais isolées ou réunies deux à deux et irrégulièrement disséminées dans le parenchyme libérien.

Composition : Le quinquina calisaya renferme une proportion élevée d'alcaloïdes parmi lesquels domine la quinine; il peut fournir de 3,5 à 4 °/₀ de sulfate de quinine, proportion qui s'élève encore dans les calisayas cultivés aux Indes, notamment pour les Ledgeriana. Ce quinquina renferme encore une forte proportion de quinate calcique, probablement aussi du tannate calcique, et son infusion donne, avec le sulfate sodique, un précipité assez abondant de sulfate calcique.

Formes pharmaceutiques : Le quinquina jaune s'emploie en *poudre,* en *décoction,* en *teinture,* en *vin,* en *extrait* (alcool à 60°), en *sirop,* lequel entre dans la *gelée de lichen et de quinquina;* le quinquina jaune fait partie du *sirop antiscorbutique.*

Substitutions : Le quinquina calisaya est assez fréquemment remplacé dans le commerce par les écorces du Cinchona scrobiculata Wedd. (C. micrantha Lindl., C. purpurea Laub., C. Delondriana Wedd.) et par celles du Cinchona lancifolia Mutis (C. angustifolia Ruiz et Pavon, C. Condaminea lancifolia Wedd.).

Cinchona scrobiculata Wedd. *Quinquina rouge de Cuzco,*
Delondre et Bouchardat; *calisaya fibreux,* l'un des *calisayas légers*
du commerce. Cette écorce, souvent vendue comme calisaya, se
présente en fragments plats d'un volume considérable; surface
externe d'un brun rougeâtre ou violacé, portant des dépressions
conchoïdales moins profondes que dans le calisaya, et très fréquemment des fissures transversales et longitudinales se croisant
et donnant à l'écorce un aspect quadrillé particulier; face interne
d'un jaune orangé foncé dans les écorces récentes; cassure très
fibreuse, montrant des fibres longues, souples, caractéristiques.
Au microscope, on constate la présence de fibres libériennes
nombreuses, formant des groupes multiples et non isolées comme
dans le calisaya.

Ce quinquina, peu estimé, renferme une proportion peu élevée
d'alcaloïdes parmi lesquels domine surtout la cinchonine.

Cinchona lancifolia Mutis. *Quinquina jaune fibreux, quinquina de Carthagène, quinquina de Colombie, quinquina jaune
de Mutis, calisaya de Santa-Fé de Bogota.* Ces variétés commerciales sont toutes originaires de Colombie et varient entre elles
par le volume, la couleur et la composition.

Ce sont en général des écorces à périderme non caduc, d'un
jaune plus ou moins foncé, parfois recouvert de lichens foliacés;
surface interne très fibreuse; cassure transversale difficile, montrant des fibres grossières peu cohérentes dans le sens longitudinal; saveur amère, désagréable, peu astringente. La structure
est très différente de celle des calisayas; parenchyme cortical
renfermant de nombreuses cellules pierreuses, s'étendant jusqu'à
la partie externe des rayons médullaires; ceux-ci sont assez
larges, irréguliers, séparant des faisceaux libériens constitués
surtout par des fibres longues, unies en groupes et formant des
séries concentriques régulières.

Ces quinquinas renferment une proportion de quinine assez
élevée, mais leur saveur désagréable et la grande quantité de
résine qu'ils fournissent s'opposent à leur emploi pharmaceutique. On les cultive aux Indes et on les importe surtout pour la
fabrication de la quinine.

CINCHONA SUCCIRUBRA Pav.

(Cinchona Howardiana Kuntze.)

Le C. succirubra est un arbre de 15 à 25 mètres, de port élégant, à feuilles ovales, grandes, à suc d'abord incolore mais prenant rapidement à l'air une teinte rouge, d'où le nom spécifique.

PATRIE : Cet arbre est originaire de l'Équateur; devenu rare aujourd'hui, il n'existe plus que dans les forêts montagneuses du Chimborazo, à une altitude de 800 à 1,500 mètres. Il est l'objet de cultures très importantes à Java, à Ceylan et sur le continent indien; c'est l'écorce la plus fréquemment importée des Indes et celle que l'on considère comme la plus active.

PARTIE USITÉE : L'écorce, **Cortex chinæ rubræ** Ph. B. Quinquina rouge vif, quinquina rouge, *Red Cinchona bark* ou *Red bark*.

CARACTÈRES : L'écorce provenant d'Amérique, aujourd'hui très rare et d'un prix élevé, provient du tronc ou des grosses branches; ce sont des écorces volumineuses, plates ou cintrées, épaisses de $0^m,005$ à $0^m,020$; face externe grisâtre, parfois recouverte de lichens pulvérulents, très rugueuse, portant des plis et des crevasses longitudinales; cassure facile, peu fibreuse; face interne d'un rouge plus ou moins vif, lisse; odeur faible; saveur amère et astringente.

Les écorces provenant de l'Inde sont en tubes épais, souvent de la grosseur du bras, de longueur variable, mais atteignant souvent $0^m,90$; face externe lisse, portant seulement des plis longitudinaux et peu de lichens, très différente de la face externe rugueuse, crevassée et riche en parasites, des Cinchona calisaya de même provenance; cassure nette, peu fibreuse vers l'intérieur; face interne lisse, de couleur rougeâtre ou brunâtre, plus pâle que dans les écorces de l'Équateur; saveur très amère, astringente, un peu acide. Ces écorces sont aujourd'hui employées, à l'exclusion des autres variétés, en Hollande, en Allemagne et en Angleterre pour les préparations officinales; elles donnent de bonnes préparations, mais de saveur plus amère et moins agréable que celles que l'on obtient avec les quinquinas américains.

Caractères microscopiques : Suber épais, formant un rhytidome persistant; parenchyme cortical épais, très développé, sans cellules pierreuses externes, présentant de nombreux laticifères dans la partie profonde; liber formé de larges faisceaux renfermant des fibres courtes, larges, à parois peu épaisses; les cellules du parenchyme de toute l'écorce contiennent des granulations rouges, solubles dans la potasse à 2 % et d'assez nombreux grains d'amidon.

Composition : Le quinquina rouge renferme de 3 à 4 % d'alcaloïdes, mélange à proportions à peu près égales de quinine et de cinchonine. Cette proportion est souvent dépassée dans les écorces jeunes importées des Indes et surtout dans l'écorce des racines. Le quinquina rouge renferme une très forte proportion de rouge cinchonique qui donne à l'écorce et à ses préparations leur coloration spéciale. La décoction refroidie est trouble et de couleur orangée, le rouge cinchonique étant insoluble dans l'eau froide. Cette matière colorante est également insoluble dans l'éther.

Substitutions : Le quinquina rouge du commerce actuel est ordinairement pur; aucune écorce d'ailleurs ne présente la coloration qui le caractérise. On a, dit-on, substitué à ce quinquina des écorces étrangères teintes en rouge; cette fraude grossière se découvrirait aisément par la surface de fracture non colorée et surtout par les caractères anatomiques. La poudre de quinquina rouge peut être, comme les autres poudres du même genre, falsifiée par un grand nombre de substances étrangères plus ou moins facilement décelables par l'examen microscopique. Le seul moyen pratique d'éviter toute fraude à cet égard est de préparer dans les pharmacies les poudres de ce genre.

Préparations : Le quinquina rouge s'emploie sous forme d'*extrait* (alcool à 60°), de *teinture,* de *sirop* et de *poudre*. On prescrit également l'extrait fluide préparé d'après la formule de la Pharmacopée Hollandaise en épuisant le quinquina par l'eau acidulée par l'acide chlorhydrique.

Espèces non officinales. Il existe dans le commerce un assez grand nombre de variétés de quinquina provenant d'Amérique, mais que l'importation toujours croissante des espèces choisies cultivées aux Indes tend à rendre de plus en plus rares. Parmi ces espèces, nous ne ferons que citer les formes suivantes :

Cinchona Macrocalyx Pav., fournissant le *quinquina Palton,* usité anciennement dans les fabriques d'alcaloïdes.

Cinchona lucumæfolia Pav., l'un des quinquinas jaunes fibreux ou de Carthagène, pauvre et peu estimé.

Cinchona pitayensis Wedd. *Quinquina Pitayo,* l'un des plus estimés pour la préparation de la quinine et de la quinidine ; arrive de la Colombie.

Cinchona Pahudiana How. Espèce du Pérou ; l'une des premières que l'on a importées aux Indes, où elle s'est facilement multipliée. Elle fournit une écorce sans valeur, aujourd'hui abandonnée.

Cinchona australis Wedd., originaire du sud de la Bolivie ; écorce sans valeur, autrefois mêlée au calisaya.

Cinchona elliptica Wedd., du Pérou ; écorce importée anciennement à l'état d'écorce roulée et d'écorce plate et constituant les quinquinas de Carabaya du commerce.

Cinchona Tucujensis Karst., du Venezuela ; écorce rarement importée sous le nom de *quinquina Maracaïbo,* quinquina jaune sans valeur.

Cinchona pubescens Vahl., donnant un certain nombre de variétés provenant de l'Équateur, du Pérou et de la Bolivie, et fournissant le *quinquina jaune Cuzco* et le *quinquina d'Arica.*

Cuprea barks, quinquinas cuivrés. Ces écorces ont été étudiées en 1871 par Flückiger et Hesse et importées en grande quantité à Londres en 1879 et 1880. Les Cuprea barks sont fournis par deux espèces d'un genre voisin des Cinchona, le Remijia Purdieana Wedd. et le Remijia pedunculata Triana, tous deux originaires de Colombie. La première espèce donne une écorce renfermant surtout de la cinchonamine ; la seconde, des écorces contenant de la quinine, de la quinidine et de la cinchonine. Ce quinquina Cuprea fournit de 1 à 2 °/₀ de quinine, et, comme il ne renferme pas de cinchonidine, de quinamine ni d'autres alcaloïdes voisins, il se prête bien à la fabrication de la quinine, pour laquelle il est aujourd'hui très usité.

Les quinquinas Cuprea se présentent en fragments de volume variable, généralement courts, épais, se distinguant de tous les quinquinas par leur couleur cuivrée, leur structure très compacte, presque cornée, leur densité considérable. Ils possèdent une saveur amère et donnent nettement la réaction de Grahe à la distillation sèche.

La structure du quinquina Cuprea est très différente de celle des écorces du genre Cinchona; le suber est épais; le parenchyme cortical renferme une grande quantité de cellules pierreuses à cavité étroite, à parois épaisses marquées de fissures étoilées; ces cellules s'étendent jusque dans le liber. Ce dernier, très épais, est constitué par des files régulières de fibres cylindriques, courtes, à cavité assez large, striées, très différentes de celles des vrais quinquinas. En résumé, ces écorces n'ont ni l'aspect, ni la densité, ni la structure des quinquinas; elles se rapprochent de certains faux quinquinas, mais se distinguent nettement de ceux-ci par la présence des alcaloïdes de la série quinique. Ces écorces ne sont pas jusqu'ici employées en pharmacie.

Faux quinquinas. On désigne sous ce nom des écorces très variables, généralement très différentes des quinquinas, ne renfermant pas d'alcaloïdes de la série quinique et ne donnant pas par suite la réaction de Grahe. Elles sont fournies par différentes Rubiacées des genres Exostemma, Cascarilla, etc. Ces écorces ne sont plus importées aujourd'hui et ne sont pas actuellement substituées aux quinquinas.

Les principales espèces sont :

Le *quinquina nova* (quinquina rouge de Mutis), produit par le Cascarilla magnifolia Wedd. (Cinchona magnifolia R. et Pav.). Écorce rougeâtre, en gouttières de volume variable, rappelant par son aspect l'écorce de cerisier; ne renfermant aucun alcaloïde.

Quinquina blanc. Écorce volumineuse, plate, très ligneuse, fournie par le Cascarilla macrocarpa Wedd. (Cinchona ovalifolia Mutis).

Quinquina Piton, originaire des Antilles, fourni par l'Exostemma floribundum Roem. et Sch.

Quinquina caraïbe, de même provenance, donné par l'Exostemma caribæum Roem. et Sch. Ces deux écorces, aujourd'hui peu connues, sont, dit-on, émétiques à dose élevée.

Quinquina bicolore ou de *Tecametz.* Cette écorce se trouve encore parfois dans le commerce. Elle est originaire de l'Équateur et est rapportée avec doute au Stenostomum acutatum DC. C'est une écorce roulée, épaisse de $0^m,002$ à $0^m,003$; surface externe d'un vert olivâtre maculé de gris (d'où le nom de quinquina serpent qu'on lui donne parfois). Cassure nette, bicolore, jaune orangée vers l'extérieur, noir brunâtre vers l'intérieur; saveur très amère, rappelant celle du quassia. Le quinquina bicolore ne renferme pas d'alcaloïdes et n'est pas susceptible d'applications pharmaceutiques.

CHIOCOCCA ANGUIFUGA Mart.

(Chiococca racemosa Humb. et Bonpl. (non Jacq.), C. parviflora W.,
C. brachiata R. et Pav.)

Patrie : Plante originaire de l'Amérique méridionale, particulièrement du Brésil. C'est un arbrisseau à fleurs en grappes pani-
culées auxquelles succèdent des fruits en forme de drupes peu
charnus, d'un blanc de neige (d'où le nom générique).

Partie usitée : La racine, **Radix caincæ** Ph. B. Caïnca,
cahinça.

Caractères : Souche ligneuse irrégulière, pouvant atteindre au
sommet un diamètre de 0ᵐ,05 à 0ᵐ,07, se bifurquant ensuite en
racines cylindriques de 0ᵐ,01 à 0ᵐ,02 de diamètre. Ces racines se
subdivisent en un assez grand nombre de radicelles de grosseur
variable, parfois filiformes. Écorce mince, d'un gris brunâtre,
striée et plissée longitudinalement, portant des fissures transversales profondes; cette écorce, dont la cassure est nette, l'odeur
peu marquée, la saveur amère, astringente, désagréable, se détache
facilement du méditullium; celui-ci est très fibreux, d'un gris
blanchâtre, insipide et inodore; il renferme de gros vaisseaux,
visibles à l'œil nu sous forme de pores sur la coupe transversale.
Le caractère le plus saillant de cette racine, c'est la présence
sur les divisions principales, surtout vers le sommet, de côtes
saillantes, sinueuses. Ces côtes sont dues à des radicelles qui sont
restées incluses dans le parenchyme cortical, tout en présentant
l'organisation complète des autres divisions indépendantes de la
racine.

Composition : Cette racine renferme un glucoside particulier,
la *caïncine* de Rochleder (*acide caïncique* de Pelletier et Caventou),
qui se dédouble par les acides dilués en *caïncétine* et glucose;
elle contient également un alcaloïde, probablement voisin de
l'émétine, une matière grasse, verte, des principes extractifs, etc.
Les principes actifs sont localisés dans l'écorce.

Formes pharmaceutiques : La racine de caïnca s'emploie très
rarement, sous forme de poudre, à la dose de 0ᵍ,25 à 1 gramme,
comme émétique, diurétique, etc.

Substitution : On a substitué au caïnca officinal la racine d'une espèce voisine, originaire des Antilles, le Chiococca racemosa Jacq. (Ch. scandens Ried., Lonicera alba L.). Cette racine, telle que nous la possédons, ressemble au caïnca par l'ensemble de ses caractères, mais ne présente pas les nervures caractéristiques sur les grosses divisions.

Nous n'avons remarqué sur aucune partie de cette racine la coloration jaune indiquée par Guibourt et mentionnée également par la Pharmacopée. La substitution nous paraît du reste sans importance, vu la similitude de composition et de propriétés qui existe entre les deux racines.

Nous avons reçu également sous le nom de caïnca une racine sans nervures, à écorce épaisse, d'un rouge violacé, rugueuse, portant de nombreux tubercules (1).

CEPHÆLIS IPECACUANHA A. Rich.

(Cephælis emetica Pers., Ipecacuanha preta Arrud.,
Ipecacuanha officinalis Arrud., Callicocca ipecacuanha Brot.,
Uragoga ipecacuanha H. Baill.) *Poaya* des Brésiliens.

Patrie : Le Cephælis ipecacuanha croît au Brésil, entre le 8e et le 22e degré de latitude sud ; il se trouve surtout aujourd'hui vers l'intérieur et s'étend probablement vers la Bolivie et le Pérou. La plante est cultivée aux Indes anglaises, particulièrement dans le Sikkim.

Caractères : Le Cephælis ipecacuanha est un petit arbuste de 0^m,20 à 0^m,30, à tige simple, peu ramifiée, oblique, puis redressée vers le sommet ; elle porte des feuilles opposées, ovales, entières, stipulées ; fleurs petites, à corolle infundibuliforme, réunies en petits capitules entourés de 4 bractées foliacées ; fruit ovoïde, renfermant 2 graines plan-convexes.

Partie usitée : Le racine, **Radix ipecacuanhæ** Ph. B Ipéca-cuanha, ipéca, ipéca annelé, ipéca gris-noir et ipéca gris-rouge.

---

(1) Cette racine nous paraît due à une espèce voisine du Chiococca anguifuga et possède probablement les mêmes propriétés.

La racine d'ipéca paraît avoir été mentionnée pour la première
fois en 1625 sous le nom d'*Igpecaya* ou *Pigaya* (Flückiger); elle
est bien décrite par Pison et Margrave (1); ces auteurs donnent
un dessin exact de la plante et font remarquer qu'il en existe
deux variétés, dont l'une ressemble au **Mentha pulegium** (peut-
être le **Richardsonia scabra**?).

L'ipéca ne fut introduit dans la médecine européenne qu'en 1672;
son emploi fut surtout préconisé par Helvétius, médecin à Paris,
auquel Louis XIV paya 1,000 louis d'or le secret de son remède.
L'origine botanique du médicament fut définitivement établie
en 1800 par Gomez, médecin portugais, qui rapporta des échantillons recueillis au Brésil.

CARACTÈRES : Racines de 0^m,08 à 0^m,12 de longueur, de 0^m,002
à 0^m,005 de diamètre, plus grêles vers le sommet que vers le
centre, portant des radicelles grêles peu nombreuses; couleur
gris brunâtre, parfois rougeâtre; odeur particulière, nauséeuse,
désagréable; saveur amère peu prononcée, âcre; surface marquée
de reliefs saillants, bosselés, séparés par des étranglements irréguliers, constituant une série d'anneaux très rapprochés; partie
corticale épaisse, à cassure nette, blanche, farineuse ou légèrement
cornée, formant de 70 à 80 % du poids total de la racine; méditullium très mince, blanc jaunâtre, fibreux, se séparant facilement
de l'écorce.

CARACTÈRES MICROSCOPIQUES : La racine d'ipéca présente des
caractères très tranchés : 1° parenchyme cortical très épais, renfermant de l'amidon en grains petits, souvent accolés, et, dans des
cellules plus grandes, des raphides d'oxalate calcique; 2° liber
peu développé, *dépourvu de fibres*, formant un tissu peu distinct,
parenchymateux, à parois cellulaires épaisses; 3° centre ligneux
entièrement formé de fibres courtes, ponctuées, *sans rayons
médullaires apparents* et *sans vaisseaux*, sauf vers le centre
quelques vaisseaux-trachées très petits.

COMPOSITION : L'ipéca renferme, seulement dans la partie corticale, 1 à 5 % d'un alcaloïde particulier, l'*émétine* (Pelletier et

---

(1) Pison, *De Medic. Brasiliens.*, Amsterdam, 1648, p. 101.— Margrave, *ibid.*, p. 17.

Magendie, 1817), caractérisé par la quasi-insolubilité de son
nitrate et la coloration jaune-orange qu'il prend par le chlorure
de chaux en présence d'un acide; cette racine contient encore un
glucoside amer, amorphe, l'*acide ipécacuanhique*, de la *choline*,
une résine, de l'amidon, du sucre; on y a signalé récemment la
présence d'un alcaloïde volatile, cristallin (Arndt, *Apotheker
Zeitung*, 15 décembre 1888).

Formes pharmaceutiques : L'ipéca s'emploie sous forme de
poudre, de *teinture*, d'*extrait* (alcool à 60°), de *sirop* (5,5 % de
teinture); il entre dans le *sirop d'ipéca composé* ou *sirop de
Dessessart* (0,5 % de racine), dans la *poudre de Dower* (9 %);
on emploie également l'infusion d'ipéca. Avant tout emploi, on
doit rejeter le centre ligneux inerte.

Substitutions : **Ipéca de Carthagène** (*ipéca gris-blanc, ipéca
annelé majeur*). Cette racine est fournie par une plante peu
connue, le Cephælis acuminata Karsten, probablement une
variété du C. ipecacuanha; elle a été désignée par Baillon sous
le non de Uragoga granatensis. La plante croît dans les forêts
de la Nouvelle-Grenade.

Caractères : Racine présentant la forme de la précédente, mais
environ deux fois plus grosse; couleur d'un blanc grisâtre ou
jaunâtre; surface portant des anneaux moins saillants, plus réguliers; couche corticale épaisse, à cassure blanche, amylacée; odeur
et saveur d'ipéca.

Cette racine présente la structure de l'ipéca officinal; l'amidon
seul diffère par ses grains plus volumineux.

L'ipéca de Carthagène passe pour être moins actif que l'ipéca
du Brésil; il est rarement importé et ne se trouve guère dans le
commerce en Belgique.

Psychotria emetica Mutis (Ronabea emetica Rich.,
Uragoga emetica H. Baill.). *Ipéca strié majeur* (Planchon),
ipéca violet, ipéca mou. Arbuste répandu dans les forêts humides
et chaudes de la Colombie.

Caractères : Cette racine se présente en fragments de longueur
variable, de la grosseur de l'ipéca de Carthagène; zone corticale
d'un brun plus ou moins jaunâtre, nettement striée dans le sens

longitudinal, parfois fissurée dans le sens transversal ; méditullium plus gros que dans les ipécas annelés ; cassure nette, d'un violet plus ou moins prononcé. Cette racine a une consistance molle particulière, rappelant celle de la racine de cynoglosse ; l'odeur est peu marquée, la saveur douceâtre.

Cette racine se distingue aisément de l'ipéca officinal par sa forme, son aspect, sa couleur et surtout, au microscope, par l'absence d'amidon dans les tissus ; la structure générale de la racine est d'ailleurs semblable à celle de l'ipéca annelé (liber sans fibres, bois sans vaisseaux).

On a décrit sous le nom d'*ipéca strié mineur* (Planchon), ipéca strié noir et dur, une racine voisine de la précédente, mais appartenant à une espèce inconnue, provenant des mêmes régions.

Cette racine, de taille variable, de couleur beaucoup plus foncée que la précédente, s'en distingue surtout, au microscope, par la présence d'amidon dans les cellules du parenchyme cortical, de vaisseaux et de rayons médullaires distincts dans le bois. Ces racines ne se trouvent pas actuellement dans le commerce et ne sont jamais mêlées à l'ipéca officinal.

Richardsonia scabra Kunth. (Richardia scabra L., Richardsonia brasiliensis Gomez., Spermacoce hirsuta R. et Sch.). *Ipéca ondulé.* Plante commune au Brésil, dont la racine a été importée sous le nom d'ipéca ondulé.

Caractères : Racines du volume de l'ipéca officinal, portant des ondulations caractéristiques, dues en partie à la présence d'anneaux saillants incomplets et alternes ; couche corticale d'un gris pâle ; cassure farineuse d'un blanc pur ; méditullium fibreux, résistant, relativement épais ; odeur rappelant celle de l'ipéca ; saveur peu marquée, douceâtre, non amère. La structure de la racine est normale, par conséquent très différente de celle de l'ipéca ; les faisceaux ligneux renferment de nombreux vaisseaux et sont séparés par des rayons médullaires réguliers ; le liber est dépourvu de fibres ; le parenchyme cortical renferme de nombreux granules d'amidon et des cristaux d'oxalate en raphides.

On a préconisé comme succédanés de l'ipéca un certain nombre de racines émétiques, appartenant à des familles différentes et présentant toujours des caractères extérieurs, anatomiques ou chimiques, qui permettent de les distinguer facilement de l'ipéca officinal. Telles sont les racines des Ionidium (Violariées), des Gillenia (Rosacées), du Triosteum perfoliatum (Caprifoliacées), etc. D'une façon générale, aucune de ces racines ne renferme d'émétine, ni ne présente la structure anatomique spéciale de l'ipéca annelé.

RUBIA TINCTORUM L.

Garance.

Patrie : Originaire de l'Orient, la garance est cultivée dans la région méditerranéenne, l'Alsace, la Zélande, etc.

Caractères : Plante vivace; tiges quadrangulaires, diffuses, couchées, noueuses, hispides sur les angles; feuilles verticillées par 4 à 6, hispides, ovales, très allongées; fleurs petites, corolle rotacée, jaune verdâtre, à 4 ou 5 divisions; étamines libres, au nombre de 5; ovaire infère, à 2 loges uniovulées; fruit formé d'une baie, noire à maturité, renfermant 2 graines accolées.

Partie usitée : La racine, **Radix rubiæ**, Ph. B. Racine de garance.

Caractères : Racines grêles, cylindriques, de 0^m,003 à 0^m,005 de diamètre, partant d'un axe central court, terminé au sommet par la section des tiges et quelques bourgeons écailleux. Dans le commerce, la garance est ordinairement coupée en fragments irréguliers de 0^m,08 à 0^m,10 de longueur. Écorce d'un rouge brunâtre, ridée, en partie exfoliée, se détachant facilement du centre ligneux; celui-ci est grêle, d'un brun jaunâtre, résistant; odeur faible, saveur douceâtre, légèrement amère.

Caractères microscopiques : La garance présente la structure générale des ipécas : suber peu épais, brunâtre; parenchyme cortical épais, formé de grandes cellules irrégulières renfermant des granulations rougeâtres; quelques cellules plus grandes contiennent des raphides d'oxalate calcique; absence d'amidon; liber peu distinct, étroit, constitué par des faisceaux dépourvus de fibres, riche en matière colorante; méditullium compact, renfermant des faisceaux ligneux sans rayons médullaires apparents, contenant dè gros vaisseaux réticulés. Sous l'influence de la potasse, les coupes prennent une teinte violette et les granulations de matière colorante se dissolvent dans le liquide ambiant.

COMPOSITION : La garance renferme un glucoside complexe, le *rubian* (Schunck), décrit à l'état de pureté par Rochleder sous le nom d'*acide rubérythrique*. Ce corps, sous l'influence d'une fermentation spéciale, se transforme en glucose et en *alizarine*, laquelle constitue la matière colorante utile de la garance. Sous l'influence d'une fermentation subséquente, il se forme une autre substance, la *purpurine*, matière tinctoriale moins riche et moins fixe que l'alizarine.

La garance renferme en outre différents sucres, des matières grasses et résineuses, des matières colorantes complexes, jaunes et rouges, des sels minéraux, etc.; elle ne contient pas d'amidon.

L'alizarine a été obtenue par synthèse, en oxydant l'anthraquinone. L'emploi de cette alizarine artificielle et des nombreuses matières colorantes rouges dérivées de l'aniline a réduit considérablement la culture et l'usage de la garance.

FORMES PHARMACEUTIQUES : La garance, autrefois assez fréquemment prescrite comme tonique, n'est plus guère usitée aujourd'hui. Elle entre encore dans le *sirop antiscorbutique de Portal* et est rarement prescrite sous forme d'infusion et de décoction.

Espèces non officinales en Belgique.

Coffea arabica L. *Caféier*. Le caféier est originaire du nord-est de l'Afrique, spécialement de l'Abyssinie et des régions voisines, peut-être aussi de l'Arabie, où il paraît tout au moins avoir été cultivé depuis une époque reculée.

C'est un petit arbre de 5 à 7 mètres, à feuilles opposées, entières, persistantes, luisantes; les fleurs, blanches, odorantes, sont réunies à l'aisselle des feuilles supérieures; les fruits, rouges à maturité, sont des baies ovoïdes, du volume d'une petite cerise, normalement dispermes, rarement monospermes par avortement.

PARTIE USITÉE : La graine, *Café*.

CARACTÈRES : Le fruit du caféier est constitué : 1° par un épicarpe peu distinct; 2° par un mésocarpe assez épais, parenchymateux, parcouru par quelques faisceaux libéro-ligneux et renfermant dans ses cellules des masses granuleuses et des gouttes huileuses; 5° par un endocarpe formant une lame parcheminée, très résistante, divisée en deux loges et constituée par des fibres assez longues, entre-croisées irrégulièrement, à cavités étroites et à parois striées.

La graine est plan-convexe, marquée sur la face commissurale d'un sillon profond longitudinal; si l'une des graines avorte, celle qui reste s'arrondit, devient ovoïde, marquée toujours du sillon longitudinal. Cette forme avortée est constante dans certaines variétés, parfois cependant les deux formes se rencontrent sur le même pied. Quelle que soit sa forme, la graine de café est recouverte d'un épisperme mince, manquant parfois à la surface des grains du commerce, mais se retrouvant toujours dans la profondeur du sillon. Cet épisperme est formé de deux couches, une externe, très caractéristique, constituée par des fibres courtes, à parois épaisses, striées obliquement; l'autre interne, très mince, constituée par des cellules allongées, contractées, peu visibles. Sous ces enveloppes se trouve un albumen corné, résistant, formé d'un parenchyme dense, de cellules à parois épaisses, sinuées, parfois moniliformes, renfermant des masses granuleuses et de larges gouttes d'huile. L'embryon, très petit, claviforme, est situé vers la base et l'extérieur de la graine.

Le café ne renferme ni amidon, ni cristaux aciculaires ou étoilés, ni vaisseaux volumineux annelés, rayés ou réticulés, ni vaisseaux laticifères. Ces caractères ont une grande importance pour la recherche des substances étrangères employées pour falsifier les cafés (chicorée, betterave, graines des céréales, glands de chênes, figues, fruits de palmier, etc.).

SORTES COMMERCIALES : Le café peut être expédié des nombreuses régions où il est aujourd'hui cultivé sous trois formes principales : *en cerise* (fruit entier séché), *en parche* (muni de l'endocarpe parcheminé), enfin sous la forme la plus ordinaire, à l'état de graine isolée. Dans ce dernier cas, il peut être privé de l'enveloppe séminale (cafés gragés des Antilles, cafés lavés du Brésil, cafés plantation des Indes orientales).

Les graines provenant de fruits monospermes sont dites *cafés Moka* en Arabie, aux Indes, en Afrique; *cafés Caracoli,* lorsqu'elles proviennent du Brésil ou des autres pays de l'Amérique.

Les sortes commerciales, désignées par leur provenance, sont nombreuses et difficiles à distinguer; on se base pour les reconnaître sur la couleur (variant du vert clair au brun jaunâtre), la forme, le volume, la surface lisse ou mate, la densité. Le café est surtout produit au Brésil, aux Antilles, aux Indes anglaises et hollandaises, en Arabie, dans l'Afrique orientale, l'Afrique occidentale (Congo, Rio-Nunez, etc.).

Les sortes consommées en Belgique sont surtout les cafés du Brésil (Santos, Rio, Bahia), les Java (Préanger). En faible proportion, les Haïti (Jacmel et Saint-Domingue), les Mokas d'Afrique (Congo et Rio-Nunez). On désigne sous le nom de *triage* le résidu du choix des autres variétés, renfermant des fèves altérées, des pierres, etc.

Torréfaction : Avant son emploi alimentaire, le café, dont la saveur est faible, légèrement amère, l'odeur peu marquée, est toujours soumis à la torréfaction, opération qui modifie profondément sa composition et développe un arome particulier auquel le café doit surtout son emploi. La torréfaction se fait à une température de 250° à 500° et fait perdre à la graine, suivant la température et la durée, de 12 à 25 °/₀ de son poids.

Composition : Le café non torréfié renferme :

Eau	7	à 10 °/₀
Sucre.	5	à 7
Caféine	0,840 à	1,38
Matière grasse	6	à 13
Tannin (acide chlorogénique), gomme et matières extractives.	14	à 15
Cendres.	3	à 4,5

Ces cendres renferment 75 °/₀ de sels solubles, se dissolvent complètement dans l'acide chlorhydrique dilué et renferment moins de 1 °/₀ de chlore.

La torréfaction amène dans cette composition des changements qui sont : la production d'un principe particulier, susceptible d'aromatiser de grandes quantités d'eau, le *caféone;* la destruction presque complète du sucre; la dessiccation permanente, le café torréfié ne contenant guère plus de 5 °/₀ d'eau, enfin la diminution de la caféine à peu près dans le rapport de la perte de poids totale subie par le produit. Le café torréfié renferme nécessairement une proportion de cendres plus élevée que le café vert, mais ne dépassant guère 5,5 °/₀.

L'analyse du café, au point de vue de la recherche de ses falsifications porte sur l'examen microscopique, le dosage de l'eau, le dosage et l'analyse des cendres, enfin le dosage de la *caféine.* Ce dernier se fait facilement en mélangeant le café pesé et pulvérisé avec de la chaux éteinte, en humectant puis en séchant le mélange. On l'épuise ensuite par une solution aqueuse de benzoate sodique qui dissout facilement la caféine; on précipite l'excès de chaux par le carbonate sodique, puis la solution obtenue est filtrée et agitée avec du chloroforme qui, par évaporation, abandonne la caféine pure et anhydre.

Le café en grains vert ou torréfié est ordinairement pur; on arrive cependant aujourd'hui à fabriquer des grains artificiels obtenus au moyen de matières amylacées auxquelles on donne la forme par l'emploi de moules appropriés. Les falsifications portent surtout sur le café torréfié et moulu, mais les procédés indiqués plus haut suffisent pour les reconnaître facilement.

Formes pharmaceutiques : Le macéré de café vert, rarement employé du reste, a été préconisé contre les affections rhumatismales; on emploie le café torréfié en infusion pour masquer la saveur amère de certains médicaments, et la poudre pour diminuer l'odeur désagréable des pilules renfermant de la créosote, de l'iodoforme, etc. La caféine est fréquemment prescrite, à la dose de 1 à 2 grammes par 24 heures, sous forme de poudres et de pilules. Elle est peu soluble dans l'eau; pour les solutions concentrées, les injections hypodermiques par exemple, il faut la dissoudre dans une solution de benzoate ou de salicylate de soude. On a prescrit récemment un dérivé de la caféine, l'*éthoxycaféine*, dans laquelle un atome d'hydrogène est remplacé par le groupe oxyéthyle.

Galium verum L. *Gaillet* ou *Caille-lait jaune*. Plante indigène, commune dans les prairies et les bois, à feuilles verticillées, linéaires, très étroites, à fleurs très petites, jaunes, réunies en un panicule dense. On employait autrefois en infusion les sommités fleuries de cette plante comme tonique, antispasmodique, astringente. On employait de même d'autres formes indigènes : le Galium mollugo L., le G. aparine L. ou *gratteron*, etc. Ces plantes ont passé à tort pour posséder la propriété de cailler le lait; leur nom de caille-lait parait être une corruption de gaillet ou galium.

Asperula odorata L. *Muguet de dames, Aspérule odorante, Maitrank* des Allemands. Plante indigène fréquemment cultivée, à feuilles verticillées, à fleurs blanches en corymbes terminaux. L'herbe sèche possède une odeur agréable, qu'elle doit à la présence de la coumarine. On l'emploie fréquemment en Allemagne, plus rarement en Belgique, en infusion dans du vin blanc.

FAMILLE DES VALÉRIANÉES.

Les Valérianées sont des plantes ordinairement herbacées, originaires des régions froides et tempérées de l'Europe, de l'Asie et de l'Amérique.

On connaît environ 300 espèces de cette famille, parmi lesquelles bien peu sont officinales; les parties souterraines des Valérianées employées doivent leurs propriétés à des essences complexes, qui leur communiquent une odeur forte, désagréable dans certaines espèces (Valériane officinale), aromatique, rappelant un peu celle du patchouli, dans d'autres formes jadis très estimées comme parfum (nard indien, nard celtique). On emploie comme alimentaire une espèce indigène, fréquemment cultivée, le Valerianella olitoria Poll. (Mâche, Salade de blé).

Espèce officinale en Belgique.

VALERIANA OFFICINALIS L.

(V. exaltata Mik., V. angustifolia Tausch., V. sambucina Mik.)
Valériane.

Patrie : Plante indigène, très répandue dans les prairies, au bord des eaux, dans les bois montueux; cultivée en Allemagne, en Angleterre et aux États-Unis.

Caractères : Plante vivace; tiges annuelles, simples, dressées, fistuleuses, striées, hautes de 0^m,50 à 1 mètre; feuilles opposées, longuement pétiolées à la base, presque sessiles au sommet, pennatiséquées, à 2-10 paires de segments variables; fleurs en cymes corymbiformes; calice à limbe roulé en dedans, se déroulant à la maturité en aigrette; corolle blanche, tubuleuse, allongée, à 5 lobes étalés, à tube légèrement bossu à la base; fruit uniloculaire, couronné à maturité par une aigrette à soies plumeuses. La valériane

est une plante variable, de taille plus élevée lorsqu'elle croît dans
les endroits humides; sa racine est alors moins active et beaucoup
moins estimée.

Parties usitées : Le rhizome et les racines, **Radix vale-
rianæ** Ph. B.

Caractères : Les parties souterraines de la valériane sont constituées par un rhizome court, déprimé, de $0^m,02$ à $0^m,03$ de
diamètre, portant au sommet des écailles, ou plus souvent terminé
par une section transversale produite par l'enlèvement de la tige.
Ce rhizome présente à la partie inférieure de nombreuses racines
droites, grêles, non ramifiées, cassantes, de $0^m,05$ à $0^m,10$ de longueur sur environ $0^m,002$ d'épaisseur; l'écorce est d'un brun
grisâtre. La racine de valériane fraîche est presque inodore; desséchée, elle possède une odeur forte, désagréable, particulière,
rappelant celle de l'acide valérianique; la saveur est aromatique,
douceâtre, légèrement amère.

Les souches provenant des plantes récoltées dans les endroits
humides sont beaucoup plus développées, de couleur plus foncée,
moins aromatiques. On les désigne dans le commerce allemand
sous le nom de valériane de Saxe, celles qui proviennent des
régions sèches et montagneuses portant le nom de valériane de
Thuringe.

La racine de valériane présente la structure normale des racines
dicotylédonées. Le bois des racines et du rhizome est dépourvu
de fibres; les cellules du parenchyme cortical, très développé,
renferment de l'amidon en grains petits, souvent accolés, et des
gouttes d'huile essentielle.

Composition : La différence qui existe entre l'odeur presque
nulle des racines fraîches et l'odeur forte des racines sèches a
fait supposer longtemps que l'essence ne préexistait pas dans la
plante vivante. La présence de gouttelettes d'essence dans les
tissus frais, le fait qu'en épuisant la racine fraîche par le sulfure
de carbone on obtient de l'essence prouvent que cette opinion
est erronée, que l'essence existe aussi bien dans la racine fraîche
que dans la racine sèche, et que le changement d'odeur est dû à
une modification dans la composition de l'essence.

La valériane renferme $1/2$ à 2 °/₀ d'une essence complexe (1), légèrement acide, inodore à l'état de pureté absolue, s'altérant pendant la dessiccation de la racine et prenant alors une odeur caractéristique d'acide valérianique. Elle est constituée par un hydrocarbure, le *valérène*, et par un mélange de corps oxygénés renfermant : 1° le *bornéol*, qui, par oxydation, peut se transformer en acide valérianique, acide acétique et acide formique ; 2° des éthers composés, valérianate, acétate et formiate de bornéol ; 3° les acides valérianique, acétique et formique libres dans les racines sèches, seulement à l'état de combinaison dans la racine fraîche ; enfin, 4° une faible proportion de résine brunâtre, variant avec l'âge de l'essence.

Cette essence bout entre 120° et 550° ; sa densité est 0,95.

La racine contient en outre de l'amidon, un tannin particulier, un sucre réduisant la liqueur de Fehling, des malates et d'autres sels minéraux.

Formes pharmaceutiques : La valériane s'emploie en infusion, en poudre, en *eau distillée*, en *extrait alcoolique*, en *teinture alcoolique*, en *teinture éthérée*, en *sirop* ; elle sert en outre à la préparation de l'*acide valérianique officinal* ; on prescrit parfois la teinture de valériane ammoniacale (Ph. Brit.).

Espèces non officinales en Belgique.

Nardostachys jatamansi DC. (Valeriana jatamansi Jones, V. spica Vahl., Patrinia jatamansi Don.). Plante vivace, originaire des montagnes du nord de l'Inde. Le rhizome court et les racines nombreuses, chevelues, entrelacées de cette plante étaient jadis très estimés sous le nom de *nard indien* ou *spicanard*. Le nard indien, très rarement importé et inusité aujourd'hui en Europe, possède une odeur rappelant à la fois celle de la valériane et celle du patchouli. On employait de même sous le nom de *nard celtique* les organes souterrains du Valeriana celtica L., plante originaire des Alpes et du Tyrol.

Valeriana phu (V. hortensis Lamk.). *Phu, Grande Valériane.* Plante vivace, herbacée, originaire de l'Europe centrale et méridionale, cultivée, parfois subspontanée en Belgique. Le rhizome de cette plante est

---

(1) G. Bruylants, *Bull. Acad. de méd.*, t. XI, 3e sér., n° 11.

cylindrique, légèrement déprimé, disposé obliquement dans le sol, parfois même horizontalement, et pourvu de radicelles seulement à la partie inférieure. Le rhizome et les racines ont à l'état sec une odeur désagréable de valériane; on les distingue facilement de la valériane officinale par leur forme et leur volume. Les feuilles radicales entières, oblongues, épaisses, sont assez fréquemment usitées dans les campagnes pour le pansement des plaies.

FAMILLE DES DIPSACÉES.

Plantes très voisines des Composées dont elles diffèrent surtout par leurs feuilles toujours opposées, leurs fleurs également réunies en capitules mais présentant chacune un involucre spécial à la base. Ce sont des plantes herbacées, très rarement frutescentes, dont on connaît environ 120 espèces répandues dans presque toutes les régions de l'Europe, de l'Asie et de l'Afrique. Ce sont, au point de vue médical, des plantes sans importance, dont la composition n'est pas connue. On attribue à quelques espèces des propriétés diurétiques et sudorifiques.

Scabiosa succisa L. *Scabieuse*. Plante indigène, commune en Belgique. Tiges annuelles, dressées, hautes de 0^m,50 à 0^m,60; feuilles entières, rarement dentées vers la partie supérieure de la tige, opposées; fleurs en capitules d'un mauve pâle, non rayonnantes; les fleurs extérieures ne dépassent pas l'involucre. La racine est d'un blanc jaunâtre, formée d'un corps principal court et de radicelles peu nombreuses.

On emploie rarement les racines et l'herbe de scabieuse en décoction. On emploie de même une autre espèce indigène très commune, le Scabiosa arvensis L. (Knautia arvensis Coult.). Cette forme diffère de la précédente par ses feuilles caulinaires pennatipartites, sa tige velue, ses capitules à fleurs rayonnantes, les fleurs externes dépassant les bractées. Elle passe pour posséder les mêmes propriétés.

FAMILLE DES COMPOSÉES.

Les Composées forment la plus vaste famille du règne végétal. On en connaît 9,800 espèces d'après Bentham et Hooker, 12,000 d'après d'autres auteurs. Leur dispersion géographique est très étendue; elles sont abondantes surtout dans les régions tempérées ou montagneuses, particulièrement de l'Amérique du Nord. Les espèces officinales appartiennent surtout à la flore de l'Europe, plus rarement de l'Asie occidentale ou de l'Afrique septentrionale. On a introduit récemment dans la matière médicale européenne un certain nombre d'espèces américaines.

Les Composées sont des plantes généralement herbacées, très rarement ligneuses; les feuilles sont fréquemment alternes; les fleurs toujours réunies en capitule, variant surtout quant à la disposition de la corolle. Celle-ci est tantôt régulière (fleuron), tantôt prolongée d'un seul côté en une ligule (demi-fleuron), plus rarement labiée, par suite du développement de deux ligules opposées. Très souvent les fleurs du centre du capitule sont des fleurons, tandis que celles qui sont disposées à la circonférence sont munies de ligules dirigées vers l'extérieur; le capitule est dit alors radié. Par la culture, les fleurons du centre peuvent à leur tour être transformés en fleurs ligulées, et le capitule ainsi modifié est appelé en horticulture fleur double. Le réceptacle peut être nu ou paléacé, plan, convexe ou conique; il est toujours entouré de bractées plus ou moins nombreuses, parfois pétaloïdes. Dans beaucoup de Composées il existe des laticifères plus ou moins abondants, ouverts, anastomosés, se développant surtout dans le liber de la hampe florale et de la racine (Chicoracées).

Au point de vue de leur composition, les Composées sont assez variables et renferment peu de principes bien définis. Elles doivent surtout leurs propriétés à des essences souvent accompagnées de principes amers (Artemisia, Anthemis), plus rarement de corps particuliers, vermifuges, toxiques (santonine). Le latex de certaines espèces jouit de propriétés sédatives faibles (Lactuca); d'autres sont employées comme laxatives (Leon-

DISTRIBUTION GÉOGRAPHIQUE DES COMPOSÉES OFFICINALES.

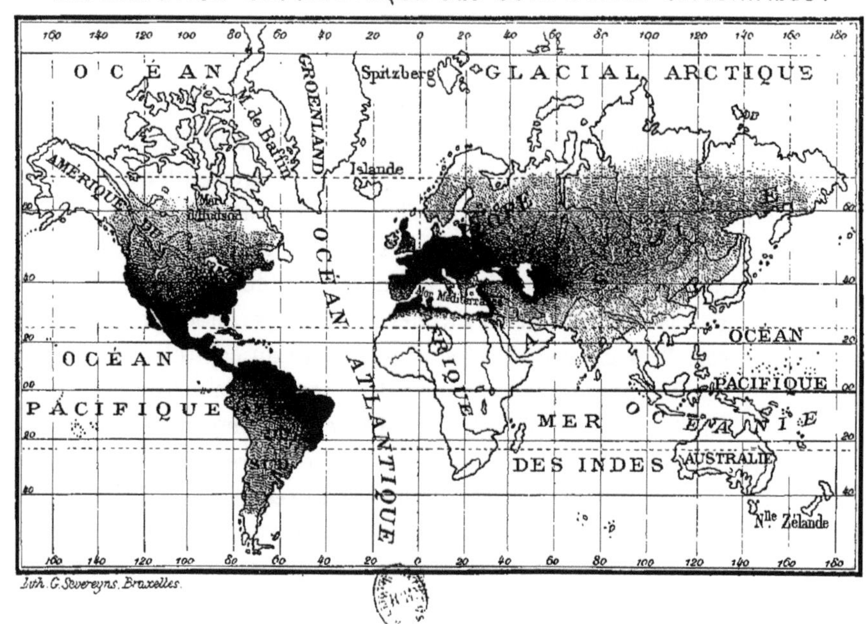

Lith. G. Severeyns. Bruxelles.

todon, Cichorium) ou renferment des principes irritants (Spilanthes, Anacyclus). Quelques Composées exhalent une odeur vanillée qui paraît due à la coumarine (Liatris). Dans toutes les Composées l'amidon est remplacé par un corps voisin, l'inuline, dont les sphéro-cristaux, visibles après macération des tissus dans l'alcool, servent souvent à caractériser au microscope les organes isolés fournis par des plantes de ce groupe.

Dans quelques espèces les organes souterrains sont renflés en tubercules dans lesquels l'inuline s'accumule en grande quantité et qui peuvent être utilisés dans l'alimentation et pour la fabrication de l'alcool (topinambour, dahlia).

Certaines Composées possèdent des graines oléifères (Helianthus, Guizotia, Madia); d'autres renferment des matières colorantes (Carthamus, Gaillardia).

Quelques Composées sont alimentaires ou employées comme condiment (Cynara scolymus L., artichaut; C. cardunculus L., cardon; Artemisia dracunculus L., estragon). Les Cichoryum intybus L., C. endivia L. et les Lactuca, dont les nombreuses variétés potagères constituent les chicorées, les endives et les laitues; les Scorzonera et les Scolymus, dont les racines sont employées sous le nom de salsifis.

Un très grand nombre de Composées, plus ou moins modifiées par la culture, fournissent à nos jardins des plantes ornementales à fleurs généralement éclatantes ou de forme élégante.

Espèces officinales en Belgique.

ANTENNARIA DIOICA Gaërtn.

(Gnaphalium dioicum L.). *Pied-de-chat.*

Patrie : Plante indigène, assez commune dans les Ardennes, répandue dans toutes les régions montagneuses de l'Europe et de l'Asie septentrionale.

Caractères : Plante vivace, de petite taille; rameaux stériles, rampants; feuilles radicales, petites, légèrement spatulées, entières, recouvertes, comme toute la plante, de poils blancs cotonneux;

tiges florales dressées, de 0ᵐ,10 à 0ᵐ,20, grêles, munies de feuilles modifiées, très petites ; capitules petits, dioïques, entourés de bractées nombreuses, cotonneuses, imbriquées; fleurons petits, peu nombreux. Les écailles intérieures pétaloïdes sont tantôt blanches, tantôt d'un rose-carmin. Les fruits sont surmontés d'aigrettes plumeuses qui, déjà développées dans la fleur, lui donnent un aspect duveté particulier, d'où le nom de pied-de-chat, sous lequel on la désigne vulgairement.

Partie usitée : Les capitules, **Flores gnaphalii** Ph. B.

Composition : Les fleurs de pied-de-chat, très peu actives du reste, paraissent ne renfermer qu'un peu de tannin et de mucilage.

Formes pharmaceutiques : On les emploie uniquement en infusion; elles font partie des *fleurs pectorales*.

INULA HELENIUM L.

(Aster helenium Scop., A. officinalis All., Corvisartia helenium Merat).
Aunée officinale, Grande Aunée.

Patrie : Plante des régions centrales de l'Europe et de l'Asie, fréquemment cultivée dans les jardins et se trouvant parfois à l'état subspontané en Belgique.

Caractères : Plante vivace, à tiges herbacées annuelles, hautes de 1 mètre à 1ᵐ,60, droites, velues; feuilles cotonneuses à la face inférieure, rugueuses à la face supérieure; les radicales très grandes, ovales allongées, dentées, atténuées à la base; les caulinaires plus petites, à limbe décurrent, amplexicaules. La tige et les rameaux sont terminés par des capitules solitaires, très larges (0ᵐ,08), entourés de bractées larges, foliacées, imbriquées; fleurs d'un jaune vif, fleurons réguliers au centre, fleurs ligulées à l'extérieur; fruits : akènes tétragones à aigrette simple.

Parties usitées : Les racines et le rhizome, **Radix helenii** Ph. B.

Caractères : Les parties souterraines de l'aunée sont constituées par un rhizome court, charnu, large de 0ᵐ,04 à 0ᵐ,06, portant des racines longues de 0ᵐ,10 à 0ᵐ,20, épaisses de 0ᵐ,005 à 0ᵐ,03. Dans le commerce, on trouve le rhizome ordinairement

coupé en rondelles et les racines les plus grosses coupées en long ;
les plus grêles, entières. La partie corticale est d'un brun jaunâtre,
très ridée longitudinalement. La coupe transversale présente un
aspect rayonné et est ponctuée de nombreuses taches brunâtres ;
la cassure est nette, facile, un peu cornée ; l'odeur est forte, particulière ; la saveur très aromatique, âcre et amère.

Les racines d'aunée présentent la structure normale des racines
dicotylédonées ; on remarque dans la zone libérienne et dans le
parenchyme cortical de nombreux réservoirs d'essence, de couleur
brune, très larges et bordés de cellules petites, à parois minces ;
dans le bois, ces réservoirs sont beaucoup plus petits, mais présentent les mêmes dispositions. Le rhizome offre la structure des
racines, sauf une large moelle centrale bien apparente. Toutes
les cellules du parenchyme renferment de l'inuline ; aucune d'elles
ne contient d'amidon.

Composition : L'inuline, très abondante dans cette racine, y a
été découverte par Rose ; elle a été retrouvée depuis dans les
racines d'autres Composées. Les principes actifs sont : l'*hélénine*,
une essence complexe renfermant deux principes particuliers,
l'*alantol* et l'*acide inulique*, matière cristalline analogue au camphre, une résine âcre, une matière extractive amère.

Formes pharmaceutiques : L'aunée s'emploie aujourd'hui très
rarement sous forme de poudre. L'hélénine impure, ou camphre
d'aunée, mélangée d'acide inulique et d'alantol, a été préconisée
comme remède spécifique de la tuberculose. La racine sèche fait
partie du sirop d'Erysimum (Cod. Franç.).

SPILANTHES OLERACEA Jacq.

(Bidens acmelloides Berg., B. fervida Lamk., B. oleracea Cav.,
Pyrethrum spilanthus Medic.) *Cresson du Para.*

Patrie : Plante originaire du Brésil, cultivée assez souvent
dans les jardins. C'est une plante herbacée, annuelle, haute d'environ 0^m,30, à tiges nombreuses, pendantes, à feuilles cordiformes,
entières ou légèrement dentées, à fleurs en capitules disposés sur
de longs pédicelles à l'aisselle des feuilles.

Partie usitée : Les capitules. Fleurs de cresson du Para.

Caractères : Capitules coniques d'environ $0^m,01$ de longueur, formés de fleurons hermaphrodites tubuleux, d'un jaune vif ou brunâtre, dépourvus de ligules. Ces fleurs ont une saveur extrêmement brûlante, qui s'affaiblit par la dessiccation et qui provoque une salivation très abondante. Les feuilles possèdent également une saveur âcre, mais moins prononcée.

La composition de cette plante est probablement voisine de celle du pyrèthre.

Formes pharmaceutiques : Le cresson du Para ne s'emploie guère que dans la *teinture du cresson du Para composée* Ph. B. Il entrait autrefois dans un célèbre remède odontalgique, le paragay roux, dans lequel entraient la racine de pyrèthre et les sommités fleuries de l'Inula bifrons L.

ANACYCLUS PYRETHRUM DC.

(Anthemis pyrethrum L., Matricaria pyrethrum H. Baill.) *Pyrèthre.*

Patrie : Plante des régions méditerranéennes, particulièrement des parties septentrionales de l'Afrique.

Plante vivace à tiges rampantes, à feuilles bi-pennatiséquées à segments linéaires, à fleurs en larges capitules terminaux, les fleurons du centre jaunes, réguliers, les fleurs de la périphérie munies de grandes ligules blanches au-dessus, d'un rose pourpre en dessous.

Partie usitée : La racine, **Radix pyrethri** Ph. B. Pyrèthre d'Afrique.

Caractères : Racine cylindrique, d'un brun grisâtre, non ramifiée ou portant des radicelles très minces ; la racine est épaisse d'environ $0^m,01$ et longue en moyenne de $0^m,10$. La cassure est nette, brunâtre, rayonnée vers le centre, marquée de taches brunes dans la partie corticale ; l'odeur est nulle, la saveur est douceâtre d'abord, puis très âcre, causant une salivation abondante.

Sur une coupe transversale, on observe au microscope un centre ligneux normalement constitué, présentant des faisceaux primaires au centre et des faisceaux secondaires séparés par des rayons médullaires réguliers; le liber est peu développé, non fibreux; le parenchyme cortical renferme surtout dans sa partie externe, plus rarement jusque dans les rayons médullaires, de gros canaux résinifères brunâtres. Les cellules du parenchyme sont remplies d'inuline; aucune d'elles ne contient d'amidon.

Composition : La racine de pyrèthre renferme une résine brune, âcre, qui, mélangée d'huiles grasses partiellement solubles dans la potasse, constitue la *pyréthrine* de Parisel. Elle contient en outre une forte proportion d'inuline, du mucilage et des traces de tannin.

Formes pharmaceutiques : S'emploie contre les affections dentaires, en *teinture alcoolique;* elle entre aussi dans la *teinture de cresson du Para composée.* La racine de pyrèthre est rarement prescrite en fragments, comme masticatoire.

Substitution : **Anacyclus officinarum** Hayne. Plante inconnue à l'état spontané, cultivée depuis longtemps en Allemagne, où sa racine est employée au lieu de celle du pyrèthre d'Afrique.

L'Anacyclus officinarum est une plante annuelle, à tiges dressées, à feuilles pennées, à fleurs en larges capitules, plus grandes mais semblables à celles de l'espèce officinale. Cette plante paraît être une forme annuelle de l'A. pyrethrum ou d'une espèce voisine.

La racine de cette plante est récoltée en Allemagne et employée au même titre que la racine de pyrèthre d'Afrique, dont elle possède du reste la composition et les propriétés.

Elle se distingue facilement de celle-ci : c'est une racine pivotante très mince, grêle (diamètre $0^{m},003$ environ sur $0^{m},05$ à $0^{m},15$ de longueur), portant au sommet la base de la tige et des pétioles des feuilles radicales; ces parties aériennes sont insipides, tandis que la racine possède une saveur brûlante.

ACHILLEA MILLEFOLIUM L.

(A. Subhirsuta Gilib., A. Crassifolia Hort, A. Scabra Host., A. Magna Haenk.,
A. Sudetica, Opiz., A. Sylvatica Becker, Santolina millefolium H. Baill,
Mille-Feuille, Herbe-aux-Charpentiers, Herbe de Saint-Jean.

Patrie : Plante indigène, très commune en Belgique dans les
lieux secs, le long des chemins; répandue dans toute l'Europe,
une partie de l'Asie et de l'Amérique.

Caractères : Plante vivace; tiges hautes de 0^m,50 à 0^m,60;
feuilles alternes, velues comme les tiges, bi-pennatiséquées, à
segments linéaires dentés sur les bords; fleurs en petits capitules,
toutes blanches ou toutes roses, les fleurons du centre réguliers,
hermaphrodites, les fleurs de la circonférence ligulées, à ligule
arrondie, peu développée, ne renfermant que des ovaires. Ces
capitules sont disposés en larges cymes corymbiformes et ressemblent assez bien à des fleurs isolées. La plante exhale une odeur
faible, particulière, un peu aromatique; sa saveur est légèrement
amère et astringente.

Partie usitée : L'herbe fleurie sèche, **Herba millefolii** Ph. B.

Composition : L'herbe de mille-feuille renferme une faible.
proportion d'essence et un glucoside azoté, l'*achilléine* de Zanoni,
susceptible de se dédoubler en glucose, ammoniaque, essence
aromatique et un corps amorphe, l'*achillétine.*

Formes pharmaceutiques : Cette plante, jadis très estimée, n'est
plus employée aujourd'hui que rarement, sous forme d'infusion;
elle paraît d'ailleurs être peu active.

ANTHEMIS NOBILIS L.

(Chamomilla nobilis Godr., Ormenis nobilis J. Gay,
Anthemis aurea DC., A. odorata Lamk., Chamomelum nobile All.,
Matricaria nobilis H. Bn.). *Camomille romaine.*

Patrie : La camomille romaine est commune en Angleterre,
dans le sud de l'Europe, le centre et l'ouest de la France; en
Belgique, elle est abondamment cultivée, surtout dans les environs
de Lessines; parfois subspontanée, mais non indigène.

Caractères : Plante vivace, à souches traçantes; rameaux
aériens, diffus, nombreux, formant une touffe à la surface du sol;
feuilles bi-pennatipartites, à segments linéaires; fleurs en capitules
au sommet de rameaux axillaires dressés; réceptacle conique,
garni de paillettes nombreuses; fleurs du centre jaunes, régulières; fleurs de la périphérie blanches, ligulées. Par la culture,
les fleurons du centre sont transformés en fleurs ligulées et alors
toutes les fleurs du capitule sont blanches. Ces camomilles ainsi
doublées sont les seules que l'on trouve dans le commerce en
Belgique. Les fruits sont des akènes dépourvus d'aigrettes.

Partie usitée : Les fleurs, **Flores chamomillæ romanæ**
Ph. B. Ces fleurs ne s'emploient qu'à l'état sec et doivent être
récoltées un peu avant leur épanouissement complet; elles se présentent sous forme de capitules à fleurs toutes ligulées, d'un blanc
devenant très légèrement jaunâtre. Elles possèdent une odeur
forte particulière, une saveur aromatique et très amère. On les
distingue facilement des espèces avec lesquelles on pourrait les
confondre, au réceptacle paléacé et de forme nettement conique,
caractère que l'on distingue facilement en arrachant toutes les
fleurs de façon à mettre le réceptacle à découvert. L'odeur et la
saveur caractéristiques des fleurs permettent également de les
reconnaître. La camomille du commerce actuel est d'ailleurs pure
de tout mélange.

Composition : La camomille doit ses propriétés à une essence
($^1/_2$ à 1 °/₀) d'un bleu verdâtre, très pâle ou jaune, un principe
amer extractiforme, peut-être un glucoside (Flückiger) ou l'*acide
anthémique* de Camboülises (1871). L'essence renferme des éthers
composés, formés du butyle et de l'amyle avec les acides angélique, valérianique et tiglinique.

Formes pharmaceutiques : Les fleurs de camomille s'emploient
surtout en infusion théiforme, en *eau distillée*, en *extrait aqueux;*
elles entrent dans le *vin* et les *espèces aromatiques.*

MATRICARIA CHAMOMILLA L.

(Chrysanthemum chamomilla E. Meyer, Chamomilla officinalis Koch.,
Anthemis vulgaris L.,
Leucanthemum chamæmelum Lamk., Matricaria suaveolens Pall.).
Camomille vulgaire, Camomille d'Allemagne.

PATRIE : Plante indigène, très commune dans les moissons et les lieux cultivés, répandue dans toute l'Europe (sauf dans les régions polaires) et dans la plus grande partie de l'Asie tempérée; introduite en Australie, elle y est devenue également très commune.

CARACTÈRES : Plante annuelle, tige dressée de 0ᵐ,50 à 0ᵐ,60 de hauteur, très rameuse; feuilles bi-tripennatiséquées, à segments linéaires; fleurs en capitules disposés au sommet des nombreuses divisions de la tige et constituant de larges cymes corymbiformes. Capitule à réceptacle creux, très conique, nu, portant à la base un involucre de bractées imbriquées; fleurons du centre réguliers, d'un jaune vif; fleurs de la circonférence femelles, à ligule blanche, oblongue, tridentée au sommet, réfléchie. Les fruits sont des akènes à sommet oblique, dépourvus d'aigrette.

PARTIE USITÉE : Les fleurs, **Flores chamomillæ vulgaris** Ph. B.

CARACTÈRES : Ces fleurs, à l'état sec, présentent une odeur forte, agréable; une saveur aromatique très légèrement amère. Elles se reconnaissent facilement à leur taille plus petite que celle des fleurs de camomille romaine, à leur réceptacle dépourvu d'écailles et creux dans sa partie centrale. On pourrait les confondre comme aspect extérieur avec les capitules de l'Anthemis arvensis L., mais ces derniers ont le réceptacle paléacé comme toutes les espèces du genre Anthemis.

COMPOSITION : La camomille vulgaire renferme environ $^1/_4$ °/₀ d'une essence d'un bleu indigo, un acide cristallin, l'*acide anthémique* (Pattone, 1859), un corps particulier peu connu, l'*anthémine* (Pattone, 1859), de faibles proportions de tannin, des malates alcalins, etc.

L'essence de camomille devient solide vers — 4°; distillée sur la soude caustique elle ne se décolore pas. Elle bout entre 240° et 500°. Sa couleur passe au vert au contact des acides chlorhydrique ou nitrique dilués et au jaune rougeâtre par l'acide sulfurique. Ses propriétés la rapprochent de l'essence de même couleur obtenue par la distillation sèche du galbanum (Bizio, 1861).

FORMES PHARMACEUTIQUES : La camomille vulgaire s'emploie fréquemment en infusion. Elle sert à la préparation de *l'huile de camomille* et de *l'huile de camomille camphrée*. *L'essence de camomille* est préparée au moyen des fleurs fraîches.

MATRICARIA PARTHENIUM L.

(Chrysanthemum parthenium Pers., Pyrethrum parthenium Smith, Matricaria odorata Lamk.). *Matricaire.*

PATRIE : Plante assez répandue en Europe mais non indigène en Belgique, où elle est fréquemment cultivée et subspontanée dans les lieux cultivés, aux bords des eaux, etc.

CARACTÈRES : Plante vivace; tiges dressées, très légèrement pubescentes; feuilles alternes, bi-pennatiséquées, à segments oblongs parfois dentelés mais non linéaires comme dans l'espèce précédente; fleurs en capitules disposés en cymes corymbiformes; réceptacle sans paillettes, entouré de bractées imbriquées bisériées; fleurons du centre jaunes, réguliers, hermaphrodites; fleurs de la circonférence ligulées, blanches, à ligules tri-dentées.

Toute la plante exhale une odeur forte, rappelant celle de la camomille romaine.

PARTIE USITÉE : L'herbe fleurie, **Herba matricariæ** Ph. B.

COMPOSITION : Essence jaunâtre, principe amer non défini, tannin.

FORMES PHARMACEUTIQUES : L'herbe de matricaire, très rarement prescrite aujourd'hui, entre dans *l'eau de bryone composée* Ph. B.

TANACETUM VULGARE L.

(Chrysanthemum tanacetum Karsch., Tanacetum sibiricum Falk)
Tanaisie.

PATRIE : Plante indigène, commune, répandue dans toute l'Europe et une grande partie de l'Asie, naturalisée aux États-Unis.

CARACTÈRES : Plante vivace; tiges annuelles, dressées, lisses de 0^m,60 à 0^m,80 de hauteur; feuilles pétiolées pennatiséquées, les supérieures sessiles, d'un vert foncé, douces au toucher et ponctuées; fleurs réunies en capitules nombreux en un large corymbe terminal; les capitules formés de fleurons tous réguliers, sans fleurs ligulées. Toutes les parties de la plante exhalent une odeur forte, aromatique, et présentent une saveur amère et désagréable.

PARTIE USITÉE : Les fleurs, **Flores tanaceti** Ph. B.

CARACTÈRES : Ces capitules se trouvent dans le commerce ordinairement sous forme de corymbes; ils se reconnaissent aisément à leur forme hémisphérique, à leurs bractées étroitement serrées, imbriquées, à leurs fleurons très nombreux, ceux du centre présentant 5 divisions à la corolle, ceux de l'extérieur portant seulement 3 divisions. Les fleurs d'un jaune vif à l'état frais prennent par la dessiccation une teinte d'un jaune brunâtre.

COMPOSITION : La tanaisie renferme environ $1/4$ % d'une essence complexe (étudiée en 1877 par Bruylants, Bull. Acad. Méd., t. XI, 5e sér., n° 4). Cette essence contient un hydrocarbure, un isomère du bornéol et un aldéhyde correspondant; par oxydation, elle fournit un camphre identique à celui des Laurinées. Elle renferme en outre deux résines, l'une acide, l'autre neutre. Outre l'essence, les fleurs de tanaisie contiennent un corps particulier, la *tanacétine*, principe amer, amorphe (Fromberg), un acide, *l'acide tanacétique* (Peschier), du tannin, des matières sucrées et mucilagineuses, et des sels alcalins et alcalino-terreux.

FORMES PHARMACEUTIQUES : La tanaisie est considérée comme un vermifuge; elle est assez rarement employée à ce titre sous forme d'infusion.

ARTEMISIA ABSINTHIUM L.

(Absinthium officinale Nees., Absinthium vulgare Lamk.,
Absinthium bipedale Gilib.) *Grande absinthe, Aluine.*

PATRIE : Originaire des parties montagneuses de l'Asie septentrionale et de l'Europe, l'absinthe est naturalisée et subspontanée
en Belgique, surtout dans la zone calcareuse; elle est fréquemment cultivée.

CARACTÈRES : Plante vivace; tiges vertes, dressées, d'environ
1 mètre de hauteur; feuilles pennatiséquées, à pétiole nu à la
base, à divisions oblongues au sommet, velues sur les deux faces
du limbe et d'un vert blanchâtre; fleurs en capitules disposés
en grappes terminales rameuses, les capitules unilatéraux à l'aisselle de feuilles modifiées, trifoliées ou linéaires; réceptacle
convéxe, portant des poils soyeux et des fleurs peu nombreuses,
régulières, jaunes, à 2 divisions à la corolle pour les fleurs de la
circonférence qui sont femelles, 5 divisions pour les fleurons
hermaphrodites du centre. Toute la plante exhale, lorsqu'on la
froisse, une odeur forte, aromatique, particulière, et présente une
saveur très amère et aromatique.

PARTIE USITÉE : L'herbe fleurie, **Herba absinthii** Ph. B.

CARACTÈRES : Cette herbe se reconnaît facilement aux caractères
cités plus haut. L'épiderme des feuilles présente au microscope
des particularités intéressantes : les poils situés sur les deux faces
de la feuille sont formés d'une base courte, pluricellulaire, dressée
perpendiculairement à l'épiderme et au sommet de laquelle est
fixée horizontalement, comme l'aiguille d'une boussole sur son
pivot, une grande cellule fusiforme, à pointes aiguës. Les glandes
à essence sont, comme dans les Labiées, situées à la surface de
l'épiderme, ce qui explique pourquoi l'odeur de la plante se développe si rapidement lorsqu'on passe la main sur les feuilles.

Composition : L'absinthe renferme environ 1 °/₀ d'une essence
qui, à l'état de pureté, est d'un vert foncé, mais qui brunit rapidement à l'air; cette essence, d'une densité de 0,92, est formée
surtout d'un principe oxygéné, l'*absinthol*. La plante contient en
outre un principe amer particulier, soluble dans l'alcool, l'*absin-
thine* (Luck), de faibles proportions de tannin, de l'acide succinique (acide absinthique de Braconnot) et fournit environ 7 °/₀
de cendres.

Formes pharmaceutiques : L'absinthe est préconisée comme
tonique amer, fébrifuge, vermifuge; son essence paraît posséder
des propriétés toxiques. L'absinthe s'emploie sous forme de *teinture, de vin*, de *sirop* (lequel entre dans les pilules *ante-cibum*
et les *pilules de Franck*), d'*extrait aqueux* (qui fait partie du
vin amer alcalin). L'herbe d'absinthe entre encore dans l'*esprit
vulnéraire* et dans les *espèces amères*. On employait autrefois
sous le nom de sel d'absinthe les cendres de la plante, formées
surtout de carbonate potassique.

On prépare, au moyen de l'absinthe associée à d'autres herbes
aromatiques et aux fruits d'anis et de coriandre, une liqueur
alcoolique très estimée, mais dont les effets pernicieux sont dus
autant au titre élevé de l'alcool employé dans cette préparation
qu'aux propriétés spéciales des essences d'anis et d'absinthe qui
s'y trouvent en proportion élevée.

Substitutions : On pourrait confondre l'absinthe officinale avec
l'armoise (Artemisia vulgaris L.), mais cette espèce a les
feuilles glabres et d'un vert foncé au-dessus, pubescentes et blanchâtres à la face inférieure; la plante est inodore et possède
une saveur peu aromatique et très faiblement amère. Les autres
espèces indigènes ou naturalisées, avec lesquelles l'absinthe pourrait être confondue, ont les segments terminaux des feuilles très
étroits, linéaires et non oblongs (Artemisia camphorata Vill.,
A. campestris L. (plante très peu aromatique), A. maritima L.,
enfin l'A. pontica L., rarement subspontanée en Belgique, espèce
très voisine de l'absinthe officinale, vulgairement connue sous le
nom de petite absinthe et possédant les mêmes propriétés).

ARTEMISIA PAUCIFLORA Weber.

(A. maritima var. pauciflora Ledebour,
A. maritima var. Stechmaniana Besser, A. Lercheana Kar. et Kir.)

Patrie : Cette plante habite les steppes et les déserts de la Russie méridionale et orientale et du Turkestan ; ses fleurs sont récoltées pour l'usage médical en Russie, vers la partie inférieure du cours du Volga, dans les environs de Zarepta, mais surtout en Asie, dans le Turkestan septentrional. L'Artemisia pauciflora n'est probablement qu'une variété constante de l'A. maritima L. Si nous la considérons comme une espèce distincte, c'est parce qu'elle représente une forme bien définie, possédant des caractères propres et fournissant à la pharmacie un médicament important, dont l'origine botanique a été longtemps méconnue. La distinction des espèces et des variétés ne nous semble du reste présenter, au point de vue scientifique, qu'une importance très relative.

L'origine botanique du semen-contra a été établie par le botaniste russe Besser, en 1884. Le nom d'Artemisia cina avait été donné par Berg à la plante, inconnue alors, qui fournissait le semen-contra ; ce nom n'a donc plus de raison d'être dans la science actuelle. Quant à l'A. cina de Willkomm, 1872, il paraît être une espèce différente de la forme officinale. L'A. contra L. indiqué par la Pharmacopée Belge de 1885 est une espèce très douteuse, peut-être identique à A. sieberi Besser, lequel fournit, d'après Batka, le semen-contra de Barbarie.

Caractères : L'Artemisia pauciflora est une petite plante d'environ 0ᵐ.55 de hauteur, à tiges ligneuses à la base; feuilles bi-pennatiséquées, à segments linéaires, d'un vert grisâtre; fleurs réunies au nombre de 5 à 5 par capitule, ceux-ci formant des panicules terminaux.

Partie usitée : Les capitules non épanouis, **Flores cinæ** Ph. B. Semen-contra (abréviation de l'ancienne locution latine *semen contra vermes*), semencine, sementine, barboline. Semen-contra du Levant, d'Alep ou de Russie.

Caractères : Capitules ovoïdes, allongés, de $0^m,002$ à $0^m,004$ de longueur sur $0^m,001$ de largeur, d'un vert jaunâtre devenant brun après un certain temps d'exposition à l'air et à la lumière; odeur forte, particulière, un peu camphrée; saveur amère et aromatique désagréable.

En examinant ces capitules à la loupe, on voit qu'ils sont formés de 18 écailles en moyenne, imbriquées, ovales, oblongues, concaves; les bords de ces bractées sont lisses, scarieux; la partie centrale parcourue par un faisceau libéro-ligneux formant nervure est couverte de glandes nombreuses, jaunâtres, parmi lesquelles on trouve parfois des poils assez longs, laineux. A l'aisselle des bractées supérieures se trouvent 5 à 5 fleurs peu développées, jaunes.

Composition: Le principe actif du semen-contra est la *santonine* découverte presque simultanément, en 1850, par Kahler de Düsseldorf et par Alms de Penzlin, étudiée surtout par Cannizzaro, en 1873. La santonine est l'anhydride de l'*acide santoninique* (Hesse), isomère de l'*acide santonique*. La santonine est un corps cristallin, incolore, insoluble dans l'eau, soluble dans les solutions alcalines, l'alcool, le chloroforme, l'éther, etc. Elle est inodore, presque insipide, mais ses solutions sont amères. Exposée à la lumière, la santonine prend une coloration jaune et constitue alors la *photo-santonine*. La santonine se colore en rouge intense lorsqu'on la met en contact avec un fragment de potasse mouillé d'alcool.

Le semen-contra du commerce en renferme de 1 à 2 %. Cette proportion est intimement liée à la végétation de la plante. Après l'épanouissement des fleurs, la santonine paraît disparaître complètement. (Ehlinger, Pharm. post., 17 octobre 1885.)

Outre la santonine, le semen-contra renferme environ 2 % d'une essence renfermant un isomère du bornéol, le cynéol. (Wallach et Boss.)

Formes pharmaceutiques : Le semen-contra s'emploie sous forme de poudre, en nature, parfois enrobé de sucre, à la dose de 4 à 8 grammes. On lui substitue ordinairement la santonine; celle-ci s'emploie à la dose maxima de $0^g,10$ en une fois ou de $0^g,50$ pour 24 heures. Elle sert à la préparation d'un *sirop* (0,25 %), de *tablettes* ($0^g,025$), et du *chocolat vermifuge* dont les tablettes en renferment $0^g,04$.

Substitutions : La seule variété que l'on trouve aujourd'hui dans le commerce est le semen-contra officinal. On le désigne souvent encore sous le nom de semen-contra d'Alep ou du Levant, parce qu'autrefois il venait du Turkestan par l'Asie Mineure, au lieu de venir, comme aujourd'hui, par la Russie. On lui substituait alors assez fréquemment le produit désigné sous le nom de *semen-contra de Barbarie* ou *d'Afrique*. Cette drogue est fournie par un Artemisia peu connu. Batka l'attribue à l'A. Sieberi Besser (A. glomerata Sieb., A. contra L.). Berg la croit fournie par l'A. ramosa Smith. Les Arabes emploient, du reste, les fleurs de plusieurs Artemisia comme vermifuge, et plusieurs plantes de ce genre ont figuré parmi les médicaments tunisiens à l'Exposition d'Anvers, en 1885.

Le semen-contra de Barbarie se présente en capitules très petits, ordinairement encore munis du sommet des pédoncules. Tous ces organes sont recouverts d'un duvet cotonneux, qui donne à l'ensemble du médicament une teinte blanchâtre caractéristique. Les capitules sont globuleux et non allongés comme dans l'espèce officinale. Ce produit est aujourd'hui inusité.

TUSSILAGO FARFARA L.

(T. vulgaris Lamk., Petasites farfara H. Bn.) *Tussilage, Pas-d'âne.*

Patrie : Plante indigène, très commune dans les terrains incultes, sablonneux ; répandue dans toutes les régions tempérées de l'Europe et de l'Asie ; naturalisée aux États-Unis.

Caractères : Plante vivace ; rhizome persistant, émettant en mars-avril des tiges aériennes aphylles, garnies d'écailles foliacées, terminées par un capitule radié d'un jaune vif ; en mai, apparaissent les feuilles, assez grandes, d'un vert clair à la face supérieure, blanchâtres, cotonneuses à la face inférieure, longuement pétiolées ; le limbe est anguleux, denté ; les fleurs du centre du capitule sont hermaphrodites et régulières ; les fleurs de la périphérie, femelles, ligulées, d'un jaune vif, à ligule étroite, étalée ; les fruits sont des akènes couronnés d'aigrettes plumeuses.

Parties usitées : 1° Les capitules, **Flores farfaræ** Ph. B.;
2° les feuilles, **Folia farfaræ** Ph. B.

1° *Les fleurs* sont presque inodores, d'un beau jaune lorsqu'elles sont bien conservées, possédant une saveur douce, peu
marquée, très légèrement amère.

Composition : Ces fleurs, peu actives, renferment de l'inuline,
des traces de résine, de l'acide gallique, des matières pectiques,
du mucilage et diverses matières colorantes (Nayle).

Formes pharmaceutiques : Comme l'indique le nom de la plante,
ces fleurs sont employées contre la toux; elles entrent dans certaines formules de fleurs pectorales (Cod. Franç.); dans les espèces
vulnéraires (Cod. Franç.). On les emploie ordinairement en infusion.

2° *Les feuilles* présentent une saveur mucilagineuse, amère;
une odeur faible, particulière.

Composition : Ces feuilles renferment un glucoside particulier,
amorphe, de saveur amère, du tannin et du mucilage (Bondurant,
Am. Journ. of Ph , juillet 1887).

Les feuilles sont très rarement prescrites, sous forme d'infusion
ou de cataplasme.

ARNICA MONTANA L.

(Doronicum montanum Lamk., D. arnica Desf., Arnica helvetica Don.)
Arnica, Tabac de montagne.

Patrie : Plante des régions montagneuses et des tourbières,
assez répandue en Belgique dans la Campine, le terrain jurassique
et les Ardennes; commune dans les montagnes de l'Europe centrale, de l'Asie septentrionale et dans les régions occidentales de
l'Amérique du Nord.

Caractères : Plante vivace, herbacée; rhizome oblique; feuilles
radicales en rosette, entières, ovales, oblongues; tiges florales
dressées, garnies de feuilles caulinaires peu nombreuses, sessiles,
ovales, lancéolées. La hampe porte ordinairement 3 capitules disposés au sommet des ramifications : l'un terminal, s'épanouissant

d'abord, les deux autres sur des pédoncules opposés, à l'aisselle des feuilles supérieures. Capitules larges ($0^m,06$ à $0^m,08$), d'un jaune d'or; réceptacle soyeux, muni de fossettes; fleurs du centre hermaphrodites, régulières; fleurs de la périphérie femelles, à ligules d'un jaune vif. Fruits, akènes surmontés d'aigrettes d'un blanc grisâtre, formées de soies rigides.

PARTIE USITÉE : Les fleurs, **Flores arnicæ** Ph. B.

Ces fleurs se trouvent dans le commerce à l'état sec, souvent privées des involucres, et disjointes; les soies des ovaires, en partie feutrées, se détachent facilement et provoquent l'éternuement lorsqu'on manie la drogue. Ces fleurs ont une odeur spéciale, aromatique, une saveur particulière un peu amère et âcre.

COMPOSITION : Les fleurs d'arnica renferment une très faible proportion d'une essence solide, un principe particulier, l'*arnicine*, corps neutre, âcre, jaune, amorphe, peut-être un glucoside (Paven et Walz). L'arnicine, plus abondante dans les fleurs que dans les rhizomes, paraît constituer le principe actif de la plante.

FORMES PHARMACEUTIQUES : Les fleurs d'arnica s'emploient en infusion, en *teinture*, en *extrait alcoolique*. On prescrit parfois la poudre comme sternutatoire agissant mécaniquement par les poils irritants des aigrettes. L'arnica paraît jouir de propriétés dangereuses et doit être employé avec précaution.

On prescrivait autrefois le rhizome, encore inscrit dans la Pharmacopée Britannique, au lieu des fleurs.

ARCTIUM LAPPA L.

(Lappa officinalis Allioni, L. bardana Mœnch., Arctium majus Schkr., A. minus Schkr., A. tomentosum Pers.) *Bardane.*

PATRIE : Plante indigène, répandue sous différentes variétés dans toute l'Europe. On considère souvent comme des espèces distinctes les trois variétés principales de cette plante (Arctium majus, minus et tomentosum); nous les réunissons sous le même nom spécifique, les différences qui les séparent étant minimes et le produit officinal qu'elles fournissent étant le même.

Caractères : Plante bisannuelle, de taille variable (0^m,60 à
1 mètre); feuilles radicales grandes, ovales, cordiformes, crénelées,
d'un vert foncé à la face supérieure, cotonneuses à la face inférieure, à pédicelle plein ou fistuleux, les supérieures plus petites,
entières, ovales, allongées; inflorescences à l'aisselle des feuilles
supérieures ou en corymbes terminaux; capitules munis de bractées imbriquées, les extérieures linéaires, terminées par une pointe
recourbée au dehors; fleurons réguliers, d'un violet pourpre.

Partie usitée : La racine, **Radix bardanæ** Ph. B.

Caractères : Racine fusiforme, de volume variable, ordinairement épaisse de 0^m,02 à 0^m,05, souvent coupée en tronçons dans
le commerce; d'un gris brunâtre à l'extérieur, blanchâtre à l'intérieur; odeur particulière, désagréable; saveur spéciale, mucilagineuse, un peu amère.

Les caractères anatomiques de cette racine sont ceux de la
racine normale des plantes dicotylédonées; on y voit facilement
les faisceaux ligneux primaires au centre, et l'on peut y suivre
aisément les faisceaux secondaires, souvent incomplets, centripètes (voir fig. III); les rayons médullaires sont larges, le parenchyme libérien et cortical, très développé. Les cellules renferment
des masses amorphes colorables en jaune par l'iode (inuline).

Composition : La racine de bardane renferme une proportion
très élevée d'inuline (la racine d'un an en contient en automne et
au commencement du printemps environ 45 °/₀, Maisch), du
mucilage, du sucre, une faible proportion de tannin, une petite
quantité d'huile grasse, des résines et différents sels.

Formes pharmaceutiques : La racine de bardane s'emploie en
décoction; on a préconisé également les feuilles de la plante contre
certaines affections de la peau.

CARBENIA BENEDICTA Benth. et Hook.

(Cnicus benedictus Gaërtn., Carduus benedictus Autor, Calcitrapa
lanuginosa, Lamk., Centaurea benedicta L.) *Chardon bénit.*

Patrie : Plante des régions méditerranéennes de l'Europe et de
la Syrie, assez fréquemment cultivée dans les jardins.

CARACTÈRES : Plante herbacée, annuelle; tiges dressées, rameuses, hautes de 0ᵐ,50; feuilles alternes, munies de poils laineux blancs, sinuées, pennatifides, à lobes terminés par une épine; fleurs en capitules terminaux; involucre foliacé, à bractées extérieures grandes, épineuses, dépassant largement les fleurs; fleurs toutes régulières, non ligulées, à 5 divisions, d'un jaune pâle; fruits, akènes couronnés de soies rigides.

PARTIE USITÉE : L'herbe sèche privée des grosses tiges et des capitules, **Herba cardui benedicti** Ph. B.

CARACTÈRES : Cette herbe se reconnaît facilement aux caractères exposés plus haut; elle possède à l'état frais une odeur particulière, désagréable, qui disparaît par la dessiccation. La saveur est très amère, désagréable.

COMPOSITION : Le principe actif est la *cnicine*, corps neutre, cristallin, se colorant en vert par l'acide chlorhydrique, peu soluble dans l'eau froide et dans l'éther, isolé par Nativelle. La plante renferme en outre du tannin et différents sels.

FORMES PHARMACEUTIQUES : Le chardon bénit s'emploie sous forme d'*extrait aqueux,* lequel entre dans le *vin amer* et le *vin amer alcalin.* L'herbe fait partie des *espèces amères.*

CICHORIUM INTYBUS L.

(Cichorium sylvestre Lamk.). *Chicorée sauvage.*

PATRIE : Plante répandue dans toute l'Europe et l'Asie septentrionale, indigène, mais surtout subspontanée, très fréquemment cultivée sous différentes formes comme plante potagère et aussi pour ses racines, lesquelles, torréfiées, sont mélangées au café.

CARACTÈRES : Plante vivace; racine pivotante; feuilles inférieures roncinées, les supérieures entières, lancéolées; tiges dressées, de 0ᵐ,40 à 0ᵐ,50, à rameaux peu nombreux, divergents; capitules sessiles, à l'aisselle des feuilles supérieures; fleurs bleu cendré, toutes ligulées, irrégulières, hermaphrodites; fruits, akènes surmontés d'aigrettes courtes.

Partie usitée : La racine, **Radix cichorei** Ph. B. On emploie rarement les feuilles qui sont officinales en France.

Caractères : La racine de chicorée est une racine cylindrique, pivotante, peu ramifiée, charnue à l'état frais, de la grosseur du doigt environ dans les plantes sauvages, pouvant acquérir un volume plus considérable dans les formes cultivées. Cette racine a une saveur amère assez prononcée lorsqu'elle est fraîche, mais disparaissant presque complètement dans la racine sèche; celle-ci est fortement ridée, brunâtre et rugueuse à l'extérieur, blanche à l'intérieur, d'odeur nulle, de saveur douceâtre.

On remarque sur la coupe les vaisseaux réticulés et annelés, larges et nombreux dans les faisceaux ligneux, les laticifères également nombreux dans les faisceaux libériens. La couche corticale est plus épaisse dans les racines cultivées que dans celles qui proviennent de plantes sauvages.

Composition : La racine de chicorée renferme de l'inuline en proportion considérable, un principe amer non déterminé, du sucre, une faible proportion de tannin. Elle ne contient pas d'amidon.

Formes pharmaceutiques : La racine de chicorée s'emploie en infusion, sous forme d'*extrait aqueux;* elle faisait partie du sirop de chicorée composé ou sirop de rhubarbe composé, dans lequel elle a été remplacée dans la Pharmacopée actuelle par la racine de pissenlit. Les feuilles sont rarement employées sous forme d'infusion.

La racine de chicorée cultivée est torréfiée et moulue pour être employée en infusion mélangée au café. L'emploi de ce mélange, aujourd'hui habituel, au moins en Belgique, date du blocus continental, époque à laquelle on a cherché à remplacer les denrées coloniales par différents produits indigènes. La chicorée torréfiée et moulue est souvent mélangée frauduleusement au café vendu sous les mêmes formes. Ce mélange se reconnaît facilement par l'examen microscopique de la poudre, dans laquelle se retrouvent aisément les débris des gros vaisseaux qui n'existent jamais dans le café pur. L'examen chimique des cendres peut également déceler la fraude, le café ne renfermant que des traces

de chlore, tandis que la chicorée en contient des quantités assez
considérables. La chicorée elle-même est fréquemment falsifiée
par un grand nombre de substances dont les principales sont
les matières terreuses, les substances amylacées et différentes
matières végétales, parmi lesquelles on a signalé la tourbe. Toutes
ces falsifications se reconnaissent rapidement par l'examen microscopique et par le dosage des cendres.

TARAXACUM DENS LEONIS Desf.

(T. commune Dum. de Cours., T. officinale Vill., T. officinarum Roth.,
T. leontodon Dumont, T. vulgare Mirb.,
Leontodon officinalis With., L. taraxacum L, L. vulgaris Lamk.).
Pissenlit, Dent de lion.

PATRIE : Plante indigène très commune, spontanée sous diverses
formes dans toutes les régions tempérées de l'hémisphère nord,
introduite aujourd'hui presque dans le monde entier.

CARACTÈRES : Plante vivace; racine charnue, pivotante; feuilles
toutes radicales, en rosette, roncinées, terminées par une partie
triangulaire, sessiles, lancéolées, glabres; hampe florale dressée,
haute de 0^m,10 à 0^m,50, nue, lisse, rougeâtre, fistuleuse, terminée
par un large capitule; involucre formé de folioles nombreuses;
réceptacle nu; fleurs d'un jaune vif, toutes ligulées, hermaphrodites, irrégulières; fruits : akènes surmontés d'un bec filiforme,
terminé par une large aigrette plumeuse.

PARTIES USITÉES : 1° La racine, **Radix taraxaci** Ph. B. ;
2° l'herbe fraîche, comprenant toutes les parties aériennes de la
plante recueillies à la floraison, **Herba taraxaci** Ph. B.
La racine se trouve dans le commerce à l'état sec; elle ressemble
à la racine de chicorée, dont elle possède la saveur douce, très
faiblement amère; elle se reconnaît sur la coupe, d'abord à ce que
le centre ligneux est étroit et ne présente pas, comme dans la
chicorée, des rayons médullaires facilement visibles; ensuite au
développement beaucoup plus considérable du liber et du parenchyme cortical. Dans le liber, on remarque des groupes de laticifères régulièrement disposés par séries concentriques.

Composition : La racine de pissenlit renferme une proportion d'inuline variant suivant les saisons, parfois remplacée par une variété soluble dans l'eau froide, la *levuline* de Dragendorff; des principes particuliers contenus dans le latex, la *taraxacine*, isolée par Pollex, 1859, cristalline, soluble dans l'eau et dans l'alcool, et la *taraxacérine*, également cristalline, soluble dans l'alcool, isolée par Kromeyer.

Formes pharmaceutiques : La racine s'emploie en infusion; elle entre dans le *sirop de rhubarbe composé;* mélangée à l'herbe fraîche, elle sert à la préparation de l'*extrait de pissenlit.*

LACTUCA SCARIOLA L.

(L. sylvestris Lamk., L. verticalis Gater., L. sativa L., L. virosa L., L. sinuata Forck.) *Laitue, Laitue cultivée, Scarole, Laitue vireuse* (1).

Patrie : Plante indigène, très variable, assez rare à l'état spontané, mais abondamment cultivée comme plante potagère, sous différentes formes. La variété désignée sous le nom de *L. sativa* est inconnue à l'état sauvage.

Caractères : Plante annuelle ou bisannuelle; feuilles radicales de forme variable, entières ou légèrement dentées, parfois nombreuses, serrées, imbriquées, ondulées (laitue pommée), arrondies ou allongées (laitue romaine), toujours glabres; tiges florales dressées, de 0^m,60 à 1^m,60, lisses ou épineuses, vertes ou violacées; feuilles caulinaires tantôt disposées horizontalement (laitue vireuse), tantôt ascendantes, presque parallèles à la tige (laitue scarole), parfois munies d'aiguillons sur la nervure médiane (laitue vireuse) ou lisses (laitue cultivée), d'un vert plus ou moins glauque. Inflorescence en panicule terminal formé de capitules plus ou moins nombreux; fleurs toutes ligulées, jaunes; fruits, akènes plus ou moins hispides au sommet, grisâtres ou noirâtres, surmontés d'un bec terminé par une aigrette plumeuse.

---

(1) Nous réunissons sous un même nom spécifique ces différentes formes que la plupart des auteurs considèrent comme des variétés constantes d'un même type. Les caractères sur lesquels on se base pour distinguer, par exemple, le L. virosa du L. scariola, nous paraissent moins importants que ceux qui servent à différencier de simples variétés de culture.

Parties usitées : 1° L'herbe fleurie fraîche provenant de la variété cultivée, **Herba lactucæ** Ph. B.; 2° le latex épaissi retiré de l'une ou de l'autre des variétés, **Lactucarium** Ph. B.

1° *Herbe fleurie.* La laitue est récoltée au moment de la floraison; elle se reconnaît aisément à ses feuilles et à ses tiges dépourvues d'aiguillons, vertes, lisses; on enlève les feuilles radicales. Les tiges et les feuilles contiennent un latex abondant, qui s'écoule à la moindre blessure sous forme d'un lait blanc. L'odeur est spéciale, la saveur très amère. Cette plante doit ses propriétés au latex.

2° *Lactucarium.* On désigne sous ce nom le latex recueilli par incisions et séché à l'air.

Préparation : La tige de la laitue est formée d'une couche corticale très peu épaisse, d'un épiderme et de quelques assises de cellules constituant le parenchyme cortical; le liber, assez développé, est parcouru, surtout dans sa partie externe, par de nombreux laticifères ouverts, anastomosés, formant un réseau complexe. Les faisceaux ligneux renferment également dans les parties profondes quelques laticifères peu nombreux, circonscrivant la moelle, laquelle disparaît dans les tiges âgées, qui deviennent alors fistuleuses.

La récolte du lactucarium peut donc se faire facilement en pratiquant des incisions peu profondes dans l'écorce de la tige fleurie ou en sectionnant successivement le sommet et en laissant se dessécher à l'air le latex obtenu. De blanc qu'il était, ce suc devient alors rapidement jaunâtre, puis d'un brun plus ou moins foncé.

La culture de la laitue en vue de la récolte du lactucarium se fait surtout en Allemagne, le long de la Moselle, dans les environs du village de Zell; en Angleterre, en Autriche, en Russie, en petite quantité en Auvergne. Quelle que soit la variété de laitue employée, le produit présente les mêmes caractères et les mêmes propriétés. Il est plus ou moins estimé, suivant son degré de dessiccation. Le lactucarium anglais, par exemple, est séché à l'étuve et atteint un prix plus élevé que le produit allemand.

CARACTÈRES : Le lactucarium se présente en masses d'un brun jaunâtre plus ou moins foncé, parfois un peu grisâtres à la surface, plus pâles à l'intérieur. La consistance est plus ou moins sèche; tantôt le produit est fragile, tantôt il résiste au pilon et se divise en masses élastiques, difficiles à pulvériser. L'odeur est forte, particulière, un peu opiacée; la saveur, très amère. Il ne se dissout complètement dans aucun véhicule; chauffé, il se ramollit, se boursoufle en dégageant une fumée blanche, âcre, puis brûle avec une flamme fuligineuse.

Le lactucarium allemand se présente en masses assez régulières, représentant des segments d'un hémisphère; il s'obtient, en effet, en desséchant le suc dans des sortes de soucoupes, jusqu'à ce qu'il puisse être coupé; le lactucarium anglais est, comme celui d'Autriche, en fragments fragiles, très irréguliers. Le lactucarium russe, comme celui d'Auvergne, est sous forme de tablettes orbiculaires. Ce dernier est récolté sur une variété spéciale, le Lactuca altissima Bieb. (L. sagittata Boissier, Fl. or., t. II, p. 807, considérée parfois aussi comme une variété du L. scariola), originaire du Caucase, introduite par Aubergier vers 1841.

COMPOSITION : Le lactucarium renferme : 1° le *lactucone* ou *lactucérine* (environ 50 %), corps neutre, cristallin, insipide, soluble dans l'alcool bouillant (Ludwig, 1847-1848); 2° la *lactucine*, principe amer, en écailles, soluble dans l'alcool froid, peu soluble dans l'eau, insoluble dans l'éther; 3° l'*acide lactucique*, corps cristallin, amer (Ludwig, 1847-1848); enfin 4° la *lactucopicrine*, substance amorphe, très amère (Kromayer, 1862). Il contient en outre du caoutchouc, une résine, du sucre, de l'asparagine, des traces d'essence, et fournit 7 à 10 % de cendres.

FORMES PHARMACEUTIQUES : Le lactucarium a été introduit dans la matière médicale par Coxe, de Philadelphie, sous le nom d'opium de laitue, vers 1799. Son activité paraît aujourd'hui très douteuse, et la laitue, même la laitue vireuse, que l'on considérait comme une plante toxique à l'époque de la floraison, semble être inoffensive.

L'herbe de laitue s'emploie en *eau distillée*, en *extrait*, fait au moyen du suc retiré des écorces fraîches et purifié par l'alcool. C'est à peu près la thridace des anciens formulaires.

Le *lactucarium* s'emploie en nature et sous forme d'*extrait
alcoolique*. Cet extrait sert à la préparation du *sirop de lactucarium opiacé* (extrait d'opium 0,025; extrait lactucarium 0,05 %).

Espèces non officinales en Belgique.

Vernonia anthelmintica W. (Ascaricida anthelmintica Sweet.,
Baccharoides anthelmintica Moench., Chrysocoma anthelmin-
tica Desf., Conyza anthelmintica L., Serratula anthelmintica
Roxb.). *Káli-jiri*. Plante commune aux Indes orientales.

Partie usitée : Le fruit, *Semences de kalagéri*.

Ce sont des akènes de 0ᵐ,005 de longueur environ, ovoïdes allongés,
presque cylindriques, striés par 10 côtes longitudinales, surmontés d'une
aigrette formée d'écailles allongées. Leur couleur est grisâtre; l'odeur est peu
marquée; la saveur nauséeuse, amère.

Composition : Peu connue; ces fruits paraissent renfermer un alcaloïde
dont les caractères ne sont pas établis, et auquel on a donné le nom de *ver-
nonine* (Dymock, Pharmacogr.. Ind., 1890). Ces fruits, très usités aux Indes,
ont été introduits dans la médecine européenne comme vermifuge. On les
emploie à la dose de 2 à 6 grammes.

Eupatorium cannabinum L. (E. trifoliatum Hubl.). *Eupatoire
d'Avicenne*. Plante vivace, indigène, commune dans les endroits humides,
au bord des eaux; répandue également en Asie, dans l'Himalaya. Caractérisée par ses tiges annuelles, dressées, de 1 à 2 mètres de hauteur; ses
feuilles opposées, presque sessiles, à 3 lobes dentés; ses fleurs en larges
corymbes terminaux, rougeâtres, formées de fleurons tous réguliers, peu
nombreux; akènes surmontés d'aigrettes plumeuses sur un seul rang. Toute
la plante exhale une odeur assez aromatique et possède une saveur âcre,
désagréable.

On employait fréquemment autrefois les racines et l'herbe de cette plante,
aujourd'hui à peu près inusitée.

Eupatorium perfoliatum L. (E. connatum Michx.). *Thoroughwort,
Boneset* des Américains. Plante vivace, originaire des États-Unis, reconnaissable à ses feuilles opposées, se soudant à la base de façon à former une
sorte de collerette que traverse la tige.

Partie usitée : L'herbe fleurie.

Cette herbe a une odeur aromatique peu marquée, une saveur amère et
astringente. Elle doit ses propriétés à un corps particulier, l'*eupatorine*
(G. Latin, 1880), glucoside cristallin, ainsi qu'à une essence.

On l'emploie, à la dose de 2 à 4 grammes, en extrait fluide et en teinture,
comme sudorifique, fébrifuge, émétique.

Eupatorium ayapana Vent. (E. triplinerve Vahl.). Plante originaire de l'Amérique centrale et méridionale, cultivée aux Indes et dans d'autres colonies. Cette plante, voisine des précédentes, renferme un corps neutre, cristallin, l'*ayapanine* (Dymock, Pharmacogr. Ind., 1890), et une essence. Cette espèce, jadis très estimée, est aujourd'hui à peu près oubliée. On emploie parfois les feuilles, de saveur et d'odeur agréables, en infusion théiforme.

On emploie aussi d'autres espèces du même genre, notamment l'E. aromaticum L., de l'Amérique septentrionale, l'E. purpureum L., etc.

Mikania guaco Humb., B. et K. (M. huaco Rieux, Cacalia huaco Broegelm, M. amara W., Eupatorium amarum Wahl.). Plante grimpante, herbacée, de la Nouvelle-Grenade.

On importe les tiges munies de feuilles et de fleurs de cette plante sous le nom de guaco, parfois aussi de Condurango Venezuela. Cette herbe est reconnaissable à ses feuilles opposées, entières, ovales, larges à la base, aiguës au sommet, dentées sur les bords; les tiges sont minces, sarmenteuses; les fleurs en capitules disposés en petites cimes à l'aisselle des feuilles, formés de fleurs tubuleuses régulières, jaunes, peu nombreuses (4). L'odeur est faible, aromatique; la saveur légèrement amère et aromatique.

Cette plante, ainsi que quelques formes du même genre, est très employée au Venezuela, au Brésil, sous forme de teinture, comme antidote contre les morsures des serpents venimeux. On l'a employée en Europe, sans grand succès du reste, en teinture et en infusion.

Liatris odoratissima W. (Anonymus odoratissimus Walt., Chrysocoma odoratissima Raensch., Trilisia odoratissima Cass.). On a récemment importé les feuilles de cette plante vivace des États-Unis. Ces feuilles séchées ont une odeur très forte de coumarine, une saveur agréable. On les emploie en infusion, mais surtout comme parfum et comme source de coumarine.

Grindelia robusta Nutt. Plante originaire des parties occidentales de l'Amérique septentrionale.

Partie usitée : L'herbe fleurie. Tiges dressées, de 0^m,45 à 0^m,90; feuilles assez épaisses, oblongues, lancéolées, sessiles, engainantes, longues d'environ 0^m,05, dentées sur les bords, ponctuées; fleurs jaunes en capitules radiés, d'un jaune vif. A l'état sec, cette herbe a une odeur aromatique, une saveur aromatique et amère.

Cette plante renferme un corps non défini, alcaloïde ou glucoside, une petite quantité d'essence et des résines complexes.

On l'emploie très fréquemment, aux États-Unis, contre les affections des voies respiratoires, sous forme d'extrait fluide et de *teinture*, à la dose de 3 à 4 grammes par jour. A doses plus élevées, elle est toxique. On emploie de même une forme très voisine, le Grindelia squarrosa du Texas et des régions voisines.

Solidago odora Ait. Cette plante, voisine de notre Solidago virga aurea L. (verge d'or), est assez employée aux États-Unis et parfois importée en Europe. C'est une plante d'odeur aromatique, rappelant celle de l'anis, de saveur douce, usitée en infusion comme stimulant et carminatif. L'essence renferme probablement de l'anisol.

Erigeron Canadense L. Espèce originaire du Canada, mais naturalisée dans la plupart des régions tempérées, et devenue commune en Belgique. Cette plante, peu usitée du reste, renferme une assez forte proportion d'essence (environ 1 %), du tannin et un principe amer. On emploie de même, sous forme d'infusion, l'Erigeron Philadelphicum L. et d'autres espèces également d'origine américaine. L'essence de ces différentes plantes, et surtout celle de l'E. Canadense, est employée en Amérique contre les affections utérines.

Blumea balsamifera DC. (Baccharis salvia Lour., Conyza balsamifera L.) et **Blumea densiflora** DC. (Conyza aromatica Wall.). *Ngaï* des Chinois. Ces plantes, et d'autres formes voisines, sont de grandes Composées sous-frutescentes à la base, répandues dans les régions tropicales de l'Asie orientale, les îles Malaises, et dont on extrait un camphre usité en Chine, mais rarement importé en Europe sous le nom de *camphre ngaï*. Ce produit a une valeur beaucoup plus élevée que le camphre officinal, mais inférieure à celle du camphre de Bornéo. Tel qu'il existe dans notre droguier, il est formé de petites masses cristallines, d'un blanc grisâtre, possédant une odeur forte de camphre en même temps qu'une légère odeur de sassafras. Sa solution alcoolique est lévogyre, tandis que celle du camphre de Bornéo est dextrogyre.

Ce camphre est employé en médecine aux Indes et en Chine, et sert surtout dans ce dernier pays à parfumer l'encre de Chine.

Helianthus annuus L. *Soleil, Tournesol.* Grande plante annuelle, originaire du Pérou, de l'Amérique centrale, du Mexique, cultivée depuis longtemps sous différentes formes comme plante d'ornement.

Les akènes, nombreux, assez volumineux, renferment une forte proportion d'huile grasse. On emploie cette huile à différents usages. La tige renferme une moelle volumineuse, que l'on peut utiliser avec avantage en microscopie.

Helianthus tuberosus L. *Topinambour.* Plante vivace, originaire du Brésil, fréquemment cultivée, surtout dans les sols sablonneux, pour ses tubercules alimentaires. Ces tubercules renferment une assez forte proportion de sucre et d'inuline; on les a employés pour la fabrication de l'alcool.

Helenium autumnale L. (Helenia decurrens Moench.). Plante vivace, originaire de l'Amérique septentrionale, caractérisée par sa tige quadrangulaire, dressée, haute de 1 mètre à 1^m,20; ses feuilles sessiles, alternes, lancéolées, ses fleurs nombreuses, en capitules radiés, jaunes, sa saveur âcre et amère, son odeur irritante provoquant l'éternuement.

29

Cette plante renferme un glucoside amer, une résine, de petites quantités de tannin. On l'emploie en Amérique sous le nom de *sneezewort,* comme sternutatoire et diaphorétique. Elle a été récemment introduite en Europe.

Achillea ptarmica L. (Ptarmica vulgaris DC., Achillea fragilis Balb., Santolina ptarmica H. Bn.). *Ptarmique, Herbe à éternuer.* Plante indigène, commune dans les lieux humides, voisine de l'A. millefolium, dont elle diffère par ses feuilles indivises, presque glabres, ses capitules hémisphériques radiés, blancs, son port grêle. Cette plante, aujourd'hui très rarement usitée, est irritante et sa poudre était employée surtout comme sternutatoire.

Anthemis cotula L. (Maruta cotula DC.). *Maroute, Camomille fétide.* Plante indigène, assez commune dans la zone calcareuse, voisine de l'A. arvensis, s'en distinguant surtout par son odeur fétide. Inusitée aujourd'hui; cette plante était employée comme antihystérique.

Chrysanthemum roseum Lindl. (Pyrethrum roseum Bieberst, C. carneum Steud., P. carneum Bieb.) et **C. cinerariæfolium** Visiani. Les fleurs pulvérisées de ces plantes originaires de la Dalmatie et d'autres régions de l'Orient, sont connues sous le nom de *poudre de pyrèthre* ou de *poudre insecticide.* Ces fleurs, non toxiques pour l'homme, mais irritantes dans certaines conditions, exercent sur la plupart des insectes une action d'abord stupéfiante, puis mortelle. La fumée obtenue en les brûlant suffit pour détruire ou écarter les insectes nuisibles, notamment les moustiques. On a préconisé la teinture de ces fleurs pour la destruction des insectes parasites. Leur principe actif, soluble dans l'alcool, paraît être une essence.

Artemisia dracunculus L. (Oligosporosus condimentarius Cass.). *Estragon.* Cette plante, originaire de l'Europe orientale et de la Sibérie, est fréquemment cultivée dans les potagers comme condiment. Elle doit ses propriétés à une essence très odorante et a été quelquefois employée en médecine.

Artemisia vulgaris L. (A. officinalis Gater., A. apetala H. Pesth). *Armoise.* Plante vivace, indigène, très commune, répandue dans toutes les régions tempérées de l'hémisphère septentrional.

Caractères : Tiges annuelles, rougeâtres, dressées, hautes de 1 à 2 mètres; feuilles glabres, d'un vert foncé au-dessus, blanches et cotonneuses en dessous, caractère qui la distingue nettement de l'A. absinthium. Les fleurs sont presque sessiles, en capitules ovales-oblongs, formant de grands panicules terminaux. La plante est peu odorante et possède une saveur légèrement amère, peu aromatique.

Partie usitée : L'herbe, officinale en France.

Cette plante, peu active d'ailleurs, renferme une petite quantité d'essence et un principe amer peu connu.

On emploie comme emménagogue l'infusion, la teinture et l'extrait d'armoise (Cod. Franç.).

Calendula officinalis L. (Caltha officinalis Moench.). *Souci.* Plante originaire des régions orientales et méridionales de l'Europe, fréquemment cultivée dans les jardins, très rarement subspontanée en Belgique.

L'herbe fleurie de souci renferme un principe amer, amorphe, un corps insipide jaune, la *calenduline;* on l'emploie très rarement aujourd'hui sous forme d'infusion. Les ligules jaunes du souci servent parfois à falsifier le safran.

Atractylis gummifera L. (Carlina gummifera Less., Carthamus gummiferus Lamk., Chamæleon gummifer Cass.). *Chamæléon blanc, El Heddad* des Arabes. Grande plante originaire d'une partie de la région méditerranéenne, particulièrement de l'Algérie et de la Tunisie. Les parties herbacées sont peu actives, parfois même comestibles, mais la racine est un poison violent, narcotico-âcre. Nous avons reçu cette racine de Tunisie sous forme de rondelles ou de sections de rondelles enfilées dans une corde, cassantes, légères, d'un gris brunâtre, présentant une odeur faible d'iris, une saveur âcre, persistante. Cette racine et les parties herbacées renferment une sorte de latex, se solidifiant à l'air en larmes translucides. La racine renferme un glucoside spécial, l'*atractyline,* et un acide, l'*acide atractylique* en combinaison potassique (Lefort). Elle est souvent employée par les Arabes, surtout comme poison.

Cynara scolymus L. (Carduus scolymus H. Bn.). *Artichaut.* Grande plante vivace, constituant l'une des variétés cultivées du C. cardunculus L. ou cardon sauvage, espèce existant à l'état spontané dans la région méditerranéenne. L'artichaut est cultivé dans les potagers pour les bractées et le réceptacle (fond d'artichaut) de ses fleurs non épanouies. Les feuilles et les tiges possèdent une saveur extrêmement amère, due à la présence d'un corps particulier, la *cynarine* (Guitteau). On a préconisé les feuilles et les racines en décoction comme tonique amer et fébrifuge.

Silybum marianum Gaërtn. (Carduus marianus L., Carthamus maculatus Lamk., Cirsium maculatum Scop., Silybum maculatum Moench.). *Chardon Marie.* Plante annuelle, originaire de l'Europe méridionale, assez souvent cultivée comme plante d'ornement et parfois subspontanée en Belgique. C'est une grande plante, haute de 1 mètre à 1^m,50, à feuilles très grandes, sinuées, à lobes épineux, marbrées de blanc; fleurs en larges capitules terminaux, entourés de bractées à lobes épineux, toutes régulières, purpurines; akènes lisses, grisâtres, surmontés d'une aigrette caduque. Ces fruits ont, comme toute la plante, une saveur amère; on les employait autrefois en teinture alcoolique, comme fébrifuge.

Saussurea costus Guib. (Saussurea lappa Clarke, Aplotaxis lappa Decaisne). *Costus* des Arabes. Plante originaire de l'Inde et particulièrement de Cashmire, dont la racine a été autrefois célèbre et est encore aujourd'hui très employée aux Indes; on l'avait rapprochée des racines aromatiques du groupe des Scitaminées, mais son origine véritable a été établie par Guibourt et par Falconer. Cette racine ligneuse, aromatique, possède une odeur qui rappelle celle de l'iris et en même temps celle de beaucoup de Composées, odeur spéciale, légèrement hircine. La racine de costus se trouve rarement dans le commerce européen; elle entrait dans l'ancienne thériaque.

Centaurea cyanus L. *Bleuet.* Plante indigène, commune dans les moissons. Le bleuet jouissait autrefois d'une grande réputation contre les maladies des yeux; on l'appelait vulgairement casse-lunettes. C'est une plante probablement inerte, aujourd'hui inusitée. D'autres espèces du même genre, jadis assez fréquemment employées, ont également disparu de la matière médicale moderne. Tels sont le Centaurea calcitrapa L., le C. behen Lamk.

Carthamus tinctorius L. *Carthame des teinturiers.* Plante annuelle, originaire de l'Inde et de l'Égypte, où elle est fréquemment cultivée pour ses fleurs tinctoriales. On en importe également de Perse et d'autres régions de l'Orient, et la plante est parfois cultivée en Europe. On emploie les fleurs isolées. Ce sont des fleurons réguliers, à tube long, d'environ $0^m,02$, d'un rouge pâle, terminés par 5 lobes réguliers, aigus. Les étamines, au nombre de 5, sont incluses; le style bifide dépasse légèrement la corolle.

Les fleurs de carthame arrivent sous forme de masses pressées, enchevêtrées, formant souvent des gâteaux hémisphériques. Leur odeur est peu marquée, leur saveur fade, légèrement amère.

Ces fleurs renferment une matière colorante spéciale, la *carthamine* ou *acide carthamique,* en écailles présentant l'éclat bronzé de la fuchsine, rouges lorsqu'elles sont pulvérisées. La carthamine est soluble dans l'alcool, peu soluble dans l'eau, insoluble dans l'éther.

Les fleurs de carthame n'ont aucune importance au point de vue médical, mais elles sont parfois employées pour falsifier le safran. La carthamine mélangée au talc constitue le fard ou rouge végétal. On employait autrefois les fleurs et surtout les graines comme purgatif léger.

FAMILLE DES CAMPANULACÉES.

Les Campanulacées sont des plantes herbacées ou ligneuses, rarement frutescentes, originaires des contrées tempérées et chaudes du globe; quelques formes du genre Campanula s'étendent jusqu'aux régions polaires.

On peut diviser les Campanulacées en deux séries principales: les Campanulées, à fleurs régulières, à propriétés peu actives, parfois même alimentaires, et les Lobéliées, à fleurs irrégulières, renfermant un suc âcre, caustique, souvent toxique. Les Campanulées ne fournissent plus aujourd'hui, au moins en Europe, de plante officinale; on cultivait autrefois pour sa racine alimentaire la raiponce (Campanula rapunculus L.), plante indigène, commune. La série des Lobéliées renferme un certain nombre d'espèces actives dont une seule est encore employée aujourd'hui.

Espèce officinale en Belgique.

LOBELIA INFLATA L.

(Rapuntium inflatum, Mill.) *Lobélie enflée.*

PATRIE : Plante commune dans toute l'Amérique septentrionale, fréquemment cultivée aux environs de New-York pour l'usage médical.

CARACTÈRES : Plante annuelle, herbacée; tige dressée, peu ramifiée, haute de 0ᵐ,20 à 0ᵐ,60, anguleuse, striée, fistuleuse; feuilles alternes, peu nombreuses, les inférieures brièvement pétiolées, les supérieures sessiles; limbe ovale-lancéolé, d'un vert pâle, pubescent; nervures pennées, saillantes, surtout vers la face inférieure, qui est rugueuse. Fleurs en grappes terminales pauciflores, mêlées de feuilles plus ou moins modifiées, petites, sessiles. Calice membraneux, accrescent, réticulé, à 5 dents formant après la floraison une enveloppe vésiculeuse autour du fruit; corolle à 5 divisions, irrégulière, bilabiée, d'un violet pâle, marquée dans le tube de taches jaunes; fruit capsulaire, à parois minces, renfermant des graines nombreuses, très petites, réticulées.

PARTIE USITÉE : L'herbe fleurie, **Herba lobeliæ inflatæ.** Ph. B.

CARACTÈRES : L'herbe de lobélie arrive d'Amérique hachée et comprimée dans des paquets rectangulaires. Elle possède une odeur particulière peu marquée, une saveur âcre et irritante rappelant celle du tabac.

CARACTÈRES MICROSCOPIQUES : Les feuilles de lobélie présentent sur la coupe transversale un épiderme supérieur formé de cellules planes vers l'intérieur, convexes et formant une ligne ondulée vers l'extérieur. Sur cet épiderme on remarque quelques poils monocellulaires, plats, grands, à base élargie, à pointe mousse légèrement recourbée; les cellules en palissade forment une seule rangée et reposent sur un mésophylle peu épais, lacuneux, limité par un épiderme inférieur constitué par des cellules lamellaires. Cet épiderme porte des stomates et des poils de même nature que ceux de l'épiderme supérieur, mais plus nombreux. Les nervures médianes renferment dans le liber quelques laticifères à contenu granuleux.

La section de la tige montre ce caractère important qu'il existe des prolongements latéraux, ailés, au nombre de 4 à 6, divergents, formés uniquement de parenchyme cortical et recouverts d'épiderme. Les tiges portent également des poils, pareils à ceux des feuilles, mais plus développés.

COMPOSITION : L'herbe de lobélie doit ses propriétés toxiques à différents principes : 1° La *lobéline,* alcaloïde isolé par Procter (1838-1841); 2° la *lobélacrine* (Enders, 1871), substance susceptible de se dédoubler en *acide lobélique* et glucose; elle contient en outre du tannin, une matière résineuse, des traces d'essence.

FORMES PHARMACEUTIQUES : La lobélie s'emploie surtout en *teinture alcoolique.* On emploie plus rarement la teinture éthérée et l'extrait. La teinture se prescrit à la dose maxima de 0ᵍ,50 en une fois, et 2ᵍ,50 en 24 heures (Ph. B.).

SÉRIE DES HÉTÉROMÈRES.

FAMILLE DES ÉRICACÉES.

Les Éricacées sont des plantes ligneuses, généralement de petite taille, rarement arborescentes, à feuilles alternes, souvent persistantes. Elles habitent les régions stériles, montagneuses du monde entier. On les rencontre aussi bien dans les rochers de la zone polaire que sur les montagnes des régions tropicales, mais partout elles affectionnent les terrains légers, siliceux. Elles sont abondantes surtout vers le cap de Bonne-Espérance.

Un grand nombre d'Éricacées renferment des quantités considérables de tannin et constituent des médicaments astringents plus ou moins énergiques. Dans un certain nombre d'espèces se rencontrent des principes toxiques, non azotés, narcotiques (particulièrement un glucoside, l'*andromédotoxine*), plus ou moins concentrés, communiquant à ces plantes des propriétés souvent redoutables (Andromeda, Ledum, Kalmia, Rhododendron, Azalea). Le miel recueilli sur ces plantes peut même occasionner des accidents graves : on attribue en effet les empoisonnements rapportés par Xénophon dans son histoire de la retraite des Dix Mille, à l'action narcotique qu'avait exercée sur les soldats le miel recueilli sur les fleurs de l'Azalea pontica.

Les Éricacées ont souvent des fleurs de couleur brillante, et un grand nombre de formes des genres Azalea, Rhododendron, Kalmia, Erica font l'ornement de nos serres froides et de nos jardins.

Espèce officinale en Belgique.

ARCTOSTAPHYLOS UVA URSI Sprengel.

(Arctostaphylos officinalis Wimm , Arbutus uva ursi L.,
A. procumbens Salisb., A. buxifolia Stock,
Uva ursi procumbens Moench., Mairania uva ursi Desr.)
Busserolle, Raisin d'ours.

PATRIE : La busserolle est une plante des régions septentrionales et montagneuses de l'Europe, de l'Asie et de l'Amérique; on
ne la rencontre pas à l'état spontané en Belgique.

CARACTÈRES : Arbrisseau de 0^m,40 à 0^m,60, à rameaux étalés,
rampants; à feuilles persistantes; fleurs d'un blanc rosé, en
grappes terminales; calice à 5 divisions; corolle petite, gamopétale,
à 5 lobes courts, étalés; étamines 10; fruit : baie globuleuse, rouge
à maturité, portant au sommet le style persistant.

PARTIE USITÉE : La feuille, **Folia uvæ ursi** Ph. B.

CARACTÈRES : Feuilles obovées, brièvement pétiolées, longues
d'environ 0^m,02, larges de 0^m,008 à 0^m,010, épaisses, rigides,
cassantes, d'un vert olive, lisses, luisantes à la face supérieure,
plus mates et plus pâles à la face inférieure; le limbe est légèrement
incurvé au sommet, mais non sur les bords; nervure médiane très
apparente, surtout à la face inférieure, nervures secondaires très
fines, réticulées; odeur peu marquée; saveur très astringente,
légèrement amère, désagréable.

COMPOSITION : Tannin (6 à 7 %), acide gallique, *arbutine* (isolée
par Kawalier, 1875, étudiée par Hlasiwetz et Habermann, 1875),
glucoside cristallin se dédoublant, par l'acide chlorhydrique dilué
et bouillant ou par les ferments solubles, en glucose et *hydro-
quinone* ou *arctuvine* (Kawalier). Les feuilles d'Uva ursi renferment en outre de petites quantités d'*ericoline* (Kawalier, 1853),
substance très amère, susceptible de se dédoubler en *éricinol*,
huile volatile, d'odeur désagréable, et en glucose; elles contiennent
encore l'*ursone* (Trommsdorff, 1854), corps neutre, cristallin,
insipide, incolore, et fournissent en moyenne 5 % de cendres.

Formes pharmaceutiques : L'Uva ursi ne s'emploie guère que sous forme d'infusion.

Substitution : On a confondu parfois les feuilles d'Uva ursi avec celles d'une Vacciniée indigène, le Vaccinium vitis-idæa L. (Airelle ponctuée). Ces feuilles ressemblent par leur forme, leur consistance et leurs dimensions à celles de l'Uva ursi; elles s'en distinguent facilement d'abord par la présence à la face inférieure de petites taches saillantes, noirâtres, irrégulières, constituées par des espèces de lenticelles formées d'un parenchyme brunâtre; ensuite, contrairement à ce que dit la Pharmacopée (1885), parce que les bords du limbe sont nettement repliés vers la face inférieure, tandis qu'ils restent ordinairement plats, sauf au sommet, dans l'Uva ursi. Elles sont aussi irrégulièrement dentées vers le sommet; enfin le tannin de la busserolle colore les sels ferriques en violet foncé, celui de l'airelle les colore en brun noir.

Espèces non officinales en Belgique.

Arctostaphylos glauca Lindl. Les feuilles de cet arbuste, originaire de la Californie, ont été récemment introduites dans la matière médicale européenne sous le nom de *manzanita*. Elles présentent la composition des feuilles de busserolle et s'emploient aux mêmes usages.

Gaultheria procumbens L. (G. humilis Salisb.). *Winter green.* Arbuste rampant, originaire de l'Amérique septentrionale, où il est répandu surtout dans les régions froides, du Canada à l'État de Virginie. On emploie les feuilles, très brièvement pétiolées, ovales, arrondies, d'environ 0^m,04 de longueur sur 0^m,02 de largeur, irrégulièrement dentées, d'un vert olive, passant au rouge à l'automne.

Ces feuilles ont une odeur forte, caractéristique, une saveur aromatique. Elles renferment, outre les principes de l'Uva ursi, environ $1/_2$ % d'une essence complexe, fréquemment employée, surtout pour aromatiser les eaux dentifrices et aussi comme antiseptique.

Cette essence est formée d'un hydrocarbure, le *gaulthérilène,* et d'une partie oxygénée, le *salicylate de méthyle.* Cette essence est plus dense que l'eau (1,175 à 1,185) et bout à 216°.

Une grande partie de l'essence de Winter green du commerce est retirée de l'écorce du Betula lenta L., laquelle est constituée également par du salicylate de méthyle (Maisch).

Kalmia latifolia L. *Mountain laurel.* Arbuste des régions montagneuses de l'Amérique septentrionale. On emploie les feuilles astringentes et
amères. Ces feuilles renferment un principe toxique existant dans d'autres
Éricacées, l'*andromédotoxine* (asébotoxine), isolée par Eykmann (Am. Ph.
Joùrn., 1882). C'est un corps non azoté, amorphe, très amer, soluble dans
l'eau, l'alcool, le chloroforme, presque insoluble dans l'éther. Il se dédouble
par l'acide chlorhydrique bouillant, en glucose et en résine. L'andromédotoxine est très active et représente le principe toxique des Éricacées nuisibles
(Andromeda, Rhododendron, Azalea, etc.).

Ledum latifolium Ait. (L. Groenlandicum Retz., L. palustre
Michx.). *Thé du Labrador.* Arbuste des régions septentrionales de l'Amérique
du Nord, du Groenland. On emploie assez fréquemment en Amérique, plus
rarement en Europe, les feuilles de cette plante sous forme d'infusion, comme
astringent tonique, à la dose de 1 à 2 grammes; ces feuilles produisent des
accidents graves à dose élevée et renferment de l'andromédotoxine. On
emploie de même les feuilles du Ledum palustre L., *Marsh tea,* originaire des parties septentrionales de l'Europe, de l'Asie et de l'Amérique,
subspontané en Belgique (Campine).

Chimaphila umbellata Nutt. (Pyrola umbellata L., C. corymbosa Pursh.). *Pipsissewa.* Plante originaire des régions septentrionales de
l'Amérique, de l'Asie et de l'Amérique. Cette espèce, qui appartient à la tribu
des Pyrolées, renferme les principes ordinaires des Éricacées (arbutine,
éricoline, ursone, tannin (4 °/₀), plus une substance particulière, la *chimaphi-
line* (Fairbank). Les feuilles de *pipsissewa* ou *pippisewa* sont parfois prescrites en infusion comme diurétique. On leur donne parfois aussi le nom de
Winter green (verdure d'hiver), terme qui pourrait les faire confondre avec
le Gaultheria procumbens; elles s'en distinguent d'ailleurs facilement
par leur odeur nulle.

FAMILLE DES PLUMBAGINÉES.

Les Plumbaginées sont des plantes presque toujours herbacées, abondantes
surtout dans les régions maritimes des parties chaudes et tempérées du globe;
quelques espèces (Armeria) habitent les montagnes élevées.

Ce sont, au point de vue médical, des plantes peu importantes, formant
deux tribus aussi distinctes au point de vue de leurs propriétés qu'au point
de vue de leurs caractères botaniques : les Statycées, plantes très astringentes et les Plumbagées, dans lesquelles dominent des principes irritants,
parfois même caustiques.

Statice caroliniana Walt. (Statice limonium L., var. Caroliniana Gray). *Marsh rosemary* des Américains. Plante originaire des régions maritimes orientales des États-Unis, considérée par Gray comme une variété de l'espèce européenne indigène, commune sur nos côtes. On emploie fréquemment en Amérique la racine de cette plante. C'est une racine de 0ᵐ,25 à 0ᵐ,60 de longueur, d'un brun rougeâtre, à écorce rugueuse, annelée, souvent ramifiée, inodore, mais pourvue d'une saveur très astringente.

La racine de *marsh rosemary* renferme 14 à 18 °/₀ de tannin et constitue, à la dose de 0,50 à 2 grammes, un bon succédané du ratanhia.

On a récemment importé, sous le nom de *baycuru* ou *guaycuru,* la racine du Statice brasiliensis, originaire des côtes du Brésil. Cette racine renferme également une forte proportion de tannin, mais contient en outre un corps cristallin, la *baycurine* (Dalpe, 1884), qui paraît être un alcaloïde. On l'emploie également comme astringent énergique.

Plumbago Europæa L. (P. lapathifolia Bieb., P. undulata Moench.). *Dentelaire.* Plante vivace de l'Europe méridionale et de l'Orient. La racine de dentelaire, longue, pivotante, blanchâtre, possède une saveur âcre et caustique. On l'a employée contre les maux de dents et comme révulsif.

FAMILLE DES PRIMULACÉES.

Les plantes de la famille des Primulacées sont aujourd'hui à peu près inusitées; ce sont des plantes herbacées dont la composition est peu connue et dont les propriétés sont douteuses.

On employait autrefois l'herbe fleurie du **Primula officinalis** Jacq., ou *Primevère officinal,* espèce indigène assez rare (l'espèce commune est le **P. elatior** Jacq.) dont les fleurs, d'un jaune pâle, passent au vert bleuâtre par la dessiccation et dont les racines exhalent une odeur d'anis.

Le tubercule du **Cyclamen europæum** L., ou *Pain de pourceau,* plante des Alpes, faisait également partie de l'ancienne matière médicale. Ces tubercules déprimés, orbiculaires, de saveur âcre, renferment un principe toxique très irritant, la *cyclamine* (de Luca).

Les **Anagallis** (A. arvensis L., var. phænicea, *Mouron rouge,* et var. cærulea, *Mouron bleu*) sont des plantes indigènes, âcres, toxiques, dont la composition est inconnue et qu'il faut se garder de confondre avec le Mouron des oiseaux, Alsine media L., plante inoffensive de la famille des Caryophyllées.

FAMILLE DES MYRSINÉES.

Les Myrsinées sont des plantes ligneuses, de port variable, appartenant à la flore des régions chaudes ou tropicales, surtout de l'Afrique.

Leur composition et leurs propriétés sont peu connues. On emploie en Abyssinie et l'on a récemment introduit en Europe, sous le nom de *Saoria*, les fruits du **Mæsa picta** Hochst. (Bæobotrys picta Schimp., M. lanceolata Forsk.). Ces fruits, de la grosseur d'un petit pois, sphériques, d'un jaune brunâtre, possèdent une saveur aromatique et huileuse. On les emploie comme téniafuge.

Les fruits de l'**Embelia ribes** Burm, employés aux Indes orientales comme vermifuge, ont été, dit-on, mélangés par fraude au poivre noir, dont ils se distinguent facilement par leur structure.

FAMILLE DES SAPOTACÉES.

Les Sapotacées sont des arbres ou des arbrisseaux à suc laiteux, à fruits ordinairement charnus, à graines huileuses, presque tous originaires des régions tropicales du globe.

Les plantes de ce groupe sont plutôt des plantes industrielles ou alimentaires que des plantes médicinales. Les rares espèces actives doivent leurs propriétés à du tannin et à des corps voisins de la saponine (monésine). Les fruits d'un grand nombre de Sapotacées sont comestibles dans les régions tropicales; les graines fournissent des huiles et des beurres très employés, soit comme aliments, soit pour des usages industriels; le suc laiteux d'un certain nombre d'espèces constitue la gutta-percha et les produits similaires; dans une espèce des Indes orientales, le Bassia latifolia Roxb., les fleurs, connues sous le nom de fleurs de *Mahwah*, sont très riches en sucre et sont utilisées comme aliment et pour la fabrication de l'alcool. Enfin les bois d'un grand nombre d'espèces sont des bois durs, très estimés, dont plusieurs sont connus sous le nom de bois de fer (Sideroxylon).

Espèce officinale en Belgique.

LUCUMA GLYCYPHLŒA Mart. et Eichl.

(Chrysophyllum glycyphlœum Casar., Ibirœe Pison.)

PATRIE : Grand arbre du Brésil déjà décrit par Pison (Hist. nat. Brasil., cap. XXI, p. 71, 1648) sous le nom d'Ibirœc.

PARTIE USITÉE : L'écorce, **Cortex Monesiæ** Ph. B. Écorce de Monesia, de *Buranhem* ou de *Guaranhem*.

CARACTÈRES : Écorces provenant du tronc ou des grosses branches, plates ou légèrement cintrées, parfois incurvées de façon que la partie externe constitue la face concave. Couleur d'un brun grisâtre ou rougeâtre; surface externe marquée de nombreuses dépressions provenant de desquamations dues à la formation du liber interne; face interne finement striée, lisse; épaisseur 0^m,003 à 0^m,006; consistance dure; cassure transversale nette, montrant une surface pointillée de taches blanches très petites, régulières, existant dans toute l'épaisseur de l'écorce et présentant la même forme sur la cassure longitudinale. Odeur nulle; saveur sucrée, astringente, légèrement amère.

CARACTÈRES MICROSCOPIQUES : L'écorce de monesia est presque entièrement constituée par le liber; le suber externe n'est représenté que par quelques assises de cellules épaissies sur les faces latérales et internes, minces au dehors; la couche herbacée, par une ou plusieurs couches de cellules à contenu granuleux, d'un brun rougeâtre. Le liber est constitué par un parenchyme dans lequel sont régulièrement disposés des groupes de cellules pierreuses, ovoïdes, finement canaliculées, formant les taches blanches visibles à l'œil nu sur la cassure. Les faisceaux libériens sont séparés par des rayons médullaires étroits, régulicrs, dont les cellules sont également lignifiécs aux points correspondant au tissu scléreux du liber; les cellules du parenchyme libérien renferment de l'amidon en grains très petits et des matières granuleuses.

Composition : L'écorce de monesia renferme une forte propor-tion de tannin (7,5 °/₀), de la *monésine*, corps très voisin de la saponine (isolé par Payen et Henry), un principe sucré voisin de la glycyrrhizine, mais non précipitable par les acides.

Formes pharmaceutiques : On emploie cette écorce sous forme d'*extrait aqueux*. On importe du Brésil, sous le nom de *monesia*, un extrait sec obtenu par décoction de l'écorce. C'est une matière d'un brun noirâtre, pulvérulente, nettement caractérisée par sa saveur sucrée, astringente, un peu âcre, et la propriété que possède sa solution aqueuse de mousser fortement dans l'eau. Ces caractères suffisent pour que l'on ne puisse confondre cet extrait avec le kino, qui lui a été substitué.

Espèces non officinales en Belgique.

Dichopsis gutta Benth et Hook (Isonandra gutta Hook). Arbre originaire des îles Malaises, surtout de Sumatra et de Bornéo. Le latex de cette plante constitue la gutta-percha du commerce. Ce produit est connu depuis 1842 et son origine botanique depuis 1847 (Hooker et Oxley).

La gutta-percha est un produit récolté en abattant l'arbre et en l'écorçant; cette méthode de récolte, absolument imprévoyante, a amené la destruction de l'espèce dans un grand nombre de localités. C'est un latex solide, blanc à l'état de pureté, mais présentant toujours une coloration brunâtre plus ou moins foncée, insoluble dans l'eau, l'alcool, les acides dilués, les solutions alcalines, presque entièrement soluble dans le chloroforme, entièrement dans le sulfure de carbone, la benzine, l'essence de térébenthine, se ramollissant et devenant plastique par la chaleur pour reprendre ensuite sa dureté primitive par le refroidissement. C'est un mélange de *gutta* pure, hydrocarbure blanc, solide, amorphe et de résines représentant des oxydes de ce composé. La gutta-percha renferme en outre des composés minéraux fournissant 3 à 4 °/₀ de cendres.

Outre ses usages industriels nombreux, la gutta-percha a été employée en médecine pour la préparation de bougies et de pessaires. On a préconisé récemment sa solution dans le chloroforme, sous le nom de *traumaticine*, comme succédané du collodion pour le pansement des plaies superficielles.

On substitue aujourd'hui à la gutta-percha des latex analogues, notamment le suc de *balata*, fourni par le Mimusops balata Gaërtn., et par d'autres espèces du même genre.

Butyrospermum Parkii Kotsch. (Bassia Parkii Don.). Grand arbre originaire de l'Afrique tropicale, où il occupe une aire étendue, spécialement vers le Haut-Sénégal, le Niger, etc. Les graines de cette plante fournissent un beurre très estimé des indigènes et assez fréquemment importé aujourd'hui sous le nom de *beurre de Karité* ou de *Galam*. C'est une matière blanche, onctueuse, fondant vers 50°, de saveur douce, peu odorante, arrivant sous forme de pains entourés de feuilles et du poids d'environ 2 kilogrammes. Des espèces voisines fournissent dans les mêmes régions des produits similaires, notamment au Gabon, le Bassia noungou De Lanessan (Plantes utiles des colonies françaises, 1886). Aux Indes orientales on emploie de même, sous le nom de *beurre d'Illipe,* une matière grasse retirée des graines du Bassia longifolia L.

FAMILLE DES STYRACINÉES.

Les plantes de ce groupe sont des arbres ou des arbrisseaux originaires des contrées chaudes de l'Asie, de l'Australie et de l'Amérique; une seule espèce habite la région méditerranéenne.

Les Styracinées du genre Styrax fournissent des baumes solides, dont un seul est employé aujourd'hui. Les feuilles et les écorces de différentes espèces (Symplocos) sont riches en tannin et employées comme médicaments astringents ou comme matières tinctoriales.

Espèce officinale en Belgique.

STYRAX BENZOIN Dryand.

(Laurus benzoin Houtt., Benzoin officinale Hayne).

PATRIE : Arbre-élégant, de grandeur moyenne, à feuilles tomenteuses à la face inférieure, à fleurs en cymes axillaires, blanches vers l'extérieur, rougeâtres à l'intérieur de la corolle, à fruits drupacés.

Le Styrax benzoin croît à l'état spontané dans l'île de Sumatra et à Java. Il est l'objet de cultures importantes, surtout vers le nord-ouest de Sumatra, au sud d'Atchin et vers le sud-est de l'île, dans les environs de Palembang.

Partie usitée : Le baume, **Benzoe** Ph. B. Benjoin, Benjoin de Sumatra.

Récolte : Le benjoin est obtenu en pratiquant des incisions au tronc de l'arbre; il s'écoule sous forme d'un suc laiteux, blanchâtre, qui se coagule rapidement et prend une consistance sèche, cassante. La récolte commence dès que l'arbre a six ou huit ans et est continuée pendant dix à douze ans. Le baume produit pendant les premières années est plus estimé; celui que l'on récolte en dernier lieu constitue les sortes inférieures.

Caractères : Baume solide, sec, cassant, se trouvant dans la commerce ordinairement sous forme de blocs cubiques, d'un volume considérable, ayant pris la forme des caisses dans lesquelles ils étaient emballés. Le benjoin de bonne qualité est formé de larmes blanches, ovoïdes, irrégulières, opaques ou translucides en lames minces, enchâssées dans une masse résineuse, opaque, poreuse, d'un brun grisâtre. On a comparé ces larmes à des amandes, et l'on a désigné sous le nom de benjoin amygdaloïde celui qui renferme des larmes nombreuses.

Dans les sortes inférieures, les larmes sont petites, peu visibles, parfois tout à fait absentes; la masse renferme de nombreux fragments de bois et d'autres impuretés. Dans les vieux échantillons, exposés à la lumière, la surface des larmes devient d'un jaune brunâtre.

Le benjoin se brise sous la dent; son odeur est balsamique, agréable, peu prononcée à froid; chauffé, il dégage des fumées blanches très irritantes et répand une odeur balsamique pénétrante. Il fond à la température de 85° pour les larmes et de 95° pour la masse résineuse. La saveur est peu marquée d'abord, puis âcre, irritante.

Le benjoin est insoluble dans l'eau, mais communique à ce liquide, surtout à chaud, une réaction acide, une saveur et une odeur balsamiques. Il se dissout facilement dans l'alcool, l'éther, les solutions alcalines, caustiques; dans le sulfure de carbone, il s'agglomère, paraît se ramollir, mais ne se dissout pas.

La solution alcoolique prend par le chlorure ferrique une coloration d'un brun verdâtre foncé; si on laisse s'évaporer sur du papier une solution alcoolique de benjoin et qu'on y porte une goutte d'acide nitrique, il se produit une tache d'un brun rougeâtre.

Composition : Le benjoin renferme : 1° une proportion variable d'acide benzoïque (12 à 24 %), que l'on peut séparer par simple sublimation ; 2° des résines complexes. Il contient parfois de faibles proportions d'acide cinnamique.

Formes pharmaceutiques : Le benjoin s'emploie rarement pour l'usage interne en poudres et en pilules ; il sert à la préparation de la *teinture de benjoin* (alcool à 80°), de la *teinture de benjoin composée* (ou baume du commandeur), de l'*axonge benzinée* (ou mieux benzoïnée), préparation dans laquelle il sert à empêcher la rancidité ; on l'emploie pour la même raison dans l'*huile de camomille*, l'*huile de jusquiame*, l'*huile narcotique*. Le benjoin entre encore dans la formule de l'*emplâtre aromatique*, de l'*emplâtre d'opium* et dans un certain nombre de mélanges employés comme parfums à brûler (*espèces pour fumigations*, clous fumants, ruban de Bruges, etc.). L'*acide benzoïque médicinal* est retiré du benjoin par sublimation et doit son odeur spéciale à des matières résineuses entraînées.

Substitution : *Benjoin de Siam* (benjoin à odeur de vanille). Ce baume est produit dans le royaume de Siam et les régions septentrionales et centrales de la Cochinchine. L'arbre qui le fournit est inconnu ; certains auteurs l'attribuent au Styrax benzoin, mais les caractères physiques et chimiques du produit font supposer qu'il provient d'une espèce différente.

Caractères : Ce baume, aujourd'hui assez répandu dans le commerce, mais atteignant un prix élevé, se présente sous deux formes : en larmes isolées et en masses amygdaloïdes. Les larmes sont blanches, devenant rapidement d'un jaune brun, d'une forme aplatie particulière. Ces larmes s'agglomèrent facilement et deviennent brillantes, comme si elles étaient recouvertes d'un vernis. Elles possèdent une odeur forte de vanille très agréable et tout à fait différente de celle du benjoin officinal.

Le benjoin de Siam en masse présente l'aspect amygdaloïde ; les larmes sont également aplaties, mais sont enchâssées dans une résine brillante, d'un brun fauve, translucide en lames minces

30

et possédant également l'odeur caractéristique de vanille. La résine ressemble assez bien à du baume de tolu, et, au bout d'un certain temps, les surfaces des fragments deviennent également brillantes et comme vernissées. Mâché, ce baume se ramollit et devient ductile; point de fusion : 75°.

On suppose que le benjoin de Siam s'agglomère sous l'écorce de l'arbre et qu'il est recueilli en détachant l'écorce.

Le benjoin de Siam se dissout dans les mêmes dissolvants que le benjoin officinal. Sa solution alcoolique, additionnée d'un peu de phloroglucine et d'acide chlorhydrique, prend une belle teinte rouge-carmin, due à la présence de la vanilline.

COMPOSITION : Le benjoin de Siam renferme presque toujours de l'acide cinnamique, remplaçant en tout ou en partie l'acide benzoïque. Le produit cristallin retiré par sublimation de ce baume, chauffé avec une solution de permanganate de potassium, dégage une odeur d'amandes amères. Le benjoin de Siam renferme en outre des résines complexes et de la vanilline, laquelle présente une certaine importance pour la caractérisation de ce baume.

USAGES : Le benjoin de Siam ne doit pas être employé en pharmacie. Son odeur agréable le fait utiliser avec avantage en parfumerie.

FALSIFICATIONS : On a trouvé récemment dans le commerce du benjoin grossièrement falsifié. Les larmes blanches étaient imitées au moyen de fragments de talc enchâssés dans une masse résineuse formée de résines communes mêlées de sable (Holmes, Ph. Journ., 22 novembre 1890).

SÉRIE DES BICARPELLÉES.

FAMILLE DES OLÉACÉES.

Les Oléacées sont des plantes ligneuses, exceptionnellement herbacées, à feuilles opposées, à suc aqueux, habitant toutes les régions chaudes et tempérées du globe. Elles manquent dans les régions froides et sur les montagnes élevées.

Les plantes de ce groupe se subdivisent en quatre tribus, dont les caractères et les principes actifs sont bien distincts. Les *Jasminées* ont fréquemment des fleurs très odorantes, employées en parfumerie; les *Syringées*, également sans importance au point de vue médical, sont souvent cultivées dans les jardins pour leurs fleurs ornementales ou parfumées. Les *Fraxinées* renferment assez souvent des principes peu connus, purgatifs, localisés dans les feuilles, et fournissent des exsudations sucrées, riches en mannite, laxatives (mannes officinales). Les *Oléinées* ne présentent d'intérêt que par l'huile grasse abondante que contiennent les fruits de l'olivier et de quelques espèces du même genre. Les propriétés des autres organes de ces plantes sont peu connues. On considère comme fébrifuge la *ligustrine* (Polex), probablement identique avec la *syringine*, principes retirés du troëne (Ligustrum vulgare L.) et du lilas (Syringa vulgaris L.).

Espèces officinales en Belgique.

FRAXINUS ORNUS L.

(Ornus europæa Pers., O. florifera Hort., Fraxinus rotundifolia Ait.,
F. calabrica Aut., F. mannifera Hort.). *Frêne à manne.*

PATRIE : Régions méridionales et orientales de l'Europe, Asie
Mineure. Cultivé en Sicile pour la production de la manne.

Le frêne à manne est un arbre de petite taille, de 9 à 10 mètres
de hauteur; on en distingue deux variétés considérées parfois
comme des espèces distinctes : la forme type et la forme à feuilles
rondes; toutes deux sont susceptibles de fournir de la manne.
Ces arbres appartiennent à la section du genre Fraxinus, désignée sous le nom de frênes à fleurs, parce que leurs fleurs sont
périanthées, à corolles blanches, tandis que dans les autres
espèces les fleurs sont dépourvues d'enveloppes.

PARTIE USITÉE : L'exsudation saccharine retirée du tronc par
incisions, **Manna** Ph. B. Manne officinale.

RÉCOLTE : La récolte de la manne se fait aujourd'hui exclusivement en Sicile, sur des arbres cultivés. Il peut s'écouler naturellement, ou à la suite de la piqûre de certains insectes, de petites
quantités de manne, mais toute celle que l'on trouve dans le
commerce est obtenue au moyen d'incisions profondes faites au
tronc, de façon à pénétrer jusqu'au bois. La récolte commence
au moment de la floraison, en juillet, et se termine en septembre,
la chaleur et la sécheresse étant nécessaires pour amener une
solidification rapide du produit. Les larmes ou plutôt les stalactites
de manne qui se sont ainsi solidifiées sont ensuite détachées du
tronc, et l'on achève leur dessiccation au soleil, sur des planches.
Les sortes inférieures sont recueillies sur des tuiles disposées au
pied de l'arbre.

CARACTÈRES : On distingue dans le commerce plusieurs sortes
de manne : 1° la *manne en larmes,* manne en stalactites, manne
canellée; 2° la *manne en sorte,* dont la plus estimée provient des
environs de Geraci (district de Cefalu, Sicile), *manne Geraci.* Enfin
on désigne sous le nom de *manne grasse,* une manne altérée,
visqueuse.

La manne en larmes se présente sous forme de fragments de longueur variable, atteignant parfois 0ᵐ,20, de forme plan-convexe. La face interne est plane ou légèrement creusée, ayant pris la forme du tronc sur lequel elle était appliquée; la face externe est convexe, irrégulièrement mamelonnée. Couleur blanc jaunâtre plus ou moins foncé; odeur rappelant celle du miel; saveur particulière, sucrée, un peu âcre; cassure feuilletée, cristalline.

La manne en sorte est d'un brun plus ou moins foncé, formée de fragments de grosseur variable, visqueux, plus ou moins agglomérés, mais présentant la cassure feuilletée et cristalline qui caractérise la manne naturelle. Avec le temps, ce produit s'altère, devient de plus en plus visqueux et finit par constituer une masse amorphe, colorée, de saveur désagréable, qui ne doit pas être employée en pharmacie (*manne grasse*).

La manne est soluble dans environ 6 parties d'eau; la solution obtenue est claire ou légèrement trouble suivant, les variétés. L'alcool concentré bouillant la dissout partiellement, et par refroidissement abandonne une masse cristalline (*mannite*). La solution aqueuse des sortes inférieures est plus ou moins fluorescente (*fraxine*).

COMPOSITION : La manne renferme de 70 à 90 °/₀ de *mannite;* pour les variétés en larmes, du glucose, du mucilage, tous deux en proportions d'autant plus considérables que la manne est plus altérée, de faibles proportions de résine et d'un principe existant dans l'écorce, la *fraxine*, dont les solutions présentent une fluorescence verte caractéristique.

FORMES PHARMACEUTIQUES : La manne s'emploie fréquemment en nature, à la dose de 15 à 50 grammes, comme purgatif léger. Elle entre dans le *sirop de manne*, le *sirop de séné avec manne*, l'*électuaire de tamarin*. On s'en sert fréquemment comme excipient des masses pilulaires ferrugineuses.

SUBSTITUTIONS : *Manne artificielle*. On désigne sous ce nom un produit obtenu en décolorant les mannes inférieures, en y ajoutant plus ou moins de glucose et en coulant ensuite le mélange sur des branches d'arbre, de façon à lui donner l'aspect extérieur de la manne en larmes.

La manne artificielle se distingue facilement à sa densité considérable, à sa cassure grenue, homogène, non feuilletée et non cristalline. Sa solution aqueuse, filtrée, précipite par le chlorure barytique et par l'oxalate ammonique, à cause du sulfate calcique qui se trouve toujours dans les glucoses du commerce. L'alcool bouillant n'extrait de la manne artificielle que des proportions très minimes de mannite.

Autres sortes de manne : Un certain nombre d'exsudations sucrées ont été employées en pharmacie ou le sont encore en Orient. Parmi ces variétés de manne, qui ne se trouvent pas actuellement dans le commerce, il faut citer :

La *manne de Briançon,* exsudant en été des feuilles du mélèze (Larix europæa L.), dans les montagnes du Dauphiné. Berthelot en a extrait un sucre particulier, du groupe des saccharoses, la *mélézitose.*

La *manne d'Australie,* provenant de l'Eucalyptus viminalis Labill. Cette manne, qui paraît exsuder sous l'influence de la piqûre de certains insectes (*Cicada mœrens?*), renferme un sucre infermentescible, l'*eucaline,* et un sucre du groupe des glucoses (J.-H. Maiden, Useful native plants of Australia, p. 27).

La *manne de chêne,* fournie par différents chênes, notamment par le Quercus vallonea Kotschy, dans le Kurdistan. Cette exsudation est également due à la piqûre d'insectes du groupe des *Coccus.*

Sous le nom de *trehala* ou *tigala,* on désigne une exsudation sucrée du même genre, constituant les cocons de différents coléoptères et surtout des *Larinus mellificus* Jeckel et *L. maculatus* Faldermann. Ce produit, assez employé en Orient, vient surtout de Perse, mais ne se trouve pas dans le commerce en Europe. On cite encore la *manne d'alhagi,* produite par une Légumineuse, l'Alhagi camelorum Fisch., provenant de l'Afghanistan et de la Perse, et la *manne de tamarix,* provenant du Tamarix gallica, var. mannifera Ehrenb., venant également de l'Orient.

OLEA EUROPÆA L.

(Olea oleaster Hoffm. et Link., O. communis Ait., O. sylvestris Mill.,
O. lancifolia Moench., O. latifolia Ait., O. gallica Mill.). *Olivier.*

PATRIE : L'olivier, dont la connaissance et l'emploi remontent
à la plus haute antiquité, paraît originaire de la Syrie, de l'Anatolie
et des îles voisines. Sa culture dans les régions méditerranéennes
et en Égypte est très ancienne; il est aujourd'hui répandu sous
tous les climats où il est susceptible de végéter et de mûrir ses
fruits. On le rencontre surtout en abondance en Espagne, en
Portugal, en Provence, dans la plus grande partie de l'Italie, en
Grèce, en Syrie, en Tunisie, en Algérie; il est depuis peu de
temps l'objet de cultures importantes en Californie et dans d'autres
régions de l'Amérique; il a été introduit également en Australie.

CARACTÈRES : L'olivier est un arbre de port très variable, souvent rabougri, déjeté, atteignant parfois une taille élevée; c'est
un des arbres dont la longévité est la plus grande : on en connaît
dont l'âge remonte à plus de 1,000 ans. Les feuilles sont persistantes, opposées, petites, ovales lancéolées; la face inférieure est
blanche, la face supérieure d'un vert grisâtre; les fleurs, d'un
blanc jaunâtre, à 4 pétales, à 2 étamines, sont nombreuses, petites,
disposées en grappes à l'aisselle des feuilles âgées. Le fruit est un
drupe, de grosseur variable, noirâtre à maturité, formé d'un épicarpe mince, d'un mésocarpe pulpeux, huileux, et d'un endocarpe
très lignifié, dur, épais, renfermant normalement deux ovules,
dont l'un avorte, de façon que le fruit mûr ne renferme qu'une
seule graine à albumen huileux.

PARTIE USITÉE : L'huile retirée par expression du mésocarpe,
Oleum olivarum Ph. B. Huile d'olive.

PRODUCTION : Le fruit de l'olivier mûrit vers le mois de novembre. L'extraction de l'huile se fait un peu avant ou à la maturité
complète. D'une façon générale, les olives, aussitôt après la récolte,
sont broyées au moyen de meules, puis la pulpe ainsi obtenue est
soumise à une pression modérée; il s'écoule une certaine quantité
d'une huile constituant la première qualité, huile vierge du commerce. Lorsque les olives ne sont pas absolument mûres, l'huile

ainsi obtenue possède une teinte verte et une saveur plus forte; avec les olives mûres on obtient une huile d'un jaune d'or. Au sortir des presses, l'huile est mélangée du suc aqueux du fruit; on la purifie en la laissant reposer dans de grands vases avec de l'eau et on la décante ensuite.

Le tourteau qui reste dans les presses est alors divisé, arrosé d'eau bouillante et soumis à une pression plus énergique. On obtient par ce procédé une huile de seconde qualité. On prépare des huiles inférieures, destinées à la savonnerie et à d'autres usages industriels en laissant fermenter les olives, avant de les soumettre à la presse ou bien en faisant bouillir dans l'eau les résidus des opérations précédentes et en recueillant l'huile qui vient nager à la surface (huile fermentée, huile d'enfer, huile tournante). Comme, en général, les meules brisent l'endocarpe en broyant l'olive, l'huile de l'albumen se trouve mêlée, au moins en partie, à l'huile du fruit. Cette huile de la graine paraît du reste posséder les mêmes caractères que celle du péricarpe. L'olive mûre renferme environ 70 °/₀ d'huile et 25 °/₀ d'eau

Caractères : Huile d'un jaune plus ou moins foncé (l'huile verte est consommée dans le Midi et n'est jamais importée en Belgique), limpide; odeur particulière; saveur douce, agréable; densité à + 15° : 0,915 à 0,917. Entre + 6° et + 8°, l'huile d'olive se trouble, puis laisse déposer des flocons blancs grumeleux; à 0° elle est entièrement solidifiée; elle ne reprend sa fluidité primitive que vers + 10°.

L'huile d'olive, comme la plupart des huiles grasses, est soluble dans l'éther, le chloroforme, la benzine, le sulfure de carbone; agitée avec de l'alcool concentré, elle lui abandonne des traces de cholestérine.

Par les vapeurs nitreuses, l'huile d'olive, comme les autres huiles non siccatives, se solidifie plus ou moins rapidement. Les vapeurs nitreuses peuvent être obtenues par l'action du mercure sur l'acide nitrique (réactif de Boutet) ou par l'amidon, comme l'indique la Pharmacopée.

Un mélange d'acide sulfurique et d'acide nitrique ne colore pas sensiblement l'huile d'olive pure; il en est de même de l'acide sulfurique seul. Si l'on ajoute par petites portions de l'acide sulfurique concentré (10ᶜᶜ) à de l'huile d'olive pure (50ᶜᶜ), il se produit une élévation de température atteignant environ 42° (réaction de Maumené).

Les acides gras isolés de l'huile d'olive pure n'exercent pas d'action réductrice sur le nitrate d'argent, ni sur le chlorure d'or en solution dans le chloroforme; ces acides ne se colorent pas en rouge par l'acide chlorhydrique renfermant un excès de sucre. Leur point de fusion est 26°; leur point de solidification, 17°,5.

Composition : L'huile d'olive est surtout formée d'oléine; elle renferme en outre de la palmitine (peut-être de petites quantités de stéarine) et une faible proportion de cholestérine.

Formes pharmaceutiques : L'huile d'olive est, au moins en Europe, l'huile alimentaire par excellence. En pharmacie, elle sert de base à un grand nombre de médicaments (infusions huileuses, onguents, *huile phosphorée*, emplâtres, particulièrement l'*emplâtre de litharge*, l'*emplâtre brun*, etc.). On a préconisé, dans ces derniers temps, comme succédané de l'huile de foie de morue, un mélange d'huile d'olive et d'acide oléique libre (6 %), sous le nom de *lipanine*.

Falsifications : L'huile d'olive est très fréquemment mélangée d'autres huiles, d'un prix moins élevé. On employait surtout autrefois l'huile de pavot ou huile d'œillette; mais cette huile, étant siccative et par suite ne se solidifiant pas sous l'influence des vapeurs nitreuses, a été remplacée aujourd'hui par d'autres huiles dont la recherche est plus difficile. On se sert surtout aujourd'hui de l'huile de coton, moins fréquemment de l'huile de sésame, de l'huile d'arachide, ou d'autres moins connues. On a signalé récemment l'huile retirée du grain de maïs comme se rapprochant par beaucoup de caractères de l'huile d'olive.

L'huile de coton (Gossypium herbaceum L., G. arborcum L., etc.) se reconnaît à sa densité plus élevée (0,922), au point de solidification plus élevé de ses acides gras (50°, point de fusion 58°), à l'action réductrice énergique qu'elle exerce sur le nitrate d'argent et le chlorure d'or, à la coloration brunâtre qu'elle prend par l'acide nitrique, à la température élevée (70° à 76°) qui se développe par son mélange avec l'acide sulfurique concentré.

L'huile de sésame (Sesamum orientale L. et S. indicum L., Pédalinées) a également une densité de 0,922 à +15°; elle prend par l'acide nitrique, mélangé d'acide sulfurique, une coloration verte passant au rouge; les acides gras qu'elle fournit fondent à 38° et se solidifient à 32°; ils prennent une teinte rouge intense par l'acide chlorhydrique sucré.

L'huile d'arachide (Arachis hypogæa L.) a une densité de 0,916 à 0,920; elle est surtout caractérisée par l'insolubilité dans l'alcool de l'arachidate potassique qui se sépare lorsqu'on saponifie l'huile par la solution alcoolique de potasse.

On peut encore utiliser pour la recherche des huiles étrangères dans l'huile d'olive le pouvoir plus ou moins grand que possèdent les huiles grasses de fixer l'iode (réactif de Hübl); enfin on peut mesurer l'indice de réfraction au moyen de l'oléo-réfractomètre de Amagat et Jean. Il faut seulement avoir soin de ne baser ses conclusions que sur un ensemble de réactions et non sur une réaction isolée, laquelle peut donner lieu à des erreurs. C'est ainsi que l'on a constaté récemment que certaines huiles d'olive pures (huile de Tunisie) pouvaient exercer, dans certaines conditions, l'action réductrice qui caractérise normalement l'huile de coton.

Espèces non officinales en Belgique.

Fraxinus excelsior L. (F. apetala Lamk., F. erosa Pers.). Arbre commun en Belgique, présentant un certain nombre de variétés, fréquemment cultivé. C'est un arbre de taille élevée, à rameaux et à feuilles opposées, imparipennées; fleurs polygames, munies de bractées, mais dépourvues de périanthe. Le fruit est une samare oblongue allongée.

Le frêne commun est susceptible, comme le Fraxinus ornus, de fournir une certaine quantité de manne, lorsqu'il croît dans les régions chaudes. En Sicile, on recueille de petites quantités de manne sur cette espèce, et le produit obtenu paraît identique à la manne officinale.

Les feuilles de frêne s'emploient assez fréquemment comme purgatif, sous forme d'infusion. Ces feuilles renferment un principe purgatif peu connu et une quantité considérable de malate calcique; on les a préconisées surtout dans les affections goutteuses et rhumatismales.

L'écorce de frêne renferme une proportion assez considérable d'un gluco-side, la *fraxine,* dont les solutions sont nettement fluorescentes. Cette écorce, de saveur amère, a été employée comme fébrifuge et astringent.

On emploie de même l'écorce du Fraxinus americana L. (F. alba Marsh.), actuellement importée des États-Unis.

FAMILLE DES APOCYNACÉES.

Les Apocynacées forment un groupe naturel, composé de plantes ligneuses, souvent volubiles, rarement herbacées, à suc laiteux, à fleurs ordinairement élégantes et vivement colorées; les Apocynacées habitent en grande majorité les régions tropicales ou sub-tropicales; quelques rares espèces s'étendent dans les parties tempérées de l'Europe, de l'Amérique, de l'Asie; une seule est spontanée en Belgique.

Les plantes qui constituent cette famille sont en général très actives; un certain nombre d'entre elles, peu connues jusque dans ces derniers temps, tendent à s'introduire dans la matière médicale européenne. Beaucoup d'Apocynacées sont employées par les indigènes de l'Afrique comme poison de flèches, et des études récentes ont démontré l'utilité que ces plantes peuvent avoir au point de vue médical.

Les principes actifs (alcaloïdes, glucosides) se trouvent tantôt localisés dans les graines (Strophanthus, Cerbera, etc.), tantôt dans les écorces (Aspidosperma, Alstonia, Geissospermum, Holarrhena). Ce sont fréquemment des poisons du cœur, plus rarement des narcotiques, des substances irritantes, émétiques, purgatives, parfois fébrifuges, antipériodiques et astringentes.

Le latex d'un grand nombre d'espèces renferme une proportion considérable de caoutchouc, et plusieurs Apocynacées sont aujourd'hui une source importante de ce précieux produit, concurremment avec des Euphorbiacées et des Artocarpées (Landolphia, Urceola, Vahea, Hancornia).

Malgré les propriétés toxiques d'un grand nombre d'espèces, certaines Apocynacées fournissent dans les régions tropicales des fruits comestibles; quelques-unes donnent des matières colorantes, des bois d'ébénisterie; enfin un grand nombre d'espèces sont cultivées dans nos serres pour leurs fleurs élégantes et souvent parfumées.

Aspidosperma quebracho Schl. Arbre originaire de la République Argentine, d'où son écorce est importée sous le nom de *quebracho blanco*, quebracho blanc. Le Loxopterygium Lorentzii Grisb., des Anacardiacées est le *quebracho colorado* ou rouge, dont le bois est employé comme matière tannante et tinctoriale. Telle qu'on la trouve dans le commerce, l'écorce de quebracho blanc est une écorce provenant du tronc ou des grosses branches, en fragments plats, irréguliers, épais de 0ᵐ,02 à 0ᵐ,03; la surface externe est profondément fissurée par des crevasses transversales et longitudinales, isolant des parties saillantes; la surface interne est lisse ou finement striée. La couleur est grisâtre ou brunâtre à l'extérieur, parfois jaune d'ocre; à l'intérieur, elle est d'un jaune pâle ou blanche; cassure grenue vers l'extérieur, fibreuse au niveau du liber, parsemée de points blanchâtres, irrégulièrement disposés, surtout vers l'extérieur. La saveur est amère, persistante, l'odeur nulle.

Cette écorce renferme une série d'alcaloïdes qui ont été isolés par Hesse, et dont les principaux sont l'*aspidospermine* et la *quebrachine*. On emploie l'écorce de quebracho dans les affections des voies respiratoires, sous forme de teinture, à la dose de 0gr,50 à 4 grammes, et d'extrait (0gr,50).

Vinca minor L. (Pervinca minor Scop.). *Pervenche*. Plante indigène, fréquemment subspontanée, cultivée comme plante d'ornement. C'est une plante vivace, à tiges grêles, rampantes, à feuilles persistantes, à fleurs élégantes, d'un bleu pâle. Les feuilles de pervenche, très astringentes et amères, sont aujourd'hui inusitées. On les employait en infusion comme astringent, diaphorétique. On utilisait aux mêmes usages le Vinca major L., ou *Grande pervenche*, originaire de la région méditerranéenne.

Alstonia scholaris R. Br. (A. oleandræfolia Lodd., Echites scholaris L., Nerium tinctorium Hort.). Grand arbre des Indes orientales, dont l'écorce est très employée aux Indes comme fébrifuge, tonique, vermifuge; elle est désignée souvent sous son nom indien de *dita* (dita bark). C'est une écorce roulée sur elle-même ou cintrée, légère, spongieuse, fragile, épaisse de 0m,002 à 0m,005; surface externe rugueuse, tuberculeuse, d'un gris brunâtre; surface interne d'un brun clair; cassure granuleuse, odeur nulle, saveur amère. Cette écorce, comme la plupart de celles des Apocynacées, présente de nombreuses cellules scléreuses dans la couche herbacée; elle porte aussi dans le liber de nombreux laticifères.

Hesse et Jobst ont retiré de l'écorce de dita une série d'alcaloïdes dont les principaux sont la *ditamine* et l'*échitamine*.

On a récemment importé l'écorce d'un arbre voisin, l'Alstonia constricta F. Muell. (*Fever bark, Bitter bark*), originaire de l'Australie. Cette écorce renferme également plusieurs alcaloïdes étudiés par Palm (1865), Mueller et Rummel, Oberlin et Schlagdenhauffen (1879), enfin par Hesse (1881). Les principaux de ces corps sont l'*alstonine* (chlorogénine de Hesse) et l'*alstonidine*.

L'écorce d'alstonia a été recommandée comme tonique amer, fébrifuge; on l'a employée pour falsifier les bières (Christy).

Geissospermum Vellosii Fr. All. (Tabernæmontana lævis Vellos., Vallesia inedita Guib., Geissospermum læve H. Bn.). *Pao-Pereira* des Brésiliens. Arbre du Brésil, à suc laiteux, dont on importe assez fréquemment l'écorce. Cette écorce, employée depuis longtemps au Brésil comme fébrifuge, se présente en fragments plats ou cintrés, parfois très larges, peu épais; surface externe rugueuse, d'un brun jaunâtre; cassure très fibreuse; surface interne d'un jaune fauve; odeur nulle, saveur très amère. Le liber est formé de séries de fibres régulièrement disposées dans un parenchyme et formant ainsi des feuillets qui se séparent facilement les uns des autres; le

parenchyme est parcouru par des laticifères. Cette écorce renferme des alcaloïdes isolés par Hesse, notamment la *pereirine* et la *geissospermine;* ce
dernier alcaloïde est un toxique énergique.

Holarrhena antidysenterica R. Br. (Conemorpha antidysenterica G. Don., Echites antidysenterica Roth.). Arbre assez variable,
originaire des Indes orientales; la variété pubescens a été élevée au rang
d'espèce (H. pubescens Wall.). On emploie aux Indes les graines et l'écorce
de cette plante. L'écorce est importée sous le nom de *conessi* ou *tellichery
bark;* c'est une écorce rugueuse, à saveur amère; les graines sont très
allongées, presque cylindriques, brunes, marquées d'un côté d'un sillon
longitudinal, ressemblant à des grains d'avoine et présentant une saveur très
amère. Ces médicaments doivent leurs propriétés à différents alcaloïdes, la
conessine de Hayne (1858), la *wrightine,* isolée par Warnecke; on les emploie
aux Indes contre la dysenterie, et les graines, en outre, comme anthelmintiques. On substitue souvent à l'écorce de conessi celle d'une plante voisine,
le Wrightia tinctoria R. Br., peu estimée; comme sa saveur est à peine
amère, il est facile de distinguer ces deux écorces.

STROPHANTHUS.

Les Strophanthus sont des lianes, ou plus rarement des arbustes
dressés, originaires des régions tropicales de l'Afrique et de l'Asie.
Ce sont des plantes à feuilles opposées, à fleurs souvent élégantes,
les lobes de la corolle se prolongeant en appendices pendants,
parfois très allongés, comme dans certaines Orchidées. Les fruits
sont des follicules allongés, droits ou falciformes, de longueur
variable, pouvant atteindre $0^m,50$, renfermant des graines nombreuses. Ces graines sont petites, ovoïdes, déprimées, couvertes
de poils ou glabres, surmontées d'un bec dressé terminé par une
aigrette formée de soies longues, fines, très légères, constituant
un moyen de dissémination très efficace.

ORIGINE BOTANIQUE : Les Strophanthus sont des plantes variables,
présentant pour certaines formes une aire de dispersion très
étendue. Les herbiers ne renferment généralement que des échantillons incomplets, sans fruits ni graines; de là, la difficulté de
rapporter à des types spécifiques bien déterminés les fruits et les
graines isolées que l'on importe aujourd'hui de diverses régions
de l'Afrique et de l'Asie.

Parmi les nombreuses graines plus ou moins distinctes que fournit le commerce, les seules dont l'origine soit bien établie appartiennent au Strophanthus hispidus DC., plante présentant plusieurs variétés, dont l'une, bien connue, le Strophanthus hispidus var. kombe Holmes, fournit les graines que l'on considère généralement aujourd'hui comme devant être employées de préférence. Ce sont, au reste, les seules que l'on trouve facilement dans le commerce, les seules dont les caractères soient bien distincts, enfin, ce sont celles qui ont servi de base aux travaux de Fraser.

La forme type du S. hispidus fournit d'autres graines que l'on a d'abord préférées pour l'usage médical, par suite d'une confusion dans la détermination des graines qui avaient été importées d'abord.

Enfin des espèces peu connues fournissent des graines plus ou moins différentes les unes des autres, désignées seulement par le nom de la localité où elles ont été recueillies. (*Strophantus Baol, S. île de Los, S. du Togoland, S. du Niger, S. Mozambique*, etc.) Toutes ces graines ont l'épisperme couvert de poils plus ou moins longs, plus ou moins serrés; il existe en outre un certain nombre de variétés dont l'épisperme est glabre. Ces dernières graines, très caractéristiques, comprennent : le *Strophanthus glabre du Gabon*, bien connu, étudié au point de vue chimique par Arnaud (très probablement identique au S. *du Lagos* de notre droguier), mais dont l'origine botanique n'est pas établie, et le S. *de Sourabaya* de Blondel, provenant des Indes orientales, et peut-être fourni par le S. dichotomus DC.

HISTORIQUE: Les graines de Strophanthus sont employées depuis un temps immémorial comme poison de flèches par différentes peuplades de l'Afrique occidentale, et spécialement au Gabon, par les Fans ou Paouins, sous le nom d'*inee* ou *onaye*. Depuis l'introduction des armes à feu parmi ces peuplades, les poisons de flèches sont en grande partie abandonnés et la récolte des graines de Strophanthus ne se fait plus que dans les parties les plus reculées de l'intérieur.

Les graines de Strophanthus paraissent avoir figuré pour la première fois en Europe à l'Exposition permanente des Colonies françaises, où elles furent envoyées, en 1865, par Griffon du Bellay, médecin de la marine. Des essais physiologiques furent faits sur ces mêmes graines par Pélikan, de St-Pétersbourg (1865). En 1869, le S. kombe fut étudié par le professeur Fraser, d'Édimbourg; depuis, de nombreux travaux ont établi l'activité et l'utilité du nouveau médicament. La composition chimique des Strophanthus a été étudiée surtout par Gallois et Hardy (1877) pour le S. glabre du Gabon; par Fraser (1877) pour le S. kombe; par Arnaud (1888), par Helbing (1887), par Elborne et Helbing (1887).

Les Strophanthus ont été étudiés au point de vue descriptif surtout par T. Christy (New commercial plants and drugs, n°s 9, 10 et 11) et par R. Blondel (Les Strophanthus du commerce, 1888). Nous devons à M. le professeur Holmes, de Londres, des renseignements intéressants sur ce sujet (lettre du 15 décembre 1890).

Caractères : A. *Graines pubescentes.*

Strophanthus hispidus DC. var. **kombe** Holmes (S t r o p h a n t h u s k o m b e Oliver). Le S. kombe a été découvert en Afrique, mais existe également aux Indes orientales. Ses graines présentent un certain nombre de variétés, décrites par Blondel (var. α, var. β, var. γ). D'après Holmes, lorsque l'on sème les graines du kombe du commerce, on obtient deux plantes différentes, l'une avec des feuilles glabres, lancéolées, longuement pétiolées, petites, et des tiges portant çà et là des développements subéreux caractéristiques; l'autre portant des feuilles oblancéolées, minces, couvertes de poils blancs. Au reste, les différences qui existent entre ces diverses variétés sont peu importantes, et je pense que l'on peut réunir ces graines sous une même description.

Graines présentant l'aspect général des graines de Strophanthus; longueur totale : environ 0^m,090 (sur lesquels 19 appartiennent à la graine, 6 à la hampe, 25 à l'aigrette); poids moyen, 0^g,04 (sans la hampe); couleur verdâtre, argentée, avec un reflet soyeux; à la lumière, la couleur devient, au bout d'un certain temps, d'un gris jaunâtre; les graines sont diversement contournées, déprimées, présentant ordinairement une face convexe arrondie et une face plate, portant au centre une ligne saillante correspondant au raphé; le sommet est atténué, la base tronquée ou obtuse. Les poils sont nombreux, soyeux; l'aigrette terminale, blanche, très fournie de soies longues, insérées un peu obliquement et dirigées vers le sommet. Odeur particulière, vireuse; saveur excessivement amère, se développant lentement, mais très persistante.

Dans le commerce, les graines se trouvent ordinairement privées de l'aigrette.

CARACTÈRES MICROSCOPIQUES : Épisperme formé de deux tissus :

1° Couche externe constituée par des cellules assez grandes, irrégulièrement hexagonales, à parois externes et internes minces, les parois latérales seules étant épaissies et rendant ainsi ce tissu caractéristique. Ce tissu est plus ou moins plissé par la dessiccation;

2° Tissu interne formé d'un parenchyme à parois très minces, contractées, peu distinctes. Au niveau du raphé, on trouve entre ces deux couches un faisceau de vaisseaux-trachées extrêmement nombreux et très fins. Le tissu interne renferme aussi des laticifères.

L'albumen est un parenchyme d'épaisseur variable, à parois assez épaisses, renfermant des granulations et de nombreuses gouttes d'huile. Les assises inférieures sont vides, contractées, refoulées par l'embryon.

Les cotylédons forment un tissu assez régulier de cellules à parois très minces, renfermant les mêmes éléments que celles de l'albumen.

Les poils épispermiques sont monocellulaires, renflés vers le centre, pointus à l'extrémité. Aucune partie de la graine mûre ne renferme d'amidon.

Ces caractères anatomiques se retrouvent, sauf de petits détails, dans les graines de diverses provenances que j'ai examinées.

Dans les Strophanthus glabres on ne trouve que çà et là quelques poils très petits, peu visibles; les épaississements latéraux des cellules externes sont plus dilatés et plus courts, le second tégument est plus développé; dans certaines graines l'albumen est très mince, dans d'autres il est au moins aussi large que l'embryon.

Strophanthus hispidus DC. type. Cette plante, dont la précédente n'est qu'une variété, habite surtout la région du Niger, le Sierra Leone et probablement d'autres régions de l'Afrique tropicale.

Les graines diffèrent des précédentes par leur couleur d'un brun marron; les poils qui les recouvrent sont moins longs et leur donnent un aspect moins chatoyant; leur forme est plus régulière, moins déprimée; l'extrémité inférieure est pointue. L'aigrette est garnie de soies blanches plus courtes. L'odeur est moins prononcée, la saveur très amère.

Nous avons reçu de M. Schuchardt, de Görlitz, divers fruits de Strophanthus renfermant des graines très voisines des précédentes, et fournis soit par la même espèce, soit par des formes voisines.

Telles sont les graines de **Strophanthus de Baol** (Sénégal), graines longues de $0^m,080$ (graine 0,015, hampe 0,030, aigrette 0,035), ovoïdes, régulières, mais longuement atténuées au sommet, d'un brun foncé, couvertes de poils courts, peu chatoyants; l'aigrette est très développée, les soies sont insérées à angle droit sur la hampe.

Strophanthus de l'île de Los (Sierra Leone). Graines n'atteignant que $0^m,046$ de longueur totale (graine 0,008, hampe 0,023, aigrette 0,015). Diffèrent des précédentes par leur taille plus petite, les poils épispermiques plus longs, d'un brun foncé, soyeux, chatoyants, la forme brusquement atténuée à la base et au sommet.

Le **Strophanthus du Togoland** est très voisin du précédent, mais les graines sont à peu près de grandeur double.

Strophanthus du Niger. Ces graines (différentes de celles qui ont été décrites sous le même nom par Blondel) présentent des caractères assez tranchés. Leur longueur moyenne est de $0^m,050$ (graine $0^m,007$, hampe $0^m,020$, aigrette $0^m,025$). Ces graines, d'un brun foncé, couvertes de poils courts, épaissies au centre, déprimées sur les bords, dilatées brusquement au sommet, terminées en pointe courte à la base, sont cordiformes; l'aigrette est très fournie et soyeuse. Le fruit, mince, un peu falciforme, est long de $0^m,24$, très rugueux, strié, d'un brun foncé.

B. *Strophanthus glabres.*

Strophanthus glabre du Gabon (*S. du Lagos*, Schuchardt, de notre droguier). Le fruit est long d'environ $0^m,20$ sur $0^m,035$ d'épaisseur. Graines courtes (long. totale $0^m,043$: hampe $0^m,007$,

graine 0^m,015, aigrette 0^m,025), ovoïdes très allongées, d'un jaune
fauve, lisses, glabres, d'aspect cireux, marquées de très nombreuses fossettes arrondies, visibles seulement à la loupe. La
hampe est très courte, jaune; l'aigrette, blanche, très fournie, à
soies insérées à angle droit. Le funicule s'insère sur la graine
en formant une crête saillante très étroite Cette description
s'applique à nos graines du Lagos comme à celles que M. Holmes
a bien voulu nous envoyer sous le nom de S. glabre du Gabon.

L'odeur est peu marquée, la saveur très amère.

Le **Strophanthus Sourabaya**, décrit par Blondel, semble
très voisin du précédent; il provient des Indes orientales et doit
appartenir à une forme très voisine de la plante du Gabon. Nous
avons vu, du reste, que certaines espèces se trouvent à la fois en
Afrique et en Asie.

Composition : Le principe actif des Strophanthus est un glucoside difficilement cristallisable, la *strophanthine* de Fraser (isolée
en 1869, étudiée en 1887). La strophanthine est un corps se
dédoublant très facilement en glucose et en *strophanthidine*. La
strophanthine de Fraser a été isolée uniquement du S. kombe.
Le S. glabre du Gabon a été étudié d'abord par Hardy et Gallois
1877). Le corps isolé par ces chimistes avait été désigné par eux
sous le nom de *strophanthine*, mais ne présentait pas les caractères d'un glucoside. D'après Fraser, ce corps serait la *strophanthidine*, le dédoublement de la *strophanthine* s'étant opéré pendant la préparation.

Arnaud a retiré, en 1888, du S. kombe, la strophanthine pure,
blanche, cristalline; il n'a pu l'obtenir du S. hispidus type Le
même auteur a extrait du S. glabre du Gabon un glucoside particulier, différent de la strophanthine, et auquel il a donné le
nom d'*ouabaïne*, parce qu'il avait déjà isolé un corps identique
de l'ouabaïo. L'ouabaïo est un poison de flèches employé par les
Çomalis de la côte orientale d'Afrique; c'est la racine d'une autre
Apocynacée, l'Acokanthera ouabaio Arn. (variété du Carissa
Schimperi DC., d'après Baillon). L'*ouabaïne* serait donc, d'après
Arnaud, la *strophanthine* de Gallois et Hardy.

On a signalé encore dans l'aigrette des graines la présence d'un
alcaloïde, l'*inéine* (Gallois et Hardy, 1877), et, dans le S. kombe,

la présence d'un corps azoté, non toxique, qui représenterait le principe diurétique (Catillon, 1888).

Les graines de Strophanthus renferment de 20 à 55 °/₀ d'huile grasse. Cette huile, telle que nous l'avons retirée du S. kombe, est d'un vert foncé, légèrement fluorescente, très épaisse, présentant l'odeur narcotique particulière des graines; celles-ci contiennent en outre des matières gommeuses et albuminoïdes.

Substitutions et falsifications : On a signalé le mélange aux graines de Strophanthus de diverses graines étrangères.

La principale est la graine d'une autre Apocynacée, le Kickxia Africana Benth. (Holmes). Cette graine se reconnaît d'abord à ce que la hampe qui la surmonte n'est en réalité que le funicule couvert de soies dirigées vers la graine, et venant en partie recouvrir celle-ci; ensuite, en ce que, sur la coupe transversale, on voit les cotylédons repliés sur eux-mêmes et ondulés. D'après Birch, cette graine renferme un alcaloïde toxique. (T. Christy, loc. cit., t. X, pl. 7.)

D'après Blondel, on trouve aussi dans le commerce des graines de Strophanthus épuisées; celles-ci se reconnaissent à leur saveur peu marquée.

D'une façon générale, tant que les caractères et la composition des graines ne sont pas mieux établis, il est nécessaire de s'en tenir au S. kombe ou à graines verdâtres, la seule variété dont les caractères soient très connus et la composition bien étudiée.

Formes pharmaceutiques : Les graines de Strophanthus sont uniquement employées sous forme de teinture. Cette teinture se prépare, d'après la formule de Fraser, en épuisant d'abord les graines préalablement séchées par l'éther, qui enlève l'huile grasse sans dissoudre sensiblement les principes actifs. Le résidu de cette opération est alors traité par l'alcool, de façon à obtenir une teinture au $\frac{1}{20}$. Cette teinture est presque incolore, de saveur très amère. On l'emploie à la dose de 5 à 10 gouttes.

FAMILLE DES ASCLÉPIADÉES.

Les Asclépiadées sont voisines des Apocynacées, non seulement par leurs caractères botaniques, mais encore par leur composition générale. Ce sont des plantes herbacées, vivaces, parfois volubiles, plus rarement aphylles et cactiformes, ou des arbustes, très rarement des arbres; un grand nombre d'espèces renferment un latex abondant.

Les Asclépiadées sont surtout des plantes des régions chaudes; un grand nombre d'entre elles sont localisées dans l'Afrique australe; vers le nord, peu d'espèces s'étendent dans les régions tempérées de l'Europe, de l'Amérique; une seule est indigène en Belgique.

Les principes actifs des Asclépiadées se rapprochent d'une façon générale de ceux des Apocynacées; mais leur activité semble atténuée; ce sont des corps irritants, émétiques, purgatifs, parfois toniques, appartenant presque tous au groupe des glucosides et souvent contenus dans le latex.

Hemidesmus indicus R. Brown (Asclepias pseudo-sarsa Roxb., Periploca emetica Retz, P. indica Willd.). *Nannari, Nunnar* des Hindous, *Salsepareille des Indes orientales.* Arbuste sarmenteux, à feuilles dissemblables, à fleurs petites, en grappes axillaires, répandu dans toute la péninsule indienne.

Partie usitée : La racine, **Hemidesmi radix** Ph. Brit.

Caractères : Racine grêle, tortueuse, longue de $0^m,15$ à $0^m,30$, épaisse de $0^m,012$ à $0^m,015$; rugueuse, fissurée en divers sens, blanchâtre, charnue à l'intérieur. La couleur varie du brun rougeâtre au brun grisâtre; l'odeur, assez forte, rappelle celle de la coumarine; la saveur est douceâtre, puis un peu âcre. La structure de cette racine est normale; le liber, dépourvu de fibres, peu distinct, renferme des laticifères assez nombreux; le bois, qui s'étend jusqu'au centre, est formé de faisceaux séparés par des rayons médullaires étroits.

Composition : Peu connue; cette racine renferme un stéaroptène, probablement un corps du groupe de la coumarine.

Formes pharmaceutiques : La racine d'Hemidesmus, rarement prescrite en Belgique, est inscrite depuis 1864 dans la Pharmacopée Britannique; elle sert à la préparation d'un sirop et est considérée comme un succédané des salsepareilles.

Elle ressemble assez bien par son aspect extérieur à certaines salsepareilles; elle s'en distingue facilement par son odeur aromatique et surtout par sa structure anatomique, les salsepareilles étant fournies par des mono-cotylédonées et présentant par conséquent une moelle centrale et une couche protectrice distincte.

Solenostemma argel Hayne (Cynanchum argel Del., C. oleæ-folium Nectoux). Arbuste d'Égypte dont les feuilles sont mélangées au séné. (Voir p. 265.)

Calotropis procera R. Br. (C. Hamiltonii Wight, Asclepias procera W.). Arbuste commun dans une grande partie de l'Afrique et de l'Asie, dont l'écorce de la racine est employée aux Indes et rarement importée en Europe, sous le nom d'*écorce de Mudar*. On emploie de même l'écorce de la racine d'une espèce indienne voisine, le C. gigantea R. Br. (Asclepias gigantea W.). Ces écorces, peu usitées d'ailleurs en Europe, possèdent une saveur âcre et amère désagréable; leur principe actif, peu connu, semble être un principe amer, résidant surtout dans le latex. A dose élevée (3 grammes) elles sont émétiques; à dose plus faible on les emploie contre les affections de la peau.

Asclepias tuberosa L. Plante des États-Unis, vers la région orientale, dont la racine est officinale en Amérique sous le nom de *pleurisy root*. C'est une racine épaisse, fusiforme, d'un brun rouge pâle à l'extérieur, blanchâtre à l'intérieur, noueuse, irrégulière, inodore, légèrement amère et âcre. Le principe actif, peu connu, présente les caractères des glucosides.

Cette racine est employée surtout sous forme d'extrait fluide, à la dose de 1 à 4 grammes, comme sudorifique, expectorant.

On emploie de même, en Amérique, les rhizomes de l'Asclepias cor-nuti Dec. (A. syriaca L., A. apocynum Gater, A. pubescens Moench.), *Milkweed,* et ceux de l'Asclepias incarnata L. (*Swamp milkweed*), appartenant tous deux à la flore des États-Unis.

Vincetoxicum officinale Moench. (Cynanchum vincetoxicum Pers., Asclepias alba Mill., A. vincetoxicum L., V. vulgare Schult.). *Dompte-venin.* Plante vivace, herbacée, assez commune en Belgique, surtout dans la zone calcareuse. Les feuilles sont opposées, les inférieures et les moyennes cordiformes allongées, les supérieures lancéolées; fleurs blanches en cymes axillaires; fruits : follicules renflés, coniques au sommet, renfermant des graines munies d'aigrettes soyeuses.

On employait autrefois fréquemment le rhizome et les racines de cette plante, à laquelle, comme l'indique son nom vulgaire, on attribuait des pro-priétés dépuratives énergiques. On a isolé du rhizome un principe particulier, la *vincétoxine* (Tanret, 1885).

Les parties souterraines du dompte-venin ont été employées pour falsifier la racine de polygala.

Gonolobus condurango Triana. Grande liane ligneuse, originaire de l'Équateur, dont l'écorce a été importée comme spécifique du cancer, mais n'est plus aujourd'hui considérée que comme un tonique.

Écorce en fragments de volume variable, roulés; d'un brun grisâtre à l'extérieur, d'un brun pâle à l'intérieur; cassure légèrement fibreuse dans les parties internes du liber; odeur nulle, saveur particulière, âcre et légèrement amère.

Composition : Peu connue; d'après Vulpius, cette écorce renferme des principes voisins de la vincétoxine; d'après Kobert (1889) elle contient une résine et des glucosides dont le principal, la *condurangine,* est toxique à doses faibles.

On prescrit assez fréquemment aujourd'hui la teinture de condurango.

FAMILLE DES LOGANIACÉES.

Les Loganiacées sont des plantes de port variable, à feuilles opposées, à suc aqueux, habitant principalement les régions tropicales; quelques espèces s'étendent dans les parties tempérées de l'Amérique septentrionale et dans les régions australes de l'Afrique et de l'Océanie.

C'est un groupe peu naturel, renfermant des espèces très différentes, surtout quant à leur composition. Les principes actifs des Loganiacées sont tantôt des convulsivants énergiques (strychnine, brucine), tantôt des paralysants (curarine), des sédatifs (gelsemine), des stupéfiants (spigéline). D'une façon générale et à titres divers, les Loganiacées sont des plantes très actives, presque toujours toxiques. Dans quelques espèces seulement, les principes actifs se diluent ou disparaissent, et les plantes qui les renferment sont simplement toniques, amères ou même dépourvues de toute propriété. Ces phénomènes, absolument contraires à la loi de Linné, se présentent dans des formes très voisines, appartenant au même genre (Strychnos).

DISTRIBUTION GÉOGRAPHIQUE DES LOGANIACÉES OFFICINALES.

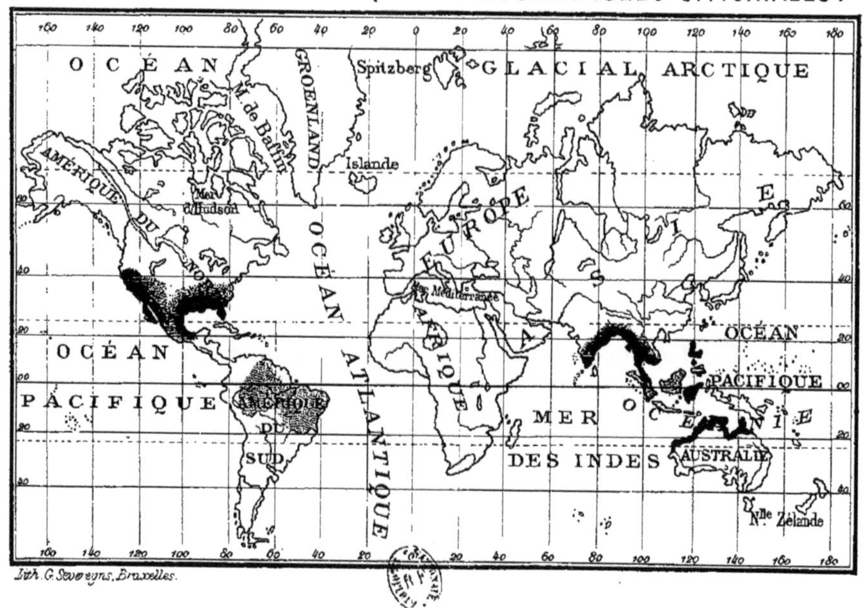

Lith. G. Severeyns, Bruxelles.

Espèces officinales en Belgique.

GELSEMIUM SEMPERVIRENS Ait.

(G. nitidum Michx , G. lucidum Poir., Bignonia sempervirens L.,
Lisianthus sempervirens Mill., Anonymus sempervirens Walt.)
Yellow Jasmine, Jasmin jaune ou de la Caroline.

Patrie : Arbuste grimpant, à feuilles persistantes, à fleurs
jaunes, odorantes, croissant dans les États méridionaux des États-
Unis, rarement cultivé en Europe comme plante d'ornement.

Parties usitées : Les racines mélangées des rhizomes, **Radix
gelsemii** Ph. B.

Caractères : Racines cylindriques, d'un brun jaunâtre ou
grisâtre à l'extérieur, épaisses de $0^m,005$ à $0^m,03$, de longueur
variable, souvent tordues et repliées; la cassure est fibreuse,
jaunâtre; les radicelles sont peu nombreuses.

Les rhizomes sont plus droits, munis d'une moelle centrale
assez large.

Sur la coupe transversale de la racine, on remarque les faisceaux ligneux munis de larges vaisseaux apparaissant sous forme
de pores s'étendant jusqu'au centre et séparés par de larges rayons
médullaires; dans le parenchyme, on observe des cristaux d'oxalate calcique et des grains d'amidon globuleux, très petits.

L'odeur est aromatique, très forte dans la racine fraîche, peu
sensible dans la racine sèche, rappelant celle du Polygala
senega; la saveur, amère, surtout dans la partie corticale. On
trouve fréquemment dans le produit commercial des fragments
de tiges aériennes, reconnaissables à leur couleur violacée, leur
aspect lisse, leur moelle très large, leur saveur nulle ou peu
marquée.

Composition : Les parties souterraines du Gelsemium renferment la *gelsemine* (Thomson, 1887), alcaloïde cristallin; la *gelse-
minine,* du même auteur, alcaloïde amorphe moins connu; *l'acide
gelseminique* (Wormley, 1882), peut-être identique à l'esculine
(Dragendorff). Elles contiennent en outre une essence, de l'amidon,
une résine.

Formes pharmaceutiques : Le Gelsemium s'emploie sous forme de *teinture*, d'*extrait alcoolique* et de *poudre*. C'est un médicament dangereux, qu'il faut manier avec une grande prudence. Doses maxima pour la teinture au $^1/_{10}$: en une fois, 0^g,25; pour 24 heures, 1 gramme. (Ces doses sont indiquées par la Pharmacopée Hollandaise de 1889; elles doivent être diminuées de moitié pour notre teinture, qui est à $^2/_{10}$.)

SPIGELIA ANTHELMIA L.

Spigélie, Brinvillère.

Patrie : Brésil, Guyane.

Caractères : Plante annuelle; racines fibreuses; tiges hautes de 0^m,40 environ, rondes, fistuleuses; feuilles peu nombreuses, sessiles, mais atténuées à la base, les inférieures opposées, les supérieures verticillées par quatre; les fleurs petites, d'un blanc pourpré, en grappes unilatérales, à corolle tubulée, étroite. Les fruits sont des capsules sèches, déhiscentes, renfermant des graines anguleuses.

La plante a une odeur particulière, une saveur désagréable, âcre et amère.

Parties usitées : Toute la plante, **Herba spigeliæ** Ph. B.

Substitution : Le S. anthelmia est inscrit dans notre Pharmacopée comme dans le Codex Français, mais la plante que l'on emploie, la seule qui se vende dans le commerce sous le nom de spigélie, est le Spigelia Marilandica L. (S. lonicera Mill., Lonicera marilandica L.) *Indian Pink, Spigélie du Maryland,* originaire des parties méridionales des États-Unis, rarement cultivée en Europe.

Caractères : Plante vivace; rhizome horizontal, d'environ 0^m,05 de longueur et 0^m,003 d'épaisseur, souvent rameux, d'un gris brunâtre ou violacé; surface externe portant des dépressions en cupules représentant les points d'insertion des tiges annuelles; face inférieure portant des racines nombreuses, longues de 0^m,10 environ, grêles, entremêlées; tiges dressées, tétragones, de 0^m,40

dc hauteur environ ; feuilles toutes opposées, glabres ou légèrement pubescentes sur les nervures, sessiles, ovales, acuminées ;
fleurs très élégantes, en grappe terminale, corolle cinq fois plus
longue que le calice, infundibuliforme, rouge vif au dehors, jaune
orangé à l'intérieur ; fruit : capsule globuleuse, biloculaire, déhiscente, renfermant des graines nombreuses.

Le rhizome et les racines sont seuls employés en Amérique.
En Belgique, on emploie la plante entière, recueillie à la maturité
des fruits.

Composition : La spigélie renferme un alcaloïde volatil, la *spigéline* (W. L. Dudley), un principe amer, des traces d'essence et
de résine, du tannin. Ces principes sont plus abondants dans les
parties souterraines de la plante.

Formes pharmaceutiques : La spigélie s'emploie surtout en infusion comme vermifuge, à la dose de 1 à 4 grammes ; c'est un
médicament dangereux, dont les propriétés se rapprochent de
celles du Gelsemium. La spigélie anthelmintique est plus active
que celle du Maryland.

STRYCHNOS NUX VOMICA L.

(S. colubrina Wight., S. lucida R. Br., S. ligustrina Bl.?)
Kuchila, Caniram vomiquier, Vomiquier.

Patrie : Indes orientales, régions méridionales de l'Hindoustan,
Ceylan, Burmah, Cochinchine, îles Malaises, Australie septentrionale.

Le vomiquier est un arbre de taille moyenne ; tronc court, gros ;
écorce grisâtre, tuberculeuse dans les parties jeunes, épaisse, de
couleur de rouille sur les branches âgées ; feuilles opposées, ovales
arrondies, à nervures latérales curvilignes ; fleurs blanches, petites,
en cymes terminales ; fruits bacciformes, globuleux, de 0^m,03 à
0^m,06 de diamètre ; épicarpe dur, épais, d'un jaune orangé ; mésocarpe pulpeux, visqueux, renfermant de 1 à 5 graines.

Toutes les parties de la plante possèdent une saveur très amère ;
la pulpe du fruit, que l'on a considérée longtemps comme étant
inoffensive et comme servant de nourriture à certains oiseaux,

est toxique, très amère, et renferme les alcaloïdes des autres
organes de la plante.

Partie usitée : La graine, **Nux vomica** Ph. B. *Nux metella,*
des anciens auteurs. Noix vomique.

Caractères : Graines orbiculaires aplaties, d'un gris jaunâtre
ou verdâtre, chatoyantes, ayant en moyenne $0^m,025$ de diamètre,
recouvertes de poils couchés, rayonnant sur chaque face du centre
vers la circonférence. La face ventrale (base) est légèrement convexe et porte au centre une protubérance (hile) d'où part une
ligne saillante, peu marquée (raphé), qui va, suivant un rayon,
aboutir à une légère saillie (micropyle) de la circonférence. La
face dorsale (sommet) est légèrement concave. Sous les téguments
se trouve un albumen blanc, épais, corné, translucide, très dur,
présentant au centre une cavité dans laquelle est logé l'embryon;
celui-ci, long d'environ $0^m,008$, est formé d'une radicule claviforme, dont la base correspond à la saillie du micropyle et de
deux cotylédons cordiformes, marqués de 7 nervures curvilignes
et dirigés vers le centre de la graine.

La noix vomique est inodore, mais elle possède une saveur
très amère, persistante.

Caractères microscopiques : Poils épispermiques courts et
dressés au centre de chaque face de la graine, longs et couchés
partout ailleurs. Ces poils sont formés d'une base dressée, épaisse,
striée, se prolongeant sous un angle variable en un poil déprimé
latéralement, muni de nervures épaissies, suivant lesquelles le
poil se brise aisément; l'extrémité est obtuse, arrondie. Ces poils,
qui constituent le caractère le plus important de la graine, reposent sur un tissu brunâtre, peu distinct, formé de cellules aplaties,
contractées. L'albumen est constitué par un parenchyme formé
de cellules à parois très épaissies, sauf dans les assises extérieures. Le contenu est granuleux; tous les tissus sont dépourvus
d'amidon.

L'iodure ioduré de potassium donne, dans les cellules de
l'albumen, un précipité brun-marron. La solution d'oxyde de
cérium dans l'acide sulfurique en excès détermine une coloration
violette, passant rapidement au rouge (strychnine).

Composition : La noix vomique renferme de 2,7 à 5,9 %, d'alcaloïdes. Ces alcaloïdes sont : la *strychnine* (Pelletier et Caventou, 1819), la *brucine* (découverte par les mêmes auteurs, en 1818, dans l'écorce du vomiquier, vendue sous le nom d'angusture, et que l'on attribuait alors à un Brucea) et l'*igasurine* (Desnoix, 1855), laquelle est peu connue et semble n'être que de la brucine impure. Ces alcaloïdes sont unis à un acide particulier, l'*acide igasurique*, cristallin, se colorant en vert foncé par les sels ferriques. La noix vomique contient en outre un glucoside, la *loganine* (Wyndham R. Dunstan et W. Short, 1883), susceptible de se dédoubler en sucre et en *loganétine*, une proportion variable (2,5 à 4,14 %,) d'une graisse solide, butyreuse, odorante, en partie soluble dans l'alcool, du mucilage, de la glucose et des matières protéiques; cendres : 1 à 1,5 %. La proportion des alcaloïdes est très variable; elle paraît être en raison directe du volume des graines et en raison inverse de leur nombre dans le fruit. D'après W. R. Dunstan et F. W. Short (Ph. Journ., 3e sér., XIII), les graines de Bombay sont les plus riches (graines anciennes, 3,46 %; fraîches, 3,90 %); viennent ensuite les Cochin (anciennes, 3,04 %; fraîches, 3,60 %); puis les Madras (anciennes, 2,74 %; fraîches, 3,15 %). Dans ce mélange d'alcaloïdes, la strychnine ne dépasse généralement pas 0,50 %, et la brucine varie de 0,50 à 1 %. Vu la grande variabilité de ces proportions et l'activité redoutable de ces principes actifs, il serait à désirer que, suivant l'exemple de la Pharmacopée Britannique, les préparations de noix vomique fussent titrées.

Formes pharmaceutiques : La noix vomique s'emploie sous forme de *poudre*, obtenue en râpant d'abord les graines (doses maxima, 0^g,10 en une fois, 0^g,20 pour 24 heures), de *teinture* (doses maxima, 0^g,50 et 1 gramme), d'*extrait alcoolique* (doses maxima, 0^g,05 et 0^g,15). La strychnine s'emploie aux doses maxima de 0^g,01 et 0^g,02; le sulfate de strychnine, aux mêmes doses.

L'extrait de la Pharmacopée Britannique contient 15 % d'alcaloïdes; la teinture, 0^g,0648 (1 grain) par 28,39^{cc} (1 once fluide).

L'écorce du vomiquier a été, vers 1804, substituée à l'écorce d'angusture. (Voir p. 188.)

La brucine est employée comme réactif de l'acide nitrique.

STRYCHNOS IGNATII Berg.

(Ignatia amara L., Ignatiana philippinica Lour.,
Strychnos philippensis Blanco, Caniram de St-Ignaco Pet. Th.) *Igasur.*

PATRIE : Iles Philippines; introduit et cultivé en Cochinchine.
C'est une grande liane, à tiges ligneuses, à feuilles opposées, à
fleurs blanches, en grappe. Le fruit est une grosse baie, ovoïde
ou globuleuse, renfermant, sous un épicarpe dur, dans une pulpe
charnue, 10 à 20 graines.

PARTIE USITÉE : La graine, **Faba Sancti Ignatii** Ph. B. Fève
de St-Ignace.

CARACTÈRES : Graines ovoïdes, anguleuses, longues d'environ
0^m,025, d'un brun grisâtre. Ces graines présentent ordinairement
une face arrondie, régulière, convexe; l'autre côté étant formé de
plans irrégulièrement disposés et séparés par des angles plus ou
moins obtus. La surface est lisse ou légèrement granuleuse, présentant çà et là, surtout dans les parties rentrantes, des plaques
de poils soyeux. Dans les graines fraîches, ces poils recouvrent
toute la surface de la graine, comme dans la noix vomique, mais
ils sont beaucoup plus fragiles et manquent parfois complètement
dans les graines du commerce.

Le hile forme une dépression à l'une des extrémités de la
graine. L'albumen est dur, corné, comme celui de la noix vomique,
brunâtre, translucide. L'odeur est nulle, la saveur très amère.

Les caractères microscopiques sont semblables à ceux de la
noix vomique. Dans la plupart des graines, on ne trouve plus
d'épisperme; l'albumen présente des cellules cubiques, irrégulières, très épaissies, à contenu granuleux, donnant nettement
les réactions micro-chimiques indiquées pour la noix vomique.
L'embryon est muni d'une radicule plus développée, les feuilles
cotylédonaires sont plus allongées.

COMPOSITION : La fève de St-Ignace renferme les mêmes principes actifs que la noix vomique, mais contient généralement une
proportion plus forte de strychnine (0,5 à 1,5 °/$_o$). C'est dans cette
graine que fut découverte la strychnine.

Formes pharmaceutiques : La fève de Sᵗ-Ignace n'entre que dans une seule préparation : les *gouttes amères de Baumé* (doses maxima : 0ᵍ,15 en une fois; 0ᵍ,30 en 24 heures). On prescrit rarement la poudre (doses : 0ᵍ,10 et 0ᵍ,20). Lorsque ces graines sont abondantes dans le commerce, on les emploie avantageusement pour la préparation de la strychnine.

Espèces non officinales en Belgique.

Curare (*Urari, Ourari, Woorali*). Extrait sec, préparé par différentes peuplades de l'Amérique du Sud et employé comme poison de flèches. Le curare se présente sous forme d'une masse ordinairement sèche, cassante, grumeleuse, d'un brun noirâtre, inodore, de saveur très amère, en grande partie soluble dans l'eau (75 %). Il est contenu dans de petits pots de terre, fermés au moyen d'une feuille de palmier, ou dans des calebasses, ou plus rarement dans un entre-nœud de bambou.

La préparation du curare a été surtout étudiée par le Dʳ Crévaux, mort victime de son dévouement à la science, assassiné par les Tobas, dans le Paraguay, sur les rives du Pilcomayo, en 1882.

L'origine botanique de cet intéressant produit a été établie par G. Planchon, en partie d'après les précieux matériaux rapportés par Crévaux (Journ. de Ph. et de Ch., 5ᵉ sér., t. 1).

D'une façon générale, le curare est obtenu en évaporant en consistance d'extrait ferme une décoction dans laquelle entrent différents végétaux, dont le plus actif est toujours un Strychnos. On supposait autrefois que le venin de différents serpents ou d'insectes venimeux était ajouté à cette préparation, mais il semble prouvé aujourd'hui que c'est un produit d'origine purement végétale.

Les Strychnos servant à cette préparation sont surtout les espèces suivantes :

S. Castelneæ Benth. Liane très répandue dans la vallée de l'Amazone, servant surtout à la préparation du curare du Haut-Amazone, concurremment avec des Pripéracées, des Aristolochiacées, des Aroïdées (Dieffenbachia).

S. Crevauxii G. Pl. Entrant dans la composition du curare de la Guyane française.

S. toxifera Benth., **S. cogens** Benth. Curare de la Guyane anglaise et d'autres espèces voisines, le S. curare H. Bn. (Rouhamon curare DC.), notamment, peu connues au point de vue botanique.

Composition : Le curare doit ses propriétés spéciales particulièrement à la *curarine* (Boussaingault et Roulin, 1822), alcaloïde difficilement cristallin, formant avec les acides des sels définis. Il renferme un autre alcaloïde moins connu, la *curine* (Böhme).

Le curare est très rarement employé en médecine, sous forme d'injections hypodermiques, à la dose de 0g,01. Pris par la bouche, il est peu actif et ne détermine d'accidents qu'à doses élevées. Il est très employé dans les laboratoires de physiologie.

Strychnos potatorum L. (S. tettankotta Retz, Caniram tettankotta Pet. Th.). Les graines de cet arbre, originaire des Indes orientales, présentent les caractères généraux des noix vomiques ; comme elles, ce sont des graines orbiculaires, couvertes de poils couchés, soyeux. Elles s'en distinguent facilement par leur diamètre beaucoup plus petit (environ $0^m,01$), leur forme moins aplatie et surtout par leur saveur mucilagineuse, dépourvue de toute amertume.

Ces graines n'ont pas d'usages pharmaceutiques ; elles sont complètement dépourvues des principes redoutables qui caractérisent les différents Strychnos et sont employées aux Indes orientales, à cause du mucilage qu'elles fournissent, pour clarifier les boissons ; c'est une remarquable exception à la loi de Linné. D'autres Strychnos, du reste, sont également privés de principes toxiques : ainsi l'on emploie au Brésil l'écorce du S. pseudoquina A. St-H., sous le nom de quina do Campo, comme tonique et fébrifuge ; cette écorce, bien que ne renfermant ni strychnine, ni brucine, donne, par l'acide nitrique, la coloration rouge à la face interne et verte à la face externe de l'écorce du vomiquier, preuve certaine que la coloration rouge n'est pas due à la brucine.

FAMILLE DES GENTIANÉES.

Les Gentianées sont des plantes presque toujours herbacées, glabres, à suc aqueux et amer. Elles appartiennent surtout à la flore des régions tempérées et surtout montagneuses du monde entier; quelques espèces habitent les zones alpines ou arctiques.

Par leur composition, comme par leurs caractères botaniques, les Gentianées forment un groupe homogène et naturel.

Un grand nombre d'espèces renferment des principes amers, répandus dans tous les organes, souvent localisés plutôt dans les racines. Le tannin manque ou est très peu abondant; les racines ne contiennent généralement pas d'amidon. Aucune Gentianée connue n'est toxique.

Espèces officinales en Belgique.

ERYTHRÆA CENTAURIUM Pers.

(Gentiana centaurium L., G. Gerardi Schmidt, Centaurium vulgare Rafn., Hippocentaurea centaurium Schult., Chironia centaurium Sm., Chironia erythraea Schousb.)
Petite centaurée.

Patrie : Plante indigène, assez commune dans les clairières, les pelouses sèches; répandue dans toute l'Europe et l'Afrique septentrionale.

Caractères : Plante annuelle ou bisannuelle, haute de 0^m,50 environ; racine pivotante, courte, ramifiée; tiges quadrangulaires, dressées, rameuses, dichotomes vers le sommet; feuilles radicales en rosette, à nervures curvilignes; feuilles caulinaires opposées, sessiles, ovales aiguës, linéaires, glabres; fleurs en cymes terminales dichotomes, compactes; calice à 5 divisions, corolle infundibuliforme, d'un beau rose, décolorée au niveau du tube;

étamines 5, se tordant après l'émission du pollen; fruit : capsule étroite, déhiscente, renfermant des graines petites, réticulées.

La petite centaurée fleurit en Belgique de juillet à septembre; toutes les parties de la plante possèdent une saveur amère.

PARTIE USITÉE : L'herbe fleurie, **Herba centaurii minoris** Ph. B. Cette herbe doit être récoltée au commencement de la floraison, desséchée à l'abri de la lumière et conservée en lieu sec; elle se reconnaît facilement aux caractères exposés plus haut, ainsi qu'à sa saveur amère. L'odeur, peu marquée, se développe seulement dans l'eau chaude.

COMPOSITION : Le principe actif est un corps amer, extractiforme, inconnu à l'état de pureté; la plante renferme en outre l'*érythro-centaurine* (Mehu, 1872), corps insipide, cristallin, prenant une coloration rouge à la lumière.

FORMES PHARMACEUTIQUES : La petite centaurée s'emploie fréquemment en infusion, en *extrait aqueux;* elle entre dans les *espèces amères;* l'extrait, dans le *vin amer* et le *vin amer alcalin.* L'herbe de petite centaurée fait partie de la teinture amère (Ph. Germ.).

<h2 style="text-align:center">GENTIANA LUTEA L.</h2>

(Swertia lutea Vest., Asterias lutea Borekh.)
Gentiane jaune, Grande Gentiane.

PATRIE : Régions montagneuses de l'Europe centrale et méridionale, non indigène.

CARACTÈRES : Plante vivace; racine longue, cylindrique, se ramifiant au sommet en une souche munie de bourgeons écailleux; tige dressée, haute d'environ 1 mètre, non ramifiée, épaisse, cylindrique; feuilles opposées, en rosette à la base, sessiles, ovales cordiformes, engainantes, munies de nervures curvilignes. Les feuilles supérieures se transforment en bractées à l'aisselle desquelles sont disposées les fleurs. Inflorescence fasciculée, formant un groupe serré; fleurs jaunes, pédicellées; calice membraneux, spathiforme; corolle jaune, très profondément divisée en 5-7-9 lobes étroits; étamines 5; fruit capsulaire, ovoïde, déhiscent, renfermant des graines nombreuses, ailées.

PARTIE USITÉE : La racine, **Radix gentianæ** Ph. B.

CARACTÈRES : Racine cylindrique, épaisse de $0^m,005$ à $0^m,030$, longue, ramifiée, surtout vers le collet, dont les divisions sont terminées ordinairement par des bourgeons. Dans le commerce, la racine de gentiane se présente en fragments de longueur variable, d'un brun clair, fortement ridés dans le sens longitudinal, spongieux, flexibles; section d'un brun pâle, irrégulièrement rayonnée; odeur peu marquée, mais devenant sensible à chaud; saveur très amère.

La structure de cette racine est peu caractéristique; le bois et le liber sont dépourvus de fibres; les cellules ne renferment ni cristaux, ni amidon; les réactions du tannin sont également négatives.

COMPOSITION : Le principe amer de la gentiane fut isolé d'abord à l'état impur par différents chimistes, sous le nom de *gentianin*, puis obtenu à l'état de pureté, sous le nom de *gentiopicrine*, par Kromayer (1862). Ce corps est un glucoside cristallin, se dédoublant, par l'acide chlorhydrique dilué et bouillant, en glucose et en un corps amorphe, la *gentiogénine*. La racine renferme en outre la *gentisine* (*acide gentianique, acide gentisique*), (Hlasiwetz et Habermann, 1875), corps acide, cristallin, non amer; environ 14 % de *gentianose*, sucre ne réduisant pas la liqueur de Fehling, mais directement fermentescible, de la pectine, une huile grasse et environ 8 % de matières minérales.

FORMES PHARMACEUTIQUES : La gentiane s'emploie en poudre, en infusion, en *teinture alcoolique*, en *vin*, en *sirop*, en *extrait aqueux*; elle entre dans la *teinture de Whytt*, l'*élixir de Stoughton*, la *teinture d'aloès composée*; on prescrit fréquemment l'infusion de gentiane composée, Ph. Brit. La racine de gentiane sert à la préparation de liqueurs de table; son infusion, grâce à la grande quantité de sucre qu'elle renferme, est susceptible de fermenter et de fournir une assez forte proportion d'alcool.

SUBSTITUTIONS : On substitue parfois à la gentiane officinale les racines d'espèces voisines : G. punctata L., G. purpurea L., G. pannonica Scop. Ces racines sont difficiles à distinguer de celles de l'espèce officinale et présentent les mêmes propriétés. La Pharmacopée Germanique les considère comme pouvant être employées au même titre que la racine de G. lutea.

MENYANTHES TRIFOLIATA L.

Trèfle d'eau.

PATRIE : Plante indigène, assez répandue dans les prairies humides, les ruisseaux, les tourbières; elle se rencontre dans la plus grande partie de l'Europe, de l'Asie septentrionale et de l'Amérique septentrionale.

CARACTÈRES : Plante aquatique vivace; rhizome assez épais, oblique, marqué de cicatrices semi-annulaires provenant de la chute des feuilles, spongieux, portant des racines simples; feuilles assez grandes, portées sur un pétiole dilaté à la base, amplexi-caule, trifoliées, à segments oblongs, obtus au sommet, longs de $0^m,05$ environ, à limbe assez épais, glabre, d'un vert foncé; fleurs en grappes simples, longuement pédonculées, axillaires; corolle d'un blanc rosé, infundibuliforme, à divisions chargées à la face interne de fines lanières filiformes; étamines 5; fruit capsulaire, à valves médio-séminifères, uniloculaire. Graines petites, lisses, comprimées. Les feuilles et les rhizomes possèdent une saveur amère. La plante fleurit en Belgique en mai-juin.

PARTIE USITÉE : L'herbe, **Herba trifolii fibrini** Ph. B.

COMPOSITION : Le principe actif est un glucoside, la *ményanthine* (Brandes, Kromayer, Nativelle), corps cristallin se dédoublant en glucose et en *ményanthol*, liquide volatil possédant une odeur aromatique que l'on a comparée à celle de l'essence d'amandes amères. Les feuilles et le rhizome renferment en outre du mucilage, de l'albumine, du sucre, etc.

FORMES PHARMACEUTIQUES : L'herbe de trèfle d'eau s'emploie rarement en infusion; on prescrit également l'extrait aqueux (Ph. Germ.).

Espèces non officinales en Belgique.

Sabbatia angularis Pursh. (Chironia angularis L.). Plante originaire de l'Amérique septentrionale, très voisine de notre petite centaurée. On a importé récemment l'herbe fleurie de cette espèce, qui jouit des propriétés de la petite centaurée et s'emploie comme elle sous forme d'infusion, comme fébrifuge. On emploie de même, aux États-Unis, le Sabbatia Elliottii Steud. (*quinine flower*) et le S. paniculata Pursh. (Chironia paniculata Michx., Swertia difformis L.).

Swertia chirata Wallich. (Gentiana chirayta Roxb., G. floribunda Don., Ophelia chirata Griseb., Agathotes chirayta Don.). *Chiráyata* des Hindous, *Chirata* ou *Chiretta*. Plante annuelle, originaire des montagnes du nord de l'Inde, du Népaul.

CARACTÈRES : Tige cylindrique, insérée un peu obliquement sur le collet légèrement renflé, haute d'environ 1 mètre, ronde à la base, légèrement anguleuse vers le haut, se ramifiant vers le sommet, à moelle centrale épaisse; feuilles opposées, sessiles, lancéolées ou ovales, à nervures parallèles; fleurs en cymes terminales lâches; calice à 4 divisions; corolle jaune, profondément divisée en 4 lobes; étamines 4, portant 2 nectaires à la base; ovaire uniloculaire, surmonté de 2 stigmates; fruit capsulaire, uniloculaire, bivalve; graines très petites, anguleuses.

PARTIE USITÉE : La plante entière, récoltée un peu après la floraison (Pharmacopée Britannique). Cette herbe est inodore et possède une saveur très amère.

COMPOSITION : La chirette renferme deux principes actifs : l'*acide ophélique*, principe neutre, amorphe, très amer (Ludwig et Hohn, 1869), et la *chiratine*, isolée par les mêmes chimistes, glucoside cristallin, susceptible de se dédoubler en sucre et en *chiratogénine*.

FORMES PHARMACEUTIQUES : On prescrit rarement en Belgique l'infusion et la teinture de chirette (Ph. Britannique).

Frasera Waltheri Michx. (F. caroliniensis Gmel.). *American columbo.* Plante bisannuelle, originaire des États du centre et du sud de l'Amérique du Nord. La racine est employée aux États-Unis comme tonique amer; on l'importe ordinairement coupée longitudinalement; c'est une racine ressemblant à la gentiane, d'un brun jaunâtre ou orangé à l'extérieur, plus pâle à l'intérieur, spongieuse, d'une saveur douceâtre, puis très amère. Sa composition, peu connue d'ailleurs, semble être très voisine de celle de la gentiane.

La racine de Frasera, coupée en rondelles, a été substituée dans le temps à la racine de Colombo; elle s'en distingue facilement par l'absence d'amidon dans les tissus.

FAMILLE DES BORAGINÉES.

Plantes herbacées ou ligneuses, couvertes de poils rudes, d'où le nom d'Aspérifoliées que leur donnaient les anciens botanistes.

Les Boraginées ont une aire de dispersion très étendue; certaines tribus (Cordiées, Héliotropiées, etc.) sont surtout tropicales. Les Boraginées sont abondantes surtout dans les régions méditerranéennes orientales; un assez grand nombre d'espèces sont indigènes ou naturalisées en Belgique.

Au point de vue de leur composition, les Boraginées, très voisines les unes des autres, sont des plantes peu actives, renfermant du mucilage, de faibles proportions de tannin, souvent aussi des sels minéraux, parmi lesquels surtout le nitrate potassique. Aucune d'elles n'est toxique.

Espèces officinales en Belgique.

CYNOGLOSSUM OFFICINALE L.

(C. angustifolium Hort., C. bicolor W.) *Cynoglosse.*

PATRIE : Plante indigène, assez commune, surtout dans les terrains calcaires, répandue dans toutes les régions tempérées de l'Europe, la Sibérie, l'Amérique du Nord.

CARACTÈRES : Plante bisannuelle; racine pivotante, fusiforme; tiges florales dressées, de $0^m,50$ à $0^m,60$; feuilles épaisses, pubescentes sur les deux faces, les radicales lancéolées, pétiolées, les supérieures sessiles, étroites; fleurs en cymes scorpioïdes; calice profondément divisé en 5 lobes; corolle hypocratériforme, à tube court, divisé en 5 pétales obtus, d'un rouge sale, brunâtre, portant à la gorge 5 écailles convexes à leur face supérieure; étamines 5, incluses; fruit : 4 nucules déprimés, insérés obliquement, recouverts de pointes rudes, monospermes. La plante fleurit en Belgique de mai à juillet.

PARTIE USITÉE : La racine, **Radix cynoglossi** Ph. B.

Caractères : Racine fusiforme, rarement divisée, épaisse de 0^m,01 à 0^m,05 vers le sommet, d'un brun foncé, brune à l'intérieur, hygroscopique, restant souple et difficile à pulvériser après sa dessiccation. Odeur assez forte, particulière, un peu vireuse; saveur fade, mucilagineuse.

Composition : Peu connue; cette racine contient du mucilage, du tannin, une résine et d'autres principes inertes.

Formes pharmaceutiques : Les anciens considéraient la racine de cynoglosse comme un médicament narcotique, à cause de son odeur vireuse. C'est ainsi qu'elle entrait dans certaines préparations narcotiques avec d'autres médicaments actifs; elle fait encore partie des *pilules de cynoglosse*, lesquelles doivent en réalité leur activité à l'opium et aux semences de jusquiame. On prescrit très rarement la poudre et la décoction de cynoglosse.

SYMPHYTUM OFFICINALE L.

(S. album Hort., S. Bohemicum Schm.) *Grande consoude.*

Patrie : Plante indigène, commune dans les prairies, au bord des eaux, répandue dans toute l'Europe.

Caractères : Plante vivace; tiges dressées, de 0^m,60 à 1 mètre; feuilles grandes, ovales ou lancéolées, décurrentes, hispides; fleurs en grappes scorpioïdes, axillaires ou terminales; calice à 5 dents; corolle violette, blanche ou rosée, suivant les variétés, tubuleuse, à limbe campanulé, portant à la gorge 5 appendices lancéolés, subulés, connivents; étamines 5, incluses; fruit formé de 4 nucules lisses, luisants.

Partie usitée : La racine, **Radix symphyti** Ph. B.

Caractères : Racine pivotante, ordinairement simple, ridée par la dessiccation, noirâtre au dehors, blanche à l'intérieur, épaisse de 0^m,01 à 0^m,02, cassante, inodore, mucilagineuse, fade, légèrement astringente.

La structure est régulière, les cellules du parenchyme renferment beaucoup de fécule.

COMPOSITION : Mucilage abondant, faible proportion de tannin, colorant les sels ferriques en gris noirâtre, sucre, amidon, faible proportion d'asparagine.

FORMES PHARMACEUTIQUES : La racine de consoude est rarement prescrite sous forme de décoction. Le sirop de consoude est officinal en France; la consoude entrait autrefois dans un grand nombre de préparations complexes, notamment dans le sirop de Fernel, l'onguent vert, le baume de Schauer, etc.

BORAGO OFFICINALIS L.

Bourrache officinale.

PATRIE : Plante annuelle, originaire de l'Orient; parfois subspontanée et fréquemment cultivée en Belgique.

CARACTÈRES: Tige dressée, de 0ᵐ,50 à 0ᵐ,60 de hauteur, hérissée, comme toutes les parties de la plante, de poils blancs, rudes; feuilles alternes, sessiles dans les parties supérieures, pétiolées vers la base de la tige, assez grandes, ovales arrondies, hispides, à nervures très proéminentes vers la face inférieure, nombreuses, donnant au limbe un aspect gaufré; fleurs en cymes terminales scorpioïdes; calice très profondément divisé, à 5 sépales presque libres; corolle d'un beau bleu, rarement blanche dans une variété de culture, rotacée, à divisions acuminées, étalées, portant à la gorge 5 écailles échancrées au sommet; étamines 5, à anthères noires, dressées, rapprochées en cône, à filet court, portant un appendice linéaire dressé; fruit : nucules tuberculeux, entourés du calice persistant.

PARTIES USITÉES : L'herbe fleurie, **Herba borraginis** Ph. B., et les fleurs isolées, **Flores borraginis** Ph. B. Les fleurs perdent rapidement leur couleur bleue, à moins qu'elles ne soient conservées dans des dessiccateurs.

COMPOSITION : La bourrache ne contient aucun principe actif; elle doit ses propriétés à du mucilage, à du tannin et à des sels, parmi lesquels l'azotate potassique.

Formes pharmaceutiques : La bourrache ne s'emploie guère qu'en infusion; l'herbe fleurie entre dans la formule du *sirop de salsepareille composé.*

Substitution : On a, dit-on, substitué aux fleurs de bourrache les fleurs de l'Echium vulgare L., ou *Vipérine,* plante indigène, commune dans la zone calcareuse. Ces fleurs se reconnaissent aisément à leur corolle infundibuliforme, à divisions inégales, obliques, sans appendice à la gorge et munies d'étamines plus longues que la corolle. Elles conservent mieux que la bourrache leur coloration bleue.

Espèces non officinales en Belgique.

Pulmonaria officinalis L. (P. maculosa Dietr.). *Pulmonaire.* Plante indigène rare, parfois subspontanée dans les bois. Plante vivace, feuilles radicales ovales très atténuées au sommet, cordiformes à la base, ordinairement maculées de taches blanches, hispides; fleurs en cymes scorpioïdes, courtes, terminales; calice accrescent, à 5 lobes courts; corolle infundibuliforme, étalée au sommet, à 5 lobes obtus, bleue ou violacée, rarement blanche; fruit formé de 4 nucules luisants.

La pulmonaire était employée jadis, en vertu de la théorie de la signature, contre les affections pulmonaires, les taches blanches des feuilles rappelant l'aspect d'un poumon tuberculeux. C'est un médicament inerte, ne renfermant qu'un peu de tannin et de mucilage.

Alkanna tinctoria L. (Anchusa tinctoria Desf., A. tuberculata Forsk., Buglossum tinctorium Lamk.). *Orcanette.* Plante vivace des régions méridionales et orientales de l'Europe et de l'Afrique septentrionale, commune surtout sur les côtes maritimes sablonneuses et stériles.

Partie usitée : La racine. Cette racine est fusiforme, longue d'environ $0^m,10$, épaisse de $0^m,01$ à $0^m,02$, portant au sommet la base des tiges, écailleuse, munie d'un duvet rougeâtre; l'écorce est foliacée, très ridée, d'un rouge pourpre; le corps ligneux plus pâle que les parties externes, formé de faisceaux disjoints, fibreux; odeur nulle, saveur mucilagineuse.

Composition : Matière colorante rouge (*anchusine* ou *alkanine,* Pelletier, 1818), amorphe, résinoïde, se volatilisant à 60° en donnant des vapeurs violettes à odeur piquante; soluble dans l'alcool, le sulfure de carbone, l'éther, l'acide acétique, certaines essences, les huiles et les matières grasses; insoluble dans l'eau et dans la glycérine. Les alcalis la font virer au bleu.

La racine d'orcanette servait autrefois à colorer certaines pommades ; la teinture alcoolique ou la solution d'alkanine sert en micrographie à colorer en rouge, au sein des tissus, les résines et les huiles grasses.

Lithospermum officinale L. *Grémil, Herbe aux perles.* Plante indigène, assez rare dans les bois montueux, à tiges dressées, de 0^m,60 environ. Les fleurs sont petites, blanchâtres, les nucules blancs, lisses, sphériques, très durs ; deux ou trois avortent ordinairement, et il n'en reste dans le calice persistant qu'un ou rarement deux. Ces fruits étaient jadis employés contre la pierre. C'est un médicament aujourd'hui inusité.

FAMILLE DES CONVOLVULACÉES.

Les Convolvulacées sont des plantes herbacées, frutescentes, rarement arborescentes. Les racines sont souvent volumineuses, tubéreuses ; les tiges, grêles, volubiles ou rampantes ; les feuilles, alternes, souvent cordiformes ou hastées ; les fleurs, élégantes, à corolles grandes, vivement colorées.

Elles sont communes surtout dans les régions sablonneuses, stériles, maritimes des contrées chaudes ; peu d'espèces (3) sont indigènes. Les Convolvulacées officinales sont originaires du Mexique, de l'Asie Mineure, des Indes orientales.

Les principes actifs sont des résines purgatives, ordinairement localisées dans les racines, existant sous forme d'émulsion et contenues dans des vaisseaux fermés ; exceptionnellement ces principes actifs se retrouvent dans les graines (Ipomæa Nil Roth.). Les racines, souvent tubéreuses, sont riches en sucre et en fécule ; dans certaines formes (Batatas), les principes actifs disparaissent et le tubercule devient alors alimentaire.

Quelques rares Convolvulacées sont aromatiques ; elles renferment une essence à odeur de rose (Convolvulus scoparius L.) ou de l'acide cyanhydrique (C. dissectus Cav.).

DISTRIBUTION GÉOGRAPHIQUE DES CONVOLVULACÉES OFFICINALES.

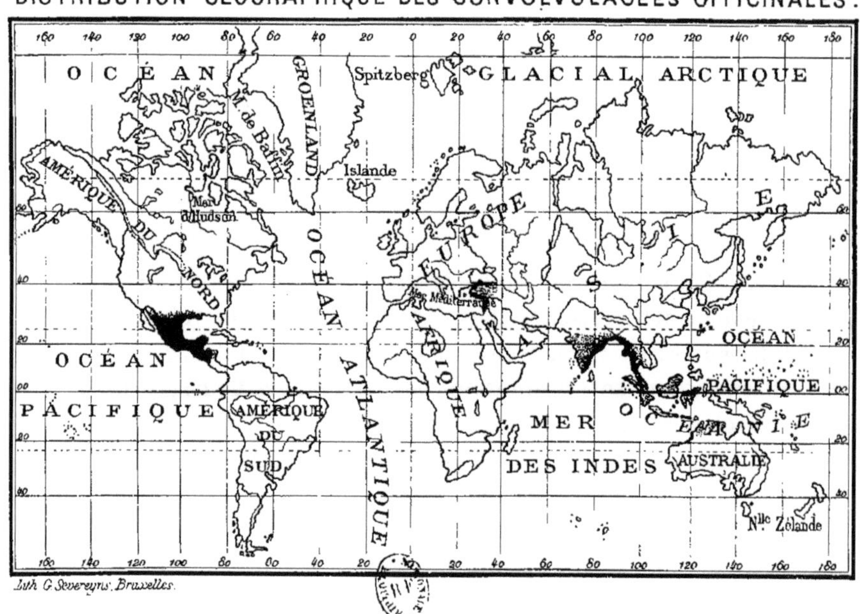

Lith. G. Severeyns. Bruxelles.

Espèces officinales en Belgique.

IPOMÆA PURGA Hayne.

(I. jalapa Nutt., I. purga Wender., I. Schiedeana Zucc., Convolvulus
jalapa Schiede, C. officinalis Pellet., Exogonium purga Benth.,
E. jalapa H. Bn., Purga jalapensium Schiede.) *Jalap.*

PATRIE : Le jalap croît dans les parties occidentales du Mexique,
sur les versants orientaux des Andes, à une hauteur de 1,500 à
2,400 mètres. Il peut être cultivé dans nos jardins, mais ses fleurs
se développent tard, ne s'épanouissent que rarement et les tubercules sont fréquemment détruits par la gelée.

Le jalap est une plante vivace, à racines tubéreuses, à tiges
annuelles, herbacées, volubiles, à feuilles cordiformes, à fleurs
d'un rose violacé, grandes, élégantes, à limbe étalé, pentagonal,
porté sur un tube long, cylindrique.

Bien que l'emploi médical du jalap en Europe date du XVIᵉ siècle,
l'origine botanique de ce médicament a été établie seulement par
Coxe en 1829.

PARTIE USITÉE : Les racines, **Tubera jalappæ** Ph. B. Tubercules de jalap.

CARACTÈRES : Les parties souterraines de cette plante sont
constituées par des rhizomes grêles, rameux, entrelacés, donnant
naissance d'une part aux tiges aériennes, d'autre part à des racines
adventives, lesquelles s'épaississent rapidement vers leur partie
supérieure et se transforment ainsi en tubercules napiformes;
l'extrémité de la racine reste grêle et se ramifie. Le tubercule de
jalap est d'origine entièrement radicale; il ne porte ni bourgeons,
ni écailles; son développement est dû à une hypertrophie du
parenchyme cortical et des rayons médullaires, dont les cellules,
gorgées d'amidon, entourent les faisceaux ligneux.

Tels qu'on les trouve dans le commerce, les tubercules de jalap
sont irrégulièrement ovoïdes, napiformes, rarement globuleux,
d'un volume variant de celui d'une noix à celui d'une poire. La
surface est brune, rugueuse, marquée ordinairement de cicatrices
allongées transversalement et provenant de radicelles, souvent
ridée par la dessiccation; les racines les plus grosses sont incisées

dans le sens longitudinal ou, plus rarement, divisées en quartiers. La coupe est d'un gris sale, compacte, non fibreuse, marquée de lignes plus foncées, concentriques; rarement la surface interne est d'un brun pâle, et souvent alors la racine est cariée et creuse.

L'odeur est particulière; la saveur douceâtre, puis âcre. Les tubercules sont souvent séchés au-dessus d'un feu de bois; ils gardent alors une odeur de fumée.

Les racines de jalap doivent être choisies de grosseur moyenne, lourdes, non cariées, à cassure grise; celles qui sont piquées des vers ne peuvent être utilisées que pour la préparation de la résine, les vers détruisant les parties amylacées et laissant les principes actifs, dont la proportion devient ainsi plus considérable.

CARACTÈRES MICROSCOPIQUES : Les faisceaux ligneux sont peu nombreux, séparés par de larges bandes de parenchyme, et forment des cercles concentriques ondulés; ces faisceaux sont entourés de laticifères fermés, contenant de larges gouttes d'une émulsion granuleuse; ces laticifères, vus en coupe longitudinale, forment des files régulières de cellules-ovoïdes, à parois minces, dont le contenu se colore en rouge lorsqu'on traite la préparation par une solution d'alkanine. Toutes les cellules du parenchyme renferment de l'amidon; dans les parties externes des tubercules qui ont été séchés au feu, les grains d'amidon sont transformés en masses amorphes, en empois.

La poudre de jalap se reconnaît aux caractères suivants :

Amidon abondant, en grains peu cohérents, très irréguliers de forme et de volume ($0^m,015$ à $0^m,082$), ovoïdes, à hile excentrique, à couches très visibles, ressemblant aux grains de fécule de pomme de terre; ou bien arrondis, bosselés, sans hile ni couches visibles; très fréquemment, ces grains sont accolés deux à deux, souvent en cônes réunis par la base, ou en grains semi-ovoïdes, soudés longitudinalement.

Tous ces grains sont gonflés et déformés par la potasse à 2 °/₀.

Résine sous forme de gouttelettes granuleuses, rondes, se colorant en jaune par l'iode, se dissolvant dans la potasse à 20 °/₀.

Vaisseaux irrégulièrement réticulés, se présentant dans la poudre en fragments minimes et peu abondants.

Les tissus du jalap donnent, par le chlorhydro-molybdate ammonique, une coloration jaune peu intense, preuve de la présence d'une minime proportion de tannin.

Composition : Résine, de 10 à 18 % (la Pharmacopée exige un minimum de 10%), amidon, sucre incristallisable (19 %), gomme.

La résine de jalap abandonne à l'éther environ 10% de matières grasses ou cireuses indéterminées (jalapine de Stephenson, 1880); la partie insoluble dans l'éther et purifiée est incolore; c'est un glucoside, la *convolvuline* de Mayer (jalapine de Pereira, jalapurgine de Maisch), susceptible de se dédoubler en *convolvulinol* (jalapinol) et en sucre. Le convolvulinol se dissout dans les solutions alcalines en se transformant en *acide convolvulique* (acide jalapurgique).

Formes pharmaceutiques : Le jalap s'emploie en *poudre*, en *teinture*; il sert à la préparation de la *résine* et entre dans la formule de la *teinture de jalap composée* (eau-de-vie allemande).

La résine fait partie des *pilules de De Haen* et du *savon au jalap*.

Substitutions : *Jalap de Tampico*. Tubercules produits par l'Ipomæa simulans Hanbury., plante très voisine du jalap officinal, provenant également du Mexique.

Caractères : Racines très semblables à celles du jalap, mais généralement plus petites, souvent plus allongées, d'un brun foncé; à écorce rugueuse; l'odeur est peu marquée, semblable à celle du jalap; la saveur, plus astringente. Les caractères microscopiques sont également peu distincts; l'amidon est généralement transformé en empois; les tissus donnent, avec le chlorhydro-molybdate, une coloration orangée, due à la présence d'une plus grande quantité de tannin.

Composition : Le jalap de Tampico renferme de 10 à 15 % d'une résine différente de celle du jalap officinal, la *tampicine* (Spirgatis), entièrement soluble dans l'éther et se dédoublant en *acide tampicolique*.

Le jalap de Tampico, moins actif que le jalap officinal, ne doit pas lui être substitué.

Jalap fusiforme (jalap mâle, jalap léger, jalap fibreux, racine d'Orizaba, *jalapa stalks* des Anglais). Racine fournie par l'Ipomæa Orizabensis Ledanois, plante croissant au Mexique, dans les environs d'Orizaba.

Caractères : La racine est très irrégulière, tantôt entière, fusiforme, très ridée, le plus souvent en sections transversales ou longitudinales.

Cette racine se distingue facilement du jalap par les nombreux faisceaux ligneux entourés de fibres saillantes, visibles à l'œil nu sur la cassure. La résine que cette racine contient dans la proportion de 10 à 12 %, est entièrement soluble dans l'éther. C'est la *jalapine* de Mayer, de Gmelin (orizabine Maisch), glucoside homologue de la convolvuline.

Cette racine est très rare dans le commerce et est inusitée.

Faux jalap (racine de Mirabilis). Racine fournie par une Nyctaginée, le Mirabilis jalapa L., ou *Belle de nuit*, plante d'ornement, fréquemment cultivée, à laquelle on avait attribué jadis le jalap officinal.

C'est une racine fusiforme, brun grisâtre à l'extérieur, à section blanchâtre, munie de cercles concentriques nombreux, réguliers, saillants sur la coupe de la racine sèche. Odeur peu marquée; saveur désagréable, âcre et douceâtre.

Cette racine renferme dans ses tissus de nombreux raphides d'oxalate calcique, dont les aiguilles dissociées se retrouvent dans la poudre et permettent de constater facilement l'addition de cette racine à la poudre de jalap officinal.

Racine de méchoacan. On désignait autrefois sous ce nom une racine purgative, attribuée au Convolvulus mechoacana Vandell., mais fournie aussi par d'autres espèces. Cette racine, plus anciennement connue que le jalap, a disparu du commerce actuel. Elle se présente sous forme de rondelles légères, blanches, à contour irrégulier, ne renfermant presque pas de résine. C'est pour le distinguer de cette racine que les anciens désignaient le jalap sous le nom de méchoacan noir.

IPOMÆA TURPETHUM R. Br.

(Convolvulus turpethum L., C. Gaudichaudii Chois., C. Riedlei Chois.).
Turbith.

PATRIE : Indes orientales, îles Malaises, régions septentrionales de l'Océanie.

Le turbith est une plante vivace, à tiges sarmenteuses, à fleurs grandes, à corolle blanche.

PARTIE USITÉE : La racine, **Radix turpethi** Ph. B. Turbith végétal.

CARACTÈRES : Racine ligneuse, de la grosseur du doigt environ, en tronçons de longueur variable; le tronçon supérieur porte une partie dilatée irrégulière correspondant à l'insertion des tiges. L'écorce est d'un gris brunâtre, portant souvent des gouttelettes de résine jaunes, transparentes.

La section de la racine présente un aspect caractéristique; les faisceaux ligneux sont munis de gros vaisseaux dont la section est visible à l'œil nu sous forme de pores. Les faisceaux secondaires sont séparés les uns des autres et des faisceaux primaires du centre par des bandes blanchâtres, plus ou moins larges, de parenchyme primitif dont les cellules renferment des cristaux étoilés d'oxalate calcique. Ces faisceaux ligneux ainsi disjoints apparaissent sous forme d'îlots irrégulièrement arrondis, le centre de la racine étant occupé par les faisceaux primaires compactes. Cette structure spéciale permet de reconnaître facilement cette racine. L'odeur est nulle; la saveur, peu marquée d'abord, puis âcre et désagréable.

COMPOSITION : Résine environ 10 %. Cette résine renferme une partie soluble dans l'éther et une partie plus considérable insoluble dans l'éther, formant un glucoside particulier, la *turpéthine* (Spirgatis), susceptible de se dédoubler en glucose et *acide turpétholique,* composé cristallin.

FORMES PHARMACEUTIQUES : Le turbith, aujourd'hui presque inusité, entre dans la *teinture de jalap composée* (eau-de-vie allemande).

CONVOLVULUS SCAMMONIA L.

(C. pseudo-scammonia Koch.). *Scammonée.*

PATRIE : Asie Mineure, Syrie, Arménie, Grèce, Crimée.

Plante à racine vivace, pivotante, charnue; tiges nombreuses, herbacées, grêles, volubiles, très longues; feuilles sagittées, à limbe prolongé en arrière par deux auricules aiguës; fleurs grandes, d'un jaune pâle.

PARTIE USITÉE : La racine, **Radix scammoniæ** Ph. B.

CARACTÈRES : Racine ligneuse, cylindrique, légèrement fusiforme, d'un brun fauve pâle, épaisse de $0^m,02$ à $0^m,07$, de longueur variable, souvent coupée en fragments de $0^m,10$ à $0^m,20$ de longueur; surface rugueuse, striée longitudinalement par des sillons obtus souvent disposés en hélice et donnant à la racine un aspect tordu. Les ramifications sont peu nombreuses; la cassure est fibreuse, présentant des faisceaux ligneux souvent disjoints.

Sur la coupe transversale on retrouve la structure générale de la racine de turbith; le centre de la racine est occupé par des faisceaux ligneux primaires, séparés par des rayons médullaires très étroits; les faisceaux secondaires forment des groupes arrondis, séparés par du parenchyme blanchâtre et restant nettement circonscrits; toutefois, les vaisseaux contenus dans ces groupes ligneux, ainsi que ceux des faisceaux du centre, sont beaucoup plus petits, et leur section transversale n'est pas visible à l'œil nu, sous forme de pores, comme cela a lieu dans le turbith; le volume de la racine de scammonée est d'ailleurs toujours plus considérable.

COMPOSITION : La racine de scammonée renferme au moins 5 % d'une résine entièrement soluble dans l'éther, et qui paraît identique à la résine du jalap fusiforme (Ipomæa Orizabensis). Ce caractère de solubilité distingue nettement la résine de la scammonée de celle du jalap.

La racine renferme en outre de la gomme, de l'amidon, des matières extractives.

Formes pharmaceutiques : La racine de scammonée sert uniquement, d'après notre Pharmacopée, à la préparation de la résine. Cette résine, telle qu'on l'obtient d'après le procédé de la Pharmacopée, est d'un brun pâle, transparente en lames minces, très fragile, à cassure brillante, conchoïdale, ne s'émulsionnant pas lorsqu'on frotte sa surface avec le doigt mouillé; elle est entièrement soluble dans l'alcool. Cette résine entre dans la *teinture de jalap composée*, dans les *pilules de De Haen*, dans les *pilules aloétiques à l'ellébore*, dans les *tablettes de scammonée composées*.

Scammonée (scammonium, gomme-résine de scammonée, scammonée de Smyrne ou d'Alep). On désigne sous ce nom la gomme-résine extraite en Asie Mineure en découvrant la partie supérieure de la racine et en y pratiquant des incisions. La gomme-résine s'écoule ainsi sous forme d'un lait blanchâtre que l'on recueille dans des coquilles de moule, enfoncées à la base de l'incision. Le produit ainsi obtenu était jadis seul employé en pharmacie, mais comme il était très fréquemment falsifié, on a cherché, déjà en 1839 (Pharmacopée d'Édimbourg), à lui substituer la résine pure, telle qu'elle est aujourd'hui décrite dans notre Pharmacopée. Le Codex Français (1884) fait préparer la résine en épuisant par l'alcool la scammonée d'Alep et en décolorant la solution au charbon animal. La Pharmacopée Anglaise l'obtient, soit par notre procédé au moyen de la racine, soit au moyen de la scammonée d'Alep.

Caractères : La scammonée se présente en masses irrégulières, d'un brun plus ou moins foncé, grisâtres et souvent efflorescentes à la surface, très fragiles, transparentes en lames minces, à cassure nette, mais présentant souvent de petits éclats foliacés; l'odeur est particulière, rappelant un peu celle des graisses rances; la saveur, peu marquée d'abord, puis âcre et désagréable. Ce produit se distingue de la résine pure en ce que sa surface s'émulsionne facilement lorsqu'on y passe le doigt mouillé.

La scammonée la plus estimée est désignée dans le commerce sous le nom de *scammonée d'Alep*. Les qualités moins pures portent le nom de *scammonée de Smyrne*. On désignait autrefois sous le nom de *scammonée de Montpellier* un produit de substitution dans lequel entrait, dit-on, le suc d'une Asclépiadée, le Cynanchum Monspeliacum L. Ce produit, qui a disparu du commerce actuel, était fabriqué, d'après les auteurs français, en Allemagne, au moyen de résines diverses et de scammonée.

La scammonée de bonne qualité donne de 75 à 90 % de résine soluble dans l'éther, après dessiccation complète.

La scammonée est fréquemment falsifiée au moyen de matières minérales (carbonate calcique, magnésie, silice, etc.); on a signalé aussi l'addition de résines étrangères, et notamment de résine de gayac, de gommes et d'autres substances végétales.

Formes pharmaceutiques : La scammonée n'est pas inscrite dans notre Pharmacopée actuelle (1885); elle est cependant assez fréquemment prescrite par les médecins, l'usage de la résine pure n'étant pas encore entré dans la pratique courante; il serait utile de l'inscrire dans les suppléments de la Pharmacopée et peut-être de la substituer, pour la préparation de la résine, à la racine, qu'il n'est pas toujours facile de se procurer dans de bonnes conditions.

Espèces non officinales en Belgique.

Ipomæa nil Roth. (I. cærulea Koenig; Convolvulus nil L., C. hederaceus L., Pharbitis nil Choisy). Plante herbacée, annuelle, abondante dans différentes régions de l'Inde orientale, répandue dans une grande partie de l'Afrique et de l'Amérique, parfois cultivée comme plante d'ornement. On emploie aux Indes et l'on a récemment introduit en Europe les graines de cette plante sous leur nom hindou de *graines de Kaladana* (semences noires). Ce sont des graines anguleuses, à section triangulaire, d'environ $0^m,005$ de hauteur et du poids moyen de $0^{gr},06$. Ces graines sont noires, présentant un ombilic déprimé, brunâtre; l'odeur est nulle, la saveur huileuse, douce, puis âcre et désagréable.

Ces graines renferment une huile grasse (14,4 %, Flückiger) et une résine soluble dans l'alcool (8,2 %), insoluble dans l'éther, à laquelle elles doivent leurs propriétés purgatives, analogues à celle du jalap.

Convolvulus scoparius L. (Rhodorrhiza scoparia Webb.). Arbuste non volubile, originaire des îles Canaries, dont les racines ligneuses fournissent le *bois de rose des Canaries,* Lignum rhodii des anciens auteurs. Ce bois, formant des souches ligneuses de $0^m,08$ à $0^m,11$ de diamètre, présente une partie externe d'un jaune pâle et une partie centrale brunâtre, très riche en huile volatile et présentant une odeur forte de roses. Ce bois et l'essence jaunâtre qu'on en retire sont employés uniquement en parfumerie. C'est un produit rare dans le commerce actuel.

DISTRIBUTION GÉOGRAPHIQUE DES SOLANACÉES OFFICINALES.

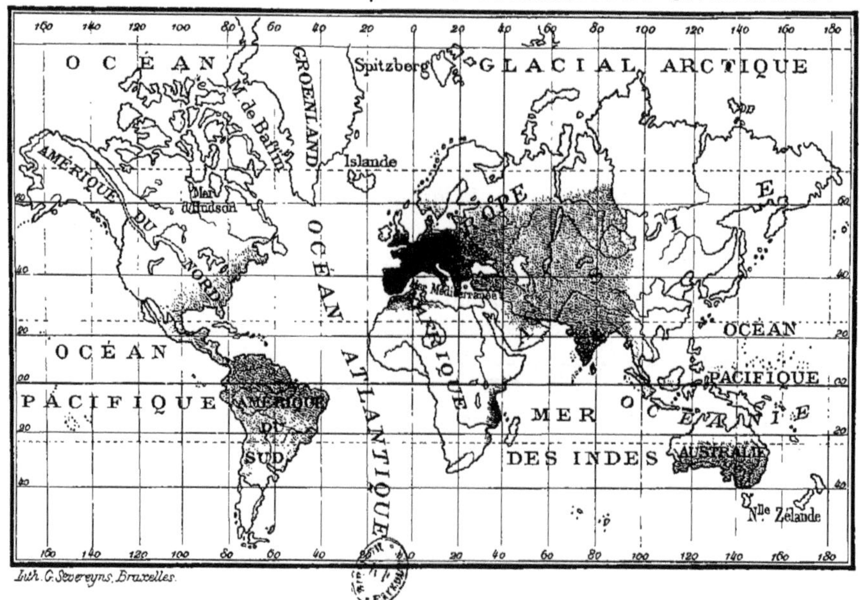

Lith. G. Severeyns, Bruxelles.

FAMILLE DES SOLANACÉES.

Les Solanacées forment un groupe considérable (1,250 espèces) de plantes herbacées, plus rarement frutescentes, exceptionnellement arborescentes, à feuilles alternes, parfois géminées, à fleurs hermaphrodites, à fruit capsulaire ou baccien, à suc aqueux.

Les Solanacées sont surtout des plantes des contrées tropicales ou chaudes, spécialement de l'Amérique; un certain nombre d'espèces cependant, parmi lesquelles se trouvent les espèces médicinales les plus importantes de la famille, appartiennent à la flore des régions tempérées de l'Europe et se trouvent à l'état spontané en Belgique.

Les principes actifs des Solanacées sont des alcaloïdes, des glucosides, jouissant de propriétés toxiques très énergiques. Parmi ces corps se trouve un groupe très remarquable d'alcaloïdes isomères, très voisins, jouissant tous de la propriété de dilater la pupille (*atropine, hyosciamine, hyoscine,* etc.). Ces corps ont été trouvés dans un certain nombre de plantes appartenant à des tribus et à des genres différents (Atropa, Datura, Hyosciamus, Duboisia); ils y existent souvent à l'état de mélange et ont fréquemment été étudiés d'abord sous de fausses désignations. Ainsi la daturine est un mélange d'atropine et d'hyosciamine, l'hyosciamine amorphe est de l'hyoscine, la duboisine est de l'hyosciamine.

D'autres Solanacées doivent leurs propriétés à un alcaloïde volatil extrêmement actif (*nicotine*), ou à des corps jouant le rôle de glucosides ou d'alcaloïdes faibles (*solanine, solanidine*), moins toxiques; enfin, plus rarement, à des corps très irritants (*capsaïcine*). Quelques formes de la tribu des Solanées présentent dans certains de leurs organes (tubercules, fruits) des réservoirs de matières amylacées, sucrées, acidules, lesquels, en l'absence de principes actifs, rendent ces organes alimentaires (pomme de terre, tomate, aubergine, etc.). Généralement les organes de végétation de ces mêmes plantes renferment de la solanine et deviennent dangereux.

Espèces officinales en Belgique.

SOLANUM TUBEROSUM L.

(S. esculentum Neck., S. Parmenterii Molin., Lycopersicum tuberosum Pers.) *Pomme de terre.*

PATRIE : La pomme de terre est originaire du Chili; sa culture,
du Chili à la Nouvelle-Grenade, est antérieure à la découverte de
l'Amérique; elle a été introduite en Europe de 1580 à 1585 par
les Espagnols. La plante est bien décrite et figurée par Clusius
sous le nom de Papas peruānorum (Plantar. hist., lib. IV,
p. 79, édit. Plantin, 1601).

PARTIE USITÉE : La fécule, **Fecula solani tuberosi** Ph. B.

PRÉPARATION : Nous n'avons pas à nous occuper ici des caractères et de la description des tubercules alimentaires de la pomme
de terre.

La fécule s'obtient en délayant dans l'eau la pulpe obtenue
en divisant les tubercules; la fécule se dépose en masses denses,
qu'il suffit de laver et de sécher ensuite à une douce chaleur.

CARACTÈRES : Poudre blanche, à grains très fins, brillants,
mobiles, insipides et inodores, présentant tous les caractères
généraux des amidons.

La fécule de pomme de terre est caractérisée au microscope
par ses grains de $0^{mm},055$ à $0^{mm},070$, irrégulièrement ovoïdes;
noyau excentrique, stries d'accroissement très visibles; le grain
se désagrège rapidement par la solution de potasse à 2 °/₀.

FORMES PHARMACEUTIQUES : La fécule de pomme de terre entre
dans la *poudre de cacao composée* (racahout); elle se prescrit
rarement en cataplasmes.

Les jets qui se développent au printemps sur les tubercules
(rhizomes tubéreux) renferment de la *solanine* (probablement
aussi de la *solanidine*) et jouissent de propriétés toxiques; il en
est de même des organes aériens de la plante.

SOLANUM NIGRUM L.

(S. vulgatum W., S. Dillenii Schult., S. parviflorum Bad., S. hir-
sutum Dunal., S. Judaicum Besser., S. moschatum Presl.) *Morelle noire.*

PATRIE : Plante indigène, commune, répandue dans toutes les
régions chaudes et tempérées du globe, sous un grand nombre
de formes qui ont souvent été considérées comme des espèces
distinctes.

CARACTÈRES : Plante annuelle; racines fibreuses; tige herbacée,
rameuse, anguleuse, haute de $0^m,50$ environ; feuilles alternes,
géminées vers la partie supérieure de la plante, pétiolées, ovales
aiguës, irrégulièrement dentées, lisses, plus ou moins pubescentes,
d'un vert foncé, assez variables; fleurs blanches, petites, en
ombelles axillaires penchées; calice persistant, à 5 dents, corolle
à 5 lobes aigus, rabattus; étamines 5, à anthères coniques, jaunes,
conniventes; fruit : baie globuleuse, noire à maturité, parfois
rougeâtre ou jaunâtre, à 2 loges; graines nombreuses, réniformes,
petites.

PARTIE USITÉE : Les feuilles, **Folia solani nigri** Ph. B.
Ces feuilles, séchées avec soin, sont vertes; leur odeur est
désagréable, vireuse; la saveur, herbacée, fade.

COMPOSITION : Le principe actif de la morelle noire est la *sola-*
nine (Desfosses, 1821). Cette plante paraît d'ailleurs peu dangereuse; dans les colonies, on la considère même comme une plante
alimentaire, susceptible d'être mangée après cuisson. C'est l'une
des plantes connues sous le nom de *brèdes*, la brède morelle. Ce
nom de brède désigne un certain nombre de plantes alimentaires,
surtout des Chénopodiacées et des Amarantacées.

FORMES PHARMACEUTIQUES : La morelle s'emploie surtout en infusion pour l'usage externe; elle entre dans *l'huile narcotique*
(baume tranquille).

SOLANUM DULCAMARA L.

(S. scandens Lamk., Dulcamara flexuosa Moench., Lycopersicum
dulcamara Medic.) *Douce-amère.*

PATRIE : Plante indigène, assez commune dans les bois, au
bord des eaux, dans les dunes maritimes; répandue dans toutes les
régions tempérées de l'Europe, de l'Asie et du nord de l'Afrique.

CARACTÈRES : Tiges ligneuses, sarmenteuses, grimpantes ou
rampantes, flexueuses, pouvant s'élever à 2 ou 5 mètres; feuilles
polymorphes, simples, cordées à la base, les supérieures hastées
ou auriculées, parfois triséquées, d'un vert foncé, plus ou moins
recouvertes de poils fins; fleurs en cymes latérales, articulées;
calice à 5 divisions courtes, persistant; corolle violette, rotacée,
à 5 lobes tachetés de vert à la base; étamines 5; fruit : baie ovoïde
de la grosseur d'un pois, rouge-corail à maturité.

PARTIE USITÉE : La tige, **Dulcamara** Ph. B.

CARACTÈRES : Les tiges sont recueillies à l'automne, après la
chute des feuilles, et prises ordinairement dans les parties inférieures de la plante; on les coupe en fragments de $0^m,02$ à $0^m,05$
de longueur; le diamètre varie de $0^m,002$ à $0^m,005$. L'écorce est
d'un gris verdâtre ou jaunâtre, striée longitudinalement; le suber
se détache facilement et laisse voir le parenchyme cortical vert;
les faisceaux ligneux, régulièrement disposés, entourent une
moelle assez large, presque toujours résorbée au centre, de façon
à rendre la tige fistuleuse; l'odeur, à l'état frais, est vireuse,
désagréable; à l'état sec, elle est peu sensible; la saveur est amère
d'abord, puis sucrée.

COMPOSITION : La douce-amère, comme la plupart des Solanum,
renferme dans ses tiges, ses feuilles, ses fruits, de la *solanine;*
elle contient, en outre, la *dulcamarine,* glucoside se dédoublant en
glucose et en un corps amorphe, la *dulcamarétine* (Geissler, 1875).

FORMES PHARMACEUTIQUES : La douce-amère s'emploie en infusion
et en *extrait aqueux.*

CAPSICUM ANNUUM L.

(C. longum DC., C. grossum W., C. cordiforme Mill.). *Poivre de Guinée,
Poivre du Brésil, Poivre de l'Inde, Poivre d'Espagne, Poivre de la Jamaïque,
Piment des jardins, Corail des jardins, Capsicum annuel.*

PATRIE : Plante annuelle, très probablement originaire du Brésil,
très variable et dont les nombreuses formes ont été souvent
décrites comme des espèces distinctes. La culture de cette plante
s'est répandue dans toutes les régions chaudes ainsi que dans les
parties tempérées de l'Europe.

CARACTÈRES : Plante herbacée, à tige peu ramifiée, haute d'environ 0^m,60 ; feuilles alternes, souvent géminées, longuement
pétiolées, ovales, entières ; fleurs solitaires, corolle rotacée, d'un
blanc verdâtre ; fruit très variable, ordinairement conique, rouge
vif à maturité, indéhiscent, à péricarpe mince, légèrement charnu,
renfermant des graines nombreuses, comprimées, ovales ou réniformes, d'un blanc jaunâtre.

PARTIE USITÉE : Le fruit, **Fructus capsici Ph. B.**

CARACTÈRES : Ces fruits se trouvent dans le commerce à l'état
sec, ordinairement enfilés en chapelets pour les dessécher. C'est
une sorte de gousse de 0^m,06 à 0^m,10 de longueur, conique, lisse,
luisante, d'un brun rouge foncé, portant à la base le calice verdâtre. L'épicarpe est mince, rougeâtre, formé de cellules tabulaires
à contenu granuleux rouge ; le mésocarpe forme un parenchyme
peu épais, renfermant des gouttelettes d'un rouge orangé et de
l'amidon, et parcouru par quelques faisceaux vasculaires ; enfin
l'endocarpe est constitué par une seule rangée de cellules épaissies,
jaunes. Le fruit, creux dans sa partie interne, est divisé en 2 ou
3 loges incomplètes, limitées par des cloisons minces sur lesquelles sont insérées les graines nombreuses, fortement aplaties,
à surface réticulée. L'épisperme est formé de grandes cellules
épaissies à l'intérieur et sur les parois latérales, et dont la paroi
externe, restée mince, s'infléchit dans la cavité cellulaire, donnant
ainsi à la graine son aspect réticulé. Ce caractère se retrouve
dans beaucoup de graines de Solanacées (belladone, jusquiame,
stramoine, etc.). Le fruit de capsicum a une odeur peu marquée,
une saveur âcre, brûlante.

Composition : Le principe irritant des fruits de capsicum est la *capsaïcine* (Thresh, 1876), corps neutre, non azoté, cristallin, volatil, insoluble dans l'eau froide, soluble dans l'eau bouillante, l'alcool, l'éther, les huiles grasses. Le fruit renferme en outre une huile grasse, de couleur orangée, formant des gouttelettes visibles dans le mésocarpe et bien reconnaissables dans la poudre; Felletar (1869) et Flückiger ont signalé aussi la présence de traces d'un alcaloïde liquide et volatil, à odeur de cicutine.

Formes pharmaceutiques : Ces fruits s'emploient sous forme de *teinture* ou de *poudre*. On prescrit parfois l'extrait alcoolique. Ils sont surtout employés comme condiment.

Substitution : **Capsicum fastigiatum** Bl. (C. minimum Roxb., C. frutescens L.). *Poivre rouge, Poivre de Cayenne, Chillies.* Plante ligneuse, probablement originaire aussi de l'Amérique méridionale, cultivée aujourd'hui dans toutes les régions tropicales, spécialement sur la côte orientale d'Afrique (Natal, Zanzibar), aux Indes anglaises, etc.

C'est un arbuste de petite taille, à rameaux anguleux divergents, très voisin par ses caractères botaniques de l'espèce précédente.

Le fruit se distingue facilement de celui du Capsicum annuum par sa taille beaucoup plus petite, ne dépassant pas 0^m,02 en longueur et souvent plus courte; le calice manque ordinairement dans les fruits importés; l'épicarpe est d'un rouge orangé, brillant; les caractères anatomiques, en tenant compte de la taille plus petite, sont les mêmes; l'odeur est plus marquée, particulière, la saveur beaucoup plus âcre, brûlante.

La composition est la même que celle de l'espèce officinale, mais la proportion de capsaïcine est plus considérable.

Le poivre de Cayenne est l'espèce officinale en Angleterre. On a employé son extrait alcoolique comme révulsif, sous forme d'emplâtres.

Le poivre rouge du commerce, vendu sous forme de poudre et employé comme condiment, provient aussi le plus souvent de cette espèce. Cette poudre est employée parfois pour donner de l'âcreté aux poivres falsifiés par les noyaux d'olives ou par d'autres matières insipides. On la reconnaît facilement au microscope aux gouttes d'huile orangée qu'elle renferme et parfois aussi aux cellules épispermiques.

ATROPA BELLADONNA L.

(Belladonna baccifera Lamk., B. trichotoma Scop.). *Belladone.*

Patrie : Plante indigène, assez rare en Belgique, répandue dans les régions centrales et orientales de l'Europe, dans les parties occidentales de l'Asie, dans l'Afrique septentrionale. C'est une plante des bois montueux, des coteaux pierreux.

Caractères : Plante vivace; parties souterraines formées d'un rhizome plus ou moins rameux, de $0^m,30$ à $0^m,50$ de longueur sur $0^m,05$ de diamètre environ, terminé au sommet par des bourgeons écailleux ou par les tiges aériennes portant des racines adventives de grosseur variable, plus ou moins divisées en radicelles; tiges aériennes dressées, hautes de 1 à 2 mètres, herbacées, annuelles, glabres, cylindriques, glutineuses dans les parties jeunes, à rameaux divergents; feuilles pétiolées, entières, ovales acuminées, alternes, mais souvent géminées, surtout vers le sommet; jeunes, ces feuilles sont pubescentes et glutineuses; elles deviennent ensuite presque glabres; elles sont d'un vert sombre, molles, à nervation pennée; fleurs solitaires, à pédoncule assez long, insérées vers le sommet, ordinairement entre deux feuilles géminées et inégales; calice à 5 lobes étalés et légèrement accrus après la floraison; corolle campanulée, d'un violet sale, verdâtre, à 5 lobes obtus; étamines 5, ne dépassant pas la corolle, à filet poilu à la base; fruit : baie globuleuse, déprimée, charnue, noire à maturité, à suc violacé, biloculaire, haute de $0^m,01$ à $0^m,015$, large de $0^m,02$ à $0^m,025$, portant à la base les 5 lobes du calice étalés en étoile; graines nombreuses, réniformes, réticulées, d'un brun noirâtre, fixées sur un placenta central. La plante fleurit en Belgique en juin, puis en août.

Parties usitées: 1° la racine, mélange de rhizomes et de racines, **Radix belladonnæ** Ph. B.; 2° les feuilles, **Folia belladonnæ** Ph. B.

Caractères : 1° *Racines.* Les racines de belladone doivent être recueillies à l'automne sur des plantes bien développées; on les monde soigneusement de la terre et des parties cariées et on les divise ordinairement en segments transversaux; le rhizome est souvent fendu longitudinalement pour faciliter la dessiccation.

Le rhizome et les racines présentent les mêmes caractères extérieurs, mais le premier se reconnaît facilement à la présence d'une moelle centrale assez développée. Ce sont des racines à écorce rugueuse, ridée longitudinalement, d'un jaune grisâtre, blanchâtre intérieurement; cassure nette; odeur peu marquée; saveur fade d'abord, puis amère et âcre à la gorge.

La structure de cette racine montre, sous un suber mince, un parenchyme cortical épais, renfermant des cellules cristallogènes assez grosses, ovales, contenant des masses de cristaux d'oxalate calcique irréguliers et très petits; les cellules du parenchyme renferment de l'amidon. Liber peu distinct, sans fibres, à cellules plus petites; bois formé de faisceaux irréguliers, contenant des vaisseaux assez gros, entourés de fibres et disséminés dans un parenchyme primitif abondant. Le rhizome présente en outre une moelle centrale.

2° *Feuilles.* Ces feuilles sont récoltées au moment de la floraison; on les choisit adultes, bien développées; elles sont entières, molles, ovales acuminées, un peu glutineuses, d'un vert sombre, glabres ou très légèrement pubescentes à la face inférieure, longues de 0ᵐ,12 à 0ᵐ,20, larges de 0ᵐ,10; odeur vireuse, saveur désagréable, nauséeuse, puis amère et âcre.

Ces feuilles ont une structure normale; les poils, assez rares dans les feuilles adultes, sont glanduleux, de longueur variable, pluricellulaires, terminés par une tête renflée, comme cela se présente du reste dans les autres feuilles des Solanacées vireuses. La nervure médiane présente un parenchyme cortical très épais entourant un arc ligneux peu étendu.

Composition : La belladone doit ses propriétés toxiques à l'*atropine* (Mein, 1833; Geiger et Hesse); elle renferme en outre de faibles proportions d'un alcaloïde isomère, l'*hyosciamine*, plus abondant dans la jusquiame. La *belladonine* de Hübschmann ne paraît être qu'un mélange de *tropine* (l'un des produits de dédoublement de l'atropine) et d'*oxyatropine.* L'*atrosine* de Hübschmann est une matière colorante rouge noirâtre, abondante surtout dans le fruit; la racine contient en outre une matière fluorescente (*acide chrysatropique*, *scopolétine*), qui paraît être analogue à l'esculine.

L'atropine est susceptible de se dédoubler en *acide tropique* et en *tropine;* cette dernière peut être transformée en *tropidine* et, par oxydation, en *tropigénine*. On désigne sous le nom d'*homatropine* un alcaloïde artificiel obtenu au moyen de la tropine et de l'acide phénylglycolique. L'hyosciamine, chauffée à 120° pendant six heures, est tranformée en atropine (Will.)

La belladone, ses préparations et ses principes actifs jouissent au plus haut degré de la propriété de dilater la pupille.

La proportion des alcaloïdes contenus dans les différents organes est variable; d'ailleurs les procédés de dosage ne paraissent pas être rigoureux. Les jeunes racines fournissent la proportion la plus élevée, 0,6 °/₀; les parties plus âgées, 0,31 à 0,25 °/₀. Les feuilles, 0,44 à 0,48 °/₀.

Formes pharmaceutiques : La racine de belladone sert surtout à la préparation de l'atropine; on prescrit rarement la poudre de racine de belladone à la dose de 0ᵍ,20 en une fois et 0ᵍ,60 en 24 h.

Les feuilles fraîches servent à la préparation de la *teinture avec plante fraîche* et de l'*extrait*, suc épaissi purifié par l'alcool (d. m. 0ᵍ,05 et 0ᵍ,20). Les feuilles sèches s'emploient sous forme de *teinture* (d. m. 0ᵍ,50 et 2 gr.), de *poudre* (d. m. 0ᵍ,20 et 0ᵍ,60); elles entrent dans l'*huile narcotique,* dans l'*onguent de peuplier* et dans les *cigarettes antiasthmatiques*. L'extrait entre dans les *suppositoires de belladone* (0ᵍ,40 par suppositoire), dans l'*onguent* et dans l'*emplâtre de belladone*.

L'atropine à l'état de sulfate neutre se prescrit sous forme de collyre, plus rarement pour l'usage interne (d. m. 0ᵍ,001 et 0ᵍ,003). On emploie de même le chlorhydrate d'homatropine.

On prescrit rarement en Belgique les *semences de belladone* sous forme d'extrait alcoolique (Codex Français). Les fruits de belladone ont causé souvent des empoisonnements graves, surtout chez les enfants. A cause de leur forme et de leur saveur douceâtre, ils peuvent être facilement confondus avec des fruits comestibles, avec des cerises noires ou des fruits de myrtille, par exemple.

DATURA STRAMONIUM L.

(Stramonium vulgatum Gaërtn., S. fœtidum All. Scop., S. spinosum Lamk.)
Stramoine, Pomme épineuse.

Patrie : Originaire des bords de la mer Caspienne, la stramoine
s'est répandue, probablement au moyen âge, dans toutes les régions
tempérées de l'Europe; elle est aujourd'hui naturalisée en Belgique, où on la rencontre çà et là dans les lieux cultivés. Le
Datura stramonium et une forme très voisine, le D. Tatula L.,
sont assez souvent cultivés dans les jardins comme plantes d'ornement.

Caractères : Plante herbacée, annuelle; tige robuste, glabre,
dressée, haute de 0^m,50 à 1 mètre, se divisant en un assez grand
nombre de rameaux divergents, insérés presque à angle droit;
feuilles grandes, alternes ou fréquemment géminées, pétiolées,
longues de 0^m,10 à 0^m,15, ovales acuminées, sinuées, irrégulièrement dentées, inégales à la base, l'un des côtés du limbe se prolongeant souvent en une sorte d'auricule; pubescentes d'abord,
les feuilles adultes sont glabres; l'odeur forte, vireuse, disparaît
en partie par la dessiccation; saveur peu marquée d'abord, saline
et âcre; fleurs isolées, à l'aisselle des rameaux ou des feuilles
supérieures; calice allongé, à 5 divisions; corolle grande, infundibuliforme, plissée, blanche, à 5 lobes tordus; étamines 5; fruit :
capsule ovoïde, verte, présentant 4 sillons longitudinaux, hérissée
de pointes saillantes, portant à la base la partie inférieure réfléchie du calice, formant une manchette. Ce fruit, long de 0^m,04 à
0^m,05, est déhiscent par 4 panneaux s'écartant au sommet; graines
nombreuses, réniformes, réticulées, d'un brun noir à maturité,
longues de 0^m,003 à 0^m,004.

Partie usitée : Les feuilles récoltées à la floraison, **Folia
stramonii** Ph. B.

Ces feuilles, facilement reconnaissables aux caractères exposés
plus haut, renferment dans leurs tissus de nombreuses cellules
cristallogènes contenant de petits cristaux agglomérés d'oxalate
calcique, et parfois visibles à la loupe, sous forme de petites taches
blanches brillantes.

Composition : La stramoine doit ses propriétés toxiques à un mélange d'*hyosciamine* et d'*atropine*, mélange qui avait été considéré d'abord comme une espèce chimique distincte, sous le nom de *daturine* (Geiger et Hesse, 1833). Les graines contiennent une proportion d'alcaloïdes plus élevée que celle qui existe dans les feuilles. Les feuilles de stramoine renferment une grande quantité de matières minérales; elles fournissent 17,4 % de cendres (Flückiger). Les graines donnent avec l'alcool une teinture fluorescente.

Formes pharmaceutiques : Les feuilles de stramoine sont surtout employées en fumigations, sous forme de *cigarettes;* elles entrent dans les *cigarettes antiasthmatiques*. On les emploie également sous forme d'*extrait* (avec les feuilles fraîches), d'*alcoolature,* de *teinture;* elles font partie de l'huile narcotique. On prescrit rarement l'extrait alcoolique de semences de stramoine (Codex Français) et la teinture de ces semences. Les doses maxima sont les mêmes que pour la belladone.

HYOSCIAMUS NIGER L.

(H. pictus Roth, H. persicus Boiss., H. agrestis W. Kit., H. pallidus W. Kit.)
Jusquiame noire.

Patrie : Plante indigène, assez commune dans les lieux cultivés, surtout dans les terrains calcaires, répandue dans presque toute l'Europe, sur les côtes méditerranéennes de l'Afrique, dans l'Asie occidentale et centrale; naturalisée aux États-Unis.

Caractères : Plante bisannuelle, présentant des formes annuelles (H. agrestis, H. pallidus); racine pivotante, épaisse, peu ramifiée; tige dressée, haute de 0ᵐ,30 à 1 mètre, ramifiée seulement vers le sommet, hérissée comme toute la plante de poils blancs, soyeux, glutineux; feuilles grandes, les inférieures en rosette, les caulinaires alternes, brièvement pétiolées, les supérieures sessiles, petites, modifiées, toutes soyeuses, blanchâtres, glutineuses, molles, d'un vert pâle, à nervure centrale dilatée vers la base; limbe allongé (0ᵐ,15 à 0ᵐ,20), profondément incisé; fleurs sessiles, disposées sur deux rangs d'un seul côté de la tige et formant un épi terminal dense, mêlé de feuilles sessiles, petites, réduites au sommet triangulaire du limbe; calice campanulé, renflé à la base, à 5 dents, accrescent; corolle courte, infundibuliforme, étalée au sommet en un limbe oblique, à lobes obtus, légèrement inégaux, d'un jaune pâle, réticulée de lignes d'un pourpre foncé qui vont en se serrant vers le tube, lequel est entièrement violacé; fruit : capsule renflée à la base, entourée du calice, s'ouvrant transversalement vers le sommet par un opercule (pyxide) renfermant des graines nombreuses, petites, réniformes, réticulées, d'un brun grisâtre.

Parties usitées : 1° les feuilles, **Folia hyosciami** Ph. B.; 2° la graine, **Semen hyosciami** Ph. B.

Les feuilles, facilement caractérisées par leur forme, leur odeur vireuse, leur saveur saline, âcre, un peu amère, sont recouvertes de poils pluricellulaires très longs, légèrement recourbés au sommet, terminés par une tête renflée, fragile.

Les graines, très petites, réniformes, portent à la surface un réseau irrégulier de crêtes saillantes, séparées par des dépressions qui se comblent lorsqu'on fait macérer la graine dans l'eau. Ces graines présentent au dehors une cuticule assez épaisse, puis une couche de cellules tabulaires très grandes, dont les parois latérales et internes sont épaissies, la paroi externe, mince, étant infléchie dans la cavité de la cellule, ce qui donne à la graine son aspect réticulé. Ces cellules sont séparées de l'albumen par deux rangées de cellules à contenu brun, de forme arrondie, contractées dans la graine sèche. L'albumen forme un parenchyme contenant des granulations d'aleurone et des gouttelettes d'huile; l'embryon est petit, recourbé. Ces graines ont une saveur âcre, huileuse, légèrement amère.

Composition : La jusquiame renferme un alcaloïde particulier, l'*hyosciamine*, isolé à l'état impur par Geiger et Hesse (1832), à l'état cristallin par Höhn (1871). C'est un isomère de l'atropine, assez facilement altérable, donnant les mêmes produits de décomposition que l'atropine (tropine et acide tropique). La jusquiame contient en outre une base amorphe, semi-liquide, isomère de l'hyosciamine, l'*hyoscine* (hyosciamine amorphe, Ladenberg, 1880), un principe amer, l'*hyoscipicrine*, et de la *choline*. Les alcaloïdes sont voisins de l'atropine et dilatent, comme elle, la pupille; ils sont plus abondants dans les graines que dans les feuilles, lesquelles, comme celles de la plupart des Solanées, sont très riches en matières minérales.

FORMES PHARMACEUTIQUES : La jusquiame s'emploie comme les autres Solanées vireuses. Les feuilles, sous forme d'*extrait* (préparé comme celui de belladone), d'*alcoolature*, de *teinture;* elles entrent dans l'*huile narcotique*, l'*onguent de populeum*, les *cigarettes antiasthmatiques*. Les doses maxima sont celles de la belladone.

Les graines de jusquiame entrent dans la formule des *pilules de cynoglosse* ($^1/_{10}$); l'extrait alcoolique de ces graines (Codex Français) est rarement prescrit.

On emploie de même, dans le midi de l'Europe et en Orient, l'Hyosciamus albus L. (*jusquiame blanche*) et l'H. aureus L. (*jusquiame dorée*).

NICOTIANA TABACUM L.

(N. angustifolium Mill.; N. havanensis Lagas, N. macrophylla Lehm.).
Tabac.

PATRIE : Régions centrales de l'Amérique. Le tabac s'est répandu rapidement dès le XVIe siècle dans toutes les régions tempérées et chaudes du globe. Son usage, comme plante à fumer, s'est étendu chez presque tous les peuples civilisés ou sauvages du globe, et sa culture parmi des peuplades dont les relations avec l'Amérique ou avec l'Europe sont difficiles à établir a pu faire croire à son existence à l'état spontané, notamment dans l'Afrique centrale. L'origine américaine du tabac et de ses différentes variétés est établie aujourd'hui cependant d'une façon certaine.

CARACTÈRES : Plante annuelle assez variable; tige vigoureuse, dressée, haute de 1 à 2 mètres, glutineuse comme toute la plante, simple ou rameuse au sommet seulement; feuilles grandes, alternes, les inférieures brièvement pétiolées, les supérieures sessiles, amplexicaules, couvertes de poils glanduleux, courts; limbe ovale, plus ou moins aigu, surtout pour les feuilles supérieures, de longueur et de largeur variables; fleurs en grappe composée, terminale; calice court, en forme de sac, à 5 dents aiguës; corolle grande, infundibuliforme, à tube long, étalée au sommet, à 5 dents plissées, d'un rose pâle; fruit: capsule s'ouvrant au sommet en 2 valves, fendues elles-mêmes à la partie supérieure; graines très petites, réticulées, brunes.

Partie usitée : Les feuilles, **Folia nicotianæ** Ph. B.

Les feuilles de tabac destinées aux usages pharmaceutiques doivent être séchées avec soin, rapidement, à l'ombre; elles conservent alors une teinte verdâtre. Les feuilles de tabac du commerce, employées comme tabac à fumer, sont séchées au soleil, subissent souvent diverses préparations (fermentation, addition de nitre, etc.); elles sont d'un brun plus ou moins foncé et ne doivent pas être employées en pharmacie.

Les feuilles de tabac se reconnaissent facilement à leur odeur forte, spéciale, devenant surtout caractéristique lorsqu'on brûle la feuille, à leur saveur âcre, particulière.

Composition : Le tabac doit ses propriétés toxiques à un alcaloïde liquide et volatil, la *nicotine* (Posselt et Reimann, 1828), l'un des poisons les plus redoutables du règne végétal. La proportion de cet alcaloïde est très variable suivant le climat, le sol, les préparations que la feuille a subies. D'une façon générale, elle est moins élevée dans les tabacs exotiques (2 % Havane) que dans ceux que l'on récolte en Europe (de 6 à 11 %). Le tabac renferme en outre une substance volatile, cristalline, la *nicotianine* ou camphre de tabac, dont la constitution est peu connue. La fumée de tabac ne renferme que des traces de nicotine, mais contient des bases pyridiques. Le tabac, comme les autres Solanacées, fournit une proportion élevée de cendres (16 à 27 %).

Formes pharmaceutiques : Comme plante médicinale, le tabac n'a plus aujourd'hui aucune importance. Il fait partie de l'*huile narcotique*, seule forme sous laquelle il est encore usité. Le tabac à fumer est fourni par cette plante et par différentes formes voisines (Nicotiana rustica L., N. persica Lindl., etc.).

Espèces non officinales en Belgique.

Physalis alkekengi L. (Ph. halicacabum Scop., Alkekengi officinarum Moench.). *Alkékenge.* Plante indigène, rare dans la région calcaire, plus répandue dans le centre et le midi de l'Europe. C'est une petite plante vivace, à souches traçantes, à tiges aériennes droites ou flexueuses; feuilles pétiolées, ovales acuminées, alternes ou géminées; fleurs isolées à l'aisselle des feuilles supérieures, blanches, petites, à pédoncule court, recourbé; fruit rouge, bacciforme, de 0^m,01 de diamètre environ, entouré presque de toutes parts par le calice accru, vésiculeux, rouge-vermillon, membraneux, ne laissant au sommet qu'une étroite ouverture; graines jaunes, petites, nombreuses.

On employait autrefois les fruits d'alkékenge en pharmacie; ces fruits, dépouillés du calice, présentent une saveur désagréable, aigre et amère. L'alkékenge fait partie du sirop de rhubarbe composé (Codex Français). Ce médicament est actuellement inusité en Belgique.

Mandragora officinalis Mill. (Atropa mandragora L.). *Mandragore.* Solanée vivace, originaire de l'Europe méridionale et du nord de l'Afrique : racines charnues, pivotantes, souvent bifurquées; feuilles toutes radicales en rosette; fleurs violettes, portées sur des hampes; fruits bacciformes. Cette plante, assez variable quant à son port et quant à l'époque de sa floraison, renferme un alcaloïde très voisin de l'atropine ou même identique à l'atropine; elle possède comme les autres solanées vireuses la propriété de dilater la pupille.

La mandragore, à laquelle on attribuait jadis un grand nombre de propriétés merveilleuses, est aujourd'hui inusitée. Les feuilles entraient dans le baume tranquille des anciens formulaires. Les fruits, assez volumineux, sont toxiques comme ceux de la belladone.

Fabiana imbricata R. et Pav. *Pichi.* Arbuste originaire du Pérou, du Chili, de la République Argentine, présentant l'aspect général d'une Conifère. Les ramuscules nombreux sont recouverts d'écailles imbriquées, d'un vert bleuâtre, représentant les feuilles; les fleurs blanches, petites, sont solitaires à l'extrémité des rameaux; le fruit est capsulaire.

L'écorce est recouverte d'une exsudation résineuse grisâtre, abondante. L'odeur est aromatique, la saveur astringente et amère. On importe les jeunes rameaux de la plante.

La composition du pichi est peu connue; il paraît contenir un alcaloïde, la *fabianine* (Limousin et Lyons), du tannin, une essence, un glucoside, voisin de l'esculine, donnant aux préparations qui le renferment une fluorescence bleue. Le pichi a été récemment introduit dans la matière médicale contre les affections des voies urinaires.

Brunfelsia uniflora L. (Franciscea uniflora Pohl.). *Manaca.*
Arbuste du Brésil dont la racine ligneuse, longue, brunâtre, épaisse au sommet
de 0ᵐ,01 environ, a été récemment importée sous son nom brésilien de *manaca.*
Cette racine renferme un alcaloïde amorphe, la *manacine* (Lenardson), et un
principe fluorescent. On a préconisé ce médicament comme purgatif et altérant
à la dose de 15 grammes par 24 heures, sous forme de décoction.

Duboisia myoporoïdes R. Br. (Notelæa ligustrina Sieb.). Arbuste
glabre, originaire de l'Australie, de la Nouvelle-Calédonie, de la Nouvelle-
Guinée; à feuilles alternes, à fleurs blanches, réunies en cymes au sommet
de la tige et des rameaux, à fruit baccien, noir à maturité, contenant 2 à
3 graines.

On importe d'Australie les feuilles sèches de cette plante. Ce sont des
feuilles de 0ᵐ,05 à 0ᵐ,12 de longueur, lancéolées, très atténuées à la base,
devenant plus étroites et plus petites vers les inflorescences; odeur peu marquée; saveur âcre, amère, rappelant celle du tabac.

Ces feuilles doivent leurs propriétés à un alcaloïde isolé d'abord par Ger-
hardt, sous le nom de *duboisine,* mais qui a été reconnu ensuite être identique
à l'*hyosciamine* (Ladenberg).

Les feuilles de Duboisia servent surtout à la préparation de la duboisine, laquelle est aujourd'hui rarement employée sous forme de sulfate dans
la thérapeutique oculaire, pour dilater la pupille.

Duboisia Hopwoodii F. M. *Pituri.* On a importé récemment d'Australie
les feuilles plus ou moins brisées de cet arbre, voisin du précédent. Ces
feuilles sont employées par les indigènes comme masticatoire. Cette plante
renferme un alcaloïde liquide et volatil, la *piturine* (Gerrard, 1878; Liver-
sidge, 1880), très voisin de la nicotine.

FAMILLE DES SCROFULARINÉES.

Plantes herbacées, rarement frutescentes, à suc aqueux, à fleurs irrégulières, souvent personnées. Les Scrofularinées sont dispersées sur toute la surface du globe; elles sont plus abondantes dans les régions tempérées, mais se trouvent aussi dans les régions polaires ou sur les montagnes élevées, et dans les climats tropicaux. Les espèces officinales sont européennes, plus rarement américaines.

Les Scrofularinées doivent leurs propriétés à des glucosides (*rhinanthine, scrofularine, gratioline, digitaline, leptandrine,* etc.) purgatifs, émétiques, souvent toxiques, soit par leur action irritante, soit par l'effet spécial que certains d'entre eux exercent sur le cœur. Dans le groupe des *Verbascées,* ces principes s'atténuent ou disparaissent, et les plantes deviennent inoffensives, pectorales, adoucissantes; cependant les graines des Verbascum passent pour n'être pas dépourvues de principes actifs. (Lindley, Veget. kingd., p. 683.)

Espèces officinales en Belgique.

VERBASCUM THAPSUS L.

(V. alatum Lamk., V. Schraderi Meyer, V. indicum Wall.,
V. Lychnitis Schultz.) *Molène, Bouillon blanc.*

PATRIE : Plante indigène, assez commune sur les coteaux secs, les vieux murs; répandue dans les parties septentrionales et centrales de l'Europe, dans le Caucase et dans les montagnes du nord de l'Inde.

CARACTÈRES : Plante bisannuelle; tige florale dressée, haute de 0^m,50 à 1^m,50, rarement ramifiée; feuilles radicales disposées en rosette, pétiolées, grandes, ovales, épaisses, blanchâtres, tomenteuses, crénelées; feuilles caulinaires plus petites, alternes,

décurrentes, les ailes se prolongeant d'une feuille à l'autre; inflorescence en épis terminaux serrés; fleurs insérées à l'aisselle d'une
bractée aiguë; calice persistant; corolle presque rotacée, à 5 lobes
inégaux, petite, large d'environ 0^m,02, concave, d'un jaune d'or;
étamines 5, inégales, à filets chargés à la base de poils laineux;
fruit capsulaire, formé de 2 carpelles, déhiscent; graines très
petites, coniques, rugueuses, rougeâtres. La plante fleurit en
juillet-août.

On emploie de même, d'après la Pharmacopée Belge, le
Verbascum thapsiforme Schräder (V. Kikxianum Dumort., V. bracteatum Kikx, V. thapsum Merat), plante
également indigène, mais plus rare, très voisine de la précédente,
dont elle ne se distingue que par la grandeur de la corolle, large
de 0^m,03 à 0^m,035, et par les anthères des longues étamines,
également plus développées. Au reste, les Verbascum forment
facilement entre eux des hybrides très voisins les uns des autres
et qui ne peuvent se reconnaître que par des caractères de détail.

PARTIES USITÉES : 1° Les feuilles, **Folia verbasci** Ph. B.; 2° les
fleurs, **Flores verbasci** Ph. B.

Les feuilles se reconnaissent aisément à leur couleur blanchâtre,
leur forme, l'épaisseur du limbe couvert sur ses deux faces de
poils laineux. Ces poils présentent au microscope un aspect caractéristique; ils sont pluricellulaires, dressés, munis de divisions
verticillées en nombre variable. Les feuilles de bouillon blanc
sont inodores; elles possèdent une saveur mucilagineuse. Les
fleurs séchées s'altèrent vite et perdent leur couleur jaune, à
moins qu'on ne les conserve dans des dessiccateurs. A l'état frais
ces fleurs sont peu odorantes, mais à l'état sec elles possèdent
une odeur particulière assez forte, rappelant celle du miel. Les
poils du calice présentent les caractères de ceux des feuilles, mais
ceux qui se trouvent à la base des étamines sont très longs,
simples, à parois ponctuées ou striées, arrondis et un peu dilatés
au sommet; ils renferment des sphéro-cristaux d'inuline lorsqu'on
les examine dans la glycérine, après macération dans l'alcool.

COMPOSITION : Les feuilles et les fleurs du bouillon blanc renferment du mucilage, du sucre, une faible proportion de tannin
et fournissent en moyenne (pour les fleurs) 4 °/₀ de cendres.

Les graines ont une saveur âcre et jouissent, dit-on, de propriétés narcotiques. Ces graines renferment une huile grasse (20 %) et un principe âcre indéterminé, soluble dans l'eau et dans l'éther de pétrole. (Edwin L. Janson, Am. Journ. Ph., déc. 1890.)

FORMES PHARMACEUTIQUES : Les feuilles font partie des *espèces émollientes* pour cataplasme; les fleurs, fréquemment employées en infusion, entrent dans les *fleurs pectorales*.

DIGITALIS PURPUREA L.

(D. tomentosa Link. et Hoffm., D. purpurascens Lejeun.) *Digitale pourprée.*

PATRIE : Plante indigène, répandue dans une grande partie de l'Europe, assez commune dans les bois siliceux, plus rare dans les terrains calcaires, où elle est en partie remplacée par une autre espèce (D. lutea).

CARACTÈRES : Plante bisannuelle; tige florale dressée, haute de 1 mètre environ; feuilles radicales en rosette, longues de $0^m,20$ à $0^m,40$, ovales-oblongues, d'un vert foncé à la face supérieure, pubescentes, crénelées; feuilles caulinaires alternes, décurrentes, longuement atténuées à la base, devenant de plus en plus petites vers le sommet; fleurs en grappe terminale, unilatérale; pédicelle penché, inséré à l'aisselle d'une bractée; calice à 5 divisions inégales, soudées seulement à la base; corolle gamopétale, digitée, irrégulière, rétrécie à la base, divisée au sommet en 5 lobes arrondis, les 3 inférieurs plus grands; la corolle, longue d'environ $0^m,04$, est d'un rose pourpre, maculée à l'intérieur de taches pourpres, entourées d'un cercle blanc; étamines 4, didynames, les 2 supérieures plus grandes; fruit capsulaire, à déhiscence septicide; graines nombreuses, très petites, ovoïdes, réticulées, d'un brun pâle. La plante fleurit en Belgique en juin-juillet.

PARTIE USITÉE : Les feuilles, **Folia digitalis** Ph. B.

CARACTÈRES : Ces feuilles doivent être récoltées la seconde année, à l'époque de la floraison, sur les parties moyennes de la tige florale.

Feuilles d'un vert plus foncé à la face supérieure, blanchâtres

à la face inférieure, ovales-oblongues, à sommet aigu, longuement
atténuées à la base; nervures pennées, la nervure médiane dilatée,
saillante vers la face inférieure, souvent un peu rougeâtre vers
la base; nervures secondaires formant un réseau complexe et
donnant à la feuille un aspect gaufré particulier. Les bords du
limbe sont crénelés, à dents inégales, arrondies. Odeur, à l'état
sec, agréable, rappelant celle du thé; saveur très amère. On
emploie les feuilles séchées avec soin, à l'ombre, et on les conserve
en lieu sec; celles qui ont perdu leur couleur verte doivent être
rejetées. On les prive, au moment de l'emploi, de la partie inférieure de la nervure médiane.

Les poils de la digitale sont pluricellulaires, simples, à extrémité
aiguë, plats, presque toujours tordus, et présentant au microscope
un aspect caractéristique, les cellules étant vues dans des plans
différents, les unes de face, les autres sur l'arête latérale.

Les feuilles de digitale ne peuvent guère être confondues avec
d'autres feuilles, grâce à leur aspect, leur saveur, leurs poils
caractéristiques. Elles ressemblent à celles de l'Inula conyza DC.
(Conyza squarrosa L.), plante indigène, commune, mais s'en
distinguent facilement en ce que ces feuilles ont une saveur
astringente, non amère; de plus, les poils des feuilles d'Inula
sont pluricellulaires, non tordus, à extrémité légèrement recourbée, à parois épaisses, dilatées et articulées au point de séparation
des cellules.

Composition : La digitale doit ses propriétés redoutables à un
certain nombre de glucosides ou de principes neutres, la *digitaline*, la *digitoxine*, la *digitonine*, la *digitaléine* (Schmiedeberg,
Nativelle). Sous le nom de digitaline, on désigne en pharmacie
différents mélanges contenant ces principes en diverses proportions, suivant les méthodes suivies dans leur préparation. Telles sont
la *digitaline amorphe* de la Pharmacopée Belge, la seule qui doive
être délivrée, à moins d'indications spéciales; la digitaline cristallisée de Nativelle (Codex Français), beaucoup plus toxique, etc. La
digitale renferme en outre une résine, de l'acide digitaloïque, du
mucilage, de l'inosite; elle fournit en moyenne 10 °/₀ de cendres.

Formes pharmaceutiques : La digitale s'emploie sous forme de
poudre (dose maxima, 0ᵍʳ,20 en une fois et 1 gramme en 24 h.),

d'infusion, de *teinture alcoolique* (d. m. 1 gr. et 3 gr.), d'*alcoola-*
ture, d'*extrait alcoolique* (d. m. 0^{gr},10 et 0^{gr},50); elle entre dans
le *vin diurétique de l'Hôtel-Dieu* et sert à la préparation de la
digitaline (d. m., pour la digitaline amorphe de la Pharmacopée,
0^{gr},001 et 0^{gr},005 pour 24 h.).

VERONICA OFFICINALIS L.

(V. pyrenaica All., V. repens All., V. Tournefortii Vill., V. spadana Lej.)
Véronique officinale.

PATRIE : Plante indigène, commune dans les bois, répandue
dans presque toute l'Europe et l'Asie occidentale.

CARACTÈRES : Herbe vivace, petite; tiges couchées et radicantes
vers la base, dressées au sommet, pubescentes sur toute leur surface; feuilles opposées, ovales, dentées, pubescentes; fleurs en
grappes multiflores, à l'aisselle des feuilles supérieures; pédicelles
droits, plus courts que le calice; calice à 4 divisions; corolle un
peu plus longue que le calice, d'un bleu cendré pâle; capsule
glanduleuse, plus longue que le calice persistant.

PARTIE USITÉE : L'herbe fleurie, **Herba veronicæ offici-**
nalis Ph. B.
Cette herbe, à l'état sec, est inodore; elle possède une saveur
légèrement amère et astringente.

COMPOSITION : Peu connue, principe amer indéterminé, tannin
précipitant les sels ferriques en vert-olive, matière âcre, voisine
de la saponine, sels, etc.

FORMES PHARMACEUTIQUES : La véronique officinale, aujourd'hui
inusitée, s'employait uniquement sous forme d'infusion.

VERONICA BECCABUNGA L.

(V. punctata Haine., V. limosa Lej.) *Beccabunga, Cresson de chien.*

PATRIE : Plante aquatique, indigène, commune dans les ruisseaux de l'Europe entière, d'une grande partie de l'Asie et de
l'Afrique septentrionale.

Caractères : Herbe vivace, glabre; tiges radicantes à la partie inférieure, épaisses, fistuleuses; feuilles ovales-oblongues, épaisses, luisantes, crénelées; fleurs en grappes axillaires lâches; pédicelles étalés, plus longs que le calice et que la bractée; corolle bleue; capsule de longueur égale à celle du calice.

Partie usitée : L'herbe fleurie fraîche. **Herba veronicæ beccabungæ** Ph. B.

Cette herbe possède une saveur âcre et amère. Sa composition n'est pas connue.

Formes pharmaceutiques : Cette plante, aujourd'hui à peu près inusitée, s'employait sous forme de suc, souvent mélangée au cresson et à d'autres plantes antiscorbutiques.

Espèces non officinales en Belgique.

Scrofularia nodosa L. *Scrofulaire.* Plante indigène commune, répandue en Europe, en Sibérie, et, sous une forme un peu différente, dans l'Amérique du Nord. C'est une herbe vivace, à rhizomes noueux, tuberculeux; à tiges aériennes dressées, quadrangulaires; à feuilles opposées, glabres, dentées, cordiformes à la base; fleurs en panicules terminaux; calice à divisions membraneuses sur les bords; corolle d'un brun verdâtre; tube renflé, sub-globuleux, bilabié; étamines 4; fruit : capsule bivalve; graines très petites, nombreuses.

Partie usitée : Les rhizomes mêlés de racines, racines de scrofulaire du commerce, et plus rarement les sommités fleuries (Codex Français).

Composition : Ces rhizomes renferment un principe cristallin très amer, la *scrofularine* (Walz), des traces d'un alcaloïde indéterminé, un stéaroptène, la *scrofularosmine*, du tannin, de l'amidon, etc.

Les racines de scrofulaire sont rarement usitées comme dépuratif et comme purgatif à dose élevée, uniquement sous forme d'infusion. On emploie de même une espèce indigène voisine, le S. aquatica L.

Gratiola officinalis L. *Gratiole.* Plante indigène rare, répandue dans une grande partie de l'Europe, de l'Asie occidentale et de l'Amérique septentrionale. Herbe vivace; rhizomes traçants; tige dressée, non ramifiée; feuilles opposées, glabres, dentées sur les bords, ovales-lancéolées; fleurs à l'aisselle des feuilles supérieures, solitaires; corolle blanche, rosée, veinée de jaune vers la base, tubuleuse, labiée, à 5 dents arrondies, 2 à la lèvre supérieure, 3 à la lèvre inférieure; fruit : capsule bivalve. Toute la plante possède une saveur amère, désagréable.

Partie usitée : L'herbe fleurie (Codex Français).

Composition : La gratiole doit ses propriétés assez énergiques à deux glucosides, la *gratioline* et la *gratiosoline* (Walz); elle contient en outre la *gratiolacrine*, une résine, du tannin, etc.

L'herbe de gratiole, à peu près inusitée actuellement, s'emploie en infusion et sous forme de poudre comme émétique et purgatif à la dose de 0gr,50 à 2 grammes. C'est un médicament dangereux, irritant.

Veronica virginica L. (Leptandra virginica Nutt., Callistachya virginica Rafin, Veronicastrum album Mœnch., Pœderota virginica Walp.). *Culver's physic, Leptandra*. Plante vivace des terres basses des États-Unis, dont le rhizome est aujourd'hui assez fréquemment importé en Europe.

C'est un rhizome horizontal, long de 0m,10 à 0m,15, épais en moyenne de 0m,008, rameux, d'un brun noirâtre, ligneux, portant des racines grêles, cassantes. Il est inodore, de saveur amère, désagréable.

Composition : Le rhizome de leptandra renferme un principe neutre, cristallin, la *leptandrine* (Wayne, Steinmann, 1887), de la saponine, du tannin, de la résine, etc. On importe d'Amérique, sous le nom de *leptandrine*, une sorte d'extrait alcoolique qui, de même, que les médicaments analogues (*évonymine, cimicifugine*, etc.), n'a rien de commun avec le principe défini de la plante.

Le rhizome de leptandra s'emploie en poudre, à la dose de 1 à 4 grammes, et sous forme d'extrait fluide, comme purgatif.

FAMILLE DES PÉDALINÉES.

Les Pédalinées forment un petit groupe d'une quarantaine d'espèces, herbacées, annuelles ou vivaces, originaires des régions chaudes ou tropicales, surtout de l'Afrique. Ce sont des plantes très voisines des Bignoniacées, auxquelles certains auteurs les rattachent.

Au point de vue de leur composition, les Pédalinées sont peu connues; les organes de végétation sont souvent mucilagineux; les graines, huileuses, sont utilisées dans une seule espèce.

Sesamum indicum DC. (S. indicum L., S. orientale L., S. edule Hort., S. oleiferum Mœnch.). *Sésame, Gingeli.* Plante annuelle, herbacée, très probablement originaire de Java et des îles de la Sonde, introduite aux Indes orientales à une époque très reculée, cultivée sous différentes formes dans toutes les régions chaudes du globe. Cette espèce présente deux races distinctes, l'une à graines noires ou d'un brun pourpre (S. orientale L.), l'autre à graines jaunâtres ou blanchâtres (S. indicum L.).

Ces graines, quelle que soit leur couleur, sont ovales-aplaties, longues de $0^m,003$ à $0^m,004$, larges de $0^m,002$ et épaisses de $0^m,001$; elles pèsent en moyenne $0^{gr},004$; l'épisperme est finement ponctué; l'amande, blanche, formée d'un albumen très mince et d'un embryon huileux à cotylédons plans-convexes. L'odeur est nulle, la saveur grasse, douce. Ces graines fournissent par expression 45 à 50 % d'huile; l'épisperme est mucilagineux; elles donnent de 6 à 8 % de cendres. Les graines noires ou de couleur foncée renferment une matière colorante soluble dans l'eau et dont on les débarrasse avant de les soumettre à l'expression.

Les graines de sésame sont rarement employées comme laxatif; aux Indes et en Orient, elles sont alimentaires, mais servent surtout à la préparation de l'huile, laquelle est très employée comme comestible et est importée en grandes quantités en Europe pour la savonnerie; elle sert également à falsifier l'huile d'olive.

Cette huile, comme nous l'avons vu plus haut, est surtout caractérisée par la coloration rouge que l'acide chlorhydrique sucré communique à ses acides gras. L'huile de sésame a été préconisée comme succédané de l'huile de ricin, à la dose de 40 à 60 grammes.

FAMILLE DES VERBÉNACÉES.

Les Verbénacées forment un groupe voisin de celui des Labiées et présentent avec celles-ci de grandes analogies, tant par leurs caractères botaniques que par leur composition. On en connaît environ 700 espèces, herbacées, frutescentes, plus rarement arborescentes, répandues surtout dans les régions chaudes; on en rencontre un assez grand nombre dans la zone tempérée australe et très peu dans la zone tempérée boréale; une seule est indigène en Belgique.

Les rares Verbénacées employées doivent leurs propriétés, peu actives d'ailleurs, à des essences et à du tannin.

Lippia citriodora H. B. et K. (Verbena triphylla L'Hérit., Aloysia citriodora Orteg). *Verveine citronnelle.* Arbrisseau originaire du Chili et du Pérou, cultivé dans toutes les régions chaudes et dans nos serres tempérées. Les feuilles de cette plante exhalent, lorsqu'on les froisse, une odeur forte, citronnée, rappelant celle de la mélisse. On les emploie rarement sous forme d'infusion. On emploie de même les feuilles du L. dulcis Trevir (L. asperifolia Reich.), du Mexique et des Antilles.

Verbena officinalis L. *Verveine.* Plante indigène commune le long des chemins, répandue sur presque toute la surface du globe (Afrique septentrionale et australe, Asie centrale et occidentale, Japon, Amérique du Nord, etc.). Plante vivace; tige dressée, raide, quadrangulaire; feuilles opposées, pennatifides; fleurs très petites, légèrement irrégulières et labiées; corolle violette à 5 lobes un peu inégaux. Ces fleurs sont disposées en épis terminaux très grêles, à l'aisselle de bractées plus courtes que le calice.

La plante sèche est inodore et possède une saveur astringente et un peu amère.

La verveine, autrefois considérée comme un médicament précieux, ne renferme aucun principe actif et est aujourd'hui très rarement usitée, sous forme d'infusion.

FAMILLE DES LABIÉES.

Les Labiées forment une famille très naturelle, renfermant environ 2,600 espèces très voisines, tant par leurs caractères botaniques que par leur composition et leurs propriétés.

Ce sont des plantes ordinairement herbacées, frutescentes, rarement arborescentes, à feuilles opposées ou verticillées, à tiges tétragones, à fleurs labiées à divisions plus ou moins irrégulières, à 4 étamines ordinairement didynames, rarement réduites à 2 (Salvia).

Les Labiées ont une aire de dispersion très étendue. Elles sont abondantes, surtout dans les régions tempérées et chaudes, particulièrement sur les rives septentrionales et orientales de la Méditerranée; sous les tropiques on les rencontre surtout sur les montagnes, mais elles ne manquent nulle part.

Presque toutes les Labiées contiennent, ordinairement dans des glandes externes, pédicellées ou sessiles, des essences aromatiques qui leur communiquent des propriétés excitantes et font employer en parfumerie un certain nombre d'entre elles. Ces glandes à essence se trouvent sur tous les organes de végétation, surtout sur les feuilles et sur le calice. Quelques espèces renferment des principes amers (germandrée), des quantités notables de tannin. Aucune Labiée n'est toxique.

Espèces officinales en Belgique.

OCIMUM BASILICUM L.

(O. ciliatum Horm., O. hispidum Lamk., O. integerrimum W.,
O. americanum Jacq.,
O. urticæfolium Hort., Plectranthus Barrelieri Spr.). *Basilic.*

Patrie : Régions tropicales de l'Asie, de l'Afrique et de l'Amérique; fréquemment cultivé dans nos jardins.

Caractères : Plante annuelle, glabre; tiges dressées, de 0^m,30 à 0^m,40; feuilles ovales-lancéolées, glabres, légèrement dentées sur les bords, plus rarement entières, longues de 0^m,015 à 0^m,020,

DISTRIBUTION GÉOGRAPHIQUE DES LABIÉES OFFICINALES.

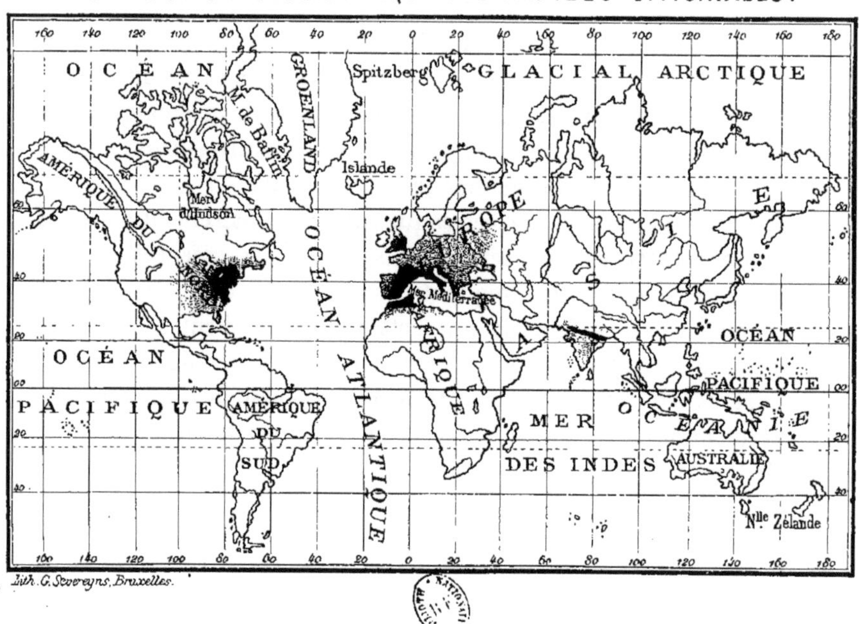

Lith. G. Severeyns, Bruxelles.

portant, surtout à la face inférieure, des glandes sessiles, insérées dans des enfoncements du limbe; fleurs en cymes axillaires, blanches ou purpurines, souvent panachées; lèvre supérieure de la corolle quadrilobée, l'inférieure entière. Odeur forte, agréable, particulière, saveur aromatique.

COMPOSITION : Comme la plupart des Labiées, cette plante doit ses propriétés excitantes à l'essence qu'elle renferme. Cette essence, légèrement verdâtre, se solidifie en grande partie par le froid en donnant un stéaroptène cristallin.

FORMES PHARMACEUTIQUES : L'herbe de basilic entre dans *l'eau de bryone composée*, dans *l'esprit vulnéraire*. Au Brésil, on emploie le suc de la plante fraîche comme anthelmintique.

LAVANDULA VERA DC.

(L. officinalis Chaix, L. angustifolia Hayne, L. Pyrenaica DC., L. spica, var. α L., L vulgaris, var. α Lamk.). *Lavande.*

PATRIE : Régions méditerranéennes occidentales, Italie, France méridionale, Espagne, Afrique septentrionale; fréquemment cultivée dans les jardins en Belgique et en grand en Angleterre pour la fabrication de l'essence.

CARACTÈRES : Plante vivace; tiges ligneuses à la base, quadrangulaires, hautes de 0m,30 à 0m,60, plus élevées dans les cultures; feuilles opposées, linéaires, subulées, d'un vert blanchâtre; fleurs en épis droits pauciflores, interrompus, formés de verticilles disjoints insérés à la base d'une bractée assez large, acuminée; calice cylindrique, strié, bleuâtre, portant au sommet 5 dents petites, réfléchies; corolle deux fois plus longue que le calice; lèvre supérieure à 2 lobes, lèvre inférieure trilobée, d'un violet pâle, cendré. Le calice et la corolle sont glanduleux et couverts de poils blanchâtres. La plante en fleur exhale une odeur forte très agréable, particulière.

PARTIES USITÉES : Les fleurs, **Flores lavandulæ** Ph. B. L'essence de lavande, **Essentia lavandulæ** Ph. B.

Fleurs. — Ces fleurs se trouvent dans le commerce à l'état sec, ordinairement isolées, facilement reconnaissables à leur forme décrite plus haut, à leur odeur agréable, à leur saveur aromatique un peu amère. Le calice est, comme la corolle, couvert de poils rameux, à divisions verticillées, assez semblables à ceux qui recouvrent les feuilles de bouillon blanc, mais plus petits et souvent remplis d'une matière colorante bleue; entre ces poils se trouvent des glandes assez nombreuses, brièvement pédicellées, renfermant l'essence.

Ces fleurs doivent uniquement leurs propriétés à l'essence qu'elles contiennent dans la proportion de 1 $\frac{1}{2}$ à 3 %; elles renferment en outre un peu de résine et du tannin.

FORMES PHARMACEUTIQUES : Les fleurs de lavande entrent dans les *espèces aromatiques,* dans les *espèces pour fumigation,* dans le *vin aromatique,* dans l'*esprit vulnéraire.*

Essence. — L'essence de lavande se prépare en distillant avec de l'eau les fleurs de lavande isolées. La lavande est cultivée en grand en Angleterre, dans le comté de Surrey, spécialement à Mitcham, pour la préparation de l'essence. Dans le sud de la France et dans le nord de l'Italie, on distille surtout les plantes sauvages et l'on emploie souvent toute la plante. L'essence de lavande anglaise, beaucoup plus estimée et généralement très pure, est cotée dans le commerce environ dix fois plus cher que l'essence du Midi.

L'essence de lavande pure est un liquide mobile, d'un jaune pâle ou légèrement verdâtre, densité : 0,87 à 0,94, soluble facilement dans l'alcool, point d'ébullition : 185° C. C'est un mélange d'un hydrocarbure et de différents éthers à base de bornéol (Bruylants, 1879).

FORMES PHARMACEUTIQUES : L'essence de lavande entre dans l'*esprit de lavande,* 1 %, l'*eau de Cologne médicinale,* le *baume de vie d'Hoffmann,* l'*acide acétique aromatique,* l'*esprit de savon,* l'*huile narcotique;* elle fait partie également de la teinture de lavande composée, Ph. Brit., et est d'un usage fréquent en parfumerie.

Substitution : **Lavandula spica** DC. (L. spica, var. *β* L.,
L. vulgaris, var. *β* Lamk., L. latifolia, var. *β* DC.). *Aspic,
Lavande mâle.* Plante très voisine de la précédente, dont elle ne
constitue probablement qu'une variété constante.

C'est un arbrisseau répandu dans les régions plus méridionales que l'espèce précédente, commun surtout dans le nord de
l'Afrique, la Sicile, les régions les plus méridionales de la France.
On ne peut le cultiver à l'air libre en Belgique.

La lavande aspic diffère surtout de l'espèce officinale par ses
feuilles linéaires à la base, élargies, obovées au sommet, ses épis
floraux serrés, recourbés au sommet; les bractées sont linéaires,
le calice presque glabre. Cette plante sert, dans le Midi, à la préparation par distillation d'une essence connue sous le nom d'*huile*
ou d'*essence d'aspic.* Ce produit, souvent falsifié par l'essence de
térébenthine, possède une odeur peu agréable, très différente de
celle de l'essence officinale.

L'huile d'aspic est quelquefois prescrite pour l'usage vétérinaire. On l'emploie fréquemment pour préserver les vêtements
de l'attaque des mites, aussi dans la parfumerie commune, surtout
pour parfumer les savons.

MENTHA PIPERITA Smith (non L.).

(M. hircina Hull, M. officinalis Hull, M. piperita, var. officinalis Koch.)
Menthe poivrée.

Patrie : La menthe poivrée existe dans différentes localités de
l'Angleterre, du continent européen, de l'Asie, de l'Amérique
septentrionale, mais il est difficile de dire si elle est vraiment
spontanée dans les localités où elle a été trouvée. Elle semble
plutôt ne constituer qu'une forme du M. hirsuta L., forme que
la culture cherche à conserver aussi intacte que possible. Les
menthes, en effet, ont une grande tendance à varier, et autour
de chaque type spécifique viennent se ranger un grand nombre
de formes constituant souvent une chaîne dont les anneaux ne
diffèrent que par des caractères de détail.

La menthe poivrée, connue depuis la fin du XVIIe siècle, est cultivée aujourd'hui surtout en Angleterre, dans les environs de Mitcham, aux États-Unis, en moindre quantité en France et en Saxe.

CARACTÈRES : Plante vivace; souches traçantes, rameuses, horizontales; tiges dressées, tétragones, très ramifiées, hautes de 0^m,90 à 1 mètre, vertes ou rougeâtres, suivant les variétés; feuilles d'un vert foncé, toutes pétiolées, lancéolées, arrondies à la base, aiguës au sommet, dentées sur les bords; poils peu nombreux le long des nervures; fleurs en épis terminaux, coniques, formés d'une série de verticilles écartés les uns des autres à la base de l'épi, serrés vers le sommet, portant à la base des bractées foliacées; pédicelles glabres; calice pourpré, strié, glanduleux; corolle d'un violet pourpre, deux fois aussi longue que le calice, presque régulière; étamines 4, incluses; fruit formé de nucules lisses ou rugueux. Toute la plante possède une odeur aromatique spéciale, une saveur chaude, piquante, suivie d'une sensation de froid particulière.

PARTIES USITÉES : 1° Les feuilles, **Folia menthæ piperitæ** Ph. B.; 2° l'essence, **Essentia menthæ piperitæ** Ph. B.

Feuilles. — Les feuilles se reconnaissent aux caractères exposés plus haut, surtout à la présence constante de pétioles, ce qui les distingue d'autres espèces voisines dont les feuilles sont souvent sessiles; l'odeur et la saveur sont également caractéristiques. Au microscope, on constate la présence de glandes sessiles, pluricellulaires, situées dans de légères dépressions du limbe, et contenant une essence jaune; ces glandes brunissent par la potasse; elles contiennent parfois des cristaux (menthol); les poils sont grands, peu nombreux, pluricellulaires et plats.

COMPOSITION : Les feuilles de menthe renferment environ 1 °/₀ d'essence; toutefois le rendement est très variable, la proportion étant d'autant plus élevée, que l'été pendant lequel la plante s'est développée a été plus chaud et plus sec; elles contiennent en outre un peu de tannin et de résine.

FORMES PHARMACEUTIQUES : Les feuilles de menthe s'emploient surtout en infusion; elles servent, à l'état frais, à la préparation de l'essence.

Essence. — L'essence de menthe est un liquide d'un jaune pâle ou verdâtre, neutre, d'une odeur forte, d'une saveur brûlante suivie d'une sensation de froid particulière. Densité : 0,90 (0,84 à 0,975). Refroidie vers — 4°, l'essence de menthe abandonne des cristaux d'un stéaroptène, le *menthol* ou *pipmenthol*. L'essence de menthe se colore en rouge-carmin sale par l'acide nitrique en excès, en violet par l'acide chlorhydrique, en rouge-brun vif par l'acide sulfurique. Elle est soluble en toute proportion dans l'alcool à 86° et dans 2,2 volumes d'alcool à 70°; elle est partiellement soluble dans le sulfure de carbone et forme un liquide laiteux lorsqu'on l'agite avec ce corps. L'essence de menthe du commerce vient surtout d'Angleterre (Mitcham) et des États-Unis.

Le menthol s'obtient en soumettant à la distillation fractionnée l'essence de menthe et en refroidissant les produits dont le point d'ébullition est le plus élevé. On obtient ainsi le *pipmenthol* ou menthol de la menthe poivrée, corps cristallisable en cristaux blancs opaques, fusibles à 42°, bouillant à 212°. Ce produit diffère du menthol ordinaire du commerce, lequel est presque toujours retiré de l'essence de menthe importée du Japon ou de la Chine. Cette essence est produite par le Mentha canadensis L., var. piperascens (Maisch.); c'est une essence presque entièrement solide à la température ordinaire et beaucoup plus riche en stéaroptène que l'essence de menthe poivrée, mais fournissant un menthol cristallisable en aiguilles transparentes et possédant une odeur différente de celle du pipmenthol.

Formes pharmaceutiques : L'essence de menthe s'emploie sous forme d'*esprit*, d'*eau distillée extemporanée*, de *sirop*, de *tablettes* (pastilles de menthe); elle entre dans l'*huile narcotique*, dans l'*emplâtre aromatique*, dans un grand nombre de préparations dentifrices et de liqueurs de table.

Le menthol est fréquemment prescrit comme analgésique, sous forme de crayons (crayons-migraine), de liniments, en solution huileuse ou alcoolique, d'odontalgiques, en le liquéfiant au moyen du camphre.

MENTHA AQUATICA γ CRISPA Benth.

(Mentha crispa L.) *Menthe crépue.*

PATRIE : Cette plante n'est qu'une forme de la menthe aquatique, plante indigène, commune dans les lieux humides.

CARACTÈRES : Plante vivace, à feuilles brièvement pétiolées ou
presque sessiles, ovales-cordiformes, à limbe ondulé, gaufré, irrégulièrement denté sur les bords, plus ou moins pubescent, d'un
vert sombre; fleurs en verticilles à la base de bractées foliacées.

PARTIES USITÉES : 1° Les feuilles, **Folia menthæ crispæ** Ph. B.
Feuilles de menthe crépue. 2° L'essence, **Essentia menthæ
crispæ.**

Feuilles. — Ces feuilles se reconnaissent à leur odeur forte,
particulière, moins agréable que celle des feuilles de menthe
poivrée, à leur saveur chaude, aromatique, non suivie d'une sensation de froid. Elles possèdent, surtout à la face inférieure, des
glandes à essence sessiles, et très nombreuses.

COMPOSITION : Ces feuilles doivent uniquement leurs propriétés
à l'essence qu'elles renferment.

FORMES PHARMACEUTIQUES : Les feuilles de menthe crépue sèches
entrent dans les *espèces aromatiques* et dans le *vin aromatique;*
fraîches, elles servent à la préparation de l'essence.

Essence. — L'essence de menthe crépue se distingue facilement
de l'essence de menthe poivrée par son odeur moins agréable;
elle renferme, comme l'essence de menthe verte, une variété de
carvol, différant du *carvol* de l'essence de carvi en ce qu'il est
lévogyre : c'est le *lévocarvol* de Flückiger.

FORMES PHARMACEUTIQUES : L'essence de menthe crépue s'emploie
sous forme d'*alcoolé,* lequel entre dans l'*infusion alcaline de
rhubarbe,* l'*eau distillée extemporanée.*

MENTHA PULEGIUM L.

(Pulegium vulgare Mill., M. exigua L., M. pulegioides Reich., Pulegium tomentella Presl.). *Pouliot, Penny royal* des Anglais.

PATRIE : Plante indigène, assez commune dans la vallée de la Meuse, rare ailleurs, répandue dans les endroits humides, au bord des eaux, dans toute l'Europe tempérée, l'Asie occidentale, le nord de l'Afrique; elle a été introduite en Amérique.

CARACTÈRES : Plante vivace; tiges ramifiées, couchées à la base, redressées vers le sommet; feuilles opposées pétiolées, petites, ovales-obtuses, crénelées, munies de glandes à essence et de poils sur les deux faces; fleurs en glomérules verticillés à l'aisselle des feuilles supérieures; calice labié, corolle deux fois plus longue que le calice, d'un violet pâle, à tube terminé par 4 lobes inégaux.

PARTIE USITÉE : Les feuilles, **Folia pulegii** Ph. B.
Ces feuilles possèdent une odeur forte, particulière, moins agréable que celle des autres menthes officinales.

COMPOSITION : Ces feuilles doivent leurs propriétés à l'essence qu'elles renferment. Cette essence bout entre 185° et 188°, sa densité est de 0,927 (Ranc, 1858); elle diffère de l'essence de menthe crépue par l'absence de carvol.

FORMES PHARMACEUTIQUES : Les feuilles de pouliot sont aujour-d'hui très rarement employées; elles entrent dans l'*eau de bryone composée.*

On emploie rarement d'autres espèces ou variétés du genre Mentha, mais plutôt comme remèdes familiers, surtout dans les campagnes. Telles sont les plantes suivantes : Mentha viridis L., *Menthe verte* (considérée aujourd'hui comme étant une forme de M. sylvestris L.), Mentha viridis γ crispa Benth. (M. crispata Schrad.) et M. sylvestris η crispa Benth. (M. undulata W.) (Les deux dernières sont parfois employées comme menthe crépue.)

Le Mentha arvensis L. et ses nombreuses variétés, très communes dans les champs cultivés; le M. aquatica L., commun dans les lieux humides, et d'autres encore.

ORIGANUM VULGARE L.

(O. thymiflorum Reichenb., O. megastachyum Link.,
O. microstachyum Link., O. Heracleoticum Reichenb., O. creticum L.,
O. capitatum W., O. viride W.). *Origan.*

PATRIE : Plante indigène, commune dans les bois, aux bords
des chemins, répandue dans toute l'Europe, l'Asie occidentale,
l'Himalaya; naturalisée dans l'Amérique septentrionale.

CARACTÈRES : Plante vivace; tiges dressées, hautes de $0^m,40$ à
$0^m,60$, rougeâtres, tétragones, mais à angles émoussés, arrondis;
feuilles opposées, pétiolées, ovales, arrondies à la base, entières
ou irrégulièrement dentées, longues de $0^m,015$ à $0^m,025$; fleurs
en épis plus ou moins allongés, réunis en corymbes terminaux;
bractées violacées; corolle pourprée ou rosée; étamines 4, dépassant la corolle.

PARTIE USITÉE: L'herbe fleurie, **Herba origani** Ph. B.
Cette herbe possède, à l'état sec, une odeur forte, caractéristique, agréable; une saveur aromatique, un peu astringente et
amère.

COMPOSITION : L'origan renferme, dans des glandes externes,
environ 1 % d'essence; il contient, en outre, du tannin, une
résine et un principe amer. L'essence est d'un jaune pâle, très
aromatique, oxygénée, difficilement soluble dans l'alcool à
80° (Maisch).

FORMES PHARMACEUTIQUES : L'herbe d'origan entre dans les
espèces aromatiques, dans le *vin aromatique,* dans l'*esprit
vulnéraire.*

ORIGANUM MAJORANA L.

(Majorana hortensis Moench., O. majoranoides W., O. onites Lamk.).
Marjolaine.

PATRIE : Originaire de l'Europe méridionale, la marjolaine est
souvent cultivée dans nos jardins et parfois employée comme
condiment.

Caractères : Tiges dressées, à angles arrondis, rameuses; feuilles sessiles, spatulées ou obovées, pubescentes, d'un vert grisâtre; fleurs en épis globuleux, verticillés à l'aisselle des feuilles supérieures, et ordinairement réunies par trois; corolle blanchâtre, labiée.

Partie usitée : L'herbe fleurie, **Herba majoranæ** Ph. B. Cette herbe a une odeur forte, irritante, une saveur aromatique rappelant un peu celle du coriandre.

Composition : Cette plante renferme une essence d'un vert jaunâtre, facilement soluble dans l'alcool.

Formes pharmaceutiques : L'herbe de marjolaine, assez rarement employée, entre dans *l'esprit vulnéraire*, dans la *poudre sternutatoire* et dans *l'esprit carminatif de Sylvius*.

THYMUS VULGARIS L.

Thym.

Patrie : Plante de l'Europe méridionale, fréquemment cultivée dans les jardins potagers.

Caractères : Arbuste très rameux, formant une touffe haute de $0^m,20$ à $0^m,50$; rameaux quadrangulaires, très fins; feuilles opposées, très petites, pétiole très court, limbe ovale-oblong, replié sur les bords, d'un vert grisâtre, pubescent sur les deux faces et muni de nombreuses glandes à essence; fleurs en verticilles au sommet des rameaux; calice labié, blanchâtre, pubescent, très glanduleux; corolle d'un rose pourpré pâle, à peine plus longue que le calice; gynécée beaucoup plus développé dans certaines fleurs (fleurs femelles) que dans d'autres.

Parties usitées : 1° L'herbe fleurie, **Herba thymi** Ph. B.; 2° l'essence, **Essentia thymi** Ph. B.

Herbe. — L'herbe de thym possède une odeur forte, particulière, une saveur aromatique, piquante.

Composition : Le thym renferme environ $2\ ^1/_2\ ^{\circ}/_{\circ}$ d'essence, plus un peu de tannin et de résine.

Formes pharmaceutiques : L'herbe de thym sert surtout à la préparation de l'essence; elle entre dans l'*esprit vulnéraire*.

Essence. — L'essence de thym est un liquide d'un brun rougeâtre, devenant incolore ou d'un jaune pâle après rectification. Celle du commerce vient surtout du midi de la France. Pure, cette essence est neutre, bout entre 178° et 250°, présente une odeur extrêmement forte et aromatique.

L'essence de thym est un mélange de deux hydrocarbures, le *cymène* et le *thymène,* et d'un corps oxygéné, le *thymol* ou *acide thymique.* Ce corps existe dans l'essence de Carum ajowan B. et H. (Ombellifères) et dans l'essence d'autres Labiées (Monarda punctata L., Thymus Serpyllum L.). C'est, à l'état de pureté, un corps cristallisable en cristaux volumineux, transparents, présentant une odeur analogue à celle du thym, mais plus faible et moins agréable, fusible à 50°, bouillant à 250°, liquéfiable à froid par le camphre, soluble dans les solutions alcalines.

Formes pharmaceutiques : L'essence de thym s'emploie sous forme d'*esprit;* elle entre dans le *baume opodeldoch liquide* et dans le *baume opodeldoch solide,* dans l'*acide acétique aromatique,* dans l'*huile narcotique.*

Le *thymol* est assez fréquemment employé comme antiseptique, ordinairement sous forme de solution alcoolique, ou comme odontalgique, liquéfié par le camphre.

THYMUS SERPYLLUM L.

(T. Chamædrys Fries, T. Citratus Dumort., T. Collinus Biebrst., T. humifusus Benth., T. Mellissoides Fisch., T. montanus W.). *Serpolet.*

Patrie : Plante indigène, commune sur les talus, le long des chemins, répandue dans toute l'Europe, l'Asie septentrionale, naturalisée dans l'Amérique du Nord.

Caractères : Plante très variable; tiges couchées, grêles, ligneuses, radicantes à la base; feuilles entières, très petites, pétiolées, ovales-arrondies, opposées, d'un vert clair; fleurs en épis terminaux ou en verticilles à l'aisselle des feuilles supérieures; corolle d'un violet pâle ou pourprée. Cette plante présente un assez grand nombre de variétés, parfois considérées comme étant des espèces distinctes. Les variations portent sur la disposition des fleurs, leur couleur, la forme des feuilles (var. angustifolia), parfois sur l'odeur de la plante (var. citratus), etc.

PARTIES USITÉES : 1° L'herbe fleurie, **Herba serpylli** Ph. B.; 2° l'essence, **Essentia serpylli** Ph. B.

L'*herbe* se reconnaît aisément aux caractères exposés plus haut; les feuilles portent, surtout à la face inférieure, de nombreuses glandes, assez profondément enfoncées dans des fossettes du limbe; ces glandes se trouvent également en abondance sur le calice. L'odeur est assez forte, très agréable, rappelant celle du thym. Cette herbe renferme environ ¹/₂ °/₀ d'essence, du tannin et un principe amer.

FORMES PHARMACEUTIQUES : L'herbe de serpolet entre dans les *espèces aromatiques*, dans le *vin aromatique*, le *sirop d'ipéca-cuanha composé* (sirop de Dessessart). On prescrit rarement la teinture de serpolet.

L'*essence* est très voisine de l'essence de thym et renferme probablement les mêmes principes. Sa densité varie de 0,895 à 0,950. Elle s'emploie sous forme d'*esprit;* elle est rarement usitée.

HYSSOPUS OFFICINALIS L.

(H. Fischeri Hort., H. alopecuroides Fisch., H. ruber Mill., H. orientalis W., H. Caucasicus Spr.) *Hysope.*

PATRIE: Plante originaire de l'Europe méridionale et de l'Orient, fréquemment cultivée et parfois subspontanée en Belgique.

CARACTÈRES : Plante vivace; tiges dressées, ligneuses à la base, hautes de 0ᵐ,30 à 0ᵐ,50; feuilles verticillées ou opposées, sessiles, inégales, linéaires ou ovales lancéolées, entières, épaisses, rigides, d'un vert sombre, glanduleuses; fleurs en glomérules à l'aisselle des feuilles supérieures, formant une grappe terminale unilaté-rale; calice tubuleux, strié, divisé en 5 dents égales ; corolle bila-biée; lèvre supérieure dressée, étalée, émarginée; étamines 4, didynames, dépassant le tube. Les fleurs sont d'un bleu pourpré, rarement blanches dans une variété de culture.

PARTIES USITÉES : 1° L'herbe fleurie, **Herba hyssopi** Ph. B.,
2° l'essence, **Essentia hyssopi** Ph. B.

L'*herbe* d'hysope possède une odeur forte, particulière, une
saveur aromatique, légèrement amère.

L'hysope doit ses propriétés à l'essence qu'elle contient dans
la proportion d'environ $1/2$ °/₀; elle renferme en outre un principe
amer et du tannin.

FORMES PHARMACEUTIQUES : L'herbe fraîche sert à la préparation
de l'essence; sèche, elle s'emploie sous forme d'infusion; elle fait
partie des *espèces aromatiques*, du *vin aromatique*, de l'*esprit
vulnéraire*.

L'*essence* est un liquide mobile, incolore ou d'un jaune pâle,
d'une densité de 0,889 à 0,986; rarement employée, elle sert à la
préparation de l'*eau distillée extemporanée d'hysope*; elle entre
dans l'*huile narcotique*.

MELISSA OFFICINALIS L.

(M. graveolens Hort, M. cordifolia Pers., M. hirsuta Balb.,
M. romana Mill.) *Mélisse, Citronnelle.*

PATRIE : Plante de l'Europe méridionale, de l'Orient, du nord
de l'Afrique, naturalisée en Belgique et fréquemment cultivée.

CARACTÈRES : Plante vivace; tiges herbacées annuelles, dressées,
formant une touffe épaisse, haute de 0ᵐ,60 à 0ᵐ,80; feuilles très
nombreuses, pétiolées, ovales, dentées, cordiformes à la base,
gaufrées, légèrement pubescentes et glanduleuses à la face inférieure, d'un vert foncé; fleurs en glomérules pauciflores à l'aisselle des feuilles supérieures; calice bilabié; corolle d'un blanc
jaunâtre, environ deux fois plus longue que le calice.

PARTIES USITÉES : 1° Les feuilles, **Folia melissæ** Ph. B.;
2° l'essence, **Essentia melissæ** Ph. B.

Feuilles. — Ces feuilles doivent être récoltées avant la floraison de la plante; elles se reconnaissent aisément à leur odeur
agréable, rappelant celle du citron, à leur saveur douce, aromatique, légèrement amère. Les feuilles de mélisse renferment

peu d'essence, environ 0,25 °/₀, et, à l'état sec, leur odeur devient très faible.

Formes pharmaceutiques : Fraîches, les feuilles de mélisse servent à la préparation de l'essence, qu'elles fournissent en très faible proportion; sèches, elles entrent dans les *espèces aromatiques*, dans le *vin aromatique*, l'*esprit de mélisse composé*, l'*esprit vulnéraire*.

L'essence de mélisse est un liquide incolore, d'une densité variant de 0,850 à 0,920, soluble seulement dans 5 à 6 volumes d'alcool et insoluble dans le sulfure de carbone (Ph. B.). Cette essence est fréquemment remplacée dans le commerce par l'essence de graminées odorantes de l'Inde (essence de géranium de Turquie).

Formes pharmaceutiques : L'essence de mélisse s'emploie sous forme d'*esprit* et sert à la préparation de l'*eau distillée extemporanée*.

SALVIA OFFICINALIS L.

(S. confusa Benth., S. grandiflora Tenor.). *Sauge.*

Patrie : Plante originaire des régions méditerranéennes, fréquemment cultivée dans les jardins en Belgique.

Caractères : Plante vivace; tiges ligneuses à la base, hautes de 0ᵐ,60 environ, herbacées et annuelles vers le sommet; feuilles opposées, ovales, pétiolées, crénelées, d'un vert blanchâtre, pubescentes, épaisses; feuilles supérieures plus petites, sessiles; fleurs en glomérules de 3 à 4 fleurs à l'aisselle de bractées, et constituant des épis terminaux; corolle grande, bilabiée, à lèvre supérieure trilobée, d'un violet rougeâtre; étamines 4, les 2 supérieures stériles, les 2 inférieures possédant un connectif très développé, dont chaque extrémité porte une loge d'anthère.

Parties usitées : 1° Les feuilles, **Folia salviæ** Ph. B.; 2° l'essence, **Essentia salviæ** Ph. B.

Feuilles. — Ces feuilles se reconnaissent facilement à leur couleur, à leur limbe gaufré; elles possèdent une odeur forte, aromatique, particulière; une saveur aromatique, astringente, légèrement amère.

Les poils nombreux qui recouvrent le limbe sont pluricellulaires, articulés, ondulés; les glandes à essence sont très nombreuses, sessiles ou pédicellées, pluricellulaires.

Ces feuilles doivent leurs propriétés à l'essence et au tannin qu'elles renferment.

Formes pharmaceutiques : Les feuilles de sauge s'emploient fréquemment en infusion comme gargarisme; elles entrent dans l'*esprit vulnéraire*, les *espèces aromatiques*, le *vin aromatique*.

L'*essence* est un liquide mobile, incolore ou jaunâtre, renfermant un corps oxygéné, le *salviol*, et deux hydrocarbures; on peut en séparer, par distillation fractionnée, un camphre cristallin. L'essence a une densité de 0.861 à 0,922 (Ph. B.). Elle est peu usitée.

ROSMARINUS OFFICINALIS L.

(R. latifolius Mill.). Romarin.

Patrie : Originaire des régions méditerranéennes, le romarin est fréquemment cultivé en Belgique comme plante d'orangerie ou d'appartement; à l'air libre, il ne résiste guère à nos hivers.

Caractères : Arbuste dressé, très rameux, haut de 1 à 2 mètres, ayant, lorsqu'il n'est pas fleuri, l'aspect de certains conifères; feuilles persistantes, opposées, linéaires, épaisses, rigides, d'un vert foncé à la face supérieure, pubescentes et d'un vert blanchâtre en dessous; fleurs en grappes courtes, axillaires, subsessiles, à la base de bractées peu développées; calice bilabié; corolle d'un blanc violacé ou lilas, assez grande; étamines 4, dont 2 seulement sont fertiles, les deux autres étant représentées par de petits crochets dépourvus d'anthères (staminodes).

Parties usitées : Les feuilles, **Folia rorismarini** Ph. B.; l'essence, **Essentia rorismarini** Ph. B.

Les *feuilles* se reconnaissent aisément à leur forme linéaire, subulée, les bords du limbe étant plus ou moins enroulés, et surtout à leur odeur forte, caractéristique, leur saveur aromatique, camphrée, un peu astringente. Ces feuilles renferment environ 1 °/₀ d'essence, du tannin, une résine et un principe amer.

FORMES PHARMACEUTIQUES : Les feuilles de romarin font partie des *espèces aromatiques*, de l'*esprit vulnéraire*, du *vin aromatique*.

L'*essence* de romarin est un liquide mobile, incolore, lévogyre, d'une densité de 0,90 (Maisch.), 0,805 à 0,915 (Ph. B.), bouillant entre 150° et 260°, soluble dans l'alcool, partiellement soluble dans le sulfure de carbone. C'est un mélange d'un hydrocarbure et de deux corps oxygénés, dont l'un est un camphre voisin de celui des Laurinées, et l'autre un dérivé du bornéol.

L'essence du commerce vient surtout de Dalmatie, et en moindre quantité du midi de la France.

FORMES PHARMACEUTIQUES : L'essence de romarin sert à la préparation de l'*esprit de romarin;* elle entre dans l'*eau de Cologne médicinale*, le *baume opodeldoch solide* et le *baume opodeldoch liquide*, l'*huile narcotique* et l'*onguent aromatique*.

NEPETA GLECHOMA Benth.

(Calamintha hederacea Scop., Glechoma hederacea L., Chamæclema hederacea Moench., Glechoma micrantha Boengh., Glechoma magna Merat, Glechoma intermedia Schrad.). *Lierre terrestre.*

PATRIE : Plante indigène, commune dans les bois, aux bords des chemins, répandue dans toute l'Europe, l'Asie occidentale et septentrionale, naturalisée aux États-Unis.

CARACTÈRES : Plante vivace; tiges herbacées, rampantes, radicantes; feuilles opposées, pétiolées, réniformes-orbiculaires, glabres, crénelées ou lobées; fleurs en glomérules à l'aisselle des feuilles supérieures; calice tubuleux, à 5 dents inégales; corolle d'un violet pâle; étamines 4, didynames, munies d'anthères à loges divergentes. La plante fleurit en Belgique d'avril à juin.

PARTIE USITÉE : L'herbe fleurie, **Herba hederæ terrestris** Ph. B.

Cette herbe possède une odeur aromatique particulière, peu

prononcée, une saveur désagréable, amère. Elle doit ses propriétés à un principe amer peu connu et à des traces d'essence.

FORMES PHARMACEUTIQUES : L'herbe de lierre terrestre est employée sous forme d'infusion; on prescrit rarement le sirop de lierre terrestre (Codex Français).

NEPETA CATARIA L.

(Cataria vulgaris Moench., Nepeta vulgaris Lamk., N. citri odora Beck, N. minor Mill.). *Cataire, Herbe aux chats.*

PATRIE : Plante subspontanée en Belgique, se rencontrant çà et là dans les lieux cultivés, au voisinage des habitations, répandue dans une grande partie de l'Europe et de l'Asie, naturalisée dans le nord de l'Amérique.

CARACTÈRES : Plante vivace; tiges herbacées, annuelles, pubescentes, dressées, hautes de $0^m,60$ à 1 mètre, quadrangulaires, à angles saillants; feuilles opposées, pétiolées, cordiformes à la base, aiguës au sommet, pubescentes, d'un vert blanchâtre, surtout à la face inférieure, profondément dentées en scie; fleurs en glomérules réunis à l'extrémité de la tige et des rameaux, à l'aisselle de bractées foliacées et formant des épis terminaux; calice oblique à 5 dents, corolle bilabiée blanchâtre, tachée de pourpre; étamines 4, didynames.

PARTIE USITÉE : L'herbe fleurie, **Herba nepetæ** Ph. B.
L'herbe de cataire possède une odeur forte, peu agréable, rappelant un peu celle de la menthe, une saveur amère et aromatique, irritante. Son odeur attire les chats, d'où le nom spécifique.

COMPOSITION : Cette plante renferme une faible proportion d'essence, un principe amer cristallin, soluble dans l'éther, présentant une réaction acide (Maisch).

FORMES PHARMACEUTIQUES : L'herbe de cataire est actuellement peu usitée; elle entre dans l'*eau de bryone composée* et dans l'*esprit vulnéraire.*

DRACOCEPHALUM MOLDAVICUM L.

(Moldavica punctata Moench.) Mélisse de Moldavie.

PATRIE : Plante originaire de l'Autriche, de la Russie méridionale, de la Sibérie, fréquemment cultivée dans les jardins comme plante d'ornement.

CARACTÈRES : Plante annuelle; tiges dressées, d'un violet rougeâtre, quadrangulaires, glabres; feuilles ovales lancéolées, glabres ou presque glabres, dentées sur les bords; fleurs en glomérules d'un bleu violacé, formant de longues grappes terminales; corolle grande, élégante, nettement bilabiée; étamines 4, didynames.

PARTIE USITÉE : Les feuilles, **Folia dracocephali Moldavici Ph. B.**

Ces feuilles présentent une odeur aromatique légèrement citronnée, rappelant celle de la mélisse; elles se distinguent facilement de cette dernière par leur forme allongée, leur limbe plus lisse, ne présentant pas l'aspect gaufré particulier de celui de la mélisse officinale.

COMPOSITION : Les feuilles de mélisse de Moldavie doivent leurs propriétés à une petite quantité d'essence.

FORMES PHARMACEUTIQUES : Ces feuilles sont très rarement employées sous forme d'infusion.

MARRUBIUM VULGARE L.

(M. germanicum Schrank.). Marrube blanc.

PATRIE : Plante indigène, assez rare dans les haies, sur les bords des chemins; répandue dans les régions centrales et méridionales de l'Europe, dans une grande partie de l'Asie, introduite dans l'Amérique du Nord.

CARACTÈRES : Plante vivace, recouverte d'un duvet blanchâtre; tiges dressées, hautes de $0^m,40$ environ; feuilles opposées, ovales arrondies; limbe épais, profondément gaufré, blanchâtre, pubescent; fleurs en glomérules serrés à l'aisselle des feuilles supérieures, à la base de bractées linéaires; corolle blanche, petite; étamines incluses, didynames.

Partie usitée : L'herbe fleurie, **Herba Marrubii** Ph. B.

L'herbe de marrube se reconnaît facilement à son aspect cotonneux, à l'odeur forte, caractéristique qui se développe lorsqu'on froisse les feuilles, enfin à sa saveur très amère, âcre, désagréable.

Composition : Principe amer particulier, la *marrubiine* (Kromayer), cristallin, soluble dans l'alcool et dans l'eau bouillante, non précipitable par le tannin; petite quantité d'essence, de tannin et de résine.

Formes pharmaceutiques : L'herbe de marrube est peu usitée sous forme d'infusion.

TEUCRIUM CHAMÆDRYS L.

(T. multiflorum Hort.,
T. officinale Lamk., T. pseudo chamædrys Wender).
Germandrée petit-chêne.

Patrie : Plante indigène, assez rare, répandue dans une grande partie de l'Europe et de l'Asie occidentale.

Caractères : Plante herbacée, vivace; tiges rameuses, pubescentes, couchées à la base, puis redressées, hautes de 0^m,15 à 0^m,50, feuilles pétiolées, petites, ovales, crénelées, à lobes arrondis, à face supérieure glabre, d'un vert clair, à face inférieure légèrement velue; fleurs en épis terminaux, insérées par 2 ou 5 à l'aisselle de bractées rougeâtres; pédicelle deux fois plus court que le calice; corolle assez grande, d'un rose pourpre, bi-labiée.

Partie usitée : L'herbe fleurie, **Herba chamædris** Ph. B.

Cette herbe possède une odeur peu marquée, une saveur amère très prononcée. Contrairement aux autres plantes de la famille, la germandrée doit principalement ses propriétés à un principe amer; l'essence n'existe qu'à l'état de traces.

Formes pharmaceutiques : L'herbe de germandrée est rarement prescrite en infusion comme tonique amer; elle entre dans les *espèces amères.*

TEUCRIUM SCORDIUM L.

(T. palustre Lamk., T. arenarium Gmel, Chamædrys scordium Moench.)
Scordium, Germandrée aquatique.

PATRIE : Indigène, mais assez peu répandue, cette plante se trouve aux bords des eaux, dans les prairies humides; elle existe dans une grande partie de l'Europe et de l'Asie.

CARACTÈRES : Plante vivace, pubescente; tiges hautes de $0^m,15$ à $0^m,25$, radicantes à la base; feuilles sessiles, ovales-oblongues, dentées, cotonneuses, d'un vert blanchâtre; fleurs rougeâtres, à l'aisselle des feuilles supérieures; pédicelle égalant le calice.

PARTIE USITÉE : L'herbe, **Herba scordii** Ph. B.
L'herbe de scordium possède, surtout à l'état frais, une odeur particulière, alliacée, une saveur amère spéciale. Sa composition est peu connue et son emploi très restreint.

FORMES PHARMACEUTIQUES : L'herbe de scordium est aujourd'hui presque inusitée; elle entre dans l'*élixir de Stoughton*. Elle faisait autrefois partie de l'*électuaire diascordium*, qui lui doit son nom ; le Codex français l'a conservée dans cette formule.

Espèces non officinales en Belgique.

Orthosiphon stamineus Benth. (Ocimum grandiflorum Bl.). Originaire de Java, cette plante a été récemment introduite en Europe et préconisée contre les affections des voies urinaires.

PARTIE USITÉE : Les feuilles. Ces feuilles se trouvent sous deux formes : les unes sont simplement séchées, les autres ont subi une sorte de torréfaction et sont préparées comme les feuilles de thé.
Les feuilles séchées sont ovales, arrondies vers la base, allongées au sommet, longues de $0^m,02$ à $0^m,05$; le pédicelle est rougeâtre; le limbe assez épais, irrégulièrement denté, surtout vers le sommet; l'odeur est peu aromatique; la saveur, aromatique, astringente, légèrement amère. Ces feuilles renferment un glucoside peu connu (Perinelle, 1887) et une très faible proportion d'essence. On les emploie en infusion.

Pogostemon patchouly Pellet. (P. intermedium Benth.). Plante originaire de l'Inde et de la péninsule Malaise, dont on importe en Europe les feuilles séchées. Ces feuilles possèdent une odeur forte et sont couvertes, surtout à la face inférieure, de glandes externes pluricellulaires. Les feuilles de patchouly sont surtout employées en parfumerie, ainsi que l'essence qu'on en retire par distillation.

Stachys betonica Benth. (Betonica officinalis L., B. alpina Mill., B. montana Lejeune). *Bétoine.* Plante indigène, commune dans les bois, les prairies. C'est une plante vivace, à tiges dressées, à feuilles opposées, peu nombreuses, pétiolées, oblongues, gaufrées, crénelées, à fleurs roses, en glomérules disposés en épis, les verticilles inférieurs assez largement espacés. Odeur peu marquée, mais irritante dans la plante sèche. La bétoine ne renferme pas d'essence en quantité appréciable; on l'emploie rarement en poudre comme sternutatoire (*poudre sternutatoire* du Codex Français).

Lamium album L. (L. niveum Hortul.). *Lamier blanc, Ortie blanche.* Plante indigène, très commune dans les haies, aux bords des chemins. Plante vivace; tiges quadrangulaires, dressées; feuilles ovales, dentées sur les bords; fleurs paraissant en mai, disposées en glomérules à l'aisselle des feuilles supérieures; corolle assez grande, blanche, bilabiée, portant dans le tube un anneau oblique de poils soyeux.

Cette espèce, lorsqu'elle n'est pas fleurie, possède une grande ressemblance de port avec la grande ortie : de là le nom vulgaire d'ortie blanche ou d'ortie fleurie. On emploie rarement aujourd'hui les fleurs isolées en infusion. C'est un médicament dépourvu de principe actif.

FAMILLE DES PLANTAGINÉES.

Les Plantaginées sont ordinairement des plantes herbacées, fréquemment acaules, à fleurs petites, souvent disposées en longs épis terminaux. Leur dispersion géographique est très étendue et elles existent à peu près sous tous les climats; elles sont cependant plus abondantes dans les régions tempérées et sur les montagnes élevées des régions tropicales.

Au point de vue médical, ces plantes n'ont aucune importance; le seul principe actif qu'elles renferment consiste en un mucilage plus ou moins abondant, localisé dans les graines de quelques espèces indigènes ou exotiques. On employait autrefois contre les affections des yeux l'eau distillée faite avec la plante entière de diverses espèces indigènes de plantain. Ce médicament est aujourd'hui abandonné, les plantes de ce groupe ne renfermant aucun principe volatil (Plantago major L., P. media L. et P. lanceolata L.).

Plantago ispaghula Roxb. (P. decumbens Forsk.). Plante de port très variable, de l'Inde, de l'Asie occidentale, de l'Arabie, de l'Égypte. Les fleurs sont disposées en longs épis ou condensées en une sorte de capitule. On importe de l'Inde les graines de cette plante sous le nom de *graines d'ispaghula*. Elles sont très petites, ovales, concaves sur une de leurs faces, convexes sur l'autre, longues de $0^m,002$ sur $0^m,001$ de largeur, mates, d'un gris jaunâtre ou rosé, plus foncé au niveau de l'embryon sur la face convexe. Ces graines ont une saveur fade et développent dans l'eau un mucilage abondant, dû uniquement à la gélification des cellules de l'épisperme.

Les graines d'ispaghula présentent les propriétés émollientes des graines de lin et sont employées comme elles sous forme de décoction ou d'infusion. On peut employer aux mêmes usages les graines du P. psyllium L., originaire de l'Europe méridionale, et celles du P. cynops L., espèce européenne rarement introduite en Belgique.

DICOTYLÉDONES MONOCHLAMYDÉES.

FAMILLE DES CHÉNOPODIACÉES.

Plantes ordinairement herbacées, de port variable, habitant surtout les régions tempérées. Les Chénopodiacées sont abondantes dans les terrains salins, les lieux arides, les régions maritimes. Quelques espèces fréquemment cultivées se rencontrent aujourd'hui à l'état subspontané au voisinage des habitations.

Les Chénopodiacées sont des plantes peu actives ; elles renferment surtout des sels alcalins, et les cendres de plusieurs d'entre elles étaient la principale source du carbonate de soude du commerce avant l'emploi des procédés industriels permettant la transformation du chlorure de sodium.

Quelques espèces sont odorantes : les unes fétides, renfermant de la propylamine et d'autres dérivés analogues, les autres aromatiques, contenant des essences complexes, parfois riches en camphre (Camphorosma). La culture a développé dans les racines des nombreuses formes de la betterave (Beta vulgaris L.) des quantités considérables de sucre, et cette espèce présente, aujourd'hui, pour la production de la saccharose, une importance au moins égale à celle de la canne à sucre. Un certain nombre de Chénopodiacées sont alimentaires et cultivées comme plantes potagères (Spinacia, Atriplex, etc.).

Espèce officinale en Belgique.

CHENOPODIUM AMBROSIOIDES L.

(C. suffructicosum W., Ambrina ambrosioides Spach., Atriplex ambrosioides Cr.) *Ansérine ambroisie, Thé du Mexique.*

PATRIE : Originaire du Mexique et des régions méridionales des États-Unis, cette plante est parfois cultivée dans nos jardins et subspontanée dans le midi de l'Europe.

36

CARACTÈRES : Plante annuelle; tiges dressées, rameuses, hautes de 0ᵐ,60 environ; feuilles sessiles ou brièvement pétiolées, sinuées, dentées, lancéolées, portant à la face inférieure de nombreuses glandes externes, assez semblables à celles des Labiées, et des poils pluricellulaires peu nombreux; inflorescences axillaires nombreuses, formées de rameaux munis de feuilles modifiées, très petites, et de fleurs en glomérules, très petites, vertes, sessiles; périanthe à 4 ou 5 divisions; 5 étamines; ovaire uniloculaire; style court; stigmate à 2 branches courtes; fruit : akène, entouré du calice et renfermant une graine albuminée. La plante exhale une odeur forte particulière et possède une saveur aromatique.

PARTIE USITÉE : L'herbe fleurie, **Herba Chenopodii** Ph. B.

. Cette herbe s'emploie à l'état sec; elle est alors d'un vert jaunâtre, caractérisée par la brièveté des pétioles, la présence de feuilles sur les axes florifères, l'odeur et la saveur spéciales.

COMPOSITION : L'ambroisie doit ses propriétés à une essence contenue dans des glandes externes, et qu'elle paraît renfermer en assez grande quantité.

FORMES PHARMACEUTIQUES : Cette herbe est rarement prescrite sous forme d'infusion. On l'a préconisée comme antispasmodique.

Espèces non officinales en Belgique.

Chenopodium anthelminticum L. (C. ambrosioides L. var. anthelminticum Gray, Ambrina anthelmintica Spach.). Originaire des régions chaudes de l'Amérique, cette plante est assez fréquemment cultivée; Gray la considère comme une forme particulière, plus aromatique de l'ansérine ambroisie.

PARTIE USITÉE : Les fruits, *Wormseeds*. Ces fruits sont très petits, déprimés ou globuleux, larges de 0ᵐ,0015 à 0ᵐ,002, d'un brun verdâtre, renfermant sous leurs téguments fragiles une graine noirâtre, albuminée. Ces fruits possèdent une odeur forte, particulière, un peu camphrée, rappelant celle du thé du Mexique; la saveur est aromatique, légèrement amère.

. Les fruits de chénopode s'emploient comme vermifuge, à peu près comme le semen contra; ils paraissent devoir leurs propriétés à l'essence qu'ils contiennent dans la proportion de 1 à 1,5 °/₀. On les emploie à la dose de 1 à 5 grammes et l'essence à la dose de 5 à 15 gouttes.

DISTRIBUTION GÉOGRAPHIQUE DES POLYGONÉES OFFICINALES.

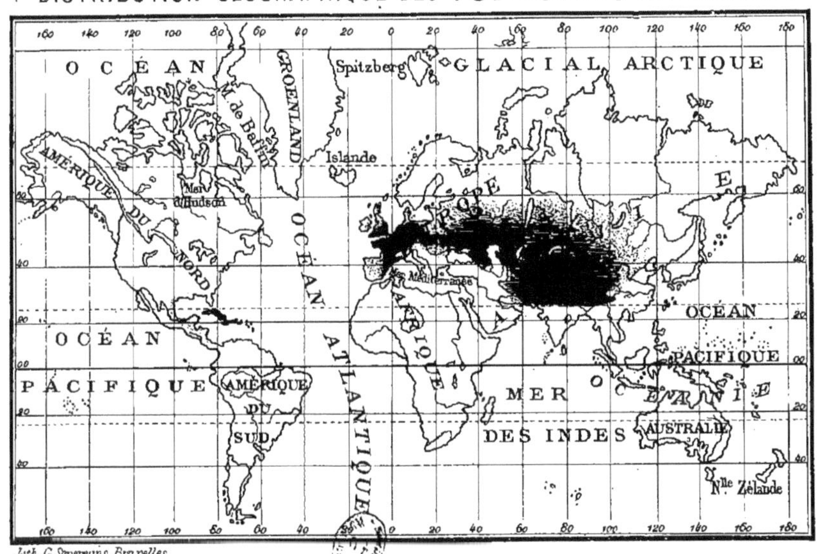

Lith. G. Severeyns, Bruxelles

Chenopodium Botrys L. (Botrydium aromaticum Spach.). Plante des régions méditerranéennes, assez voisine de l'ambroisie, et rarement employée au même titre, sous forme d'infusion. L'herbe de Botrys se distingue par ses feuilles nettement pétiolées, ses axes floraux presque entièrement dépourvus de feuilles, ses fleurs pubescentes. L'odeur de cette plante, assez analogue à celle des espèces précédentes, est moins forte et se perd en partie par la dessiccation.

Camphorosma Monspeliaca L. (C. perennis Pall., Camphorata hirsuta Moench.). Petite plante vivace de l'Europe méridionale et de l'Afrique septentrionale. Tiges ligneuses à la base, diffuses, rameuses, rameaux florifères dressés vers le sommet; feuilles linéaires, très petites, d'un vert blanchâtre; fleurs minimes, en glomérules à la base de bractées, hermaphrodites ou polygames par avortement.

A l'état sec, la plante présente une teinte blanchâtre particulière, une odeur camphrée, une saveur aromatique légèrement amère.

La camphrée de Montpellier s'emploie très rarement en infusion.

FAMILLE DES POLYGONACÉES.

Les Polygonacées sont des plantes herbacées, rarement ligneuses, parfois même arborescentes. Les feuilles, presque toujours alternes, sont munies à la base de stipules membraneuses en forme de manchette (Ocrea); les fleurs, petites, sont ordinairement disposées en grappes ramifiées ou en épis denses; les fruits sont des akènes souvent trigones, renfermant une graine dont l'albumen est farineux.

On connaît environ 600 Polygonacées, répandues à peu près sur toute la surface du globe. Les espèces officinales appartiennent surtout à la flore de la Chine méridionale et occidentale, du Thibet et des régions orientales de l'Europe; quelques-unes sont indigènes.

Les Polygonacées constituent une famille naturelle, et les principes actifs sont assez constants dans un grand nombre de formes. Beaucoup d'espèces renferment de l'acide oxalique sous forme de bi-oxalate potassique dans les organes aériens et d'oxalate calcique cristallisé en mâcles étoilées dans les racines (Rumex, Rheum, etc.). Les racines de beaucoup de Polygonacées sont jaunes et doivent cette coloration à l'acide chrysophanique ou à des corps voisins; ces racines jouissent souvent de propriétés purgatives. Le tannin domine dans la plupart des espèces; souvent il est accompagné de matières colorantes rouges (Coccoloba, Polygonum bistorta, etc.) Le P. tinctorium Lour. est cultivé en Chine comme source d'indigo. Dans quelques espèces existent des principes peu connus, irritants, parfois même vésicants (P. hydropiper, P. odoratum Lour., etc.). L'albumen farineux de certains Fagopyrum est alimentaire ; enfin, on cultive comme plantes potagères pour leurs feuilles ou leurs pétioles acidules plusieurs formes des genres Rumex et Rheum.

Espèces officinales en Belgique.

POLYGONUM BISTORTA L.

(P. ellipticum W., P. bistortoides Pursh., P. Carneum C. Koch). *Bistorte.*

PATRIE : Plante indigène, assez commune dans les bois et les prairies fraîches, répandue dans toutes les régions tempérées de l'hémisphère nord.

CARACTÈRES : Plante vivace; rhizome épais, contourné en S, légèrement déprimé, rougeâtre; racines fibreuses; feuilles radicales entières, longuement pétiolées, ovales-oblongues, décurrentes, d'un vert foncé à la face supérieure, blanchâtres à la face inférieure; feuilles caulinaires plus petites, presque sessiles au sommet et lancéolées; hampe florale dressée, terminée par un épi cylindrique de fleurs roses, petites, munies de bractées à la base; étamines 8, plus longues que le périanthe et inégales; ovaire triangulaire; fruit : akène lisse, brunâtre, à trois angles tranchants.

PARTIE USITÉE : Le rhizome, souvent désigné à tort sous le nom de racine, **Radix Bistortæ** Ph. B.

CARACTÈRES : Rhizome déprimé, contourné, épais de 0^m,008 à 0^m,015, d'un brun foncé, portant à la face supérieure des plis transversaux correspondant à l'insertion des ocréas, et à la face inférieure des racines grêles; cassure nette, grenue, d'un brun-rouge pâle, présentant vers l'extérieur un cercle de points plus pâles correspondant aux faisceaux libéro-ligneux; odeur nulle, saveur très astringente.

La structure est celle d'un rhizome dicotylédone normal; l'écorce est peu épaisse, les faisceaux libéro-ligneux peu nombreux, entourant une moelle centrale assez développée; les cellules du parenchyme renferment des grains d'amidon et des mâcles d'oxalate calcique.

Composition : Le rhizome de bistorte renferme environ 20 % de tannin, une matière colorante rouge, de l'amidon.

Formes pharmaceutiques : La bistorte s'emploie assez rarement en infusion et sous forme d'*extrait aqueux*. C'est un bon succédané indigène du Ratanhia.

RUMEX OBTUSIFOLIUS L.

(R. acutus Retz., R. Friesii Gren. et Godr., R. divaricatus Fries,
Lapathum obtusifolium Moench, L. acutum Scop.)
Patience sauvage.

Patrie : Plante indigène, commune dans les lieux humides, répandue dans toute l'Europe, l'Asie occidentale, les régions méditerranéennes, introduite dans l'Amérique du Nord.

Caractères : Plante vivace, assez variable; racine charnue, pivotante, fusiforme; feuilles radicales cordées à la base, grandes, plus ou moins aiguës au sommet; tiges florales dressées, hautes de $0^m,50$ environ; inflorescence en grappe terminale rameuse, dont les divisions, portant des fleurs petites, en glomérules, sont insérées à la base de feuilles de plus en plus étroites; fruits : akènes rougeâtres.

Partie usitée : La racine, **Radix lapathi acuti** Ph. B. Racine de patience.

Caractères : Cette racine se présente ordinairement dans le commerce sous forme de rondelles de $0^m,01$ à $0^m,02$ de diamètre, brunâtres à l'extérieur, d'un jaune plus ou moins foncé vers le centre. Structure nettement rayonnée, odeur nulle, saveur

astringente, désagréable. La structure est normale; on remarque
dans la couche corticale, vers sa partie externe, des cellules
épaissies assez nombreuses; le parenchyme renferme de l'amidon,
des cristaux étoilés d'oxalate calcique et une matière colorante
jaune, passant au rouge foncé par la potasse.

COMPOSITION : Cette racine renferme un principe désigné sous
le nom de *rumicine* ou de *lapathine*, qui paraît être de l'*acide
chrysophanique* ou tout au moins un corps susceptible d'en
fournir par dédoublement, comme la *chrysophane*. Elle contient
en outre du tannin en assez forte proportion et de l'amidon.

SUBSTITUTIONS : La racine de patience peut être fournie par
plusieurs espèces voisines qui possèdent la même composition.
Telles sont surtout les racines de la patience cultivée, Rumex
patientia L., plante originaire de l'Europe orientale et méridionale, fréquemment cultivée dans les jardins, et du Rumex
crispus L., plante indigène commune.

FORMES PHARMACEUTIQUES : La racine de patience ne s'emploie
qu'en infusion, comme laxatif et dépuratif léger.

RHEUM OFFICINALE H. Bn.

Rhubarbe du Thibet, Rhubarbe officinale.

PATRIE : Plante du Thibet oriental et des régions occidentales
de la Chine. Cette espèce, qui paraît être la source principale des
rhubarbes du commerce, fut envoyée pour la première fois en
France, en 1867, par M. Dabry; elle fut décrite en 1872 par
Baillon, d'après des exemplaires cultivés au jardin botanique de
la Faculté de médecine de Paris. La plante est très rustique, de
culture facile et se trouve aujourd'hui assez fréquemment cultivée
comme plante d'ornement.

CARACTÈRES : Plante vivace; souche persistante, volumineuse,
émettant chaque année, au printemps, des feuilles radicales très
grandes. Pétioles d'un vert pâle, munis de poils blanchâtres
caractéristiques; limbe étalé, très grand, palmatilobé, d'un vert
clair; tiges florales dressées, robustes, de 2 à 5 mètres de hauteur, à rameaux courts, portant des feuilles plus petites, mais

de même forme que les feuilles radicales; inflorescence en longs
épis cylindriques recourbés au sommet; fleurs insérées à l'aisselle d'une bractée, périanthe à 6 divisions, d'un blanc jaunâtre;
fruits rougeâtres, ailés, oblongs.

Les parties souterraines sont formées d'un collet renflé, portant
de nombreux ocréas d'un brun noirâtre, plus ou moins altérés et
se prolongeant en une racine pivotante cylindrique et relativement courte. A l'aisselle des ocréas existent de nombreux bourgeons, se développant à leur tour en une sorte de tubercule
terminé par un pivot grêle. Cette disposition, facile à observer
sur les souches fraîches et surtout sur les jeunes racines, explique
les caractères anatomiques qui distinguent la vraie rhubarde de
Chine des variétés connues sous le nom de rhubarbes indigènes.
A l'état frais, la souche du R. officinale présente, dans sa
partie interne, une coloration rouge orangé, irrégulièrement
marbrée; elle possède l'odeur et la saveur de la rhubarbe de
Chine. Convenablement mondée et séchée, elle ne peut pratiquement être distinguée du produit exotique, ni par ses caractères
anatomiques, ni par sa composition.

Rheum palmatum var. **Tanguticum** Maximowicz. Cette
variété nouvelle d'une espèce anciennement décrite est originaire
du nord-ouest de la Chine, principalement des montagnes du
Tangut, près du lac Kuku-Noor, où elle a été découverte, en 1872,
par le voyageur russe Przewalski. Elle a été décrite par
Maximowicz; c'est une plante à feuilles palmatilobées, à lobes aigus,
plus petite dans toutes ses parties que l'espèce précédente; elle
paraît être de culture difficile, au moins en Europe. D'après les
auteurs russes, cette variété fournit certainement une partie de la
rhubarbe officinale. Au reste, l'espèce-type, le R. palmatum L.
(Rhabarbarum palmatum Moench), connue et cultivée en
Europe depuis 1762, a fourni des produits inférieurs, mais se
rapprochant cependant des rhubarbes exotiques.

Presque toutes les espèces du genre Rheum ont été successivement introduites dans les cultures européennes, comme étant
la source du précieux médicament chinois. Telles sont les formes
suivantes : R. undulatum L. (R. rhabarbarum L) en 1732,
R. compactum L.; R. australe Don (R. Emodi Wall.).

Toutes ces plantes ont été l'objet de cultures plus ou moins importantes, surtout en Angleterre, en Autriche, en France, et, conjointement avec une espèce assez différente, le R. rhaponticum L., originaire de la Russie méridionale et orientale, fournissent les *Rhubarbes indigènes,* aujourd'hui presque inusitées.

En résumé, on peut donc considérer le R. officinale et la variété Tanguticum du R. palmatum comme fournissant la rhubarbe officinale. Les autres espèces connues donnent des produits inférieurs, différant de la rhubarbe de Chine et par la structure et par la composition.

Partie usitée : Le rhizome tubéreux ou le collet renflé, parfois en partie aérien (R. officinale), partie improprement désignée sous le nom de racine de rhubarbe, **Radix rhei** Ph. B.

Récolte et commerce : La récolte se fait en Chine, en août et septembre. On arrache les souches, on en retranche les pivots et les divisions et on les monde de la couche corticale. Les tubercules les plus gros sont fendus longitudinalement, les plus jeunes sont laissés entiers. De là deux variétés que l'on sépare et qui constituent deux sortes commerciales distinctes, la *rhubarbe plate* et la *rhubarbe cylindrique.* Ces racines sont ensuite percées de trous dans lesquels on passe une corde afin d'en former des chapelets que l'on fait sécher en les suspendant au soleil ou, dans les habitations, à la chaleur de fours. Les racines séchées par ce dernier procédé ont souvent la surface irrégulièrement ridée.

Les ports de la Chine étant autrefois fermés au commerce européen, la plus grande partie des produits chinois était exportée par la voie de terre, par la Russie. Jusque 1865, la rhubarbe arrivait presque exclusivement par cette voie, et elle était soumise à un contrôle spécial établi à Kiachta, ville frontière russe.

Après avoir été choisie, triée et scrupuleusement examinée, la rhubarbe était expédiée de Russie dans toute l'Europe; de là le nom de *rhubarbe de Moscovie* donné aux variétés les plus estimées. Pour éviter le contrôle de Kiachta, de faibles quantités de rhubarbe arrivaient indirectement en Europe par la Perse, la Syrie, l'Inde (rhubarbe de Perse). Enfin des envois toujours de plus en plus importants étaient faits directement par mer, par les ports de la Chine et spécialement par Canton. Cette dernière voie est à peu près seule usitée aujourd'hui; la rhubarbe arrive en Europe, surtout par Sang-Haï, plus rarement par Foo-Chow et Canton, en caisses de bois recouvertes de papier huilé et doublées de fer-blanc. Les rhubarbes plates sont généralement expédiées séparément et se trouvent beaucoup plus souvent dans le commerce, au moins en Belgique, que les racines cylindriques. On distingue dans le commerce les *rhubarbes Shensi*, rondes et plates, et les *rhubarbes Canton*, moins estimées.

CARACTÈRES : La rhubarbe se présente en fragments irréguliers, ordinairement plan-convexes, d'un jaune brun, durs, difficiles à briser, possédant une odeur forte particulière, une saveur désagréable, astringente et amère. Lorsqu'on mâche les fragments, ils colorent fortement la salive en jaune et croquent sous la dent. Lorsque par le frottement on a débarrassé les fragments de rhubarbe de la poudre qui les recouvre, on voit leur surface vers la partie convexe, marbrée de lignes blanches irrégulièrement entre-croisées, et formant une sorte de réseau à la surface de la racine; çà et là on remarque des étoiles irrégulières, provenant de la coupe des bourgeons qui se trouvent fréquemment, ainsi que nous l'avons vu plus haut, à la surface du rhizome. Vers la face plane, qui représente la section longitudinale du rhizome, ces mêmes étoiles se retrouvent et correspondent alors à la section plus ou moins oblique des faisceaux libéro-ligneux épars dans la moelle.

La cassure de la rhubarbe est grenue, dépourvue de fibres, et présente une teinte rose plus ou moins vive, marbrée de stries blanches, irrégulières.

On doit choisir les racines compactes, ni creuses, ni spongieuses, non piquées, possédant bien nettement la saveur et l'odeur caractéristiques, et donnant des infusions très colorées.

CARACTÈRES MICROSCOPIQUES : La structure de la rhubarbe, comme celle de beaucoup de tubercules, est irrégulière; elle présente des faisceaux libéro-ligneux irrégulièrement disposés jusque vers le centre, séparés par des bandes de tissu primitif (rayons médullaires), d'épaisseur très variable. Les couches corticales ont été enlevées en mondant la racine souvent jusqu'au cambium. Les cellules du parenchyme renferment des masses brunâtres, de

l'amidon en grains de volume variable, souvent accolés deux
à deux ou trois à trois et marqués de fentes en croix au niveau
du hile; leur volume varie de $0^{mm},0125$ à $0^{mm},051$; un grand
nombre de cellules contiennent des cristaux d'oxalate calcique en
masses étoilées. Les faisceaux renferment de larges vaisseaux
réticulés, à parois jaunes, irrégulièrement épaissies.

La potasse colore les préparations en rouge-carmin; l'acide sulfurique dilué donne immédiatement dans le liquide entourant la
préparation un précipité jaune, amorphe, soluble dans l'alcool et
l'éther, et, après un certain temps, un précipité cristallisé en
aiguilles, provenant de la transformation en sulfate de l'oxalate
calcique.

Après un assez long séjour des préparations dans la glycérine,
on constate que les masses brunes, amorphes se transforment en
cristaux aiguillés, isolés ou différemment groupés; dans les rhubarbes vraies, ces cristaux restent irrégulièrement groupés, mais
dans le rhapontic ils forment assez vite des soleils réguliers, pouvant atteindre jusqu'à $0^{mm},146$ de diamètre.

COMPOSITION : La rhubarbe renferme deux principes particuliers :
l'*émodine* (Liebermann, 1875) et la *chrysophane* (Kubly, 1868);
ces deux corps sont voisins et ont été souvent confondus sous
les noms de *jaune de rhubarbe, caphopicrite, rhabarbarine,
lapathine*, etc. La chrysophane est un glucoside se dédoublant
très facilement en sucre et acide chrysophanique; la chrysophane
est soluble dans l'eau, l'acide chrysophanique est insoluble; si
donc, même à froid, on ajoute à une infusion limpide de rhubarbe de l'acide chlorhydrique ou de l'acide sulfurique, on voit
se produire un trouble; si on agite avec de l'éther, le trouble
disparaît et l'éther se colore en jaune en dissolvant l'acide chrysophanique formé. L'émodine et la chrysophane sont voisines
d'autres principes existants dans les Rhamnus, les sénés, et
particulièrement de la *chrysarobine* de la poudre de Goa. La
coloration rouge que les alcalis communiquent aux préparations
de rhubarbe, est due au dédoublement de ces corps. L'acide
chrysophanique libre existe rarement dans la rhubarbe.

La rhubarbe contient en outre des matières résineuses, la *phæo-
rétine* et l'*aporétine;* un tannin particulier, l'acide *rhéotannique*

se dédoublant par les acides dilués en glucose et en *acide rhéumique,* matière rouge amorphe; de l'amidon en proportion variable, du mucilage; elle fournit à la calcination une proportion de cendres en rapport avec la quantité d'oxalate calcique qu'elle renferme (12,9 à 43,27 °/₀, Flückiger).

FORMES PHARMACEUTIQUES : La rhubarbe s'emploie en nature, en fragments, en poudre, en *infusion* (7,5 °/₀) en *infusion alcaline* (teinture de rhubarbe aqueuse), en *sirop,* en *sirop composé,* en *teinture,* en *extrait aqueux,* en *extrait composé,* en *vin,* elle entre dans la *teinture d'aloès composée* (élixir de longue vie).

SUBSTITUTIONS ET FALSIFICATIONS : Les caractères extérieurs et anatomiques que nous avons indiqués plus haut suffisent pour éviter toute substitution lorsqu'il s'agit de la rhubarbe entière. Les rhubarbes indigènes, dont la source la plus ordinaire est le Rheum rhaponticum L., sont des racines cylindriques présentant la structure normale rayonnée des racines, structure visible à l'œil nu sur la coupe transversale. L'odeur et la saveur sont différentes, l'oxalate calcique est en général peu abondant et la racine ne croque pas sous la dent comme la vraie rhubarbe, si ce n'est vers le sommet; de plus, les stries blanches en réseau manquent, de même que les étoiles, les racines ne portant pas de bourgeons à leur surface. Il n'en serait pas de même, naturellement, s'il s'agissait de la souche du Rheum officinale, lequel, cultivé en Europe, fournirait des produits identiques aux racines chinoises; mais jusqu'ici, cette culture n'a pas été tentée.

La poudre de rhubarbe peut être falsifiée par des sortes inférieures et aussi par l'addition de poudre de Curcuma. Cette dernière fraude se reconnaît facilement au microscope. Le curcuma présente des masses jaunes, irrégulièrement ovoïdes, formées d'amidon amorphe imprégné de curcumine. Ces masses prennent par l'iode une teinte violette caractéristique. Rien de semblable n'existe pour la rhubarbe. On peut encore reconnaître la fraude par la coloration brune que l'acide borique communique à la curcumine, alors qu'il est sans action sur la rhubarbe. On peut à cet effet déposer une pincée de poudre sur un fragment de papier buvard blanc; on humecte avec un peu de chloroforme et, après un instant, on jette la poudre; les matières colorantes entraînées par le chloroforme ont fait sur le papier une tache jaune. Cette tache est humectée avec une solution d'acide borique : si la poudre renferme du curcuma, il se produit une coloration brun foncé, si la rhubarbe est pure, la teinte jaune n'est pas modifiée.

Espèces non officinales en Belgique.

Fagopyrum esculentum Moench. (F. sarracenicum Dumort., Polygonum fagopyrum L.). *Sarrasin, Blé noir, Bouquette.* Plante annuelle, originaire de la Mandchourie, de la Sibérie orientale, introduite au moyen âge dans les cultures européennes comme plante alimentaire. Elle n'est guère cultivée que dans les sols pauvres, et ses graines, riches en fécule, sont dépourvues de gluten ou de matières azotées extensibles et, par conséquent, ne se prêtent guère à panification. L'amidon se présente en grains polyédriques très petits. La farine de sarrasin a été quelquefois prescrite sous forme de cataplasmes auxquels on attribue des propriétés résolutives.

Rumex acetosa L. (Acetosa magna Gilib., A. pratensis Mill., Lapathum acetosa Scop., L. pratense Lamk.). *Oseille.* Plante vivace, indigène, répandue dans toute l'Europe, l'Asie septentrionale, cultivée comme plante potagère. Les feuilles ovales, oblongues, sagittées, ont une saveur acide qu'elles doivent à la présence d'une quantité assez considérable de sel d'oseille ou bi-oxalate potassique. Autrefois ces feuilles étaient la source principale de l'acide oxalique. La racine d'oseille, assez voisine de la racine de patience, est parfois prescrite à l'état frais comme dépuratif.

Rumex alpinus L. (R. patientia Pall., Acetosa alpina Moench.). *Rhubarbe des moines.* Plante voisine du R. obtusifolius, répandue dans les régions montagneuses de l'Europe centrale et orientale. La racine, assez volumineuse, de cette espèce est aujourd'hui très rarement employée sous le nom de rhubarbe des moines ou des Alpes. Cette racine présente la composition et les propriétés de la racine de patience.

Coccoloba uvifera L. (Polygonum uviferum L.). *Raisinier d'Amérique.* Grand arbre des Antilles et de l'Amérique centrale, dont les fruits charnus sont acidules et comestibles; il fournit par incisions un suc rouge astringent qui constitue le kino de la Jamaïque, aujourd'hui inusité.

FAMILLE DES ARISTOLOCHIACÉES.

Les Aristolochiacées sont des plantes herbacées, parfois ligneuses, à tiges volubiles, formant alors des lianes de grande taille. Les rhizomes des espèces herbacées sont tantôt grêles, tantôt tubéreux; les fleurs sont souvent irrégulières, à périanthe plus ou moins tubuleux à la base, dilaté et diversement découpé au sommet, parfois recourbé en forme de siphon. Les plantes de ce groupe sont assez voisines des monocotylédonées, par certains caractères anatomiques et par le nombre des divisions du périanthe, des étamines (3-6), etc. Comme dans certaines Aroïdées, les fleurs de plusieurs Aristoloches exotiques à tube très long possèdent une odeur fétide de viande gâtée, utile en ce sens que les mouches, ainsi attirées, pénètrent au fond du périanthe et assurent la fécondation.

Les Aristolochiacées sont des plantes des régions tropicales ou tempérées chaudes; elles sont surtout abondantes dans l'Amérique méridionale et centrale; quelques espèces habitent le sud de l'Europe. En Belgique, une seule forme est indigène (Asarum europæum), une autre plus ou moins naturalisée (Aristolochia clematitis).

Au point de vue médical, les Aristolochiacées sont aujourd'hui peu employées; elles doivent leurs propriétés à des principes amers, âcres, parfois émétiques (*aristolochine, asarone*), ou à des essences complexes et des résines.

Espèces officinales en Belgique.

ASARUM EUROPÆUM L.

(A. officinale Mœnch.) *Asaret, Cabaret, Asarabacca* des Anglais.

PATRIE : Plante indigène, rare dans certaines parties de la zone calcareuse, répandue dans les régions centrales et orientales de l'Europe.

Caractères : Plante vivace; rhizome rampant, portant des axes floraux dressés, très courts, munis de deux feuilles opposées; feuilles réniformes, fortement échancrées à la base; fleur solitaire, terminale, brièvement pédonculée; périanthe régulier, brunâtre, campanulé, à 5 divisions; étamines 12; fruit capsulaire, déhiscent. Toute la plante exhale, à l'état frais, une odeur aromatique poivrée.

Partie usitée : Le rhizome, **Rhizoma asari** Ph. B. Rhizome d'asaret. On employait autrefois les feüilles, moins actives.

Caractères : Rhizome quadrangulaire, brunâtre, épais de $0^m,001$ à $0^m,005$ portant à la face supérieure des nodosités, points d'insertion des tiges, auxquelles correspondent, à la face inférieure, des racines grêles, jaunâtres. L'odeur est assez forte, particulière, rappelant celle du poivre; la saveur est aromatique et amère, désagréable; la poudre provoque l'éternuement.

Composition : Ce rhizome renferme un principe particulier, l'*asarone* ou *asarine* (Goertz), corps neutre, cristallin, une essence complexe formée d'un hydrocarbure, l'*asarène*, et de *méthyleugénol*, et une résine. L'asarone est émétique.

Formes pharmaceutiques : Avant l'introduction de l'ipéca, le rhizome d'asaret était communément employé comme émétique; il est peu usité aujourd'hui, dans la *poudre sternutatoire*.

ARISTOLOCHIA SERPENTARIA L.

(A. officinalis Ncos, A. hastata Nutt.,
A. sagittata Muhl., Endodeca serpentaria Kl., E. Bartonii Kl.,
Serpentaire de Virginie.

Patrie : La serpentaire est répandue surtout dans les régions orientales des États-Unis, à l'est du Mississipi, dans les bois montueux.

C'est une plante vivace, à tiges herbacées; rhizome oblique, tiges aériennes dressées, hautes de $0^m,50$ environ, munies à la base d'écailles à l'aisselle desquelles sont insérées les tiges florales; celles-ci sont courtes, dépourvues de feuilles, portant seulement quelques bractées et terminées par une fleur à

périanthe irrégulier, brunâtre; les rameaux stériles sont dressés,
munis de feuilles hastées ou ovales, acuminées, cordées à la base,
membraneuses et glabres.

Partie usitée : Le rhizome et les racines, **Radix serpen-
tariæ** Ph. B. Racines de serpentaire.

Caractères : Rhizome oblique ou horizontal, épais de $0^m,002$
à $0^m,003$, long de $0^m,02$ à $0^m,05$, portant à la face supérieure les
bases d'insertion des tiges aériennes, nombreuses, rapprochées,
insérées obliquement, et à la face inférieure les racines grêles,
cassantes, d'un brun jaunâtre, formant une touffe enchevêtrée,
longues de $0^m,08$ à $0^m,10$; odeur aromatique, camphrée; saveur
légèrement amère, aromatique.

Sur la coupe transversale du rhizome, on remarque la moelle
excentrique, les rayons médullaires larges séparant des faisceaux
ligneux terminés à l'extérieur par un cambium et par un liber
peu développé, non fibreux. Le parenchyme renferme de l'amidon et, dans quelques cellules, des gouttelettes d'essence.

Composition : La racine de serpentaire renferme de $1/2$ à $1\,\%$
d'essence, un principe neutre, amer, cristallin, l'*aristolochine*
(Fergusson, 1887), une résine, une faible proportion de tannin.

Substitution : **Aristolochia reticulata** Nutt. (A. pseudo-
serpentaria Guib.) *Serpentaire du Texas* ou *de la Rivière
rouge*. Plante voisine de la précédente, croissant à l'ouest des
Montagnes-Rocheuses et beaucoup plus abondante que la précédente.

L'A. reticulata est surtout caractérisée par ses feuilles
presque sessiles, à limbe épais, portant des nervures nombreuses,
réticulées, saillantes à la face inférieure; les axes floraux, également aphylles, sont pubescents. Les feuilles se trouvent fréquemment mélangées au produit commercial et servent ainsi à en
établir facilement l'origine. Le rhizome est un peu plus épais
que le précédent, les racines sont plus droites, non enchevêtrées
en touffe. L'odeur et la saveur sont un peu moins fortes, mais
de même nature. La composition est la même.

La serpentaire du Texas est aujourd'hui à peu près la seule

que l'on trouve dans le commerce; cette substitution est d'ailleurs sans importance, la composition des deux médicaments étant la même.

On a signalé aussi le mélange accidentel de la serpentaire avec différentes racines étrangères, récoltées dans les mêmes contrées. Telles sont la racine d'Hydrastis canadensis (coloration jaune, saveur très amère), la racine du Spigelia marilandica (couleur grisâtre, saveur amère, absence des bases dressées des tiges aériennes), celle du Cypripedium pubescens L. (racine monocotylédonée, volume plus considérable, odeur forte de valériane).

FORMES PHARMACEUTIQUES : La racine de serpentaire est rarement prescrite sous forme d'infusion ou de teinture. Elle entre dans la *teinture de Huxham* et dans l'*électuaire thériacal*.

Espèces non officinales en Belgique.

Asarum canadense L. (A. carolinianum Walt., A. latifolium Salisb.). *Wild ginger*. Plante très voisine de l'espèce européenne, répandue dans les bois de l'Amérique septentrionale. On emploie le rhizome; ce rhizome possède les caractères extérieurs de notre rhizome d'asaret, mais il renferme une quantité plus considérable d'une essence de même nature (1,5 à 5,5 %); il ne contient pas d'asarone et ne possède pas de propriétés émétiques. On l'emploie aux États-Unis à la dose de 2 grammes, sous forme d'infusion comme carminatif, stimulant diaphorétique (Maisch); on l'a introduit récemment en Belgique.

Aristolochia pistolochia L. (A. fasciculata Lamk.). *Petite aristoloche*. Plante originaire de l'Europe méridionale dont on employait autrefois la racine grêle, rameuse, aromatique, âcre et amère.

Aristolochia longa L. Originaire de l'Europe méridionale, cette plante possède une racine tubéreuse, cylindrique ou ovoïde, volumineuse, amylacée, présentant une odeur forte, désagréable, sensible surtout quand on pulvérise la racine. Ce médicament est aujourd'hui inusité. Il en est de même de la racine tubéreuse, mamelonnée, irrégulièrement globuleuse de l'A. rotunda L., des mêmes régions.

DISTRIBUTION GÉOGRAPHIQUE DES PIPERITÉES OFFICINALES.

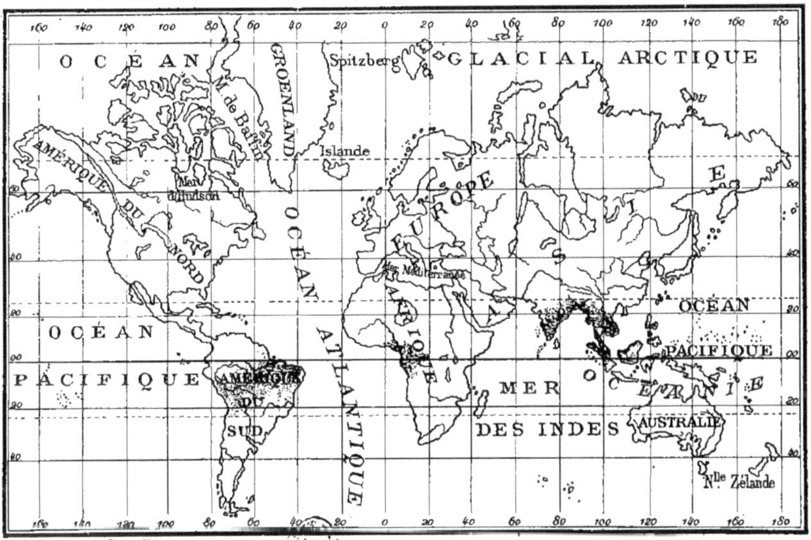

Lith. G. Severeyns, Bruxelles.

FAMILLE DES PIPÉRACÉES.

Les Pipéracées sont des plantes herbacées, rarement ligneuses, à feuilles entières, à tiges souvent noueuses, articulées, flexueuses, à fleurs très petites, peu visibles, souvent réunies en épis, à fruits uniloculaires, indéhiscents (Pipérées) ou capsulaires et pluri-ovulés (Saururées). Les Pipérées, qui seules nous intéressent, sont localisées dans les régions tropicales, le plus souvent dans les vallées humides et chaudes de l'Asie orientale et de l'Amérique; les Saururées, plus dispersées, se rencontrent jusque dans les climats tempérés de l'Amérique; aucune Pipéracée n'est européenne. Au point de vue de l'organisation de la tige des espèces ligneuses (faisceaux libéro-ligneux épars dans la moelle) et de la structure de la graine (présence de deux albumens), les Pipéracées diffèrent nettement de la plupart des Dicotylédonées.

Les Pipéracées, et plus spécialement les Pipérées doivent leurs propriétés excitantes à des essences aromatiques répandues surtout dans les fruits, mais existant souvent aussi dans les feuilles et les racines; à des résines très irritantes plus spécialement localisées dans l'albumen; enfin les graines renferment souvent des principes neutres azotés (pipérine), ou dépourvus d'azote (cubébine).

Espèces officinales en Belgique.

PIPER NIGRUM L.
(Piper aromaticum Poir.) *Poivrier.*

PATRIE : Originaire des forêts du sud de la péninsule Indienne, le poivrier a été introduit à Java, à Bornéo, à Sumatra, en Cochinchine, et est aujourd'hui l'objet de cultures importantes dans ces régions. On le cultive aussi, mais plus rarement, aux Antilles et dans quelques parties de l'Amérique tropicale.

CARACTÈRES : Plante vivace, grimpante; tiges noueuses, articulées; feuilles entières, ovales, à 5 ou 7 nervures; fleurs en épis opposés aux feuilles, apérianthées, à l'aisselle d'une bractée entourant plus ou moins la fleur; étamines 2, insérées de chaque côté de l'ovaire; celui-ci est sessile, globuleux, à style très court, à stigmate lascinié; fruit : baie monosperme, rouge à maturité, à mésocarpe charnu, peu développé; graine albuminée.

PARTIE USITÉE : Le fruit, **Fructus piperis** Ph. B. Sous deux formes : non complètement mûr et muni de ses enveloppes, *poivre noir;* mûr, mais privé de la plus grande partie du péricarpe, *poivre blanc.* Le poivre noir est généralement seul employé pour les usages pharmaceutiques.

CARACTÈRES : *Poivre noir.* A l'état frais, le fruit du poivrier est une baie du volume d'un pois environ, verte, puis, à maturité, d'un rouge jaunâtre. Elle est récoltée au moment où quelques baies de l'épi commencent à rougir, soit avant la maturité complète, et desséchée rapidement. Le poivre ainsi préparé est irrégulièrement sphérique, ridé, d'un brun noirâtre ou grisâtre, de densité et de grosseur variables, ayant en moyenne 0^m,004 de diamètre, portant à la base une marque peu apparente (point d'insertion) et au sommet le stigmate peu distinct. L'odeur est forte, particulière, irritante; la saveur aromatique, devenant piquante si l'on mâche l'albumen. L'albumen est blanchâtre, farineux, amylacé, montrant au sommet une sorte de logette plus pâle dans laquelle est inséré l'embryon très petit. Ces caractères sont d'ailleurs plus visibles sur le poivre blanc dont le développement est plus complet.

Le tissu peu abondant qui entoure l'embryon (*second albumen, vitellus*) est un véritable albumen, développé dans le sac embryonnaire et refoulé au sommet de la graine par un tissu anormal (*périsperme, albumen externe*), formé dans le nucelle et renfermant les principes actifs du fruit. Cette anomalie ne se présente que dans les Pipéracées et dans les Nymphéacées.

CARACTÈRES MICROSCOPIQUES : *Péricarpe.* Au dehors, l'épicarpe (épiderme de la feuille carpellaire), formé d'une seule rangée de cellules à parois assez épaisses, à contenu granuleux brunâtre;

sous l'épiderme, une zone scléreuse, formée de cellules allongées radialement très irrégulières, à contenu jaunâtre, à canalicules étroits, nombreux; ces cellules forment une couche rarement interrompue par du parenchyme. Le *mésocarpe*, comme dans la plupart des fruits du même groupe, forme deux zones distinctes : une zone externe, située sous les cellules pierreuses, s'avançant parfois entre elles jusqu'à l'épiderme; ce tissu est irrégulier, comprimé, renfermant de l'amidon en grains très petits; une zone profonde formée de grandes cellules arrondies, renfermant de l'essence, et de cellules plus petites, lâchement unies; c'est dans cette couche profonde du mésocarpe que circulent des faisceaux libéro-ligneux peu développés. L'*endocarpe*, représentant l'épiderme interne de la feuille carpellaire, est composé de grandes cellules tabulaires à parois supérieures minces, à parois internes fortement épaissies, en forme de croissant.

Le tégument séminal est formé par des cellules comprimées, minces, peu visibles, à contenu brun; l'albumen est constitué par des cellules irrégulièrement hexagonales, contenant de l'amidon en grains très petits; d'autres cellules plus grandes ont un contenu jaunâtre (matière résineuse, âcre). Les cellules de l'albumen sont d'autant plus petites et plus cohérentes qu'elles sont situées vers la périphérie du fruit; vers le centre, elles sont grandes et se séparent facilement, ce qui explique la consistance farineuse de l'albumen.

Les éléments caractéristiques de la poudre de poivre sont : les cellules pierreuses du péricarpe, à contenu jaune, peu visibles dans la lumière polarisée, et les cellules hexagonales de l'albumen, à contenu amylacé; les cellules épaissies de l'endocarpe se montrent parfois sous forme de fragments plus ou moins caractéristiques.

Composition : Le poivre renferme : 1° *une essence* (1 à 2 %) contenue surtout dans le mésocarpe; cette essence possède l'odeur du poivre, mais non sa saveur brûlante; 2° *une résine* âcre, irritante, qui constitue surtout le principe actif, soluble dans l'éther, l'alcool, les solutions alcalines; 3° la *pipérine*, substance azotée, présentant la composition élémentaire de la morphine, mais dépourvue des propriétés générales des alcaloïdes; pure, c'est une matière neutre, cristalline, inodore, insipide, se dédoublant par les alcalis en solution alcoolique, en *acide pipérique* et en *pipéridine*, alcaloïde liquide et volatil, dont il existe probablement de petites quantités dans le poivre. Le poivre noir contient de 6 à 8 % de pipérine; pur, il donne à l'incinération de 4 à 5,67 % de matières minérales; il contient de 6 à 7 % de matières grasses.

Poivre blanc. Le poivre blanc est obtenu en laissant mûrir complètement les baies, puis en les faisant macérer dans l'eau et en les frottant énergiquement, de façon à les priver de la majeure partie du péricarpe; la rupture des tissus se fait dans la couche lacuneuse, et les cellules épaissies de l'endocarpe deviennent ainsi la couche externe du fruit. Les grains sont généralement plus gros que ceux du poivre noir, à surface lisse portant seulement des stries formées par les faisceaux libéro-ligneux, au nombre de 8 à 12, qui vont de la base au sommet. La couleur est d'un blanc grisâtre, l'odeur analogue mais beaucoup moins aromatique que celle du poivre noir; la saveur brûlante, due à l'albumen, est la même.

La composition du poivre blanc est à peu près celle du poivre noir, sauf l'essence qui n'existe qu'à l'état de traces, et les matières minérales beaucoup moins abondantes (cendres 1 à 2 %).

Sortes commerciales : Les poivres noirs se divisent en *poivres lourds*, les plus estimés, peu ridés, gros, brunâtres (Aleppy, Malabar, Tellichery), *poivres demi-lourds*, grisâtres, plus petits (Singapore, Saïgon), et en poivres légers, gris, très déformés, peu estimés (Penang, Sumatra). Les poivres blancs comprennent les Tellichery (les plus estimés), les Penang, les Batavia et les Singapore.

Formes pharmaceutiques : Le poivre est aujourd'hui rarement employé en pharmacie; il entre dans les pilules asiatiques et dans les pilules de Belloste (Cod. Franç.), dans la confection de poivre, la confection d'opium et la poudre d'opium composé (Pharm. Brit.). La pipérine a été préconisée contre la fièvre.

Falsifications : Le poivre étant l'un des condiments les plus généralement usités, surtout sous forme de poudre, et atteignant un prix assez élevé, est très fréquemment falsifié. Il l'est par des matières minérales, décelables à l'incinération, et, beaucoup plus fréquemment, par des matières végétales ayant plus ou moins les caractères microscopiques du poivre. Ces substances sont surtout les tourteaux de lin (peu usités), la poudre de noyaux d'olives et les matières amylacées, spécialement la farine de riz. Toutes ces matières sont facilement reconnaissables au microscope; les cellules pierreuses des noyaux d'olive ont le volume et assez souvent la forme des cellules scléreuses du poivre, mais elles sont incolores et deviennent très brillantes dans la lumière polarisée. On a signalé aussi la présence du poivre de Cayenne (*capsicum*) destiné à relever la saveur des poivres adultérés par ces matières inertes, et le mélange au poivre noir entier du fruit de l'Embelia ribes Burm. (Myrsinées); cette fraude serait facilement reconnue par la structure spéciale de ce fruit dont la graine est munie de fossettes irrégulières, garnies d'une sorte de duvet; de plus, l'albumen est simple et aucune des parties du fruit ne renferme d'amidon.

PIPER CUBEBA Linn. fil.

(P. caudatum Houtt., Cubeba officinalis Miq.) *Cubèbe, Poivre à queue.*

Patrie : Le cubèbe est originaire de Java, de Sumatra et de Bornéo; il est l'objet de cultures assez importantes à Java et à Sumatra. C'est une plante ligneuse, grimpante, dioïque, présentant assez bien l'aspect du poivrier, mais s'en distinguant surtout par ses fruits pédicellés.

Partie usitée : Le fruit, **Fructus cubebæ** Ph. B., fruit de cubèbe.

Caractères : Fruits bacciformes, rouges à maturité, rétrécis à la base en un pédicelle mince, cylindrique, droit, ordinairement plus long que le diamètre du fruit. Par la dessiccation, celui-ci devient brun ou brun noirâtre. Il est alors plus ou moins ridé, parfois réticulé, ayant en moyenne 0^m,003 à 0^m,004 de diamètre, sphérique, constitué par un mésocarpe charnu, contracté par la dessiccation sur un endocarpe ligneux, cassant; l'albumen est jaunâtre, huileux, contenant au sommet, dans un périsperme distinct, un petit embryon. Ce dernier est peu visible dans les fruits du commerce qui sont souvent recueillis avant la maturité et mal conservés.

Le cubèbe possède une odeur aromatique particulière, une saveur âcre, camphrée, légèrement amère. Les chatons servant de support aux fruits, se trouvent souvent mélangés au cubèbe; ils sont presque dépourvus de saveur et doivent être rejetés. La poudre de cubèbe doit être récemment préparée, car elle perd rapidement ses propriétés.

CARACTÈRES MICROSCOPIQUES : *Épicarpe* formé d'une seule rangée de cellules analogues à celles du poivre noir; en dessous se trouvent des cellules pierreuses très petites, plus régulières et beaucoup plus petites que celles du poivre noir. Le *mésocarpe* est nettement partagé en deux couches, un tissu externe assez lâche, à cellules allongées tangentiellement, renfermant de l'amidon en grains très petits et des glandes à essence très nombreuses. Une zone moyenne étroite, plus dense, dans laquelle circulent des faisceaux libéro-ligneux riches en trachées, sépare ce tissu de la couche interne mince, renfermant des glandes à essence et des cellules contenant peu d'amidon. *Endocarpe* constitué par deux ou trois couches de cellules pierreuses très développées, dont les plus internes sont allongées radialement. Cette couche constitue surtout l'élément caractéristique du cubèbe; elle est continue, mais semble manquer plus ou moins complètement dans les fruits non mûrs qui se trouvent assez fréquemment dans le commerce.

COMPOSITION : Le cubèbe renferme 5 à 15 % d'une *essence* incolore, moins dense que l'eau (0,92), peu soluble dans l'alcool, lévogyre, ne détonnant pas par l'iode (Maisch); un corps cristallin, non azoté, neutre, la *cubébine*, parfois visible sous forme de cristaux dans les cellules de l'albumen, existant dans la proportion moyenne de 2,5 %; environ 1 % d'un acide amorphe, résineux, pouvant fournir certains sels cristallins, l'*acide cubébique;*

de la résine, des matières grasses, de la gomme, etc. Le cubèbe fournit 5 à 6.°/₀ de cendres vertes, riches en manganèse.

L'essence, la cubébine, l'acide cubébique sont colorés en rouge vif par l'acide sulfurique concentré et froid. Cette réaction s'observe en triturant la poudre de cubèbe avec ce réactif.

FORMES PHARMACEUTIQUES : Le cubèbe s'emploie en poudre récemment préparée, sous forme d'*extrait éthéré;* il entre dans les *pilules de copahu avec cubèbe,* dans l'électuaire de copahu (Cod. Franç.). L'essence, rarement prescrite, est officinale en Angleterre.

SUBSTITUTIONS : Le cubèbe étant devenu rare depuis quelques années et ayant atteint un prix élevé, est aujourd'hui assez fréquemment falsifié ou remplacé par des fruits d'espèces voisines ou d'aspect semblable, provenant des mêmes régions. On a tenté aussi, mais plus anciennement, de lui substituer une espèce africaine, que nous avons pu spécialement étudier sur des échantillons rapportés du Congo par M. Demeuse en 1889 et gracieusement offerts par lui au droguier de l'École de pharmacie.

Piper Clusii L. (Cubeba Clusii Miq.) *Cubèbe d'Afrique, Poivre d'Afrique, Pimenta de Rabo* des Portugais. La plante qui le fournit est une grande liane ligneuse, à tiges articulées, croissant dans les forêts d'une grande partie de la côte occidentale d'Afrique, et notamment dans le Haut-Congo. Le fruit de cette plante, jadis employé comme épice, était connu dès 1564 et a donné son nom à une partie de la côte africaine (Côte du poivre); il a été bien décrit et figuré par Clusius (Aromaticum historia, lib. I, p. 184, édit. Plantin, 1605).

CARACTÈRES : Tel que nous le possédons, ce fruit est formé de baies isolées et de chatons contournés, grêles, longs de 0ᵐ,05 à 0ᵐ,08, portant un grand nombre de baies. Ces fruits sont brunâtres ou d'un gris blanchâtre, ovoïdes, lisses ou légèrement ridés, longs de 0ᵐ,012, dont la moitié environ pour le pédicelle; celui-ci est grêle et recourbé. L'albumen, entouré d'un péricarpe assez épais, est blanchâtre; l'odeur rappelle plutôt celle du poivre noir que celle du cubèbe; la saveur est particulière, assez semblable à celle du cubèbe, mais avec un arrière-goût de calamus, et légèrement amère.

Caractères microscopiques : Ce fruit présente la structure générale du cubèbe et du poivre noir, mais ne renferme .pas dans ses
tissus, ni vers l'extérieur, ni dans l'endocarpe, les cellules pierreuses
caractéristiques du cubèbe; la seule partie un peu résistante est
le tégument séminal, brunâtre, formé de cellules tabulaires.

Le cubèbe d'Afrique est aujourd'hui inusité; mais il y aurait
lieu de s'assurer s'il ne pourrait pas remplacer le cubèbe au point
de vue de ses usages médicaux.

Piper crassipes Korthals (Cubeba crassipes Miq.). On
attribue généralement à cette espèce un fruit assez commun dans
le commerce il y a quelques années et importé de Sumatra comme
cubèbe. C'est un fruit présentant l'aspect général du cubèbe, mais
plus gros, de couleur grisâtre ou jaunâtre, beaucoup plus pâle
que le cubèbe officinal. Le pédicelle égal au diamètre du fruit ou
un peu plus long est déprimé latéralement, surtout au sommet.
L'odeur est tout à fait différente de celle du cubèbe, forte, aromatique, très agréable, rappelant celle de la muscade et aussi un peu
celle du baume du Canada; la saveur est très aromatique et amère.
Ce fruit ne doit pas être substitué au cubèbe et a, dit-on, causé
des accidents par suite de l'action spéciale qu'il exercerait sur les
voies digestives.

Piper mollissima Bl. (Pothomorphe mollissima Miq.).
On a (Holmes, Ph. Journ., 5, xxi, p. 519, 1891) attribué à cette
espèce le fruit récemment importé de Java ou de Sumatra sous
le nom de *keboe cubèbe.* Tel que nous le possédons, ce fruit est
facile à distinguer du cubèbe. C'est une baie beaucoup plus grosse
que le cubèbe (0^m,008), noirâtre, ridée, à épicarpe d'aspect subéreux, portée sur un pédicelle arqué, grêle, long de 0^m,012 à 0^m,014,
renfermant sous un péricarpe épais un albumen blanchâtre.
L'odeur est aromatique, citronnée et tout à fait différente de celle
du cubèbe; la saveur, non poivrée, est aromatique, légèrement
anisée.

Daphnidium cubeba Nees (Laurus cubeba Lour., Persea cubeba Spr., Litsæa cubeba Pers., L. piperita Juss.).
Cette Laurinée, peu connue d'ailleurs, est cultivée en Cochinchine
et ses fruits ont été importés comme cubèbe dans ces dernières

années. Ce sont de petites baies, du volume du poivre noir, d'un
brun noirâtre, ridées par la dessiccation, ressemblant un peu, à
première vue, au cubèbe, mais en différant totalement par l'organisation. D'abord les pédoncules sont articulés, dilatés au sommet
et réunis, non en chatons, mais en petites grappes rameuses; le
fruit lui-même renferme, sous un péricarpe contracté par la dessiccation, une graine dépourvue d'albumen et dont l'amande est
constituée, comme dans la baie du laurier, par deux cotylédons
de consistance grasse. L'odeur est aromatique, rappelant un peu
celle de la mélisse officinale; la saveur âcre, provoquant la salivation. Ce fruit, tout à fait différent du cubèbe, n'en possède ni la
composition ni les propriétés.

D'autres fruits, plus voisins du cubèbe et n'existant pas aujour-
d'hui dans le commerce, ont été mélangés au cubèbe : tels sont les
baies du Piper caninum Dietrich. (pédicelle égal à la moitié de
la longueur du fruit, Flückiger), du Piper Lowong Bl. et du
Piper ribesioides Wall.

On a signalé également le mélange aux cubèbes du fruit d'un
Rhamnus, facile à reconnaître par son organisation toute différente de celle du fruit des Pipéracées.

PIPER ANGUSTIFOLIUM Ruiz. et Pav.

(Piper elongatum Vahl., P. granulosum R. et Pav., Steffensia elongata Kunt., Artanthe elongata Miq.) *Matico, Yerba del soldado.*

PATRIE : Le matico est originaire des régions tropicales de l'Amérique du Sud (Pérou, Bolivie, régions occidentales du Brésil,
Venezuela). C'est un arbuste de 2 à 3 mètres, à feuilles alternes,
entières, pubescentes; à fleurs très petites, jaunâtres, en longs
épis cylindriques, à fruits bacciformes.

PARTIE USITÉE : Les feuilles, **Folia matico** Ph. B. Feuilles de
matico.

Ces feuilles, dont l'efficacité comme hémostatique aurait été
découverte par un soldat espagnol du nom de Matico (diminutif
de Mateo, Mathieu), ont été introduites dans la thérapeutique
européenne en 1839, par le Dr Jeffreys, de Liverpool.

CARACTÈRES: Les feuilles de matico arrivent en Europe en surons, comprimées et brisées en fragments plus ou moins adhérents et mêlés de chatons à divers états de développement. Les feuilles sont ovales, cordées à la base, acuminées au sommet; la nervure médiane se partage en nervures secondaires pennées, donnant naissance à de nombreuses divisions anastomosées, saillantes à la face inférieure, limitant des portions plus ou moins quadrangulaires du limbe et donnant ainsi à la feuille un aspect gaufré particulier. Les feuilles entières ont 0^m,10 à 0^m,15 de longueur; elles sont brièvement pétiolées, d'un vert pâle, grisâtres, pubescentes à la face inférieure, rudes au toucher à la face supérieure, présentant une odeur agréable particulière, une saveur aromatique légèrement amère.

CARACTÈRES MICROSCOPIQUES : Épiderme supérieur portant des poils coniques pluricellulaires très courts, aigus, assez rares et, au niveau des nervures, quelques poils plus longs, articulés. Sous l'épiderme, un hypoderme assez développé, puis les cellules en palissade. Le parenchyme lacuneux du mésophylle renferme de nombreuses glandes à essence; l'épiderme inférieur porte de nombreux poils pluricellulaires, articulés et contournés. La nervure médiane est entourée d'un tissu collenchymateux et présente des faisceaux libéro-ligneux disjoints.

COMPOSITION : Ces feuilles doivent surtout leurs propriétés à l'essence qu'elles contiennent dans la proportion moyenne de 2.5 °/₀; elles renferment en outre une résine âcre, du tannin et un acide cristallin, l'*acide artanthique* (Marcotte, 1864); elles ne contiennent ni pipérine, ni cubébine (Stell, 1858). L'essence laisse déposer par le froid un stéaroptène en cristaux volumineux (Flückiger).

FORMES PHARMACEUTIQUES : Le matico est aujourd'hui assez rarement prescrit en poudre, en infusion, à la dose de 2 à 4 grammes; on l'emploie aussi en *sirop*, en *extrait alcoolique* et en eau distillée (Cod. Franç.).

SUBSTITUTION : On a substitué à cette espèce les feuilles du Piper aduncum L. (Artanthe adunca Miq.). Ces feuilles, voisines d'ailleurs de celles du matico, s'en distinguent par leur aspect plus lisse, non gaufré et leur face inférieure glabre.

Espèces non officinales en Belgique.

Piper longum L. (Chavica Roxburghii Miq.) et **Piper officinarum** DC. (P. longum Rumph., P. maritimum Bl., Chavica officinarum Miq.). La première de ces plantes est originaire de l'Inde anglaise
(Malabar, Ceylan, Bengale), de Timor et des Philippines; la seconde croît
surtout à Java, à Sumatra et dans les îles voisines. Toutes deux, mais surtout
la dernière, fournissent le poivre long du commerce.

PARTIE USITÉE : Le fruit recueilli avant la maturité : *poivre long.*

CARACTÈRES : Fruit en chaton cylindrique de 0^m,035 à 0^m,040 de longueur
sur environ 0^m,005 d'épaisseur, d'un gris noirâtre, portant de nombreuses
saillies régulièrement disposées en spirale, correspondant au sommet des
nombreuses baies; celles-ci sont ovoïdes, très nombreuses, étroitement
serrées les unes contre les autres et constituant ainsi une masse dense, un
véritable fruit composé. L'odeur est poivrée, peu prononcée; la saveur est à
peu près celle du poivre noir.

Ce fruit renferme de la pipérine et présente la composition et les propriétés
du poivre noir. Il est aujourd'hui à peu près inusité en pharmacie; il était
connu des anciens et très employé jadis comme épice; on l'emploie encore
fréquemment aux Indes et en Angleterre.

Piper betle L. (Chavica betle Miq.). *Bétel.* Originaire de l'Archipel
indien, cette espèce est cultivée fréquemment dans l'Indo-Chine et l'Inde
pour ses feuilles aromatiques, astringentes, très employées comme masticatoire par les Hindous et les Malais. On les mélange pour cet usage avec des
fragments de noix d'arec (Areca catechu L., *Palmiers*) et de la chaux.
Ces feuilles ne sont guère usitées jusqu'ici en Europe.

Piper methysticum Forster (Macropiper methysticum Hook. et
Arn, M. latifolium Miq.). *Awa, Kawa, Kava-Kava, Poivre enivrant.*
Plante dioïque, à souche ligneuse, à grandes feuilles cordées, à fleurs en
chatons, originaire de l'Océanie, spécialement de la Nouvelle-Zélande et de
la Nouvelle-Calédonie.

PARTIE USITÉE : La racine. Racine de kava-kava.

CARACTÈRES : Racine formant une souche volumineuse, ligneuse, très
fibreuse, légère, présentant un corps central plus ou moins spongieux, se
divisant en racines nombreuses contournées. La couleur est grisâtre; l'odeur
légèrement aromatique, agréable; la saveur piquante, âcre, provoquant la
salivation.

COMPOSITION : Deux principes cristallins, insipides à l'état de pureté : la
kavaïne, soluble dans l'eau, et la *méthysticine,* insoluble dans l'eau; 2 %
d'une résine âcre, des traces d'essence et une grande quantité d'amidon.

Cette racine a été préconisée au même titre que le cubèbe et aussi comme diurétique et diaphorétique, à la dose de 1 à 4 grammes, sous forme de teinture et d'extrait alcoolique.

Les indigènes de l'Océanie l'emploient fréquemment pour préparer une liqueur enivrante extrêmement énergique.

Piper jaborandi Vell. (Ottonia anisum Spreng., O. jaborandi Kunth, Serronia jaborandi Guillemin). *Jambu assu.* Plante originaire du Brésil, l'une des nombreuses espèces qui portent au Brésil le nom de jaborandi. Ces plantes sont ou bien des Rutacées, comme le jaborandi employé en Europe (Pilocarpus pennatifolius), ou bien plus fréquemment des Pipéracées, comme l'espèce qui nous occupe; toutes sont, à des titres divers, des diaphorétiques et des sialagogues.

Les racines du Piper jaborandi, rarement importées en Europe, sont des racines ligneuses, grêles, ondulées, d'un brun grisâtre, à centre ligneux très poreux, présentant une saveur irritante et provoquant la salivation comme la racine de pyrèthre. On en a retiré un principe particulier, la *jaborandine*. Employée au Brésil, cette racine n'est guère, jusqu'ici, usitée en Europe.

FAMILLE DES MYRISTICÉES.

Les Myristicées forment un groupe très naturel, ne renfermant qu'un seul genre, et dont on connaît quatre-vingts espèces. Ce sont des arbres de taille moyenne, souvent aromatiques, à suc aqueux, astringent, rougissant à l'air, à feuilles alternes, entières, à fleurs petites, régulières, dioïques, à fruits charnus déhiscents à maturité, à graines munies d'arilles.

Les Myristicées sont répandues surtout dans les régions tropicales de l'Asie et de l'Amérique; quelques rares espèces existent en Afrique, à Madagascar, en Océanie.

Les principes utiles des Myristicées sont principalement des essences localisées surtout dans l'albumen et dans l'arille, et des corps gras de consistance solide, existant dans les mêmes organes. A dose élevée, la noix muscade, comme les graines d'autres espèces, peut occasionner des accidents graves. Certaines espèces américaines fournissent des beurres employés à divers titres.

Espèce officinale en Belgique.

MYRISTICA FRAGRANS Houttuyn.

(M. officinalis L. f., M. moschata Thunb., M. aromatica Lamk.) *Muscadier.*

PATRIE : Le muscadier est originaire des îles Moluques et de quelques îles voisines (Amboine, Bouro, etc.). Il est cultivé à Java, aux Philippines, à Sumatra, à Singapore, au Bengale; on l'a introduit également au Brésil et dans diverses colonies tropicales, à la Guyane, à la Réunion, etc. C'est un bel arbre, de port pyramidal, à feuilles persistantes; dans les cultures, on plante généralement un pied mâle pour vingt pieds femelles.

PARTIES USITÉES : 1° La graine, **Nux moschata** Ph. B. Noix muscade; 2° l'arille qui recouvre la graine, **Macis** Ph. B.; 3° la graisse solide retirée des graines, **Oleum nucistæ** Ph. B. Huile ou beurre de muscades.

CARACTÈRES : Le fruit du muscadier est un drupe charnu, pendant, ayant assez bien l'aspect d'une petite pêche, mais s'entr'ouvrant à maturité par une fente longitudinale. Ce fruit est formé par les éléments suivants : 1° un péricarpe charnu, jaune rougeâtre à maturité, peu aromatique et ordinairement rejeté; 2° une graine unique, ovoïde arrondie, visible à la maturité par la déhiscence du péricarpe. Cette graine est constituée par :

1° Un arille rouge orangé, charnu, partant de la base, lascinié et s'étendant jusqu'au sommet de la graine;

2° Un épisperme brunâtre, ligneux, sec, cassant, luisant, portant en creux l'impression de l'arille (testa);

3° Un second tégument (endoplèvre, tegmen) rougeâtre, parcouru par d'assez nombreux faisceaux ligneux et étroitemen t appliqué sur l'albumen dans les replis duquel il pénètre;

4° Un albumen volumineux, profondément ruminé, sinueux, d'un blanc jaunâtre, mais présentant sur la coupe des marbrures rougeâtres dues aux replis du tégument interne. A la base de cet albumen se trouve un embryon à radicule courte, à cotylédons en forme de coupe inclus dans le tissu de l'albumen. Cet embryon manque souvent dans les graines du commerce.

Noix muscade. La noix muscade est le plus souvent réduite à l'albumen entouré seulement de la membrane interne; la coque ligneuse, le testa est presque toujours rejeté. Très rarement on trouve dans le commerce la graine complète, privée seulement de l'arille.

L'amande ainsi isolée est naturellement d'un brun grisâtre, mais on a l'habitude, dans le commerce, de la rouler dans la chaux et elle prend alors une teinte blanchâtre. C'est une ancienne coutume des Hollandais qui, voulant autrefois conserver le monopole de la culture du muscadier, immergeaient les graines dans l'eau de chaux, afin de leur faire perdre leurs propriétés germinatives. L'usage de blanchir ainsi la muscade s'est conservé et même, lorsque les noix arrivent avec leur teinte naturelle on les blanchit en Europe.

La noix muscade est donc un corps ovoïde, légèrement tronqué par un plan oblique à la base; elle est sillonnée longitudinalement par des dépressions peu profondes, sinueuses; elle est longue de $0^m,02$ à $0^m,03$, épaisse de $0^m,015$ à $0^m,02$, pesant de 5 à 7 grammes, de consistance assez dure mais se laissant facilement couper.

Les noix ont d'autant plus de valeur qu'elles sont plus grandes et plus lourdes. Leur surface frottée ne doit pas présenter de piqûres d'insecte. L'odeur est caractéristique; la saveur très aromatique, un peu amère et grasse.

CARACTÈRES MICROSCOPIQUES : Le tégument interne est constitué par un tissu d'épaisseur variable, à cellules tabulaires dans les parties externes, plus lâches et arrondies dans les replis profonds où il pénètre souvent jusqu'au centre de l'albumen; ce tissu est parcouru par des faisceaux libéro-ligneux, abondants surtout au niveau du raphé. Le parenchyme de l'albumen est irrégulier, formé de cellules à parois minces renfermant des matières grasses parfois cristallines, des granulations d'aleurone et de l'amidon abondant en grains très petits ($0^{mm},001$), arrondis et isolés ou anguleux et agglomérés, à hile déprimé, bien visible.

COMPOSITION : La noix muscade renferme 2 à 3 % d'une essence incolore, dextrogyre, bouillant à 160°, densité 0,93, formée d'un hydrocarbure, le *myristicéne* (Cloez) et de son hydrate, le *myristicol* (Gladstone), 25 à 30 % de matière grasse, une quantité considérable d'amidon, de l'aleurone; elle fournit de 2 à 2,60 °/₀ de cendres.

Formes pharmaceutiques : Jadis très employée en pharmacie, la noix muscade est aujourd'hui rarement prescrite. Elle entre dans le *diascordium*, dans le *baume de Fioravenli*, *l'esprit de mélisse composé*, *l'esprit pour l'élixir de Garus*, *l'esprit carminatif de Sylvius*, et dans la formule de beaucoup d'anciennes préparations aromatiques.

Substitutions : **Myristica fatua** Houtt. (M. tomentosa Thunb., M. dactyloides Gärtn., M. Malabarica Lamk.) *Muscade longue, Muscade sauvage*. La graine de cette plante, originaire des Moluques, est très rarement substituée à la muscade officinale. C'est une graine présentant la même structure, mais se distinguant facilement de la muscade par sa forme allongée ($0^m,04$ à $0^m,05$ de longueur) et ses propriétés aromatiques beaucoup moins développées. Cette graine arrive toujours munie de son testa ligneux. Elle présente une composition à peu près semblable à celle de la muscade, mais renferme moins d'essence.

Torreya californica Torr. (T. myristica Hook.). *Muscadier de Californie*. (Conifères.) Le fruit de cette Conifère de l'Amérique septentrionale présente, à première vue, l'aspect de la muscade, mais s'en distingue aisément par son odeur et sa saveur terébinthacée; il ne présente pas, du reste, la structure caractéristique de la graine officinale.

Macis. On distingue sous ce nom l'arille isolé de la muscade. Il se présente sous forme de bandes minces, plus ou moins lasciniées, entières à la base, très découpées vers le sommet.

De couleur rouge dans le fruit frais, le macis prend, par la dessiccation, une teinte orangée qui se ternit à la lumière; il est sec, cassant, se gonflant légèrement dans l'eau, présentant l'odeur et la saveur de la muscade.

La structure du macis est très simple : c'est une lame de parenchyme limitée par une couche de cellules épaissies extérieurement, parcourue dans la région centrale par quelques faisceaux vasculaires et renfermant de nombreuses glandes à essence. Dans le péricycle des faisceaux, l'eau iodée détermine une coloration violette peu marquée (présence de traces d'amidon); dans les autres cellules, surtout vers la périphérie, il se produit une teinte rougeâtre (amylodextrine).

COMPOSITION : Le macis renferme environ 8 % d'une essence probablement distincte de celle de la graine, des matières grasses peu abondantes, de la résine, du mucilage, de la dextrine. Il fournit 1,5 à 2 % de cendres.

FORMES PHARMACEUTIQUES : Le macis, assez fréquemment employé comme condiment, est très rarement usité en pharmacie. Il entre dans les *pilules de Fuller* et sert à la préparation de l'*essence de macis;* celle-ci entre dans le *baume de vie d'Hoffman.*

SUBSTITUTION : Le macis vendu entier est rarement falsifié; on lui a cependant récemment substitué une matière analogue, mais de moindre valeur : c'est l'arille du Myristica fatúa Houtt., dont la graine, comme nous l'avons vu plus haut, est parfois substituée à la noix muscade. Ce macis, connu en Angleterre sous le nom de macis de Bombay (*Bombay mace*), est très peu aromatique, presque inodore, plus allongé et de couleur brunâtre foncée.

Beurre ou huile de muscade. C'est une graisse solide, de consistance de beurre, onctueuse, préparée par expression des muscades pulvérisées. Cette préparation se fait dans les pays de production, et le beurre de muscade arrive ordinairement en Europe par la voie de Singapore. Il se présente en blocs rectangulaires du volume d'une brique environ, enveloppés de feuilles de palmier; ce beurre a une couleur jaune orangé, marbré de blanc jaunâtre, une odeur forte de muscade, une saveur grasse et aromatique; il fond vers 45° et se dissout facilement dans l'éther.

Le beurre de muscade est un mélange de divers corps gras, parmi lesquels la myristine (glycéride de l'acide myristique existant dans quelques autres huiles végétales), et d'environ 6 % d'essence de muscade.

FORMES PHARMACEUTIQUES : Le beurre de muscade entre dans la formule de l'*emplâtre aromatique* et du liniment de Rosen (Cod. Franç.).

FAMILLE DES MONIMIACÉES.

Les Monimiacées constituent un groupe d'environ 150 espèces, arbres ou arbrisseaux, très souvent aromatiques, originaires des régions chaudes de l'Amérique, de l'Asie, de l'Océanie, plus rarement (2 espèces connues) de l'Afrique occidentale. Ce sont des plantes voisines des Laurinées, tant par leurs caractères que par leur composition, mais se rapprochant aussi, à certains égards, des Anonacées.

Une seule espèce est actuellement employée en pharmacie; quelques autres sont usitées dans les pays d'origine à cause des essences aromatiques qu'elles renferment.

Peumus boldus Molina (P. fragrans Pers., Ruizia fragrans R. et Pav., Boldoa fragrans Cl. Gay.). *Boldo.* Arbuste à feuilles persistantes, opposées, à fleurs dioïques, blanchâtres, en cymes terminales, originaire du Chili où il est surtout répandu dans les provinces centrales.

Partie usitée : Les feuilles, *feuilles de boldo* Cod. Franç.

Caractères : Feuilles d'un vert sombre ou rougeâtres, coriaces, ovales arrondies ou obovées, glanduleuses, poilues à la face inférieure, longues d'environ 0m,05, possédant une odeur aromatique particulière, une saveur également aromatique rappelant un peu celle de certaines menthes.

Les poils sont courts, écussonnés, les glandes à essence assez larges, dans le parenchyme lacuneux, vers la face inférieure.

Composition : Les feuilles de boldo contiennent 2 % d'essence, un alcaloïde particulier, la *boldine* (1 %) (Vergne et Bourgouin, 1874) et un glucoside, la *boldoglucine* (Chapoteaux).

Formes pharmaceutiques : Les feuilles de boldo sont assez fréquemment prescrites en infusion à la dose de 4 à 5 grammes; on emploie aussi la teinture et le vin (Cod. Franç.) dans les affections du foie.

Atherosperma moschata Labill. *Sassafras d'Australie* (Nouvelle-Galles du Sud, Victoria, île Van Diemen). Arbre à feuilles entières opposées, dont l'écorce très aromatique, possédant une odeur qui rappelle celle du sassafras, est parfois importée en Europe et très fréquemment employée en Australie comme diaphorétique et aussi comme sédatif dans les affections du cœur. Cette écorce renferme une essence, une résine aromatique, un alcaloïde, l'*atherospermine* (N. Zeyer), du tannin, etc., et fournit 3 à 4 % de cendres (Maiden, Useful native plants of Australia, 1889).

FAMILLE DES LAURINÉES.

Les Laurinées renferment environ 900 espèces appartenant
surtout à la flore des régions tropicales de l'Amérique, de l'Asie,
de l'Océanie, très rares sur le continent africain; quelques
espèces se rencontrent çà et là en dehors des tropiques, en
Amérique, dans l'Afrique australe, la Nouvelle-Zélande, les îles
Canaries; une seule est européenne, dans les parties les plus
chaudes de la région méditerranéenne.

Ce sont des arbres ou des arbrisseaux presque toujours
aromatiques, à feuilles alternes, très rarement opposées, très
souvent coriaces, persistantes, à fleurs petites, jaunâtres ou verdâtres, dont les étamines s'ouvrent par une ou deux paires de
valvules ou de panneaux. Le fruit est ordinairement charnu,
assez variable, renfermant une seule graine exalbuminée. A part
les Cassytha, herbes parasites de l'Inde, à tiges très grêles,
aphylles et qui rappellent les Cuscuta par leur aspect, les Laurinées forment un groupe très naturel, dans lequel les caractères spécifiques, parfois même les caractères génériques sont
souvent difficiles à établir.

D'une façon générale, les Laurinées renferment des essences
complexes, sécrétées dans des glandes dispersées dans les différents organes de la plante, parfois très riches en stéaroptène
(camphre) et qui leur communiquent des propriétés excitantes;
les graines sont souvent huileuses; plus rarement le péricarpe,
plus développé, devient sucré et comestible (Persea). Certaines
espèces contiennent des principes amers et astringents, et peuvent
être employées comme fébrifuges (Nectandra, Cryptocaria).
Beaucoup de Laurinées américaines fournissent des bois d'ébénisterie plus ou moins précieux, aromatiques, denses, colorés et
très durables.

DISTRIBUTION GÉOGRAPHIQUE DES LAURINÉES OFFICINALES.

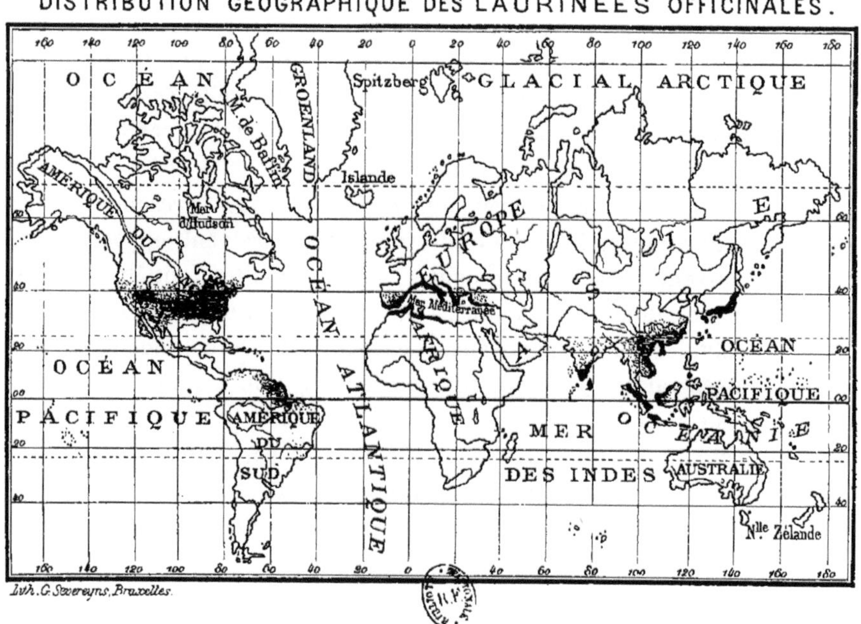

Lith. G. Severeyns, Bruxelles.

Espèces officinales en Belgique.

CINNAMOMUM ZEYLANICUM Breyn.

(Laurus cinnamomum L., Persea cinnamomum Spr.)
Cannellier de Ceylan.

PATRIE : Le cannellier est une plante très variable, existant
sous diverses formes à Ceylan et dans d'autres régions de l'Inde,
notamment dans les forêts du sud-ouest. Il est spécialement
cultivé aujourd'hui à Ceylan, dans le sud du continent indien, à
Java et, en petite quantité, dans les colonies (Guadeloupe, Guyane
française, Brésil, Réunion, etc.). Les produits de ces dernières
cultures diffèrent de la cannelle de Ceylan par leur couleur, leur
odeur moins aromatique, leur saveur moins fine, et ne sont que
très rarement importés en Europe.

La cannelle paraît avoir été connue et très estimée dès la plus
haute antiquité, mais le produit que les anciens désignaient sous
ce nom était la cannelle de Chine ou une écorce voisine, l'un des
cassia lignea des auteurs modernes. La première mention de la
cannelle de Ceylan remonte à 1275 ; mais jusqu'à la fin du siècle
dernier les écorces étaient uniquement recueillies sur les cannelliers sauvages de Ceylan ; ce n'est qu'en 1770 que l'on a commencé la culture à Ceylan même, puis sur le continent indien, au
Malabar et dans d'autres régions ; seulement les produits récoltés
au dehors de Ceylan sont toujours inférieurs en qualité.

Le cannellier est un arbre de petite taille, très variable ; feuilles
persistantes, opposées, entières, ovales-oblongues, acuminées au
sommet, portant 5 à 5 nervures ; fleurs d'un blanc verdâtre en
panicules terminaux ; fruits petits, drupacés, monospermes ;
toutes les parties de la plante exhalent une odeur aromatique
particulière.

PARTIE USITÉE : L'écorce, **Cortex cinnamomi** Ph. B. Cannelle
de Ceylan.

RÉCOLTE : Dans les cultures, le cannellier est coupé au pied, de
façon à obtenir de la souche des jets droits ; quand ces jets ont
atteint 3 mètres environ, on les coupe au moment où l'écorce est

facile à séparer du bois, c'est-à-dire en mai, juin et, plus rarement, en novembre-décembre. On enlève alors les feuilles et les
petites branches latérales; on détache l'écorce par des fentes
annulaires faites à environ 0^m,50 de distance et par des sections
longitudinales; on forme ensuite des faisceaux de ces écorces
isolées, on les laisse se flétrir pendant quelques jours, puis on
dispose chaque écorce sur un cylindre de bois et on enlève avec
soin les parties externes de l'écorce. On emboîte les fragments
les uns dans les autres, de façon à obtenir des cylindres d'environ
1 mètre de long. On laisse alors sécher lentement les écorces à
l'ombre, puis on les réunit én grosses bottes cylindriques, que l'on
serre au moyen de cordes et que l'on expédie généralement par
la voie anglaise et le port de Londres. Arrivée à Londres, la
cannelle est déballée, soigneusement triée; les fragments les plus
courts sont séparés sous le nom de *petite cannelle,* les autres
sont de nouveau réunis en bottes de 1 mètre environ de
longueur.

Caractères : Les baguettes de cannelle, de la grosseur du doigt
environ, présentent une teinte d'un brun fauve clair, strié de
lignes onduleuses brillantes, très minces et plus pâles. Elles sont
formées d'écorces nombreuses, roulées d'abord en gouttière, mais
dont les bords se sont ensuite repliés sur eux-mêmes; ces
écorces sont très minces (épaisses de 0^m,0005 à 0^m,001), cassantes,
portant çà et là des cicatrices (insertion des feuilles) ou des
trous (section des rameaux). L'odeur est forte, particulière, très
aromatique; la saveur, sucrée, aromatique, piquante.

Caractères microscopiques : La cannelle, par suite des préparations exposées plus haut, est une écorce incomplète, réduite à
deux couches distinctes : la partie interne du parenchyme cortical
et le liber. La partie interne du parenchyme (devenue la zone
externe de la cannelle du commerce) est constituée par une zone
ininterrompue de cellules pierreuses : ce sont des cellules à parois
épaisses, incolores, à cavité plus ou moins large, renfermant des
granulations jaunâtres et de l'amidon. Ces éléments sont de forme
variable, ovoïdes, parfois presque cubiques; les parois portent
de nombreux canalicules ménagés à travers les couches d'épaississement et rayonnant irrégulièrement du centre à la circonfé-

rence (cellules étoilées). Le liber est formé d'un parenchyme à cellules irrégulièrement allongées dans le sens tangentiel, renfermant des granulations brunâtres et de l'amidon. Les fibres libériennes, assez nombreuses, sont minces, isolées, droites ou légèrement arquées, à extrémités aiguës, à cavité étroite; la section est cylindrique ou légèrement ovoïde. Le parenchyme libérien présente d'assez nombreuses glandes à essence, constituées par des cellules isolées, ne se distinguant de leurs voisines que par la gouttelette d'essence jaune qu'elles renferment; çà et là existent de larges lacunes remplies de mucilage.

L'amidon est en grains sphériques, rarement anguleux, très petits (0^{mm},005 à 0^{mm},010), inattaquables par la potasse à 2 %.

Des rayons médullaires peu distincts, formés d'une seule rangée de cellules, séparent les faisceaux libériens; on trouve assez souvent au dehors des cellules pierreuses, ou plus profondément, des faisceaux libéro-ligneux se dirigeant vers les feuilles ou vers les rameaux.

Les caractères principaux, se retrouvant intacts dans la cannelle en poudre et permettant d'en reconnaître l'origine, sont : les cellules pierreuses, plus nombreuses dans cette espèce que dans toutes les autres, les fibres libériennes, et surtout le petit volume des grains d'amidon et leur résistance à l'action de la potasse.

Les préparations donnent nettement la réaction du tannin par le chlorhydro-molybdate ammonique, et réduisent le chlorure d'or en donnant immédiatement une teinte violet pourpre. Ces deux dernières réactions permettraient de constater la présence d'une cannelle ou d'une poudre épuisée, ne renfermant plus ni tannin ni essence.

Composition : La cannelle renferme $^1/_2$ à 1 $^1/_2$ % d'essence, du tannin, du sucre, du mucilage, de la mannite, et fournit de 5 à 5 % de cendres.

L'essence de cannelle est généralement importée de Ceylan ou de l'Inde où on la prépare au moyen des écorces brisées, trop petites pour être introduites dans les balles. On peut la distiller facilement en Europe au moyen de la cannelle préalablement concassée. C'est un liquide mobile, plus dense que l'eau (1,040

à 1,090 Ph. B., 1,055 Flückiger, 1,055 à 1,065 Maisch.); elle est
facilement soluble dans l'alcool d'un degré alcoolique supérieur
à 78; avec le sulfure de carbone elle donne un mélange laiteux;
avec l'acide nitrique (5 gouttes pour 1 d'essence) elle prend une
teinte rouge-carmin; avec l'acide sulfurique, une coloration vert
bleuâtre. L'essence de cannelle renferme un hydrocarbure, un
éther, l'acétate de cinnamyle, et de 75 à 90 °/₀ d'aldéhyde cinnamique; ce dernier, en s'oxydant, donne de l'acide cinnamique qui
se dépose souvent en cristaux dans l'essence vieillie.

L'essence provenant des feuilles est rarement importée, elle a
une odeur de girofle; celle des racines est moins dense que l'eau
et a une odeur de camphre.

Formes pharmaceutiques : La cannelle s'emploie en *poudre*,
en *eau distillée*, en *teinture*, en *sirop* (fait au moyen de l'eau
distillée). Elle entre dans la formule de *l'esprit carminatif de
Sylvius*, de *l'esprit de mélisse composé*, de *l'esprit pour élixir
de Garus*, du *baume de Fioraventi*, de la *teinture aromatique*, du
diascordium, des *pilules ante cibum*, de la *poudre aromatique*, du
sirop de cochléaria composé; l'eau distillée entre dans la *teinture
de Wytt*, dans le *sirop de rhubarbe simple* et dans le *sirop de
rhubarbe composé;* l'essence, dans le *baume de vie d'Hoffman*.

Substitutions : La cannelle de Ceylan est parfois remplacée par
une écorce dont la valeur est environ trois fois moins élevée et
qui est connue sur le continent sous le nom de *cannelle de Chine*,
en Angleterre sous le nom de *cassia lignea*. Ce dernier terme
désigne un certain nombre d'écorces de valeur très inégale,
ligneuses, épaisses, fournies aux Indes, en Indo-Chine et dans
les îles Malaises par différents Cinnamomum. Tels sont les
cassia Bengale, Titjaplus, Sumatra, Java, etc., écorces souvent très
ligneuses, pauvres en essence, riches en mucilage et en amidon
et très peu estimées.

Cannelle de Chine (*Cassia lignea* des Anglais). Écorce très
probablement fournie par le Cinnamomum cassia Blume
(C. Zeylanicum γ cassia Nees, C. aromaticum Nees,
Laurus cassia Ait.). Arbre élégant, de taille plus élevée que
le précédent, mais présentant les mêmes caractères généraux et

n'en différant que par certains détails (feuilles alternes, fleurs plus petites, à segments plus obtus, etc.).

Le C. cassia paraît originaire du Laos et de la Haute-Cochinchine, d'où son écorce est importée en Chine; il est cultivé à Java et peut-être aussi en Chine.

Partie usitée : L'écorce, *cannelle de Chine*. On rapporte également à cette espèce les *fleurs de cannellier* (*cassia buds, clavelli cinnamomi*), aujourd'hui rarement importées en Europe.

La cannelle de Chine est généralement importée en Europe par les ports de Canton, de Bangkok et de Saïgon; elle est beaucoup moins abondante dans le commerce qu'autrefois.

Caractères : Écorces longues de $0^m,50$ environ et non insérées les unes dans les autres, comme la cannelle de Ceylan, plus épaisses, parfois entières, parfois partiellement privées des couches externes; le suber est grisâtre, l'écorce brun rougeâtre; l'odeur est forte, analogue à celle de la cannelle Ceylan, mais moins agréable; la saveur, très sucrée, piquante.

Caractères microscopiques : Lorsque l'écorce est intacte, le suber se montre avec ses caractères ordinaires : cellules tabulaires, aplaties, grisâtres; parenchyme cortical formé d'éléments irréguliers et, vers la partie profonde, de groupes de cellules pierreuses, *ne formant pas une couche continue*, comme dans l'espèce précédente; ces cellules ont souvent les parois moins épaissies, la cavité large renfermant de l'amidon. La zone libérienne présente les caractères de celle de la cannelle de Ceylan, mais les fibres sont généralement plus épaisses.

L'élément caractéristique de cette écorce, celui qui permet le plus sûrement de la distinguer de la cannelle officinale, c'est l'amidon. Les grains sont environ trois fois plus gros ($0^m,012$ à $0^m,054$), sphériques, à hile central parfois marqué de fentes en croix. La potasse à 2 % gonfle rapidement et déforme cet amidon.

Composition : La composition de la cannelle de Chine est à peu près celle de la cannelle de Ceylan, mais l'essence a une odeur différente, moins agréable. L'amidon est aussi plus abondant; la décoction de cannelle de Chine bleuit rapidement par l'iode, ce que ne fait pas celle de la cannelle de Ceylan.

CINNAMOMUM CAMPHORA Fr. Nees et Eberm.

(Camphora officinarum Bauh., Persea camfora Spr., Laurus camphora L., L. camphorifera Kaempf.) *Camphrier.*

PATRIE : Originaire des forêts de la Chine centrale, du Japon et de l'île Formose, le camphrier est cultivé comme arbre d'agrément dans les parties méridionales de l'Europe; il a été introduit également en Amérique et est aujourd'hui assez abondamment cultivé, en vue de la production du camphre, en Floride.

CARACTÈRES : C'est un arbre de grande taille, à feuilles petites, trinerves, glanduleuses, persistantes, alternes, possédant dans toutes ses parties une odeur forte, particulière. Les feuilles contiennent, dans des glandes situées dans le mésophylle, une essence liquide incolore.

PARTIE USITÉE : Le stéaroptène de l'essence, **Camphora** Ph. B. Camphre, camphre du Japon, de Formose ou de Chine.

Le camphre connu dans les premiers temps du moyen âge et considéré comme un parfum précieux, paraît avoir été le camphre de Bornéo; le produit actuel a été introduit en Europe, pour l'usage médical, au XIIᵉ siècle. Le camphre brut n'était purifié qu'en Hollande et les procédés employés étaient tenus secrets (1694). Le camphrier a été décrit en 1712 par Kämpfer qui le vit au Japon (1690-1692).

PRÉPARATION : La préparation du camphre se fait surtout au Japon et à l'île Formose. Elle consiste, d'une façon générale, à distiller avec de l'eau le bois de l'arbre divisé en fragments et à recueillir le camphre qui s'est condensé dans les parties froides de l'appareil.

A Formose, l'appareil très primitif qui sert à cette fabrication est formé d'une sorte d'auge en bois enduite d'argile à sa partie inférieure pour la préserver du feu; on y verse de l'eau, puis on la recouvre d'une planche percée de trous. Sur les trous, on dispose les fragments de bois de camphrier que l'on recouvre de pots renversés formant cloches. On chauffe, et la vapeur, en s'échappant par les trous, traverse le bois et entraîne le camphre qui vient se sublimer à la partie supérieure des pots d'où on l'enlève après quelques jours.

Au Japon, on place les fragments de bois dans une marmite de fer avec de l'eau, on recouvre d'une sorte de diaphragme en paille de riz, puis on surmonte tout l'appareil d'un chapiteau de terre. Le camphre se fixe sur la paille d'où il est facilement enlevé.

Le camphre Formose ou de Chine est expédié en caisses doublées de fer-blanc, celui du Japon arrive en fûts non doublés de métal.

Camphre brut. Ainsi obtenu, le camphre se présente sous forme de masses cristallines imprégnées de quantités variables d'une essence liquide; dans les pays de production, on le débarrasse en partie, par pression ou en l'exposant dans des auges perforées, de cette huile que les Chinois emploient contre les douleurs rhumatismales. Cette partie liquide de l'essence, connue sous le nom d'huile de camphre, est parfois importée en Europe. Le camphre Formose est en masses granuleuses, humides, d'un blanc grisâtre ou d'un brun clair; l'humidité vient de la coutume qu'ont les Chinois d'ajouter de l'eau dans les caisses afin d'empêcher l'évaporation du camphre.

Le camphre du Japon, plus estimé, arrive en fragments plus gros, moins cohérents, beaucoup plus secs et de couleur plus pâle.

Purification : Tel qu'il arrive, le camphre renferme divers corps étrangers : de l'eau, de l'essence liquide, souvent des débris végétaux, parfois aussi des matières minérales : gypse, sel marin, soufre. Pour le débarrasser de ces impuretés, on le soumet à la sublimation. Cette opération, qui se faisait jadis exclusivement en Hollande, se fait aujourd'hui aussi à Londres, à Paris, en Allemagne, etc.; elle consiste à mélanger au camphre un peu de chaux vive, de la limaille de fer ou du charbon. La chaux sert à dessécher le produit, le fer à mieux répartir la chaleur dans la masse et à retenir le soufre, s'il y en avait. La sublimation se fait dans des appareils en verre chauffés au bain de sable et recouverts d'une sorte de calotte hémisphérique percée au sommet. On chauffe d'abord de 120° à 190° pour dessécher le camphre, puis on élève la température à 204°. Le camphre se sublime en masses hémisphériques dans la calotte de verre que l'on doit briser pour retirer le produit. Ces pains de camphre sont percés au sommet d'une ouverture; ils sont plus épais sur les bords que vers le sommet.

CARACTÈRES : Le camphre pur est un corps solide, incolore, cristallin, possédant une odeur forte particulière, une saveur spéciale aromatique un peu amère. Il se laisse facilement couper, mais s'agglomère sous le pilon et ne peut être pulvérisé que par l'intermède de l'alcool, de l'éther, du chloroforme, etc., en petites quantités. Il est entièrement volatil, et lorsqu'on l'abandonne à l'air il s'évapore lentement; dans ce cas, les angles du fragment s'arrondissent comme s'il se dissolvait doucement dans l'air. Le camphre fond à 175° et bout à 205°. Sa densité jusqu'à + 6° est celle de l'eau et à 15°, 0,99; en solution alcoolique concentrée ou en fusion, le camphre est fortement dextrogyre. Il est facilement soluble dans les dissolvants ordinaires des essences, peu soluble dans l'eau ($^1/_{1500}$); projeté en petits fragments sur l'eau pure, en l'absence de toute trace de matière grasse, il présente le phénomène du mouvement giratoire. Il brûle avec une flamme fuligineuse; un fragment placé sur l'eau peut être allumé, et continue à brûler en se creusant au centre. Mélangé à certaines substances (hydrate de chloral, acide phénique, acide thymique, menthol, résorcine, etc.), il donne des composés liquides, sirupeux; il ramollit aussi un grand nombre de substances (résines, gommes-résines, corps gras, etc.). Par les corps avides d'eau, le camphre est transformé en cymène; par les oxydants, en acide camphorique, puis en acide camphrétique.

FORMES PHARMACEUTIQUES : Pour l'usage interne, le camphre est rarement employé à la dose de 0^{gr},50 à 1 gramme sous forme de poudre, de pilules, d'émulsion, d'eau camphrée (Ph. Brit.) et entre dans l'*élixir parégorique*. Pour l'usage externe on l'emploie en solution dans les graisses : *onguent camphré, onguent aromatique, l'huile camphrée, l'huile de camomille camphrée,* dans l'alcool, *l'esprit camphré* (10 °/₀), *l'eau-de-vie camphrée* (2,5 °/₀), plus rarement dans l'éther ou le chloroforme. Le camphre entre dans le *baume opodeldoch solide, l'emplâtre de savon camphré, l'emplâtre de cantharides camphré, le liniment ammoniacal camphré, l'eau sédative,* le liniment d'aconit, de chloroforme, d'opium, de térébenthine, etc., de la Pharmacopée Britannique.

Produits analogues. — *Huile de camphre.* C'est la partie liquide de l'essence de camphrier, que l'on élimine pendant sa préparation; elle est employée en Chine et parfois assez abondante dans le commerce en Europe. C'est un liquide d'un jaune pâle, parfois brunâtre, renfermant une grande quantité de camphre en solution; ce dernier se dépose par le froid, sous forme de cristaux. Si l'on place une goutte de cette essence sur un porte-objet sous le microscope, on voit bientôt s'y former des cristaux élégants en feuille de fougère, comme ceux du chlorhydrate ammonique. L'odeur de cette essence est celle d'un mélange de camphre et d'essence de sassafras; elle contient un principe qui, par oxydation, donne le camphre ordinaire; elle renferme entre autres produits du safrol. L'huile de camphre est rarement employée; on l'utilise en Angleterre pour aromatiser les savons communs.

Camphre de Bornéo. (Camphre de Barus, camphre de Dryobalanops, camphre de Sumatra). Ce produit, bien que voisin du camphre, est fourni par un végétal appartenant à une tout autre famille, les Diptérocarpées (Dicotylédones polypétales, Thalamiflores). C'est un arbre élevé, très élégant, le Dryobalanops Camphora Colebr. (D. aromatica Gaërtn., Shorea camphorifera Roxb.), originaire des forêts de Sumatra et de Bornéo. Le camphre existe tout formé dans les fissures du bois, d'où on l'extrait en abattant l'arbre et en divisant le bois dont on retire alors des cristaux de volume variable, incolores ou grisâtres. Le camphre de Bornéo, formé de *bornéol,* est un produit d'un prix très élevé, consommé entièrement dans les pays d'Orient et qui n'arrive en Europe que comme objet de curiosité. Son odeur est à peu près celle du camphre, légèrement parfumée de patchouli ou de musc; il est moins volatil que le camphre. Le même arbre fournit aussi une essence liquide ou *bornéene* isomère de l'essence de térébenthine.

Camphre de Ngaï (camphre de Blumea). Voyez page 427.

SASSAFRAS OFFICINALE Nees.

(Laurus sassafras L., Persea sassafras Spreng.). *Sassafras.*

PATRIE : Le sassafras est commun dans les bois de l'Amérique septentrionale, du Canada à la Floride; il peut être cultivé à l'air libre en Europe. C'est un arbre de taille variable; peu élevé dans les régions septentrionales, il peut atteindre 50 mètres dans le sud des États-Unis; les feuilles sont polymorphes, les unes entières, les autres diversement lobées, penninerviées, alternes, caduques; les fleurs petites, verdâtres, dioïques, en petites grappes; le fruit, bacciforme, monosperme, de la grosseur d'un pois environ.

PARTIES USITÉES : 1° Le bois de la racine, **Lignum sassafras** Ph. B., bois ou racines de sassafras; 2° l'écorce des racines; 3° la moelle. Ces deux derniers médicaments ne sont employés qu'en Amérique.

CARACTÈRES : Les racines de sassafras sont expédiées sous forme de souches volumineuses, formées de la base du tronc pouvant avoir $0^m,20$ à $0^m,55$ de diamètre, se ramifiant en racines nombreuses diversement contournées. L'écorce est rugueuse, d'un brun rougeâtre, le bois assez tendre, brunâtre, léger, marqué de zones concentriques coupées par des rayons médullaires étroits. L'odeur est caractéristique, plus développée dans l'écorce que dans le bois; la saveur est également particulière, aromatique. Le parenchyme ligneux renferme çà et là des glandes à essence isolées ; ces éléments sont plus abondants dans l'écorce. Pour l'usage de la pharmacie, on réduit le sassafras en copeaux minces.

COMPOSITION : Le sassafras renferme de 1 à 2 °/₀ d'essence, du tannin, un produit de dédoublement de ce dernier, le *sassafride* (Reinsch, 1841), analogue au rouge de quinquina, et se formant surtout dans les parties âgées du bois et de l'écorce. Ces principes sont plus abondants dans l'écorce. L'essence de sassafras est un mélange d'un hydrocarbure, le *safrène*, et d'une partie oxygénée, le *safrol;* c'est un liquide jaunâtre, plus dense que l'eau (1,090), devenant rouge par l'acide nitrique.

Formes pharmaceutiques : Le sassafras est aujourd'hui peu usité sous forme de décoction. Il entre dans les *espèces sudorifiques* et la *décoction sudorifique*.

Aux États-Unis, on emploie de préférence l'écorce de la racine, plus active que le bois ; on se sert aussi, comme remède vulgaire, de la moelle des tiges. Cette moelle a l'aspect de la moelle de sureau ; c'est un parenchyme incolore, inodore, insipide. L'infusion est légèrement mucilagineuse et la gomme qu'elle renferme n'est précipitable ni par l'alcool, ni par le sous-acétate de plomb. La moelle de sassafras est employée en infusion, comme collyre.

LAURUS NOBILIS L.

(L. vulgaris C. B.) *Laurier d'Apollon.*

Patrie : Le laurier est originaire des régions méditerranéennes ; on le cultive fréquemment chez nous en orangerie, taillé comme les orangers ou en forme de pyramide.

Caractères : C'est un arbre pouvant atteindre 10 à 15 mètres dans les régions chaudes ; feuilles persistantes, lisses, brillantes, épaisses, ovales-lancéolées, longues de $0^m,08$ à $0^m,12$, dentées sur les bords, renfermant de nombreuses glandes à essence ; fleurs petites, d'un blanc jaunâtre ou verdâtre, en ombellules ; fruit noir à maturité, bacciforme, ovoïde, de $0^m,01$ à $0^m,015$ de diamètre, à péricarpe charnu, mince, entourant une grosse graine huileuse. Toutes les parties de la plante, surtout les feuilles, possèdent une odeur forte, particulière.

Parties usitées : 1° les feuilles, **Folia lauri** Ph. B. ; 2° les fruits, **Fructus lauri** Ph. B. ; 3° l'huile retirée par expression des fruits frais, **Oleum lauri** Ph. B.

1° *Feuilles.* Les feuilles de laurier possèdent la structure normale des feuilles ; elles présentent dans le parenchyme lacuneux, plus rarement dans les cellules en palissade, de nombreuses glandes à essence. Leur odeur est caractéristique, leur saveur aromatique, astringente et amère.

COMPOSITION : Ces feuilles doivent surtout leurs propriétés à
l'essence qu'elles contiennent; elles renferment en outre du tannin
et un principe amer. Elles sont plus souvent employées comme
condiment que comme médicament.

2° *Fruits.* Ces fruits, à l'état sec, tels qu'on les trouve dans le
commerce, sont ovoïdes, noirâtres, à péricarpe ridé, mince, limité
par un endocarpe scléreux et renfermant de nombreuses glandes
à essence; la graine est formée de deux cotylédons se séparant
facilement et unis à la partie supérieure à un germe claviforme.
Ces fruits ont une odeur rappelant celle des feuilles, une saveur
amère et aromatique.

COMPOSITION : Les baies de laurier contiennent environ 50 %
d'une graisse solide, butyreuse, de la chlorophylle, une essence
analogue à celle des feuilles, du tannin. Elles servent surtout à la
préparation de l'huile.

3° *Huile.* Graisse de consistance de beurre, grumeleuse, verte,
possédant l'odeur aromatique des fruits, fondant à environ 40°.
Elle ne rougit pas par l'ammoniaque, ce qui indiquerait la présence du curcuma, lequel, mélangé à l'indigo ou au bleu de Prusse,
sert souvent à donner une coloration verte à différents produits.
L'huile de laurier est un mélange d'oléine et de laurine coloré par
la chlorophylle et renfermant une certaine proportion d'essence.
On l'obtient en chauffant les fruits avec de l'eau et en les soumettant à une pression énergique.
L'huile de laurier est entièrement soluble dans l'éther, particielle-
ment dans l'alcool; ces solutions sont vertes et, au spectroscope,
donnent le spectre de la chlorophylle.

FORMES PHARMACEUTIQUES : Les feuilles servent, en même temps
que les fruits, à la préparation de l'*onguent de laurier;* les fruits
entrent dans le *baume de Fioraventi* et servent à la préparation
de l'huile. L'huile et l'onguent de laurier sont employés, surtout
en médecine vétérinaire, pour frictions.

Espèces non officinales en Belgique.

Ravensera aromatica Sonn. (Agathophyllum aromaticum Willd., Evodia aromatica Lamk., E. Ravensara Gaërtn.). Arbre très aromatique, originaire de Madagascar, dont le fruit, connu sous le nom de *noix de Ravensera* ou de *noix de girofle,* est rarement importé en Europe. C'est un fruit du volume d'une noix ordinaire, ovoïde, bosselé, présentant une odeur aromatique particulière rappelant celle des clous de girofle, et une saveur forte, brûlante. Ce fruit présente ce caractère particulier, qu'il est intérieurement divisé en six lobes de la base à la moitié de sa hauteur par des fausses cloisons issues de la paroi du réceptacle. La noix de girofle est actuellement inusitée.

Cinnamomum culilawan Bl. (Laurus culilawan Roxb., L. cassia var. culilaban Lamk.). L'écorce de cet arbre, originaire d'Amboine, est assez fréquemment importée en Europe. C'est une écorce à suber grisâtre, brune à l'intérieur, épaisse, très fibreuse, possédant une odeur et une saveur aromatiques rappelant à la fois celles de la cannelle et celles des clous de girofle.

Ocotea pretiosa Benth. et Hook. (Mespilodaphne pretiosa Nees, Cryptocarya pretiosa Mart., Laurus canenilla .W., L. Quixos Lamk.). Arbre du Brésil dont on importe rarement en Europe l'écorce aromatique sous le nom de *Casca pretiosa.* C'est une ecorce ligneuse, à odeur très agréable de cannelle et de bergamote ou d'andropogon. Elle est inusitée en Europe.

Dicypellium caryophyllatum Nees. Arbre dioïque du Brésil, dont l'écorce constitue la *cannelle giroflée.* Cette écorce se trouve dans le commerce sous forme de bâtons solides, assez épais, formés d'écorces minces, d'un rouge brunâtre foncé, privées de leur suber et insérées les unes dans les autres. Ces écorces sont dures, cassantes, possédant une odeur forte de girofle; on les emploie rarement d'ailleurs comme succédané des clous de girofle.

Nectandra puchury major Nees et M. (Ocotea Mart.) et **Nectandra puchury minor** Nees et M. (Ocotea puchury minor Mart.). Ces deux arbres, originaires du Brésil, fournissent des graines jadis fréquemment employées sous le nom de *fèves pichurim.* Les graines de ces deux espèces, ne différant d'ailleurs que par la taille, sont dépourvues des enveloppes et réduites aux lobes cotylédonaires séparés l'un de l'autre; elles possèdent une odeur forte de sassafras, odeur que l'on retrouve d'ailleurs dans les produits de diverses Laurinées du même groupe et croissant dans les mêmes régions (Nectandra cymbarum Nees (sassafras de l'Orénoque), Ocotea (Mespilodaphne) sassafras Meiss., etc.).

Nectandra Rodiæi Schomb. *Bebeeru, Cœur vert, Green heart.* Grand arbre de la Guyane anglaise, dont le bois est connu depuis longtemps des tourneurs et des ébénistes. L'écorce est importée sous le nom d'*écorce de bebeeru.* Cette écorce arrive de la Guyane anglaise en barils ou en surons d'environ 80 livres. Elle se présente en fragments irréguliers, durs, épais de 0ᵐ,005 à 0ᵐ,006; face externe d'un gris brunâtre, portant des dépressions longitudinales (chutes péridermiques); surface interne striée, brune; cassure granuleuse montrant de nombreux groupes de cellules pierreuses; odeur nulle; saveur amère, astringente. Cette écorce renferme un alcaloïde, la *bébérine,* qui a été reconnu, par Flückiger être identique avec la *buxine* du buis et la *pélosine* du Pareira brava.

L'écorce de bebeeru s'emploie rarement comme febrifuge, à la dose de 2 à 4 grammes; la bébérine, sous forme de sulfate, à la dose de 0ᵍ,06 à 0ᵍ,60.

Cassyta filiformis L. Herbe filiforme, aphylle, parasite, originaire des Indes orientales. On importe de l'Inde les tiges de cette plante, d'un vert sombre, formant une masse confuse, mêlée, possédant des propriétés adoucissantes et mucilagineuses. On y a signalé la présence d'un alcaloïde peut-être identique avec la *laurotétanine* découverte par M. Greshoff dans différents Litsaea et existant probablement dans un certain nombre d'autres Laurinées. (Dymock, Pharmacographica indica, ed. 1892.)

Écorces de coto. On désigne sous ce nom deux écorces de Bolivie, dont l'origine botanique n'est pas établie mais qui semblent appartenir aux Laurinées (on les a attribuées aussi à des Rubiacées (Martius) ou à des Anacardiacées) L'une est l'*écorce de coto vraie,* l'autre est connue sous le nom de *paracoto.*

L'écorce de coto se présente en fragments de volume variable, roulés ou en forme de gouttière, privés des couches externes, épais de 0ᵐ,006 à 0ᵐ,012. Cette écorce renferme de nombreux groupes de cellules pierreuses et des fibres libériennes en masses serrées. Sa cassure est grenue au dehors, fibreuse vers le liber. L'odeur est aromatique, rappelant celle de la cannelle; la saveur, poivrée, très irritante. Le principe âcre a été isolé sous le nom de *cotoïne* (Jobst et Hesse), substance très irritante.

L'écorce de *paracoto* est plus petite, mais très voisine de la précédente, renfermant une substance beaucoup moins active, la *paracotoïne.* Son odeur, assez faible, se rapproche de celle de la muscade.

L'écorce de coto est rarement prescrite, sous forme de poudre ou de teinture, à la dose de 0ᵍ,50 à 0ᵍ,60, contre certaines formes de diarrhée.

FAMILLE DES THYMELÆACÉES.

Les Thymelæacées sont originaires surtout des régions chaudes, mais non tropicales, de l'Afrique australe, du bassin de la Méditerranée, de l'Asie, de l'Amérique; elles sont rares dans les parties septentrionales de l'Europe, ainsi que dans les pays équatoriaux. Les espèces officinales sont européennes.

Ce sont des arbrisseaux, des arbres, très rarement des plantes herbacées, parfois très petites, ayant le port des mousses. Leurs propriétés irritantes, émétiques, purgatives, parfois même vésicantes, sont dues à des matières résinoïdes peu connues, localisées surtout dans l'écorce. Celle-ci renferme presque toujours des fibres libériennes longues et souples, utilisées dans certaines espèces (Dirca palustris L., Amérique septentrionale; Daphne cannabina Lour., Chine; Funifera utilis Leandr., Brésil). Après macération, le liber fibreux du Lagetta lintearia Juss., constitue le bois-dentelle des Antilles.

Les Aquilariées renferment parfois des principes aromatiques de nature résineuse.

Espèces officinales en Belgique.

DAPHNE MEZEREUM L.

(Mezereum officinale Meyer, Thymelæa mezereum Scop.) *Bois gentil, Faux garou, Sain bois, Mezereum.*

Patrie : Indigène, assez répandu dans les bois montueux de la région calcaire, le mezereum se trouve dans toute l'Europe centrale et septentrionale et dans le nord de l'Asie.

Caractères : Petit arbrisseau à feuilles caduques, à fleurs odorantes, apparaissant en mars-avril, avant les feuilles; tiges dressées; écorce blanchâtre, argentée; fleurs roses, en fascicules de 2 ou 3, sessiles, sur les branches qui se sont lignifiées l'année précédente; périanthe à 4 divisions; étamines 8; fruit rouge à maturité, ovoïde, bacciforme, sessile.

39

DAPHNE LAUREOLA L.

(D. major Lamk., Thymelæa laureola Scop.) *Lauréole, Laurier-épurge.*

Patrie : Indigène ou tout au moins subspontanée en Belgique,
la lauréole est commune dans toute l'Europe, les régions méditerranéennes, les îles Açores.

Caractères : Arbrisseau plus grand que le précédent ; tiges
dressées, dichotomes, rameuses ; feuilles persistantes, épaisses,
coriaces, brillantes, oblongues ; fleurs verdâtres, en grappes
courtes, pauciflores ; fruit bacciforme, noir à maturité.

Partie usitée : Les deux plantes ci-dessus fournissent indifféremment l'écorce de mezereum, **Cortex mezerei** Ph. B. (1).

Caractères : Écorce souple, mince, fibreuse, recueillie en hiver,
surtout en Allemagne, se présentant généralement en petits faisceaux formés d'écorces repliées sur elles-mêmes. Face externe
grisâtre ou rougeâtre ; face interne blanche, soyeuse, très fibreuse ;
la fracture, facile au dehors, est très fibreuse, presque impossible
dans le liber ; la couche herbacée est verte Odeur nulle, saveur
douceâtre d'abord, puis extrêmement âcre, irritante, se prolongeant souvent pendant plusieurs heures
Si l'écorce provient du D. mezereum, elle porte des cicatrices proéminentes, blanchâtres, dues à la chute des feuilles ; ces
cicatrices manquent sur l'écorce du D. laureola, qui semble
d'ailleurs moins abondante dans le commerce.

Caractères microscopiques : Sensiblement les mêmes dans les
deux écorces : suber assez épais, muriforme ; parenchyme cortical
verdâtre, peu dense, lacuneux, fragile ; liber renfermant de nombreux groupes de fibres, longues, à parois médiocrement épaissies,
à cavité irrégulière, ovoïde.

Composition : L'écorce de mezereum doit ses propriétés irritantes à une matière résinoïde de composition inconnue, la *meze-*
réine, soluble dans l'éther. Elle renferme en outre une huile

---

(1) La Pharmacopée a traduit par « *écorce de garou* », mais ce nom est spécialement appliqué au D. gnidium, officinal en France, et non à nos espèces.

grasse, un glucoside cristallin, amer, la *daphnine* (Vauquelin, 1808), se dédoublant en sucre et en un autre corps cristallin, la *daphnétine*. La daphnine est dépourvue de propriétés.

FORMES PHARMACEUTIQUES : L'écorce de mezereum est aujourd'hui presque uniquement employée pour l'usage externe sous forme d'*extrait éthéré* et d'*onguent*, comme révulsif. Elle entre dans la décoction de salsepareille composée de la Pharmacopée Britannique et dans quelques anciennes formules de tisanes dépuratives (tisane de Lisbonne, etc.).

SUBSTITUTION : **Daphne gnidium L.** (D. paniculata Lamk., Thymelæa gnidium All.). *Garou.* Petit arbrisseau ne dépassant guère 1 mètre de hauteur, à feuilles caduques, très étroites, rigides; à fleurs blanches, odorantes, en corymbe au sommet des rameaux; à fruits ovoïdes, bacciformes, orangés à maturité.

Le garou est originaire du bassin de la Méditerranée, Europe méridionale, nord de l'Afrique. Son écorce est officinale en France et se trouve parfois dans le commerce en Belgique. C'est une écorce en lanières étroites, isolées; face externe gris brunâtre, marquée de taches blanches, proéminentes, transversales; face interne blanchâtre, très soyeuse, présentant des fibres qui se détachent facilement et irritent la peau. Elle possède les caractères anatomiques généraux des écorces précédentes, mais contient en outre, dans la partie interne du liber, de grosses fibres isolées, caractéristiques. La composition du garou est la même que celle du mezereum, et cette écorce peut être sans inconvénient substituée, comme épispastique, aux espèces précédentes.

Espèce non officinale en Belgique.

Aquilaria agallocha Roxb. Arbre de l'Inde dont le bois odorant, résineux, constitue l'un des bois d'aloès (bois d'aigle, bois de Calambac). Ce bois, fourni également par d'autres espèces du même genre (A. Malaccensis Lamk.) est très dense, brun veiné de noir, possédant une odeur aromatique faible qui se développe surtout lorsqu'on le brûle; il est rarement importé et est employé surtout aux Indes, en Chine, au Japon comme encens.

FAMILLE DES LORANTHACÉES.

Plantes ligneuses, presque toutes parasites, dispersées au nombre d'environ 500 dans les régions tropicales, rares dans les climats tempérés. Ce sont des plantes peu actives, astringentes, dont une seule espèce est rarement employée aujourd'hui.

Viscum album L. *Guy des druides, Guy du chêne.* Plante indigène, assez commune, répandue dans toute l'Europe, l'Asie septentrionale, parasite sur les peupliers, les pommiers, très rarement sur les chênes. On attribuait autrefois de précieuses propriétés à cette plante, aujourd'hui inusitée.

Les fruits sont des baies blanches que l'on emploie parfois, comme l'écorce de houx, à la préparation de la glu.

FAMILLE DES SANTALACÉES.

Arbres ou arbrisseaux, plus rarement plantes herbacées, largement dispersées dans les régions chaudes et tempérées, représentées en Europe par quelques petites formes herbacées : deux espèces du genre Thesium sont indigènes en Belgique.

Les Santalacées sont parfois aromatiques (Santalum), souvent astringentes ou possédant des propriétés diverses : feuilles purgatives (Myoschylos oblongus R. et Pav., *Séné du Chili;* fruits huileux (Fusanus acuminatus R. Br., Australie, Pyrularia pubera Mich., Amérique septentrionale, etc.).

Santalum album L. (S. myrtifolium L., Syrium myrtifolium Roxb.) Arbre peu élevé, originaire du sud de l'Inde, cultivé dans le Mysore et la présidence de Madras; répandu à Java, Timor et dans d'autres îles Malaises. C'est un arbre à feuilles opposées, à fleurs d'un rose pourpre, en panicules terminaux; il est probable que les Santalum, comme d'autres plantes du même groupe, sont parasites, au moins dans leur jeune âge, sur les racines de plantes voisines.

Partie usitée : Le bois, *Bois de santal citrin, Santal blanc, Santal de l'Inde.*

La récolte du bois se fait, dans l'Inde, sur des arbres de 20 à 50 ans, ayant en moyenne à la base du tronc un diamètre de 0m,50. Après l'abatage, on enlève sommairement l'écorce et l'aubier, de façon à ne conserver que le duramen, seul utile. On recueille également les racines qui sont riches en essence et très estimées. Le bois est ensuite débité en bûches de 0m,60 à 0m,90 de long et d'environ 0m,15 de diamètre. Ce bois est très variable, dense, homogène, de couleur brunâtre, parfois claire, blanchâtre, souvent rougeâtre ; l'aubier est inodore, mais le duramen possède une odeur particulière devenant surtout caractéristique lorsqu'on le frotte, qu'on le râpe ou qu'on le brûle. Il renferme de nombreuses glandes à essence, surtout dans le parenchyme ligneux et dans les rayons médullaires, dont les cellules contiennent de la résine. Le bois de santal possède une saveur aromatique particulière.

Composition : Le bois de santal renferme de 1 à 5 % d'essence, du tannin colorant en vert les sels ferriques et une résine.

L'essence est la partie active de ce bois; elle est préparée en partie aux Indes, en partie en Allemagne et en France, par distillation du bois.

C'est une essence d'un jaune pâle, de consistance sirupeuse, possédant l'odeur caractéristique du bois. Sa densité est de 0,960 à 0,99 (Maisch); elle bout à environ 275°.

Formes pharmaceutiques : L'essence, inscrite dans la Pharmacopée Britannique, est aujourd'hui seule employée, sous forme de capsules, contre les affections des voies urinaires, à la dose de 0g,50 à 1g,50. Le bois entre dans différentes formules de cloux fumants; il est inscrit dans le Codex Français et n'est guère usité qu'en parfumerie. Les peuples d'Orient en consomment des quantités considérables dans leurs cérémonies religieuses et funéraires; il sert aussi à la confection de coffrets et de divers objets odorants.

Substitutions : Des bois analogues provenant de diverses espèces du même genre ou d'un genre très voisin sont souvent substitués au santal de l'Inde et fournissent des produits plus ou moins estimés. Tels sont : le Santalum Freycinetianum Gaud., santal des îles Sandwich; S. Austro-Caledonicum Laness., santal de la Nouvelle-Calédonie; Epicharis Loureri Pierre (Santalum album Lour.), santal de Cochinchine; Fusanus spicatus R. Br. (Santalum cygnorum Miq.) et Fusanus acuminatus R. Br. (Santalum Preissianum Miq.), santal d'Australie; il y a en outre un santal d'Afrique dont l'origine botanique est inconnue (Berichte von Schimmel et Cⁱᵉ, 1891) et qui est très voisin du santal de l'Inde.

FAMILLE DES EUPHORBIACÉES.

Les Euphorbiacées sont des plantes à aire de dispersion très
étendue. Certaines tribus sont presque exclusivement tropicales
(Phyllantées, Crotonées), d'autres appartiennent surtout aux
régions chaudes extra-tropicales ou tempérées (Euphorbiées,
Buxées). Elles sont représentées dans notre flore indigène par
5 genres : les Euphorbia (10 à 11 espèces), les Mercurialis
(2 espèces), les Buxus (1 espèce). Les espèces officinales actuellement employées sont surtout exotiques. On connaît environ
5,000 Euphorbiacées de port très variable; elles sont ligneuses,
arborescentes ou frutescentes, parfois volubiles, herbacées,
annuelles ou vivaces, assez fréquemment aphylles, à tiges
épaisses, cactiformes (Euphorbia). Ces variations d'aspect
peuvent même se produire dans la même espèce sous divers
climats (ainsi le ricin est arborescent dans les pays tropicaux,
frutescent dans les régions chaudes, herbacé annuel dans nos
climats). Les fleurs sont unisexuées, monoïques ou dioïques,
présentant parfois l'aspect de fleurs hermaphrodites, à fleur
femelle pédicellée étant entourée de fleurs mâles constituées
chacune par une étamine isolée et accompagnées à la base d'un
involucre simulant un périanthe. Un grand nombre d'espèces
renferment un suc laiteux, presque toujours toxique.

D'une façon générale, toutes les Euphorbiacées sont toxiques
ou tout au moins suspectes; elles doivent surtout leurs propriétés
à des principes généralement mal connus, âcres, irritants, caustiques, agissant à l'intérieur comme purgatifs, émétiques, à
l'extérieur comme vésicant plus ou moins énergique; les différences d'action que l'on observe d'une espèce à l'autre, souvent
même entre les divers organes d'une même plante, s'expliquent
par l'état variable de concentration de ces principes actifs. Ils
sont souvent localisés dans le latex, parfois dans les graines, et se
dissolvent alors plus ou moins bien dans l'huile qui les accompagne, communiquant à celle-ci des propriétés plus ou moins
actives (ricin, croton, épurge, etc). Les écorces contiennent assez

DISTRIBUTION GÉOGRAPHIQUE DES EUPHORBIACÉES OFFICINALES.

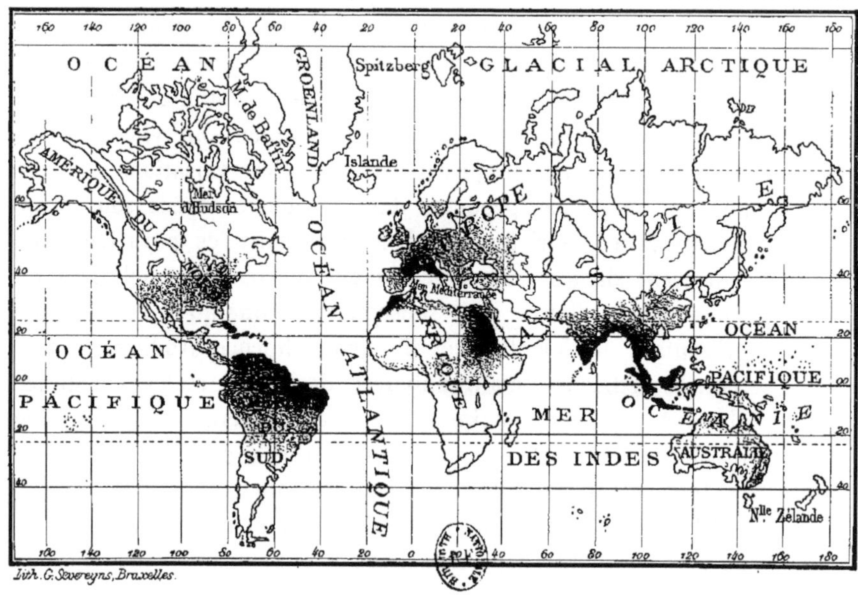

Lith. G. Severeyns, Bruxelles.

souvent des principes amers, toniques, fébrifuges, accompagnés d'essences aromatiques et de tannin (cascarille, copalchi, malambo, etc.).

L'albumen des graines d'un grand nombre d'espèces renferme des huiles grasses officinales ou industrielles; les racines peuvent se renfler en tubercules et fournir des matières amylacées alimentaires, accompagnées dans certaines espèces d'acide cyanhydrique et ne pouvant par conséquent être utilisées qu'après expression et dessiccation (Manihot). Certaines Euphorbiacées renferment dans leur latex des quantités considérables de caoutchouc et constituent dans l'Amérique du Sud une source importante de ce produit; d'autres sont tinctoriales (tournesol, mallotus, etc.).

Espèces officinales en Belgique.

EUPHORBIA RESINIFERA Berg.

PATRIE : L'Euphorbia resinifera habite les régions rocheuses et arides de l'Atlas, dans l'intérieur du Maroc.

C'est une plante cactiforme, haute de 1 à 2 mètres; tiges tétragones, grisâtres, ligneuses; rameaux de même forme, verts, succulents, portant sur leurs angles, sur de petits tubercules saillants, deux épines divergentes; fleurs monoïques, jaunes, insérées au sommet à l'aisselle des coussinets, et formant de petites cymes pauciflores; leur disposition générale est celle de toutes les euphorbes : fleur femelle isolée, assez longuement stipitée, fleurs mâles constituées par une étamine, le tout entouré à la base de 5 bractées pétaloïdes; fruit capsulaire tricoque; graine triangulaire arrondie.

PARTIE USITÉE : Le latex épaissi, **Euphorbium** Ph. B. Gomme-résine euphorbe, suc d'euphorbe.

RÉCOLTE : Ce suc est récolté en faisant des incisions sur les branches jeunes, charnues de la plante; il coule abondamment et se concrète rapidement par la chaleur sèche du climat, sur les tiges et surtout sur les épines de l'euphorbe. Cette récolte est dangereuse à cause de l'âcreté du produit sec, et les Arabes qui la pratiquent se couvrent d'un drap la bouche et le nez.

CARACTÈRES : Larmes irrégulières, d'un blanc jaunâtre, souvent percées de trous, creuses, renfermant des fragments des épines sur lesquelles elles se sont solidifiées; ces larmes sont à demi translucides, friables, inodores à froid, dégageant lorsqu'on les brûle une odeur faible, aromatique, rappelant un peu celle de l'encens; la saveur, peu marquée d'abord, est ensuite extrêmement âcre, irritante; la poudre est un violent sternutatoire.

COMPOSITION : L'euphorbe est un mélange d'une résine amorphe (38 %) qui forme le principe actif, d'une gomme (18 %), d'*euphorbon* (22 %), substance inerte, cristalline, soluble dans l'éther, le chloroforme, l'alcool bouillant d'où elle se sépare par refroidissement; ce latex contient en outre des sels minéraux, surtout des malates, et laisse en moyenne 10 % de cendres. L'euphorbon est très voisin de la lactucérine du lactucarium, et présente les mêmes réactions.

FORMES PHARMACEUTIQUES : L'euphorbe est aujourd'hui uniquement employé pour l'usage externe, comme vésicant, surtout pour l'usage vétérinaire. Il entre dans l'*emplâtre de cantharides perpétuel* (vésicatoire de Janin), l'*huile vésicante* (feu belge), l'*onguent vésicatoire à l'euphorbe*.

CROTON ELUTERIA Bennett.

(Clutia eluteria L.) *Cascarille* des îles Bahama.

PATRIE : Arbre atteignant au plus 10 mètres de hauteur, originaire des îles Bahama, spécialement de l'une d'elles, l'île Eleutera, s'étendant aussi à Cuba. C'est un petit arbre rameux, à tiges multiples, minces, droites. Les feuilles sont ovales, lancéolées, longuement pétiolées, munies à la face inférieure d'un duvet constitué par des poils radiés, donnant à la feuille un aspect particulier, une sorte de reflet métallique; fleurs monoïques en grappes dressées, odorantes; fruit : capsule ovoïde tricoque, renfermant 3 graines brunâtres, caronculées.

PARTIE USITÉE : L'écorce, **Cortex cascarillæ**, Ph. B. Cascarille.

Caractères : Écorces minces, roulées plus ou moins sur elles-mêmes, brisées en fragments de longueur variable, de la grosseur d'une plume à celle du petit doigt, épaisses de 0^m,001 à 0^m,002 ; face externe fissurée, irrégulière, d'un gris blanchâtre à cause de la présence d'un lichen pulvérulent (Verrucaria albissima, Ach.) qui recouvre presque partout le suber ; dans les parties nues, celui-ci est d'un brun foncé ; face interne lisse, brune ; cassure nette, résineuse ; odeur particulière, aromatique, devenant forte, musquée lorsqu'on brûle l'écorce ; saveur très amère, particulière, astringente et aromatique.

Caractères microscopiques : Structure régulière ; faisceaux libériens minces, en cônes allongés, séparés par des rayons médullaires étroits, généralement formés d'une seule rangée de cellules ; fibres libériennes isolées ou par très petits groupes, très peu nombreuses ; cellules des rayons médullaires renfermant chacune un cristal maclé d'oxalate calcique ; ce contenu grisâtre fait voir nettement les rayons médullaires à un faible grossissement et permet d'en suivre facilement le parcours. Le parenchyme cortical renferme de l'amidon, des glandes monocellulaires à essence en partie résinifiée ; le suber présente des cellules tabulaires épaissies vers l'extérieur.

Composition : La cascarille renferme un principe amer, cristallin, la *cascarilline* (Duval, 1845), soluble dans l'alcool, l'éther, l'eau bouillante ; 1 à 5 °/₀ d'une essence complexe ; environ 15 °/₀ de résine, de la gomme et une faible proportion de tannin.

Formes pharmaceutiques : La cascarille est rarement prescrite en infusion et sous forme de poudre, à la dose de 1 à 2 grammes. Elle s'emploie sous forme de *teinture*, d'*extrait aqueux*, lequel fait partie du *vin amer*. A doses élevées, la cascarille est dangereuse, provoquant des vomissements et d'autres accidents. On l'emploie dans la formule de certains parfums à brûler, à cause de l'odeur aromatique musquée qu'elle répand en brûlant.

CROTON TIGLIUM L.

Tiglium officinale Klotzsch., Croton Pavana Wall.,
C. Jamalgota F. Hamilton.) *Jamálgota* des Hindous.

Patrie : Le Croton tiglium est un petit arbre des Indes
orientales, répandu à l'état spontané et à l'état de culture, du
Malabar aux îles Moluques.

C'est un arbre de taille variable, ne dépassant guère 5 mètres;
feuille alternes, ovales acuminées; fleurs unisexuées, monoïques,
en grappes terminales; fruit : capsule tricoque, mince, lisse, d'un
brun jaunâtre, renfermant 3 graines, ou exceptionnellement 2 par
avortement.

Partie usitée : La graine, **Semen crotonis tiglii** Ph. B.
Graine de croton, petit pignon d'Inde, graine de Tilly, graine des
Moluques. On employait autrefois le bois sous le nom de *bois de
Pavane, bois purgatif;* il n'est plus importé aujourd'hui.

Caractères : La graine de croton est une graine ovoïde, longue
de $0^m,10$ à $0^m,15$, épaisse de $0^m,06$ à $0^m,09$, pesant de $0^g,20$ à $0^g,50$.

Cette graine est aplatie et divisée en deux faces inégales par
une saillie longitudinale; la face dorsale est convexe, à courbure
accusée, présentant parfois un angle saillant au centre; la face
ventrale est plus plate, ordinairement divisée au centre par une
saillie obtuse, portant à la base le hile sous forme de dépression
peu marquée, au sommet le micropyle sur lequel, dans la graine
intacte, existe une caroncule; cet appendice manque presque
toujours dans les semences du commerce. Exceptionnellement, les
graines, au lieu d'être au nombre de 3 dans le fruit, sont réduites
à 2 par avortement; elles sont alors plus grosses, à face ventrale
plate, sans angle saillant; quelquefois même cette face est creusée
d'un sillon. La couleur de la graine intacte est brun clair, sa surface, mate, douce; mais par le frottement, cet épisperme fragile
se détache facilement et laisse voir, là où il manque, une couche
noire plus profonde; de là l'aspect tacheté de certaines graines,
alors que d'autres sont entièrement brunes. L'odeur est nulle; la
saveur des enveloppes, peu marquée; celle de l'albumen, huileuse
d'abord, puis extrêmement âcre, irritante. Sous les téguments
durs, cassants, existe un albumen blanc, huileux, dans lequel est
logé un embryon portant deux cotylédons foliacés.

Caractères microscopiques : L'épisperme présente des caractères qui se retrouvent, sauf quelques modifications de détail, dans d'autres graines voisines, et notamment dans la graine de ricin.

1re couche. Cellules lâchement unies en un parenchyme lacuneux renfermant des granulations arrondies, brunes, de nature résineuse. Vu de face, ce tissu présente un aspect étoilé caractéristique. Sur la saillie de la face ventrale, du sommet à la base de la graine, passe le raphé, sous forme d'un faisceau formé surtout de trachées et de fins vaisseaux annelés; ce raphé est visible à l'œil nu sur la graine, sous forme d'une ligne mince, droite, brun clair.

2e couche. Cellules allongées radialement, incolores, à parois dentées en scie, s'engrenant les unes dans les autres.

3e couche. Couche protectrice; cellules allongées en fibres cylindriques radiales, d'un brun foncé, très résistantes, deux à trois fois plus longues que les autres éléments de l'épisperme. Ces cellules forment l'élément caractéristique de la graine, mais leur dureté et la facilité avec laquelle elles se brisent rendent les coupes de cette graine difficiles à faire. Pour bien les voir, il faut faire macérer longtemps le tégument dans la solution de chloral (5 de chloral pour 2 d'eau), ou bien employer la macération de Schultz.

4e couche. C'est la membrane blanche, opaque, qui reste sur l'albumen lorsqu'on décortique la graine. C'est un tissu fin, formé de cellules minces, allongées tangentiellement, renfermant des cristaux d'oxalate calcique en étoile et parcouru par de nombreux groupes de trachées régulièrement disposés.

L'épaisseur totale de l'épisperme est de $0^{mm},45$ à $0^{mm},60$. L'albumen est constitué par un parenchyme dont les cellules renferment des granulations d'aleurone, parfois des cristaux étoilés d'oxalate calcique et des gouttes d'huile nombreuses.

Composition : La graine de croton renferme 50 à 60 % d'huile grasse, constituant ou dissolvant le principe actif, des matières protéiques, et fournit en moyenne 5 % de cendres.

Le principe actif n'est pas isolé; pour certains auteurs, c'est un des glycérides de l'huile, celui de l'acide crotonolique (Kobert, 1887), ou l'acide gras libre lui-même; il est à remarquer cepen=

dant que ce principe existe plus ou moins dilué dans le bois et les feuilles de l'arbre, organes dans lesquels la présence de l'huile n'est pas signalée et n'est guère probable.

L'huile de croton peut se préparer par extraction au moyen de l'éther (procédé de la Pharmacopée) ou par expression.

C'est une huile brune ou jaune foncé, souvent un peu fluorescente, acide; sa densité est d'environ 0,95; son odeur, faible, désagréable; sa saveur huileuse d'abord, puis extrêmement irritante. Elle est soluble dans l'alcool, mais difficilement, surtout lorsqu'elle est récente. Elle est, comme d'autres huiles des Euphorbiacées, intermédiaire entre les huiles siccatives et les huiles non siccatives; elle ne se solidifie pas par les vapeurs nitreuses et s'épaissit sans se solidifier complètement au contact de l'air.

Formes pharmaceutiques : L'huile de croton est un purgatif extrêmement violent que l'on emploie rarement sous forme de pilules, à la dose maxima de 0ᵍ,05 en une fois, et 0ᵍ,10 en 24 h. Elle est plus usitée pour l'usage externe comme révulsif, soit pure, soit mélangée à de l'huile d'amandes. C'est un médicament dangereux, à manier avec précaution.

MERCURIALIS ANNUA L.
(M. ciliata Presl.) *Mercuriale annuelle.*

Patrie : Plante indigène très commune dans les lieux cultivés, répandue dans une grande partie de l'Europe, l'Orient, le nord de l'Afrique.

Caractères : Plante annuelle dioïque, à suc aqueux, haute de 0ᵐ,25 à 0ᵐ,50; tiges dressées, feuilles opposées, glabres, brièvement pétiolées, ovales aiguës, lancéolées, dentées, d'un vert clair; dans les pieds mâles, inflorescences en grappes plus longues que les feuilles, à l'aisselle des feuilles supérieures; fleurs composées d'étamines nombreuses entourées d'un périanthe vert, trimère; dans les pieds femelles, les fleurs sont en glomérules à l'aisselle des feuilles supérieures, portées sur des pédicelles très courts, presque sessiles; elles sont formées d'un ovaire ordinairement à 2 loges monospermes.

Partie usitée : L'herbe, **Herba mercurialis** Ph. B. Herbe
de mercuriale.

Cette herbe, reconnaissable aux caractères exposés plus haut,
possède à l'état frais une odeur désagréable, une saveur légèrement amère; ces caractères sont très atténués dans l'herbe sèche.

Composition : Peu connue. Reichardt (1865) a signalé la présence dans cette plante d'un alcaloïde liquide et volatil, la
mercurialine; d'après E. Schmidt, cette base ne serait que de
la méthylamine. (Dict. de Wurtz, suppl., t. II)

Formes pharmaceutiques : L'herbe de mercuriale sert à la préparation du *mellite de mercuriale.* C'est un purgatif léger à la
dose de 50 à 60 grammes.

Substitution : **Mercurialis perennis** L. *Mercuriale vivace.*
Il faut se garder de confondre cette espèce dangereuse avec la
plante officinale dont les propriétés sont très atténuées.

Le M. perennis est une plante indigène assez répandue, mais
plus rare cependant que la précédente. Elle est caractérisée par
ses rhizomes grêles, rampants, ses tiges rougeâtres à la base,
non rameuses, ses feuilles presque sessiles, poilues, rudes au
toucher, ses fleurs femelles longuement pédonculées.

La mercuriale vivace prend par la dessiccation une teinte
bleuâtre due à une matière colorante voisine de celle du tournesol. Cette plante est drastique, toxique à dose élevée; elle est
inusitée.

RICINUS COMMUNIS L.

(R. europæus Nees, R. lævis D. C., R. viridis W., R. lividus Jacq.,
R. africanus Mill, R. glaucus Hoffmsg.,
R. purpurascens Bertol., R. macrocarpus Stend, R. inermis Jacq,
R. sanguineus Hort.,
R. rutilans Desf., R. tunicensis Desf., etc.) *Ricin, Palma christi.*

Patrie : Le ricin paraît originaire de l'Afrique tropicale, surtout
de l'Abyssinie, du Sennaar, du Cordofan (De Candolle, Origine
des plantes cultivées, p. 259, 1883). Cultivé dès la plus haute
antiquité par les Égyptiens sous le nom de kiki, il s'est répandu
et naturalisé dans toutes les régions chaudes de l'Asie et de

l'Europe; son introduction en Amérique doit remonter aux premiers temps de la découverte; il est décrit par Pison sous les noms de *Nhambu guacu* ou de *Figuero d'insemo*. (Hist. nat. Brasil, éd. Elzevir, 1648, p. 91, lib. IV.)

CARACTÈRES : Plante extrêmement variable, arborescente dans les régions tropicales, sous-frutescente, vivace dans le sud de l'Europe, cultivée comme plante annuelle, herbacée, de 1 à 5 mètres; sous nos climats, le ricin a fourni un grand nombre de formes décrites sous des noms différents et dont les caractères distinctifs portent sur la durée de la plante, sur la grandeur et la coloration des feuilles, sur la surface de la capsule ordinairement hérissée de pointes, parfois glabre, enfin sur le volume et la couleur des graines.

Les fleurs sont monoïques; les mâles ont un périanthe formé de 3 à 5 bractées; étamines nombreuses, à filets ramifiés, chaque division se terminant par une anthère; fleurs femelles constituées par : 1° le même périanthe; 2° un ovaire libre, globuleux, à 3 loges mono-ovulées; 3° un style à 3 branches bi-partites. Fruit tricoque, déhiscent, renfermant 3 graines caronculées, diversement mouchetées. Les feuilles sont alternes, grandes, longuement pétiolées, palmatinervées, palmatilobées; les inflorescences sont terminales ou opposées aux feuilles supérieures, en grappes portant à la base les fleurs mâles, au sommet les fleurs femelles.

PARTIE USITÉE : La graine ou plus spécialement l'huile retirée par expression, **Oleum ricini** Ph. B. Huile de ricin, huile de *palma christi, huile de castor, castor oil* des Anglais. Ce dernier nom lui a été donné à la Jamaïque par suite d'une confusion avec le casto des Portugais (Vitex agnus castus, L., Verbénacées), d'où par corruption on a fait castor.

CARACTÈRES : La graine de ricin est de grosseur variable (0^m,01 à 0^m,02 de longueur, 0^m,005 à 0^m,01 de largeur), suivant les provenances (ricin de France, de l'Inde, d'Égypte, d'Amérique, etc.), ovale aplatie, luisante, grise, marbrée de rouge-brun plus ou moins foncé, ou de pourpre noirâtre, présentant une face convexe (face dorsale) et une face ventrale constituée par deux plans réunis au centre par un angle très ouvert, parfois à peine sensible; le micropyle est aplati en écusson surmonté d'une caroncule épaisse, légèrement bilobée et blanche. Sous ces enveloppes fragiles se trouve un albumen blanc, huileux, renfermant un embryon disposé comme dans la graine de croton, portant deux cotylédons foliacés.

CARACTÈRES MICROSCOPIQUES : Ces caractères sont à peu de chose près ceux que nous avons vus dans la graine de croton. L'épisperme est également constitué par quatre couches distinctes, mais il est plus fragile et son épaisseur totale ne dépasse guère $0^{mm},35$.

1re couche. Cellules arrondies, serrées, sans méat, dont les unes sont incolores, les autres renfermant une matière brune, résineuse. Ces cellules colorées sont réunies par groupes et forment les jaspures de la graine. Cette couche est beaucoup moins épaisse que dans le croton; elle est parcourue, sur l'angle de la face ventrale, par un raphé non visible à l'œil nu. Elle est moins fragile et ne se déchire pas comme dans la graine de croton.

2e couche. Éléments sur une seule file, allongés radialement, identiques à ceux du croton, mais plus petits, également dentés sur les bords.

3e couche. Prismes allongés radialement, brun-rouge, très caractéristiques.

4e couche. Blanche, spongieuse, parcourue par des faisceaux libéro-ligneux, restant adhérente à l'albumen lorsqu'on décortique la graine.

L'albumen est un parenchyme très riche en aleurone et en matière grasse.

Ces caractères sont importants parce qu'ils permettent de constater facilement la présence du tourteau de ricin dans les tourteaux que l'on emploie pour l'alimentation du bétail. Il faut, dans ce cas, faire des coupes dans les plus gros fragments ou les soumettre à la macération de Schultz ou à l'action prolongée du chloral. Les fibres se désagrègent alors et peuvent être, après lavage, colorées au vert de méthyle; leur longueur, leur disposition, leur structure suffisent pour les distinguer facilement des éléments fibreux de la graine de lin.

Composition : La graine de ricin renferme 45 à 50 % d'huile, une matière cristalline peu connue, la *ricinine* de Tuson, 20 % de matières protéiques, du sucre, du mucilage, une matière résinoïde dans les enveloppes, et des matières minérales (téguments, cendres, 10 % ; albumen, 5,5 %, Flückiger). D'après H. Stillmark (Ph. Journ., 5, XIX, 1888, p. 65), le principe toxique de ces graines serait un corps albuminoïde, un ferment soluble, le « ricin », qui n'aurait pas d'action purgative, mais opérerait d'une façon spéciale sur la circulation et sur le sang. Quel qu'il soit, le principe actif du ricin ne doit se trouver qu'en très petite quantité dans l'huile, les graines étant beaucoup plus actives et pouvant, à la dose de 3 à 4 grammes, causer des accidents graves ; le tourteau est également très dangereux et, lorsqu'il est mêlé aux tourteaux alimentaires, il détermine souvent l'empoisonnement du bétail.

Huile de ricin. — Préparation. Cette huile était autrefois importée de la Jamaïque et des Indes orientales. Elle était souvent mal préparée, rance ou mélangée d'huiles étrangères. Aujourd'hui on en importe encore, mais on en fabrique surtout en Europe, spécialement en Italie, avec des graines récoltées dans les cultures du Piémont ou importées des Indes.

Pour la préparer, on broie grossièrement les graines, puis on les soumet à une pression énergique entre des plaques chauffées entre 52 et 58°. D'après Flückiger et Hanbury, les graines sont décortiquées avant cette opération, mais les tourteaux de ricin du commerce renferment les téguments et ont une couleur noirâtre. Le rendement est d'environ 30 %.

Caractères : Huile incolore ou très légèrement jaunâtre, visqueuse, épaisse ; odeur peu sensible, mais caractéristique ; saveur spéciale, douce, puis légèrement âcre. Soluble en toutes proportions dans l'alcool absolu, moins dans l'alcool faible, soluble dans tous les dissolvants ordinaires des huiles ; densité à 15° : 0,967 ; déposant par un froid intense (— 10° à — 18°) des flocons blancs ou même se congelant entièrement ; l'huile de ricin renferme de la *ricinoléine*, de la *palmitine* et d'autres glycérides. La ricinoléine est partiellement siccative en se transformant en *ricinéloïdine*.

Formes pharmaceutiques : L'huile de ricin s'emploie en nature, parfois sous forme d'émulsion ou de capsules molles, comme purgatif, à la dose de 50 à 60 grammes. Elle entre dans la formule du *collodion* où elle sert à donner de la solidité et de la souplesse à la membrane laissée par l'évaporation de ce médicament. Elle peut être utilisée également pour faciliter l'incorporation aux pommades des solutions aqueuses. L'huile de ricin est employée dans l'industrie de la teinturerie, notamment pour la teinture au rouge d'Andrinople.

Espèces non officinales en Belgique.

Euphorbia ipecacuanha L. (Anisophyllum ipecacuanha Haw.). *Ipeca américain.* Plante des régions sablonneuses orientales des États-Unis. On emploie la racine. Ce sont des racines rameuses, épaisses de 0ᵐ,01 environ, longues de 0ᵐ,50, réunies au sommet à un rhizome plus épais portant des écailles et des bourgeons; l'écorce est d'un brun pâle; l'odeur nulle; la saveur légèrement amère et âcre. Cette racine renferme une résine, de l'euphorbon (dans le latex), probablement un glucoside. Elle est employée aux États-Unis comme purgatif et émétique, à la dose de 0ᵍ,50 à 1ᵍ,50 (Maisch.).

Euphorbia pilulifera L. (E. hirta L., E. capitata Lamk, E. globulifera Kunth., E. verticillata Vellox.). *Asthma herb, Queensland asthma herb.* Plante répandue dans la plupart des régions tropicales, commune dans certaines parties de l'Australie.

On a importé récemment l'herbe d'E. pilulifera comme spécifique de l'asthme et d'autres affections de poitrine. C'est une plante de 0ᵐ,30 à 0ᵐ,40; racine fibreuse, pivotante; tige grêle, rougeâtre; feuilles vertes, tachées de rouge, ovales, inégalement divisées par la nervure centrale, velues, à nervures pennées, nombreuses, saillantes à la face inférieure; fleurs rose pâle, très petites, pédonculées. La plante sèche a une saveur légèrement astringente et acide, une odeur peu marquée, faiblement aromatique. Sa composition est peu connue; on l'emploie sous forme d'infusion (7,50 par litre), d'extrait (0,05 à 0,10 par jour), de sirop, de teinture.

Euphorbia lathyris L. (Tithymalus lathyris Lamk.). *Épurge.* Plante bisannuelle, originaire de l'Europe méridionale, cultivée et parfois subspontanée en Belgique. C'est une grande herbe à tiges dressées, lisses, hautes de 1 mètre à 1ᵐ,50, se ramifiant au sommet et terminées par des fleurs en ombelles; feuilles opposées, alternant en croix, lisses, sessiles, d'un vert bleuâtre; fruit capsulaire, glabre, tricoque, déhiscent, renfermant 5 graines ovoïdes, subanguleuses, ressemblant en petit aux graines de ricin, d'un gris bleuâtre, portant une caroncule fragile. Ces graines ont une saveur douce,

40

puis âcre, irritante. On les employait jadis à la préparation d'une huile grasse très active, purgative et émétique, à la dose de 8 à 10 gouttes. Le latex très abondant de cette espèce est irritant. L'épurge est aujourd'hui inusitée.

Buxus sempervirens L. *Buis.* Plante indigène, commune dans les régions calcaires arides, répandue dans la plus grande partie de l'Europe, les régions méditerranéennes, l'Asie occidentale. C'est dans les régions froides un arbuste très rameux, mais il atteint une taille plus élevée dans les contrées chaudes. Il est monoïque; fleurs fasciculées à l'aisselle des feuilles supérieures, les mâles à 4 étamines, les femelles à ovaire triloculaire; fruit capsulaire, déhiscent, à 3 loges dispermes.

Les feuilles sont petites, opposées, coriaces, persistantes, d'un vert foncé, brillantes à la face supérieure, entières, elliptiques arrondies.

L'écorce de buis renferme un principe amer, la *buxine* (bebérine, pélosine), découverte par Waltz (1850). On l'a employée comme tonique amer et fébrifuge et aussi comme succédané du houblon pour falsifier les bières. Cette écorce ne renferme pas de tannin, ce qui la distingue de l'écorce de grenadier avec laquelle on l'a parfois confondue.

Phyllanthus emblica Wild. (Emblica officinalis Gaërtn.). Grand arbre de l'Inde orientale dont le fruit charnu est connu depuis longtemps sous le nom de *myrobolan emblic.* C'est un fruit charnu, de la grosseur d'une petite noix; la pulpe est acide, astringente, légèrement âcre. Ce fruit frais est employé comme rafraîchissant, sec comme astringent; on emploie de même les fleurs et l'écorce. Le myrobolan emblic est aujourd'hui très rare dans le commerce européen.

Hevea guianensis Aubl. (Siphonia cahuchu W., S. elastica Pers., Jatropha elastica L.). Arbre de la Guyane et du nord du Brésil dont le suc laiteux est riche en caoutchouc et constitue l'une des sources importantes de ce produit. C'est le suc de l'Hevea qui fournit le premier caoutchouc importé sous forme de gourdes, mais aujourd'hui un certain nombre de plantes sont utilisées pour la récolte de ce produit. Tels sont aux Indes des Jatropha (Euphorbiacées), le Ficus elastica Roxb., F. indica Lamk, etc. (Urticacées); au Brésil des Hancornia; à Madagascar des Vahea (Apocynées); dans l'Amérique centrale des Castilloa (Urticacées); en Afrique des Landolphia (Apocynées), etc.

On désigne sous le nom de *caoutchouc (gomme élastique, India rubber)* le suc épaissi retiré par incision de ces diverses plantes et généralement séché au feu.

Caractères : Le caoutchouc arrive en Europe sous diverses formes : en boules, en gâteaux, etc., d'un brun noir, plus clair à l'intérieur, translucide en lames minces, très élastique, moins dense que l'eau (0,953 à 0,962); saveur nulle; odeur particulière. Le caoutchouc est insoluble dans l'eau, l'alcool; il se gonfle, mais ne se dissout pas sensiblement dans l'éther; il est partiellement

soluble dans la benzine, le chloroforme, le sulfure de carbone, la térébenthine.
Ces solutions l'abandonnent sous forme d'une masse visqueuse. Il fond à 120°,
brûle avec une flamme fuligineuse en répandant une odeur âcre, particulière ;
soumis à la distillation sèche, il donne une huile complexe renfermant divers
hydrocarbures et constituant un bon dissolvant du caoutchouc lui-même.

Composition : Le caoutchouc est un hydrocarbure ; en lui incorporant du
soufre on le transforme avec environ 10 °/₀ en *caoutchouc vulcanisé,* avec
50 °/₀ additionné souvent de matières minérales inertes (carbonate de zinc,
magnésie, phosphate de chaux, etc.) en *ebonite* ou *vulcanite,* caoutchouc
durci, etc.

Usages : Outre ses nombreux usages industriels, le caoutchouc est employé
dans la formule de certains emplâtres et sert sous ses diverses formes à la
fabrication d'accessoires de pharmacie et d'instruments de chimie. On l'a
préconisé dans le temps en infusion dans la térébenthine contre les affections
de poitrine, pour l'usage interne.

Jatropha curcas L. (Curcas purgans Adans, Castiglionia
lobata R. et P., Ricinus americanus Mill). *Médicinier.* Arbrisseau
rameux de l'Amérique tropicale, naturalisé aux Indes orientales.

Partie usitée : La graine, grand pignon d'Inde, pignon des Barbades.

Caractères : Graine présentant la forme de celle du ricin, mais environ
deux fois plus grosse, noire, rugueuse, fendillée, ordinairement privée de
caroncule, à épisperme très dur, contenant un albumen blanc, huileux. Cette
graine renferme environ 40 °/₀ d'une huile âcre, irritante, possédant des propriétés analogues à celles de l'huile de croton, mais moins énergique. On
l'emploie très rarement, à la dose de 12 à 15 gouttes, comme purgatif drastique. On emploie de même, en Amérique, les graines et l'huile du médicinier d'Espagne, Jatropha multifida L. (Curcas multifida Adans), de
l'Amérique tropicale.

Croton pseudo-china Schlecht (C. niveus Jacq., C. cascarilla
Don). *Copalchi.* Arbre du Mexique dont l'écorce est parfois importée en
Europe sous le nom de copalchi, mais est plus souvent substituée à diverses
écorces officinales, surtout à l'angusture (voir p. 189).

Croton malambo Karst, du Venezuela. Arbre dont l'écorce est voisine
de la précédente, mais à périderme brunâtre, fissuré, marqué de lenticelles
tuberculeuses, très aromatique et âcre. On l'avait attribuée à un Drymis
(Magnoliacées) ou à une Rutacée. Elle est aujourd'hui inusitée.

Crozophora tinctoria A. Juss. (Croton tinctorium L., Rici-
noides tinctoria Moench.) *Tournesol, Maurelle.* Plante annuelle, originaire des régions méditerranéennes, renfermant une matière colorante qui
sert à la préparation du *tournesol en drapeaux.* Ce sont des chiffons de tissu

grossier que l'on trempe dans le suc de la plante, puis que l'on expose aux
vapeurs ammoniacales; on obtient ainsi une matière rouge utilisée pour
teindre certaines denrées alimentaires. Il ne faut pas la confondre avec le
tournesol en pain, utilisé comme réactif et fourni par des lichens.

Manihot utilissima Pohl (M. edule A. Rich., Jatropha manihot L.,
J. stipulacea Velloz, Janipha manihot K.). *Manioc, Manioc amer,
Juca, Mandiocca.* Grande plante vivace, originaire de l'Amérique tropicale,
cultivée aujourd'hui dans un grand nombre de régions des tropiques, spécialement dans l'Afrique occidentale (Congo, Guinée). C'est une plante variable,
actuellement inconnue à l'état sauvage; les tiges sont dressées, hautes de 2 à
5 mètres; les feuilles grandes, palmatipartites; les racines sont des tubercules
allongés, fasciculés comme ceux des dahlias, pouvant atteindre 1 mètre de
longueur.

Ces tubercules sont remplis d'amidon, mais renferment en outre un latex
âcre et de l'acide cyanhydrique qui les rendent toxiques à l'état frais. On les
réduit en farine, on presse fortement la pulpe ainsi obtenue et on la sèche
sur des plaques chaudes. On obtient ainsi la *cassave,* employée comme aliment
au Brésil et dans un grand nombre de pays tropicaux. On extrait également
la fécule de cette racine; elle constitue alors la *moussache* ou *arow root du
Brésil* et est importée en grande quantité en Europe. Enfin, en faisant subir
à cette fécule humide une sorte de cuisson sur des plaques chaudes, on
obtient au Brésil le *tapioka,* qui est un objet de commerce important.

L'arow root du Brésil est une poudre blanche présentant tous les caractères
de l'amidon, se distinguant des produits analogues par ses grains arrondis
d'un côté, tronqués de l'autre par une face plane irrégulière portant souvent
au niveau du noyau deux fentes en croix. Ces grains sont assez irréguliers de
volume, mais en général plus petits que l'amidon de froment.

Le tapioka se présente en grains durs, parfois un peu translucides, de
grosseur variable et très irréguliers; délayé dans l'eau, il montre les mêmes
granules amylacés que l'arow root, mais déformés par l'action de la chaleur.

On cultive et on emploie de même au Brésil le Manihot dulcis H. Bn.
(M. aipi Pohl., M. diffusa Pohl., M. palmata Müll., Jatropha dulcis
Roxb., J. mitis Roxb.), *Aipi* ou *Juca dulce,* espèce ou variété voisine dont
le suc ne renferme ni principe âcre, ni acide cyanhydrique. Tous ces produits
sont alimentaires.

Mallotus philippinensis Müll. (Croton philippense Lamk.,
C. punctatus Retz, C. coccineus W., Rottlera tinctoria Roxb.,
R. aurantiaca H. et A., Echinus philippinensis H. Bn.). *Kamala.*
Arbre répandu de l'Abyssinie aux îles Malaises, du sud de la Chine au nord
de l'Australie.

On importe de l'Inde, sous le nom de *kamala,* une poudre constituée par
les glandes qui recouvrent les capsules de cet arbre.

C'est une poudre fine, d'un rouge-brique, mobile, insipide, inodore, insoluble dans l'eau, donnant une infusion jaunâtre par l'eau bouillante, une teinture rouge par l'alcool, l'éther, le chloroforme, les solutions alcalines.

Au microscope, dans le chloral ou dans la potasse à 2 %, le kamala se montre formé de glandes arrondies, déprimées, pluricellulaires à la base, rouges, et de poils étoilés caractérisques Le kamala renferme 80 % de résine, une petite quantité d'un principe neutre cristallin, la *rottlérine* (Anderson, 1855, probablement identique avec la *mallotoxine* de Perkin, 1886). Pures, les glandes de kamala ne fournissent que 1,37 % de cendres, mais le produit commercial renferme du sable et donne jusqu'à 8 % de cendres.

Le kamala est souvent falsifié par des matières minérales, parfois jusqu'à 60 %.

On lui a substitué aussi les glandes d'une Papillonacée de l'Afrique orientale, le Flemingia rhodocarpa Baker., *Wars, Wurrus, Kamala d'Aden.* Ce sont des glandes cylindriques ou coniques formant une poudre rouge plus grossière que le kamala.

Le kamala a été introduit dans la matière médicale comme téniafuge, à la dose de 4 à 12 grammes; le *wars* est employé contre les affections de la peau. Tous deux servent de matière colorante dans les pays d'Orient.

Stillingia sylvatica L. Sapium sylvaticum Torr. Plante vivace, à tiges berbacées ou légèrement ligneuses à la base, originaire des États-Unis, particulièrement des États du Sud.

PARTIE USITÉE : La racine, *Queen's root, Queen's delight.*

CARACTÈRES : Racines ligneuses, longues de $0^m,50$ environ et épaisses de $0^m,03$; zone corticale épaisse, grisâtre à l'extérieur, rougeâtre à l'intérieur; bois poreux, à canaux nombreux, larges. Les rayons médullaires et le parenchyme cortical renferment de nombreuses cellules remplies d'une résine d'un brun jaunâtre. Odeur désagréable; saveur âcre et amère.

COMPOSITION : Le principe actif paraît être la résine, peut-être une essence et un principe neutre peu connu, la *stillingine.*

La racine de Stillingia est employée aux États-Unis comme altérant, antisyphilitique, à la dose de 1 à 2 grammes, en poudre et en extrait fluide.

FAMILLE DES URTICACÉES.

Les Urticacées, telles qu'elles sont limitées par Bentham et Hooker, forment un vaste groupe d'environ 1,500 espèces de port et d'aspect assez différents, reliées plutôt par leurs caractères strictement botaniques que par des affinités de composition et de dispersion. Ce sont en général des plantes des régions chaudes; les Ulmées et les Cannabinées sont surtout extra-tropicales; les Urticées ont également beaucoup de formes, et les Celtidées et les Morées, quelques espèces au dehors des tropiques; les Artocarpées sont au contraire presque exclusivement limitées à la flore tropicale.

Ces différentes tribus, que beaucoup d'auteurs ont considérées comme des familles distinctes, renferment souvent des principes assez voisins les uns des autres. Ainsi, les *Cannabinées* contiennent surtout des essences et des matières résineuses, les *Ulmées* du tannin et du mucilage, les *Morées* ont des fruits comestibles, des bois tinctoriaux, des fibres libériennes longues et souples, utilisées pour la fabrication du papier (Japon). Les *Artocarpées* ont une composition plus complexe; beaucoup d'espèces renferment un latex contenant parfois des principes extrêmement toxiques (Antiaris) ou du caoutchouc (Castilloa, Ficus) ou encore un ferment soluble présentant certaines propriétés de la pepsine (Ficus); leurs fruits sont assez souvent sucrés, comestibles. Les *Urticées,* en général peu actives, diurétiques (Parietaria), ont souvent des poils urticants (Urtica). Certaines espèces four-nissent des matières textiles importantes (Bœhmeria, *China Grass* ou *Ramie*).

Espèces officinales en Belgique.

HUMULUS LUPULUS L.

(Lupulus communis Gaërtn., L. scandens Lamk.). *Houblon.*

PATRIE : Plante indigène, abondamment cultivée dans certaines régions du pays, souvent subspontanée, existant d'ailleurs dans toutes les régions tempérées de l'hémisphère nord. Le houblon est cultivé en grand en Belgique, en Allemagne, en Angleterre, en France et aux États-Unis pour la fabrication de la bière.

CARACTÈRES : Plante vivace, dioïque; rhizomes épais, rameux, munis de racines fibreuses, grêles; tiges aériennes annuelles, hautes de 5 à 6 mètres, anguleuses, rugueuses, hérissées de poils courts s'accrochant aux plantes voisines ou, dans les cultures, aux supports disposés à cet effet; feuilles stipulées, également rudes, grandes, longuement pétiolées, opposées, à limbe palmatilobé (3 ou 5 lobes). Fleurs mâles nombreuses en panicules, périanthe verdâtre à 5 divisions, étamines 5, à filets courts; fleurs femelles en cônes, disposées à l'aisselle de bractées membraneuses, accrescentes, glanduleuses; périanthe formé d'une seule enveloppe embrassant l'ovaire; celui-ci est uniloculaire, surmonté d'un style bifide allongé. Fruit : cône membraneux ou strobile constitué par la réunion du fruit proprement dit (akène) et des bractées.

PARTIES USITÉES : 1° Le fruit, **Strobili lupuli**, cônes ou strobiles de houblon; 2° les glandes isolées des bractées, **Lupulinum** ou lupulin.

1° *Fruits.* Strobiles ovoïdes, longs de $0^m,02$ à $0^m,03$, plus ou moins comprimés et brisés, constitués par des bractées écailleuses d'un vert jaunâtre devenant brunes; à leur base se trouvent des glandes roussâtres, fragiles, et un akène très petit, souvent avorté, entouré d'une induvie également glanduleuse (périanthe). L'axe qui porte les bractées est mince, ondulé en zigzag.

Le houblon a une odeur forte, particulière, développée surtout par la chaleur, une saveur amère, aromatique.

Les cônes doivent fournir 8 à 12 °/₀ de glandes et ne pas sentir l'acide sulfureux, ce corps étant parfois employé pour retarder leur altération et conserver leur couleur verdâtre.

Composition : Les cônes de houblon renferment 1 à 2 °/₀ d'une essence complexe contenant du valérol et donnant par oxydation de l'acide valérianique, de 9 à 18 °/₀ de matières résineuses, du tannin en proportions variables et fournissent de 7 à 10 °/₀ de cendres.

Formes pharmaceutiques : Le houblon est employé en infusion, en *extrait alcoolique* (alcool à 60°), en *teinture*. Il est surtout employé dans la fabrication des bières dont il doit constituer le seul principe amer.

Altérations : Le houblon doit être récent, il doit être verdâtre et non roux, renfermer une proportion élevée de lupulin. On s'assure de la présence de l'acide sulfureux en plaçant quelques cônes dans un ballon avec du zinc pur et de l'acide sulfurique; il se dégage alors de l'acide sulfhydrique que l'on peut caractériser au moyen du papier d'acétate de plomb. On peut aussi recueillir les premiers produits de la distillation du houblon avec de l'eau dans de l'eau bromée et transformer ainsi l'acide sulfureux en acide sulfurique précipitable par le chlorure de baryum.

2° *Lupulin.* — Caractères : Ce sont des glandes épidermiques pluricellulaires en forme de glands de chêne, réticulées, assez irrégulières, jaunes, translucides, et qu'il est facile de caractériser au microscope. Ces glandes sont constituées par des cellules sécrétantes réunies en une sorte de cupule; l'essence qu'elles produisent s'amasse en s'oxydant dans le centre de cette cupule, distend et soulève la cuticule qui recouvre tout l'amas cellulaire et forme ainsi un gland plus ou moins conique. Par la pression ou par l'action prolongée de la potasse concentrée ou du chloral, la cuticule se rompt et l'on voit saillir au dehors une goutte d'une oléo-résine jaune. Le lupulin s'obtient par le tamisage des bractées vivement frottées entre les mains; il constitue une poudre d'un jaune brunâtre, brûlant vivement lorsqu'on la projette dans une flamme, insoluble dans l'eau, devenant pâteuse lorsqu'on la triture (rupture des glandes) présentant l'odeur et la saveur caractéristiques du houblon.

Composition : Le lupulin fournit environ 5 °/₀ d'essence; un principe amer, acide, cristallin, peu abondant, *l'acide lupamarique*, insoluble dans l'eau; un alcaloïde liquide et volatile, la *lupuline*, peu connu; une résine, de la cire, et donne de 5 à 7 °/₀ de cendres.

Le lupulin du commerce fournit ordinairement beaucoup plus de matières minérales insolubles dans l'acide chlorhydrique dilué : c'est du sable dont on peut le débarrasser par lixiviation dans l'eau.

Formes pharmaceutiques : Le lupulin est employé sous forme de poudres ou de pilules, à la dose de 0ᵍ,20 à 1 gramme.

CANNABIS SATIVA L.

(C. erratica Sier., C. Indica Lamk., C. Chinensis Del.) *Chanvre, Chanvre indien; Bhang, Ganga* des Hindous; *Kif* ou *Hashih* des Arabes.

Patrie : Originaire de la Sibérie, de l'Asie centrale, le chanvre est aujourd'hui cultivé dans la plupart des régions habitées, et souvent subspontané.

Caractères : Plante annuelle, dioïque; tige dressée, de 1 à 4 mètres; feuilles opposées, parfois alternes vers le sommet, incisées, à divisions palmées, dentées sur les bords; fleurs mâles en grappes pendantes, axillaires et terminales; fleurs femelles en cymes dressées ou en glomérules au sommet de la tige, accompagnées chacune d'une bractée; fruit : akène, entouré à la base du périanthe, formé d'une seule bractée persistante. Les pieds femelles sont généralement plus élevés que les pieds mâles.

Le chanvre est une plante assez variable, dont certaines formes sont cultivées dans nos régions comme plantes textiles, d'autres dans l'Inde pour leurs propriétés enivrantes et médicinales. Ces variétés ont été souvent décrites comme des espèces distinctes. Les fruits (chènevis) sont huileux et étaient jadis employés sous forme d'émulsion. La seule variété qui soit officinale est la forme cultivée dans le nord de l'Inde.

Partie usitée : Les sommités fleuries et en partie fructifiées des plantes femelles de provenance indienne, **Herba cannabis indica** Ph. B.

Caractères : Les Indiens admettent deux variétés de chanvre : 1° le *bhang*, formé de feuilles, d'inflorescences femelles renfermant souvent des fruits presque mûrs, des fragments de tiges, le tout en partie brisé, comprimé, coloré en vert foncé, agglutiné par une exsudation résineuse; 2° le *ganja*, formé uniquement d'inflorescences femelles isolées, parfois fructifiées, glutineuses, cassantes, d'un vert brunâtre. Cette seconde variété est plus rare dans le commerce que la première; toutes deux ont une odeur forte, caractéristique, particulière, une saveur peu marquée.

Composition : Le chanvre indien contient 15 à 20 °/₀ de *résine molle*, de la *choline* et une essence en faible proportion, formée d'un hydrocarbure, le *cannabène* (Personne, 1857), et d'une partie solide, cristalline, l'*hydrure de cannabène.* La teinture de chanvre indien fournit à la distillation des quantités notables d'ammoniaque.

Formes pharmaceutiques : Le chanvre indien s'emploie sous forme d'*extrait alcoolique* (alcool à 90°), lequel sert à la préparation de la *teinture* (5 °/₀). Ces deux préparations doivent leur coloration verte à la chlorophylle. L'extrait s'emploie à la dose maxima de 0ᵍ,10 en une fois, et 0ᵍ,40 en 24 heures. Les peuples d'Orient, surtout les Hindous, l'emploient tantôt sous forme d'électuaires à base de beurre ou de miel, tantôt en fumée, pur ou mélangé au tabac, comme narcotique et enivrant. Ils emploient de même, sous le nom de *charras* ou *churrus*, une exsudation résineuse récoltée sur les chanvres cultivés dans les montagnes de Yarkand et de Kashgar.

MORUS NIGRA L.

Mûrier noir.

Patrie : Originaire de l'Arménie, du nord de la Perse, le mûrier s'est propagé très anciennement dans toute l'Europe méridionale et centrale et dans les régions orientales du bassin de la Méditerranée. Il est cultivé en Belgique. C'est un arbre de grandeur moyenne, touffu, à tronc noueux, à feuilles cordiformes, dentées sur les bords, rugueuses; à fleurs monoïques, les mâles en grappes, les femelles en chatons presque sessiles, ovoïdes, formés de fleurs nombreuses, serrées, constituées chacune par un ovaire uniloculaire entouré d'un périanthe à 4 divisions, surmonté d'un style bifide.

PARTIE USITÉE : Le fruit, **Fructus mori nigræ** Pb. B. Mûres.

CARACTÈRES : Le fruit du mûrier est un fruit composé, constitué par toute l'inflorescence femelle dont les périanthes sont devenus charnus en même temps que les enveloppes de l'ovaire; à chaque fleur correspond une petite graine albuminée, à enveloppes cassantes. Ce fruit, d'abord vert, puis rouge vif, devient, à maturité, d'un rouge foncé pourpré. Il est long de $0^m,02$ à $0^m,025$, très juteux, possédant une odeur particulière, une saveur sucrée, légèrement acide, agréable. On doit, pour l'usage pharmaceutique, le récolter un peu avant la maturité.

COMPOSITION : La mûre contient environ 10 % de sucre (glucose et sucre incristallisable), des matières pectiques, des sels (citrates, malates, etc.).

FORMES PHARMACEUTIQUES : Les mûres sont uniquement employées sous forme de sirop, comme rafraîchissant et contre les affections dé la gorge. Il faut se garder de les confondre avec les fruits de la ronce (Rubus fruticosus), souvent désignés sous le nom de mûres de haies. L'organisation de ces fruits est celle des framboises, par conséquent tout à fait différente; l'odeur et la saveur sont d'ailleurs très distinctes.

FICUS CARICA L.
(Ficus communis Lamk.) *Figuier.*

PATRIE : Originaire des régions moyennes et méridionales de la Méditerranée, plus spécialement peut-être de l'Asie Mineure, mais existant déjà aux temps préhistoriques jusqu'aux îles Canaries. Sa culture est très ancienne, à peu près comme celle de l'olivier, et il a fourni un grand nombre de variétés différant surtout par la forme des feuilles, la grosseur et la couleur du fruit et la grandeur de la plante. Le figuier peut être cultivé à l'air libre en Belgique, mais il y gèle souvent et y mûrit rarement ses fruits.

Caractères : Plante de taille variable, arborescente dans les régions chaudes, frutescente dans les climats tempérés; rameaux nombreux; feuilles grandes, caduques, alternes, pétiolées, palmatilobées, à lobes profonds; limbe épais, rude; inflorescences incluses dans un réceptacle ovoïde, creux, percé seulement au sommet d'un pore étroit. Les fleurs sont insérées sur la face intérieure de ce réceptacle : les mâles, peu nombreuses vers le sommet, formées d'un périanthe à 3 ou 5 segments et de 1-5 étamines; les femelles serrées, tapissant toute la paroi de la cavité, constituées par un périanthe mince, à 3-5 divisions, et un ovaire surmonté d'un style bifide. Le fruit proprement dit est très petit, jaune, sec, cassant, renfermant une graine unique et entouré du périanthe plus ou moins déformé et charnu. Pratiquement, on donne le nom de fruit à tout l'ensemble de l'inflorescence, réceptacle et enveloppes florales.

Partie usitée : Le fruit séché, **Caricæ** Ph .B. Figues.

Caractères : La figue est donc constituée par le réceptacle devenu charnu, de couleur variable, violet ordinairement à maturité, parfois vert ou blanc, par les pédoncules et les périanthes des fleurs femelles, formant une sorte de pulpe mielleuse, enfin par les fruits proprement dits, ou grains de la figue. Par la dessiccation, le fruit se ride et se recouvre d'une exsudation saccharine blanche; sa couleur est grisâtre, parfois encore un peu violacée, sa forme très variable suivant qu'il a été plus ou moins comprimé dans les cabas ou les caisses où on l'emballe. Il existe dans le commerce un certain nombre de variétés de figues plus ou moins estimées; telles sont les figues de Smyrne, grandes, plates, en caisses où elles sont fortement comprimées; les figues de Grèce, de Naples, d'Espagne et les figues de Provence, variété que l'on emploie plus spécialement pour les usages pharmaceutiques.

Le réceptacle de la figue est parcouru, comme les autres organes de la plante, par de nombreux laticifères à contenu granuleux; les cellules du parenchyme renferment des cristaux maclés en étoile d'oxalate calcique.

COMPOSITION : La figue est un des fruits les plus sucrés : elle renferme à maturité et à l'état sec 60 à 70 % de glucose, des traces de gomme. Le suc laiteux du fruit non mûr et celui des autres organes est âcre et jouit de certaines propriétés de la pepsine, à peu près comme celui du papayer.

FORMES PHARMACEUTIQUES : La figue est aujourd'hui rarement employée en pharmacie sous forme de décoction: elle fait partie, avec les dattes, les raisins de Corinthe et les jujubes, des fruits pectoraux (Cod. Franç.); elle entre dans la confection de séné (Ph. Brit.). Torréfiée et moulue, la figue a été employée pour falsifier le café; on la reconnaîtrait aisément aux laticifères et aux cristaux d'oxalate de chaux que l'on peut trouver dans les fragments de la pulpe.

PARIETARIA OFFICINALIS L.

(P. erecta Mert.). *Pariétaire.*

PATRIE : Plante indigène, en partie naturalisée, répandue sur les vieux murs, les décombres, assez commune dans toute l'Europe centrale et les régions occidentales de l'Asie.

CARACTÈRES : Plante vivace; tiges annuelles dressées, peu ramifiées ou simples, rougeâtres; feuilles ovales, pétiolées, alternes, glutineuses, velues, non urticantes, d'un vert foncé; fleurs polygames, hermaphrodites et femelles réunies en glomérules composés de cymes pédonculées à l'aisselle des feuilles. Fruit : akène noir, lisse.

PARTIE USITÉE : L'herbe fleurie, **Herba parietariæ** Ph. B. Herbe de pariétaire. Cette herbe garde longtemps sa couleur verte; son odeur est nulle, sa saveur herbacée, un peu amère, astringente.

COMPOSITION : Peu connue, renferme du mucilage, des sels et particulièrement des nitrates.

FORMES PHARMACEUTIQUES : Peu usitée aujourd'hui, la pariétaire est uniquement employée en infusion comme diurétique ou pour l'usage externe, comme émollient.

Espèces non officinales en Belgique.

Ulmus campestris L. (U. sativa Reitt., U. scabra Duroi). *Orme,
Orme pyramidal.* Grand arbre indigène, fréquemment planté en avenues et
dans les promenades publiques, à feuilles ovales, dentées, rudes au toucher; à
fleurs hermaphrodites, en glomérules, auxquelles succède le fruit en samare,
verdâtre, renfermant un embryon huileux.

Partie usitée : L'écorce, écorce d'orme pyramidal (Cod. Franç.).

Caractères : Écorces plates ou légèrement cintrées, privées de la couche
subéreuse et d'une partie du parenchyme cortical, très fibreuses; odeur nulle;
couleur rougeâtre; saveur astringente et mucilagineuse.

Composition : L'écorce d'orme renferme du tannin précipitable en brun
foncé par les sels ferriques, du mucilage abondant et une matière colorante
rouge, soluble dans l'alcool.

Formes pharmaceutiques : Peu usitée, l'écorce d'orme est prescrite sous
forme de sirop, de teinture, d'extrait alcoolique, d'infusion contre certaines
maladies de la peau. On emploie de même l'écorce plus active et beaucoup
plus mucilagineuse de l'Ulmus fulva Michx. (U. americana L.).

Dorstenia brasiliensis Lamk. (D. cordifolia Sw., D. placen-
toides Commers.). Espèce brésilienne herbacée, vivace, à inflorescences
disposées sur un réceptacle plat, orbiculaire, dont la racine était jadis très
estimée comme diurétique sous le nom de racine de *contrayerva.* Cette racine
scorpioïde, rougeâtre, faiblement aromatique et de saveur un peu âcre est
aujourd'hui inusitée.

Antiaris toxicaria Lesch. (Ipo toxicaria Pers., Toxicaria ma-
cassariensis Aepnel.). *Ipo, Upas antiar.* Arbre de Java et des îles
voisines dont le suc laiteux est extrêmement toxique et sert à empoisonner
les armes des Malais. Pelletier et Caventov en ont retiré une glucoside, l'*an-
tiarine,* qui est un poison du cœur comme la strophantine et d'autres corps
analogues. L'upas antiar n'a jusqu'ici aucun emploi médical.

Artocarpus incisa L. f. (A. communis Jacq.). *Rima, Arbre à pain.*
Arbre dont les fruits volumineux et très amylacés sont comestibles dans
l'Océanie tropicale, dans la Malaisie; on emploie de même les fruits moins
estimés de l'A. integrifolia L. f. (Polyphema jaca Lour., Sitodium
cauliflorum Gaërtn.). *Jaquier.*

Urtica dioica L. (U. hispida Dec.), *Grande ortie,* et **Urtica
urens** L. (U. minor Lamk.), *Ortie grièche* ou *Petite ortie.* Ces deux plantes
sont indigènes, communes; la première est vivace, la seconde annuelle. Toutes
deux sont munies sur leurs feuilles de poils glanduleux à la base, aigus et
légèrement recourbés au sommet, pénétrant dans la peau et y laissant un
liquide très irritant, acide, qui détermine la formation d'ampoules doulou-

reuses mais passagères. A l'état sec, ces plantes sont dépourvues d'action. On emploie rarement les orties comme révulsif, en battant la région que l'on veut irriter au moyen d'une poignée d'orties. Certaines espèces exotiques, appartenant surtout au genre Laportea, de Java et de l'Inde, sont extrêmement urticantes et les piqûres qu'elles font peuvent amener des accidents graves.

FAMILLE DES JUGLANDÉES.

Les Juglandées sont des arbres à suc aqueux ou résineux, mais non laiteux, à feuilles alternes ordinairement imparipennées, originaires des contrées tempérées de l'hémisphère nord, surtout de l'Amérique; quelques espèces habitent les montagnes des régions tropicales de l'Asie et de l'Amérique centrale. On en connaît environ 50 espèces. Ce sont des arbres aromatiques renfermant assez souvent dans leurs écorces des principes irritants, rubéfiants, purgatifs; les graines sont huileuses, comestibles, fournissant des huiles siccatives Certaines espèces sont très résineuses (Egnelhardtia). Les bois des Juglandées sont généralement assez durs, colorés, résistants et estimés pour l'ébénisterie.

Espèce officinale en Belgique.

JUGLANS REGIA L.
Noyer.

Patrie : Le noyer existe à l'état spontané dans une vaste région s'étendant de la Grèce, par le Caucase, l'Arménie, la Perse, le nord de l'Inde et la Chine jusqu'au Japon. Il est cultivé en Belgique et dans une grande partie de l'Europe, mais il supporte mal les hivers rigoureux.

Caractères : Arbre de grande taille, de port élégant, présentant un certain nombre de variétés de culture portant surtout sur la grosseur du fruit; feuilles grandes, imparipennées, folioles 12 à 20 paires, sessiles, ovales aigues, aromatiques; fleurs mâles en longs chatons; fleurs femelles isolées ou réunies en petit nombre au sommet des rameaux; ovaire uniloculaire, entouré d'un périanthe à 4 divisions et de 5 bractées, stigmate bifide, papilleux ; fruit drupacé, vert à maturité, épicarpe mince, mésocarpe charnu, fibreux, endocarpe ligneux renfermant une graine constituée par 2 cotylédons plissés, cérébriformes, entourés d'un épisperme membraneux formé de deux couches distinctes et unis au sommet à une radicule claviforme.

PARTIE USITÉE : Les feuilles, **Folia juglandis** Ph. B. Feuilles de noyer.

Ces feuilles doivent être récoltées en juin, et lorsqu'elles sont bien séchées elles restent d'un vert olivâtre. Elles sont glabres, minces, munies de glandes externes, possédant une odeur forte particulière, une saveur aromatique et astringente.

COMPOSITION : Ces feuilles renferment une essence, du tannin et un principe particulier, âcre, se colorant à l'air, beaucoup plus abondant dans le brou. On attribue à ces feuilles des propriétés toniques et astringentes.

FORMES PHARMACEUTIQUES : Les feuilles de noyer s'emploient en infusion, sous forme d'*extrait aqueux*, lequel entre dans le *sirop de Vanier*. Le brou de noix (épicarpe et mésocarpe) renferme les mêmes principes que les feuilles, mais il est plus employé comme matière tinctoriale, surtout pour teindre les bois, que pour des usages pharmaceutiques. La graine qui, avec l'endocarpe ligneux, constitue la noix du commerce, est alimentaire; elle sert à la préparation d'une huile siccative rarement employée en pharmacie mais servant aux mêmes usages industriels que l'huile de lin. Le bois est un bois d'ébénisterie estimé.

Espèces non officinales en Belgique.

Juglans cinerea L. (J. cathartica Michx.). *Butter nut, Noyer cendré.* Grand arbre du Canada et des États-Unis, souvent planté en Europe, très voisin de l'espèce précédente. On emploie aux États-Unis l'écorce interne de cet arbre, et particulièrement celle qui provient des racines, comme purgatif, à peu près au même titre que la rhubarbe. On en a isolé un principe particulier, la *nucine,* cristallisable en aiguilles jaunes, passant au rouge par les alcalis. On prescrit rarement cette écorce en Europe, sous forme d'extrait ou d'infusion, à la dose de 4 à 8 grammes.

FAMILLE DES MYRICACÉES.

Les Myricacées forment un petit groupe, composé d'un seul genre, contenant 35 espèces, arbres ou arbrisseaux, dispersées dans toutes les régions tempérées et tropicales, à l'exception de l'Australie. Elles sont représentées en Belgique par une seule espèce (Myrica gale L.). Ce sont des plantes aromatiques, astringentes; certaines d'entre elles contiennent dans l'épicarpe de leurs drupes des matières cireuses ou grasses, solides.

Myrica cerifera L. *Bayberry.* Arbuste des États-Unis dont les fruits drupacés, du volume d'un pois, sont recouverts d'une exsudation d'aspect cireux. On les soumet à l'ébullition avec de l'eau et on recueille à la surface du liquide une substance grasse qui, purifiée, constitue la *cire de myrica*. C'est un corps solide, d'un blanc verdâtre, possédant une odeur aromatique faible, fondant vers 48°, et constitué surtout par un mélange de stéarine, de palmitine et de laurine. Elle est aujourd'hui inusitée.

On emploie en Amérique, comme astringent, irritant, émétique à hautes doses, l'écorce de la plante.

Cette écorce renferme un principe âcre, voisin de la saponine, du tannin, des traces d'essence. On l'emploie en poudre à la dose de 0gr,30 à 0gr,60.

Myrica asplenifolia Eudl. (Comptonia asplenifolia Ait.). *Sweet fern.* Arbrisseau de l'Amérique du Nord.

PARTIE USITÉE : Les feuilles. Ces feuilles sont brièvement pétiolées, à limbe lancéolé, linéaire, pennatilobé, à lobes alternant des deux côtés de la nervure médiane, ce qui donne à la feuille l'aspect de la fronde de certaines fougères. Ces feuilles renferment du tannin, des traces d'essence, un corps analogue à la saponine.

On les emploie comme tonique astringent à la dose de 1 à 2 grammes.

FAMILLE DES CUPULIFÈRES.

Les Cupulifères forment un groupe assez vaste d'environ
400 espèces appartenant surtout à la flore des régions tempérées
de l'hémisphère nord ; quelques espèces s'étendent dans les montagnes des parties tropicales de l'Asie et de l'Amérique centrale;
quelques autres, moins nombreuses encore, se trouvent dans les
régions froides de l'hémisphère austral. C'est aux Cupulifères
qu'appartiennent presque tous les arbres de nos forêts.

Le principe actif dominant dans les diverses formes de ce
groupe, celui qu'on trouve toujours en proportions variables dans
leurs écorces, leurs feuilles, et qui s'accumule parfois en quantités
considérables dans les galles produites sur certaines espèces, c'est
le tannin. Les graines huileuses ou amylacées sont assez souvent
comestibles (faînes, noisettes, châtaignes, glands). Dans certaines
espèces de Betula, l'écorce est aromatique. Le bois des Cupulifères est généralement dur, résistant, estimé pour les construc-
tions et pour le chauffage.

Espèces officinales en Belgique.

QUERCUS ROBUR L.
(Q. pedunculata Ehrh., Q. sessiliflora Sm., Q. pubescens W.,
Q. intermedia Don.) *Chêne, Chêne rouvre.*

PATRIE : Indigène, commun en Belgique à l'état spontané et à
l'état de culture, répandu dans toute les régions tempérées de
l'Europe.

CARACTÈRES : Arbre élevé, plus rarement frutescent (var. pubescens), à tronc crevassé, écorce grisâtre, rameaux souvent tordus,
feuilles tantôt presque sessiles (Q. pedunculata), tantôt nettement pétiolées (Q. sessiliflora); limbe pennatilobé, sinué; fleurs
mâles en longs chatons filiformes, pendants; périanthe à 6-8 divisions; étamines 6-8. Fleurs femelles solitaires, plus ou moins

pédonculées [pédoncules quatre à six fois plus longs que le pétiole (Q. pedunculata), presque nuls (Q. sessiliflora)], entourées à la base d'un involucre dont les bractées se soudent en cupule; fruit : gland ovoïde, terminé par un restant du style.

Le chêne présente deux variétés principales, souvent décrites comme des espèces distinctes : le Q. pedunculata (chêne femelle), dont le bois est le plus estimé, et le Q. sessiliflora (chêne mâle), auquel on rattache la forme frutescente à feuilles pubescentes à la face inférieure (Q. pubescens).

Partie usitée : L'écorce, **Cortex quercus** Ph. B. Écorce de chêne.

Caractères : L'écorce de chêne destinée à la pharmacie doit être récoltée sur les rameaux de deux ans au plus. Elle est alors luisante, argentée, tachée de brun verdâtre à l'extérieur, d'un brun fauve à l'intérieur, épaisse de $0^m,002$ environ, fibreuse, astringente, présentant une odeur particulière rappelant celle du quinquina gris.

Sa structure est normale; elle présente dans la couche herbacée et dans les parties externes du liber des couches phellogènes amenant la production de suber interne et d'un rhytidome persistant, crevassé dans les écorces âgées. Les fibres libériennes sont régulièrement disposées en groupes serrés, séparés par des rayons médullaires étroits; la couche herbacée renferme de nombreuses cellules pierreuses à parois médiocrement épaisses, abondantes surtout dans la partie profonde, vers le liber. Réactions micro-chimiques très nettes du tannin.

Composition : L'écorce de chêne renferme 7 à 10 °/₀ d'*acide querci-tannique*, tannin différant de celui de la noix de galle en ce qu'il donne de la pyrocatéchine et non du pyrogallol à la distillation sèche; en ce qu'il ne se transforme pas par oxydation en acide gallique; enfin, en ce qu'il forme avec la gélatine un composé stable et qu'il peut être employé au tannage des cuirs, tandis que la noix de galle donne dans ces conditions un produit altérable. Ce tannin constitue le principe utile de l'écorce. Celle-ci contient en outre un corps assez douteux, peu connu, la *quercine* de Gerber (1843).

Formes pharmaceutiques : L'écorce de chêne est employée fréquemment en infusion; elle sert à la préparation du *tannate humide de plomb* et du *glycéré de tannate plombique*. L'écorce de chêne est encore aujourd'hui l'une des matières les plus employées pour le tannage des cuirs; moulue, elle constitue le tan. On la récolte en grandes quantités en Belgique, dans les provinces de Namur, de Liége et de Luxembourg.

QUERCUS INFECTORIA Olivier.

(Q. Lusitanica, var. infectoria A. Dec., Q. Lusitanica α Genuina Boiss., Q. inermis Ehr., Q. corymbifolia Ehr., Q. Polycarpos Ky.).

Patrie : Espèce variable constituant probablement une forme plus ou moins constante du Q. Lusitanica Lamk., croissant dans la péninsule des Balkans, la Grèce, l'île de Chypre, l'Asie Mineure, la Syrie.

C'est un arbuste ou un petit arbre assez voisin de notre chêne rouvre, s'en distinguant par ses feuilles plus coriaces, crénelées ou dentées sur les bords, mais non lobées, et par la cupule très pubescente.

Partie usitée : Les galles produites sur les bourgeons par le Cynips gallæ tinctoriæ Oliv. **Gallæ** Ph. B. Noix de galles, galles d'Alep, galles de Smyrne.

Production : La noix de galle est une galle vraie (v. p. 35), produite sur les bourgeons de l'arbre. La femelle du Cynips gallæ tinctoriæ Oliv. (hyménoptère, cynipide) perce au moyen de sa tarière les jeunes tissus et y dépose un œuf. Il se produit dès lors une accumulation de sucs et des modifications profondes dans la forme, l'aspect et la composition chimique du bourgeon. Sous la protection des tissus ainsi modifiés, cet œuf se développe en larve, puis en nymphe et enfin en insecte parfait; celui-ci, au moyen de ses mandibules, perce les enveloppes qui l'entourent et s'échappe au dehors. A partir de ce moment se produisent de nouveaux changements dans la composition de la galle.

Caractères : Les galles du commerce se divisent, suivant leur état de développement plus ou moins avancé, en *galles d'Alep, galles de Smyrne* et *galles blanches* ou *galles percées*.

Galles d'Alep. Masses arrondies, de 0^m,008 à 0^m,010 de diamètre; surface lisse, portant vers le sommet des tubercules
arrondis, peu saillants, qui représentent les écailles imbriquées
du bourgeon. La couleur est vert-olive, l'odeur peu marquée, la
saveur très astringente. Ces galles sont dures, cassantes et lourdes.
Ce sont les plus estimées, les plus riches en tannin.

CARACTÈRES MICROSCOPIQUES : La noix de galle est constituée vers
la périphérie par un parenchyme dont les cellules, plus petites
vers l'extérieur, renferment de la chlorophylle et des masses
anguleuses de tannin; la cavité centrale, dans laquelle se trouve
la larve, est limitée extérieurement par plusieurs rangées de cellules pierreuses formant une sorte de coque protectrice; en
dedans de cette coque existent les débris d'un parenchyme amylacé très lâche, sorte de moelle centrale. Les cellules du parenchyme renferment des cristaux d'oxalate calcique, et l'on trouve
çà et là, irrégulièrement dispersés, des faisceaux ligneux.

Galles de Smyrne. Ces galles diffèrent peu des précédentes
dont elles représentent un état plus avancé; elles sont plus grosses,
moins vertes, moins riches en tannin.

Galles blanches. Ce sont celles d'où l'insecte s'est échappé;
elles sont percées d'un trou circulaire et de couleur jaune
brunâtre pâle. Elles contiennent peu de tannin et de l'acide
gallique.

COMPOSITION : La noix de galle contient de 50 à 70 °/₀ d'acide
gallo-tannique (cette proportion descend environ de moitié dans
les galles blanches), des quantités variables d'acide gallique
(1 à 5 °/₀), du sucre, de la résine, de la chlorophylle, etc.

FORMES PHARMACEUTIQUES : Les noix de galles servent surtout à
la préparation du tannin officinal; elles s'emploient rarement
sous forme de *teinture*. Dans l'industrie on les emploie à la fabrication de l'encre et dans la teinturerie. La teinture de noix de
galles est un des réactifs du fer les plus anciennement connus :
Pline indique son emploi pour reconnaître le fer dans le vert-
de-gris.

Substitutions : Outre les galles de Chine (v. p. 226) on emploie parfois, sous le nom de *pommes de chêne*, les galles charnues produites en Europe sur les feuilles ou les bourgeons de divers chênes; on importe parfois de Californie, sous le nom de *oak balls*, de grosses galles globuleuses produites sur le Quercus lobata Engelm. Toutes ces galles sont d'ailleurs inusitées en pharmacie.

Espèces non officinales en Belgique.

Betula alba L. (B. verrucosa Ehrh.). *Bouleau.* Arbre des régions septentrionales de l'Europe et de l'Asie, indigène en Belgique. On retire par distillation sèche du bois de cet arbre un goudron particulier caractérisé par son odeur aromatique analogue à celle du cuir de Russie. On l'a préconisé comme succédané du goudron de Norwège. Le Betula lenta L., *Sweet birch,* espèce de l'Amérique septentrionale, renferme dans son écorce une essence présentant la composition de l'essence de *winter green* (Gaultheria procumbens). Une grande partie de l'essence de winter green du commerce est aujourd'hui distillée de l'écorce de cet arbre (Maisch.).

Quercus tinctoria Barts. (Q. ambigua Michx. fils). *Quercitron, Black oak.* Grand arbre de l'Amérique septentrionale dont l'écorce est fréquemment importée en Europe comme matière tinctoriale. Cette écorce, outre l'acide tannique et l'acide gallique, contient un principe tinctorial, le *quercitrin,* susceptible de se dédoubler en glucose et en *quercétine.* Le quercitron sert surtout à la teinture en jaune brillant de la laine et de la soie; on l'emploie en Amérique, de même que l'écorce d'espèces voisines, comme tonique astringent.

Quercus suber L. *Chêne-liège.* Originaire des régions méditerranéennes, le chêne-liège est surtout cultivé en Espagne et en Algérie. La couche subéreuse de cette espèce acquiert un développement considérable et, lorsqu'elle a été enlevée, se régénère en 6 à 8 ans. Le liège employé pour la fabrication des bouchons de pharmacie doit être finement poreux, homogène et élastique. La poudre obtenue avec les déchets du liège a été employée comme succédané du lycopode.

Fagus sylvatica L. (F. sylvestris Gaërtn., Castanea fagus Scop). *Hêtre, Fayard.* L'un des plus beaux arbres de nos forêts. Son fruit huileux, connu sous le nom de faîne, sert dans certaines régions à la préparation d'une huile grasse; son bois, très estimé comme bois de chauffage, sert à la préparation d'un goudron d'où l'on extrait par distillation fractionnée la créosote officinale.

———————

FAMILLE DES SALICINÉES.

Les Salicinées sont des arbres ou des arbrisseaux appartenant surtout à la flore des régions tempérées ou froides. Quelques rares espèces s'étendent entre les tropiques et dans les parties tempérées de l'hémisphère austral, notamment dans l'Amérique du Sud. On en connaît environ 200 espèces réparties en 2 genres.

Au point de vue médical, les Salicinées sont peu importantes. Les bourgeons de quelques espèces sécrètent, à la surface des écailles qui les recouvrent, des matières balsamiques. Les écorces de la plupart des Salicinées contiennent des proportions variables de tannin et des glucosides amers, *salicine* et *populine,* auxquels on attribue des propriétés fébrifuges.

Espèce officinale en Belgique.

POPULUS NIGRA L.
Peuplier noir.

PATRIE : Le peuplier noir croît à l'état spontané dans les régions centrales et méridionales de l'Europe, l'Asie occidentale, l'Afrique du Nord. Il n'est pas indigène en Belgique mais il y est très commun à l'état de culture.

C'est un arbre élevé, à rameaux divergents, étalés, cylindriques, à feuilles glabres, luisantes, acuminées.

PARTIE USITÉE : Les bourgeons, **Gemmæ populi** Ph. B. Bourgeons de peuplier.

CARACTÈRES : Bourgeons ovales aigus, longs de 0ᵐ,02 à 0ᵐ,05, entourés de 4 à 5 écailles d'un vert jaunâtre, devenant brunes par la dessiccation. La surface de ces écailles est brillante, visqueuse, enduite d'une matière résineuse sécrétée par les cellules épidermiques. Ces bourgeons ont une odeur forte, agréable, balsamique, une saveur aromatique, astringente et amère.

Composition : Les bourgeons de peuplier renferment une petite proportion d'essence, de la *chrysine* (Sicard, 1873), de la *méthyl-chrysine*, corps neutres cristallins de la la série aromatique, du tannin, de la salicine et de la populine.

Formes pharmaceutiques : Ces bourgeons servent uniquement à la préparation de l'*onguent de peuplier*, dont les principes actifs sont surtout fournis par les Solanées narcotiques qui s'y trouvent.

Espèces non officinales en Belgique.

Salix alba L. Ce saule, commun en Belgique sous diverses formes, fournit, ainsi que les espèces voisines (S. fragilis L., S. caprea L.), etc., l'écorce de saule, assez rarement prescrite comme tonique amer et servant à la préparation de la salicine.

Caractères : L'écorce de saule est roulée sur elle-même, grisâtre à l'extérieur, lisse, très fibreuse, brun-cannelle pâle à l'intérieur. Saveur amère et astringente. Le liber est très développé, renfermant des fibres régulièrement groupées et de nombreux cristaux d'oxalate calcique en étoiles; les rayons médullaires, formés d'une seule rangée de cellules, sont droits et réguliers.

Composition : L'écorce de saule renferme 1 à 3 °/₀ de *salicine*, glucoside se dédoublant en glucose et *saligénine*, 10 à 12 °/₀ de tannin. Elle est peu usitée sous forme d'infusion. On l'emploie pour la préparation de la salicine, laquelle est parfois prescrite comme fébrifuge à la dose de 0ᵍʳ,20 à 1 gramme.

DISTRIBUTION GÉOGRAPHIQUE DES CONIFÈRES OFFICINALES.

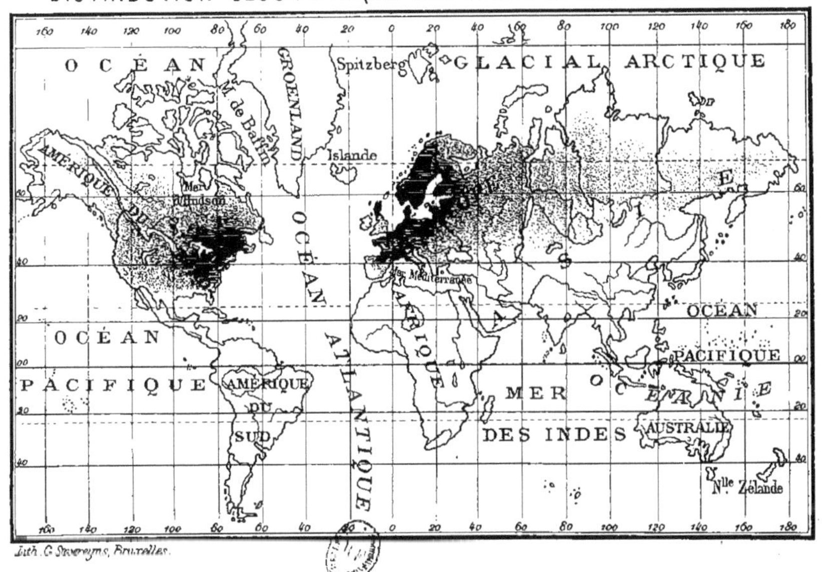

Lith. G. Severeyns, Bruxelles.

GYMNOSPERMES.

FAMILLE DES CONIFÈRES.

Les Conifères forment un vaste groupe très naturel d'arbres ou d'arbrisseaux à suc résineux; les fleurs unisexuées sont apérianthées, les mâles en chatons, les femelles constituées par des ovules nus, fixés à la base d'écailles ordinairement réunies en cônes et devenant ligneuses à la maturité; plus rarement, ces écailles deviennent charnues et le fruit est une fausse baie (cône bacciforme des Juniperus).

Le port généralement pyramidal, les feuilles presque toujours persistantes, rigides, aciculaires, opposées, fasciculées ou verticillées, la forme des fruits, donnent aux Conifères un aspect particulier, en rapport avec la place spéciale que ces plantes occupent dans la classification naturelle. On peut ajouter à ces caractères facilement visibles ceux des graines à cotylédons multiples, et l'organisation des tiges dépourvues de vaisseaux et dont le bois est entièrement formé de fibres aérolées.

L'aire de dispersion des Conifères est très étendue, mais d'une manière générale ce sont des plantes des régions froides et tempérées ou des montagnes élevées. Elles forment, surtout dans l'hémisphère nord, de vastes forêts, sont rares sous les tropiques et se retrouvent plus ou moins abondantes dans les parties tempérées de l'Océanie.

Les Conifères renferment presque toutes des essences hydrocarbonées, des résines plus ou moins complexes provenant de l'oxydation partielle (térébenthine, poix) ou complète de l'essence. Les écorces sont riches en tannin et parfois usitées pour le tannage; dans quelques espèces les graines sont amylacées et alimentaires. Les bois de construction les plus employés en Europe sont fournis par cette famille.

Espèces officinales en Belgique.

JUNIPERUS COMMUNIS L.

Genévrier.

Patrie : Plante indigène, des coteaux arides, commune dans les Ardennes, répandue sous diverses formes dans toute l'Europe, l'Asie au nord de l'Himalaya, le Japon, les régions polaires, l'Amérique septentrionale, s'étendant au sud jusque dans les parties montagneuses de l'Afrique du Nord.

Caractères : Le genévrier est une plante variable, présentant 5 variétés plus ou moins constantes; c'est un arbrisseau, plus rarement un petit arbre de 9 à 10 mètres, rameux, diffus; feuilles opposées par 3, divergentes, rigides, aiguillées, persistantes; fleurs mâles en chatons très petits à l'aisselle des feuilles supérieures; fleurs femelles au nombre de 3, chacune à la base d'une écaille charnue, rougeâtre; ces écailles florifères constituent le sommet d'un petit axe muni d'écailles stériles; les trois ovules sont nus, à micropyle prolongé au-dessus de la bractée; à la maturité, les écailles deviennent charnues, se soudent et entourent les ovules, constituant ainsi un cône charnu (malacône), noirâtre, recouvert d'un enduit cireux blanchâtre.

Partie usitée : Les fruits, **Fructus juniperi** Ph. B. Baies de genévrier.

Caractères : Fruit bacciforme de la grosseur d'un pois, d'un violet noirâtre, légèrement déformé par la dessiccation; au sommet on remarque trois pointes obtuses séparées par trois stries s'écartant sous un angle égal et se prolongeant vers la base au plus jusqu'au tiers de la circonférence; à la base existe une légère dépression au milieu de laquelle s'insère le pédicelle. L'odeur est forte, particulière; la saveur, aromatique, térébinthacée, sucrée, un peu amère.

Ce fruit est constitué par un épicarpe mince, violet noirâtre; un mésocarpe épais, parenchymateux, contenant de larges glandes résinifères; les cellules renferment des masses granuleuses jaunâtres; les graines sont dures, triangulaires, à angles arrondis, portant à la surface de grosses glandes saillantes. Le péricarpe charnu est entièrement constitué par les écailles des cônes soudées, et dont la suture n'est visible qu'au-dessus des graines. Le fruit de genévrier n'arrive à maturité qu'à la fin de la seconde année après la floraison.

Composition : Essence, $^1/_2$ à 2 $^1/_2$ °/₀; résine, 8 à 10 °/₀; sucre cristallisable, 20 à 55 °/₀; matières grasses, cireuses et gommeuses en petite quantité.

La *junipérine* (Donath, 1873) est une matière amorphe, jaunâtre, soluble dans l'eau bouillante. L'essence est incolore ou légèrement verdâtre à l'état de pureté, mais se résinifiant rapidement; elle présente la composition élémentaire de l'essence de térébenthine et ne renferme pas d'oxygène; elle détonne avec l'iode, est légèrement lévogyre, bout à 155° et a une densité de 0,87 (0,855 à 0,911); elle se dissout facilement dans l'alcool concentré, mais est peu soluble dans l'alcool à 80°; elle s'émulsionne, mais ne se dissout pas dans le sulfure de carbone.

Formes pharmaceutiques : Les fruits de genévrier s'emploient en infusion, sous forme d'*extrait aqueux*, entrent dans les *espèces diurétiques* et servent à la préparation de l'essence, laquelle est rarement employée à l'intérieur à la dose de 2 à 6 gouttes, plus fréquemment sous forme de liniment, en solution alcoolique (liniment de Rosen Cod. Franç.). Les fruits de genévrier servent à aromatiser le genièvre. On emploie parfois le bois de genévrier râpé ou scié en petits cubes, à cause de l'essence qu'il renferme en petite proportion et qui lui communique des propriétés diurétiques.

JUNIPERUS OXYCEDRUS L.

(J. rufescens Link.) *Oxycèdre, Genévrier cade.*

Patrie : Régions montagneuses du bassin de la Méditerranée. C'est un arbre assez variable, généralement de taille plus considérable que l'espèce précédente, à fruits beaucoup plus **gros**, rouges à maturité.

Partie usitée : Le goudron obtenu par la distillation sèche du bois de la plante, **Oleum cadinum** Ph. B. Huile de cade, goudron de cade.

Préparation : Ce goudron est obtenu en soumettant à la distillation sèche, dans un appareil distillatoire grossier, le bois de l'arbre réduit en fragments.

Caractères : Produit de consistance sirupeuse, plus liquide que le goudron de Norwège, d'une couleur noirâtre plus foncée, d'un odeur empyreumatique forte et désagréable, particulière. Ce produit est soluble dans l'alcool, les corps gras, l'éther, le chloroforme, les essences, les solutions alcalines, très peu dans l'eau, à laquelle il communique son odeur et une réaction acide.

La composition de ce médicament est peu connue mais semble, à peu de chose près, être celle du goudron.

On a substitué à l'huile de cade vraie, qui est assez rare dans le commerce, l'huile noire légère (huide de cade des vétérinaires) qui se forme pendant la préparation du goudron des Conifères. L'odeur de ce produit est tout à fait différente de celle de l'huile de cade et rappelle mieux celle du goudron de Norwège.

Formes pharmaceutiques : L'huile de cade est aujourd'hui assez rarement prescrite sous forme de pommade; on l'emploie également pour la pharmacie vétérinaire.

JUNIPERUS SABINA L.

(J. lycia Pall., J. excelsa W., J. fœtida Spach., J. prostrata Pers.) *Sabine.*

Patrie : La sabine croît à l'état spontané sous diverses formes dans les parties montagneuses de l'Europe méridionale, centrale et orientale, dans le nord de l'Asie et de l'Amérique septentrionale. Elle est fréquemment cultivée dans les jardins.

Caractères : Arbrisseau monoïque, parfois arborescent, dont on distingue deux variétés auxquelles se rattachent les diverses formes : la *sabine à feuilles de cyprès* ou *sabine mâle* et la *sabine à feuilles de tamarix* ou *sabine femelle*. Ces variétés se distinguent par le port, la forme des feuilles, le volume du fruit. La sabine a les feuilles vertes, persistantes, écailleuses, disposées sur 4 rangs, imbriquées, longues d'environ 0^m,002, appliquées sur le rameau à la base, s'en écartant un peu au sommet qui est légèrement recourbé, le sommet dirigé vers l'axe; la face dorsale (face inférieure de la feuille) porte souvent une glande à essence visible à la loupe et oblongue. Dans la plante mâle les chatons sont ovoïdes, dressés. La plante femelle porte des cônes charnus fixés sur un pédoncule recourbé et de grosseur variable. La plante exhale une odeur forte, désagréable, térébinthacée, et possède une saveur âcre, amère, désagréable.

PARTIE USITÉE : Les sommités des rameaux munis de feuilles, **Folia sabinæ** Ph. B. Feuilles de sabine à l'état frais et à l'état sec.

CARACTÈRES : Les rameaux de sabine, tels qu'ils se trouvent dans le commerce, sont très divisés vers le sommet, à divisions rapprochées formant une touffe serrée; la disposition des feuilles quaternées, la présence d'une glande sur la face dorsale sont les principaux caractères de ce médicament; la couleur à l'état sec est le vert clair; la surface des feuilles est lisse, glissante, l'odeur et la saveur spéciales.

COMPOSITION : La sabine doit ses propriétés actives à l'essence qu'elle renferme dans la proportion d'environ 2 °/₀; elle contient en outre du tannin et de la résine. L'essence n'est pas oxygénée et a la composition élémentaire de l'essence de térébenthine. C'est un liquide incolore, dextrogyre, densité 0,89 à 0,947 (0,87, Maisch.), bouillant à 160°, soluble dans son volume d'alcool concentré.

FORMES PHARMACEUTIQUES : La sabine s'emploie sous forme de poudre, de *teinture avec l'herbe fraîche* (alcoolature), d'*extrait alcoolique* (avec l'herbe fraîche), lequel sert à la préparation de *l'onguent de sabine;* elle fait partie de *l'eau de bryone composée.* L'essence est rarement prescrite pour l'usage interne, à la dose maxima de 0^{gr},05 en une fois et 0^{gr},15 en 24 heures.

La sabine est un médicament dangereux, possédant les propriétés emménagogues et irritantes de la rue.

SUBSTITUTION : **Juniperus virginiana** L. (J. glauca W.). Les sommités de cette plante sont parfois substituées à la sabine officinale. Le J. virginiana (*red cedar, cèdre rouge*) est un arbre de plus grande taille que la sabine, originaire de l'Amérique du Nord et fréquemment cultivé en Belgique comme plante d'ornement. Les rameaux de cet arbre sont très semblables à ceux de la sabine et le seul caractère morphologique qui puisse servir à les distinguer, c'est la présence d'une glande à la base de la feuille et non sur sa face dorsale comme dans la sabine (1). La confusion entre les deux plantes est cependant difficile, l'odeur étant toute différente. Celle du **J. virginiaña** est assez agréable et est due à une essence (huile de cèdre du commerce) renfermant un stéaroptène cristallisable.

Les propriétés du cèdre sont du reste les mêmes que celles de la sabine, mais atténuées. Le bois de la plante, de même que celui d'une espèce voisine, le **J. Bermudiana** L., sert à la fabrication des crayons et à des travaux d'ébénisterie. L'essence est employée en micrographie.

PINUS SYLVESTRIS L.

(P. Rigensis Desf., P. Pontica C. Koch.) *Pin d'Écosse, de Russie, de Riga, Pin rouge, Pin commun, Pin sylvestre.*

PATRIE : Originaire des parties septentrionales de l'Europe et de l'Asie, jusque dans les régions arctiques, le pin sylvestre est abondamment cultivé en Belgique où il forme la majeure partie des forêts de Conifères.

CARACTÈRES : C'est un arbre de grande taille, pouvant s'élever à 25 ou 30 mètres, à rameaux nombreux, surtout vers le sommet, étalés, irréguliers, souvent tordus; écorce rugueuse, d'un gris rougeâtre; feuilles disposées par paires, longues de $0^m,05$ à $0^m,06$, linéaires, canaliculées à la face supérieure, convexes en dessous, d'un vert glauque, aiguës au sommet; inflorescences mâles en chatons disposés en grappes, cônes de $0^m,04$ à $0^m,05$, ligneux, à écailles oblongues.

Cet arbre est cultivé uniquement pour le bois estimé qu'il fournit, et si dans quelques parties de la Russie on en retire une térébenthine, ce produit n'existe jamais dans le commerce.

---

(1) La Pharmacopée Belge dit que les feuilles du J. virginiana sont ternées, mais ce caractère n'est pas constant; parfois dans les jeunes branches, les feuilles de la base sont plus longues et irrégulièrement insérées, opposées ou ternées, mais les feuilles normales sont toujours quaternées comme celles de la sabine.

Parties usitées : 1° Les bourgeons, **Gemmæ pini** Ph. B. Bourgeons de pin, improprement désignés sous le nom de bourgeons de sapin; 2° le goudron provenant de la distillation sèche du bois, **Pix liquida** Ph. B., goudron de Norwège, goudron végétal, poix navale. Ce corps peut provenir de diverses Conifères, mais il est le plus souvent préparé dans le Nord au moyen du pin sylvestre; 3° le résidu de la distillation du goudron : poix noire, **Pix nigra** Ph. B.

1° *Bourgeons.* — Caractères : Corps ovoïdes allongés, réunis au nombre de 4 à 6 autour du bourgeon terminal, longs de $0^m,02$ à $0^m,03$, recouverts d'écailles d'un brun rougeâtre pâle, imbriquées, lisses, blanchâtres sur les bords, plus ou moins agglutinées par une exsudation résineuse. Ces bourgeons ont une odeur térébinthacée, une saveur aromatique, astringente.

Composition : Ces bourgeons doivent uniquement leurs propriétés à la résine et à l'essence qu'ils contiennent en forte proportion.

Formes pharmaceutiques : On les emploie en infusion, sous forme de sirop et d'eau distillée; ils entrent dans la bière antiscorbutique ou sapinette (Cod. Franç.).

2° *Goudron.* Le goudron végétal est obtenu par la distillation sèche, pratiquée dans des fours particuliers, du bois et de diverses parties du pin sylvestre et d'autres Conifères.

Caractères : Corps de consistance sirupeuse, d'un brun noir, transparent et rougeâtre en lame mince, devenant granuleux avec le temps; odeur forte, caractéristique; saveur âcre, empyreumatique, légèrement amère; réaction acide; densité à 15° : environ 1,06. Peu soluble dans l'eau, à laquelle il communique son odeur, sa saveur et sa réaction acide; très soluble dans les dissolvants ordinaires des résines et les solutions alcalines, partiellement dans les solutions alcalines carbonatées.

La partie grumeleuse du goudron examinée en couche mince au microscope montre des cristaux aciculaires nombreux, très brillants dans la lumière polarisée (pyrocatéchine),

Composition : Le goudron est un produit très complexe et de composition assez variable. Il contient, entre autres produits, de l'acide acétique, de l'acétone, de l'alcool méthylique, constituant surtout la partie aqueuse légère qui se sépare du goudron, mais dont une faible proportion reste mêlée à une série d'hydrocarbures (toluol, xylène, cumène, etc.), à des paraffines, de la pyrocatéchine, des phénols, du créosol, etc. Ce dernier corps est beaucoup plus abondant dans le goudron de hêtre, lequel sert à la préparation de la créosote officinale.

Formes pharmaceutiques : Le goudron s'emploie en nature pour l'usage interne, sous forme de capsules, de *liqueur concentrée,* d'*eau* (faite au moyen de la liqueur concentrée alcaline 5 °/₀), de *sirop* pour l'usage externe sous forme d'*onguent ;* il fait partie de l'*onguent basilicum vétérinaire,* du *papier goudronné,* etc.

5° *Poix noire.* Ce corps est le résidu de la distillation du goudron dont il représente les parties les moins volatiles. C'est un produit solide à froid, mais prenant facilement la forme des vases qui le contiennent ; les fragments minces sont transparents, mais dépourvus de cristaux ; odeur particulière rappelant celle du goudron ; saveur peu marquée. Malaxée dans les doigts, la poix noire y adhère fortement. Elle se dissout dans les dissolvants du goudron.

Composition : Celle des produits les moins volatils du goudron, mais plus ou moins altérés par l'action prolongée et l'élévation de la température que ce corps a subie.

Formes pharmaceutiques : La poix noire ne sert en pharmacie qu'à la préparation de l'*onguent de basilicum,* rarement prescrit aujourd'hui, et de l'*emplâtre brun.*

PINUS PINASTER Solander.
(P. maritima Poir.) *Pin maritime.*

Patrie : Originaire du bassin de la Méditerranée, le pin maritime est abondamment cultivé en France, surtout dans les Landes, entre Bordeaux et Bayonne. Il a été introduit en Belgique comme arbre d'ornement.

Caractères : C'est un grand et bel arbre, d'environ 20 mètres de haut, à feuilles aiguës, rigides, longues de 0ᵐ,10 à 0ᵐ,12, géminées, à cônes oblongs, de 0ᵐ,25 à 0ᵐ,30 de longueur.

Partie usitée : La térébenthine (*térébenthine de Bordeaux du commerce*). Ce produit n'est pas officinal, mais il sert à la préparation industrielle de la *colophane,* **Colophonium** Ph B., et de *l'essence de térébenthine officinale,* **Essentia terebinthinæ** Ph. B. Le galipot (barras, résine blanche, etc.) est un produit accessoire de cet arbre.

Térébenthine de Bordeaux (térébenthine de pin maritime).

Extraction : La récolte peut se faire sur les jeunes arbres pendant huit à dix ans, jusqu'à épuisement, ces arbres étant destinés à disparaître pour l'éclaircissage de la plantation; ou bien sur ceux destinés à rester en place et dont l'exploitation, commencée vers l'âge de 12 à 15 ans, peut se prolonger très longtemps : cent ans environ. Les entailles sont longues, étroites, peu profondes; elles se font alternativement sur diverses faces du tronc, au moyen d'une hache à lame épaisse et à long manche (*haïtiot* des Gascons); la blessure doit être rafraîchie tous les quatre ou cinq jours. A la base de l'entaille on fixe un morceau de zinc en gouttière, amenant la térébenthine dans un vase fixé à l'arbre. La récolte est d'environ 60,000 tonnes représentant une valeur de 8 à 9 millions (E. Ratoin, Culture du pin maritime et industrie de la résine. Revue sc., t. XLVII, p. 80). La térébenthine ainsi obtenue est ensuite filtrée sur de la paille ou au moyen de caisses dont le fond est perforé. La récolte se fait seulement pendant l'été. La térébenthine qui se concrète sur les entailles pendant l'hiver constitue le galipot.

Caractères : La térébenthine de Bordeaux est très siccative et se durcit rapidement lorsqu'on l'abandonne à l'air en couches minces. Elle est caractérisée surtout en ce qu'elle se sépare assez rapidement en deux parties : une couche supérieure transparente, d'un jaune foncé, et une partie inférieure opaque, grenue, de couleur plus pâle. Odeur forte, tenace, désagréable; saveur âcre et amère. Elle est entièrement soluble dans l'alcool et se solidifie par l'hydrate de magnésie.

Composition : La térébenthine de Bordeaux contient environ 25 % d'essence, des résines diverses et de l'acide pimarique qui forme le dépôt cristallin.

Colophane. — *Préparation.* La térébenthine préalablement filtrée est soumise à la distillation dans de grands alambics chauffés à feu nu, ou mieux par un courant de vapeur d'eau. Lorsqu'il ne passe plus d'essence, on ouvre un robinet placé à la partie inférieure de l'appareil et la colophane liquifiée s'écoule dans une cavité préparée pour la recevoir et où elle se solidifie rapidement en une masse vitreuse.

Caractères : Masses résineuses, souvent un peu fluorescentes, de couleur variant du jaune clair au brun foncé suivant la température à laquelle le produit a été soumis, transparentes; cassure conchoïdale; odeur peu prononcée, résineuse; saveur également faible; fondant à 135°, soluble dans l'alcool concentré, partiellement dans l'alcool à 72°, se dissolvant également dans l'éther, les corps gras, les essences, etc.

Composition : La colophane est un mélange de diverses résines, surtout de l'anhydride abiétique, de l'acide pimarique amorphe (acide pinique), etc.

Formes pharmaceutiques : La colophane pure est peu usitée en pharmacie, mais elle sert à la préparation d'un grand nombre d'emplâtres; sa poudre entre dans la *poudre hémostatique;* elle fait partie de l'emplâtre *adhésif,* de l'*emplâtre adhésif brun,* de l'*emplâtre de gomme ammoniaque,* de l'*emplâtre de cantharides,* de l'*onguent de fenugrec,* de l'*onguent basilicum,* de l'*onguent basilicum vétérinaire,* de l'*onguent de pied,* du *papier goudronné.*

Essence de térébenthine. Essence incolore, d'une odeur forte, caractéristique, de saveur aromatique et brûlante, soluble dans les dissolvants ordinaires des essences; densité, 0,86 à 0,87. C'est le type des essences hydrocarbonées dont elle présente tous les caractères. Elle bout de 156° à 160° et dévie à gauche le plan de la lumière polarisée. Ce caractère est le meilleur pour distinguer l'essence de térébenthine officinale de l'essence d'Amérique. Exposée à l'air et à la lumière, l'essence de térébenthine s'ozonise et décompose alors l'iodure de potassium; elle forme avec l'eau différents hydrates définis dont l'un, assez fréquemment employé, est la *terpine*. L'essence de térébenthine ne doit pas contenir de résine, ce dont on s'assure en la mélangeant d'ammoniaque ; après agitation, les deux liquides doivent se séparer en restant limpides. S'il y avait de la résine, il se formerait un précipité blanc, cristallin.

FORMES PHARMACEUTIQUES : L'essence de térébenthine sert à la préparation de l'*essence de térébenthine rectifiée*, laquelle sert à faire l'*essence de térébenthine soufrée*; elle s'emploie fréquemment en frictions, mélangée d'huile, rarement pour l'usage interne en émulsion au moyen d'un jaune d'œuf ou sous forme de capsules; elle a été préconisée comme contrepoison du phosphore.

SUBSTITUTIONS : Le Pinus australis Michx. (P. palustris Müller) et le P. tæda sont tous deux abondamment cultivés dans les régions méridionales des États-Unis pour les mêmes usages que le pin maritime en Europe. La térébenthine provenant de ces arbres est soumise à la distillation et fournit ainsi, d'une part, l'*essence de térébenthine d'Amérique*, d'autre part, la *colophane d'Amérique* qui, toutes deux, sont à peu près seules usitées en Amérique et en Angleterre. L'essence américaine est dextrogyre; de plus, son odeur est un peu différente de celle de l'essence française, qui seule est officinale en Belgique.

Galipot (Codex Franç.). (Barras, torche, résine blanche, résine commune, encens marbré.) On désigne sous ces noms divers le produit qui se concrète pendant l'hiver sur les plaies faites au pin maritime pour la production de la térébenthine. C'est, en somme, une poix naturelle constituant un état d'oxydation plus avancé de la térébenthine.

C'est un corps solide à froid, se ramollissant à la moindre élévation de température, d'un jaune pâle souvent marbré de taches plus foncées, devenant brun avec le temps; il se présente dans le commerce en fragments brillants, mamelonnés, irréguliers, possédant l'odeur de la térébenthine de Bordeaux. Le galipot est inusité en Belgique.

Le produit américain qui correspond au galipot est l'*encens d'Amérique, thus americanum, common Frankincense* Ph. Brit., officinal en Angleterre et aux États-Unis et servant aux mêmes usages que le galipot en France.

PICEA VULGARIS Link.

(Pinus abies L., P. excelsa Lamk. , Abies picea Mill., A. excelsa DC.)
Pesse, Épicea, Sapin de Norwège.

PATRIE : L'epicea est originaire des régions septentrionales de l'Europe où il forme de vastes forêts; on le trouve aussi dans les parties montagneuses de l'Europe centrale. Il est très fréquemment cultivé en Belgique.

C'est un arbre élégant, pyramidal, à cônes oblongs, cylindriques, à feuilles éparses, distiques, planes, obtuses au sommet.

PARTIE USITÉE : La poix retirée par incisions du tronc de l'arbre, **Pix Burgundica** Ph. B. Poix de Bourgogne, poix des Vosges, térébenthine d'epicea, résine jaune, etc.

EXTRACTION : L'extraction de ce produit se fait surtout en Finlande, dans le duché de Bade, l'Autriche et la Suisse. On pratique des incisions longues et étroites dans l'écorce de l'arbre et on racle le produit qui s'est en partie solidifié à la surface de ces incisions. La poix ainsi obtenue est ensuite fondue avec de l'eau et filtrée. On l'expédie souvent enfermée dans des vessies.

CARACTÈRES : Corps demi-solide, devenant sec et cassant à froid, mais prenant facilement la forme des vases qui le renferment. Couleur d'un brun jaunâtre; odeur assez forte, non désagréable, térébinthacée; saveur aromatique, dépourvue d'amertume. Comme tous les produits résineux des Abies, dont les Picea sont très voisins, la poix de Bourgogne n'est que partiellement soluble dans l'alcool froid; elle se dissout bien dans l'acide acétique glacial et ne présente jamais de cristaux dans sa masse.

COMPOSITION : Comme beaucoup de produits des Conifères, la poix de Bourgogne est un mélange de diverses résines acides (acide abiétique, abiétine, etc.) et de faibles proportions d'essence.

FORMES PHARMACEUTIQUES : La poix de Bourgogne s'emploie, unie à la cire, sous forme d'*emplâtre;* elle entre dans le *sparadrap de thapsia.*

SUBSTITUTIONS : On substitue souvent à la poix de Bourgogne le produit connu sous le nom de *poix blanche* ou *poix de Bourgogne factice,* que l'on obtient en fondant le galipot avec de l'eau et en filtrant ensuite le produit. Cette substance est caractérisée par son odeur, sa saveur amère, sa solubilité complète dans l'alcool concentré froid et son aspect souvent cristallin.

On a parfois substitué à la poix de Bourgogne un mélange résineux renfermant des corps gras, notamment de l'huile de palme. La présence des corps gras se reconnaîtrait à la solubilité incomplète du mélange dans l'acide acétique.

On emploie aux États-Unis, au même titre que la poix de Bourgogne, un produit très semblable, jouissant des mêmes propriétés, la *poix du Canada*, fournie par l'Abies canadensis Michx. (Pinus canadensis L., Tsuga canadensis Carr.) *Hemlock spruce*.

LARIX EUROPÆA DC.
(Pinus larix L., Abies larix Lamk., Larix decidua Mill., L. pyramidalis Salisb., L. vulgaris Fisch., L. excelsa Lindl.)
Mélèze, Larch des Anglais.

PATRIE : Le mélèze est originaire des régions montagneuses de l'Europe centrale, particulièrement des Alpes Il est cultivé en Belgique comme arbre d'ornement. C'est un arbre très élevé, de port élégant, à feuilles aciculaires, caduques, d'un vert clair, à cônes petits, ovoïdes, dressés.

PARTIE USITÉE : La térébenthine, **Terebinthina** Ph. B. Térébenthine de mélèze, térébenthine de Venise, larice des anciens. On emploie rarement en médecine, plus souvent pour le tannage, l'écorce astringente du mélèze. Les feuilles donnent l'exsudation sucrée connue sous le nom de *manne de Briançon*.

EXTRACTION : La sécrétion résineuse chez le Larix se fait surtout dans les parties centrales de l'arbre. Pour obtenir la térébenthine, on fore, au moyen d'une tarière, un trou profond, à environ 1 pied du sol, dans le tronc de l'arbre; cette opération se fait au printemps; on bouche ensuite le trou et on recueille à l'automne la térébenthine qui s'écoule. La récolte se fait surtout au Tyrol, en Suisse, en Savoie. Le produit arrive dans des tonneaux particuliers, à section ovale et d'une contenance de 25 à 40 kilog.

CARACTÈRES : Substance semi-liquide, d'un jaune pâle, transparente; odeur forte, peu agréable, non citronnée; saveur amère et aromatique. Elle est entièrement soluble dans l'alcool concentré froid; exposée à l'air en couche mince, elle ne solidifie pas sensiblement et reste indéfiniment collante; l'hydrate de magnésie ne la solidifie que mécaniquement et en quantité considérable.

COMPOSITION : La térébenthine de mélèze renferme des acides résineux, une essence que l'on peut séparer en deux produits distincts, des traces d'acide succinique et un principe extractif amer.

FORMES PHARMACEUTIQUES : La térébenthine de mélèze est la seule oléo-résine officinale en Belgique. Elle est fréquemment prescrite sous forme de pilules, de capsules, de *sirop ;* elle sert à la préparation de la *térébenthine cuite.* Pour l'usage externe, elle s'emploie dans un grand nombre de préparations : *papier épispastique, sparadrap de thapsia, emplâtre adhésif, emplâtre de gomme ammoniaque, aromatique, de cantharides, perpétuel, diachylon gommé, mercuriel, d'opium, oxycroceum, onguent digestif, onguent d'élémi composé, rouge balsamique, de styrax composé.*

SUBSTITUTIONS : 1° **Térébenthine de sapin.** (*Térébenthine de Venise* des anciens auteurs, *térébenthine d'Alsace,* des Vosges ou de Strabourg, *térébenthine au citron* (Cod. Franç.) Cette térébenthine que la Pharmacopée Française substitue à la térébenthine de mélèze pour les préparations destinées à l'usage interne, est produite par l'Abies pectinata D. C. (Pinus picea L., Pinus abies Du Roi, Picea pectinata Loud., Abies picea Lindl., A. taxifolia Desp., A. vulgaris Poir., A. alba Mill., Pinus pectinata Lamk.) *Sapin, sapin argenté, sapin à feuilles d'if, sapin de Nordmann.*

PATRIE : Le sapin est originaire des régions montagneuses de l'Europe centrale et méridionale; il est abondant surtout dans les Vosges et les Alpes, et s'étend vers l'Orient en Grèce, dans le Caucase et l'Asie Mineure. Il est fréquemment cultivé en Belgique comme arbre d'ornement.

C'est un arbre de grande taille, présentant à peu près le port de l'Epicea, s'en distinguant par ses feuilles éparses, solitaires, étalées, d'un vert foncé à la face supérieure, brillantes, portant à la face inférieure deux lignes blanches; ses cônes grands, oblongs, sessiles, dressés, à écailles caduques.

Extraction. La térébenthine de sapin se rassemble dans des lacunes irrégulières qui se forment dans l'écorce du tronc et des rameaux. On déchire ces utricules au moyen des bords tranchants d'un cornet de métal dans lequel le liquide se rassemble; le produit est ensuite filtré.

CARACTÈRES : Liquide épais, d'un jaune pâle, transparent; odeur forte, agréable, particulière, citronnée; saveur douce, aromatique, légèrement amère. Exposée à l'air, la térébenthine de sapin se solidifie rapidement; une couche mince de ce produit, étendue sur du papier, est complètement sèche et non collante en quarante-huit heures; elle se solidifie rapidement par l'addition de $^1/_{16}$ de son poids de magnésie hydratée. Traitée par l'alcool, elle se sépare en deux parties, l'une soluble, l'autre qui se dépose en un précipité grenu. Ces caractères suffisent pour distinguer aisément la térébenthine de sapin de la térébenthine de mélèze.

COMPOSITION : La térébenthine de sapin renferme de 24 à 55 % d'essence, une sous-résine insoluble à froid dans l'alcool, l'*abiétine* (Caillot, 1830).

La térébenthine au citron est rare dans le commerce et à peu près inusitée en Belgique.

2° Térébenthine du Canada Ph. Brit. (*Térébenthine du sapin baumier, baume du Canada.*) Térébenthine provenant de l'Abies balsamea Marsh. (Pinus balsamea L., Picea balsamea Loud., Abies balsamifera Michx. *Sapin baumier, baumier du Canada.*)

PATRIE : C'est un arbre voisin du précédent, de taille moins élevée, originaire du Canada, s'étendant dans les régions orientales et septentrionales des États-Unis.

La récolte du baume du Canada se fait comme celle de la térébenthine de sapin, et les caractères de l'oléo-résine obtenue sont si semblables qu'il est très difficile de la distinguer du produit européen. La couleur est souvent un peu verdâtre, l'odeur plus aromatique, la saveur un peu plus âcre. La solubilité dans l'alcool paraît moindre.

La propriété que possède le baume du Canada de rester transparent tout en se solidifiant, le fait employer par les opticiens pour souder les lentilles et, en micrographie, pour monter les préparations permanentes. Ses usages médicaux sont nuls en Belgique; il est officinal en Angleterre pour la préparation du collodion élastique et du papier épispastique.

On lui a parfois substitué le *baume de l'Orégon* (Orégon balsam of fir) fourni par l'Abies Menziesii Lindl., mais cette substance devient avec le temps granuleuse et opaque (Maisch).

PINITES SUCCINIFER Gœpp. et Ber.

(Pityoxylon succiniferum Kraus, Picea succinifera Conwentz.)

PATRIE : Cette espèce, aujourd'hui éteinte, formait, avec d'autres Conifères également disparues, de vastes forêts dans le bassin de la Baltique, s'étendant d'ailleurs sur un immense territoire, de la Hollande au Kamtchatka, à travers la Sibérie, la Chine, le Japon.

Les Pinites sylvestris Gœpp., Pinus rigida Gœpp., Pinus brachylepis Gœpp., Picea Reichiana Gœpp., et d'autres encore, appartenant de même à la flore de la période miocène, peuvent être également considérés comme ayant fourni le même produit.

PARTIE USITÉE : La résine fossile, **Succinum** Ph. B. Succin, ambre jaune, karabe, électron des anciens.

EXTRACTION : Les arbres qui ont produit cette résine étaient surtout abondants en Europe sur le terrain que recouvre aujourd'hui la Baltique; les flots arrachent de son gisement la résine fossile qu'ils ont laissée et la rejettent au rivage. On en retire également du sol en Prusse, de Memel à Dantzig. A côté des fragments de succin se trouvent souvent des débris fossiles des végétaux cités plus haut, débris qui ont permis d'établir l'origine de ce produit que l'on considérait autrefois comme étant de nature minérale.

CARACTÈRES : Fragments de volume variable, parfois considérable, tantôt transparents et d'un jaune plus ou moins foncé, tantôt diaprés de veines blanches, opaques, qui parfois occupent toute la masse (ambre blanc). C'est un corps dur, cassant, plus dense que l'eau (1,065 à 1,090), inodore à froid, aromatique lorsqu'on le chauffe, insoluble dans l'alcool, l'éther, les huiles, légèrement attaqué par le chloroforme. Chauffé, il fond à 287°, puis se boursoufle et dégage une fumée blanche, irritante et aromatique. C'est un corps voisin des résines connues sous le nom de *dammar* (Agathis loranthifolia Salisb., Agathis australis Salisb., et d'autres espèces de l'archipel Malais et de l'Océanie). Voisin également des copals (Cœsalpiniées), mais s'en distinguant par son insolubilité complète dans l'alcool, par la présence d'acide succinique, enfin en ce que, porté dans une flamme, le copal brûle en coulant goutte à goutte, tandis que le succin ne coule pas.

COMPOSITION : Le succin est un mélange de diverses résines et d'acide succinique qu'il abandonne à la distillation sèche.

FORMES PHARMACEUTIQUES : Le succin est aujourd'hui peu usité en pharmacie. Il sert à la préparation de l'*acide succinique médicinal* (acide succinique empyreumatique) et de l'huile empyreumatique, laquelle, distillée avec de l'eau, constitue l'*huile de succin rectifiée.*

Espèces non officinales en Belgique.

Callitris quadrivalvis Vent. (Thuya articulata Vahl., Frenela Fontanesii Mirb.). *Thuya d'Afrique, Arar* des Arabes.

PATRIE : Afrique septentrionale.

C'est un arbre de grande taille, à fleurs monoïques, à fruits charnus, rouges à maturité, du volume d'un pois, à 4 angles arrondis, à feuilles petites, imbriquées, présentant le port du cyprès. Le tronc porte souvent à sa base des loupes d'un volume considérable, fournissant un bois d'ébénisterie très estimé et très probablement connu des Romains sous le nom de citre.

PARTIE USITÉE : La résine, *Sandaraque, Vernix* des anciens.

CARACTÈRES : La sandaraque s'écoule naturellement des arbres et, sous l'action du climat sec et chaud de l'Afrique, elle se solidifie rapidement sous forme de larmes petites, allongées, d'une consistance sèche et cassante. Couleur jaune pâle; odeur faible, térébinthacée; saveur peu marquée, amère. Ces larmes sont recouvertes d'une poussière blanchâtre; mâchées, elles deviennent et restent pulvérulentes dans la bouche (ce qui les distingue du mastic); elles fondent à 155°, se dissolvent dans l'alcool et l'éther et abandonnent à l'eau un principe amer.

La sandaraque est employée comme hémostatique par les Arabes, comme la colophane chez nous; elle n'a plus aujourd'hui d'usages pharmaceutiques; on l'emploie dans la préparation des vernis, et sa poudre est parfois employée pour faciliter l'écriture sur le parchemin ou le papier mal collé.

Thuya occidentalis L. (T. obtusa Moench., Cupressus arbor vitae Targ.). *Thuya, Arbre de vie.*

PATRIE : Canada et parties septentrionales des États-Unis, fréquemment cultivé en Belgique comme plante d'ornement.

CARACTÈRES : Arbre de petite taille; feuilles persistantes petites, imbriquées, terminées au sommet par une glande arrondie, disposées sur 4 rangs, inégales; cônes petits, à écailles coriaces, peu nombreuses.

PARTIE USITÉE : Les jeunes rameaux feuillus.

COMPOSITION : Le thuya renferme environ 1 % d'essence, du tannin, un principe particulier, cristallin, la *thuyine,* un principe amer, jaune, amorphe, la *pinipicrine.*

FORMES PHARMACEUTIQUES : Le thuya est rarement prescrit, surtout sous forme de teinture et d'extrait fluide, comme stimulant et diurétique.

Cupressus sempervirens L. (C. pyramidalis Targ., C. fastigiata DC., C. conoidea Spad.). *Cyprès.*

PATRIE : Orient, Asie occidentale, régions méditerranéennes.
C'est un arbre pyramidal, à feuilles persistantes, petites, squamiformes. Les fruits sont des cônes globuleux, constitués par des écailles épaisses, dures, semi-ligneuses à maturité et s'écartant alors l'une de l'autre.

PARTIE USITÉE : Le fruit non mûr, *Noix de cyprès.*
Ces fruits sont alors globuleux, verdâtres, constitués par des écailles soudées, charnues, fixées par leur centre à l'axe commun; le pédicelle de l'écaille s'allonge à la maturité complète; alors elle se détache des écailles voisines et le fruit devient débiscent; il a perdu alors ses propriétés astringentes.
La noix de cyprès est à peu près inusitée aujourd'hui; on l'employait uniquement comme astringent.

Taxus baccata L. *If.* Originaire de l'Europe centrale et méridionale et de l'Asie, l'if est fréquemment cultivé en Belgique sous différentes formes et parfois subspontané. C'est un petit arbre de 12 à 15 mètres, à feuilles persistantes, rigides, distiques, d'un vert foncé; le fruit est entouré d'une bractée cupuliforme devenant charnue et rouge corail à maturité, laissant voir la graine noirâtre. Les feuilles, l'écorce et le bois de la plante sont aromatiques, jouissent de propriétés toxiques et ont souvent causé l'empoisonnement des animaux domestiques. On a attribué ces propriétés à un principe particulier, la *taxine* (Lucas et Marmé). Le principe toxique est très atténué ou n'existe guère dans la partie charnue du fruit qui est fade, douceâtre et inoffensive. L'if n'est guère usité actuellement en médecine; on l'employait comme antispasmodique et emménagogue.

MONOCOTYLÉDONES.

FAMILLE DES ORCHIDÉES.

Les Orchidées sont des plantes vivaces, herbacées, terrestres ou épiphytes, parfois sarmenteuses et munies de nombreuses racines adventives. Dans les espèces terrestres, les racines sont fasciculées, souvent concrescentes, se soudant dans toute ou partie de leur longueur et formant ainsi un tubercule ovoïde ou palmé; les fleurs sont irrégulières, souvent élégantes, odorantes, disposées en épis ou en panicules; les fruits capsulaires, déhiscents, rarement charnus; les graines très petites.

On connaît de 4,500 à 5,000 espèces d'Orchidées ayant une dispersion géographique très étendue; 55 espèces environ sont indigènes, les *vandées*, les *épidendrées* sont presque exclusivement tropicales, surtout américaines; les *ophrydées* habitent plus spécialement les régions tempérées septentrionales et australes, les *neottiées* et les *cypripédiées* se rencontrent à peu près sur toute la surface du globe. On cultive dans nos serres un très grand nombre d'espèces, de variétés ou d'hybrides d'orchidées pour l'éclat, l'élégance, l'aspect souvent étrange et le parfum de leurs fleurs.

Au point de vue médical, les Orchidées, si intéressantes au point de vue de la botanique pure et de l'horticulture, sont peu importantes; certaines espèces renferment dans leurs feuilles, leurs fruits, des principes aromatiques (*vanilline, coumarine*); les racines tubéreuses sont riches en amidon et en mucilage (salep); d'autres contiennent des principes antispasmodiques dont les effets sont semblables à ceux de la valériane (Cypripedium).

Espèces officinales en Belgique.

VANILLA PLANIFOLIA Andrew.

(V. claviculata Swartz, V. sativa Schiede, V. viridiflora Bl.,
Myrobroma fragrans Salisb.). *Vanille.*

PATRIE : Originaire des forêts humides et chaudes des parties basses du Mexique, la vanille est aujourd'hui cultivée abondamment à la Réunion (4,391 hectares en 1885). On l'a introduite également, mais en moindres quantités, à la Guadeloupe, à l'île Maurice, à Java et dans d'autres colonies tropicales.

CARACTÈRES : La vanille est une grande plante à tiges herbacées, très longues, épiphytes, munies de racines adventives nombreuses, de feuilles épaisses, alternes, sessiles, ovales, entières. Les fleurs sont grandes, réunies au nombre de 8 à 10 en panicules; le périanthe est d'un blanc jaunâtre, irrégulier, le pollen réuni en deux masses bilobées; le fruit est une capsule charnue cylindrique. Comme dans la plupart des Orchidées, la fécondation ne peut s'opérer sans l'aide d'un agent extérieur qui, dans la nature, est l'insecte. Les masses polliniques en forme de massue se fixent alors par leur base visqueuse au corps étranger quel qu'il soit; l'insecte, porteur involontaire de ces masses, pénètre ensuite dans une autre fleur où il est débarrassé de son fardeau par le tissu visqueux du stigmate. Ces phénomènes, étudiés depuis par Darwin, ont été décrits d'abord par Morren, de Liège, en 1857, qui le premier a opéré la fécondation artificielle et obtenu ainsi pour la première fois en Europe des fruits mûrs de vanille dans les serres du Jardin botanique de Liège.

PARTIE USITÉE : Le fruit, **Fructus vanillæ** Ph. B. Vanille, improprement gousse de vanille.

RÉCOLTE : La vanille est un fruit déhiscent; aussi doit-elle être cueillie avant sa maturité, alors que la couleur passe du vert au violet; on détruit ensuite la vitalité du fruit, soit en le plongeant dans l'eau bouillante, soit en le desséchant rapidement à l'étuve, à une température de 50 à 75 °/₀. On forme avec les gousses de petites bottes que l'on réunit dans des boîtes de fer-blanc soudées.

CARACTÈRES : La vanille est une capsule charnue longue de $0^m,08$ à $0^m,25$, épaisse de $0^m,005$ à $0^m,008$, cylindrique, plus ou moins aplatie, atténuée et recourbée en crochet au pédoncule, terminée au sommet par une surface oblique brusquement tronquée; la couleur varie du brun jaunâtre au noir; la gousse est souvent recouverte de cristaux aiguillés de vanilline (vanille givrée); l'odeur est forte, particulière; la saveur très aromatique, âcre. L'épicarpe est lisse, souvent recouvert de cristaux aciculaires. Le fruit de vanille doit être mou; lorsqu'on le déchire, on voit une pulpe visqueuse, brune, dans laquelle se trouvent d'innombrables graines, rondes, noires, dures, très petites.

CARACTÈRES MICROSCOPIQUES : Épicarpe formé d'une seule rangée de cellules; mésocarpe épais, parenchymateux, contenant parfois vers l'extérieur des cellules spiralées particulières. Dans ce mésocarpe sont disposés un assez grand nombre de faisceaux libéro-ligneux longitudinaux. L'endocarpe est couvert de poils arrondis à l'extrémité, monocellulaires, à parois très minces, renfermant des granulations et des gouttes d'huile. Les placentas sont rameux, portant de nombreuses graines. Les cellules des différents tissus renferment des raphides d'oxalate calcique et souvent des cristaux plus volumineux, solubles dans l'éther (vanilline).

SORTES COMMERCIALES : La vanille la plus estimée est la *vanille Mexique*. C'est une vanille longue, sèche, finement striée, d'un brun jaunâtre, rarement givrée, possédant une odeur très fine, caractéristique. Cette espèce est très rare dans le commerce en Belgique.

Vanille Réunion ou *Bourbon*. La plus commune dans le commerce actuel. C'est une vanille très odorante, noire, molle, ordinairement très givrée, de longueur variable mais plus courte que la précédente.

COMPOSITION : La vanille renferme de 1,5 à 5 °/₀ de *vanilline*, Gobley (1858); 11 à 12 °/₀ de matières grasses; des matières résineuses, sucrées, mucilagineuses; elle donne 4 à 5 °/₀ de cendres. La vanilline a été obtenue par synthèse en 1874 par Ticman et Haarman en partant de la *coniférine* existant dans la sève des pins. Elle existe également toute formée dans le benjoin de Siam et semble se produire par l'action des acides minéraux dilués sur le lignin; tout au moins les tissus lignifiés donnent-ils par un acide minéral et la solution de phloroglucine la couleur rouge caractéristique de la vanilline; inversement, la vanilline mêlée à la phloroglucine sert à reconnaître les acides minéraux libres (réaction de Gunzbourg).

Formes pharmaceutiques : La vanille est actuellement peu usitée en pharmacie; elle sert à la préparation de la *teinture* et à aromatiser, unie au sucre, le chocolat au carbonate de fer et certains médicaments de saveur désagréable.

Substitutions : **Vanilla pompona** Schiede. Originaire de la Guadeloupe et du Brésil. Le fruit de cette espèce est connu sous le nom de *vanillon* et forme dans le commerce une sorte inférieure de vanille. Ce sont des gousses quatre à cinq fois plus épaisses que celles de la vanille, plus courtes, souvent arquées, portant ordinairement un sillon en hélice provenant du fil dont on les a entourées pour éviter la déhiscence. Le vanillon n'est pas givré et possède une odeur particulière semblable à celle de l'héliotrope; on ne l'emploie guère qu'en parfumerie.

On a parfois vendu comme vanille givrée des gousses de vanille épuisées que l'on avait humectées de baume du Pérou et roulées dans l'acide benzoïque. Cette fraude se reconnaît à l'odeur et à ce que les cristaux dissous dans l'eau chaude ont une réaction acide.

ORCHIS MASCULA L.

Cette espèce, originaire de l'Europe centrale et méridionale, de l'Asie occidentale, du nord de l'Afrique, et assez commune en Belgique, fournit, en même temps qu'un certain nombre d'espèces du même genre et des mêmes régions, le produit désigné sous le nom de *salep*. Parmi ces espèces il faut citer l'Orchis morio L. (O. pauciflora Tenor.), l'O. militaris L. (O. cinerea Suter, O. Rivini Gouan, O. galeota Poir.), l'O. pyramidalis L. (Anacamptis pyramidalis Rich.), dont les bulbes sont entiers, et l'O. maculata L. (O. solida Mœnch.), l'O. latifolia L.

(O. angustifolia Loisl., O. comosa Scop., O. affinis C. Koch.).
Il faut encore ajouter à ces orchis, comme produisant le salep,
des espèces appartenant à des genres voisins : l'Habenaria
conopsea Benth. et Hook. (Gymnadenia conopsea Rich.,
Orchis conopsea L., O. ornithis Jacq., Satyrium conop-
seum Whlbrg.), espèce indigène s'étendant jusque sur le plateau
central de l'Asie, l'Eulophia campestris Wall. et l'E. her-
bacea Lindl., espèces originaires des Indes orientales et dont les
tubercules sont plus estimés que ceux des autres espèces.

Partie usitée : Les tubercules radicaux, **Tubera salep Ph. B.**
Salep.

Caractères : Les orchis présentent deux tubercules : l'un formant le prolongement souterrain de l'axe, le second un peu latéral,
relié à l'autre par un prolongement latéral très court; le premier,
destiné à nourrir la partie aérienne de la plante, ridé au moment
de la floraison; l'autre, turgescent, terminé par un bourgeon
écailleux et ne développant ses parties aériennes que l'année
suivante. Suivant les espèces, ces tubercules sont plus ou moins
ovoïdes, entiers, ou déprimés et palmés à l'extrémité inférieure.

Préparation : Autrefois, tout le salep employé en Europe
venait de l'Orient, et son origine botanique était inconnue; c'est
Geoffroy qui, en 1740, a montré qu'il suffisait de monder les
tubercules de nos orchis indigènes, de les plonger quelques
instants dans l'eau bouillante et de les sécher pour obtenir un
produit absolument analogue au salep de Perse. Aujourd'hui, une
certaine partie du salep est préparée en Europe, surtout en
Allemagne; le reste vient encore d'Orient par Smyrne.

Salep d'Orient. Ce salep arrive sous forme de tubercules très
irréguliers, d'un gris jaunâtre, plus ou moins translucides, de
$0^m,01$ à $0^m,05$ de diamètre, ridés, souvent palmés à la partie
inférieure (O. latifolia) et très durs. L'odeur est faible, particulière, rappelant vaguement celle de la coumarine.

Salep d'Allemagne. Tubercules généralement plus petits, plus
réguliers, plus translucides, ordinairement enfilés en longs chapelets sur un fil.

Caractères microscopiques : Le tubercule de salep est un parenchyme lacuneux parcouru par des faisceaux libéro-ligneux fermés, inégalement disposés. Le parenchyme est rempli de grains d'amidon, petits, ovoïdes allongés, souvent transformés en empois dans les parties périphériques par l'action de l'eau bouillante; des cellules plus grandes renferment des raphides d'oxalate calcique en aiguilles. Les lacunes sont gorgées d'un mucilage hyalin épais, se colorant en bleu par l'iode comme l'empois d'amidon.

Composition : Le salep renferme environ 48 °/₀ de mucilage, 27 °/₀ d'amidon, de l'oxalate calcique, de faibles proportions de matières albuminoïdes et de sucre, et donne 2 °/₀ de cendres.

Formes pharmaceutiques : Le salep, auquel on attribuait jadis des propriétés fortifiantes et stimulantes, peut-être en vertu de l'ancienne théorie de la signature, n'est qu'un analeptique sans grande valeur, comme toutes les matières mucilagineuses et amylacées. Il s'emploie uniquement sous forme de *mucilage* par ébullition (1 et 2 °/₀) et de *décoction* (0,50 °/₀).

Falsifications : Le salep entier ne peut être falsifié, ses caractères de forme, de structure, de consistance étant faciles à constater; sous forme de poudre, il peut être mélangé d'un grand nombre de substances étrangères; on a signalé (Ph. Journal, 1880) sa falsification par un mélange de pommes de terre écrasée et de gomme.

Espèces non officinales en Belgique.

Angræcum fragrans Pet. Th. Plante parasite, voisine comme port des vanilles, et originaire des îles Mascareignes. On importe rarement aujourd'hui les feuilles (*faham* Cod. Franç.). Ce sont des feuilles entières, ovales, longues de 0ᵐ,08 à 0ᵐ,16, larges de 0ᵐ,007 à 0ᵐ,014, à nervures parallèles fines, possédant une odeur forte particulière de coumarine. On les a préconisées en infusion contre les affections de poitrine.

Cypripedium pubescens W. *American valerian*. Cette plante croît dans les endroits humides de l'Amérique septentrionale. Son rhizome et ses racines sont importés d'Amérique comme antispasmodiques, au même titre que notre valériane. C'est un rhizome horizontal de longueur variable, épais

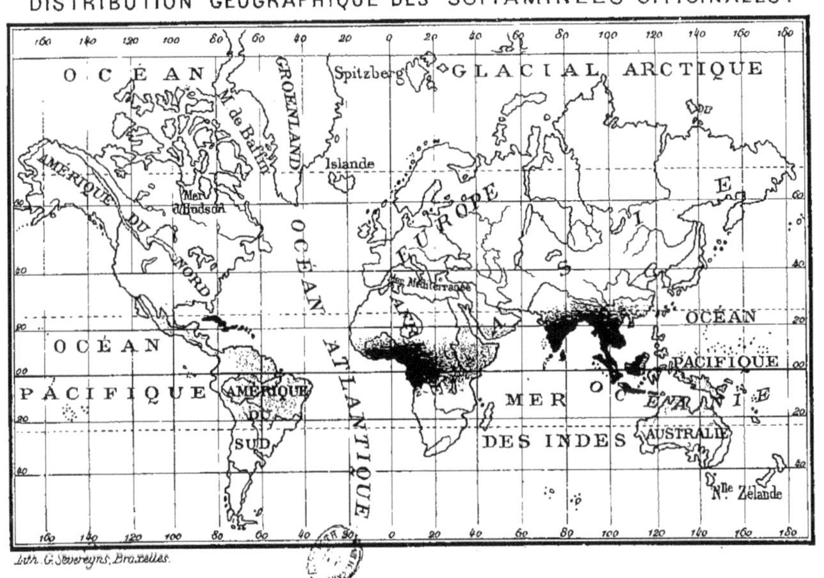

Lith. G. Severeyns, Bruxelles.

d'environ 0ᵐ,005, portant à la partie supérieure de nombreuses cicatrices annulaires et à la face inférieure des racines grêles, ondulées, pouvant atteindre jusque 0ᵐ,50 de longueur. Le tout est de couleur jaunâtre. L'odeur est particulière, désagréable; la saveur douceâtre, aromatique et amère.

Cette drogue doit ses propriétés à des traces d'une essence complexe, acide, à de la résine et à un principe amer. On l'emploie à la dose de 0ᵍ,50 à 1 gramme, surtout sous forme d'extrait fluide.

On emploie de même les parties souterraines du C. parviflorum Salisb., des mêmes régions.

FAMILLE DES SCITAMINÉES.

Les Scitaminées sont des plantes herbacées, vivaces, à rhizome souvent charnu, rampant, tantôt acaules, tantôt munies de tiges de hauteur variable, enveloppées de gaines foliaires. Les feuilles radicales ou caulinaires sont entières, souvent grandes; les fleurs en épis, tantôt terminales, tantôt insérées directement sur le rhizome, à périanthe souvent vivement coloré, irrégulières; le fruit est ordinairement capsulaire, plus rarement charnu; les graines sont assez nombreuses, à albumen farineux.

Ce sont des plantes des parties humides des régions tropicales, abondantes surtout aux Indes orientales; quelques espèces utiles ont été introduites dans toutes les régions tropicales ou subtropicales du globe; quelques-unes sont cultivées dans nos serres et nos jardins comme plantes ornementales.

Cette famille, telle qu'elle est aujourd'hui constituée, est formée de la réunion de quatre tribus dont trois au moins étaient considérées comme des familles distinctes : les *Zingibéracées*, les *Marantacées* (auxquelles se rattachent les *Cannées*) et les *Musacées*. La composition et les propriétés générales des plantes de ces trois groupes justifient jusqu'à un certain point les anciennes divisions. Ainsi les *Zingibérées* sont aromatiques, renfermant dans leurs rhizomes et leurs graines des essences et des résines complexes, âcres, irritantes; ces principes sont toujours accompagnés

43

dc matières amylacées; les *Marantées* sont dépourvues de ces corps irritants et aromatiques, mais leurs rhizomes sont très amylacés et parfois comestibles; quant aux *Musées*, elles sont utiles par leurs fruits amylacés et sucrés (bananes), comestibles dans toutes les régions chaudes, ainsi que par les fibres textiles que fournissent leurs feuilles (abaca, chanvre de Manille).

Espèces officinales en Belgique.

CURCUMA ZERUMBET Roxb.

(C. officinalis Salisb., C. speciosa Link., Amomum latifolium Lamk., A. zerumbet Kœnig.) *Zédoaire.*

Patrie : Cette plante est originaire des Indes orientales, de la Cochinchine et des îles Malaises. C'est une plante herbacée, à fleurs violacées en épi radical, à feuilles grandes, entières.

Partie usitée : Le rhizome tubéreux, zédoaire ronde, **Rhizoma zedoariæ** Ph. B. Zédoaire longue.

Ce rhizome est généralement attribué au Curcuma zedoaria Roxb. (C. aromatica Salisb., Amomum zedoaria Berg.), mais il résulte de toutes les descriptions que le rhizome de cette plante est coloré en jaune comme les curcumas, tandis que la zédoaire officinale ne renferme pas de matière colorante. D'après Dymock (The veget. mat. med. of W. India, p. 635), conformément d'ailleurs à l'opinion d'anciens auteurs (Pomet, Lemery), la zédoaire du commerce est fournie par le C. zerumbet. Quant au C. zedoaria, il fournit la *zédoairo jaune* de Guibourt et très probablement aussi le *curcuma Cochin* décrit par Flückiger et Hanbury.

Caractères : Comme dans tous les curcumas, les parties souterraines du C. Zerumbet sont formées : 1° d'un tubercule primaire globuleux; 2° de rhizomes cylindriques plus ou moins articulés, partant à angle droit du rhizome primaire; 3° de racines fibreuses ou tubéreuses, ces dernières plus ou moins abondantes, mais privées ordinairement des matières colorantes ou aromatiques contenues dans les rhizomes. On peut donc extraire de la plante trois produits distincts, souvent attribués à des espèces différentes : des tubercules arrondis, colorés et aromatiques ; des rhizomes cylindriques, également colorés et aromatiques ; enfin, plus rarement, des tubercules amylacés radicaux, ne renfermant que de l'amidon.

Le tubercule de zédoaire provient ordinairement du tubercule primaire (zédoaire ronde) C'est un tubercule de 0^m,03 à 0^m,06, coupé soit en sections transversales, soit en segments longitudinaux. La partie corticale est d'un brun fauve, portant de nombreuses pointes saillantes (sections des racines adventives) ; la partie interne est d'un blanc grisâtre ou jaunâtre, compacte, plus ou moins cornée ; la saveur est camphrée et amère, l'odeur très aromatique, également camphrée.

COMPOSITION : La zédoaire contient de $^1/_2$ à 1 °/₀ d'essence, une résine âcre, de l'amidon en proportion considérable.

FORMES PHARMACEUTIQUES : Peu usitée sous forme de poudre, la zédoaire entre dans la *teinture d'aloès composée* (élixir de longue vie).

SUBSTITUTION : La zédoaire décrite dans la pharmacopée est la zédoaire ronde provenant du tubercule primaire de la plante. On trouve plus rarement dans le commerce la *zédoaire longue* provenant des rhizomes latéraux de la même espèce, mais à laquelle la plupart des auteurs ont attribué une origine différente.

Elle se présente en tronçons cylindriques de 0^m,01 de diamètre environ, d'un brun rougeâtre à l'extérieur, blanche et farineuse à l'intérieur. Elle est un peu moins aromatique, mais présente la même odeur camphrée que la zédoaire ronde.

CURCUMA LONGA L.

(C. rotunda L., Amomum curcuma Jacq.) *Curcuma, Turmerie.*

PATRIE : Le curcuma est inconnu aujourd'hui à l'état spontané. Il est très probablement d'origine indienne et est aujourd'hui cultivé abondamment au Bengale, dans les environs de Madras, à Java, en Chine et dans différentes colonies tropicales.

C'est une plante à feuilles radicales, très développées, à fleurs en épis serrés, irrégulières, d'un blanc teinté de jaune. Les rhizomes et les racines présentent les caractères que nous avons exposés plus haut et sont formés de tubercules globuleux primaires (curcuma rond), de rhizomes latéraux cylindriques (curcuma long) et de racines parfois renflées à la partie inférieure en tubercules ovoïdes blancs.

PARTIE USITÉE : Les rhizomes, récoltés séparément et formant deux sortes commerciales, le *curcuma long* et le *curcuma rond.* Ce dernier moins estimé et plus rare. On les divise encore en *curcuma Bengale* et *curcuma Madras*, **Rhizoma curcumæ** Ph. B. Rhizome de curcuma.

CARACTÈRES : Rhizomes de forme variable (longs, cylindriques, en fragments de longueur variable ou sphériques et alors parfois coupés transversalement), surface rugueuse, d'un gris jaunâtre souvent recouverte d'une poussière jaune, cassure nette, résineuse, couleur interne jaune brun, saveur aromatique, amère, odeur forte, particulière. La poudre est d'un jaune-orange brillant. La structure est normale, mais l'amidon qui emplit les cellules est transformé en une masse amorphe, granuleuse, colorée en jaune par la curcumine, passant au bleu violet par l'iode; ce caractère, comme nous l'avons vu, permet de reconnaître facilement la poudre de curcuma dans la rhubarbe.

COMPOSITION : La matière colorante est la *curcumine,* insoluble dans l'eau, soluble dans la benzine, l'alcool, l'éther, les graisses, virant au brun-rouge par les alcalis et au rouge foncé par l'acide borique; cette dernière coloration passe au bleu-violet par les alcalis; le curcuma renferme en outre environ 1 °/₀ d'essence, une résine âcre et une forte proportion d'amidon.

FORMES PHARMACEUTIQUES : Le curcuma est aujourd'hui peu usité; il entre dans l'*onguent de fenugrec composé* (onguent d'althea); sa teinture alcoolique (et non son infusion aqueuse) sert à préparer le papier réactif destiné à la recherche de l'acide borique ou des alcalis. Le curcuma est fréquemment employé comme matière tinctoriale.

Substitutions : Le *curcuma Cochin*, décrit par Flückiger et Hanbury, se présente en rhizomes tubéreux, volumineux, coupés en fragments anguleux, colorés en jaune plus ou moins vif, différant du curcuma par leur odeur et leur saveur camphrées. Ce produit qui se trouve aujourd'hui dans le commerce est fourni très probablement, ainsi que nous l'avons vu, par le Curcuma zedoaria Roxb.

ELETTARIA CARDAMOMUM Maton.

(Alpinia cardamomum Roxb..
Matonia cardamomum Smith., Amomum repens Sonnerat, A. Cardamomum White). *Cardamome de Malabar.*

Patrie : Cette plante croît à l'état spontané et à l'état de culture dans le sud de l'Inde. Il en existe une variété constante habitant Ceylan, l'Elettaria cardamomum var. β (E. major Sm.) dont le fruit est parfois importé en Europe (cardamome de Ceylan ou grand cardamome).

Le cardamome de Malabar est une plante vivace, à tiges aériennes dressées, hautes de 2 à 5 mètres, garnies des gaines serrées des feuilles; les axes floraux sont radicaux, courts, écailleux, portant une grappe de fleurs blanches, veinées de rouge, irrégulières. Le fruit est une capsule sèche.

Partie usitée : Le fruit, **Fructus cardamomi minoris** Ph. B. Petit cardamome, cardamome Malabar, cardamome Madras ou Aleppy.

Caractères : Fruit capsulaire, ovoïde, plus ou moins globuleux, à trois faces arrondies, d'un jaune fauve pâle, strié longitudinalement, terminé au sommet par un bec très court, un peu oblique. Chaque face est plus ou moins profondément creusée au centre d'une dépression longitudinale. A l'intérieur du fruit, du centre de chaque valve part une cloison mince qui s'avance vers le centre. La longueur du fruit varie de 0^m,012 à 0^m,018. On les divise d'après leur longueur en cardamome courts et courts-longs (shorts et short-longs). Chacune des trois loges du fruit renferme 5 à 7 graines disposées sur deux rangs, insérées sur un placenta axile. Ces graines sont comprimées, anguleuses, très irrégulières, d'un brun rougeâtre à maturité, rugueuses, à albumen dur, blanc, corné (*vitellus, endosperme*) autour de l'embryon. Ces graines ont une saveur aromatique, brûlante, légèrement camphrée, particulière; une odeur forte, caractéristique. Le péricarpe est à peine aromatique et doit être être rejeté avant l'emploi. Ce péricarpe cependant renferme dans ses tissus fibreux des glandes à essence assez nombreuses.

On doit choisir les cardamomes courts, bien renflés, lourds et renfermant des graines mûres.

CARACTÈRES MICROSCOPIQUES: Épisperme formé de quatre couches: 1° couche externe de cellules épaissies extérieurement, petites; 2° couche de cellules minces, allongées dans le sens tangentiel; 3° de grandes cellules à parois minces, renfermant des gouttes d'essence et des granulations; enfin 4° une couche protectrice formée de cellules d'un brun rougeâtre, allongées radialement, à cavité très petite vers l'extérieur, le reste de la cellule entièrement lignifié, présentant des stries d'épaississement régulières. L'albumen est constitué par des cellules à parois minces, allongées radialement, renfermant de l'amidon en grains très petits et de l'aleurone. Autour de l'embryon existe un second albumen, plus petit, corné.

COMPOSITION : Le cardamome contient 4 à 5 °/₀ d'essence, 10 à 11 °/₀ d'huile grasse, de l'amidon, des matières albuminoïdes et fournit 6 °/₀ de cendres riches en manganèse. Le bon cardamome, bien mûr, fournit un poids moyen de 70 à 75 °/₀ de graines et 25 à 30 °/₀ de coques.

FORMES PHARMACEUTIQUES : Le cardamome est employé sous forme de poudre, de *teinture;* il entre dans la *teinture aromatique,* dans la *poudre aromatique* et, par suite, dans l'*électuaire thériacal.* On prescrit assez souvent en Belgique la teinture de cardamome composée Ph. Brit.

SUBSTITUTIONS : Un certain nombre de Scitaminées de l'Inde et des régions voisines, appartenant au genre Elettaria, et surtout au genre Amomum, fournissent des fruits et des graines aromatiques, autrefois usités en pharmacie, aujourd'hui rarement importés. Telles sont les espèces suivantes :

Cardamome Ceylan, provenant de la variété β de l'Elettaria cardamomum. Fruit présensant la même organisation, mais long de 0^m,03 à 0^m,05, de couleur grisâtre, souvent contourné, à graines moins aromatiques.

Cardamome sauvage de Cochinchine (*cardamome épineux, cardamome xanthioïde*), produit par le Cardamomum xanthioides Wall., à capsules ovoïdes, tout hérissées de poils rudes. Les semences sont souvent importées mondées du péricarpe; elles ressemblent à celles du cardamome officinal, mais elles possèdent une odeur et une saveur différentes.

Amome en grappe (*amomum racemosum*) Originaire des îles Malaises, de Cochinchine, où il est fourni par l'Amomum cardamomum L., ce produit arrive sous forme d'épis serrés formés de fruits globuleux insérés sur un axe court à l'aisselle de bractées. Ce fruit se distingue aisément, par sa forme globuleuse, du cardamome officinal; il est moins aromatique et a une saveur térébinthacée.

Parmi les nombreux cardamomes employés en Orient et spécialement en Chine, il faut citer encore le *cardamome ovoïde de Chine* (Amomum medium Lour.), le *cardamome du Népaul* (*cardamome Bengale*) fourni dans le nord de l'Inde par l'Amomum subulatum Roxb.; le *cardamome amer de Chine* (*cardamome noir* de Gaërtner, Guibourt), fruit capsulaire, ovoïde, strié de côtes saillantes longitudinales, fourni par une plante inconnue de Chine, à graines aromatiques et très amères; le *cardamome de Korarima* (A. Korarima Pereira), originaire de l'Afrique centrale et orientale, fruit de grande taille, voisin de la maniguette et fourni, comme d'autres voisins (A. Danielli Hook., A. Clusii, A. citratum Per., etc.) par des amomum peu connus, dont plusieurs espèces habitent les régions tropicales de l'Afrique. Aucun de ces fruits ne saurait d'ailleurs être confondu avec l'espèce officinale.

ZINGIBER OFFICINALE Roscoe

(Amomum zingiber L.) *Gingembre.*

PATRIE : Le gingembre est originaire des parties tropicales de l'Asie, mais il n'est pas connu actuellement à l'état spontané. Il est cultivé aux Indes, en Cochinchine, dans les îles Malaises, à la Jamaïque et sur la côte occidentale d'Afrique.

C'est une plante herbacée, à rhizome horizontal, volumineux, articulé; les tiges feuillues sont hautes de 1 mètre environ, à feuilles longues, engainantes, entières; les tiges florales plus courtes, à fleurs en épis, d'un jaune orangé.

PARTIE USITÉE : Le rhizome mondé de son écorce, **Rhizoma zingiberis Ph. B.**

CARACTÈRES : Le rhizome de gingembre est importé à l'état sec sous deux formes; entier, muni de son écorce (gingembre gris, gingembre cortiqué, gingembre d'Afrique) et mondé de cette écorce (gingembre blanc, gingembre Jamaïque, Cochin ou Bengale). Le gingembre mondé est seul officinal. Ce sont des rhizomes en fragments de volume variable, blancs ou légèrement jaunâtres, articulés, à lobes arrondis, ovoïdes, courts, déprimés. La cassure est fibreuse et en même temps farineuse, les faisceaux libéro-ligneux étant épars dans un parenchyme farineux, blanc jaunâtre, amylacé. L'odeur est forte, aromatique, particulière, la saveur brûlante, caractéristique.

Le parenchyme est rempli d'un amidon en grains ovoïdes allongés, aplatis, marqués de stries nettement visibles; d'autres cellules contiennent une oléo-résine jaunâtre.

Le gingembre blanc est souvent blanchi par l'acide sulfureux ou le chlore, ou frotté de craie; le gingembre Jamaïque notamment est plus blanc à l'intérieur qu'à l'extérieur et est recouvert d'un enduit pulvérulent de carbonate calcique. Le gingembre gris possède les caractères de forme cités plus haut, mais est recouvert d'un tissu subéreux grisâtre, portant les traces d'insertion des tiges et des racines, et manquant souvent sur les faces latérales du rhizome.

Composition : Le gingembre renferme ¹/₄ à 1 °/₀ d'une essence aromatique, non brûlante, une résine molle, âcre, le *gingerol*, auquel est due la saveur irritante, une forte proportion d'amidon, et il fournit environ 4 °/₀ de cendres.

Formes pharmaceutiques : Le gingembre s'emploie en poudre, en *teinture alcoolique*, en *tablettes;* il entre dans la *poudre aromatique*, dans la *teinture aromatique*, le *baume de Fioraventi*.

ALPINIA OFFICINARUM Hanse.

Galanga.

Patrie : Plante découverte en 1870 par le Dr Hanse dans l'île de Haïnan, dans le sud de la Chine; elle est cultivée dans l'île de Haïnan, dans la Chine méridionale, la Cochinchine, etc.

Partie usitée : Le rhizome. Ce rhizome est connu et employé depuis le moyen âge sous le nom de *galanga mineur* ou *petit galanga*, mais l'origine botanique de ce médicament était inconnue. Le rhizome de galanga n'est pas décrit dans notre pharmacopée, mais il fait partie d'une préparation officinale.

Caractères : Rhizomes rougeâtres, souvent rameux, coupés en fragments irréguliers de 0ᵐ,05 à 0ᵐ,10 sur un diamètre de 0,005 à 0,025, portant de distance en distance des anneaux membraneux blanchâtres, traces des écailles foliacées. L'odeur est aromatique; la saveur âcre, particulière.

La structure rappelle celle du gingembre; ce sont également des faisceaux à gaines fibreuses, épars dans un parenchyme très amylacé, renfermant un amidon plus gros et plus irrégulier que celui du gingembre, et de nombreuses glandes à essence.

Composition : Le galanga fournit de 0,25 à 0,50 °/₀ d'essence, un principe âcre, résinoïde, le *galangol*, de l'amidon; il fournit environ 4 °/₀ de cendres. Le *kempféride* de Brandes (1839) est un corps neutre, insipide et cristallin peu connu.

Formes pharmaceutiques : Le galanga entre seulement dans la *teinture aromatique;* on l'emploie quelquefois comme sternutatoire, sous forme de poudre.

Substitution : On substitue parfois au galanga officinal le grand galanga, *radix galangæ majoris,* fourni par une espèce voisine, l'Alpinia galanga Swartz, de Java; c'est un rhizome de même forme et de même couleur, mais beaucoup plus volumineux et moins aromatique. Il est inusité en Europe.

MARANTA ARUNDINACEA L.

(M. indica Tussac., M. ramosissima Wall.) *Arrow-root.*

Patrie : Le M. arundinacea est originaire des parties tropicales de l'Amérique centrale; une variété, le M. indica, paraît d'origine indienne, mais la plante est spécialement cultivée aux Antilles, aux îles Bermudes ainsi que sur la côte orientale d'Afrique.

Partie usitée : La fécule retirée du rhizome, **Arrow-root s. amylacus marantæ** Ph. B. Arrow-root Jamaïque, Bermudes, etc.

Préparation : On dépouille de leurs écailles externes les rhizomes volumineux de la plante, on les rape, on délaye la pulpe dans l'eau et par lévigation on en sépare la fécule; celle-ci, après lavage, est desséchée au soleil ou à une douce chaleur.

Caractères : Poudre blanche, plus ou moins grumeleuse, sans odeur ni saveur spéciales, présentant les réactions générales des fécules.

Au microscope l'arrow-root se reconnaît à ses grains ovoïdes irréguliers, portant ordinairement au niveau du noyau une fente transversale perpendiculaire au grand axe du grain. Les stries sont difficilement visibles, la potasse à 2 °/₀ n'agit que très lentement sur les grains, enfin ceux-ci ont un volume plus petit que ceux de la fécule de pomme de terre. La solution de chloral hydraté à 5 pour 2 d'eau dissout l'arrow-root comme les autres fécules en formant un liquide limpide; ce liquide bleuit par l'iode et est précipité par l'eau en excès. Ce précipité est insoluble dans l'oxyde de cuivre ammoniacal. Si l'on mêle de l'acide chlorhydrique concentré à de l'arrow-root, il ne se dégage pas d'odeur particulière; la fécule de pomme de terre donne dans les mêmes conditions une odeur de haricot frais. L'arrow-root ne doit pas donner plus de 1 °/₀ de cendres, il peut contenir de 10 à 15,5 °/₀ d'eau.

FORMES PHARMACEUTIQUES : L'arrow-root est plutôt un produit alimentaire qu'un médicament; on l'emploie en décoction souvent mêlé au lait.

SUBSTITUTIONS : *Arrow-root des Indes orientales, du Malabar ou de Travancore.* C'est la fécule produite aux Indes par le Curcuma angustifolia Roxb. Fécule en grains plus allongés que l'arrow-root, plats, ovoïdes, marqués de stries très nettement visibles.

L'arrow-root du Brésil est, comme nous l'avons vu, la fécule du manioc (Manhioc utilissima Pohl.). Parmi les produits analogues, rarement importés, on compte : la *fécule de canna* (amidon de tous les mois, de Toulema ou de Tolomane), retirée du Canna edulis Ker., espèce originaire du Pérou, cultivée aux Antilles (c'est le plus gros amidon connu, en grains ovoïdes, irréguliers, striés, environ deux fois plus gros que ceux de la fécule de pomme de terre), et l'*arrow-root de Taïti*, produit par le Tacca pinnatifida Forst (Taccacées), fécule voisine de celle du manioc.

Espèces non officinales en Belgique.

Amomum melegueta Rosc. (A. granum paradisii Afzel.). Plante des régions tropicales de l'Afrique occidentale, de la Guinée au Congo. C'est une plante herbacée, à feuilles très grandes, radicales, à fleurs solitaires, insérées directement sur le rhizome par un court pédoncule; le fruit est charnu, rouge à maturité, pyriforme, pouvant avoir jusque $0^m,10$ de longueur. Ce fruit renferme dans une pulpe blanche un grand nombre de graines. Suivant les localités, la plante est très variable quant à la taille des feuilles et du fruit et quant à la coloration des fleurs.

PARTIE USITÉE : La graine, *Graine de paradis, Maniguette, Graines* ou *Poivre de Guinée.*

CARACTÈRES : Graines anguleuses, polygonales, d'un brun rougeâtre, dures, peu odorantes, de saveur brûlante rappelant celle du poivre. Leur diamètre est de $0^m,002$ à $0^m,003$; leur surface striée, rugueuse; l'albumen blanc, farineux. Au microscope on constate sur la coupe transversale les caractères suivants : épisperme formé de trois couches : 1° des cellules épaissies, brunes, irrégulières, allongées dans le sens radial; 2° une sorte de parenchyme à cellules allongées dans le sens radial, renfermant des glandes à essence; 3° une couche de cellules brunes, très lignifiées, à cavités très petites, tout à fait identiques aux cellules analogues de la graine de cardamome. L'albumen est formé de grandes cellules longues et étroites, allongées radialement, remplies d'un amidon en grains très petits. Ces cellules caractéristiques ainsi que le tissu scléreux de la troisième couche et les grandes cellules de la première, permettent de reconnaître facilement la maniguette lorsqu'elle a été employée pour falsifier les poivres.

Composition : La maniguette renferme une très faible proportion d'essence, une résine âcre, irritante, le *paradol* (Maisch), de l'amidon, du tannin, etc., et fournit de 2 à 3 °/₀ de cendres.

La maniguette est aujourd'hui inusitée en médecine; elle sert à falsifier le poivre et, dit-on, à rendre plus fortes, plus âcres les boissons alcooliques.

FAMILLE DES IRIDÉES.

Les Iridées sont des plantes vivaces, herbacées, à rhizomes tubéreux ou bulbeux, rarement fibreux; les feuilles sont ensiformes ou linéaires, les fleurs très grandes, souvent élégantes; le fruit capsulaire.

On connaît environ 600 Iridées, répandues dans toutes les contrées chaudes et tempérées, plus abondantes dans la zone méditerranéenne et l'Afrique centrale, plus rares en Amérique.

Les Iridées n'ont pas, au point de vue médical, une grande importance; les parties souterraines sont souvent irritantes, purgatives ou émétiques, rarement toxiques, parfois aromatiques; ces propriétés sont fortement atténuées par la dessiccation. Le stigmate d'une seule espèce jouit de propriétés aromatiques particulières (safran).

Espèces officinales en Belgique.

IRIS FLORENTINA L.

Iris de Florence.

PATRIE : Originaire très probablement de la péninsule des Balkans et de l'Asie occidentale, cette espèce est aujourd'hui abondamment cultivée et naturalisée dans le nord de l'Italie (Toscane, environs de Florence et de Vérone) et dans plusieurs parties du bassin de la Méditerranée (France, Algérie, Maroc, Tunisie, etc.), rarement cultivée en Belgique.

CARACTÈRES : Rhizome noueux, horizontal, rameux, cylindrique ou légèrement déprimé, s'étendant à la surface du sol; feuilles de 0ᵐ,30 à 0ᵐ,40, d'un vert pâle, ensiformes, rigides; hampe florale dressée, atteignant une fois et demie la longueur des feuilles, se divisant en deux ou trois branches; fleurs terminales, entourées à la base de bractées vertes, périanthe large à 6 divisions blanches dont les trois plus grandes et inférieures sont rabattues et portent une crête d'un jaune d'or, papilleuse; le fruit est une capsule triloculaire, renfermant des graines nombreuses, comprimées.

IRIS GERMANICA L.

(Iris violacea Savi, Iris vulgaris Pohl.) *Iris commun.*

PATRIE : Originaire de l'Europe centrale et méridionale, très fréquemment cultivé sous différentes variétés en Belgique comme plante d'ornement et en Toscane au même titre que l'espèce précédente. Elle est également répandue dans l'Afrique septentrionale (Maroc, Algérie, etc.).

CARACTÈRES : Plante voisine de la précédente, présentant la même organisation générale, mais plus robuste et de culture plus facile. La fleur est dans l'espèce-type d'un violet foncé, parfois mauve ou jaune et même blanche, les bractées sont blanches, membraneuses, les fleurs inodores.

IRIS PALLIDA Lamk.

(Iris glauca Salisb., I. odoratissima Jacq., I. pallide-cœrulea Jaq.)
Iris bleu.

PATRIE : Cette espèce croît à l'état spontané en Orient, jusque dans l'Istrie; elle est, comme les deux autres, fréquemment cultivée en Toscane.

CARACTÈRES : Plante voisine de l'I. germanica, caractérisée par ses fleurs bleues, odorantes, portées à la base de bractées brunes, scarieuses, sur des hampes florales atteignant deux fois la longueur des feuilles.

PARTIE USITÉE : Ces trois espèces fournissent indistinctement le rhizome d'iris du commerce, **Rhizoma iridis florentinæ** Ph. B. Iris de Florence, iris de Vérone. Après la récolte, faite au mois d'août, on décortique les rhizomes, et on les sèche au soleil.

CARACTÈRES : Rhizomes en fragments de volume variable, longs de 0^m,05 à 0^m,10, blanc jaunâtre, aplatis, portant souvent à la face inférieure des cicatrices rondes et petites (insertion des racines), consistance dure, cassure grenue, odeur assez forte rappelant celle de la violette, saveur particulière, faiblement amère et âcre. On distingue dans le commerce l'iris de Florence et l'iris de Vérone fourni surtout par l'I. germanica, et de qualité inférieure. Il faut choisir l'iris bien odorant, dur, compact, non piqué.

La structure de ce rhizome est normale, mais les cellules du parenchyme renferment souvent de gros cristaux prismatiques d'oxalate calcique; l'amidon est très abondant, en grains assez gros, ovoïdes. A part l'odeur peut-être moins prononcée dans l'I. germanica, il n'existe aucun moyen pratique de distinguer l'un de l'autre les rhizomes des trois espèces.

On importe rarement de l'Inde ou d'Afrique un iris souvent non mondé et généralement peu estimé. On l'attribue à l'I. Germanica.

COMPOSITION : L'iris renferme une très faible proportion (environ 0,10 °/₀) d'une essence solide que l'on peut obtenir en distillant la racine dans un courant de vapeur surchauffée; c'est

un mélange d'acide myristique et d'une faible proportion d'une
essence. Le *camphre d'iris*, comme on l'appelle quelquefois,
est d'un blanc jaunâtre, d'une odeur forte, agréable surtout
lorsqu'elle est diluée. L'iris contient en outre des matières grasses
et résineuses, un principe amer, une forte proportion d'amidon.

FORMES PHARMACEUTIQUES : L'iris, très employé en parfumerie,
est peu usité en pharmacie ; sa poudre fait partie de la *poudre
sternutatoire;* tourné, il sert à faire des pois à cautères, ou des
hochets pour la dentition. On l'employait autrefois en poudre et
en tablettes comme expectorant ; il entre également dans certaines
poudres dentifrices.

CROCUS SATIVUS L.

(C. officinalis Pers., var. α Hudson., C. Orsinii Parl.). *Safran.*

PATRIE : Le safran semble être originaire de Grèce et d'Asie
Mineure, mais sa culture est extrêmement ancienne dans tout
l'Orient, l'Inde, la Perse, et il est assez difficile de déterminer
exactement, parmi les diverses variétés spontanées ou subspontanées aujourd'hui en Orient, l'origine exacte de la forme cultivée.
La plante est cultivée aujourd'hui surtout en France (Gatinais,
département du Loiret, introduit à l'époque des croisades), en
Espagne (Aragon, Murcie, Manche, culture très ancienne, Xe siècle
probablement), en quantité très faible en Italie ; en Angleterre,
la culture, jadis importante, a disparu ; elle est également en diminution en France. En Orient, en Perse, dans l'Inde, le safran est
cultivé, mais on l'importe rarement en Europe.

CARACTÈRES : Bulbe plein, globulaire, déprimé, d'environ
0^m,03 d'épaisseur, donnant naissance à l'aisselle des gaines foliacées à un ou à plusieurs cayeux et au sommet à une touffe (6 à 9)
de feuilles étroites, linéaires, concaves et blanches à la face inférieure, longues de 0^m,10 à 0^m,20, engainées à la base par des
bractées scarieuses, blanchâtres (feuilles modifiées) ; fleurs solitaires ou géminées, terminales ; ovaire infère, triloculaire ; tube
de la corolle très long, périanthe violet-pourpre à 6 divisions,
étamines 3, style très long (0^m,08 à 0^m,10), jaune pâle, terminé
par un stigmate trifide, rouge. La plante fleurit en automne
(septembre, octobre).

Partie usitée : Le stigmate et le sommet du style, **Crocus** Ph. B. Safran.

Récolte : A la floraison de la plante on arrache le style et on le fait sécher rapidement au-dessus d'un feu doux. Il faut 7,000 à 8,000 fleurs pour fournir 100 grammes de safran (Dumesnil).

Caractères : Le style du safran se termine au tiers supérieur de sa longueur par trois stigmates pédicellés, rouge-orangé foncé, en forme de cornets allongés, dentés au sommet et fendus vers la face interne. La longueur totale est d'environ $0^m,05$ et celle des stigmates (pédicelles et cornets) de $0^m,015$ à $0^m,03$. Les cornets sont vides, à surface lisse, portant quelques grains de pollen; ils sont, au sommet, irrégulièrement dentés et munis de poils courts à extrémité arrondie.

Le safran est ordinairement souple par suite de la présence d'une certaine quantité d'eau qu'il contient normalement; cette quantité ne doit pas dépasser 10 %; desséché, il devient cassant, mais par exposition à l'air il reprend une proportion d'eau variant avec l'état d'humidité de l'air ambiant. Pressé entre des feuilles de papier blanc non collé, il ne les tache pas, à moins qu'il ait été mouillé, enduit de miel, de glycérine ou d'huile grasse. Par l'action prolongée de la lumière il se décolore partiellement et devient d'un brun fauve.

L'odeur est forte, particulière, très diffusible; la saveur aromatique, légèrement amère.

On distingue dans le commerce le *safran Gatinais*, très estimé; le *safran d'Angoulême*, moins coloré; enfin le *safran d'Espagne*, souvent falsifié.

Caractères microscopiques : Tissu des stigmates formé de cellules allongées, à parois minces, souvent engrénées par des dentelures latérales; ces cellules renferment des masses granuleuses jaune foncé et plus rarement des gouttes d'huile. Le parenchyme est parcouru par des faisceaux réguliers, renfermant surtout des vaisseaux spiraux très fins. La matière jaune-orangé qui imprègne les tissus passe au bleu-violet foncé par l'acide sulfurique concentré.

Par la pulvérisation, les tissus du safran se brisent le plus

souvent en fragments rectangulaires portant au centre un faisceau
libéro-ligneux; le pollen est assez abondant et se retrouve aisément dans les préparations. L'eau iodée ne modifie pas sensiblement la couleur des préparations (absence d'amidon).

COMPOSITION : 1° Matière colorante orangée, très diffusible :
la *crocine* (Rochleder, 1858) ou polychroïte (Weiss, 1867). La crocine est un glucoside susceptible de se dédoubler, sous l'influence
des acides minéraux dilués et bouillants, en glucose, *crocétine* et
en une faible proportion d'essence. La crocétine formée, insoluble
dans l'eau, se dépose en flocons rouges volumineux.

2° Environ 1 % d'une essence probablement identique à celle
qui résulte du dédoublement de la crocine.

3° Un sucre du groupe des glucoses, réduisant la liqueur de
Fehling.

. 4° Une matière grasse et des matières résineuses solubles dans
l'éther (l'extrait éthéré du safran pur s'obtient dans la proportion
de 4,6 à 6,2 %). L'éther ne dissout pas la crocine; de même le
sulfure de carbone et l'éther de pétrole.

. 5° Des matières minérales donnant 5 à 7,20 % de cendres. Le
résidu, insoluble dans l'acide chlorhydrique, s'élève de 0,50
à 0,90 % du poids de safran incinéré. Ces cendres sont jaunâtres (fer) et renferment 1,2 à 1,5 % d'acide phosphorique.

FORMES PHARMACEUTIQUES : Le safran s'emploie en poudre, en
teinture, en *sirop;* il fait partie d'un grand nombre de préparations : *esprit pour élixir de Garus*, les *pilules de Morton*, les
pilules de Rufus, les *pilules de cynoglosse*, les *pilules de Fuller*,
la *teinture d'aloès composée*, *d'aloès et de myrrhe*, *d'Huxham*,
l'*emplâtre oxycroceum*, le *laudanum de Sydenham*, etc.

FALSIFICATIONS : A cause de son prix élevé, le safran est souvent
falsifié dans le commerce; ces falsifications consistent dans l'addition de fleurs ou de débris de fleurs étrangères (fleurons de
cartbame, ligules de souci, safran du Cap — corolles du Lyperia
crocea Ecklon, des Scrophularinées —), plus fréquemment par
l'addition de matières minérales colorées en jaune et fixées sur
les filaments (sulfate de baryte, craie, etc.). On a signalé également l'addition d'oxalate et de sulfate ammonique, de miel, de

44

glycérine; enfin le safran peut avoir été épuisé partiellement. Pour reconnaître la pureté de ce produit, il faut disposer sur un fond noir un verre de montre plein d'eau tiède et y laisser tomber quelques filaments de safran. Si celui-ci est pur, l'eau se colore en jaune mais reste limpide; s'il y a des sels minéraux insolubles, ils se déposent sous forme d'une poudre bien visible. On examine en même temps la structure du stigmate, aucune autre substance végétale ne présentant la même organisation.

Sur une autre partie on dose l'eau par dessiccation jusqu'à poids constant (limite : 15 %), puis les cendres (limite : 8 %). L'ammoniaque peut se retrouver et se doser aisément en distillant une faible portion de safran (0^{gr},10 par exemple) avec de l'eau et un peu de carbonate sodique. On dose colorimétriquement l'ammoniaque dans le produit distillé comme dans l'analyse de l'eau. Le safran pur ne fournit pas d'ammoniaque dans ces conditions. On peut apprécier la qualité mais non la pureté du safran par l'intensité de sa matière colorante en la comparant à un liquide-type obtenu en dissolvant dans l'eau un poids donné de bichromate potassique (Barnard S. Proctor Ph. journ., 1889). On peut également doser la crocétine formée en faisant bouillir l'infusion de safran avec de l'acide chlorhydrique. Le safran pur, de bonne qualité, non décoloré par la lumière donne dans ces conditions 5 à 6 % de crocétine sèche.

L'infusion aqueuse du safran n'est pas précipitée par les réactifs des alcaloïdes; sa couleur n'est pas modifiée par l'iode ni par le perchlorure de fer, ni par le nitrate d'argent, ni par les alcalis, ni par les acides. La teinture éthérée doit être très peu colorée, la crocine étant insoluble dans l'éther.

Espèces non officinales en Belgique.

Iris versicolor L. *Blue Flag.* Plante américaine, voisine des espèces européennes et dont on a récemment introduit en Europe le rhizome annelé, articulé, d'un gris brunâtre, possédant une saveur âcre, désagréable.

Ce médicament, rarement employé d'ailleurs, doit à une résine âcre ses propriétés émétiques et purgatives, se rapprochant de celles de notre Iris pseudo-acorus L., *Iris jaune* ou *glaïeul des marais,* actuellement inusité.

DISTRIBUTION GÉOGRAPHIQUE DES LILIACÉES OFFICINALES.

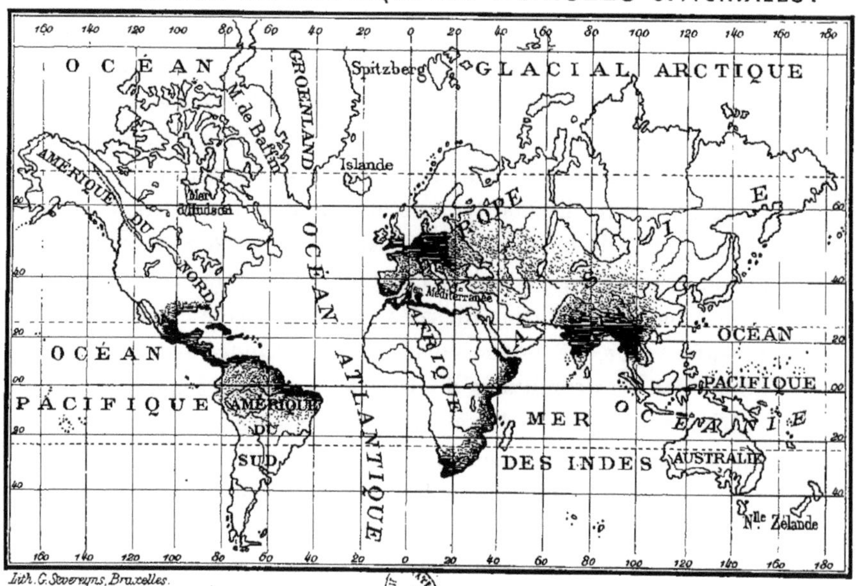

Lith. G. Severeyns, Bruxelles.

FAMILLE DES LILIACÉES.

La famille des Liliacées, telle qu'elle est constituée aujourd'hui, comprend environ 2,100 plantes appartenant à différentes tribus que l'on considérait comme des familles distinctes (Smilacées, Asparaginées, Colchicacées, Vératrées, etc.). Ce sont, en général, des plantes herbacées, vivaces, assez fréquemment bulbeuses, plus rarement des plantes grimpantes, des arbrisseaux, des arbres de port très variable, à fleurs souvent élégantes. Les Liliacées ont une aire de dispersion très vaste et se trouvent à peu près dans toutes les régions du globe. Elles sont plus abondantes dans les climats chauds extra-tropicaux que dans la zone tropicale même, plus rares dans les régions froides, alpines ou marécageuses. Un assez grand nombre d'espèces, parmi lesquelles trois ou quatre plantes officinales, sont indigènes en Belgique.

Il est assez difficile de résumer la composition et les propriétés générales des Liliacées; il faut à cet effet les diviser en tribus; ainsi les *Smilacées* paraissent devoir leurs propriétés dépuratives à des corps voisins de la saponine (parilline); les *Convallariées*, à des glucosides actifs agissant sur le cœur (convallamarine); les *Asparaginées* sont diurétiques, mais leur composition est peu connue; les *Aloïnées* contiennent souvent des résines amères et purgatives (aloès); les *Scillées*, les *Colchicées*, les *Vératrées* sont en général des plantes dangereuses, renfermant des principes neutres (scillipicrine, scillitoxine) ou des alcaloïdes (colchicine, vératrine, jervine, etc.); les *Alliées* renferment des essences sulfurées aromatiques et sont souvent cultivées comme plantes potagères (Allium cepa L., oignon; Allium sativum L., ail; A. Ascalonicum L., échalotte; A. schœnoprasum L., ciboulette; A. fistulosum L., ciboule, etc.).

Espèces officinales en Belgique.

SMILAX MEDICA Schlect et Chamiss. (1).

Salsepareille.

PATRIE : Le S. medica est originaire des terres basses et chaudes du Mexique, d'où ses racines sont expédiées en Europe, particulièrement par la Vera-Cruz.

Les Smilax sont en général des plantes à tiges sarmenteuses, plus ou moins ligneuses, noueuses, épineuses, à feuilles souvent hastées, à fleurs dioïques, à fruits bacciformes. Leurs parties souterraines sont ordinairement constituées par un rhizome court, écailleux, d'où partent des racines longues, grêles, plus ou moins garnies de radicelles, de couleur et de grosseur variables, constituant la partie utile de la plante.

PARTIE USITÉE : La racine, **Radix sarsaparillæ** Ph. B. Salsepareille Vera-Cruz, salsepareille du Mexique, salsepareille Honduras du commerce français, salsepareille Tampico.

CARACTÈRES : Cette racine arrive sous forme de bottes irrégulières portant au sommet les rhizomes et les bases des tiges, ligneuses, de la grosseur du doigt environ, peu épineuses; les racines sont longues de 1 mètre à 1^m,65, irrégulièrement repliées, d'un gris jaunâtre, portant peu de radicelles. Odeur faible à froid, devenant caractéristique à l'ébullition; saveur particulière, âcre, légèrement amère. La cassure est fibreuse, blanche vers le centre, brunâtre ou rougeâtre vers la périphérie. ..

CARACTÈRES MICROSCOPIQUES : Les racines de salsepareille présentent la structure normale des racines monocotylédonées (voir la pl. II). Elles sont constituées : 1° par une couche externe de cellules épaissies (Steinzellen), souvent munies de poils; 2° par un parenchyme cortical d'épaisseur variable, amylacé, contenant

---

(1) Le S. sarsaparilla L., indiqué par la Pharmacopée (17e tableau) comme source de la salsepareille, est une espèce complexe et peu connue de l'Amérique du Nord (Virginie) qui avait été indiquée par Linné, mais qui n'a jamais fourni de produit commercial.

souvent des raphides d'oxalate calcique ; 3° par une couche protectrice (Kernscheide) formée d'une seule rangée de cellules à parois diversement lignifiées, colorées ; 4° par des faisceaux ligneux munis de fibres et de larges vaisseaux, appuyés extérieurement sur la couche protectrice et alternes avec des faisceaux libériens. Ces derniers, formés de tissu cribreux, restent petits et finissent par être complètement entourés par le développement des faisceaux ligneux ; 5° par une moelle centrale de diamètre variable, également amylacée. Assez souvent l'amidon est plus ou moins amorphe, transformé en empoix (salsepareilles non farineuses).

Les éléments résistants de la racine étant tous allongés longitudinalement, la salsepareille se fend aisément dans le sens de la longueur.

Dans la salsepareille Vera-Cruz, le parenchyme cortical est environ deux fois plus large que la partie incluse dans la couche protectrice ; celle-ci est formée d'une rangée de cellules brunâtres, à cavité centrale ; le bois présente à peu près le même volume que la moelle ; l'amidon est ordinairement amorphe.

La salsepareille du Mexique est à peu près la seule que l'on trouve en Belgique ; elle est fréquemment vendue sous le nom de salsepareille Honduras. Son prix est peu élevé.

Composition : La salsepareille renferme un corps très voisin de la saponine, la *parilline* (Pallotta, 1824 ; acide parillique, Batka ; smilacine, salseparine, Thubeuf), glucoside cristallin se dédoublant par les acides dilués bouillants en glucose et en *parigénine* ; elle contient en outre des traces d'essence, de l'amidon, de la résine, des matières colorantes et extractives peu connues.

Formes pharmaceutiques : La salsepareille s'emploie comme dépuratif sous forme de *décoction* (10 °/₀), de *sirop composé*, d'*extrait alcoolique* ; elle entre dans les *espèces sudorifiques*, la *décoction sudorifique*, la *décoction de Feltz*, la *décoction de Zittman*. Pour l'usage, on fend ordinairement la salsepareille dans le sens de la longueur, puis on la coupe en fragments de 0ᵐ,02 à 0ᵐ,03.

Autres sortes de salsepareille : **Smilax officinalis** H. B. et K. Plante voisine de la précédente, croissant dans l'isthme de Panama et sur les côtes voisines ; la racine récoltée dans ces régions est expédiée d'abord à la Jamaïque, d'où elle vient en Europe sous le nom de *salsepareille de la Jamaïque, salsepareille rouge, salsepareille barbue;* **Sarsæ radix** Ph. Brit. Salsepareille officinale anglaise.

Caractères : Cette salsepareille arrive privée du rhizome et formant une botte assez serrée, d'environ 0^m,50 de longueur. Les racines sont souvent munies de radicelles nombreuses, elles présentent une teinte ocracée-rouge caractéristique. Ces racines sont plus résistantes et moins ridées par la dessiccation que celles de l'espèce précédente. Les cellules de la couche protectrice sont irrégulièrement triangulaires, épaissies surtout latéralement et intérieurement; les faisceaux ligneux plus développés, la moelle centrale plus petite que dans l'espèce précédente, le parenchyme cortical également moins large.

Cette salsepareille paraît plus riche en principes extractifs que celle de la Vera-Cruz; elle donne des préparations plus colorées. Sa valeur dans les prix courants de droguerie est environ quatre fois plus élevée.

Salsepareille Honduras. Origine botanique indéterminée; cette racine se trouve rarement dans le commerce en Belgique. C'est la salsepareille officinale en Allemagne. Elle arrive en bottes cylindriques très serrées, de 0^m,70 à 0^m,80 sur 0^m,08 à 0^m,10 de diamètre, formées de racines sans rhizomes; ces racines sont peu déformées par la dessiccation, d'un brun grisâtre, un peu rosé vers l'intérieur, striées, très amylacées. Elle arrive du Honduras anglais, généralement par le port de Bélise (Guatemala). Les trois zones de la racine sont sensiblement égales entre elles; les faisceaux ligneux très développés; le parenchyme cortical et la moelle sont remplis d'amidon en grains distincts, souvent accolés trois à trois; la couche protectrice est formée de cellules médiocrement épaissies.

Il faut, dit la Pharmacopée Germanique, la choisir de 0^m,70 de longueur au moins et de 0^m,004 d'épaisseur.

Salsepareille Guatemala. Cette salsepareille se trouve parfois dans le commerce; elle arrive des régions voisines de celles qui produisent l'espèce précédente, mais elle a évidemment une autre origine botanique. Elle se présente sous forme de bottes volumineuses, peu serrées, formées de racines très grosses, fortement ridées, à écorce fragile et souvent altérées, présentant une teinte noirâtre due surtout à la terre qui les recouvre; lorsqu'elle elle lavée, elle présente une coloration rougeâtre, parfois orangée.

Salsepareille Para (salsepareille Brésil ou de Lisbonne). Cette salsepareille est aujourd'hui très rare sur les marchés européens; elle arrive en gros rouleaux cylindriques, formés de racines brunes coupées de longueur égale (environ 1 mètre), très amylacées, à moelle centrale épaisse, séparée par un mince anneau ligneux du parenchyme cortical, également très large. L'amidon est en grains distincts, volumineux; la couche protectrice formée de cellules très grandes, à lumière allongée dans le sens radial.

Les autres salsepareilles (Costa-Rica, Guayaquil, etc.) sont sans importance et ne se trouvent guère dans le commerce en Belgique.

Fausses salsepareilles. On a, dit-on, substitué parfois à la salsepareille les racines suivantes :

Salsepareille des Indes orientales. Racine de l'Hemidenum indicus (Asclépiadées) que nous avons déjà étudiée (v. p. 462).

Salsepareille d'Allemagne. C'est le rhizome du Carex arenaria L. (Cypéracées); rhizomes très longs, traçants, munis de gaines membraneuses distinctes, possédant une saveur désagréable et amère. La présence des gaines suffit pour caractériser ce rhizome et le distinguer des racines qui fournissent la salsepareille.

SMILAX CHINA L.
(Smilax ferox Wall.) *Squine.*

Patrie : La squine est originaire du Japon, de la Chine, de l'Inde orientale et septentrionale. C'est une plante ligneuse, sarmenteuse, munie d'aiguillons courts, présentant les caractères généraux exposés plus haut. Le S. glabra Roxb. et le S. lanceæfolia Roxb., des mêmes régions, fournissent des produits analogues.

Partie usitée : Les tubercules radicaux, **Radix squinæ** Ph. B.
Racine de squine.

Caractères : Les racines de la squine sont des racines fibreuses,
brunes, assez analogues comme structure à celles des salsepareilles, mais s'en distinguant en ce que, de distance en distance,
elles se renflent en gros tubercules noueux, irrégulièrement
mamelonnés, plus ou moins déprimés, longs de 0^m,10 à 0^m,15,
recouverts d'une écorce lisse, luisante ou légèrement ridée, brunâtre, formés d'un parenchyme plus ou moins farineux, d'un brun
pâle, dense, serré, à cassure grenue.

Ce parenchyme est très amylacé, renfermant de gros grains de
fécule, sphériques, parfois accolés irrégulièrement; il est parcouru par des faisceaux ligneux à gaine scléreuse. Certaines cellules contiennent des raphides d'oxalate de chaux.

Les tubercules de squine pèsent de 100 à 250 grammes; souvent ils portent encore la racine grêle qui leur a donné naissance
et qui parfois unit encore deux tubercules voisins. La saveur est
peu sensible; l'odeur nulle.

Composition : La squine ne semble renfermer aucun principe
actif, peut-être des traces de parilline; elle est très amylacée.
Rien, en tout cas, ne justifie les propriétés merveilleuses qu'on
lui attribuait jadis. A Java, on la considère comme un spécifique
du cancer.

Formes pharmaceutiques : Aujourd'hui presque inusitée, la
squine fait partie des *espèces sudorifiques*.

RUSCUS ACULEATUS L.
Petit houx, Fragon épineux.

Patrie : Plante de l'Europe centrale, commune dans les bois,
en France, en Allemagne, très rare, probablement non indigène
en Belgique.

Caractères : Arbrisseau toujours vert; tiges dressées, rameuses,
de 0^m,60 à 0^m,80, striées; les dernières divisions des rameaux sont
aplaties en forme de feuilles entières, ovales, coriaces, terminées

par un petit aiguillon (cladode). A la base est une petite feuille
caduque peu visible; les fleurs sont dioïques, verdâtres, petites,
insérées à la partie moyenne de la face supérieure des cladodes,
à l'aisselle d'une petite bractée. Le fruit est une baie rouge.

Partie usitée : Le rhizome et les racines. Ces organes ne sont
pas décrits dans la Pharmacopée, mais ils font partie d'une préparation officinale.

Caractères : Rhizome noueux, de la grosseur du petit doigt
environ, d'un blanc jaunâtre, portant sur la face supérieure des
écailles et des cicatrices, sur la face inférieure des racines nombreuses, grêles, droites. La saveur est particulière, douceâtre et
amère, l'odeur est faiblement aromatique.

Composition : Peu connue; le rhizome renferme des traces
d'essence et de résine.

Formes pharmaceutiques : Très peu employé comme diurétique, le petit houx n'est usité aujourd'hui que dans la préparation du *sirop de fenouil composé.*

ASPARAGUS OFFICINALIS L.
(A. sativus Mill., A. maritimus Mill., A. prostratus Dumort). *Asperge.*

Patrie : Plante indigène, rare à l'état spontané sur nos côtes,
assez répandue dans l'Europe, les régions tempérées de l'Asie
occidentale. L'asperge est cultivée comme plante potagère
depuis les temps les plus reculés; en la plantant profondément
ou en la recouvrant d'un petit monticule de terre, on force les
jets à s'allonger tout en restant blancs et tendres, et ils fournissent
ainsi un légume estimé.

Caractères : Plante formée d'un rhizome vivace, court, noueux,
écailleux, muni de racines longues et grêles, émettant chaque
année, au printemps, des tiges dressées (parfois plus ou moins
couchées), hautes de 1 mètre environ, très rameuses, dont les
dernières divisions, très fines, d'un beau vert, simulent des
feuilles; celles-ci sont peu visibles, en forme d'écaille; les fleurs
sont dioïques; le fruit rouge, bacciforme.

Parties usitées : 1° La racine, **Radix asparagi** Ph. B., 2° les jeunes pousses. Ces dernières, plutôt comestibles qu'officinales, servent seulement à la préparation du sirop d'asperges.

Caractères : Racines droites ou ondulées, non ramifiées, brun grisâtre, longues de 0^m,60 à 1 mètre, très ridées et déformées par la dessiccation; odeur nulle; saveur douceâtre, légèrement amère. Il existe dans le parenchyme cortical de nombreuses lacunes dont la présence explique le peu de consistance de la racine.

Composition : Peu connue, renferme de petites quantités d'une résine; les jeunes pousses contiennent de l'asparagine, des matières albuminoïdes, différents sels.

Formes pharmaceutiques : On attribue à ces racines des qualités diurétiques; elles font partie du *sirop de fenouil composé* (sirop des cinq racines) et sont rarement prescrites en infusion.

CONVALLARIA MAJALIS L.

Muguet de mai, Muguet des bois.

Patrie : Plante indigène, commune dans les bois, répandue dans toutes les régions tempérées de l'hémisphère nord.

Caractères : Plante herbacée, vivace; rhizome traçant, oblique; feuilles annuelles disposées par deux, ovales lancéolées, engaînantes; hampe florale dressée, haute de 0^m,10 à 0^m,15, nue, portant 6 à 12 fleurs blanches, très odorantes, hermaphrodites; périanthe campanulé-urcéolé, à 6 divisions courtes, réfléchies; étamines 6; stigmate trigone; fruit bacciforme, rouge à maturité.

Partie usitée : L'herbe fleurie, **Herba convallariæ** Ph. B., plus rarement les racines (Cod. Franç.).
Cette herbe se reconnaît aisément aux caractères cités plus haut; elle s'emploie à l'état sec et à l'état frais (Cod. Franç.).

Composition : Le muguet doit ses propriétés à deux glucosides : la *convallarine* (Walz, 1858), très peu soluble dans l'eau mais faisant mousser ce liquide, purgative, sans action sur le cœur, et la *convallamarine,* soluble dans l'eau, l'alcool, insoluble dans l'éther, le chloroforme, possédant une saveur amère particulière, exerçant sur le cœur une action spéciale.

Formes pharmaceutiques : Le muguet s'emploie sous forme d'*extrait* repris par l'eau afin de ne conserver que la convalla- marine. Le Codex Français prescrit en outre l'extrait avec le suc fait avec l'herbe fraîche, plus ⅕ de feuilles et de racines fraîches et également repris par l'eau. La poudre des fleurs est un sternutatoire assez énergique. L'extrait s'emploie à la dose de 1 à 2 grammes.

ALOE SPICATA L. fils.
Aloès du Cap.

Patrie : L'Aloe spicata, ainsi que plusieurs espèces voisines, croît à l'état spontané dans la plus grande partie de l'Afrique australe (colonie du Cap, le Namaqua-land, le pays des Basutos, le Natal).

Caractères : D'une façon générale, les Aloe sont des plantes à tronc court, terminé par un bouquet de feuilles plus ou moins munies d'aiguillons, d'où part une hampe florale dressée, portant des fleurs en épis, à corolle tubuleuse à 6 divisions et à 6 étamines. Il faut se garder de confondre ces plantes avec les plantes acaules, de grande taille, à feuilles toutes radicales, que l'on appelle vulgairement aloès et qui sont des agaves (Amaryllidées) d'origine américaine. Les agaves fleurissent rarement et développent alors une tige florale dressée, très haute et divisée; on utilise au Mexique le suc sucré qui s'écoule d'incisions faites à la tige florale pour en faire une boisson fermentée (pulque).

Dans la plupart des Aloe existent à la partie moyenne du tissu des feuilles, vers la zone externe de chaque faisceau libéro-ligneux, quelques grandes cellules autour desquelles sont disposées en arc des cellules sécrétantes remplies d'un suc gommo-résineux jaune brun. Ces cellules sécrétantes sont disposées en files longitudinales formant des espèces de vaisseaux fermés.

L'Aloe spicata a les fleurs vert jaune pourprées au sommet; le tronc a environ 1 mètre à 1ᵐ,20 de longueur, la hampe florale

0ᵐ,60 à 0ᵐ,70. Différentes espèces voisines (Aloe ferox Mill.,
A. Commelini W., A. africana Mill., etc.) concourent à la
production de l'aloès du Cap. Ces espèces forment souvent entre
elles des hybrides.

PARTIE USITÉE : Le suc retiré des feuilles, **Aloe** Ph. B. Aloès
du Cap. L'aloès du cap est la sorte officinale en Belgique; c'est
celui que l'on doit employer à moins d'indications contraires.

PRÉPARATION : On dispose les feuilles fraîches, la surface de
section en bas, dans une cavité creusée dans le sol et doublée
d'une peau de mouton; on renouvelle les feuilles jusqu'à ce que
la peau renferme une quantité suffisante de suc; on l'enlève alors
et on verse le suc dans une chaudière où on l'évapore jusqu'à ce
que, refroidi, il devienne cassant. On l'expédie dans des caisses.

CARACTÈRES : Masses résineuses, amorphes, vitreuses, transparentes et rouges en lames minces, d'un brun noir, possédant un
reflet verdâtre particulier, parfois assez molles pour prendre la
forme des vases qui les contiennent; odeur forte, particulière,
désagréable; saveur amère, caractéristique, nauséeuse. La poudre
est d'un jaune pâle, légèrement verdâtre. Trituré avec peu d'eau,
l'aloès du Cap semble s'émulsionner; mais si l'on ajoute de l'eau, il
se sépare des flocons résineux abondants et le liquide reste limpide et d'un jaune pâle. Cet aloès se dissout entièrement dans
l'alcool, de même dans les solutions alcalines, caustiques ou carbonatées, même étendues; il est insoluble dans le chloroforme,
l'éther de pétrole, le sulfure de carbone.

COMPOSITION : Peu connue. L'aloès du Cap ne renferme pas
d'aloïne; il contient différentes résines, des traces d'essence; sa
solution alcoolique, comme celle des autres variétés, est colorée
par le chlorure ferrique en noir verdâtre. Il ne contient aucun
principe cristallin visible au microscope.

FORMES PHARMACEUTIQUES : L'aloès s'emploie surtout sous forme
de pilules, souvent uni au savon (*pilules d'aloès*), *pilules aloétiques à l'ellébore, pilules d'Anderson, pilules ante-cibum,
pilules de Franck, pilules de Fuller, pilules de Rufus, bols purgatifs* (pour l'usage vétérinaire); on emploie la *teinture d'aloès*, la
teinture d'aloès composée, la *teinture d'aloès et de myrrhe,* l'*élixir*

de Stoughton, la *teinture d'aloès vétérinaire* dans laquelle entre l'aloès *liquide* (aloès dissous dans le carbonate sodique et l'ammoniaque), la *teinture de benjoin composée ;* on prépare également un *extrait aqueux d'aloès.*

AUTRES SORTES D'ALOÈS : **Aloès socotrin** (Aloès succotrin, Zanzibar ou Bombay). Produit dans l'île de Socotora par l'Aloe Perryi Baker, et sur la côte orientale d'Afrique par l'A. socotrina Lamk. Le mode de récolte de cette variété très estimée est actuellement inconnu. D'après certains auteurs, le suc serait concentré par simple exposition au soleil.

CARACTÈRES : Cet aloès arrive dans des outres de cuir enfermées dans des caisses, ou dans des caisses doublées d'étain ; il se présente en masses résineuses, de consistance variable, tantôt translucides en lames minces, tantôt opaques ; cassure conchoïdale ; odeur aromatique, agréable, particulière, rappelant celle de la myrrhe ; saveur très amère ; la poudre est de couleur orangée, sans reflet verdâtre. Les variétés opaques sont souvent confondues avec d'autres espèces moins estimées, sous le nom d'*aloès hépatique.*

COMPOSITION : L'aloès socotrin, examiné au microscope en poudre grossière humectée d'alcool, présente de nombreux cristaux aiguillés ; ce principe est la variété d'aloïne désignée sous le nom de *socaloïne ;* ce sont des cristaux aciculaires, jaunes, peu solubles dans l'eau (1 pour 90), plus solubles dans l'alcool dilué (1 pour 30), dans l'éther acétique (1 pour 9), fusibles entre 118° et 120° (Tilden, Flückiger, Rochleder, etc.). La socaloïne n'est pas sensiblement colorée à froid par l'acide nitrique. L'aloès socotrin renferme en outre, comme l'aloès du Cap, des résines et des traces d'essence. L'aloès socotrin vrai est très rare dans le commerce belge et d'un prix élevé ; on vend souvent sous ce nom l'aloès du Cap.

Aloès Barbades. L'Aloe vulgaris Lamk. (A. barbadensis Mill., A. indica Royle, A. littoralis Kœnig, A. perfoliata Ait.) est une espèce à aire de dispersion très étendue, mais qui semble originaire surtout de l'Afrique septentrionale, des îles Canaries ; elle existe à l'état spontané ou à l'état d'introduction en Espagne, aux Antilles, aux Indes orientales. Elle est l'objet de cultures importantes à la Barbade (Antilles), d'où l'aloès est importé en grandes quantités.

RÉCOLTE : Les feuilles sont coupées et disposées la surface de section en bas, dans des auges en bois; le suc s'amasse dans le fond de l'auge d'où il s'écoule dans des vases; on vide ces derniers dans des chaudières où se fait l'évaporation; lorsque le suc a une consistance convenable, on le coule dans de grandes gourdes dont on ferme ensuite l'ouverture en y collant un morceau de toile; plus rarement cet aloès arrive dans des caisses.

CARACTÈRES : Masses résineuses d'un brun rougeâtre, parfois presque noir, opaques ou à peine translucides en lames minces; odeur forte, caractéristique, un peu iodée; saveur très amère; la poudre est cristalline au microscope et possède une couleur jaune orangé foncé.

Il contient une variété spéciale d'aloïne, la *barbaloïne*, se colorant en rouge par l'acide nitrique. L'aloès Barbades, très estimé, sert à la préparation des *bols drastiques anglais*.

Aloès Natal. Assez répandue dans le commerce anglais, rare en Belgique, cette variété d'aloès est caractérisée par sa couleur jaune brunâtre, son aspect particulier, opaque, rappelant, dans certains fragments, la couleur de la gomme-gutte; son odeur se rapproche de celle de l'aloès socotrin. Examiné au microscope, dans l'alcool, cet aloès montre une très grande quantité de cristaux en touffes jaunes, rayonnées.

L'origine botanique de l'aloès Natal est indéterminée; il est récolté, d'après Flückiger et Hanbury, dans les districts d'Umvoti et de Mooi-River, à une altitude de 600 à 1,200 mètres.

L'aloès Natal renferme une variété particulière d'aloïne, la *nataloïne*, se colorant en rouge par l'acide nitrique, en bleu si, après l'avoir touchée avec l'acide sulfurique, on l'expose aux vapeurs d'acide nitrique.

L'aloès Natal n'est guère usité en Belgique.

Aloès caballin. On désigne parfois sous ce nom les sortes inférieures d'aloès, quelle qu'en soit la provenance. C'est un produit impur, contenant des débris végétaux, des matières étrangères.

Aloès hépatique. On donne ce nom aux variétés opaques d'aloès dont la teinte gris brunâtre ou verdâtre rappelle plus ou moins celle du foie. Comme nous l'avons vu, ce terme désigne souvent les parties opaques de l'aloès socotrin; il s'applique également à l'aloès Natal, parfois à l'aloès Barbades. Il est à remarquer que l'opacité de l'aloès peut être due, dans les variétés les plus estimées, à l'état cristallin de l'aloïne; elle peut aussi, dans les sortes inférieures, être causée par des impuretés diverses; ce caractère est donc sans importance quant à la valeur de l'aloès.

ALLIUM SATIVUM L.

(Porrum sativum Reichenb., Allium ophioscorodon Don.). *Ail.*

PATRIE : L'ail est connu et cultivé depuis la plus haute antiquité; il semble originaire de l'Asie occidentale, notamment de la Soongarie (désert des Kirghis), dans le sud-ouest de la Sibérie. Il est surtout abondamment cultivé dans le sud de l'Europe, en Orient, en Chine.

CARACTÈRES : Plante vivace formée d'un bulbe composé, ovoïde, entouré de tuniques membraneuses, papyracées, blanches; ce bulbe est constitué par un axe court donnant naissance au sommet à une tige dressée munie de 7 à 8 feuilles alternes, linéaires, vert pâle, terminée par des fleurs en têtes globuleuses, entourées d'une large bractée; à la base du bulbe, à l'aisselle d'écailles internes, sont disposés en verticille de 6 à 12 cayeux ou bulbilles, ovoïdes, comprimés, blancs, formés de quelques écailles charnues et d'un bourgeon central. Toutes les parties de la plante, surtout les bulbes, possèdent une odeur forte, caractéristique, une saveur forte, piquante, particulière.

PARTIE USITÉE : Les bulbilles ou gousses d'ail. Cette substance n'est pas décrite dans la pharmacopée, mais elle fait partie d'une préparation officinale.

COMPOSITION : L'ail doit ses propriétés à une essence particulière, formée surtout de *sulfure d'allyle* et, en plus faible proportion, *d'oxyde d'allyle*. Les bulbes contiennent en outre du mucilage, des matières albuminoïdes.

Formes pharmaceutiques : L'ail sert à la préparation du *papier chimique;* il entre dans la formule du vinaigre antiseptique (vinaigre des quatre voleurs) du Codex Français; on lui attribue des propriétés vermifuges; il est fréquemment employé comme condiment.

URGINEA SCILLA Steinheil.

(Urginea maritima Baker, Scilla maritima L.,
Ornithogallum maritimum Lamk., Squilla maritima Steinb., Squilla
pancration St., Stellaris scilla Mœnch.,
Squilla littoralis Jord. et Fourn.). *Scille maritime.*

Patrie : Plante des régions sablonneuses occidentales du bassin de la Méditerranée, surtout du sud de la France, de l'Espagne, du Portugal, du Maroc, de l'Algérie; on l'a observée également aux îles Canaries et jusqu'au cap de Bonne-Espérance.

Caractères : La scille est assez variable, présentant un certain nombre de formes différant surtout par la couleur et le volume du bulbe. C'est une plante constituée par un bulbe volumineux, blanc jaunâtre ou rouge vineux, tuniqué, souvent à demi enfoui dans le sable, portant vers la fin de l'automne une longue grappe de fleurs d'un blanc verdâtre; au printemps suivant se montrent les feuilles, peu nombreuses, larges, oblongues, lancéolées.

Partie usitée : Le bulbe, **Bulbus scillæ** Ph. B. Bulbe de scille.

Caractères : Ce bulbe se trouve souvent à l'état frais dans le commerce; il est ovoïde, pyriforme, volumineux, haut de $0^m,10$ à $0^m,20$, coloré en rouge vineux ou en brun jaunâtre, formé de tuniques imbriquées, les plus externes minces, sèches, membraneuses, les moyennes épaisses au centre, minces sur les bords, roses ou blanches; au centre existe un bourgeon formé de squames serrées sur un axe court; le plateau porte quelques racines peu développées. Pour l'usage pharmaceutique on prend les squames moyennes, on les divise en lanières minces que l'on fait sécher rapidement à l'étuve. A l'état frais, les écailles de scille sont mucilagineuses; lorsqu'on les manie elles causent une vive irritation des mains, due à la présence de nombreuses aiguilles d'oxalate calcique qui pénètrent dans la peau et y introduisent le suc âcre des tissus. La scille n'a pas d'odeur particulière; sa saveur est âcre et très amère.

Le tissu est un parenchyme parcouru par des faisceaux libéroligneux et renfermant de nombreux raphides d'oxalate calcique; les vaisseaux sont riches en trachées déroulables.

COMPOSITION : La scille contient trois principes particuliers : la *scillipicrine*, amorphe, déliquescente, soluble dans l'eau, de saveur amère, agissant sur le cœur; la *scillitoxine*, insoluble dans l'eau, soluble dans l'éther et l'alcool, très irritante, constituant le principe irritant; la *scilline*, soluble dans l'alcool et dans l'éther bouillants, peu soluble dans l'eau, émétique. Elle renferme en outre un mucilage, un hydrate de carbone particulier, la *sinistrine*, voisin de la dextrine, mais lévogyre, et de l'oxalate calcique.

FORMES PHARMACEUTIQUES : La scille s'emploie en poudre, en *teinture alcoolique*, en *vinaigre*, en *extrait alcoolique*, en *sirop* (oxymel), en *vin;* elle entre dans le *vin diurétique,* les *pilules scillitiques composées.* Les doses maxima sont $0^{gr},20$ en une fois et $0^{gr},50$ pour 24 heures pour la poudre; $0^{gr},20$ et 1 gramme pour l'extrait.

COLCHICUM AUTUMNALE L.
Colchique d'automne.

PATRIE : Plante indigène, assez répandue dans les parties méridionales du pays, commune dans les régions centrales et orientales de l'Europe.

CARACTÈRES : Plante herbacée, vivace ; le bulbe est plein, entouré de quelques tuniques scarieuses, brunâtres ; il émet à l'automne, en septembre-octobre, une sorte de tige dressée, courte, aphylle, terminée par 1 à 3 fleurs d'un rose violacé pâle; les feuilles ne se développent qu'au printemps suivant, en même temps que l'ovaire; elles apparaissent sous forme de feuilles linéaires, de $0^m,10$ à $0^m,20$, glabres, engainantes, entourant le fruit capsulaire à parois minces, membraneuses, triloculaire, renfermant à l'angle interne de chaque loge des graines ovoïdes arrondies, arillées, très dures, à albumen corné à maturité. Le bulbe développe à sa base, sur une sorte de pied très court, un second bulbe latéral qui acquiert tout son développement pendant l'été, tandis que les organes aériens se fanent, et émet à son tour, à l'automne, une hampe florale.

PARTIE USITÉE : La graine, **Semina colchici** Ph. B. Le bulbe, autrefois officinal, n'est plus usité aujourd'hui; il devait être recueilli avant la floraison, en choisissant vers le mois de juillet le bulbe latéral.

CARACTÈRES : Graines subglobuleuses, épaisses de $0^m,002$ à $0^m,005$, réticulées, caronculées, d'un brun rougeâtre, formées d'un albumen corné très dur, entourant un embryon situé un peu obliquement vers le sommet. Le tégument est peu résistant, formé de cellules assez grandes, à parois minces; l'albumen constitué par des cellules à contour très épaissi percé de canalicules assez réguliers, renfermant des granulations et des gouttes d'huile; odeur nulle, saveur très amère, désagréable.

COMPOSITION : Le principe actif du colchique est la *colchicine*, probablement inconnue à l'état de pureté, amorphe, soluble dans l'eau, l'alcool, possédant une odeur particulière, désagréable, une saveur très amère, une réaction alcaline faible; elle semble être l'éther méthylique de la *colchicéine*, corps cristallin qui se produit par l'action des acides sur la colchicine. La colchicine prend par l'acide sulfurique une teinte jaune (réaction obtenue par Errera pour montrer la localisation de l'alcaloïde dans les parties périphériques du bulbe); elle se colore en mauve pourpré par l'acide sulfurique additionné de nitrate potassique. La colchicine existe dans toute la plante, les graines mûres en contiennent environ 0,50 % (Maisch), les bulbes n'en renferment que des traces.

FORMES PHARMACEUTIQUES : Les graines de colchique s'emploient en poudre, en *teinture alcoolique*, en *vin*, en *extrait alcoolique;* c'est un purgatif irritant, dangereux. Les doses maxima sont : extrait, 0,05 en une fois; 0,10 en 24 heures; teinture, 1 et 5 grammes.

VERATRUM ALBUM L.

(Veratrum lobelianum Bernh., V. californicum Durand, V. viride Soland).
Vératre blanc, Ellébore blanc, Ellébore vert d'Amérique.

Patrie : Plante assez variable, répandue sous différentes formes dans les sols humides et montagneux de l'Europe centrale et méridionale, de l'Asie septentrionale et centrale, de l'Amérique du Nord. Nous réunissons sous un même nom spécifique la forme américaine V. viride, qu'aucun caractère important ne sépare des variétés européennes.

L'ellébore blanc est une plante herbacée vivace, à rhizomes épais, à tiges dressées, hautes de 1 mètre à 1^m,50, à feuilles grandes, ovales, entières, à limbe plissé longitudinalement, devenant étroites vers le sommet de la tige et se transformant ainsi en bractées ; les fleurs blanc jaunâtre ou vertes sont disposées en grappes terminales.

Partie usitée : Le rhizome ordinairement mondé de ses racines, **Rhizoma veratri albi** Ph. B. Rhizome d'ellébore blanc. La Pharmacopée germanique (1882) fait employer le rhizome muni de racines.

Caractères : Rhizome formé d'un corps cylindro-conique, d'un brun noirâtre, long de 0^m,08 environ, épais de 0^m,02, terminé au sommet par les écailles et les bases plus ou moins fibreuses des feuilles, portant des racines (souvent coupées près de la surface) d'un jaune brun, longues de 0^m,30 et épaisses de 0^m,003 (Pharmacopée germanique). Sur la coupe transversale, on remarque une fine ligne brunâtre, ondulée, parallèle au bord, se détachant sur la surface blanche du parenchyme et représentant la couche protectrice. Les faisceaux sont épars en dedans de la couche protectrice au milieu d'un parenchyme très amylacé contenant çà et là des raphides d'oxalate calcique.

Le rhizome d'ellébore blanc est inodore à l'état sec ; à l'état frais, il possède une odeur particulière, légèrement alliacée, comme les autres parties de la plante ; la saveur est douceâtre d'abord, puis âcre et brûlante ; la poudre provoque de violents éternuements.

Composition : Le rhizome de vératre renferme un alcaloïde particulier : la *jervine* (Simon, 1857), caractérisée par l'insolubilité de son sulfate et de son nitrate et par la coloration verte qu'elle prend par l'acide sulfurique concentré; un alcaloïde voisin de la vératrine, la *vératroïdine* (Wood, 1874; Draggendorff); un glucoside, la *vératramarine* (Weppen, 1872) et un acide particulier, l'*acide jervique* (identique à l'acide chélidonique, Maisch).

Le *rhizome d'ellébore vert* est importé d'Amérique, ordinairement muni des racines et coupé dans le sens longitudinal; plus rarement il est mondé des racines et coupé en tranches transversales. Sa structure, sa composition et ses propriétés sont celles de la forme européenne.

Formes pharmaceutiques : L'ellébore blanc est rarement prescrit sous forme de *teinture alcoolique* et de *poudre*, comme émétique, diaphorétique à la dose de $0^{gr},06$ à $0^{gr},012$ (Maisch).

SCHÆNOCAULON OFFICINALE A. Gray.

(Veratrum officinale Schlecht., Helonias officinalis Don., Sabadilla officinarum Brandt, Melanthium sabadilla Taunb., Asagræa officinalis Lindl.). *Cévadille.*

Patrie : Originaire du Mexique, la cévadille croît également sous une forme différente dans le Venezuela. Au reste la graine de cévadille paraît fournie par diverses plantes, parmi lesquelles on cite le Veratrum sabadilla Retz, plante actuellement peu connue et douteuse, peut-être voisine du V. nigrum L.

Le Schænocaulon officinale est une plante herbacée, bulbeuse, à feuilles longues, étroites, à port de graminée, à hampe florale dressée, terminée par un épis de fleurs d'un jaune verdâtre. Le fruit est formé de 5 follicules oblongs, pointus, dressés, arrondis à la base, d'un brun violacé, déhiscents par la suture ventrale, renfermant chacun 2 à 5 graines.

Partie usitée : La graine, **Semen sabadillæ** Ph. B. Semence de cévadille.

Caractères : Graines de 0^m,005 à 0^m,006, anguleuses, d'un brun noirâtre brillant, légèrement rugueuses, terminées en pointe, contenant à la base, dans un albumen blanc, huileux, un petit embryon linéaire; odeur nulle, saveur fortement âcre, amère; la poudre est violemment sternutatoire.

Composition : La cévadille doit surtout ses propriétés toxiques à la *vératrine* (Meisner, 1818), alcaloïde difficilement cristallisable, peu soluble dans l'eau, formant des sels également difficiles à obtenir à l'état cristallin, caractérisé par son action irritante et violemment sternutatoire et par la coloration rouge que prend à l'ébullition sa solution dans l'acide chlorhydrique concentré et en excès; la graine renferme encore la *sabadilline* (Couerbe, 1854), la *sabatrine* (Weigelin), alcaloïdes peu connus, et deux acides : l'*acide cévadique* (Pelletier et Caventou) et l'*acide vératrique* (Merck).

Formes pharmaceutiques : La cévadille ne sert plus aujourd'hui qu'à la préparation de la vératrine officinale. Sa poudre est rarement employée, comme celle de staphisaigre, pour la destruction de la vermine. C'est un médicament dangereux, qu'il faut manier avec prudence. La vératrine, fréquemment employée sous forme de pommade et de solution alcoolique (*teinture de vératrine*), est très rarement prescrite pour l'usage interne (doses maxima 0^g,01 en une fois, 0^g,02 en 24 heures).

Espèce non officinale en Belgique.

Chamælirium luteum Gray (Helonias dioica Pursh.). *Starwort, Helonias.* Plante originaire de l'Amérique septentrionale, dont le rhizome a été récemment introduit dans la matière médicale européenne.

C'est un rhizome court, subcylindrique, gris brunâtre à l'extérieur, blanc et corné à l'intérieur, portant à la face supérieure quelques écailles foliacées, à la base des racines fibreuses; odeur nulle; saveur très désagréable, âcre et amère.

Le principe actif est un glucoside jaunâtre, la *chamælirine* (Maisch.).

Peu usité sous forme d'extrait fluide à la dose de 1 à 4 grammes.

FAMILLE DES PALMÉES.

Les Palmées ou palmiers forment un vaste groupe d'environ 1,100 espèces, appartenant surtout à la flore des régions tropicales, spécialement de l'Amérique; quelques rares espèces s'étendent en dehors des tropiques, une espèce notamment appartient à la flore du bassin de la Méditerranée et se trouve en Europe jusqu'au 44e degré de latitude (Chamœrops humilis).

Ce sont en général des arbres de port élégant, souvent à tige élancée, terminée par un large bouquet de feuilles pennées ou palmées, à pétiole très long; parfois les tiges sont flexibles, grimpantes, très longues (Calamus), très rarement divisées, dichotomes. Les fleurs généralement petites, souvent dioïques, sont en grappes, entourées d'une spathe plus ou moins développée (spadice).

Au point de vue médical, les palmiers sont aujourd'hui sans importance; mais si leurs principes actifs sont nuls ou rares, ils n'en constituent pas moins une famille très utile au point de vue industriel et économique. Les fruits renferment souvent des matières grasses, sucrées, parfois des résines (Calamus); très rarement les graines sont actives, contenant du tannin, des alcaloïdes téniafuges (Areca); les tiges contiennent parfois un parenchyme médullaire dont l'amidon est alimentaire (sagou); la séve, riche en sucre, fournit diverses liqueurs fermentées, ou du sucre cristallisable (jaggery, toddy, vin de palme, arrack, etc.). Les feuilles fournissent des exsudations cireuses (Copernicia, Ceroxylon); enfin les tiges des espèces arborescentes sont utilisées comme matériaux de construction; celles des espèces grimpantes du genre Calamus sont importées de Java sous le nom impropre de joncs et servent à faire des cannes, des meubles, etc.; le mésocarpe fibreux de certains Cocos sert à tisser de grossières étoffes; les graines, extrêmement dures et lignifiées du Phytelephas macrocarpa R. et Pav. constituent l'ivoire végétal employé à divers usages.

CALAMUS DRACO W.

(Dœmonorops draco Mart.) *Rotang jernang.*

Patrie : Le C. draco habite les forêts humides de l'est de
Sumatra et du sud de Bornéo. C'est un de ces palmiers grimpants
répandus surtout dans les îles Malaises, croissant dans les forêts
et enlaçant les arbres voisins de leurs tiges grêles, souples, extrêmement longues, munies de feuilles épineuses. Les fruits, disposés
en grappe, ont 0^m,02 environ de diamètre et sont recouverts à
maturité d'une exsudation résineuse abondante.

Partie usitée : La résine retirée des fruits, **Sanguis dra-
conis Ph. B. Sang-dragon.**

Préparation : On secoue les fruits dans des sacs faits d'un tissu
grossier, à travers lequel la résine détachée par le choc passe à
l'état pulvérulent. On ramollit ensuite la résine ainsi obtenue et
on en forme des boules et des bâtons que l'on entoure d'une
feuille de palmier. On obtient un produit inférieur en chauffant
les fruits concassés avec de l'eau et en recueillant la résine plus
ou moins mélangée de débris de fruits.

Caractères : Le sang-dragon se présente, d'après ce mode de
préparation, sous trois formes dont deux constituent une même
qualité : ce sont le sang-dragon en bâtons et le sang-dragon
en boules, tous deux purs, de bonne qualité; et le sang-
dragon en masse ou en grains, renfermant des écailles et des
débris de fruit, souvent falsifié par des matières résineuses ou
colorantes étrangères Le sang-dragon pur est à l'extérieur
d'un brun-rouge foncé, à l'intérieur d'un rouge plus clair, transparent en lames minces; insoluble dans l'eau, soluble en grande
partie (80 % environ) dans l'alcool, il est peu soluble dans l'éther,
l'essence de térébenthine. Inodore à froid, il dégage, lorsqu'on le
chauffe, une odeur aromatique et des fumées irritantes.

Composition : Le sang-dragon est formé en grande partie d'une
résine rouge particulière; il contient en outre de l'acide benzoïque,
parfois de l'acide cinnamique.

FORMES PHARMACEUTIQUES : Le sang-dragon est aujourd'hui à peu près inusité; il fait partie de la *poudre arsénicale de Rousselot;* on prescrit rarement sa poudre, parfois unie à l'alun, comme astringent et balsamique.

On donnait également le nom de sang-dragon à des produits analogues extraits de Dracæna (Liliacées) par incisions faites au tronc : *sang-dragon des Canaries,* produit par le Dracæna draco L., *sang-dragon de Socotora,* produit par un Dracæna indéterminé.

Espèces non officinales en Belgique.

Areca catechu L. (Areca Faufel Gaërtn.). *Aréquier, Bétel nut palm.* Grand et bel arbre, l'un des plus beaux palmiers connus, cultivé dans toute l'Asie méridionale, surtout dans l'Inde, les îles Malaises, inconnu à l'état sauvage, probablement originaire de Malacca et des îles voisines.

PARTIE USITÉE : La graine, *Noix d'arec.* Le fruit de l'arec est ovoïde, de la grosseur d'un œuf, jaune et charnu d'abord, à mésocarpe très fibreux à maturité; ce fruit renferme une seule graine, conique, arrondie, longue de $0^m,05$ environ, brune, marquée de veines plus foncées, renfermant un albumen extrêmement dur, corné, profondément ruminé, paraissant sur la coupe transversale entièrement marbré, à peu près comme la noix de muscade; l'odeur est nulle; la saveur fortement astringente, particulière.

La noix d'arec est employée par tous les peuples de l'Asie tropicale comme masticatoire unie aux feuilles de bétel (v. p. 565). On l'avait considérée jadis comme servant à la fabrication d'une partie du cachou du commerce, mais l'extrait astringent que l'on en prépare parfois aux Indes n'est jamais importé en Europe et diffère des cachous par l'absence de catéchine.

COMPOSITION : La noix d'arec contient deux alcaloïdes particuliers, l'*arécoline* qui représente le principe actif et l'*arécaïne* (E. Jahns, A. Weller, 1890); elle renferme en outre du tannin, 14 % de matières grasses, des matières résineuses et mucilagineuses.

FORMES PHARMACEUTIQUES : La noix d'arec est employée rarement en Belgique comme téniafuge, à la dose de 8 à 12 grammes. On l'emploie surtout en Angleterre dans certaines formules de poudres dentifrices, comme astringent.

Phænyx dactilifera L. (P. excelsa Cav.). *Dattier.* Le dattier s'étend sur une vaste zone qui va des îles Canaries à l'Euphrate, comprenant toute l'Afrique septentrionale jusqu'au Sénégal, l'Arabie, la Perse, etc.; il est cultivé en Europe, mais sauf dans certaines parties très chaudes de l'Espagne, il n'y mûrit pas ses fruits.

Partie usitée : Le fruit, *Dattes* (Cod. Franç.). Les dattes sont importées en grande quantité, à l'état sec, des parties chaudes de l'Algérie, de la Tunisie, etc., où le dattier est surtout cultivé dans les oasis du sud. C'est un drupe allongé, assez variable de forme, renfermant, sous une chair très sucrée, une graine fusiforme, sillonnée, extrêmement dure.

La datte est alimentaire et ne jouit d'aucune propriété médicinale; elle fait partie des fruits pectoraux (Cod. Franç.).

Copernicia cerifera Mart. (Corypha cerifera Arrud). Palmier du Brésil dont les feuilles sont recouvertes d'une exsudation cireuse abondante. Cette exsudation, recueillie en secouant les feuilles, fondue dans l'eau bouillante, constitue la *cire de carnauba*, substance blanche ou jaunâtre, dure, cassante, fondant à 84°, partiellement soluble dans l'éther, renfermant de l'*acide cérotique* libre soluble dans l'alcool et différents éthers composés (Bérard).

La cire de carnauba n'a que des usages industriels; il en est de même de la *cire de palmier*, fournie par le Ceroxylon andicola H. et B., et renfermant une matière résineuse cristallisable, la *céroxyline*.

Metroxylon sagu Rottb. (Sagus Rhumphii Bl., S. Kœnigii Griff.). Ce palmier, originaire de Sumatra et des îles voisines, cultivé dans toutes les îles Malaises, renferme une moelle abondante, très amylacée, dont la fécule constitue le *sagou* du commerce. D'autres espèces voisines, notamment le Metroxylon Rhumphii Mart. (Sagus Rumphii W. non Bl.), l'Arenga saccharifera Labill., etc., fournissent un produit analogue.

Le sagou est obtenu en fendant le tronc de l'arbre de façon à pouvoir en détacher la moelle; celle-ci est ensuite délayée dans l'eau et la fécule en est séparée par lixiviation; elle est ensuite séchée et constitue alors la farine de sagou; pour l'obtenir en grains (sagou granulé, sagou tapioka), on en fait une pâte que l'on granule par divers procédés et que l'on fait sécher à une température assez élevée pour déformer plus ou moins les grains d'amidon et rendre le produit transparent, parfois de couleur brunâtre, grise ou rosée.

Le sagou présente, au microscope, des grains irréguliers, de la grosseur des grains d'arrow-root, allongés, ordinairement tronqués par une face plane sur un point quelconque de leur contour, marqués de stries d'épaississement très nettes et plus ou moins fendus au niveau du noyau.

Le sagou est, comme l'arrow-root et le tapioka, un produit alimentaire, sans importance au point de vue médical.

Elæis guineensis Jacq. Originaire de Guinée, l'Elæis a été introduit au Brésil et à la Guyane et s'y trouve aujourd'hui parfois à l'état subspontané.

Partie usitée : L'huile retirée du mésocarpe charnu du fruit, *Huile de palme*.

Pour préparer cette huile, on fait chauffer le fruit avec de l'eau et on exprime. On obtient ainsi un corps gras, solide, de la consistance du beurre, d'un jaune foncé, présentant une odeur agréable d'iris. Cette huile fond à 27°, elle se décolore à la lumière et rancit assez vite; elle acquiert alors une odeur très désagréable.

L'huile de palme est employée surtout pour la savonnerie; c'est un mélange de palmitine et d'oléine renfermant en outre une matière colorante.

Cocos nucifera L. *Cocotier*. Grand arbre, peut-être originaire de l'archipel Indien, mais répandu aujourd'hui sur tous les rivages maritimes des contrées tropicales. C'est un arbre très utile, sous les tropiques, pour ses fruits alimentaires, sa sève sucrée, fermentescible, le liquide lactescent qui remplit la cavité de l'albumen dans la graine non mûre et qui fournit une boisson rafraîchissante, les fibres textiles qui forment le mésocarpe, enfin la coque dure de la noix formant des vases résistants. On importe fréquemment le fruit ou mieux la graine, très grosse, connue sous le nom de *noix de coco;* on importe également de l'Inde l'albumen isolé, séché et réduit en fragments, sous le nom de *coprah,* pour servir à l'extraction de l'huile.

Partie usitée : L'huile retirée de l'albumen, *Huile* ou *Beurre de coco*. Graisse blanche, onctueuse, présentant une odeur particulière, devenant rapidement rance, fusible vers 25°, formée surtout de *laurine,* de *palmitine,* de *myristine,* etc. Le beurre de coco sert surtout à la savonnerie; il fournit des savons de soude très mousseux, durs et cassants, que l'on mélange ordinairement à des savons préparés au moyen d'autres corps gras. On l'emploie aussi à la préparation d'un succédané du beurre, et assez fréquemment pour falsifier le beurre; le beurre de coco n'a pas d'usages pharmaceutiques.

FAMILLE DES AROÏDÉES.

Les Aroïdées forment un groupe très naturel d'environ 900 espèces presque toutes tropicales; quelques-unes sont répandues dans les régions tempérées (2 sont indigènes et 1 naturalisée en Belgique). Ce sont des plantes souvent élégantes, à rhizomes tubéreux ou plus ou moins rampant, à tiges de hauteur variable, parfois sarmenteuses, munies de racines adventives, à feuilles grandes, glabres, luisantes, à fleurs en spadice.

Les Aroïdées renferment le plus souvent des principes âcres, irritants, caustiques, déjà nettement marqués dans notre Arum maculatum, mais pouvant devenir dangereux dans les espèces exotiques (Dieffenbachia). Les tubercules de certaines espèces sont riches en fécule, et le principe âcre étant volatil, ils peuvent être utilisés comme matière alimentaire après coction (Colocasia). Le rhizome renferme parfois des principes aromatiques et amers (Acorus).

Espèce officinale en Belgique.

ACORUS CALAMUS L.

(Acorus aromaticus Gilib., A. odoratus Lamk.). *Acore odorant,*
Calamus aromaticus.

Patrie : L'acore est originaire de l'Orient, des rives de la mer Noire, de toute la péninsule Indienne jusqu'au Japon et même de l'Amérique septentrionale. La plante s'est naturalisée peu à peu dans l'orient de l'Europe. En 1574, Clusius la considérait encore comme une espèce exotique et l'envoyait de Vienne en Belgique; en Angleterre, son introduction remonte à 1596. Aujourd'hui elle est répandue çà et là aux bords des eaux en Belgique et dans toute l'Europe.

C'est une plante aquatique formée d'un rhizome oblique articulé, de feuilles étroites dressées, ayant quelque chose du port

des iris, fleurs en un épi serré (spadice), terminal, mais paraissant
oblique à cause de la feuille qui est insérée à sa base et qui semble
être le prolongement de l'axe.

Partie usitée : Le rhizome, **Rhizoma calami aromatici** Ph. B.
Rhizome d'acore ou de calamus.

Caractères : Rhizome légèrement déprimé, ridé par la dessiccation, épais en moyenne de $0^m,02$, de longueur variable, coupé
ordinairement en fragments de $0^m,20$ à $0^m,50$; il est marqué à la
face supérieure de cicatrices semi-annulaires (insertion des
parties aériennes) et à la partie inférieure de cicatrices rondes
irrégulièrement disposées (section des racines), jaune brunâtre à
l'extérieur, blanc rosé à l'intérieur, saveur amère, aromatique,
odeur forte, particulière. Cassure spongieuse.

Ce rhizome est formé d'un parenchyme lacuneux constitué par
des cellules arrondies dont les files s'entre-croisent irrégulièrement
en laissant entre elles de larges lacunes; au point de jonction se
trouve souvent une glande à essence jaunâtre; çà et là sont disposés des faisceaux libéro-ligneux fermés.

Composition : Ce rhizome renferme un principe amer particulier, l'*acorine* (Faust, 1867), amorphe, soluble dans l'alcool,
l'éther, et fournit 1 à 2 °/₀ d'une essence jaunâtre, très odorante.

Formes pharmaceutiques : L'acore s'emploie en poudre, parfois
pour entourer les pilules, et en teinture alcoolique; l'essence est
rarement prescrite; c'est un tonique stimulant, carminatif, peu
usité aujourd'hui.

Espèce non officinale en Belgique.

Arisæma triphyllum Schott. (Arum triphyllum L.). *Navet indien.*
Plante à rhizome tubéreux, originaire de l'Amérique septentrionale. On
importe ce rhizome coupé en tranches transversales de $0^m,02$ à $0^m,05$ de
largeur, d'un brun jaunâtre à l'extérieur, blanc et farineux à l'intérieur;
l'odeur est nulle; la saveur âcre et brûlante. Le principe actif non isolé à
l'état de pureté est volatil et soluble dans l'éther. Ce principe existe d'ailleurs
dans l'Arum maculatum L., *gouet* ou *pied de veau*, plante indigène, commune, dont le rhizome tubéreux possède les mêmes propriétés irritantes que
celui de l'Arisæma. La fécule, abondante dans ce tubercule, a été isolée et
est parfois désignée sous le nom d'arrow-root de Portland.

FAMILLE DES GRAMINÉES.

Les Graminées constituent une vaste famille d'environ 3,200 plantes répandues sur toute la surface du globe et dont plusieurs, cultivées dès la plus haute antiquité, ne sont plus connues aujourd'hui à l'état spontané.

Ce sont en général des plantes herbacées, rarement les tiges (chaumes) deviennent ligneuses et peuvent alors s'élever à 20 ou 30 mètres (bambous); les Graminées sont annuelles ou vivaces et munies alors de rhizomes indéterminés; les feuilles ont toujours le limbe étroit, rubané, sont distiques et engaînantes; les fleurs glumacées, en épillets; le fruit est un caryopse dont la graine est munie d'un albumen farineux, amylacé.

Au point de vue médical, peu de Graminées peuvent être considérées comme étant des plantes officinales. Des principes toxiques, peu connus d'ailleurs au point de vue chimique, existent dans quelques rares espèces indigènes (Lolium temulentum L, l'ivraie, Lolium remotum Schrk.), ou exotiques (Festuca quadridentata Kunth, Bromus purgans L., etc.); un certain nombre de Graminées renferment, surtout dans la zone externe de leurs graines, des matières azotées (gluten) et dans l'albumen des quantités considérables d'amidon parfois accompagné d'huile grasse; ces espèces, cultivées depuis la plus haute antiquité pour la nourriture de l'homme et des animaux domestiques, constituent les céréales. Les tiges des espèces à moelle persistante (canne, sorgho), les rhizomes d'autres (chiendents), les jeunes pousses d'un très grand nombre de Graminées contiennent des quantités variables de sucre. Un certain nombre d'espèces d'origine indienne renferment des essences aromatiques dont nous avons déjà parlé et qui constituent l'essence de géranium de Turquie, l'essence d'andropogon, etc. Un très grand nombre de Graminées sont cultivées comme plantes fourragères, d'autres sont récoltées pour leurs feuilles fibreuses, tenaces, utilisées dans la papeterie, la sparterie, etc. (Stipa tenacissima L., *Alfa*).

Espèces officinales en Belgique.

ZEA MAYS L.

(Zea cryptosperma Bonaf., Z. hirta Bonaf., Z. vulgaris Mill.,
Mays zea Gaërtn.,
Mays americana Baumg.). *Maïs, Blé de Turquie.*

PATRIE : Malgré son nom vulgaire de blé de Turquie, le maïs
est d'origine américaine; il n'est guère connu, il est vrai, à l'état
spontané, mais sa culture en Amérique est antérieure à la conquête et il est probablement originaire de la Nouvelle-Grenade.
Il a été introduit en Espagne vers 1500 et est cultivé aujourd'hui
dans toutes les régions chaudes ou tempérées du globe; en
Belgique il mûrit difficilement ses fruits et n'est guère cultivé que
comme fourrage.

PARTIE USITÉE : Les stigmates, **Stigmata maidis** Ph. B.
Stigmates de maïs.

CARACTÈRES : Le maïs porte sur sa tige robuste, munie de
feuilles engainantes, des fleurs unisexuées, monoïques; les fleurs
mâles en grappe terminale formée d'épillets biflores; les fleurs
femelles, disposées à l'aisselle des feuilles, portent à l'aisselle de
bractées et de glumellules un ovaire surmonté d'un long stigmate
filiforme; ces fleurs sont serrées en un épi cylindrique autour
d'un axe épaissi, et le fruit composé ainsi constitué est entouré
de grandes bractées papyracées qui l'enveloppent de toutes parts
pour ne laisser passer qu'au sommet la longue houppe soyeuse des
styles et des stigmates.

Les stigmates de maïs séchés se présentent sous forme de fils
ténus, longs de $0^m,10$ à $0^m,20$, d'un jaune blanchâtre ou roussâtre, inodores, de saveur douceâtre, formés d'un tissu à cellules
allongées, parcouru par quelques fins faisceaux renfermant des
trachées.

COMPOSITION : Les stigmates de maïs renferment du sucre, du
mucilage, leur principe actif n'est guère connu (acide maïzénique?).

Formes pharmaceutiques : Les stigmates de maïs sont employés sous forme d'infusion, d'*extrait aqueux* comme diurétique.

Le grain de maïs est alimentaire; il renferme de 5 à 7,5 % d'huile grasse localisée surtout dans l'embryon. Celui-ci, isolé, fournit de 12 à 15 % d'huile; cette huile est aujourd'hui extraite industriellement pour faciliter la transformation du maïs en alcool. Le maïs contient en outre une forte proportion d'un amidon polyédrique qui est souvent substitué à l'amidon de froment.

AGROPYRUM REPENS P. Beauv.

(Triticum repens L.,
Bromus glaber Scop., Agropyrum sepium P. Beauv.). *Chiendent.*

Patrie : Plante indigène, très commune, répandue dans tout l'hémisphère nord.

Partie usitée : Le rhizome, **Rhizoma graminis** Ph. B. Rhizome de chiendent.

Caractères : Rhizome de longueur variable, d'un jaune pâle, plus ou moins ridé et déformé par la dessiccation, lisse, luisant, portant de distance en distance des nœuds munis d'écailles et à la face inférieure de racines très fines; cassure fibreuse; odeur nulle à froid, devenant sensible à l'ébullition; saveur sucrée, faible. Sur la coupe on voit une cavité centrale occupant toute la longueur des entre-nœuds; la structure est normale, aucune cellule ne renferme d'amidon. Dans le commerce, le chiendent est vendu à l'état sec, privé des radicelles et coupé en tronçons de 0^m,02 environ.

Composition : Le rhizome de chiendent renferme environ 3 % de sucre, une matière voisine de l'inuline, gommeuse, se transformant facilement en sucre, la *triticine*, des malates, et fournit de 4,5 à 5 % de cendres, riches en silice.

Formes pharmaceutiques : Le chiendent s'emploie comme diurétique sous forme de tisane et d'*extrait aqueux.*

TRITICUM VULGARE Villars.
(Triticum sativum Lamk., T. Æstivum L., T. hybernum L,
T. turgidum L.). *Froment.*

PATRIE : Les variétés si diverses de froment cultivées aujour-
d'hui dans toute l'Europe, l'Asie, l'Amérique septentrionale, une
partie de l'Océanie, de l'Afrique, le sud de l'Amérique méridionale, sont toutes inconnues à l'état spontané. On suppose que le
blé est originaire du bassin de l'Euphrate et qu'il a été promp-
tement modifié dès les premières cultures qui remontent aux
premiers âges de l'humanité. Les variétés de culture, aujourd'hui
nombreuses, peuvent être rapportées à deux types principaux :
les froments proprement dits ou blés nus, subdivisés en blés
durs (plus riches en gluten) et en blés tendres (plus amylacés) et
les épeautres ou blés vêtus (Triticum spelta L. et formes
voisines) plus rarement cultivés et dans lesquels le caryopse
reste entouré d'une glumelle fermée, à peu près comme dans
l'orge.

PARTIE USITÉE : L'amidon, **Amylum** Ph. B. La farine de froment n'a pas d'usages directs en pharmacie; elle entre comme
excipient dans la *pâte phosphorée* et dans le *caustique de Canquoin.*

CARACTÈRES : L'amidon de froment est formé de deux espèces
de grains (voy. pl. IX) : les uns gros, discoïdes, à stries peu distinctes, ayant environ $0^{mm},020$ à $0^{mm},050$ de diamètre; les autres
beaucoup plus petits, plus irrégulièrement lenticulaires, ayant
de $0^{mm},003$ à $0^{mm},005$. Lorsque l'amidon est pur, il est uniquement
ment formé de ces deux espèces de grains; celui du commerce
montre parfois des cristaux prismatiques irrégulièrement brisés
(sulfate calcique); il laisse alors plus de 1 °/₀ de cendres. L'amidon
ne doit pas présenter d'odeur sensible. Mal lavé, il possède une
odeur putride due à son mode de préparation.

SUBSTITUTIONS : La poudre d'amidon du commerce provient
rarement du froment; c'est le plus souvent de l'amidon de riz ou
de l'amidon de maïs. L'amidon de maïs se reconnaît facilement à
ses grains irrégulièrement polyédriques, un peu plus petits que
ceux du froment, à hile punctiforme, nettement visible, parfois

marqué de fentes en croix (voy. pl. XI). L'amidon de riz est beaucoup plus petit (0^{mm},005 environ), à grains tous polyédriques, sans stries ni noyau visibles.

FORMES PHARMACEUTIQUES : L'amidon s'emploie en pharmacie sous forme de poudre fine; il sert à la préparation du *glycéré d'amidon* et s'emploie fréquemment, soit seul, soit uni au camphre, à l'acide borique, etc., pour recouvrir la peau irritée.

HORDEUM VULGARE L.

(Hordeum hexastichon L., H. distichon L., H. zeocriton L.) *Orge.*

PATRIE : L'orge à deux rangs (H. distichon) paraît être la forme primitive d'où sont sorties, comme variétés de culture, l'orge à six rangs (H. hexastichon), l'orge commun ou à quatre rangs (H. vulgare) et l'orge en éventail (H. zeocriton). Seule, cette forme à deux rangs a été trouvée à l'état spontané dans diverses parties de l'Asie occidentale, entre le Caucase et la mer Caspienne (de Candolle). L'orge est aujourd'hui cultivé dans une aire plus vaste que la plupart des autres céréales, à peu près jusqu'au 70e degré de latitude nord; au point de vue alimentaire, il est beaucoup moins important que le froment, ou même que le seigle, et sert surtout à la fabrication de la bière.

PARTIE USITÉE : Le caryopse, **Semen hordei** Ph B., sous plusieurs formes : l'*orge entier* inusité, l'*orge mondé*, fruit privé des glumelles, enfin l'*orge perlé*, arrondi entre des meules et privé de ses parties externes. On donne le nom de *malt* à l'orge germé et séché.

CARACTÈRES : L'orge entier est un fruit ovoïde, allongé, renflé au centre, entouré par des glumes étroitement accolées au caryopse, d'un jaune-paille, brillant à la surface; la cassure montre un albumen blanc, farineux.

L'orge est facilement caractérisé au microscope : 1° à l'extérieur par le tissu fibreux très résistant des glumes; 2° par les cellules à gluten plus petites que dans le blé et dans le seigle, mais disposées sur trois rangs au lieu de deux; 3° par l'amidon plus petit que celui du froment, également discoïde, mais moins régulier, plus ou moins bosselé.

L'orge mondé (gruau d'orge), rarement usité d'ailleurs, est obtenu en faisant passer l'orge entre deux meules horizontales, de façon à enlever les glumes.

L'orge perlé est préparé de la même manière, mais en rapprochant les meules, de façon à enlever tous les téguments, souvent même les cellules à gluten, et à obtenir ainsi un grain sphérique, blanc, marqué seulement d'un côté d'une fine ligne noire correspondant au fond du sillon.

L'orge perlé n'est usité que sous forme de décoction, comme adoucissant.

Malt. Le malt est l'orge germé; pour l'obtenir, on étend l'orge préalablement mouillé dans de grands locaux obscurs, susceptibles d'être chauffés de 12° à 54°. Le grain est étendu en couche de 0^m,10 à 0^m,15 d'épaisseur et abandonné pendant un temps plus ou moins long, jusqu'à ce que la radicelle sortie du grain atteigne environ les deux tiers de la longueur totale de celui-ci. On place alors l'orge ainsi germé dans un endroit aéré et refroidi, de façon à arrêter la végétation, puis on le dessèche rapidement dans des sortes d'étuves (*tourailles*), à une température de 55° à 70°. L'orge germé doit fournir de 60 à 70 % de matières solubles. La germination a pour conséquence la production d'un ferment particulier, la diastase, qui, existant en excès dans le grain, sert non seulement à transformer en sucre l'amidon de l'orge lui-même, mais peut encore agir sur les matières amylacées avec lesquelles il se trouve en contact dans des conditions favorables.

Le malt sert à la préparation de la diastase et s'emploie sous forme d'infusion.

Espèces non officinales en Belgique.

Saccharum officinarum L. *Canne à sucre.* La canne à sucre, probablement originaire de la Cochinchine et du sud-ouest de la Chine, est aujourd'hui cultivée sous différentes formes dans toutes les régions chaudes du globe. Concurremment avec la betterave des régions tempérées, et à peu près dans la même proportion, elle fournit le sucre désigné d'une façon générale sous le nom de sucre de canne. La canne à sucre renferme à l'état de solution de 18 à 21 °/₀ de sucre ; nous n'avons pas à nous étendre ici sur la fabrication et les caractères de la saccharose.

La canne à sucre a, dans la plupart des variétés, les tiges recouvertes d'une exsudation cireuse, connue sous le nom de *cérosie* et voisine des cires de palmiers.

Andropogon nardus L. (A. flexuosus Nees). *Lemon grass.* Grande herbe vivace, originaire de Ceylan et du sud de l'Inde, cultivée dans diverses régions de l'Asie tropicale. Toute la plante exhale, à l'état frais, une odeur agréable, semblable à celle d'un mélange de rose et de citron. On prépare en grande quantité cette essence, aux Indes, en distillant la plante fraîche. On emploie de même d'autres espèces du même genre, l'Andropogon schænanthus L. (A. Martini Roxb.), *Ginger grass*; l'A. citratus DC, l'A. laniger Desf. (A. Olivieri Boiss.). Toutes ces essences, très voisines, ont à peu près la même odeur; elles n'ont pas d'usages pharmaceutiques, mais, comme nous l'avons déjà vu, elles servent à falsifier l'essence de rose et sont souvent substituées à l'essence de mélisse officinale; elles sont surtout importées pour la parfumerie et la savonnerie.

On importe également de l'Inde les racines de l'Andropogon muricatus Retz. sous le nom de *vetiver, radix ivarancusæ.* Ce sont des racines grêles, très minces (0ᵐ,001 de diamètre environ), possédant une odeur forte, agréable, rappelant celle de la myrrhe; on les employait autrefois en pharmacie comme tonique et stimulant. Elles ne sont plus employées qu'en parfumerie.

Arundo donax L. *Canne de Provence.* Grande graminée vivace, originaire du sud de l'Europe et du nord de l'Afrique. On emploie rarement le rhizome de cette plante. C'est un rhizome volumineux, se trouvant dans le commerce sous forme de tronçons de 0ᵐ,02 à 0ᵐ,04 de diamètre, annelés, jaune foncé et luisants à l'extérieur, blanchâtres, fibreux à l'intérieur. La saveur est peu marquée; l'odeur est nulle à froid, légèrement vanillée si l'on fait bouillir le rhizome dans l'eau.

La canne de Provence ne paraît renfermer aucun principe actif; on la prescrit très rarement en décoction.

CRYPTOGAMES.

CRYPTOGAMES VASCULAIRES.

FAMILLE DES LYCOPODIACÉES.

Les Lycopodiacées sont des plantes terrestres, généralement de petite taille, souvent rampantes, à tiges fertiles dressées. Les sporanges sont insérés sur la face supérieure des feuilles, ils renferment des spores ordinairement tétraédriques; souvent, ces feuilles sporangifères sont réunies en épis plus ou moins allongés au sommet de rameaux dressés. La germination des spores, le développement du prothalle ne sont connus que dans peu d'espèces.

Les Lycopodiacées sont répandues sous tous les climats, généralement dans les forêts humides, souvent sur les montagnes. Leur composition est peu connue; certaines espèces sont actives, émétiques, drastiques, irritantes.

Espèce officinale en Belgique.

LYCOPODIUM CLAVATUM L.

Pied de loup, Herbe aux massues.

PATRIE : Plante indigène, assez commune en Belgique dans les bois et les bruyères, répandue surtout dans les Ardennes et dans les régions montagneuses de l'Europe, s'étendant en Sibérie, dans l'Inde, dans toute l'Amérique, l'Australie, etc.

Caractères : Plante rampante, fixée au sol par des racines grêles; tige très longue, pouvant atteindre jusque 10 mètres de longueur, grêle, recouverte de feuilles irrégulièrement verticillées, sessiles, oblongues, terminées par un long poil membraneux, blanchâtre, souvent aussi long que la feuille elle-même. Les rameaux fertiles sont dressés, presque nus, terminés par 1 à 5 épis, munis de feuilles serrées, squamiformes, jaunâtres, à l'aisselle desquelles se trouve un sporange réniforme, à déhiscence transversale, contenant des spores d'un jaune pâle. Ces spores sont mûrs de juillet à septembre.

Partie usitée : Les spores, **Lycopodium** Ph. B. Poudre de lycopode.

Caractères : Poudre d'un jaune pâle, fine, très mobile, sans odeur ni saveur; sa densité est de 1,062. Le lycopode est insoluble dans l'eau et n'est pas mouillé par ce liquide; projeté dans la flamme, il brûle rapidement avec une flamme très éclairante et en répandant une odeur particulière. Triturée longtemps dans un mortier à parois rudes, la poudre de lycopode devient cohérente et grasse au toucher. L'alcool le mouille et lui enlève une matière résineuse très peu abondante, précipitable par l'eau; l'éther, le chloroforme, le sulfure de carbone le dissolvent partiellement.

Caractères microscopiques : Le lycopode se présente en grains tétraédriques de $0^{mm},055$ de diamètre, formés de trois faces conniventes en pyramide et d'une base convexe. La surface est réticulée et marquée de points saillants. Comme le lycopode n'est pas mouillé par l'eau, la préparation doit être montée dans la solution de potasse à 2 %, la glycérine ou la solution de chloral.

Composition : Les spores de lycopode contiennent 47 à 49 % d'huile grasse, une faible proportion de sucre, des traces d'une base volatile, probablement la méthylamine. Ils renferment ordinairement 4 % d'eau et fournissent au plus 4 % de cendres.

Falsifications : Les caractères microscopiques suffisent pour reconnaître la pureté du lycopode. Les matières minérales telles que le talc seraient facilement retrouvées à l'incinération. Le

pollen de pin, que l'on a signalé comme servant à falsifier le lycopode, présente au microscope un aspect tout différent C'est une
cellule ovoïde légèrement réniforme, à chaque extrémité de
laquelle se trouve une petite cellule sphérique.

FORMES PHARMACEUTIQUES : La poudre de lycopode est employée
comme l'amidon pour recouvrir les surfaces excoriées et aussi
pour empêcher l'adhérence des pilules.

Les parties herbacées de la plante étaient jadis employées contre
la plique et d'autres affections du cuir chevelu.

FAMILLE DES FILICINÉES.

Les Filicinées, ou fougères, sont des plantes très généralement
vivaces, acaules ou arborescentes. Les feuilles, ou frondes, sont
roulées en crosse dans la préfoliation, à limbe ordinairement
pennatifide ou pennatiséqué. Ces frondes sont insérées sur des
rhizomes rampants ou disposées en gerbe au sommet de tiges
aériennes dressées. Les organes reproducteurs sont ordinairement
placés à la face inférieure des feuilles, plus rarement sur des épis
constitués par des frondes plus au moins modifiées. Les sores sont
nus ou recouverts d'une indusie; les sporanges, ordinairement
pédicellés, déhiscents, renferment des spores très petits. Le prothalle, issu du développement du spore, porte des organes mâles,
les anthéridies, renfermant les anthérozoaires, corps mobiles,
grâce à la présence de cils vibratiles, et les organes femelles, les
archégones, lesquels, fécondés, donnent naissance à la jeune
plante. Les fougères, tout en constituant par l'ensemble de leurs
caractères une famille très naturelle, sont très variables de port;
les unes sont herbacées, acaules comme les espèces européennes;
les autres arborescentes, élevant sur un tronc souvent très volumineux une large couronne de grandes frondes; d'autres, plus
rares, ont la tige grimpante et volubile.

La distribution géographique des fougères est très étendue, elles ne manquent presque dans aucune région, mais d'une façon générale elles sont plus abondantes dans les climats humides et chauds, surtout dans les îles de l'hémisphère austral; les espèces arborescentes sont toutes exotiques, certaines d'entre elles habitent dans la zone australe des régions relativement froides : Tasmanie, Nouvelle-Zélande, etc. Un assez grand nombre de fougères sont indigènes.

Les organes aériens des fougères sont peu actifs; ils sont généralement riches en tannin, en gomme, rarement aromatiques. Les rhizomes, dans quelques espèces, sont téniafuges, très souvent amylacés et parfois alimentaires dans certaines espèces océaniennes.

Espèces officinales en Belgique.

ADIANTUM CAPILLUS VENERIS L.

Capillaire, Capillaire de Montpellier.

PATRIE : Plante des régions chaudes de l'Europe, s'étendant dans une grande partie de l'Afrique, de l'Asie méridionale, de l'Amérique et de l'Australie, fréquemment cultivée dans· nos serres.

CARACTÈRES : Rhizome mince, rampant; frondes très délicates, hautes de $0^m,10$ à $0^m,30$, à rachis brun noirâtre, lisses, durs, grêles; folioles alternes, d'un vert clair, irrégulièrement cunéiformes et étroites à la base, larges et arrondies vers le sommet, divisées en lobes irrégulièrement dentés; au sommet des lobes des feuilles fertiles se trouvent les sores dans un repli de l'extrémité du limbe formant indusie. Les frondes sont nombreuses et disposées en touffe.

PARTIE USITÉE : L'herbe, **Herba capilli veneris** Ph. B. Herbe de capillaire. Cette herbe, à l'état sec, possède une odeur faible, particulière, une saveur douce, astringente.

COMPOSITION : L'herbe de capillaire renferme du mucilage et du tannin; l'infusion et le sirop de capillaire sont colorés en brun-noir par le perchlorure de fer.

Formes pharmaceutiques : Le capillaire s'emploie comme pectoral adoucissant, sous forme de *sirop*; il entre dans les *espèces purgatives*.

Substitutions : **Adiantum pedatum L.** *Capillaire du Canada.* Cette espèce, originaire de l'Amérique septentrionale, parfois cultivée en Belgique, est officinale en France et souvent préférée à l'espèce officinale parce qu'elle est plus aromatique et plus astringente.

Le capillaire du Canada est caractérisé par ses frondes pédalées, hautes de 0ᵐ,50 à 0ᵐ,60, à folioles régulières, alternes, à limbe ondulé d'un seul côté, unilatéral, ressemblant à la foliole du capillaire officinal que l'on aurait coupée en deux dans le sens de la longueur. L'odeur et la saveur sont les mêmes, mais plus marquées. L'herbe de capillaire du Canada arrive assez rarement, sous forme de paquets rectangulaires, comprimés.

On donne le nom de capillaire noir à l'Asplenium adiantum nigrum L., plante indigène, très différente des capillaires par ses frondes tripennatiséquées, à sores linéaires disposés à la face inférieure du limbe. Cette espèce, employée jadis surtout contre les affections du foie, est aujourd'hui inusitée.

ASPIDIUM FILIX-MAS Sw.

(Dryopteris filix-mas Schott,
Nephrodium filix-mas Rich., Polystichum filix-mas Rott.,
Lastræa filix-mas Présl.). *Fougère mâle.*

Patrie : Indigène, commune dans nos bois, répandue dans toute l'Europe, la plus grande partie de l'Asie et de l'Amérique, l'Afrique septentrionale.

Caractères : Rhizome épais, oblique, garni des bases des feuilles persistantes, renflées, couvertes de poils écailleux, roussâtres; frondes en bouquet au sommet du rhizome, dressées, hautes de 0ᵐ,50 à 1 mètre, bipennées à pinnules dentées; sporanges à la face inférieure des feuilles, en groupes arrondis, sur les nervures secondaires. Le rhizome présente sur la coupe transversale 8 à 10 faisceaux libéro-ligneux disposés en cercle, renfermant des vaisseaux scalariformes. Les bases des feuilles contiennent le même nombre de faisceaux. Le parenchyme du rhizome est lacuneux, renfermant de l'amidon et des gouttes d'huile. Dans les lacunes se trouvent des glandes particulières sécrétant une matière huileuse et verte, devenant cristalline lorsque les coupes sont conservées longtemps dans la glycérine.

Partie usitée : Le rhizome, **Rhizoma filicis** Ph. B. Rhizome de fougère mâle.

Le rhizome de fougère doit être récolté à la fin de l'hiver, avant le développement des frondes ou bien lorsque celles-ci se sont fanées, à l'automne. On le débarrasse ensuite des parties mortes, des écailles et des racines grêles et noirâtres. Bien séché, le rhizome de fougère est d'un brun rougeâtre au dehors, d'un vert pâle à l'intérieur; il possède une odeur désagréable, une saveur nauséeuse. Le nombre des faisceaux qui se trouvent dans le pétiole, à la base des feuilles, et qui sont facilement visibles à la loupe, permet de le distinguer facilement du rhizome de l'Asplenium filix-fæmina Bernh. (Cystopteris filix-fæmina Coss. et Germ., Athyrium filix-fæmina Rott.) ou fougère femelle, également commune dans nos bois. La base des pétioles de cette espèce ne porte que deux faisceaux. On ne pourrait également confondre le rhizome de fougère mâle avec celui du Pteris aquilina L., rhizome traçant, très long, de la grosseur du doigt, montrant sur la coupe transversale des faisceaux brunâtres, irrégulièrement disposés et figurant un aigle héraldique à deux têtes; la même figure s'observe sur la coupe de la base renflée des frondes, surtout sur une coupe un peu oblique.

Composition : Le rhizome de fougère contient 5 à 7 °/₀ d'une huile grasse; un acide particulier, l'*acide filicique*, cristallin, soluble dans l'éther, les huiles fixes et essentielles, l'alcool, insoluble dans l'eau, représentant probablement le principe actif; un tannin, l'*acide filitannique;* un produit de décomposition de ce tannin, le *rouge de fougère*.

Formes pharmaceutiques : Le rhizome de fougère est rarement prescrit sous forme de poudre; il sert presque uniquement à la préparation de l'*extrait éthéré* ou oléo-résine de fougère; celui-ci s'emploie assez fréquemment comme téniafuge à la dose de 2 à 4 grammes.

Espèces non officinales en Belgique.

Polypodium vulgare L. *Polypode du chêne.* Espèce indigène, commune, à frondes courtes, pennatifides, disposées le long d'un rhizome rampant, grêle, cassant, d'un brun jaunâtre. On emploie rarement le rhizome de polypode comme laxatif sous forme d'infusion. Ce rhizome a une saveur douce et sucrée, suivie d'un arrière-goût âcre et nauséeux. Il est officinal en France et fait partie de l'électuaire lénitif et de l'électuaire de rhubarbe composé du Codex Français.

Le polypode renferme un principe sucré, peut-être la glycyrrhizine, des matières résineuses et grasses.

Penghawar Djambi. On importe sous ce nom, de Java, de Sumatra et des îles voisines, les poils qui recouvrent le tronc et la base des frondes de plusieurs fougères arborescentes, telles que le Cibotium barometz Smits (C. glaucescens Kunze, C. assamicum Hook), le C. Djambianum Hook. Tels qu'ils se trouvent dans le commerce, ces poils forment une masse soyeuse, enchevêtrée, d'un brun-roux brillant. Ce sont des poils très longs, ondulés, pluricellulaires, légèrement rétrécis au niveau des articulations qui sont séparées par des articles assez longs ; ils sont aplatis, dépourvus d'odeur et de saveur.

Le *Penghawar Djambi* est aujourd'hui assez fréquemment employé comme hémostatique ; il agit mécaniquement, comme l'amadou et l'ouate hydrophile, en absorbant par capillarité le sérum du sang.

On désignait autrefois, sous le nom d'*Agnus scythicus* ou de *Frutex tartareus,* de jeunes troncs du *Cibotium barometz* auxquels on laissait 4 bases de frondes de façon à simuler les quatre pieds d'un animal fabuleux que l'on conservait précieusement, et auquel on attribuait de merveilleuses propriétés. Cet agneau de Scythie est fréquemment cité dans la littérature médicale du moyen âge comme un être moitié plante, moitié animal, dont le pelage (le penghawar actuel) était un précieux hémostatique.

CRYPTOGAMES CELLULAIRES.

ALGUES.

—

Les Algues forment une vaste classe divisée en 4 ordres et en 22 familles. Ce sont des plantes généralement pourvues de chlorophylle et susceptibles par conséquent de décomposer l'acide carbonique et de s'assimiler directement le carbone sous l'influence de la radiation solaire. La chlorophylle est souvent accompagnée et plus ou moins masquée par des matières colorantes particulières : bleues (phycocyanine), jaune-brun (phycophéine) ou rouge (phycoerythrine). Quelques Algues constituant le groupe des *Bactériacées* ou *Schizophites* sont dépourvues de chlorophylle et végètent dès lors comme les champignons, en absorbant le carbone que leur fournissent, sous une forme assimilable, les êtres vivants sur lesquels ils vivent en parasites ou les liquides dans lesquels ils se trouvent et dont ils modifient plus ou moins rapidement la composition. Ces *Schizophites* (Schizomycètes) introduits dans un organisme vivant y déterminent des désordres graves et sont considérés aujourd'hui comme étant la cause directe des maladies infectieuses. D'après leur forme et la disposition des spores, on les divise en plusieurs genres. Tels sont les Micrococcus, les Bacterium, les Baccilus, les Leptothryx, les Beggiatoa, les Vibrio.

D'une façon générale, les Algues sont des végétaux submergés, tantôt libres (Schizophites), tantôt soutenus par des flotteurs, tantôt fixés au fond de l'eau ou au rivage par des crochets ou des empâtements qui ne servent qu'à maintenir le thalle et sont dépourvus d'organes d'absorption. L'aspect, le port, la taille des Algues sont extrêmement variables; ce sont à la fois les plus petits et les plus grands végétaux connus. Les Bactériacées ont parfois moins de $^1/_{1000}$ de millimètre de longueur, certaines Phéasporées (Laminaria) peuvent déployer dans les eaux profondes de l'Océan des thalles de plus de 200 mètres de longueur.

Leur composition est variable; dans les Algues supérieures, dont le thalle est employé en pharmacie ou comme aliment, existent des matières mucilagineuses dont la solution aqueuse, faite à chaud, se prend en gelée par le refroidissement. Certaines Algues absorbent et accumulent dans leurs tissus les sels haloïdes des eaux au sein desquelles elles vivent; avant la découverte de l'iode, les cendres de plusieurs Algues marines étaient employées dans les cas où l'on emploie aujourd'hui les iodures. Ces Algues servent à la préparation industrielle de l'iode et du brome. Dans certaines espèces, les tissus gélifiés se gonflent considérablement et sont employés en chirurgie pour dilater les trajets ou les orifices dans lesquels on les introduit (Laminaria). On attribue à certaines espèces des propriétés vermifuges que ne justifie d'ailleurs la présence d'aucun principe actif particulier.

Espèces officinales en Belgique.

ALSIDIUM HELMINTHOCHORTON Kuetz.

(Helminthochorton officinale Link.,
Gigartina helmintochortos Lamk., Spherococcus helmintho-
chortos Agh.) *Mousse de Corse.*

PATRIE : Cette plante croît sur les côtes rocheuses de la Corse et de la plupart des régions méditerranéennes.

PARTIE USITÉE : L'Alsidium helminthochorton, mélangé à un grand nombre d'espèces voisine, constitue la **Mousse de Corse** ou **Helmintochorton** Ph. B. Dans ce mélange existe, outre l'Alsidium, le Corallina officinalis L., algue dont les filaments capillaires sont imprégnés de carbonate calcique.

CARACTÈRES : Ces algues forment de petites touffes filamenteuses d'un brun grisâtre ou rougeâtre, mélangées de sable, de pierres et de coquillages, possédant une odeur marine, une saveur salée, désagréable. Avant l'usage, il faut avoir soin de débarrasser les algues du sable et des corps étrangers qu'elles renferment.

Composition : L'Helminthochorton ne renferme aucun principe particulier, elle fournit environ 50 % de cendres parmi lesquelles dominent le chlorure de sodium, le sulfate calcique, le carbonate calcique. Elle contient moins de mucilage que les autres algues et pour faire prendre sa gelée, il faut y ajouter du carrageen.

Formes pharmaceutiques : L'helminthochorton est rarement employé à la dose de 8 à 16 grammes en décoction et sous forme de *gelée*, comme vermifuge. Le sirop est inscrit dans le Codex Français.

CHONDRUS CRISPUS Lyngby.

(Fucus crispus L.,
F. polymorphus Lam., Sphærococcus crispus Agardh.).
Carrageen, Mousse d'Irlande, Mousse blanche.

Patrie : Le carrageen habite les parties septentrionales de l'Atlantique; il est recueilli sur le littoral européen, de la Norwège au Portugal, et sur les côtes orientales de l'Amérique septentrionale. La récolte du carrageen se fait surtout en Europe sur les côtes d'Irlande.

Caractères : Plante extrêmement variable, formée d'un pied déprimé se dilatant en un thalle polymorphe, dichotome, à divisions multiples et de couleur variant du jaune verdâtre au violet-pourpre. La matière colorante se détruit lorsque l'on dessèche la plante au soleil.

Partie usitée : Toute la plante à l'état sec, **Caragaheen** Ph. B.

Caractères : A l'état sec, le carrageen forme des masses enchevêtrées, composées de frondes de 0^m,05 à 0^m,10 de longueur, cornées, d'un blanc jaunâtre, dichotomes et divisées en segments très variables. Dans l'eau froide ces thalles se gonflent, se développent, deviennent blancs, opaques, puis, par un séjour prolongé, se désagrègent. L'odeur est faible, marine, la saveur saline et fortement mucilagineuse. Le carrageen est formé d'un tissu cellulaire assez uniforme Sur la coupe transversale du thalle on remarque sur les bords des cellules en files radiales, comprimées, à parois épaissies; la partie médiane est formée de cellules plus grandes, à parois gélifiées, épaisses, peu visibles, à contenu granuleux. Le tissu comprimé externe se détache facilement du milieu moins dense.

Composition : La partie utile de la plante est un mucilage particulier, soluble dans l'eau bouillante, se prenant en gelée par le refroidissement. Le carrageen renferme en outre de faibles quantités de matières azotées et donne de 8 à 15 % de cendres. Pendant sa combustion, il se produit une odeur irritante désagréable, et les cendres traitées par l'acide sulfurique dégagent une forte proportion d'hydrogène sulfuré.

Formes pharmaceutiques : Le carrageen s'emploie comme pectoral, adoucissant sous forme de *gelée*, laquelle est préparée au moyen de la *gelée sèche*; il entre dans la *gelée d'helminthocorton*, sert comme clarifiant dans la préparation du *miel dépuré*. On l'emploie également pour préparer des cataplasmes instantanés et pour divers usages industriels. C'est une des algues alimentaires qu'emploient les populations pauvres de l'Irlande.

Espèces non officinales en Belgique.

Laminaria Cloustoni Edmonston et **Laminaria digitata** Lamx. Ces deux espèces, très voisines l'une de l'autre, sont formées d'un pied cylindrique, lisse dans le L. digitata, mamelonné dans le L Cloustoni, fixé aux rochers sous-marins par des crochets solides, dilaté au sommet en une grande fronde plus ou moins divisée, d'un brun olive, se recouvrant par la dessiccation d'une exsudation blanche, cristalline, de saveur saline et amère, formée surtout de sulfate sodique. Dans d'autres espèces (L. saccharina Lamx.) l'exsudation qui se produit ainsi est sucrée et constituée surtout par de la mannite. Les L. digitata et L. Cloustoni sont communes sur les côtes rocheuses européennes ou américaines du nord de l'Atlantique.

Partie usitée : Le pied, *Laminaria,* provenant de l'une ou de l'autre, mais plus fréquemment de la première. Ce pied se trouve dans le commerce sous deux formes : à l'état naturel ou sous forme de cônes tournés.

C'est un corps cylindrique ou légèrement déprimé, brun, dur, corné, épais de $0^m,01$ à $0,^m02$, parfois creux vers le centre, formé d'un tissu cellulaire homogène, de grandes cellules à parois épaisses, à cavités irrégulièrement sinueuses Placé dans l'eau, le laminaria gonfle et occupe de quatre à cinq fois son volume primitif. Les cônes de laminaria sont employés en chirurgie comme dilatateurs.

Fucus vesiculosus L. Plante indigène, commune sur nos côtes, répandue dans toutes les mers des régions tempérées, caractérisée par son thalle rameux, dichotome, vert-olive, formant des touffes de 0ᵐ,60 à 0ᵐ,90 de longueur. Les divisions portent une sorte de crête saillante, simulant une nervure médiane de chaque côté de laquelle sont irrégulièrement disposées des utricules ovoïdes, remplies d'air. Ce fucus présente la composition générale des algues; il fournit 15 °/₀ de cendres; on a préconisé la décoction et l'extrait de cette plante contre l'obésité.

Eucheuma spinosum Agardh., **E. isiforme** Agardh. Ces plantes, ainsi que d'autres voisines, servent au Japon, en Chine, dans les îles Malaises à la préparation d'une gelée sèche, particulière, importée sous le nom d'*agar agar, colle d'algue, japanese isinglass, thao;* ce sont des baguettes quadrangulaires ou irrégulières, transparentes, très légères, blanc jaunâtre, ordinairement réunies en bottes serrées au moyen d'un lien de paille de riz. Cette substance, très employée en Chine et au Japon comme substance alimentaire et aussi comme apprêt pour les tissus, sert en bactériologie à préparer des gelées alimentaires pour la culture des microbes.

LICHENS.

—

Les Lichens constituent un vaste groupe de végétaux cellulaires, intermédiaires entre les algues et les champignons, considérés par beaucoup d'auteurs comme étant le résultat de l'association d'une algue et d'un champignon. De là la présence dans le thalle du Lichen d'éléments de deux ordres, les uns colorés, renfermant de la chlorophylle, les autres constitués par des tubes incolores plus ou moins ramifiés, représentant le champignon.

Les Lichens sont des végétaux d'aspect variable, foliacés, filamenteux ou pulvérulents, répandus partout sur les surfaces qui paraissent les plus rebelles à la végétation. Ils précèdent ordinairement et rendent seuls possible toute végétation sur les endroits dénudés, les rochers, créant ainsi peu à peu un sol dans lequel d'autres jeunes végétaux sont susceptibles de se développer.

Au point de vue pharmaceutique, les Lichens sont peu importants; certaines espèces renferment des principes amers (*Cetraria*), des matières mucilagineuses, parfois des principes colorants utilisés dans l'industrie (orseille, tournesol).

47

Espèce officinale en Belgique.

CETRARIA ISLANDICA Achar.

(Lichen islandicus L., Lobaria islandica Hoffm.)
Lichen d'Islande, Mousse d'Islande.

PATRIE : Commune dans les régions froides ou alpines de tout l'hémisphère nord, cette plante est récoltée pour l'usage pharmaceutique en Norvège et en Suisse.

CARACTÈRES : Thalle dressé, foliacé, long de $0^m,05$ à $0^m,15$, rétréci et plus ou moins enroulé à la base, élargi au sommet et profondément divisé en lobes ciliés sur les bords; consistance cartilagineuse; couleur brun grisâtre pâle, blanchâtre, taché de rouge-brun; odeur particulière rappelant celle du quinquina gris; saveur amère, spéciale, mucilagineuse. Dans l'eau le thalle se ramollit sans se désagréger, et prend une teinte plus foncée.

Sur la coupe transversale du thalle, on remarque de chaque côté un tissu dense, cortical, à cellules arrondies, à parois épaisses se colorant en brun par l'iode; le centre est occupé par un tissu feutré dont les parties externes sont assez régulièrement disposées dans le sens longitudinal, la partie médiane étant formée de tubes irrégulièrement enchevêtrés. Cette zone centrale se colore en violet par l'iode; au milieu de ces tubes sont disséminées les *gonidies*, grandes cellules sphériques colorées en vert.

COMPOSITION : Le lichen d'Islande contient : une variété particulière de cellulose, la *lichenine*, voisine de l'amidon, bleuissant par l'eau iodée; un principe amer, acide, cristallin, l'*acide cétrarique* ou *cétrarine* presque insoluble dans l'eau froide, soluble dans l'eau bouillante et surtout dans les solutions alcalines; un acide gras particulier, l'*acide lichenstéarique;* il fournit 1 à 2 % de cendres.

FORMES PHARMACEUTIQUES : Le lichen d'Islande sert à préparer la *gelée de lichen*, laquelle est faite au moyen de la *gelée sèche;* dans cette préparation, le lichen a été chauffé à l'ébullition et lavé dans de grandes quantités d'eau, de façon à enlever l'acide cétrarique; en ne le chauffant pas préalablement, on obtient la *gelée amère de lichen*. La gelée sèche de lichen sert à la préparation de la *gelée de lichen et de quinquina*. Le lichen privé de son principe amer est employé pour préparer la *pâte de Lichen;* on emploie plus rarement l'infusion ou la décoction de lichen.

Espèce non officinale en Belgique.

Roccella tinctoria DC. *Orseille*. Cette espèce et d'autres voisines, largement dispersées, surtout dans les régions chaudes de l'Afrique, les îles du Cap-Vert et des Canaries, fournissent des matières colorantes rouges, ou bleues lorsqu'elles sont en combinaison avec des bases, inusitées en pharmacie, mais fréquemment employées en teinturerie. Le tournesol en pain de nos laboratoires est préparé au moyen de ces lichens ou d'autres espèces voisines. On employait autrefois en médecine un certain nombre de lichens aujourd'hui abandonnés : tels le lichen pulmonaire, Sticta pulmonaria Ach., le lichen pixidé, le Parmelia saxatilis Ach., etc.

CHAMPIGNONS.

Les Champignons sont des végétaux inférieurs dépourvus de chlorophylle et ne pouvant fixer le carbone que lorsqu'ils le trouvent déjà assimilé par d'autres organismes. Tous subsistent sur des végétaux, des animaux ou au sein de liquides dont ils modifient plus ou moins rapidement la constitution. Nous n'avons pas à étudier ici, d'une façon générale, la structure souvent si complexe des Champignons ni les phénomènes multiples que détermine leur présence au sein des organismes qu'ils envahissent ou des liquides dans lesquels ils se répandent. Comme les *schizophites*, les Champignons sont la cause déterminante d'un grand nombre de maladies chez les animaux comme chez les végétaux, et tout le groupe des Discomycètes forme les ferments, tantôt utilisés par l'homme pour la production des liquides alcooliques, tantôt nuisibles par l'altération rapide qu'ils peuvent déterminer dans les liquides alimentaires; les levures (Saccharomyces) appartiennent à ce groupe; la levure de bière était autrefois

employée comme cataplasme; elle sert aujourd'hui à titre de ferment à la préparation du *laudanum de Rousseau*. Un certain
nombre de Champignons renferment dans leurs tissus des principes extrêmement toxiques, peu connus au point de vue chimique;
d'autres, dépourvus de ces corps, sont alimentaires et riches en
matières azotées. La confusion souvent facile entre les espèces
toxiques et les espèces alimentaires occasionne chaque année des
empoisonnements souvent suivis de mort.

Espèces officinales en Belgique.

CLAVICEPS PURPUREA Tulasn.

Secale cornutum, Seigle ergoté, Ergot de seigle.

PATRIE : Plante indigène, assez commune dans toute l'Europe,
surtout dans les localités froides et humides, sur le seigle, susceptible de se développer, mais beaucoup plus rarement et sous une
forme particulière, sur le froment et sur d'autres Graminées.

PRODUCTION : Les spores de cette espèce pénètrent au printemps entre les glumelles de la fleur du seigle et y développent
d'abord un mycélium blanc qui pénètre dans l'ovaire et produit
vers son sommet une gouttelette d'un liquide sirupeux (miel de
seigle), d'une odeur particulière de champignon; ce mucus et le
mycélium cérébriforme qui le porte étaient considérés jadis comme
une espèce particulière de champignon, le Sphacelia segetum.
Le mucus renferme une grande quantité de conidies susceptibles
de se développer si l'année est humide et si elles se trouvent en
contact avec des grains voisins; peu à peu cette substance mucilagineuse se dessèche, tandis que le mycélium, dont les filaments
se sont substitués aux tissus de l'ovaire, se feutre, se solidifie,
s'allonge et finit par former un corps ovoïde allongé, plus ou
moins recourbé, saillant entre les glumes, portant au sommet les
débris fragiles et desséchés de la sphacélie. Ce corps, qui constitue
l'ergot de seigle, est un sclérote, forme agglomérée et persistante
du mycélium que l'on peut comparer au tubercule ou au bulbe
des végétaux supérieurs. Vers la fin de l'été, à la maturité du
seigle, le sclérote se détache, tombe sur le sol et y reste tout

l'hiver sans modifications. Au premier printemps, ce sclérote, s'il est placé dans des conditions favorables, entre en végétation et développe en plusieurs points des renflements granuleux d'où s'élève, sur un court pédicelle, une petite tête sphérique, blanchâtre. Cette tête (péridium) est creusée d'alvéoles réguliers, en forme de bouteilles (conceptacles), dans lesquels sont disposées des *asques* cylindriques, ovoïdes, renfermant chacun 8 spores filiformes. Le développement de ces spores coïncide avec l'époque de la floraison du seigle sur lequel ils peuvent être facilement déposés par le vent.

Partie usitée : Le sclérote ou ergot de seigle, **Secale cornutum** Ph. B.

Caractères : Corps fusiformes, pouvant atteindre jusque $0^m,05$ de longueur, irrégulièrement cylindriques ou triangulaires, plus ou moins arqués, marqués de fissures transversales; coloration violet noirâtre à l'extérieur, blanchâtre à l'intérieur; odeur particulière; saveur désagréable, huileuse et âcre. L'ergot de seigle doit être conservé dans des dessiccateurs et renouvelé tous les ans. Sa poudre doit être préparée extemporanément.

Composition : Malgré les travaux nombreux qui ont été faits sur cette question importante, la composition du seigle ergoté n'est pas aujourd'hui complètement établie. Il renferme environ 50 % d'huile grasse, de la *scléromucine*, la *sclérérythrine* et d'autres matières se colorant en violet par les alcalis, divers alcaloïdes, l'*ergotinine* (Tanret), la *cornutine*, des acides actifs, l'*acide sclérotique* ou *ergotique*, l'acide *sphacélique*. L'ergot fournit environ 5 % de cendres. Ses préparations aqueuses sont très acides et renferment entres autres principes des phosphates acides, surtout de sodium. La dialyse de l'extrait élimine ces corps dont l'action irritante est à craindre pour l'emploi des injections sous-cutanées, mais il est probable que des principes actifs sont également enlevés par cette opération.

Formes pharmaceutiques : L'ergot de seigle s'emploie sous forme de poudre récente et *d'extrait*. Cet extrait aqueux repris par l'alcool, constitue l'ergotine de Bonjean. On prescrit plus rarement la *teinture alcoolique de seigle ergoté*.

L'ergot de seigle est un médicament dangereux employé comme hémostatique, emménagogue et pour déterminer les contractions utérines dans l'accouchement. Il est prescrit en poudre anx doses maxima de 1 gramme en une fois, 5 grammes en 24 heures.

POLYPORUS OFFICINALIS Fries.

Boletus Laricis Jaq.) *Agaric blanc, Agaric du mélèze, Agaric purgatif.*

Patrie : Croît à l'état parasite sur le tronc du mélèze, particulièrement dans les Alpes, l'Europe centrale, l'Asie occidentale.

Caractères : Champignon sessile, en forme de cône aplati, fixé par sa face plane au tronc de l'arbre. La partie externe est rude, crevassée, dure, marquée de sillons transversaux; la partie interne formée d'un tissu blanc, spongieux, constitué par des tubes entrelacés, irrégulièrement feutrés.

Partie usitée : Toute la plante mondée de la zone externe, **Agaricus albus** Ph. B. Agaric blanc.

Caractères : Masses irrégulières, légères, fragiles, spongieuses, blanches; odeur faible, saveur douceâtre, puis âcre et très amère.

Composition : L'agaric renferme un corps particulier, non azoté, l'*agaricine* (acide agarique, laricine), une résine abondante, complexe, soluble dans l'alcool, un sucre particulier.

Formes pharmaceutiques : L'agaric est rarement prescrit en poudre, comme purgatif et pour diminuer la transpiration, à la dose de 0,20 à 0,60; il entre dans la *teinture d'aloès composée* et les *pilules aloétiques à l'ellébore*. L'agaricine pure est rarement prescrite à la dose de 0^{gr},005 à 0^{gr},010.

POLYPORUS FOMENTARIUS Fries.

(Boletus fomentarius L.) *Amadouvier, Agaric amadouvier.*

Patrie : Plante indigène commune dans les forêts sur les troncs des vieux hêtres ou plus rarement des chênes.

Caractères : Champignon sessile, fixé latéralement, en forme de coupe, recouvert extérieurement vers la partie courbe supérieure d'une écorce dure, grisâtre ; surface inférieure plane, brunâtre, percée des nombreux pores dus à l'ouverture des tubes hyméniaux. La partie interne est d'un brun doré, fibreuse, douce au toucher.

PARTIE USITÉE : Les parties internes préparées, **Agaricus preparatus** Ph. B. Amadou.

PRÉPARATION : On enlève les parties dures externes, on coupe la partie interne en tranches que l'on fait bouillir avec de l'eau ou une solution alcaline, on lave et on bat au moyen d'un maillet de bois.

CARACTÈRES : Feuilles d'épaisseur variable, d'un brun roux, très flexibles, perméables, douces au toucher, inodores et insipides, brûlant doucement sans déflagration et en répandant une odeur particulière.

L'amadou est formé de cellules tubuleuses entrelacées et feutrées. Il ne doit pas renfermer de nitre, ce dont il est facile de s'assurer en évaporant l'eau dans laquelle on l'a fait macérer et en essayant ensuite le résidu au moyen de l'oxalate acide de brucine.

FORMES PHARMACEUTIQUES : L'amadou est uniquement employé comme hémostatique ; il agit mécaniquement comme le pénghawar et d'autres substances analogues.

TABLE ALPHABÉTIQUE DES MATIÈRES.

(Les noms des espèces sont en caractères gras, les synonymes en italique.)

INTRODUCTION A L'ÉTUDE DESCRIPTIVE

DES

MÉDICAMENTS NATURELS

D'ORIGINE VÉGÉTALE.

En vente chez le même Éditeur :

Herlant. Étude sur les principaux produits résineux de la famille des Conifères. 1876. In-8° . . . . . . .fr. 3 00

Herlant. Caractères microscopiques de quelques graines officinales. 1882. In-8°, 2 planches . . . . .fr. 2 00

Herlant. Micrographie des poudres officinales. 1885. In - 8°, 1 planche . . . . .fr. 1 50

Herlant. Note sur l'Ellébore noir. 1881. In-8°. . .fr. 0 50

Les Denrées alimentaires, leurs altérations et leurs falsifications. Conférences par MM. De Paire. Dubois, Jorissen, Claes, Bruylants, De Naeyer, Kemna, Kayser, De Nobele, Vande Vyvere, Delaunoy, Dhont, Brouwier, André, de Vaucleroy, Wauters, Van Hertsen, Belval. Bruxelles, 1889. In-8°, 538 pages . . . . .fr. 6 00

Héger. La Structure du corps humain et l'Évolution. 1889. In-8° . . . . .fr. 1 00

Stiénon. Le suc gastrique et les phénomènes chimiques de la digestion dans les maladies de l'estomac. 1888. In-8°, 192 pages . . . . .fr. 4 00

Gilkinet. Traité de chimie pharmaceutique. 1885. In-8°, 1100 pages, figures . . . . .fr. 20 00

Fagnaux. Analyse chimique des substances commerciales, minérales et organiques. 1888. In-8°. 946 pages, figures. fr. 20 00

Van Tieghem. Traité de Botanique. 1884. In-8°, 1656 pages, 805 figures . . . . .fr. 50 00

www.ingramcontent.com/pod-product-compliance
Ingram Content Group UK Ltd.
Pitfield, Milton Keynes, MK11 3LW, UK
UKHW020112130726
13696UKWH00001B/6